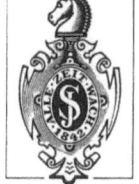

William H. Gaddes

Lernstörungen und Hirnfunktion

Eine neuropsychologische Betrachtung

Mit einem Geleitwort von Helmer R. Myklebust

Aus dem Amerikanischen übersetzt von
Dr. I. Flehmig und Dr. R.-W. Flehmig

Mit 53 Abbildungen und 30 Tabellen

Springer-Verlag

Berlin Heidelberg New York
London Paris Tokyo
Hong Kong Barcelona Budapest

William H. Gaddes
Department of Psychology
University of Victoria
Victoria, British Columbia
Canada V8W 2Y2

Titel der Originalausgabe: Gaddes, W.H.:
Learning Disabilities and Brain Function.
A Neuropsychological Approach. 2nd edition 1985.
Springer-Verlag New York.

ISBN-13: 978-3-642-76006-8   e-ISBN-13: 978-3-642-76005-1
DOI: 10.1007/978-3-642-76005-1

CIP-Titelaufnahme der Deutschen Bibliothek
Gaddes, William H.: Lernstörungen und Hirnfunktion: eine neuropsychologische Betrachtung/William
H. Gaddes. Mit e. Geleitw. von Helmer R. Myklebust. – Berlin; Heidelberg; New York; London; Paris;
Tokyo; Hong Kong; Barcelona; Springer, 1991
Einheitssacht.: Learning disabilities and brain functions < dt. >

WG: 11;22   DNB 90.132530.9   90.09.18   8064   kl

Die Wiedergabe von Gebrauchsnamen, Handelsnamen, Warenbezeichnungen usw. in diesem Werk
berechtigt auch ohne besondere Kennzeichnung nicht zu der Annahme, daß solche Namen im Sinne der
Warenzeichen- und Markenschutz-Gesetzgebung als frei zu betrachten wären und daher von jedermann
benutzt werden dürften.

Produkthaftung: Für Angaben über Dosierungsanweisungen und Applikationsformen kann vom Verlag
keine Gewähr übernommen werden. Derartigen Angaben müssen vom jeweiligen Anwender im Einzelfall
anhand anderer Literaturstellen auf ihre Richtigkeit überprüft werden.

Fotosatz: Brühlsche Universitätsdruckerei, Gießen.
Druck: Kutschbach, Berlin · Bindearbeiten: Lüderitz & Bauer, Berlin
2126/3020-543210 – Gedruckt auf säurefreiem Papier

Für Biddy, meine Frau,
mit Zuneigung und ohne Genehmigung

Geleitwort zur zweiten Auflage

Als ich dieses Buch Kapitel für Kapitel durchlas, hatte ich das Gefühl einer gewissen Fröhlichkeit und Beschwingtheit. Ein Vorwort für diese zweite Auflage des Buches „Lernstörungen und Hirnfunktion" zu schreiben, ist ebenso eine Vergünstigung wie eine Herausforderung. Der Rahmen und die Qualität der in diesem Buch ausgedrückten wissenschaftlichen und klinischen Einsichten sind ungewöhnlich. Es ist schwer, dem Buch innerhalb der engen Grenzen eines Vorwortes Gerechtigkeit widerfahren zu lassen. Es bleibt mir nur eins: seine Bedeutung für Ausbilder, Wissenschaftler und Kliniker der Pädagogik, der Psychologie, Psychiatrie, Kinderheilkunde, Sprachheilkunde und Neurologie wiederzugeben.

In den Anfangskapiteln des Buches wird die Hirnfunktion in ihren Beziehungen zum Lernen und zu den Lernstörungen mit zahlreichen Folgerungen im Hinblick auf ein besseres Verständnis der Neurologie des menschlichen Verhaltens besprochen. Diesen Kapiteln folgt eine klar gegliederte Betrachtung der neuropsychologischen Störungen, der Definition und Kennzeichnung sowie Diagnosestellung der kognitiven Funktionsstörungen, die den Lernstörungen zugrundeliegen.

Es findet sich sowohl eine Analyse der Rolle, welche die Wahrnehmung spielt, als auch der Bedeutung gestörter sensorischer, motorischer und kognitiver Prozesse. Die abschließenden Kapitel enthalten eine klare, sachkundige, jedoch die praktischen Belange berücksichtigende Abhandlung über das gesamte Spektrum der Sprachstörungen, einschließlich der gesprochenen, gelesenen und geschriebenen Formen. Dr. GADDES liefert einen konstruktiven Überblick davon, was es bedeutet, wenn Kinder an einer Aphasie leiden und welch enge Verflechtungen diese Sprachstörungen mit anderen Arten des Lernens hat. Er erhellt und bewertet unseren Kenntnisstand im Hinblick auf die kindliche Dyslexie und Dysgraphie. Diese Analyse verspricht auch eine Klärung von Streitfragen, die besonders auf Pädagogen und Psychologen verwirrend gewirkt haben.

Dr. GADDES hält sich an den wissenschaftlichen Nachweis seiner Thesen. Doch indem er dies tut, offenbart er gleichzeitig die unterschiedlichen Wege, auf denen eine sorgfältig geplante Heilpädagogik vielen Kindern während der Schuljahre von Nutzen sein kann.Ich halte diese Schwerpunktsetzung sowohl für Sonderschullehrer als auch für Lehrer an Grund- und Hauptschulen für beachtenswert. Dr. GADDES liefert aufgrund seiner umfassenden Erfahrung als Pädagoge und Neuropsychologe nicht nur die derzeitigen wissenschaftlichen Ergebnisse und einen Überblick über die drängenden Probleme, mit denen alle konfrontiert werden, die für die Beurteilung und Unterrichtung von Kindern mit Lernstörungen verantwortlich sind. Er vermittelt uns darüber hinaus Ergebnisse innerhalb eines Bezugsrahmens, einer Sichtweise, welche die Dringlichkeit erkennen läßt, fähig zu werden, den Gesamtkomplex der Verhältnisse, der die Kinder sowohl in der Schule als auch sozial umgibt, durch entsprechende Behandlungsmaßnahmen zu verbessern und zu erleichtern. Er drängt darauf, daß alle Beteiligten ihr Wissen miteinander austauschen, damit es für diese Kinder ein umfassenderes Verständnis gibt, ihr Wohlbefinden wirkungsvoller gefördert wird und die zahlreichen Mißverständnisse, denen sie gewöhnlich unterliegen, vermindert werden. Wenn wir, die wir uns fachlich mit diesen Problemen befassen, nicht miteinander handeln und unsere gewonnenen Erkenntnisse teilen, werden unsere Bemühungen im Endergebnis nicht zu besseren, sondern zu schlechteren Hilfestellungen für Kinder führen, denen wir helfen wollen.

Beim Durcharbeiten dieses Buches kommt man nicht umhin, auf die Wege zu achten, die dazu geführt haben, daß sich das Konzept der Lernstörung gegenüber anderen Vorstellungen, die sich auf kindliches Verhalten beziehen, durchgesetzt hat. Dieses Konzept hat die Pädagogik erheblich beeinflußt, wie mit dem vorliegenden Buch offenkundig wird. Es hat die Sonderschulerziehung gefördert und auf ein höheres Niveau gestellt, wie man jetzt in jeder Schule feststellen kann. Nicht so offensichtlich sind der Umfang und die Art und Weise, in der dieses Konzept auch auf die allgemeine Schulausbildung eingewirkt hat.

Es gibt jetzt eine Art Aufbruch in Richtung auf ein stärkeres Bewußtsein der individuellen Unterschiede und Bedürfnisse der Kinder und der Art und Weise, in der sich sprachbezogenes und handlungsbezogenes Lernen voneinander unterscheiden. Mehr noch: Der Lernprozeß selbst als Ausdruck des geistigen Verhaltens und der Rolle, die er im Erwerben einer Sinndeutung spielt, hat eine neue Dimension gewonnen. Aufgrund seiner interdisziplinären Beiträge verbreitet das Buch diesen neuen und hervorragenden Schwerpunkt sowohl in unseren Schulen als auch in der Bevölkerung.

In jüngerer Zeit können wir vielleicht auch einen etwas stärkeren Einfluß des Konzepts der Lernstörung auf die Bereiche Psychologie, Psychiatrie und Neurologie feststellen. Die Neuropsychologie ist jetzt zu einem der bemerkenswertesten Teilbereiche der Psychologie geworden. Die Erkenntnis, daß eine Funktionsstörung auf kognitivem Gebiet zu Störungen der Lernprozesse führt, wurde auch in anderen Spezialgebieten der Psychologie beobachtet. In Teilbereichen der klinischen Psychologie des Kindes erscheinen Monographien, die als wichtige Beiträge in diese Richtung aufgefaßt werden können. Sowohl Schulpsychologen als auch Kinderärzte haben ständig mit den Nöten der Kinder zu tun, die unter psychischen, kognitiven und neurologischen Störungen leiden. Psychologen, die auf diesem Spezialgebiet arbeiten, werden feststellen können, daß das Buch zahlreiche Beobachtungen schildert und Vorschläge macht, die unmittelbar zu Methoden führen, nach denen Kinder mit Lernstörungen beurteilt werden können. Es zeigt ihnen, daß diesen

Kindern mit Programmen geholfen werden kann, die speziell für die erwähnten Funktionsstörungen durch eine sorgfältige, systematische und objektive Analyse der Probleme, die das Lernen mit sich bringt, entworfen
wurden.

Dieses Buch, dessen Thematik den Zusammenhang zwischen geistiger
Funktion und der Neurologie des Lernens umfaßt, ist jedoch auch in anderer
Hinsicht wichtig und hilfreich. In dem Maß, in dem sich das Wissen um die
Lernstörung ausbreitet, könnte es dazu kommen, daß sich sein stärkster Einfluß auf eine kognitive Psychologie auswirkt. Das Konzept der Lernstörungen
seinerseits beruht in erster Linie auf Entwürfen, die während weniger Jahrzehnte der jüngsten Vergangenheit von Erkenntnispsychologen entwickelt
wurden. Zahlreiche Wissenschaftler stimmen darin überein, daß die grundle-
gendste Verhaltensmanifestation einer Lernstörung in einer Fehlleistung eines
im übrigen normalen Denkprozesses liegt. Wie ein roter Faden zieht sich
durch das ganze Buch das Thema, daß diese Konstruktion niemals übersehen
werden sollte. Mehr noch, mit Nachdruck wird darauf verwiesen, daß dieser
Grundcharakter der Lernstörung, mit dem sich zahlreiche Kinder auseinanderzusetzen haben, als der eigentliche Inhalt der Probleme erkannt wird. Ein
neurologisch bedingter kognitiver Mangel ist eine schwere Bürde sowohl für
das Lernen in der Schule als auch für die soziale Anpassung.

Auch für neuere Entwicklungen auf dem Gebiet der Kinderneurologie und
Kinderpsychiatrie hat sich das Konzept der Lernstörung als wichtig erwiesen.
Noch vor wenigen Jahren waren die kindlichen Aphasien sowie die kindlichen
Dyslexien und Dysgraphien nur wenig bekannt. Diese und andere neurogene
Komplikationen werden heutzutage richtig eingeschätzt und routinemäßig
behandelt. Obwohl diese Sprachstörungen oft nur eine subtile Symptomatik
zeigen, sind sich Kinderneurologen und Kinderpsychiater der Tatsache bewußt, daß diese neuropsychologischen Zustandsformen unbedingt erst identifiziert werden müssen, bevor Kinder, die an solchen Lernstörungen leiden,
von den verfügbaren heilpädagogischen Programmen profitieren können.

Kinderneurologen und -psychiater spielen sowohl bei der Diagnosestellung als auch bei der medikamentösen oder heilpädagogischen Programmge-
staltung eine ausschlaggebende Rolle. Es ist dankbar anzuerkennen, daß Wissenschaftler der Neurologie, Psychiatrie und Psychologie Konzepte entwik-
keln, die ein grundlegend neues Arbeitsgebiet im Hinblick auf die Verhaltensneurologie darstellen. Auch für diese Entwicklung hat das Konzept der Lernstörung einen wichtigen Bezugsrahmen angegeben. Jahr für Jahr werden neue
Wege aufgezeigt, die erkennen lassen, in welchem Ausmaß selbst geringfügige
Hirnfunktionsstörungen zu Störungen im Lernen und Verhalten führen. Dieses Buch stellt einen wichtigen Beitrag im Hinblick auf ein immer umfassenderes Wissen über die Bedeutung sowohl des normalen als auch des abweichenden Verhaltens dar. Zum Schluß erscheint es zweckmäßig, einmal kurz darüber nachzudenken, wie sich unser Wissen über die Lernstörungen zu unserem Konzept des *Geistigen* verhält. Es muß immer wieder festgestellt und darauf hingewiesen werden, daß jede Lernstörung sowohl für die Entwicklung als
auch den sinnvollen Einsatz des Verstandes hinderlich ist.

Obwohl nur selten davon gesprochen wird, ist diese Tatsache die zwingendste aller Konseqenzen aus dieser Erkrankung. Die Erforschung der Natur der Lernstörungen leistet einen bedeutsamen Beitrag zu weiteren Definitionen und zu einer tiefergehenden Aufhellung unserer Vorstellung von geistiger Tätigkeit. Mängel in der Wahrnehmung, im Gedächtnis, im Erlernen verbaler und nonverbaler symbolischer Begriffe – kurz gesagt: im Erwerben von Wissen – bieten uns reichlich Gelegenheit, Einblicke in die Zusammenhänge zwischen dem Gehirn und dem Verhalten des Menschen zu gewinnen. Sie umfassen das Grundgerüst dessen, was wir als „Geist" bezeichnen. Diese Gedankengänge sind das Hauptanliegen des vorliegenden Buches. Als solches kann es mit Nutzen von Studenten der Neuropsychologie gelesen werden, aber ebenso auch von Personen, die sich anderen Gebieten der Kinderpsychologie: der Kinderneurologie, der Kinderpsychatrie und der Sonderschulerziehung gewidmet haben. Wer auf diesem oder einem verwandten Gebiet als Praktiker tätig ist, wird für seine täglichen Aufgaben in diesem Buch einen nützlich Leitfaden finden. Wir alle, die wir uns mit dem Lernprozeß beschäftigen und die Verantwortung für die geistige Entwicklung einer großen Anzahl von Kindern haben, sollten dieses Buch eingehend studieren.

Northwestern University   Helmer R. MYKLEBUST

Geleitwort zur ersten Auflage

Einige Leser werden sagen: Dieses Buch ist längst überfällig. Andere, mich eingeschlossen, stellen fest, daß das Buch genau zum richtigen Zeitpunkt erscheint. Letzteres ist wahrscheinlich zutreffender. Ich bezweifle nämlich, daß viele, die in den entsprechenden Berufsgruppen tätig sind, schon zum jetzigen Zeitpunkt eine Beziehung zwischen Lernstörungen und neurophysiologischen Funktionsstörungen in der letztlich zutreffenden Art und Weise hergestellt haben. Tatsächlich gibt es einige, die eine solche Verbindung vollständig leugnen. Lee WIEDERHOLT (1974)[1] berichtet in seiner kurzen, aber ausgezeichneten Übersicht über die historischen Zusammenhänge der Lernstörungen von dem bereits frühzeitig erwachten Interesse an diesem Problem in einer Arbeit von DALL (1802) und seinen Nachfolgern BROCA (1861), JACKSON (1864), BASTIAN (1869) und einigen weiteren Autoren.

Jeder dieser Männer könnte heutzutage als ein Forscher angesehen werden, der Interesse an der Neurologie hat, obwohl zu dem damaligen Zeitpunkt, als sie ihre Forschungen durchführten, die Neurologie im eigentlichen Sinne nicht mehr als ein Hoffnungsschimmer in den Augen einsichtiger Anatomen war.

Danach kam es zu einem relativ großen Umweg. Durch die Arbeiten von Winthrop Morgan PHELPS, einem Orthopäden, und George DEAVER, einem Arzt für physikalische Medizin, sowie von ein oder zwei weiteren medizinisch orientierten Persönlichkeiten gewann in den 40er und 50er Jahren unseres Jahrhunderts die Zerebralparese die Aufmerksamkeit der Forscher. Ihre Arbeiten bezogen sich auf die Veröffentlichung von W.J. LITTLE (1810–1894). Es waren jedoch die hervorragenden deutschen Wissenschaftler Kurt GOLDSTEIN und Heinz WAGNER sowie Alfred A. STRAUSS, ein ausgezeichneter deutscher Neuropsychiater, die als Flüchtlinge Hitlerdeutschlands in die USA emigrierten und mehrere Psychologen zu weiteren Forschungen über den Verlauf psychologischer Funktionsstörungen bei Kindern mit nachgewiesenen neurologischen Störungen anregten. Zu diesem Zeitpunkt verlagerte sich das Interesse an den Problemen der psychologischen Funktionsstörungen im wesentlichen vom neurologischen Gebiet zu dem der

---

[1] Mit Ausnahme von WIEDERHOLT (1974) und CRUICKSHANK et al. (1957/1965) sind die übrigen, in Klammern gesetzten Jahreszahlen nicht im Literaturverzeichnis aufgeführt. Sie sind lediglich als Zeitmarkierungen für die kurze historische Zusammenstellung in dieses Vorwort aufgenommen worden.

klinischen Psychologie, und nahezu zwei Jahrzehnte lang ignorierten alle, außer einigen wenigen Untersuchern, die sich mit diesem Arbeitsgebiet beschäftigten, die neurologischen Grundlagen des Problems.

Ausnahmen von dieser Einschätzung waren Newell KEPHART und ich
selbst, die wir beide Psychologen sind und eng mit WERNER und STRAUSS
zusammenarbeiten. Ruth Melchior PATTERSON, Bluma WEINER, Charlotte PHILLEO und in einem geringerem Ausmaß der verstorbene Thorlief
HEGGE, alles Mitglieder einer psychologischen Forschungsgruppe der Way-
ne Country (Michigan) Training School, hielten die grundlegende For-
schungseinrichtung von WERNER u. STRAUSS (1935–1955) weiterhin am
Leben. Arthur BENTON (Iowa) näherte sich dem Problem von einem Standpunkt aus, der die motorischen Komponenten der neurophysiologischen
Funktionsstörungen berücksichtigt.

Die ungewöhnliche Wahrnehmungspsychopathologie, die von diesen Forschern bei Kindern mit exogen bedingter geistiger Retardierung beobachtet
wurde, stellte sich später als identisch mit den athetoiden und spastischen Formen von Kindern und Jugendlichen mit Zerebralparese heraus (CRUICKS-
HANK,BICE,WALLEN und LYNCH, 1957/1965). In gleicher Weise fand
sich auch Übereinstimmung mit einigen Arten von epileptischen Kindern
(SHAW, 1955) und mit anderen klinischen Erscheinungsformen von Kindern,
die neurologische Probleme hatten. Sie waren von einer Gruppe meiner Schüler untersucht worden, die zwischen 1950 und 1965 an der Syracuse University
arbeitete. KIRKs allgemein anerkannte Leistung mit dem Illinois Test of Psycholinguistic Abilities (1960) richtet das Interesse an den Wahrnehmungspro-
blemen einiger dieser Kinder erneut auf die Fehlfunktionen des Nervensystems. Seine Arbeiten zusammen mit denen von mir, von Joseph WEPMAN
(1960) und Mildred McGINNIS (1963) schlossen dann den Kreis zu den frühen Bemühungen und Interessen des 19. Jahrhunderts durch GALL, BRO-
CA, BOUILLOUD (1825), WERNICKE (1881), MARIE (1902) und HEAD
(1926).

Seit 1980 wird von Lehrern, Psychologen, Kinderärzten und Eltern, die
mit den Zusammenhängen zwischen neurologischen Funktionsstörungen und
Wahrnehmungsverarbeitungsmängeln gut vertraut sind, die Ausbildung solcher Kinder innerhalb eines geeigneten Milieus durchgeführt. Das ist das eigentliche Thema dieses Buches. Neurologische Funktionsstörungen führen zu
Wahrnehmungsverarbeitungsdefiziten, die ihrerseits in vielfältige und komplexe Lernstörungen einmünden.

In den mehr als 175 Jahren, die zwischen der ersten Veröffentlichung von
GALL auf dem Gebiet der Seelenheilkunde und der Herausgabe dieses Buches von William GADDES liegen, gab es ein wechselndes Interesse an diesem
bedeutenden Problem des kindlichen Wachstums und der kindlichen Entwicklung. Es war teils durch Verständnislosigkeit und Ablehnung und teils durch
eine Einstellung im Sinne eines „Laissez faire" charakterisiert sowie durch Äußerungen einer allgemeinen Nachgiebigkeit in der Kindererziehung.

Erst verhältnismäßig spät und aufgrund von Forschungsergebnissen in
den 50er Jahren unseres Jahrhunderts wurde diese Thematik von einigen der

Autoren in engere Beziehung zu den Arbeiten der „frühen Neurologen" gesetzt und damit zu einem Problem, das in die nur ihm zukommenden Charakteristika von Wahrnehmungsverarbeitungsschwächen und echten Schädigungen der Wahrnehmungsverarbeitung eingebettet ist.

William GADDES hat ein sehr wichtiges Buch geschrieben, das gerade zur rechten Zeit erschienen ist. Es stellt eine Anzahl neuer Gesichtspunkte hinsichtlich der Erziehung und Behandlung von Kindern heraus, die wichtig für alle sind, die sich noch in der Lehrerausbildung befinden und auch für solche Erzieher, die schon in der vordersten Front gegenüber Kindern und Jugendlichen stehen. *Lernen und Wahrnehmen sind neurologische Vorgänge.* Damit ist das Fundament für die Vorbereitung eines neuen Typs von Pädagogen gelegt: des sich am Nervensystem orientierenden Erziehers. Die neurophysiologische Struktur und die Intaktheit des menschlichen Organismus sind für das Lernen und die Anpassung eines Menschen an seine Umwelt von fundamentaler Bedeutung. Der verstorbene Alexander LURIA hob diese Gesichtspunkte deutlich hervor, aber nur wenige Leute beachteten diese Fakten, die er so klar formuliert hatte. Stattdessen öffnete sich eine große Kluft. So sahen und verstanden die Pädagogen die Bedeutung der Rolle des Nervensystems, beispielsweise für das Buchstabieren, nicht im richtigen Ausmaß. Der Durchschnitt der Lehrer erkannte nicht, daß die motorischen Aktivitäten, die die Voraussetzung für das Schreiben mit der Hand sind, unmittelbar mit dem neurophysiologischen Wachstum und der biologischen Entwicklung zusammenhängen, und wenn, dann nur in ganz grober Weise. Ungeschicklichkeiten im Turnunterricht, schlechte Koordination beim Rennen oder die Unfähigkeit, einen Ball ins Ziel zu werfen, wurden selten im Zusammenhang mit Lesen, Schreiben oder einer Zahlenvorstellung gesehen.

Manche haben jahrelang den Akzent auf folgende Wechselbeziehungen gelegt: ungenügende Figur-Hintergrund-Wahrnehmung, Zerfahrenheit, fehlerhafte Sequenzierung, Unfähigkeit zur Gestalterfassung, Behinderungen bei der Organisation aufeinander einwirkender Sinnessysteme, gesteigerte Ansprechbarkeit auf von außen kommende Reize, die nicht die eigentliche Aufgabe betreffen und Tausende anderer Manifestationen von Wahrnehmungsverarbeitungsfehlern, welche die Grundlage einer gestörten Wahrnehmung abgeben. Jede einzelne dieser Manifestationen eines Fehlverhaltens, häufiger jedoch eine ganze Anzahl von ihnen, haben einen unmittelbaren Zusammenhang mit dem Lernvermögen und mit Lernstörungen. Dr. GADDES begreift diese Wechselbeziehungen ebenfalls sehr gut, und er hat hier ein Buch vorgelegt, das von so grundsätzlicher Bedeutung ist, daß es einen starken Einfluß auf die zukünftige Erziehung haben wird, und zwar nicht nur für diejenigen, die sich mit Lernstörungen auseinanderzusetzen haben, sondern für alle, die sich mit der Erziehung von Kindern und Jugendlichen befassen.

Manche werden dieses Buch nicht akzeptieren. Unter ihnen befinden sich diejenigen, die die Erziehung des „gesamten Kindes" befürworten, ohne zu erkennen, daß das gesamte Kind eine kompliziert zusammengesetzte neurologische Einheit ist. Da wird es sicher einige Lehrer geben, die ihre „Lieblingsrezepte" für das Beibringen von Lesen und Rechnen haben. Sie begreifen jedoch

nicht, daß das Vorstellungsvermögen für Zahlenreihen, das Im-Sinn-Behalten
von Zahlen, das Subtrahieren, das Gedächtnis, das beim Multiplizieren und
Dividieren benötigt wird und die Fähigkeiten für das Erkennen feinerer Unterschiede von orthographischen Formen, die zum Lesen gebraucht werden,
daß jeder einzelne dieser Faktoren und alle zusammen eine neurologische
Grundlage haben. Und dann wird es diejenigen Lehrer geben, die die Schule
im ganzen als eine Quelle der Ausbildung und des Lernens ablehnen. Eine weitere Gruppe, die dieses Buch zurückweisen wird, sind die Pädagogen, die gemeinsam mit Patrick DENNIS Nachgiebigkeit befürworten. Das sind Lehrer,
die nicht einsehen können, daß Strukturiertheit ein wirkungsvolles Werkzeug
für das Lernen darstellt: Struktur, die in das neurophysiologische System des
Organismus eingeflossen ist. Dieses Buch ist geeignet, einen Einfluß auf einen
Teil dieser Personengruppe zu gewinnen, dergestalt, daß sie sich an der eigentlichen Erziehungsarbeit orientieren und sich mit den Grundelementen, aus denen heraus Lernen ermöglicht wird, vertraut machen.

Dieses Buch enthält Elemente, die für das Lernen aller Kinder von grundlegender Bedeutung sind. Solange Pädagogen sie ihrem Verständnis von einem
umfassenden Erziehungsprozeß nicht gründlich einverleiben, wird den Bedürfnissen der Kinder nicht in angemessener Weise gedient werden. Die Betonung liegt in diesem Buch nicht darauf, wie man Rechnen, Lesen oder Rechtschreibung lehren soll, sondern darauf, wie die grundlegenden neurologischen
Bestandteile aussehen, die ein solches Lernen überhaupt erst ermöglichen. Es
ist die wohlerwogene Meinung des Unterzeichnenden, daß dieses Buch eines
der grundlegendsten auf der langen Liste der Bücher ist, die sich sowohl mit
der allgemeinen Pädagogik als auch mit der Sonderschulpädagogik befassen.
Dieses Buch ist ein Stützpfeiler in jeder Fachbibliothek und eine richtungswei-
sende Schrift innerhalb der ständig zunehmenden Literatur über Lernstörungen.

University of Michigan   William M. CRUICKSHANK, Ph. D.
Ann Arbor, 1980

Vorwort zur zweiten Auflage

Die Reaktion von Psychologen, Pädagogen, Eltern und einer erfreulich großen Anzahl von Ärzten während der vergangenen 5 Jahre auf die erste Auflage dieses Buches war allgemein gesehen sehr ermutigend, in einigen Fällen sogar enthusiastisch. Wenn man jedoch einer Leserschaft, die aus unterschiedlichen Berufsgruppen zusammengesetzt ist, einen komplizierten theoretischen Lesestoff vorlegt, besteht immer das Risiko, aufgrund der unterschiedlichen Ausbildung und praktischen Erfahrung von einigen von ihnen mißverstanden zu werden. Da dieses Buch Darstellungen von Grundlagenforschung, die zum größten Teil auf mikrophysikalischen Untersuchungen beruht, ferner angewandte Forschung, die vorwiegend makroskopische Untersuchungen umfaßt, und schließlich auch zahlreiche klinisch-diagnostische Verfahren aufzeigt, kann ein Berufspädagoge, der über wenig oder auch gar keine Kenntnisse von den neuropsychologischen Zusammenhängen verfügt, vielleicht dazu ermutigt werden, seine theoretischen Kenntnisse zu verbessern und einen fachkundigen klinischen Ratschlag zu suchen.

Diese zweite Auflage enthält moderne Forschungsergebnisse und neue technische Methoden, die in den letzten 5 Jahren erschienen sind. Bildgebende Hirndarstellungstechniken, die 1979 im allgemeinen noch unbekannt waren, sind eingefügt worden, und klinische Untersuchungstechniken, wie beispielsweise das dichotische Hören, werden in eingehenden theoretischen und klinischen Einzelheiten beschrieben. Damit soll ein möglicher Mißbrauch dieser Techniken ausgeschaltet werden. Es wurden auch einige neue Fallstudien hinzugefügt.

Der Autor eines Sachbuches schuldet einer großen Anzahl von Menschen Dank. Die Forscher und Autoren, auf die ich zurückgegriffen habe, sind im Literaturverzeichnis aufgeführt. Unter meinen Universitätskollegen bin ich den Doktoren Keith HASTINGS (Mathematik), Derek STYLES (Genetik), Lorne ROSENBLUT (Statistik) und Clare PORAC für ihren Beitrag über die Händigkeit zu Dank verpflichtet. Leser der verschiedenen Kapitel im ersten Entwurf der Überarbeitung waren Dr. Dan BACHOR, Roger GRAVES, Lloyd OLLILA, Don READ, Anthony RISSER, Ortfried SPREEN, Esther STRAUSS und Louis SUTKEN. Von ihnen allen stammen wertvolle Vorschläge. Dr. C. K. LEONG von der Universität von Saskatchewan beriet mich über das Reihenfolgeverhalten (sequencing), und Dr. Thomas TILLEMANS von der Acadia University stellte zahlreiche europäische Literaturhinweise zur Verfügung und half dadurch, das nordamerikanische Übergewicht in dieser Ausgabe etwas zu verringern.

Hilfreiche Übersetzungen fremdsprachlicher Übersichten der ersten Ausgabe wurden in kompetenter Weise von den Doktoren Janet VAVELAS (Spanisch), Charlotte GIRARD (Französisch), Giuseppe MULTARI (Italienisch) und Ortfried SPREEN für die zahlreichen deutschen Übersichtsarbeiten vorgenommen. Die besondere positive Reaktion in den deutschsprachigen Ländern hat den SPRINGER-VERLAG zu einer Übersetzung des Buches ins Deutsche veranlaßt.

Dr. A. G. RICHARDS, Direktor der nuklearmedizinischen Abteilung des Royal Jubilee Hospitals, war so großzügig, mir seine Zeit für viele Ratschläge und für das Kopieren von Veröffentlichungen, welche die unterschiedlichen tomographischen Methoden der bildgebenden Hirndarstellung betreffen, zur Verfügung zu stellen. Anthony RISSER hat detailreiche Aufnahmen des Kernspintomographen beigesteuert. Kevin O'BRIEN hat mit einem klinischen Fall einen sehr eindrucksvollen Beitrag geleistet. William D. WEST hat die einfachen Skizzen, die in die erste Auflage aufgenommen waren, durch eine schöne Sammlung von Zeichnungen ersetzt, die sowohl didaktisch als auch künstlerisch ansprechend sind.

Ich bin besonders davon angetan, daß Dr. H. R. MYKLEBUST sich bereiterklärte, ein Vorwort für diese Ausgabe zu schreiben. Weiterhin schulde ich Dank Dr. William CRUICKSHANK, der mich 5 Jahre lang dazu ermutigte, mit dem Schreiben des Originalmanuskripts fortzufahren. In vielfältiger Weise habe ich auf ihn und Helmer MYKLEBUST als meine beiden wichtigsten Mentoren auf dem Gebiete der Lernstörung geblickt.

Im Hinblick auf diese Ergänzungen und Berichtigungen sollte das Buch jetzt besser als eine Art Handbuch dienen können, als dies in der ersten Auflage der Fall war. Es ist zu hoffen, daß sein Gebrauch bei der Ausbildung zum Schulpsychologen und Sonderpädagogen nutzbringende Erkenntnisse und Hilfestellungen liefert, welche die Zuverlässigkeit der diagnostischen und heilpädagogischen Maßnahmen bei lerngestörten Kindern und Erwachsenen verbessern können.

Wegen der mustergültigen Art, in welcher die Mitarbeiter des SPRINGER-VERLAGS die Herstellung beider Ausgaben dieses Buches durchgeführt hat, möchte ich ihm meine Dankbarkeit für seine in jeder Weise tatkräftige Unterstützung zum Ausdruck bringen.

Und zum Schluß danke ich meiner Frau, Biddy, die das abschließende Korrekturlesen des gesamten Buches nach dem Umbruch vornahm. Wie immer in solchen Fällen können jedoch alle Irrtümer und Schwachpunkte dieses Buches nur mir selber angelastet werden.

Oktober 1984   William H. GADDES

Vorwort zur ersten Auflage

Die Zahl der Psychologen, die sich ernstlich für die Zusammenhänge zwischen Gehirn und Verhalten interessieren, ist in den vergangenen zwei Jahrzehnten stark angewachsen. Jedoch erst seit Mitte der 60er Jahre sind in erwähnenswerter Zahl Veröffentlichungen erschienen, die einen Zusammenhang mit der Sonderpädagogik und den Problemen des Schulunterrichts herstellen. Seit den frühen 70er Jahren erschien zu diesem Thema nur eine Handvoll Bücher. Selbst jetzt machen nur wenige Neuropsychologen den Versuch, die faszinierende Quintessenz ihrer Forschungen an die klinischen Psychologen, Schulpsychologen und Pädagogen weiterzugeben, obwohl zum gegenwärtigen Zeitpunkt große Hoffnungen bestehen, daß wir ein systematisches Wissen über die Prozesse gewinnen, mit deren Hilfe Kinder und Erwachsene geistige Fähigkeiten erwerben. Dies ist insofern überraschend, als zahlreiche Neurologen und auch einige Pädagogen, besonders diejenigen, die wie MONTESSORI und BINET eine medizinische Ausbildung erfahren haben, bereits vor mehr als 70 Jahren auf die Bedeutung der neurologischen Erkenntnisse für die Pädagogik hingewiesen haben. 1872 hielt Hughlings JACKSON, der hervorragende britische Neurologe, den HUNTERschen Festvortrag an der Oxford University, in welchem er folgendes hervorhob: „Wenn wir uns der Pädagogik mit physiologischen Forschungsmethoden nähern, müssen wir unser Forschungsgebiet über die gängigen Vorstellungen vom Geist ausweiten. Viel Schaden ist von einer künstlich konstruierten Trennung von Körper und Geist ausgegangen" (JACKSON 1958, S. 265). Selbst noch nach mehr als 100 Jahren nehmen ihn jedoch nur sehr wenig Leute ernst. Dieses Buch wurde entworfen um seiner Herausforderung Anerkennung zu verschaffen.

Bis vor kurzem bestand eine allgemeine Ablehnung der Eingliederung der Neuropsychologie in das Fachgebiet der Pädagogik, obwohl es sich bei ihr um eine sehr respektable Wissenschaft handelt, die ihre eigenen Gesetze und Rechte hat und der Sonderpädagogik viel bieten kann. Selbst heute noch beharren zahlreiche Pädagogen, die von der Neuropsychologie wenig oder gar keine Ahnung haben, kämpferisch auf dem Standpunkt, daß das Unterrichten eines lerngestörten Kindes ein „pädagogisches" und nicht ein „medizinisches" Problem sei. Natürlich ist es ein pädagogisches Problem, aber es kann von medizinischen Erkenntnissen profitieren.

Zweifellos rührt die mangelhafte Übereinstimmung zwischen Ärzten, Psychologen und Pädagogen von der Tatsache her, daß es sehr schwer, wenn

nicht riskant ist, eine multidisziplinäre Wissenschaft zu entwickeln und praktisch auszuüben. Fast niemand ist mit den Theorien und Praktiken aller drei
Fachgebiete wirklich vertraut. Dessen ungeachtet hat bei zahlreichen Pädagogen eine neurologisch-wissenschaftliche Sichtweise der Wahrnehmungs- und
Lernstörungen nach und nach eine gewisse Akzeptanz gefunden und von einigen sogar enthusiastische Unterstützung.

Während der 70er Jahre wurden Lehrern in zunehmendem Maße Konferenzen und Seminare über Neurologie und Pädagogik zugänglich, und pädagogische Zeitschriften druckten häufiger damit zusammenhängende Veröffentlichungen, wie „die neuralen Grundlagen der Sprache und des Lesens".

1975 wurde die erste internationale Konferenz über die Neuropsychologie
der Lernstörungen in KØRSOR, Dänemark, abgehalten (KNIGHTS und
BAKKER, 1976). 1978 widmete das Jahrbuch der „Society for the Study of
Education" einen ganzen Band dem Thema *Education and the Brain* (Pädagogik und Gehirn, CHALL und MIRSKY, 1978). Dieses Interesse stellte eine
radikale Umkehrung der Einstellung gegenüber der Zeit vor 1965 dar. Damals
war ein Interesse an diesen Dingen unmodern. Einige Psychologen, wie
SKINNER (1938, S. 423) und die meisten Pädagogen, wie ENGLEMANN
(1967) GALLAGHER (1957/1966) und REGER (1965) rieten von einer Annäherung zwischen Neurologie und Psychologie ab, da sie dies für zu schwierig und unpraktisch hielten.

Bei meinen ersten Planungen für dieses Buch rieten mir viele, darauf zu
verzichten. Zahlreiche Psychologen warnten: „Für Neuropsychologen wird
dieses Buch zu einfach sein und für Lehrer zu schwer verständlich". Andere
schlugen vor, daß ich zwei Bücher schreiben sollte, eines über Neuropsychologie und das andere über Heilpädagogik. Jedoch auf beiden Gebieten existieren
bereits gute Bücher, auch wenn sie nicht von beiden Gruppen gelesen werden.
Ich war davon überzeugt, ein Diagnostiker müsse wissen, was Lehrer tun und
umgekehrt sollten die Lehrer einige Kenntnisse von den Möglichkeiten und
Zuständigkeiten des Schulpsychologen besitzen.

Niemand hat je ein Buch geschrieben, das an diese beiden Berufsgruppen
gerichtet ist, und es erschien mir einleuchtend, daß die Ausbildungseinrichtun-
gen für Pädagogik und Psychologie aus dieser Betrachtungsweise Nutzen ziehen können. Ich war mir der Unsicherheiten eines solchen Unterfangens voll
bewußt, als ich vor 15 Jahren schrieb: „Sobald man versucht, die Lehrer, die
mit hirnverletzten Kindern zu tun haben, zu beraten, verfängt man sich in
zwei Schlingen: entweder einer zu starken Vereinfachung, die eine Entstellung
des Themas darstellt oder einem Zu-sehr-ins-Einzelne-gehen, das zu Verwirrungen führt" (Gaddes, 1966b). Dessen ungeachtet hielt ich am Schreiben dieses Buches fest, ermutigt durch die positiven Ergebnisse der Darstellung meiner neuropsychologischen Sicht vor einem fachlich geschulten Auditorium in
den vergangenen 15 Jahren. Wenn man Lehrern in einfacher Sprache die
Hirnfunktionen erläuterte und ihnen die besondere Bedeutung für ihre Probleme beim Unterricht zeigte, waren viele von ihnen sehr begeistert und wollten mehr darüber erfahren. Schulpsychologen fühlten sich motiviert, mehr
über Neuropsychologie und ihre Bedeutung für die klinischen Untersuchun-

gen zu erfahren. Ärzte begrüßten die Gelegenheit, ihre beruflichen Erfahrungen und Kenntnisse mit denen des Erziehungssystems über den Umgang mit Kindern, die spezieller Förderung bedürfen, zu vernetzen.

Bei der Planung des Buches mußten zahlreiche Entscheidungen getroffen werden, was aufgenommen und was weggelassen werden sollte. Die neurologischen Grundtatsachen, die vorwiegend in den Kapiteln 3 und 4 vorgelegt werden, sind mit einfachen und prägnanten Ausdrücken beschrieben worden. Ein Laie, der keine besondere Ausbildung in den Disziplinen Neurologie oder Neurophysiologie hat, sollte in der Lage sein, diese Kapitel ohne größere Probleme zu lesen. Am Ende des Buches findet sich ein Glossar zur Erläuterung der Fachausdrücke, obwohl die meisten Erklärungen in einer nichtfachlichen Sprache gegeben werden, besonders dann, wenn neue Vorstellungen zum ersten Mal beschrieben werden. Neuropsychologische Grundvorstellungen werden des öfteren wiederholt, um dem Leser beim Verstehen der normalerweise recht komplizierten Materie zu helfen.

Während die Neurologie in einer Weise dargestellt wird, die dem Niveau einer Einführung entspricht, wird die Neuropsychologie immer wieder durch Forschungsergebnisse unterbaut und bewegt sich auf einem Niveau, das für Diplomanden sowohl der Psychologie als auch der Pädagogik angemessen ist. Um eine breite Leserschaft zum Lesen zu ermutigen, vermeidet das Buch Fachsimpelei und technische Unklarheiten. Ärzte, Eltern, Lehrer, Psychologen und jeder, der an Lernproblemen interessiert ist, sollte in diesem Buch viel Anregendes finden. Diejenigen jedoch, die ausgewählte und gelehrte Bücher über spezielle und eingehende Themen bevorzugen, werden das Buch wegen seiner Weitschweifigkeit ablehnen.

Die Besprechung der Heilpädagogik knüpft an die Neuropsychologie an, ist jedoch in ähnlicher Weise wie die Besprechung der Neurologie weniger tiefgehend. Studenten werden dazu ermutigt, Bücher über Neurologie zu lesen, die von Neurologen geschrieben sind und Bücher über die Heilpädagogen, die von Pädagogen abgefaßt wurden. Obwohl das Hauptaugenmerk in diesem Buch auf Neuropsychologie gerichtet wird, ist zu hoffen, daß genügend Hinweise auf Neurologie und Sonderpädagogik gegeben werden, um ein integriertes Bild in Theorie und Praxis zu liefern.

Juni, 1980   William H. GADDES

Vorwort der Übersetzer

William H. GADDES schreibt im ersten Satz des ersten Kapitels, daß sein Buch „ausdrücklich für pädagogisch tätige Diagnostiker, klinische Psychologen, Schulpsychologen und Heilpädagogen geschrieben wurde". Wir sind der Meinung, daß er damit den Leserkreis in bescheidener Weise zu eng faßt. Denn dieses Buch enthält eine Fülle relevanter pädagogischer Hinweise und stellt immer wieder einleuchtende und unerwartete Beziehungen zwischen hirnanatomischen, neurologischen, neurophysiologischen, neuropsychologischen Fakten einerseits und den alltäglichen pädagogischen sowie heilpädagogischen Problemen andererseits her, so daß es für jeden Pädagogen und Erzieher eine Fundgrube des Wissens und anwendbarer Ratschläge im täglichen Umgang mit lern- und verhaltensgestörter Kindern darstellt.

Lern- und Verhaltensstörungen bei Kindern und Jugendlichen werden in zunehmendem Maße in der ganzen Welt beobachtet. Ihre Ursachen sind vielfältig und teilweise noch ungeklärt. Zweifellos spielen zivilisatorische und milieubedingte Einflüsse eine große Rolle. Von erheblicher Bedeutung dürften auch Informationslücken zwischen den wenigen mit der einschlägigen modernen Forschung vertrauten Fachleuten und dem großen Personenkreis sein, der praktisch-pädagogisch tätig ist. Diese mangelhafte Information zu schließen, Verständnis und Hilfe den Helfenwollenden zu liefern, ist das Hauptanliegen des Buches. Da es seit seinem Erscheinen 1980 von vielen Experten einhellige Zustimmung erhielt und wir Gelegenheit hatten, den Autor und seine Forschungsergebnisse 1985 als Referenten auf unserem Europäischen Symposium über Entwicklungsneurologie in Hamburg persönlich kennen- und schätzenzulernen, entschlossen wir uns, GADDES' Buch in der 2. Auflage von 1985 zu übersetzen, um es dadurch allen pädagogisch tätigen Personen leichter zugänglich zu machen.

Es ist das Lebenswerk und die Quintessenz des immensen Erfahrungsschatzes eines Forschers, der lange Jahrzehnte als Direktor des Department of Psychology, University of Victoria, British Columbia, Canada und des Victoria Neuropsychology Laboratory tätig war.

Über 700 Literaturstellen im Text zeugen von einem umfassenden Literaturstudium und ermöglichen dem interessierten Leser eine weitergehende Vertiefung in das Studium der ihn beschäftigenden Probleme.

Angloamerikanische Autoren besitzen gemeinhin die Fähigkeit, eine komplizierte Materie dem Leser in populär-wissenschaftlicher Weise zugänglich zu

machen. Auch GADDES ist ein derartiger Autor. Dennoch ist sein Werk wegen des angehäuften Fachwissens nicht ohne weiteres als populär-
wissenschaftlich zu bezeichnen.

Die angloamerikanische Umgangssprache enthält zahlreiche Begriffe, die
dem Lateinischen entlehnt und dadurch mit vielen wissenschaftlichen Grund-
begriffen verwandt sind, die zumeist aus dem Griechischen und Lateinischen
stammen. Daraus resultiert, daß ein Englisch sprechender Laie bei der Lektüre eines medizinischen, physiologischen oder psychologischen Textes spontan
mehr versteht als ein Deutsch sprechender, dem diese in die englische Alltags-
sprache eingegangenen Wörter primär nicht geläufig sind. Als Übersetzer haben wir uns deshalb bemüht, Fachbezeichnungen, die dem englischen Leser
ohne weiteres verständlich sind, soweit wie möglich zu verdeutschen. Dabei
mußten wir einen geeigneten Weg finden in dem Bestreben, den Text einem
möglichst weitgefaßten pädagogischen Leserkreis zugänglich zu machen, der
über keine oder nur geringe Kenntnis der angloamerikanischen Fachbegriffe
verfügt, und andererseits das Niveau des Originaltextes zu senken. Hier mußten manchmal Kompromisse geschlossen werden, die uns der jeweilige Leser,
wenn sie ihm begegnen, nachsehen möge.

GADDES gibt im Anhang eine sehr umfangreiche Liste von Tests an, die
der Beurteilung der unterschiedlichsten Verhaltensformen lern- und verhaltensgestörter Kinder dienen sollen. Mit einem Teil dieser Tests kann ein
deutscher Leser aus den verschiedensten Gründen nicht allzuviel anfangen.
Wir haben deshalb den Dipl.-Psychologen Herrn Michael Bach gebeten, die
im deutschen Sprachraum eingeführten und erhältlichen Tests zusammenzustellen. Sie wurden dem Buchanhang beigefügt und die deutschen Bezeichnungen für die im Buch aufgeführten englischen Tests angegeben. Wir glauben,
daß diese kurze Zusammenstellung dem deutschen Leser, der sich mit Tests
befaßt oder befassen will, hilfreich sein kann.

Nicht nur der Autor eines Fachbuches – wie GADDES in seinem Vorwort
zur 2. Auflage schreibt – schuldet zahlreichen hilfreichen Personen Dank, son-
dern auch der Übersetzer. Wir fanden große Hilfe für sachdienliche Überar-
beitung und Korrekturen des Textes bei Herrn Prof. Hanuš PAPOUŠEK,
Herrn Dr. med. Rainer GABRIEL, Herrn Michael BACH, Herrn Hermann
BEILER, Herrn Hans LENZEN, Frau Dr. phil. Dipl.-Psych. Geneviève
FABINGER-CASTERA, Frau Adelheid BRANDI und Frau Wiebe
SCHNOOR. Die umfangreichen Schreib- und Kopierarbeiten bewältigten in
zuverlässiger Weise Frau Petra WARNCKE und Frau Ingeburg TOBABEN.
Ihnen allen sei unser Dank ausgesprochen!

Dem Springer-Verlag und insbesondere Herrn Dr. Thomas THIEKÖT-
TER haben wir für große Geduld und Toleranz und für die hervorragende
Ausstattung des Buches zu danken.

Möge es in dieser übersetzten Form auf breiterer Basis im deutschsprachigen Raum zu einem besseren Verständnis und zu einer erfolgreicheren Hilfe
für lern- und verhaltensgestörte Kinder beitragen!

Hamburg, im Januar 1990   Dr. Inge und Dr. Rolf-Wilhelm FLEHMIG

Inhaltsverzeichnis

Klinischer Anhang

Einführung

Und jetzt, sage ich, laß mich in einem Gleichnis zeigen, wie weitgehend unsere menschliche Natur aufgeklärt oder unaufgeklärt ist: Sieh her! Menschen leben in einer unterirdischen Höhle, die eine zum Licht gewandte Öffnung hat. In dieser Höhle befinden sie sich seit ihrer Kindheit, und ihre Beine und Nacken sind so gefesselt, daß sie sich nicht von der Stelle rühren können und beständig geradeaus schauen müssen, da die Ketten verhindern, daß sie ihre Köpfe drehen können. In einiger Entfernung über und hinter ihnen lodert ein Feuer, und zwischen diesem Feuer und den Gefangenen gibt es einen erhöhten Weg. Und wenn Du hinschaust, wirst Du sehen, daß sich entlang des Weges eine niedrige Mauer befindet, ähnlich einem Vorhang, den Marionettenspieler vor sich haben und über den hinweg sie ihre Figuren zeigen ...

In gleicher Weise wie wir, antwortete ich, und sie sehen nur ihre eigenen Schatten oder den Schatten eines anderen, die der Feuerschein an die gegenüberliegende Wand der Höhle wirft.

PLATO, *Der Staat*, 7. Buch

Die moderne Psychologie sieht es als völlig gesichert an, daß Verhalten und Nervenfunktion in perfekter Weise miteinander korrelieren und das eine voll durch das andere bedingt ist ...

Vernünftigerweise kann man nicht auf dem Gebiete der Physik, der Chemie und der Biologie ein Verfechter der Lehre von der kausalen Vorbestimmtheit eines Geschehens sein und auf dem Gebiete der Psychologie ein Mystiker.

D. O. HEBB (1949)

1 Neurologie und Verhalten: Einige Fachprobleme

> *Modelle (des menschlichen Verhaltens), welche die Körperlichkeit des Menschen außer acht lassen, sind zwangsläufig ungeeignet für die Aufgabe, menschliches Verhalten verständlich zu machen.*

Edwin R. GUTHRIE (1950)

> *... ich ziehe es vor, mir die Menschlichkeit des Menschen in seine körperliche Struktur und Funktion und nicht zuletzt in die Aktivitäten seines Gehirns eingebettet vorzustellen.*

Oliver L. ZANGWILL (1976)

Dieses Buch ist eigens für pädagogisch tätige Diagnostiker, klinische Psychologen, Schulpsychologen und Heilpädagogen geschrieben worden, die die Aufgabe haben, für ihre lerngestörten Schüler Strategien zu entwickeln, die auf einem breitgefächerten Spektrum gesicherter diagnostischer Erkenntnisse basieren. Diese Erkenntnisse sollten zusätzlich zu der sozialen Vorgeschichte des betreffenden Schülers auch eine Aufstellung seiner Schulleistung, eine psychologische Bewertung seiner Auffassungsgabe und im Falle einer bekannten Hirnschädigung oder bei Verdacht auf eine Störung im Zentralnervensystem eine neurologische Untersuchung einschließen.

Zusammengefaßt kann man sagen: Eine eingehende Untersuchung der Lernstörungen von Schülern auf der Basis einer neurologischen Störung sollte eine Synthese von pädagogischen, psychologischen, sozialen und neurologischen Befunden sein. Eine derartige Sichtweise ist ein ziemlich ehrgeiziges Unterfangen und verlangt von den pädagogisch tätigen Diagnostikern das Studium der neurologischen und neuroanatomischen Grundlagen sowie ausreichende Kenntnisse der Neuropsychologie in Ergänzung zu den Fachkenntnissen in Pädagogik und Psychologie, die sie von Haus aus mitbringen. Viele Lehrer, Erzieher, Schulpsychologen und Angehörige verwandter Berufsgruppen werden hier vielleicht einwenden: „Warum soll ein Erzieher sich damit abquälen, etwas über das Gehirn und das Nervensystem zu lernen, wenn die Kenntnis der Verhaltensveränderungen für ihn wichtiger und nützlicher ist? Ist Neuropsychologie für gutes Unterrichten wirklich von Bedeutung? Macht das Wissen um die neuropsychologischen Zusammenhänge jemanden zu einem besseren Pädagogen?"

Dies alles sind wichtige Fragen, und sie müssen abgeklärt werden, bevor man sich dazu entschließt, die Neuropsychologie als ein Hilfsmittel der Pädagogik ins Auge zu fassen. Die gesamte Problematik hängt von den theoretischen Vorstellungen des betreffenden Untersuchers und davon ab, ob er einem Modell, das das Kind in seiner Gesamtheit sieht (Within-child-model) oder einem behavioristischen Modell den Vorzug gibt. Diese beiden Modelle spiegeln offensichtlich einen jahrelangen Konflikt in der Psychologie wider:

Soll man die objektiven oder die subjektiven Daten akzeptieren? Die von John B. WATSON in den frühen 20er Jahren vorgenommene „Bilderstürmerei" schaffte Raum für eine tolerantere Einstellung durch die Einführung von einigen Wahrnehmungsvariablen, die in brillanter Weise von den Gestaltpsychologen vorgestellt wurden. Ab 1940 hatten sich dann einigermaßen deutlich zwei Lager formiert, in denen Theoretiker die Tendenz zum Ausdruck brachten, sich entweder mit den Behavioristen oder den feldtheoretischen (Gestalt) Vertretern zu identifizieren. Während der 50er Jahre erlangten phänomenologische Faktoren und solche, die die Wahrnehmung betreffen, wie sie von Carl ROGERS und anderen vorgeschlagen wurden, erheblich an Bedeutung und Wertschätzung. Aber diese *innerhalb des Individuums* gelegenen Faktoren waren ausschließlich psychologischer Natur.

Es dauerte dann bis in die frühen 60er Jahre, bis das zunehmende Interesse an der rasch anwachsenden Forschung der Neuropsychologie eine zusätzliche Dimension zu dem „Within-child-model" lieferte. In gleichem Maße, wie die Kräfte, die als Wahrnehmungsprozesse und dynamische Faktoren innerhalb des Kindes wirksam sind, erkannt wurden, verbesserten Neurologie und Neuropsychologie unseren Wissensstand über neurophysiologische Verhaltenszusammenhänge, von denen viele körperlich sichtbar werden. Während die hypothetischen Annahmen einer dynamischen Persönlichkeitstheorie völlig spekulativer Natur waren, ließen sich die Ergebnisse der Neurophysiologie umfassend beobachten; die Entdeckungen, die auf dem Gebiet der Neuropsychologie auftauchten, konnte man in vielen Fällen sogar demonstrieren. Dies bedeutete, daß die spekulative Komponente, die die dynamische Psychologie beherrscht hatte, stark zurückgedrängt wurde und dadurch auch zu wissenschaftlichen Fortschritten bei der Erforschung des menschlichen Verhaltens führte.

Zahlreiche Psychologen begrüßten die Objektivität der neurophysiologischen Meßmethoden und waren von der neuen Möglichkeit beeindruckt, neuropsychologische Methoden der Verhaltensmessung zu validieren (REITAN, 1955b). Mehrere neue Zeitschriften neuropsychologischen Inhaltes erschienen in den frühen 60er Jahren. KIRK prägte 1963 den Ausdruck „Lernbehinderungen". Veranstalter von Kongressen über Sonderpädagogik begannen Neurologen und Neuropsychologen einzuladen, damit sie ihnen über ihre Forschungsergebnisse berichten konnten. Lehrer erkannten darin neue Wege zum Helfen, und einige von ihnen haben sich dieses neurologische Modell mit mehr Enthusiasmus als Sachverstand vorschnell zu eigen gemacht. Ohne Zweifel wurde einiger Schaden durch solche Personen angerichtet, die Kinder als „hirnverletzt" oder „minimal hirngeschädigt" charakterisierten, um nur zwei von etwa 2000 Begriffen, die in dieser Zeit entstanden sind, zu erwähnen (SPREEN, 1976, S. 450). Wenn auch einige Praktiker ihr Wissen unüberlegt eingesetzt haben mögen, kann man doch sagen, daß diese Entwicklung zu einer umfassenderen Einschätzung des Kindes führte. Die im Kind gelegenen Bezugsgrößen (With-in-child-variables) waren nun sowohl psychologischer Art, also durch Schlußfolgerung ableitbar, als auch neurologischer Art, das bedeutet in manchen Fällen unmittelbar zu beobachten, in anderen nur durch Schlußfolgerungen ableitbar. Die Umwelteinflüsse waren immer noch identifizierbar, und das bedeutete, daß das Kind jetzt körperlich, psychologisch und sozial exakter beobachtet werden konnte. Es wurde bald deutlich, daß die erhältlichen neuropsychologischen Daten unschätzbar waren, um ein umfassenderes Verständnis für ein Kind mit einer chronischen Wahrnehmungsstörung, einer Störung der Wahrnehmungsmotorik oder anderer Arten von chronischen und schweren Lernproblemen zu bekommen (GADDES, 1968).

Ist das medizinische Modell eine Hilfe oder eine Gefahr?

Zahlreiche Pädagogen, die gegen eine Nutzanwendung von neuropsychologischen Erkenntnissen sind, liefern Vorbehalte, die eher nach einer Art politischer Verächtlichmachung eines Gegners klingen als nach einer fachkundigen Wertung. Jedes theoretische Modell des menschlichen Verhaltens muß im Hinblick auf seine objektiven Vorzüge und Schwächen kritisch untersucht werden. Anderenfalls läuft es Gefahr, von einem Untersucher mehr im Hinblick auf dessen emotionelle Zustimmung oder Ablehnung aufgrund seines eigenen Wahrnehmungs- und Denkvermögens akzeptiert oder abgelehnt zu werden.

Wir wollen uns nun mit einigen häufig geäußerten Einwänden gegen das neuropsychologische Modell der Lernbehinderungen und seiner eben erwähnten Schwächen befassen. Die meisten dieser Einwände halten einer genaueren und logischen Überprüfung nicht stand.

Erster Einwand: Das Modell betone den Begriff „Erkrankung" zu stark. Viele Verhaltenspsychologen und Pädagogen haben vor dem „medizinischen Modell" gewarnt. Sie sagen, daß es Krankheit und pathologisches Geschehen überbetone und die Änderungsmöglichkeiten übersehe, die aber gerade in den dynamischen Persönlichkeitstheorien und auch in den gegenwärtigen Lerntheorien eine wichtige Rolle spielen. Es stimmt allerdings, daß in der Vergangenheit Ärzte, die nur eine kurze oder überhaupt keine Ausbildung in der Psychologie und den Erziehungswissenschaften hatten, jedoch von den Zusammenhängen zwischen pathologischen Körperzuständen und fehlerhaften Verhaltenssymptomen überzeugt waren, Eltern von hirngeschädigten Kindern auf die Hoffnungslosigkeit der Situation des Kindes hingewiesen haben. Diese Einstellung steht in Beziehung zu den nächsten beiden Punkten.

Zweiter Einwand: Das Modell betone den chronischen Charakter zu stark.

Dritter Einwand: Das Modell sei demzufolge unangemessen pessimistisch.

Der Leser wird erkennen können, daß diese drei Einwände zweifellos nicht dem theoretischen Modell als solchem angelastet werden können, sondern erst durch den falschen Gebrauch des Modells durch mangelhaft informierte Fachkollegen entstanden sind. Viele berufene Kinderärzte sind sich im praktischen Umgang mit dem Modell dieser Schwachpunkte bewußt und heben die Bedeutung psychosozialer Faktoren hervor. Die „Suche nach geringfügigen („weichen") neurologischen Symptomen", warnt ein Pädiater, „könne den betreffenden Arzt davon ablenken, seinen Blick auf die Umweltfaktoren des Kindes zu richten" (SCHMITT, 1975).

Vierter Einwand: Das Modell verleite zu medikamentöser Therapie und verringere den Wert des psychopädagogischen Vorgehens auf ein Minimum.

Tatsächlich beharren einige extreme Verfechter der medikamentösen Therapieform darauf, daß „diese Medikamente einen unmittelbaren Einfluß auf das psychische Wachstum" des Kindes haben können. Und ein Kind, das derart dramatische Wandlungen erkennen läßt, „widerlege damit SKINNER und PAWLOW" (WENDER, 1976). PIHL hat 1975 gesagt: „Das körperliche Modell verleitet zu körperlichen Behandlungsmaßnahmen", und SCHMITT (1975) hat sich in gleichem Sinne geäußert. Auch in diesem Fall wird der Leser bei einer solchen Sichtweise nur die schlechte Anwendung des Modells erkennen können und nicht eine der Theorie selbst innewohnende Schwäche. Die neuropsychologische Betrachtungsweise des menschlichen Verhaltens rät nicht zum unterschiedslosen Einsatz von Medikamenten. Erfolg oder Nichterfolg medikamentöser Maßnahmen hängen von der Erfahrung und den Fähigkeiten des behandelnden Arztes ab. Von einem ortsansässigen Behandlungszentrum, das neuropsychologische Diagnostik anwendet, ist mir bekannt, daß man dort bei lerngestörten Kindern folgendermaßen vorgeht: Bei allen Kindern werden am Tag der Aufnahme sämtliche Medikamente abgesetzt, bis eine sorgfältig überprüfte medizinische Indikation für eine Verordnung von Medikamenten besteht.

Fünfter Einwand: Unsere neurologischen Kenntnisse seien unzureichend.

Das ist zwar wahr, jedoch kein Grund, auf die Nutzanwendung des Wissens zu verzichten, das wir über die Zusammenhänge zwischen Gehirn und Verhalten gewonnen haben. „Wir können als gesichert annehmen, daß zur Zeit jede Theorie über menschliches Verhalten unzulänglich und unvollständig ist. Obwohl wir bis jetzt noch nicht herausgefunden haben, wie das Verhalten auf eine Steuerung durch das Gehirn zurückgeführt werden kann, ist es nicht berechtigt zu behaupten, daß dieses auch in Zukunft niemandem gelingen wird", (HEBB, 1949, S. XIII).

Sechster Einwand: Einige Kinder mit nachgewiesenen Hirnschädigungen hätten keine Lernstörungen, und bei den meisten lernbehinderten Kindern bestünden keine schlüssigen Hinweise auf eine Hirnschädigung oder Hirnfunktionsstörung.

Diese Behauptungen sind wahr und ihre scheinbaren Widersprüche werden in diesem Buch, wenn wir in die Diskussion über Neurologie und Neuropsychologie eintreten, aufgeklärt werden.

Siebenter Einwand: Ein Kind als „hirngeschädigt" oder als „minimal hirnfunktionsgestört" (MCD-Kind) zu kennzeichnen, sei schädlich für das Kind, erschreckend für die Eltern und irreführend für die Schule.

Diese Feststellung ist zwar wahr, doch unnötig und stellt einen schlechten Rat dar. Wiederum ist auch hier festzuhalten, daß das neuropsychologische Modell eine solche Kennzeichnung nicht empfiehlt. Sie kann jedoch unbeabsichtigt von seiten unerfahrener oder schlecht ausgebildeter Fachkollegen erfolgen, die mit einem solchen Fall zu tun haben.

Achter Einwand: Wenn man einem Kind eine organische Krankheitsbezeichnung zuordne, erlaube man der Schule, die Verantwortung für die Beurteilung des Falles dem Arzt zuzuschieben (SCHMITT, 1975). Dadurch sei die Gefahr gegeben, daß das Kind zumindest teilweise vernachlässigt werde.

Auch diese Behauptung ist wahr, doch sollte eine Krankheitsbezeichnung kein Ersatz für eine Problemlösung sein.

Neunter Einwand: Die Suche nach organischen Faktoren könne einen Diagnostiker gegenüber dem Vorhandensein und der Bedeutung psychosozialer Ursachen blind machen.

Wenn dieser Fall eintritt, dürfte es wahrscheinlich eher eine Folge der begrenzten Fähigkeiten des betreffenden Klinikers als eine Schwäche des theoretischen Modells sein. Eine Teambeurteilung der Untersuchungsergebnisse des Kindes, die zumindest den Lehrer, die Eltern und einen Neuropsychologen einbezieht, dürfte vor einer solchen Fehleinschätzung des Kindes schützen.

Zehnter Einwand: Viele Forschungsarbeiten, die Verhaltensfaktoren mit neurologischen Bezugsgrößen vergleichen, seien zu simpel wiedergegeben.

Wahr ist, daß „Untersuchungen, bei denen Gruppen von Kindern, die als lernhestört, hyperaktiv, minimal hirngeschädigt usw. eingestuft und mit gesunden Kontrollgruppen verglichen wurden, unterstellen, daß innerhalb solcher Gruppen eine „Homogenität" des Verhaltens und des neurologischen Status bestehe und zwischen den neurologischen Faktoren und den Verhaltens- und Lernproblemen ein Verhältnis von 1:1 gegeben sei" (KALVERBOER, 1976). Auch in diesem Fall ist zu sagen, daß das Ergebnis einer schlecht konzipierten Forschung, auf welchem Gebiet auch immer, nicht dem betreffenden wissenschaftlichen Gebiet, sondern den Personen, die Forschungen in unzulänglicher Weise durchführen, als Schwäche anzulasten ist.

Werfen wir jetzt einen Blick auf die vielversprechenden Vorteile und Grundgedanken einer neuropsychologisch-diagnostischen Betrachtungsweise, besonders im Hinblick auf menschliches Verhalten und Lernstörungen!

1. Die Neuropsychologie ist mit ihren Gesetzmäßigkeiten eine wohlbegründete Wissenschaft. Ihre Anfänge basieren auf Forschungen von Neurophysiologen während des 19. Jahrhunderts. Durch zusätzliche Denkanstöße, die die zwei Weltkriege im 20. Jahrhundert beisteuerten, weitete sie sich erheblich aus. Eine Fülle von rasch anwachsenden Erkenntnissen ist für das gesamte menschliche Verhalten von zunehmender Bedeutung.
    Pädagogen, die die gute Absicht haben, jedem lerngestörten Kind maximales Verständnis entgegenzubringen, sollten sich dieser Tatsache bewußt sein.
2. Jegliches menschliche Verhalten wird vom Gehirn und Zentralnervensystem vermittelt. Ein Untersucher, der das gestörte Verhalten eines Kindes begreifen will, wird hierfür besser vorbereitet sein, wenn er mit neuropsychologischen Informationen über dieses Kind ausgestattet ist. Dem Leser muß gesagt werden, daß sich diese Feststellung in der Vergangenheit nicht der ungeteilten Zustimmung aller erfreute. Vor allem Psychologen, die auf der Basis des Behaviorismus arbeiten, empfahlen eine Sichtweise des „leeren Organismus", bei dem lediglich die möglichst exakte Messung von Reiz und Reaktion benötigt wurde. Im Jahre 1938 schlug SKINNER eine vollständig dualistische Einstellung vor.

Es gibt zwei voneinander unabhängige Dinge – das menschliche Verhalten und das
Nervensystem –, die ihre eigenen Techniken und Methoden haben müssen und die
ihre eigenen, auf sie bezogenen Meßwerte erbringen... Ich behaupte demzufolge
nicht nur, daß es eine Verhaltensforschung unabhängig von der Neurologie gibt,
sondern daß diese als eine besondere Fachrichtung unabhängig davon errichtet
werden muß, gleichgültig, ob eine Wiederannäherung an die Neurologie jemals versucht werden wird oder nicht (B. F. SKINNER, 1938).

Obwohl diese Feststellung sehr klar formuliert war und starken Einfluß
auf Tausende von Psychologen auf der ganzen Welt ausübte, war sich
SKINNER durchaus der Bedeutung bewußt, die der Nachweis einer Hirnläsion im Falle einer Aphasie besaß (B. F. SKINNER, 1938, S. 424). Wenn
wir die Aufgabe hätten, SKINNER in dieser Hinsicht frei zu interpretieren, könnten wir zu dem Schluß kommen, daß die neuropsychologischen
Kenntnisse für das Verständnis und die Behandlung des normalen Verhaltens überflüssig und unwichtig wären, sofern die physiologischen Systeme
der betreffenden Person sowohl strukturell als auch funktionell normal
und gesund seien. *Für das Verständnis und die Behandlung von Verhaltensstörungen*, die von Schädigungen im Großhirn und Zentralnervensystem
herrühren, würden jedoch neuropsychologische Kenntnisse benötigt. Mit
dieser Ansicht stimmen wir im Grundsatz überein. Neuropsychologische
Studien der *normalen* Hirnfunktion tragen jedoch bereits wesentlich zum
Verstehen der Lernstrategien *aller* Schüler bei, gleichgültig, ob sie neurologische Funktionsstörungen aufweisen oder nicht.

SKINNERS Unterstützung einer ausschließlich behavioristischen Sichtweise des normalen Verhaltens hatte während der 30er und 40er Jahre dieses Jahrhunderts großes Gewicht. Eine ebenfalls gewichtige Äußerung, die
dieser einschränkenden Betrachtungsweise entgegengerichtet war, empfahl
eine neuropsychologische Verhaltenstheorie nicht nur für die Deutung des
gestörten, sondern auch des normalen Verhaltens. In seinem klassischen
Werk von 1949 erkannte HEBB zwar SKINNERS einflußreichen Beitrag
zu einer positivistischen Sichtweise des Verhaltens an, aber er schrieb:
„Das vorliegende Buch ist aus einer grundsätzlichen Ablehnung solch eines psychologischen Programms heraus geschrieben worden" (HEBB,
1949, S. XIV). Obwohl er eine neuropsychologische Sicht des Verhaltens
unterstützte, machte er doch klar, daß Psychologie nicht gleichbedeutend
mit Physiologie ist: „Das Problem ‚Verhalten' zu begreifen, ist identisch
mit dem Problem, die Gesamtheit der Nervenaktionen zu verstehen *und
umgekehrt*" (S. XIV). Und weiter schreibt er: „Diese Tatsache macht den
Psychologen ebensowenig zu einem Physiologen, wie aus einem Physiologen selbst dann nicht ein Zytologe oder ein Biochemiker werden muß,
wenn er sich eingehend mit den Informationen beschäftigt, die ihm Zytologie oder Biochemie liefern" (S. XV).

Seitens der Pädagogik wurde in jüngerer Zeit der gleiche Standpunkt ein-
genommen (POLLACK, 1976): „Zweifellos ist der Lernvorgang als solcher ein psychologischer Prozeß und sollte nicht auf rein physiologische
Vorgänge reduziert werden. Wenn man die Rolle, welche die Hirnstruktur
und Hirnfunktion spielen, in ihrer fundamentalen Bedeutung für eine

Lerntheorie leugnet, errichtet man ein Gedankengebäude, das bar seiner eigentlichen Triebfeder ist." Darüber hinaus benötigen wir nicht unbedingt die Kenntnis neurologischer Daten, sondern ihre Brauchbarkeit für die Entscheidung zu einem angemessenen Behandlungsprogramm. In vielen Fällen zeigten gute diagnostische Kenntnisse vom Zustand des kindlichen Gehirns in Verbindung mit gekonnten heilpädagogischen Maßnahmen Verbesserungen der geistigen Leistungen in einem bemerkenswerten Ausmaß, das man früher bei beidseitig hirngeschädigten Kindern niemals erwartet hätte.

Die Ärztin Maria MONTESSORI war eine der ersten, die diesen medizinisch-pädagogischen Ansatz zur Anwendung brachte, und mit ihren Unterrichtserfolgen bei geistig retardierten Kindern zu Beginn unseres Jahrhunderts sowohl Erzieher als auch Mediziner begeisterte (MONTESSORI, 1964). Mit unseren in jüngerer Zeit erworbenen, verbesserten Kenntnissen der Neuropsychologie und Heilpädagogik können wir jetzt zahlreiche schwer betroffene Kinder erfolgreich unterrichten, die vor 20 Jahren noch in die hinterste Abteilung einer Heilanstalt verbannt worden wären. Viele von ihnen können dabei in einer beschützenden Werkstatt oder einer entsprechenden Umgebung ein relativ selbständiges Leben führen. Weniger stark betroffene Kinder können in Berufen und Handwerken ausgebildet und geschult werden, die manchmal sogar eine ausgesprochene Fertigkeit oder Geschicklichkeit benötigen.

3. Neuropsychologische Daten sind wesentlich für die diagnostische Erfassung von Kindern mit kognitiven, motorischen und Wahrnehmungsstörungen. Pädagogen, die die Neuropsychologie für den Unterricht als unwichtig erachten, legen vermutlich mehr Wert auf die Symptome, als auf ihre Ursachen. Auch wenn sie sich freimütig *gegen* die Neurologie und *für* Verhaltensmodifizierung einsetzen, würden sie es aller Wahrscheinlichkeit nach vermeiden, einen Arzt zu ihrem Hausarzt zu machen, der nur an Symptomen interessiert ist. Einem Medizinstudenten wird normalerweise beigebracht, in einem Symptomenkomplex ein bestimmtes krankhaftes Geschehen zu erkennen. Hat ein Arzt erst einmal eine Krankheit aufgrund ihrer Symptome erkannt, kennt er mit Hilfe der medizinischen Forschung und einer Fülle empirisch gesicherter Erfahrungen auch die möglichen Ursachen, und *diese Ursachen behandelt* er dann. Mit anderen Worten: Er besitzt Kenntnisse, die über die faßbaren Symptome hinausgehen und die einen theoretischen Zusammenhang mit der eigentlichen Krankheitsursache haben. Diese Kenntnisse ermöglichen es ihm, Maßnahmen für eine bessere und schnellere Behandlung des betreffenden Leidens zu ergreifen.

Ein von mir früher gebrauchter Analogieschluß (GADDES, 1969a) kann vielleicht dazu beitragen, diese Gedanken in einen Zusammenhang mit dem Schulunterricht zu bringen: Auch mit nur wenig oder überhaupt keinen Kenntnissen über den mechanischen Aufbau eines Autos kann jemand durchaus ein erfolgreicher Autofahrer sein, jedoch *lediglich solange der Wagen frei von mechanischen Schäden oder Funktionsstörungen ist.* Ein Berufsrennfahrer jedoch, der an dem Rennen von Indianapolis 500 teil-

nimmt, muß sein Fahrzeug auch von der Konstruktion her kennen. „Solange er sein Auto lenkt, benutzt er in erster Linie seine Erfahrungen im
Autofahren, wobei ihm seine Kenntnisse der Automechanik eine wertvolle
Ergänzung sein können. In dem Moment jedoch, in dem irgend etwas
schiefgeht, ermöglichen ihm seine Kenntnisse der mechanischen Zusammenhänge des Autos, den Fehler rasch zu erkennen und schnelle Entscheidungen zu treffen, die ihn zu einem besseren Fahrer machen."
In gleicher Weise ist ein neuropsychologisch geschulter Pädagoge besser
darauf vorbereitet, Lernschwächen in richtiger Weise zu erkennen, und ein
Schulpsychologe wird mit Hilfe der Neuropsychologie in die Lage versetzt,
zutreffendere und damit bessere Diagnosen zu stellen. Während die fachliche Qualität der Unterrichtsmethodik des Lehrers von diesen Faktoren
wahrscheinlich weniger betroffen wird, können die von ihm erworbenen
neuen Erkenntnisse dazu beitragen, dem Kind größeres Verständnis entge-
genzubringen und eine günstigere Auswahl heilpädagogischer Maßnahmen zu treffen.
Ein aufmerksamer Leser wird vielleicht einen Unterschied im Vorgehen
zwischen Problemen, denen sich der pädagogisch tätige Diagnostiker gegenübersieht und denjenigen, mit welchen ein Arzt konfrontiert wird, festgestellt haben. Ein Arzt beschäftigt sich mit sich ändernden körperlichen
Situationen, deren Ursachen man erkennen kann. Die meisten krankhaften Zustände, wie beispielsweise Infektionen, reagieren nach einem sog.
homöostatischen Prinzip. Dieses besagt: Eine Infektion nimmt schrittweise mit dem Behandlungserfolg ab, und der Körper gewinnt sein normales Gleichgewicht wieder. Einige körperliche Probleme jedoch, denen der
Arzt gegenübersteht, sind statischer Natur. Orthopädische Probleme, wie
beispielsweise ein Knochenbruch, der zu einer unterschiedlichen Länge der
Beine führen kann, machen Bewegungstherapie und Schuhe mit orthopädischen Einlagen erforderlich, die diese unterschiedliche Länge ausgleichen können. Solche Maßnahmen sind keine Heilungen, sondern sie stellen den Versuch dar, mit dem chronischen Zustand der körperlichen Abweichung von der Norm fertigzuwerden. In diesen Fällen besteht keine
Krankheit im eigentlichen Sinne, sondern ein Fehler im Zustand oder in
der Funktion des Organismus.
Kinder, die einen unfallbedingten Hirnschaden oder aber eine mangelhaft
entwickelte Hirnstruktur im Sinne einer Agenesie haben, leiden in gleicher
Weise wie Patienten mit den geschilderten orthopädischen Problemen an
einem permanenten Strukturdefizit ihres Gehirns, das ihre normalen sensorischen, kognitiven und motorischen Reaktionen beeinträchtigt. Eine
Kenntnis der Zusammenhänge zwischen Hirn und Verhalten wird deshalb
dem Schulpsychologen helfen können, den Lehrer auf die Art dieser Veränderung aufmerksam zu machen.
4. Da die neuropsychologische Untersuchung eines Kindes eine systematische Beschreibung seiner Stärken und Schwächen hinsichtlich seines Verhaltens und seiner geistigen Leistungen liefert, und dadurch auch eine
   Information über die Art seiner Lernstörung, trägt sie auch zu der Er-

kenntnis bei, daß sich alle lerngestörten Kinder voneinander unterscheiden. Sie stellen keine homogene Gruppe dar und sollten unterschiedlich behandelt werden (MYKLEBUST, 1967a). Eine neuropsychologische Testbatterie kann detaillierte Informationen über die unterschiedlichen Charakteristika einer Lernstörung von Kindern liefern und ob Hinweise auf eine Hirnschädigung oder Hirnfunktionsstörung gegeben sind oder nicht.

5. Die neuropsychologische Auffassung von der Lernstörung sollte andere erfolgreiche Theorien oder Methoden nicht verdrängen, sondern gemeinsam mit ihnen zur Anwendung gelangen. Tatsächlich benötigt ein eingehendes Verständnis der Probleme organisch lerngestörter Kinder und Erwachsener die besten Elemente eines behavioristischen, psychosozialen, kognitiven und neuropsychologischen Ansatzes. Die Neuropsychologie sollte niemals als einzige Quelle für pädagogische Diagnosestellungen herangezogen werden, sondern immer in Verbindung mit anderen Verhaltensmodellen, um diese reichhaltiger zu machen. Unsere exakten Kenntnisse vom menschlichen Verhalten sind zur Zeit noch so gering, daß niemand, der den Wunsch hat, etwas mehr darüber zu erfahren, es sich leisten kann, auch nur ein kleines Teilstück einer neu gewonnenen Erkenntnis, die damit in Zusammenhang steht, auszuklammern. Wenn klinische Psychologen oder pädagogisch tätige Diagnostiker sich gegenüber den wesentlichen Teilaspekten unserer Kenntnisse über das menschliche Verhalten absichtlich verschließen, wird ihr Verständnis für die Fakten und als Folge davon ihre Diagnosestellung sowie die Verordnung von Therapiemaßnahmen in trauriger Weise eingeschränkt. In manchen Fällen werden sie so falsch, daß Diagnosestellung und Therapiemaßnahmen nutzlos, wenn nicht gefährlich sind.

6. Die umfassende neuropsychologische Untersuchung eines Kindes kann Ängste und Zweifel seiner Eltern beseitigen und eine zusätzliche Hilfe für die Schule liefern.

7. Ein neuropsychologisches Vorgehen mit dem Ziel, Wahrnehmung, Wissen und motorisches Verhalten besser verstehen zu können, wurde von einer großen Anzahl hervorragender Forscher und Gelehrter aktiv unterstützt. HEBB hat gesagt: „Die moderne Psychologie nimmt als völlig sicher an, daß Verhalten und Nervenfunktion perfekt miteinander korreliert sind. Das eine geht direkt aus dem anderen hervor" (HEBB, 1949). A. R. LURIA, der berühmte russische Neuropsychologe, hat nicht nur die sensomotorischen und die kognitiven Funktionen hirngeschädigter Patienten im Detail untersucht, sondern hat auch ausgezeichnete Einsichten für den Unterricht in mündlicher Sprache, im Lesen, Schreiben, Orthographie und Rechnen angegeben (LURIA, 1966, 1970, 1973).
MYKLEBUST, einer der profiliertesten Autoren auf dem Gebiet der Lernstörungen, hat sein Vorgehen in klarer Weise formuliert: „Es ist unsere Vermutung, daß Lernstörungen in der Form, wie sie hier definiert werden, das Ergebnis minimaler Störungen der Hirnfunktion sind" (MYKLEBUST, 1967a). CRUICKSHANK (1979), ein in gleicher Weise profi-

lierter und einflußreicher Autor auf dem Gebiet der Sonderschulerziehung, begreift Lernstörungen als „das Ergebnis von Schwächen in der Wahrnehmungsverarbeitung, die ihrerseits das Ergebnis neurophysiologischer Funktionsstörungen sind oder sein können, die diagnostisch unmittelbar oder über Schlußfolgerungen nachgewiesen wurden." Obwohl das Zitieren von Autoritäten eine Theorie nicht vertrauenswürdiger macht, ist es doch ermutigend zu wissen, daß eine Anzahl sehr kompetenter Gelehrter das neuropsychologische Vorgehen während einer Zeitspanne von mehr als 40 Jahren überprüft und es als ebenso vielversprechend wie fruchtbar empfunden hat. Solange unsere Kenntnisse auf irgendeinem Gebiet nicht abgeschlossen sind, kann man von keiner Theorie mehr verlangen.

Schweregrade der Hirnschädigungen

In den vorausgegangenen Diskussionen wurden Hinweise auf hirngeschädigte Kinder gegeben, und mit Ausnahme der Feststellung, daß es sich dabei nicht um eine homogene Gruppe handelt, wurde bisher nur wenig unternommen, um die unterschiedlichen Kategorien von Hirnschädigungen und -funktionsstörungen zu untersuchen. Dieser Versuch soll jetzt durchgeführt werden.

Das hier vorgestellte grundlegende Konzept geht davon aus, daß alle Menschen eine unterschiedliche Spannweite der Hirnfunktionen aufweisen, die von hervorragend über durchschnittlich bis zu erheblich eingeschränkt reicht. Einige Menschen besitzen wahrscheinlich ein Gehirn und Nervensystem, das hinsichtlich Struktur und Gesundheit perfekt ist und eine optimale Funktion ermöglicht. Andere erben unglücklicherweise ein weniger vollkommenes Gehirn, das genetische Mängel aufweist, oder sie erleiden Hirnverletzungen vor, während oder nach der Geburt, die ihr ursprünglich normal entwickeltes Gehirn beeinträchtigen können. Wieder andere können zwar frei von allen pathologischen Veränderungen sein, aber eine Hirnstruktur oder eine Hirnfunktion mit einer Minderbegabung für die Verarbeitung von geschriebener Sprache oder von räumlichen und numerischen Begriffen geerbt haben.

Aufgrund der Kompliziertheit der Nervenstrukturen des Gehirns, der unzähligen Möglichkeiten der Schädigungsorte, der fast ans Grenzenlose reichenden Variationsmöglichkeiten hinsichtlich der Intensität und des Ausmaßes einer Schädigung ist die Art der geistigen Beeinträchtigung, die durch Funktionsstörungen oder genetische Einwirkung auf das Zentralnervensystem zustandekommt, praktisch unberechenbar. Das bedeutet, daß es keine zwei hirnverletzten Kinder gibt, die miteinander verglichen werden können, und daß jede Art von Gruppenforschung mit diesen Kindern in Wirklichkeit eine heterogene Grundvoraussetzung aufweist. Aus diesem Grunde sind die häufig vorgenommenen Vergleiche zwischen „hirngeschädigten" und „normalen" Kindern unglaubwürdig. Sie sind selten signifikant und im wesentlichen ohne wissenschaftliche Bedeutung. Um diese Schwächen zu vermeiden, ist es notwendig, unterschiedliche Kindergruppen mit den gleichen Grundleiden zusammenzustellen, beispielsweise mit dem gleichen Intensitätsgrad von Funktionsstörungen oder mit übereinstimmenden Schädigungsorten.

In unserem eigenen Laboratorium haben wir für eine orientierende Klassifizierung das erste dieser Kriterien verwandt und das zweite für die Untergruppen innerhalb der einzelnen Klassen. Andere Institutionen haben ihre eigenen Klassifizierungssysteme entwickelt, doch das nachfolgende Schema (Tabelle 1.1) ähnelt in seinem grundsätzlichen Aufbau den meisten klinischen Gruppierungen.

Klinische Klassifizierung (Tabelle 1.1)

1. Hirngeschädigt mit „harten Symptomen"
2. Hirnfunktionsstörungen als Grenzfall (minimale zerebrale Dysfunktion – MCD) mit „weichen Symptomen"
3. Lernbehinderung ohne nachweisbare neurologische Symptome
4. Normal
5. Psychiatrische Fälle

Hirngeschädigte Personen

Um eine Person in diese Kategorie aufzunehmen, müssen eindeutige medizinische oder klinische Nachweise von zerstörtem Hirngewebe und daraus resultierenden Verhaltensabweichungen vorliegen. Hirnchirurgische Eingriffe, autoptische Untersuchungen und eine Vielzahl von medizinischen Tests versetzen den Arzt in die Lage, einen Bericht über Art, Ausmaß und Intensität einer Gewebeschädigung zu erstellen. Andere eindeutige Zeichen einer Schädigung des Zentralnervensystems liefern „Schlaganfälle" (Hirnblutung), Halbseitenlähmungen, das ist die Lähmung einer Körperseite, beispielsweise des linken Armes und des linken Beines, ferner Hirntumoren, die durch Röntgenaufnahmen oder Hirn-Scan-Techniken nachgewiesen wurden oder sog. offene Schädelverletzungen. In der Hirnstromkurve (Elektroenzephalogramm – EEG) nachgewiesene, ausgeprägte und lokalisierte Dysrhythmien können das Vorliegen tatsächlich geschädigten oder vernarbten Hirngewebes zeigen oder einen Hirnbezirk, in dem die elektrochemischen Funktionen nicht normal ablaufen. Diese Vorgänge können zu zeitweilig auftretenden epileptischen Anfällen führen.

Bei stark ausgeprägten doppelseitigen Hirnschädigungen ist die betreffende Person unter Umständen nicht mehr in der Lage zu laufen oder Gegenstände in der richtigen Weise zu handhaben, sich hin und her zu bewegen oder normal zu sprechen. In den Fällen, in denen die Schädigungen verhältnismäßig hoch im Gehirn und außerhalb der Sprachzentren und der sensomotorischen Areale lokalisiert sind, kann eine geistige Beeinträchtigung fehlen oder nur minimal ausgeprägt sein. *Einige hirngeschädigte Personen sind überdurchschnittlich intelligent.*

Tabelle 1.1. Neuropsychologisch-klinische Klassifizierungen

Hirngeschädigt "Harte" Symptome	MCD "Weiche" Symptome	Lernbehinderung ohne neurologische Auffälligkeiten Spezifische Lernbehinderung	Normal Keine Lernprobleme	Psychiatrisch Emotionale Störungen
Eindeutige Zeichen von Hirngewebsschädigungen oder Hirnfunktionsstörungen	Entwicklungsverzögerung, Sprachverzögerung, motorische Ungeschicklichkeiten, Wahrnehmungsmängel, Rechts-Links-Probleme, Übererregbarkeit, schlechtes Körperschema, schlechte Hand-Augen-Koordination	Ursache kann sein: a) Genetische Störung b) Geringgradige Hirnfunktionsstörung, die bei einer neurologischen Routineuntersuchung nicht feststellbar ist c) Anatomische Varianten der Hirnentwicklung	Keine eindeutigen neurologischen oder verhaltensauffälligen Merkmale erkennbar	Die Lernbehinderung kann sekundär als Folge von Unaufmerksamkeit, Ängstlichkeit oder anderen Ausdrucksformen emotionaler Störungen auftreten. Sie kann organische Ursachen haben oder das Ergebnis biochemischer Funktionsstörungen sein
Beispiele: Hirntumor, Schlaganfall, offene Schädelverletzung, EEG, Grad III[a]	EEG, Grad I oder II[a]	Beispiele: Lese- oder Rechenschwäche		
Hemiplegie (Halbseitenlähmung) Hemiparese (partielle Halbseitenlähmung)				

[a] EEG, Encephalogramm: Grad I, II und III bedeutet jeweils minimale, mäßige oder schwere Abweichungen von der Norm (vgl. Kapitel 3).

Hirnfunktionsstörung als Grenzfall
oder minimale zerebrale Dysfunktion (MCD)

Während der vergangenen 20 Jahre hat sich in der medizinischen und klinisch-psychologischen Praxis der diagnostische Begriff „minimale zerebrale Dysfunktion" oder „MCD"[1] eingebürgert. Dieser bezog sich auf Kinder, die bei einer medizinischen Untersuchung keine eindeutigen neurologischen Symptome oder nur sehr geringfügige Symptome und leichte Abweichungen zeigen. Für die meisten Lehrer war diese Kennzeichnung sehr verwirrend, denn sie tauchte in den späten 40er Jahren aufgrund von medizinischen Untersuchungen als „minimale Hirnschädigung"[2] bei Kindern mit Lern- und Verhaltensproblemen auf. Als später exaktere neuropsychologische Kenntnisse ans Tageslicht kamen, veränderte sich sowohl das medizinische als auch das psychologische Konzept.

Die Pädagogen wurden dadurch in eine hoffnungslose Lage gebracht, und möglicherweise hat dieser Umstand den Leiter einer Grundschule veranlaßt, den folgenden Rundbrief an die Eltern seiner Schule zu versenden:

> In der ...-Grundschule haben wir festgestellt, daß etwa ein Prozent der Schulkinder ungewöhnliche Schwierigkeiten im Erlernen des Grundstoffes hat. Wir akzeptieren jedoch nicht, daß eines dieser Kinder als „hirnverletzt" oder „minimal hirngeschädigt" bezeichnet wird. Solche Kennzeichnungen sind für das Kind nicht von Nutzen und in jedem Fall stimmen die „Experten" in ihrer Meinung nicht überein. In der ...-Grundschule werden wir uns auf heilpädagogische Maßnahmen konzentrieren, um diesen Kindern zu helfen.

Das ist zwar eine lobenswert positive Einstellung, doch spiegelt sie wenig qualifiziertes Verständnis für Kinder und darüber hinaus eine gewisse Antipathie gegenüber den sog. Fachleuten wider. Um in einer solchen Situation helfen zu können, benötigen Lehrer einigermaßen Klarheit über diese Gruppe von Kindern, die zusammen mit der nächsten Gruppe der Schüler, die keine neurologischen Symptome aufweisen, den größten Anteil der lerngestörten Schüler ausmacht.

Der folgende Abschnitt wurde zusammengestellt, um Lehrern durch eine Beschreibung der Symptome von Kindern mit minimalen zerebralen Dysfunktionen Hilfestellung zu geben. Im klinischen Anhang am Ende von Kapitel 3 ist eine Besprechung der Klassifizierungsprobleme wiedergegeben, denen sich ein in der Forschung tätiger klinischer Psychologe gegenübersieht.

---

[1] Anmerkung der Übersetzer: Die im Original entsprechend der angloamerikanischen Literatur gebrauchte Abkürzung MBD für „Minimal Brain Dysfunction" wurde durch den bei uns eingeführten Begriff MCD für „Minimale zerebrale Dysfunktion" ersetzt.
[2] „Minimal Brain Damage", ebenfalls als MBD abgekürzt.

Für den Lehrer kann es von Nutzen sein, wenn er sich folgende Tatsachen vor Augen hält:

1. Zur Verantwortlichkeit des Lehrers gehört es, daß er sich der kognitiven und verhaltensbestimmenden Stärken und Schwächen eines Kindes bewußt ist und daß er versucht, unabhängig von der klinischen Einstufung dieses Kindes durch einen Psychologen ein angepaßtes heilpädagogisches Programm zusammenzustellen.
2. Kinder, die klinisch als minimale zerebrale Dysfunktion (MCD-Kinder) eingestuft werden, geben ein Verhaltensmuster aus einem kontinuierlichen Verteilungsspektrum wieder. Es umfaßt:
   a) hirngeschädigte Kinder, bei denen der Hirnschaden medizinisch nachgewiesen ist,
   b) minimale zerebrale Dysfunktionen, die zwar zahlreiche „weiche" neurologische Symptome aufweisen, jedoch keine „harten" und eindeutig beweiskräftigen Symptome,
   c) lerngestörte Kinder, die keinerlei neurologische Symptome – weder „harte" noch „weiche" – zeigen,
   d) normale Kinder, die keine Lernprobleme haben – mit Ausnahme von denen, die völlig durch eine entsprechende Motivierung gelöst werden können.
3. Eine Zusammenstellung der am häufigsten vorkommenden „weichen" Merkmale schließt ein:
   a) Symptome, die eine Entwicklungsverzögerung repräsentieren: Sprech- und Sprachverzögerungen, motorische Ungeschicklichkeiten (Tolpatschigkeit), Wahrnehmungsdefizite (beispielsweise visuelle Verdrehungen, Bildumkehrungen oder -inversionen, aufgehobene Lautwahrnehmung, schwach ausgeprägte Fingerlokalisation, mangelhafte Rechts-links-Orientierung, unkoordinierte und hyperaktive motorische Aktivitäten und Berührungsempfindungen an nur einer Hand, während tatsächlich jedoch beide Hände gleichzeitig berührt wurden. Jeder Lehrer wird feststellen, daß derartige Verhaltensformen bei Kindern bis zum Alter von 8 Jahren ziemlich häufig anzutreffen sind. Wenn diese Symptome jedoch in großer Zahl auch noch nach dem 8. Lebensjahr vorkommen, erscheint es ratsam, das Kind einer neurologischen oder neuropsychologischen Durchuntersuchung zuzuführen.
   b) Die Unfähigkeit, einfache geometrische Formen nachzuzeichnen, schlampiges oder gekritzeltes Schreiben und Abschreiben und fehlerhafte Augen-Hand-Koordination. Den meisten Lehrern ist bekannt, daß Knaben etwa bis zum Alter von 9 oder 10 Jahren gewöhnlich den Mädchen gleichen Alters im Schreiben und Zeichnen unterlegen sind. Diese Unterschiede werden im allgemeinen als das Ergebnis eines ungleichen neuralen Reifungsmusters bei Knaben aufgefaßt.
4. Häufig findet sich beim Vorhandensein mehrerer „weicher" Symptome gleichzeitig eine Hyperaktivität und schwere Lernstörung. Das trifft jedoch nicht immer zu. Wir können deshalb nicht automatisch folgern,

daß geringfügige neurologische Zeichen entweder auf eine Übererregbarkeit oder eine Lernstörung hinweisen. Jeder erfahrene Lehrer kennt lerngestörte Kinder, die sich ruhig verhalten und leicht zu lenken sind, und andererseits tolpatschige Kinder, die leistungsfähige Schüler sein können.

5. Um eine bestimmte klinische Gruppe von Kindern zu kennzeichnen, können Ärzte und wissenschaftlich tätige Psychologen den Begriff „minimale zerebrale Dysfunktion" durchaus weiterhin benutzen. Ein Lehrer sollte jedoch Etikettierungen dieser Art möglichst vermeiden und sich ausschließlich den Lernproblemen der Kinder widmen. Es kann ihm jedoch helfen, wenn ein Schulpsychologe Hinweise auf die gering ausgebildeten Symptome gibt, die möglicherweise die Schulleistung beeinträchtigen. Er kann dadurch eine klarere Vorstellung über Leistungsfähigkeiten und Leistungsvermögen des betreffenden Kindes gewinnen.

Lerngestörte ohne neurologische Symptome

Diese Gruppe ist von besonderem Interesse, weil die Allgemeinintelligenz dieser Kinder gewöhnlich oberhalb des Durchschnitts liegt und sie frei von Wahrnehmungsstörungen oder motorischen Mängeln sind. Sie leiden jedoch häufig an einer Sprachentwicklungsstörung. In diesen Fällen handelt es sich um Kinder mit „einer spezifischen Lernstörung" oder einem „angeborenen Lernproblem". Die Ursachen hierfür sind noch nicht bekannt. Möglicherweise sind sie das Ergebnis genetischer Störungen, bestimmter Beeinträchtigungen der biochemischen Gleichgewichtszustände oder aber Folgen lokalisierter Hirnfunktionsstörungen, die so schwer erkennbar sind, daß sie bei der üblichen neurologischen Routineuntersuchung nicht erfaßt werden.

Normal

Normale Kinder sind größtenteils frei von neurologischen Auffälligkeiten und zeigen ein normales Lernvermögen.

Psychiatrische Fälle

Kinder, deren Lernstörungen ihren Ursprung in einer psychiatrischen Erkrankung haben, weisen zumeist keine Merkmale auf, die Wahrnehmung, kognitive Leistungen oder motorische Ausfälle betreffen. Sie lassen auch keine eindeutigen neurologischen Hinweiszeichen erkennen. Ihre Lernprobleme werden in erster Linie den Folgen von Unaufmerksamkeit und emotionalen Störungen zugeschrieben, aber auch kulturbedingter Benachteiligung, elterlicher Zurückweisung oder umweltbedingten Mangelzuständen.

Die drei Ebenen der neuropsychologischen Untersuchung

1. Die erste und wissenschaftlich am besten gesicherte Ebene einer neuropsychologischen Untersuchung ist die direkte Einsichtnahme in das Gehirn. Sie wird ermöglicht durch einen Neurochirurgen anläßlich eines hirnchirurgischen Eingriffs, durch einen Pathologen bei einer Hirnsektion oder durch einen medizinischen Forscher, der technisch komplizierte medizinische Untersuchungsmethoden anwendet, beispielsweise eine röntgenologisch durchzuführende Hirngefäßdarstellung (Angiographie), eine bildgebende Hirndarstellung oder Computertomographie, einen sog. Wada-Amytal-Test oder ähnliches. Die Ergebnisse dieser speziellen Untersuchungstechniken werden mit den Testergebnissen des Psychologen und auch den Leistungsbeurteilungen des Klassenlehrers in Beziehung gesetzt, wobei auch solche Faktoren wie die gesellschaftliche Position der Eltern des Kindes und seine Umwelt berücksichtigt werden.

   Auf dieser Untersuchungsebene sind die exaktesten Beobachtungen der Zusammenhänge zwischen Gehirn und Verhalten eines bestimmten Schülers möglich. Hier werden zwei voneinander unabhängige Datensätze im Hinblick auf neurologische Gesichtspunkte und das Verhalten des Schülers zueinander in Beziehung gesetzt, und das kann ganz objektiv geschehen. Um ein Beispiel zu nennen: Eine massive Blutung im Zusammenhang mit einem Schlaganfall im Bereich der linken Hirnhemisphäre führt bei den meisten Erwachsenen zu einer ernsten Sprachbeeinträchtigung im Sinne einer Aphasie. Bei Kindern im Schulalter kann es in bestimmtem Ausmaß zu Sprachproblemen kommen.

2. Die erste Untersuchungsebene stellt somit die wissenschaftlich ergiebigste Beobachtungsebene dar. Die Mehrzahl der Schüler wird jedoch niemals in ihrem Leben einem hirnchirurgischen Eingriff oder komplizierten neurologischen Untersuchungstechniken unterzogen, und aus diesem Grund erfahren wir über Struktur und Funktion ihres Gehirns meistens keine Einzelheiten. Stehen auf der ersten Untersuchungsebene zwei Informationsquellen objektiver Beobachtungsmöglichkeiten zur Verfügung, so existiert auf der zweiten Ebene nurmehr eine. Die einzige Information, auf welcher der pädagogisch tätige Diagnostiker sicher aufbauen kann, sind Daten der Verhaltensbeobachtung, die er vom Lehrer des Kindes, von den Eltern oder dem Schulpsychologen mitgeteilt bekommt. Alle Vorstellungen über die Hirnfunktionen sind in diesen Fällen mehr spekulativer Natur, und sie werden für gewöhnlich von Fachärzten oder erfahrenen Neuropsychologen entwickelt.

   Obwohl in einem solchen Falle ein Diagnostiker von beobachtbaren Verhaltensauffälligkeiten auf vermutete Hirnfunktionen oder -funktionsstörungen rückschließen muß, ist dies seitens der Neurologen und Neurochirurgen eine durchaus akzeptable diagnostische Methode. Sie sprechen in einem solchen Falle von einer „Vermutungsdiagnose" (PENFIELD, 1977, S. 46).

Man muß jedoch über große Erfahrungen und viel Übung auf dem Gebiet der klinischen Neurologie oder Neuropsychologie verfügen, will man auf dieser Basis eine neurologische Prognose über den weiteren Verlauf der Behinderung stellen. Von der Rechtssprechung her kann nur ein praktisch tätiger Arzt öffentlich eindeutige Aussagen über die Hirnfunktion machen. Das bedeutet, daß ein klinischer Neuropsychologe, der sich über die Hirnfunktionsstörung eines bestimmten Patienten eine Meinung gebildet hat, seine Prognose dem Arzt oder einem Gericht, von dem er zu einer Stellungnahme aufgefordert wird, nur vertraulich zuleiten kann.

In einem solchen Fall kann der Neuropsychologe etwa folgende Feststellung treffen: „Dieser Patient zeigt eine Anzahl von Verhaltensmerkmalen, die Fällen ähneln, bei denen Ärzte eine Schädigung der rechten Hirnhemisphäre festgestellt haben." In klinischen Berichten an die Schule oder an die Eltern über ein lerngestörtes Kind sollte der Schulpsychologe niemals Aussagen über die Hirnfunktion oder eine Hirnfunktionsstörung des Kindes machen, sondern lediglich über von ihm beobachtete kognitive, perzeptive, motorische oder verhaltensmäßige Defizite sprechen. Diese zweite Untersuchungsebene erlaubt einigermaßen zuverlässige Aussagen lediglich über das Verhalten des Kindes, über die Hirnfunktion selbst können nur Vermutungen geäußert werden.

3. Die dritte Untersuchungsebene umfaßt ein Gebiet, das von einigen Schulpsychologen irrtümlich häufig als „neuropsychologisches Screening" bezeichnet wird. Wie wir später sehen werden, handelt es sich dabei in Wirklichkeit jedoch um ein „psychopädagogisches Screening" oder eine Bewertung. Da die Neuropsychologie erst in jüngster Zeit in die Schulpsychologie vorgedrungen ist, kommen nur wenige Sonderschullehrer qualifiziert genug von der Universität, um Entwicklungsneuropsychologie zu lehren (MOSS, 1979). Aus diesem Grunde erhalten die meisten Lehrer bei ihren Schulungskursen noch sehr wenig oder überhaupt keine einschlägigen Informationen darüber. Sie müssen sich ihre Informationen durch Lesen populärwissenschaftlicher Autoren, aus ein- oder zweitägigen Seminaren oder aus pädagogischen Fachzeitschriften zusammensuchen, die manchmal einen Stoff anbieten, der verwirrend ungenau und in einigen Fällen in der Tat fehlinformierend ist. Als Folge ihrer lückenhaften Kenntnisse fühlen sich einige pädagogisch tätige Diagnostiker berechtigt, Aussagen über die Hirnfunktion unter Heranziehung einiger weniger Tests zu machen, z. B. eines HAWIVA eines HAWIK, eines BENDER-GESTALT-Testes, eines FROSTIG-Testes oder vielleicht noch von zwei oder drei Untertesten der HALSTEAD-REITAN-Testbatterie. Diese Art der Durchführung psychologischer Untersuchungen hat zu berechtigter Kritik geführt (COLES, 1978). „Wenn einige Schulpsychologen oder Lehrer, die nur wenig oder überhaupt keine Erfahrungen in klinischer Neuropsychologie haben, sich berechtigt fühlen, diagnostische Aussagen über das kindliche Gehirn zu machen, indem sie eine unzulängliche Serie von Testen durchführen, von denen die meisten primär nicht dazu entwickelt wurden, um abnorme Hirnfunktionszustände nachweisen zu können, dann fordern sie die

heftigen und berechtigten Angriffe, wie sie von COLES geführt wurden, geradezu heraus" (GADDES, 1981a, S. 33).

Neben der Tatsache, daß die Testserien häufig zu kurz und ungeeignet sind, kommt als erschwerend unter Umständen hinzu, daß die betreffenden Untersucher eine „neuropsychologische Beurteilung" mit einer „psychopädagogischen Beurteilung" verwechseln. Wie wir auf der ersten Untersuchungsebene feststellen konnten, sind dort „die Zusammenhänge des Verhaltens empirisch validiert worden. Das bedeutet, sie basieren auf sog. „harten Daten" und in Richtung von *Hirn* zu *Verhalten*" (GADDES, 1981b, S. 326). Demgegenüber geht auf der zweiten Untersuchungsebene, die geschlossene Hirnverletzungen (Hirnblutungen, Infektionen, Tumore, Hirnerschütterungen usw.) oder eine Anzahl „weicher" Symptome oder ein entwicklungsbedingtes Lernproblem (z. B. eine Dyslexie) ohne neurologische Symptome bei einer neurologischen Routineuntersuchung umfaßt, die Richtung der Vermutungsdiagnose vom *Verhalten* zum *Gehirn*.

Auf der dritten Untersuchungsebene sollte ein Untersucher mit nur geringen neuropsychologischen Erfahrungen Test- oder Interviewergebnisse als ein *psychopädagogisches* Problem auffassen, denn um ein solches handelt es sich hier. Die Anwendung einiger neuropsychologischer Tests kann zwar Verhaltensdaten bereichern, aber ihre Durchführung macht aus dem Testbericht noch lange keine „neuropsychologische Beurteilung". Über die Stärken und Schwächen des Verhaltens und der Lernstrategien können wohl legitime Aussagen gemacht werden, doch sollten keine offiziellen Erklärungen über neurologische Funktionen abgegeben werden, weil es bis jetzt noch keine umfassende Testbatterie hierfür gibt und weil die aufgeführten Untersucher diesbezüglich nur über eine bescheidene Ausbildung und Erfahrung verfügen.

Das soll nicht unbedingt besagen, ein Diagnostiker solle seinen persönlichen Vermutungen über die *möglichen* Hirnfunktionen oder Hirnfunktionsstörungen des untersuchten Kindes nicht freien Lauf lassen. Er sollte im Gegenteil zu solchen spekulativen Überlegungen ermutigt werden, da sie eine Möglichkeit bieten, die komplizierten Vorgänge, die mit einer neuropsychologischen Diagnosestellung zusammenhängen, zu erlernen. Schulpsychologen, die sich neuropsychologische Kenntnisse und klinische Verfahren zusätzlich aneignen möchten, um ihr vorhandenes berufliches Repertoire zu erweitern, bedürfen hierfür eines erfahrenen Mentors, der ihre Versuche der neuropsychologischen Diagnosestellung überwacht und leitet. Offiziell könnte ein solches Vorgehen im Rahmen eines Fortbildungsstudienjahres (Sabbatical) erfolgen oder auch ungezwungen im Rahmen einer zunehmenden beruflichen Erfahrung bei der praktischen Berufsausübung. Hat der Schulpsychologe ein bestimmtes Niveau an Zuverlässigkeit erreicht, kann er von der dritten Untersuchungsebene auf die zweite und die erste übergehen. Solange seine Hauptaufgabe sich jedoch darauf beschränkt, definitive Informationen für eine Diagnosestellung und für heilpädagogische Maßnahmen im Rahmen der Schule zu liefern, ist es zweifellos am besten, dies als eine psychopädagogische Aufgabe im Sinne der dritten Untersuchungsebene aufzufassen.

Einige fachliche Probleme

Die Einführung neuer Ideen und Verfahrensweisen führt wahrscheinlich bei jeder Berufsausübung zu einigen fachlichen Schwierigkeiten. Darüber wollen wir in den folgenden Abschnitten sprechen.

Kommunikation

Die Neurologie und auch die Neuropsychologie besitzen ihre eigenen medizinischen Konzepte und Ausdrucksformen. Einige Leute bezeichnen diese als „Jargon". So kann beispielsweise in einem Bericht über ein 7 Jahre altes Mädchen, den ein Neurologe in einem medizinischen Zentrum erstellt, gesagt werden, daß „seine sensorisch-perzeptiven Tests eine Beteiligung der rechten Seite vermuten lassen". Das kann auch bedeuten, daß bei einem Mädchen die taktile Erkennung von Holzbuchstaben oder -formen mit der rechten Hand schlechter als mit der linken ist. Oder „es gibt Hinweise auf eine Beteiligung der rechtsseitigen motorischen Funktion", was die etwas saloppe fachliche Umschreibung ist für „ihre rechte Hand ist langsamer und schwächer im Reagieren". Oder „es bleiben Hinweise auf eine motorische Beteiligung der rechten oberen Extremität", was in die normale Sprache übersetzt besagt, daß sie mit ihrer rechten Hand relativ langsamer klopft als mit der linken.

Um zu vermeiden, daß Pädagogen und andere Personen beim Lesen solcher neuropsychologischen Aussagen entmutigt werden, werde ich eine derartige Ausdrucksweise in diesem Buch umgehen und Fachausdrücke, wenn sie unumgänglich sind, entsprechend erläutern.

Es muß allerdings gesagt werden, daß die Neuropsychologie eine verhältnismäßig schwer zu handhabende Materie ist und daß der Versuch, sie in einer einfachen Sprache wiederzugeben, die Gefahr einer Entstellung und unzulässigen Vereinfachung in sich birgt. Jeder Schulpsychologe, der die Absicht hat, neuropsychologische Befunde in seinen Bericht an Lehrer oder Eltern einzubeziehen, muß lernen, mit diesem Problem fertig zu werden.

Das Aufsetzen eines Berichts, der allen Regeln gerecht wird, setzt eine eingehende Kenntnis der Neuropsychologie und der Lerntheorie voraus sowie das richtige Interpretieren der Testergebnisse einer umfassenden Testbatterie. Im Idealfall wäre es auch wünschenswert, wenn der betreffende Untersucher einige eigene Erfahrungen im Schulunterricht hätte sowie etwas schöpferische Phantasie, um diese Informationen alle zu einer abgerundeten Beschreibung des betreffenden Falles zusammenzufassen, die es ermöglicht, ein aussichtsreiches heilpädagogisches Behandlungsprogramm zu entwerfen.

Die Umsetzung der Theorie in die Praxis

Um lerngestörte Kinder oder Erwachsene, deren Behinderung eine organische Ursache hat, richtig verstehen und behandeln zu können, sind zumindest vier Voraussetzungen zu erfüllen:

1. Eine eingehende neurologische Untersuchung und ein Befundbericht des Neurologen.
2. Eine vollständige neuropsychologische Untersuchung und ein Bericht über Stärken und Schwächen der untersuchten Person hinsichtlich Sensomotorik, Verstand und Verhalten.
3. Ein umfassender Bericht über Stärken und Schwächen des Schülers im Schulunterricht und eine Analyse der Art seines Lernproblems.
4. Ein Behandlungsplan, der auf der Basis all dieser Informationen aufgebaut wird.

Zahlreiche Neuropsychologen geben ausgezeichnete Stellungnahmen zu den Punkten 1 bis 3, aber sie vermeiden es, Punkt 4 zu verwirklichen, wahrscheinlich aufgrund ihrer unzureichenden Kenntnisse über die Methoden der Sonder- oder Heilpädagogik. Manchmal begründen sie diese Unkenntnis damit, daß sie ja keine Lehrer, sondern klinische Psychologen seien und sich deshalb für die Ausarbeitung von heilpädagogischen Programmen nicht zuständig fühlten. Andere behaupten vielleicht, daß, da bei dem Lernenden eine chronische und damit im wesentlichen unbeeinflußbare Hirnschädigung bestehe, ein heilpädagogisches Programm, das seine Probleme verbessern könnte, ohnehin nicht existiere. Wieder andere sind der Meinung, daß es keine bewiesene Relevanz zwischen biologischen Faktoren und den zur Auswahl stehenden Unterrichtsstrategien gebe.

In diesem Buch werden Vorschläge gemacht, die in direktem Widerspruch zu dem Negativismus der eben erwähnten Ansichten stehen. Wenn es auch noch keine umfassende und systematische Theorie gibt, welche die Zusammenhänge zwischen Biologie und Lernen schlüssig berücksichtigt, besteht doch eine große Fülle von brauchbaren Untersuchungstechniken für lerngestörte Schüler, die sich aus unseren Kenntnissen über kognitive Schwächen, die mit spezifischen Arten von Hirnfunktionsstörungen zusammenhängen, entwickelt haben. Im weiteren Text werden diese Zusammenhänge dem Leser immer wieder begegnen. In gleicher Weise wie wir, haben auch andere den Nachweis geführt, daß die Nutzanwendung neurologischer Kenntnisse die Vorbereitung von heilpädagogischen Behandlungsprogrammen unterstützen kann (ADAMS, 1978; HARTLAGE und REYNOLDS, 1981; HARTLAGE und HARTLAGE, 1977; HYND und OBRZUT, 1981).

Die Kenntnis der funktionsgestörten Hirnabschnitte eines lerngestörten Schülers und der entsprechenden kognitiven Leistungsschwächen ermöglicht es, heilpädagogische Methoden zu entwickeln, an die man andernfalls überhaupt nicht gedacht hätte. Wenn beispielsweise ein Kind, bei dem eine Funktionsstörung der linken Hirnhemisphäre besteht, Probleme mit dem Erlernen des Alphabets hat, kann man ihm dieses durch Singenlassen der Buchstaben auf einfachere Weise beibringen (vgl. dazu den Fall von Pearson Morsby in Kapitel 9, S. 418). Ein Vorgehen auf diesem Wege macht sich unsere Kenntnisse über die asymmetrischen Leistungsmöglichkeiten der Hirnhemisphären zunutze und unterstützt die Erfahrung, daß ein Wissenschaftler, der mit detaillierten und umfangreichen Kenntnissen auf diesem Gebiet ausgestattet ist, wahrscheinlich eher originelle und brauchbare Lösungen findet. PASTEUR hat vor mehr als einem Jahrhundert gesagt: „Auf dem Gebiet der wissenschaftlichen Beobachtung begünstigt das Glück den darauf vorbereiteten Geist" (zitiert bei GESCHWIND, 1982).

Ist die Neuropsychologie für die Pädagogik von Bedeutung?

Wie wir bereits feststellen konnten, liefern die neuropsychologischen Tests eines Kindes wichtige Informationen über seinen neurologischen Status, dessen Kenntnis für die Vorbereitung heilpädagogischer Behandlungsmaßnahmen eine wertvolle Hilfe darstellt. Zahlreiche Psychologen und Diagnostiker, die sich mit der Erziehung von Kindern beschäftigen, tun sich jedoch schwer, diese Idee zu akzeptieren. Zumeist handelt es sich dabei um Pädagogen, die die neuropsychologische Literatur und die entsprechenden Testmethoden nur wenig oder überhaupt nicht kennen. Es erhebt sich die Frage, inwieweit uns diese Verhaltenstests eine Information über die Hirnfunktion liefern und welcher Zusammenhang zwischen den daraus gewonnenen Erkenntnissen und der pädagogischen Praxis besteht. Von einem wissenschaftlich interessierten und skeptischen Leser kann nicht erwartet werden, daß er die Behauptungen im Vertrauen auf ihre Richtigkeit ohne weiteres übernimmt. Sie müssen auf der Basis von Erfahrungen bewiesen werden.

Um den Wert der Anwendung neuropsychologischer Kenntnisse für das Verstehen und Behandeln von Lernproblemen zu überprüfen, ist es notwendig, sich die vier Voraussetzungen, die oben angeführt wurden, ins Gedächtnis zurückzurufen. Sehen wir uns für jede einzelne dieser Voraussetzungen nach Beweisen um, die ihren Wert bestätigen.

Erstens: „Inwieweit gelten die neuropsychologischen Tests als Nachweis von Ort und Art einer Hirnfunktionsstörung?" Mehrere Forscher haben sich als Pioniere während der 50er Jahre mit dieser Frage befaßt (z. B. REITAN, 1955b; TEUBER 1959; TEUBER und MISHKIN, 1954). HALSTEAD hatte in den 40er Jahren die erste Testbatterie zusammengestellt, die speziell für die Erforschung von menschlichen Verhaltensstörungen im Anschluß an Hirnschädigungen entwickelt wurde (HALSTEAD, 1947).

Aus einer Gruppe von ursprünglich 27 Tests sonderte HALSTEAD 13 aus, die klinisch im Hinblick auf die Auswirkungen einer Hirnverletzung als die empfindlichsten erschienen. REITAN überprüfte die Validität von zehn dieser Tests (REITAN, 1955b), indem er 50 medizinisch dokumentierte hirnverletzte Patienten und 50 unausgewählte, statistisch vergleichbare Normalpersonen diesen Tests unterzog. Er fand, daß die hirnverletzten Patienten in acht von zehn Tests signifikant niedrigere Testergebnisse aufwiesen als die Kontrollpersonen. Aufgrund dieser Ergebnisse berechnete er einen zusammengesetzten *Beeinträchtigungsindex*, der einen hohen Grad an prognostischer Gültigkeit zur Abgrenzung von Patienten mit den unterschiedlichsten Arten zerebraler Funktionsstörungen besitzt.

Später veröffentlichte er eine detaillierte Liste von Testsymptomen (REI-
TAN, 1959) und den Grad ihrer statistischen Genauigkeit hinsichtlich einer
Vorhersage über den Ort einer umschriebenen Läsion sowie die mögliche Ausdrucksform einer Hirnfunktionsstörung. Er konnte die Aussagekraft seiner
Tests dadurch nachweisen, daß er aufgrund seiner Testergebnisse die Schädigungsorte vor einem hirnchirurgischen Eingriff voraussagte. Seine Vorhersagen verglich er mit dem tatsächlichen Hirnbefund, den der Neurochirurg nach
der Schädeleröffnung vorfand. Korrelationsstudien an Hirnschädigungen, die
im Gehirn auf hoher Ebene lokalisiert waren und die damit verbundenen Ver-
haltensausfälle bei Erwachsenen lieferten eine große Fülle an Informationen.
Untersuchungen an Kindern sind in diesem Zusammenhang schwieriger
durchzuführen, da Wachstum und Entwicklung des Kindes zu physiologischen Änderungen führen. In Fällen diffuser Hirnfunktionsstörungen sind die
Verhaltensänderungen, die sich darauf zurückführen lassen, zwar nicht so klar
und zuverlässig definierbar, wie dies bei den umschriebenen Hirnschädigungen der Fall ist, doch wenn uns die Tests in einem solchen Falle auch nicht die
gesamte Information liefern können, die wir zur Beurteilung der Hirnfunktion
benötigen, geben sie doch in den meisten Fällen genügend aussagekräftige Informationen, um sie ernstzunehmen.

Im Kapitel 4 (S. 113) wird dem Leser an einem Beispiel demonstriert, daß
die „Trefferquote" von REITAN hinsichtlich einer Diagnosestellung ungewöhnlich hoch liegt. Zahlreiche klinische Neuropsychologen in medizinischen
Institutionen haben sich in gleicher Weise diese Art prognostischer Sach-
kenntnis angeeignet.

Das zweite Stadium stellt einen Zusammenhang her zwischen den Ergebnissen neuropsychologischer Tests und dem Leistungsvermögen oder den Leistungsschwächen auf pädagogischem Gebiet der betreffenden untersuchten
Person. Eine erste Gruppe von Tests liefert Einzelheiten über die visuelle, auditive und taktile Wahrnehmung, über die Bewegungsgeschwindigkeit und
motorische Genauigkeit, über die sensomotorische Integration und die Fähigkeiten im Reihenbilden, über Gedächtnis und Denkvermögen sowie die
sprachlichen Ausdrucksfähigkeiten. Die pädagogischen Leistungstests geben
uns demgegenüber detaillierte Informationen über die schulischen Leistungs-
probleme des betreffenden Schülers. Wenn im Rahmen der neuropsychologischen Testung eine Störung der Lautwahrnehmung festgestellt wird, kann dieser Umstand die schlechte Rechtschreibung eines Schülers zumindest teilweise
erklären.

Über dieses Forschungsgebiet gibt es eine umfangreiche Literatur (BAK-
KER, 1972, 1979; DOEHRING, BACKMAN und WATERS, 1983; U.
KIRK, 1983b; LEONG, 1975, 1976, 1980; MALATESHA und AARON,
1982; OBRZUT, 1981; PIROZZOLO, 1979; ROURKE, 1975, 1976a, b,
1978a, b; SENF, 1969; TALLAL, 1976; WARRINGTON, 1970).

Das dritte und letzte Stadium stellt den Zusammenhang zwischen den ersten Voraussetzungen und der letzten her: der Ausarbeitung von heilpädagogischen Anweisungen. Um ein Beispiel anzuführen: Eine Funktionsstörung im
linken Schläfenlappen, die mit einer Lautwahrnehmungsschwäche und einem

typischen Auftreten von Orthographiefehlern auf der Basis mangelhafter Lautwahrnehmung verbunden ist (BODER, 1971), legte für einen zu planenden Rechtschreibunterricht didaktische Schwerpunkte im visuomotorischen Bereich nahe. Auf diese Form eines integrierten diagnostisch-heilpädagogischen Ansatzes werden wir im weiteren immer wieder Bezug nehmen.

Auf der Grundlage des Studiums der Hirnfunktion wurden neuropsychologische Testbatterien entwickelt. Aus diesem Grund tendieren sie mehr zum Gesamtverhalten. Andere diagnostische Testbatterien, die von neurologisch nicht ausgebildeten Schulpsychologen entwickelt wurden, weisen demgegenüber gewöhnlich Lücken in der Beurteilung des Verhaltens auf. Bei ihnen vermißt man des öfteren Tests für die taktile Wahrnehmung, für das visuelle oder auditive Reihenfolgeverhalten, für die simultane doppelseitige Stimulation und andere Meßgrößen, die für die Beurteilung der Seitenasymmetrie der Hirnhemisphären von Bedeutung sind. Deshalb sind sie im ganzen gesehen unvollständig. Kliniker, die mit umfassenden neuropsychologischen Testbatterien zur Prüfung von Verstandesleistungen gearbeitet haben und die ihre Testergebnisse sorgfältig zu den geistigen Funktionen und Lernstrategien im Unterricht in Bezug setzten, werden ihre ursprüngliche Skepsis über die Brauchbarkeit dieser Tests wahrscheinlich aufgeben. Man kann zwar die Nützlichkeit solcher Tests, wie bei jedem anderen Instrumentarium, das lediglich Teilinformationen liefert, zur Kenntnis nehmen, doch sollte seine Validität in jedem Falle neu abgefragt und überprüft werden.

Fachbezogenes Denken (Behaviorismusglaube) und Sonderpädagogik

Philosophen und Psychologen hat von jeher die Psychologie des Glaubens fasziniert. Die meisten Forscher stimmen darin überein, daß der Glaube des Menschen sowohl auf Vernunftsgründen als auch auf der Befriedigung von Gefühlen beruht. Wenn man Menschen einen Vorschlag macht, der ihr Gefühlsleben verletzt oder bedroht, werden sie ihn auch dann ablehnen, wenn er offensichtlich vernünftig ist. Dies erklärt ebensogut die große Vielgestaltigkeit religiöser und politischer Glaubensrichtungen wie die Wahnvorstellungen eines psychotischen Patienten, bei dem Störungen seines Gefühlslebens die vernüftige Wahrnehmung ersetzen.

Aus einer weniger extremen Situation heraus kann ein Sonderpädagoge, der mit dem Verhaltensmodell des „leeren Organismus" und den Techniken der Verhaltensmodifikation bisher glücklich und zufrieden war, zu dem Entschluß kommen, sich der Übernahme eines neuen Verhaltensmodells, das biologische Faktoren und ein verhältnismäßig kompliziertes neues diagnostisches Rüstzeug für ihn enthält, zu widersetzen. Wenn Pädagogen kein Interesse daran haben, Neurologie und neue Verhaltensmodelle kennenzulernen, um eine Fülle neuer diagnostischer Fähigkeiten zu erwerben, mögen sie sich dazu entschließen, diesen ihnen kompliziert erscheinenden Weg zu vermeiden. Schließlich hat ihnen ein ausschließlich auf das Verhalten zugeschnittener Ansatz immer zufriedenstellend gedient, und sie können zahlreiche Autoren finden, die ihren Wunsch, bei ihrem Behaviorismusglauben zu bleiben, unterstützen und sie vor dem Eindringen in die medizinische Sphäre bewahren. Zweifellos kann diese allgemein übliche Beflissenheit, sich mit einer bestimmten Theorie zu identifizieren und alle anderen abzulehnen, den von einigen Pädagogen und Psychologen gegenüber dem neuropsychologischen Verhaltensmodell geäußerten Widerstand teilweise erklären.

Ist eine pädagogische Anwendung der Neuropsychologie zu zeitraubend?

Die eingehende neuropsychologische Testung einer Versuchsperson kann bis zu 5 oder 6 Stunden in Anspruch nehmen. Wenn zusätzliche Konsultationen von Ärzten oder anderen Personen erforderlich werden, dauert eine solche Untersuchung wesentlich länger. Wie kann ein Schulpsychologe sie praktisch durchführen? Zunächst einmal muß festgehalten werden, daß eine so umfangreiche Untersuchung nur für eine Minderheit von leistungsschwachen Schülern erforderlich ist. Die meisten von ihnen können mit einer relativ kurzen oder formlosen Testuntersuchung im Rahmen einer behördlichen Entscheidung einem heilpädagogischen Behandlungsprogramm zugeteilt werden. Es gibt jedoch zwei Kategorien von Schülern, für welche die neuropsychologische Information von Bedeutung ist:

1. Jedes Kind, das eine offensichtliche neurologische Störung aufweist, beispielsweise eine Hemiplegie oder Epilepsie und das auf die bisher angewandten Schulprogramme nicht positiv anspricht.
2. Jedes Kind, das trotz Abwesenheit eindeutiger neurologischer Symptome auch nach mehreren, in der Schule durchgeführten heilpädagogischen Programmen, die seitens der Schulbehörde verordnet wurden, immer noch nicht in der Lage ist, dem Schulunterricht in ausreichender Weise zu folgen.

Für diese zweite Gruppe gibt es zahlreiche Beispiele: Intelligente Schüler, die schlechte Leistungen im Lesen, in der Rechtschreibung oder im Rechnen zeigen, sollten häufiger als es bisher üblich war, zu Tests des Hör- und Sehvermögens und einer eingehenden Untersuchung ihres körperlichen Zustandes überwiesen werden. Außerdem sollte die Art ihrer Ernährung überprüft werden. Obwohl die meisten Testergebnisse in solchen Fällen negativ ausfallen können, haben diese Kinder dennoch Lernschwierigkeiten im Lesen, Schreiben und Rechnen, und wegen dieser verminderten Leistungen in der Schule werden sie von den Schulbehörden in Sonderschulklassen untergebracht. Solche Kinder lehnen die Versetzung in die Sonderschulklassen ab, da sie fließend sprechen können und den Lernstoff besser verstehen als die meisten ihrer Klassenkameraden. Da diese Behandlungsmaßnahmen mehr auf behördlichen Entscheidungen als auf einem wirklichen Verstehen der Ursachen ihrer Lernprobleme beruhen, zeigen sie im Schulunterricht nur geringe Fortschritte, selbst wenn man ihnen zusätzliche Hilfen zuteil werden läßt. Der Fall eines solchen Kindes, Derrick White, der 5 Jahre lang in Sonderschulklassen versagte, bis eine exakte Diagnose gestellt wurde, mit deren Hilfe sich seine Situation verbesserte, wird im Anhang des Kapitels 8 (S. 311) in Einzelheiten beschrieben.

Sind die fachlichen Anforderungen seitens der Neuropsychologie zu hoch?

SENF hat 1979 sehr eingehend über die fachlichen Probleme berichtet, die bei der Empfehlung von Weiterbildungskursen zusätzlich zu den schon ohnehin belastenden Ausbildungsprogrammen der Sonderpädagogik auftauchen. Will man dazu beitragen, einem Erwachsenen Zusatzunterricht in Neuropsychologie, Entwicklungsneuropsychologie, Verhaltensneurologie und psychometrischer Beurteilung zu geben, so führt das zu einem anspruchsvollen Programm für einen Hochschulstudenten und stellt eine recht schwierige Aufgabe für diejenigen Pädagogen dar, die einen Lehrplan aufstellen müssen, der alle diese Punkte berücksichtigen soll. HYND hat 1981 vier denkbare Modelle für die Ausbildung von Pädagogikstudenten auf dem Gebiet der Neuropsychologie beschrieben. Wenn die beiden Fachgebiete erfolgreich zusammengeführt werden sollen, müssen Rahmenrichtlinien für den Unterricht und Unterrichtsprogramme ausgearbeitet werden, um sicherzustellen, daß Schülern, die an organisch bedingten Lernstörungen leiden, auch optimal geholfen werden kann.

Schlußfolgerungen

Die Vorzüge und die potentiellen Schwächen der neuropsychologischen Annäherung an das Problem der Lernstörungen wurden bereits beschrieben. Unglücklicherweise gibt es mehr Autoren, welche die Schwächen dieser Definition und die Risiken ihrer Anwendung darstellen, als solche, die ihren Wert beschreiben.

Die meisten Entgegnungen von Fachleuten jedoch, die dem neuropsychologischen Vorgehen ablehnend gegenüberstehen, sind Kritiken an dem klinischen Mißbrauch der Neuropsychologie und weniger an der Theorie selbst oder an ihrem sinnvollen klinischen Einsatz. Häufig sind diese Autoren allerdings Pädagogen, die nur eine geringe oder überhaupt keine Kenntnis der Neuropsychologie besitzen und auch keine eigenen diagnostischen Erfahrungen aus persönlicher Arbeit in einem neuropsychologischen Laboratorium haben. Kliniker und Pädagogen mit einer guten Ausbildung in der Neuropsychologie dagegen werden normalerweise geradezu enthusiastische Überläufer, wenn sie die diagnostischen Möglichkeiten und ihre Nutzanwendungen erkennen.

Die Neuropsychologie ist eine gut ausgebaute Wissenschaft, die eine große Fülle experimentell gesicherter Erkenntnisse geliefert hat. Die Ergebnisse aus diesen Forschungen sind grundlegend für das Verständnis und die Behand-

lung sowohl des hirngeschädigten als auch des lernbehinderten Kindes mit
Schwächen auf Gebieten der Wahrnehmung, der geistigen Leistungen oder
der Motorik. Unterdurchschnittliche Leistungen bei Kindern mit normal
funktionierendem Nervensystem können gewöhnlich durch Maßnahmen behandelt werden, die ausschließlich das Verhalten und die Motivation betreffen.

Die Bezeichnung MCD für minimale zerebrale Dysfunktion, die von Forschern auf medizinischem und verhaltenswissenschaftlichem Gebiet noch benutzt wird, kann für Pädagogen verwirrend sein. Wegen des Fehlens jeglicher
organischer Hinweise und der geradezu chaotischen Vielfältigkeit der Symptome, von denen einzelne oder auch alle bei sämtlichen Kindern bis zum 8.
Lebensjahr beobachtet werden, ist dieser Ausdruck meistens auch für Forscher nur schwer definierbar und hat für Pädagogen nur geringen oder überhaupt keinen unmittelbaren Wert. Vielleicht könnte eine Formulierung wie
„Kinder an der Grenze einer Lernstörung mit Verdacht auf eine neurologische
Funktionsstörung" sinnvoller sein.

Keine Theorie auf Erden ist vollständig und unbedingt stichhaltig. Es sollten jedoch die besten Kenntnisse verwendet werden, die zur Verfügung stehen,
um eine Theorie zu entwickeln, die für eine Rückschau und für Überarbeitun-
gen im Lichte neuer experimenteller Ergebnisse stets offen ist. In ähnlicher
Weise gibt es auch keine heilpädagogische Maßnahme, die für die Behandlung
sämtlicher Verhaltens- oder Lernprobleme angemessen ist. Nach unserem gegenwärtigen Kenntnisstand ist es für ein Kind mit ernsteren oder auch nur geringfügig ausgebildeten Lernstörungen vermutlich das beste, eine gute neuropsychologische Diagnosestellung zu erbringen, um die Art des Problems, an
dem das Kind leidet, zu verstehen und verhaltensorientierte Behandlungstech-
niken zu entwickeln.

2 Häufigkeit und Ursachen von Lernbehinderungen

Sofern das Gehirn tatsächlich das führende Mittlerorgan des Verhaltens darstellt und sofern es ein hohes Ausmaß an Übereinstimmung der funktionellen Anatomie des Gehirns für alle Individuen gibt, sollte es möglich sein, gesetzmäßige Beziehungen aufzustellen, die sowohl die relative Integrität des Zentralnervensystems als auch die allgemein üblichen Formen des Verhaltens umfassen.

H. Carl HAYWOOD (1968)

Die Erforschung der Häufigkeitsverteilung einer Krankheit wird als Epidemiologie bezeichnet, ein Begriff, der bis in die Zeiten des Hippokrates zurückreicht, der eine seiner Abhandlungen den Epidemien widmete (H. A. SKINNER, 1961). In jüngerer Zeit wurden Versuche unternommen, um in gleicher Weise spezifische Verhaltenssyndrome in epidemiologische Studien einzubeziehen, wie dies bei Infektionskrankheiten, körperlichen Gebrechen, bei Unfall- und Todesstatistiken geschieht. Diese Versuche haben jedoch zahlreiche Probleme aufgeworfen und waren nur von zweifelhaftem Erfolg gekrönt. In den frühen 70er Jahren erschienen zwei Arbeiten (MINSKOFF, 1973; WALZER und RICHMOND, 1973), die das grundsätzliche Problem diskutieren, wie ein epidemiologisches Modell für eine Schätzung der Häufigkeit von Lernstörungen bei Schülern der Grundschule verwendet werden kann.

Zwischen epidemiologischen Untersuchungen von Syndromen mit körperlichen Veränderungen und Häufigkeitsstudien über Verhaltensabweichungen bei geistig normalen Individuen gibt es keine völlige Übereinstimmung. Ich habe dies ausführlich an anderer Stelle besprochen (GADDES, 1976). Der hauptsächliche Unterschied besteht jedoch darin, daß die Definition des Zustandes körperlicher Erkrankungen auf der Basis zuverlässiger Symptome erfolgt, wohingegen die Definition eines fehlerhaften Verhaltens, wie es bei einer Lernstörung vorliegt, sehr von der subjektiven Ausdeutung der Behinderung abhängt. Diese subjektive Definition wird aber stark beeinflußt von den beruflichen Erfahrungen des betreffenden Diagnostikers einerseits und andererseits von den finanziellen Grenzen einer Behörde, die sich für die Verwaltung und Behandlung der Behinderung für zuständig hält. Da die Symptome vorwiegend aus dem Verhaltensbereich stammen, scheint der Begriff „Häufigkeitsvorkommen" günstiger zu sein, als von „Epidemiologie" zu sprechen, wenn man Verhaltensauffälligkeiten beschreiben will, die kein lebensbedrohliches Ausmaß annehmen.

Das bedeutet aber, daß wir zur Häufigkeitsbestimmung eines Syndroms erst einmal eine eindeutige Definition haben müssen. Damit wir zu einer klar umrissenen Definition gelangen, müssen wir uns der Ursachen des Zustands bewußt sein, den wir zu definieren versuchen.

Von Anfang an sollte der Leser über den Unterschied zwischen Epidemiologie und Ätiologie klare Vorstellungen haben. Epidemiologie bezieht sich auf

Untersuchungen von Bevölkerungsgruppen, wodurch wir erfahren, wie viele Kinder beispielsweise von einer bestimmten Bevölkerungsgruppe lernbehindert sind, wie viele verschiedene Formen von Lernproblemen es gibt und wo sie innerhalb der Bevölkerungsgruppe zu finden sind.

Im Gegensatz dazu bezieht sich der Begriff Ätiologie auf die Ursachen der Mangelsituation selbst, die im Falle von Lernstörungen sowohl körperlicher, psychologischer als auch sozialer Art sein können, oder auch eine Kombination einiger oder aller dieser Faktoren.

Schätzungen zur Häufigkeit von Lernstörungen

Mitte der 60er Jahre wurde in Kanada eine Kommission für psychische Störungen und Lernstörungen bei Kindern (CELDIC)[1] eingerichtet. Diese aus den verschiedensten einschlägigen Berufsgruppen zusammengesetzte Kommission veröffentlichte 1970 ihre Ergebnisse unter dem Titel „Eine Million Kinder" (CELDIC Report, 1970). Dieser Bericht kam zu dem Ergebnis, daß rund 16% aller kanadischen Kinder einer spezifischen Hilfe bedürften.

Die Autoren des Berichtes sammelten Häufigkeitsstudien von Kindern mit besonderen Problemen aus mehreren Ländern. Ihre Ergebnisse waren folgende:

Großbritannien	14%
Frankreich	12–14%
USA	10–15%
Kanada	10–16%

Ein Untersuchungsbericht des statistischen Amtes von Kanada ergab, daß es 1960 in Kanada 6 232 000 Kinder im Schulalter gab, von denen jedoch nur 120 720 in Sonderschulen untergebracht waren, also weniger als 2% dieser Kinder, anstatt 10–16%, die einer besonderen Hilfe bedürfen (*Statistics of Special Education for Exeptional Children, 1966; Population 1921–1971*).

Zahlen aus den USA ergaben ein ähnlich düsteres Bild. 1970 befanden sich 1,4–2,6% aller Schulkinder in Sonderschulklassen (SILVERMANN u. METZ, 1973), jedoch wurden in Wirklichkeit für etwa 15% der Schulkinder solche Klassen benötigt (MYKLEBUST und BOSHES, 1969).

Es gibt nur sehr wenige umfassende Häufigkeitsstudien über Lerngestörte, weil sie methodisch so schwierig aufzustellen sind. In der Tat behauptete CRUICKSHANK 1983, daß „es in der Weltliteratur nicht eine einzige angemessene epidemiologische Untersuchung von Lernbehinderungen gibt", und wenn man sich nach einer Studie von internationaler Bedeutung umsieht, kann man feststellen, daß seine Behauptung zutrifft.

---

[1] Commission on Emotional and Learning Disorders in Children.

Es ist sogar sehr unwahrscheinlich, daß solch eine Untersuchung aufgrund der Vielzahl der Definitionen von Lernstörungen und der sehr unterschiedlichen kulturellen Anforderungen in den einzelnen Ländern jemals erscheinen wird.

Dessen ungeachtet gibt es jedoch eine gewisse Zuverlässigkeit in der Einschätzung schwer lerngestörter Kinder, und diese weitgehende Übereinstimmung der Einschätzung in den unterschiedlichsten Ländern läßt organisch bedingte Ursachen vermuten. RUTTER, TIZARD und WHITMORE (1970) kamen anläßlich einer Untersuchung von 2300 Kindern im Alter zwischen 9 und 12 Jahren auf der Insel Wight zu dem Ergebnis, daß 7,9% von ihnen sowohl geistig beeinträchtigt als auch im Unterricht zurückgeblieben waren. Da es sich hierbei um eine medizinische Studie handelte, bezogen die Untersucher auch alle Personen mit ein, deren geistige Entwicklung verzögert war, das sind 2,5%. Man kann somit vermuten, daß ungefähr 5,4% dieser Kinder mit Intelligenzquotienten über 70 lernverzögert waren. Eine häufig zitierte amerikanische Studie von MYKLEBUST und BOSHES (1969) zeigte, daß 7,5% von 2700 Schülern im dritten und vierten Schuljahr mit Intelligenzquotienten über 90 leistungsgemindert waren. Diese Kinder zeigten eindeutige Hinweise für die eine oder andere Form von neurologischer Dysfunktion. In einer später durchgeführten Untersuchung (STEVENSON und RICHMAN, 1976) wird geschätzt, daß in der Gruppe der 3jährigen amerikanischen Kinder über 3% eine irgendwie geartete Sprachstörung aufweisen und daß 2,3% in ihrem sprachlichen Ausdrucksvermögen schwerbehindert sind.

Bei Verlaufsuntersuchungen dieser Kinder wurde festgestellt, daß die meisten von ihnen im Alter von 9 Jahren noch Probleme im mündlichen Ausdruck und Wortfindungsstörungen hatten (STOMINGER und BASHIR, 1977). KAUFMAN und KAUFMAN (1983, S. 70, Tabelle 3.9) fanden bei der Untersuchung einer Standardisierungsstichprobe von 2000 amerikanischen Kindern zwischen dem 6.–16. Lebensjahr, daß 2% von ihnen Sprachstörungen und 2,3% Lernstörungen aufwiesen.

Diese Daten lassen vermuten, daß bei Schülern von Grundschulen im Durchschnitt rund 15% Kinder enthalten sind, die unterdurchschnittliche Schulleistungen aufweisen. Etwa die Hälfte davon, ungefähr 7%, zeigen in einem bestimmten Ausmaß Funktionsstörungen des Zentralnervensystems. Das bedeutet, daß 2,5% des Durchschnitts der Schüler einer Grundschule der Kategorie 1 („harte" Symptome) der Tabelle 1.1 auf S. 14 zugeordnet werden können und etwa 5% der Kategorie 2 („weiche" Symptome). Diese Schätzungen können als zurückhaltend und gesichert aufgefaßt werden und dürfen bei vorsichtigem Gebrauch mit gutem Gewissen angewendet werden, solange keine Veröffentlichungen auf der Basis besserer Daten vorliegen.

Ursachen

Die hauptsächlichen Ursachen von Lernproblemen sind folgender Art:

1. physiologisch,
2. psychologisch und psychiatrisch,
3. gesellschaftlich oder durch Umweltbedingungen hervorgerufen.

Die am einfachsten erkennbaren physiologischen Ursachen werden durch neurologische Funktionsstörungen hervorgerufen, die den hauptsächlichen Gegenstand dieses Buches darstellen, ferner durch genetische Faktoren und mangelhafte Ernährung. Etwa die Hälfte der 15% leistungsschwacher Schüler an unseren Grundschulen dürfte an irgendeiner Form neurologischer oder genetischer Störung leiden, die andere Hälfte an Motivationsproblemen (MYKLEBUST und BOSHES, 1969). Eine große Fülle von Literatur ist über das Kind mit minimalen Hirnfunktionsstörungen geschrieben worden (BIRCH, 1964; CLEMENTS, 1966; CONNERS, 1967; DE LA CRUZ, FOX und ROBERTS, 1973; KIRK und BECKER, 1963; PAINE, 1962, 1965; RUTTER, GRAHAM und YULE, 1970; RUTTER, TIZARD und WHIT-MORE, 1970; WENDER, 1971, 1973; WIKLER, DIXON und PARKER, 1970). Obwohl einige dieser Literaturstellen die Ausdrücke „minimaler Hirnschaden" oder „minimale Hirnfunktionsstörung" und „Lernstörung" als Synonyme verwenden, werde ich dies nicht so handhaben.

Wie ich bereits im Kapitel 1 beschrieben habe, gibt es eine Kategorie von Lernstörungen ohne *neurologische Symptome*, und umgekehrt bin ich mir darüber im klaren, daß eine Anzahl von Kindern mit mehreren „weichen" neurologischen Symptomen keinerlei Lernschwierigkeiten hat.

Obwohl die Lernschwierigkeiten der Kinder beider Kategorien genau untersucht und heilpädagogisch behandelt wurden, können medizinische Daten oder gering ausgeprägte Symptome bei MCD-Kindern ein umfassenderes Verstehen und eine bessere Planungsgrundlage der zu verordnenden Behandlung liefern. Bei einem lerngestörten Kind, das keine neurologischen Anhaltspunkte aufweist, kann man bei Ausschluß einer psychologischen oder motivationsbedingten Problematik vermuten, daß eine genetische oder möglicherweise eine minimale neurologische Störung vorliegt, die sich aufgrund ihrer Geringfügigkeit dem Nachweis bei einer neurologischen Routineuntersuchung entzieht.

In anderen Fällen ist die neurologische Funktion normal, und die schulische Lernschwäche kann bei verschiedenen Kindern mit anatomischen Varianten der Hirnentwicklung verknüpft sein. GESCHWIND (1979b) hat die Hypothese vorgeschlagen, daß sich bei einigen Kindern der normale asymmetrische Aufbau der Schläfenlappen während der fetalen Entwicklung sowohl hinsichtlich der Struktur als auch hinsichtlich der Reihenfolge verschieden ausbildet. Ein solches Kind kann mit Leichtigkeit Lesen und Schreiben lernen, wenn ihm seine Hirnstruktur die Wortverarbeitung ermöglicht.

Ist das jedoch nicht der Fall, kommt es zu Lernschwierigkeiten. Diese Theorie ist deshalb interessant, weil sie keine pathologischen Veränderungen am Nervensystem voraussetzt, sondern lediglich eine besondere Strukturentwicklung, die für eine bestimmte Fähigkeit nachteilig ist. Wie GESCHWIND feststellt, halten die Menschen eine mangelhafte Begabung für Musik, Zeichnen oder Mathematik für etwas ganz Normales, ohne daß sie dabei an eine neurologische Störung denken. Mir scheint es vernünftig zu sein, diese Einstellung auch auf eine mangelhafte Lesebegabung zu übertragen.

Seit langer Zeit ist bekannt, daß Mangelernährung die geistige Entwicklung beeinträchtigen kann. Auf diesem Gebiet liegen bis jetzt jedoch nur wenige überprüfbare Forschungsergebnisse vor. Auch hat die Kenntnis davon bisher noch nicht diejenigen Berufsgruppen erreicht, die einen sinnvollen Gebrauch davon machen könnten. Ärzte, Psychologen, Lehrer und Eltern besitzen nur selten irgendwelche Kenntnisse über die Zusammenhänge zwischen Ernährung und geistiger Entwicklung. Im letzten Jahrzehnt wurde eine Anzahl von Untersuchungen vorgelegt, die erkennen lassen, daß Mangelernährung bei Tieren (CRAVIOTO, DE LICARDIE, und BIRCH, 1966; STEWART und PLATT, 1968) und auch während kritischer Perioden im frühen Kindesalter (STOCH und SMYTHE, 1968) zu einer Verminderung des Hirnvolumens und zu Störungen der geistigen Entwicklung führen kann. Schädigungen des Zentralnervensystems während der letzten 3 Monate in der Schwangerschaft oder während des 1. Lebensjahres durch mangelhafte Ernährung bleiben zumeist lebenslänglich bestehen (BIRCH, 1970).

Leser, die an diesem wichtigen Thema interessiert sind, werden an die zusammenfassende Übersicht von HALLAHAN und CRUICKSHANK (1973, Kapitel 2) oder an das Buch von SCRIMSHAW und GORDON (1968) verwiesen.

Andere physiologische Ursachen von Lernstörungen betreffen Fehlfunktionen endokriner Drüsen. Eine oder mehrere dieser Drüsen, die ein fein aufeinander abgestimmtes System darstellen, können zuviel oder zuwenig ihrer chemischen Absonderungen produzieren. Das endokrine „Steuerorgan" – die Hirnanhangsdrüse (Hypophyse) – das in der Nähe des Thalamus liegt, gibt mehrere Hormone direkt in den Blutstrom ab, und mindestens zwei von ihnen steuern das körperliche Wachstum und das Sexualverhalten.

Die Schilddrüse, die sich am Hals befindet, erzeugt das Schilddrüsenhormon (Thyroxin), einen kräftigen, chemischen Wirkstoff, der den Grundumsatz des Körpers steuert und damit den Sauerstoffverbrauch und die Energieleistung. Der Effekt einer fehlerhaften Schilddrüsenhormonabgabe auf das Körperwachstum ist seit Beginn dieses Jahrhunderts bekannt. MATEER stellte in den 20er Jahren einen Zusammenhang her zwischen Schilddrüsenunterfunktion (Hypothyreoidismus) und schlechtem Gedächtnis, niedrigem Intelligenzquotienten, Übergewicht und einem Mangel an Energie, der zu allgemeiner Trägheit führt (MATEER, 1935). Die Schilddrüsenüberfunktion (Hyperthyreoidismus) kann Überaktivität, Übererregbarkeit, Reizbarkeit, Gewichtsverlust und Konzentrationsschwierigkeiten bis zur Ideenflucht hervorrufen. Durch eine ausgewogene Schilddrüsenhormonbehandlung eines hypothyreoten Kindes kann es zu einem bemerkenswerten Anstieg des Intelligenzquotienten und einer Verbesserung des sozialen Verhaltens kommen.

Die anderen endokrinen Drüsen sind für gewöhnlich nicht so einfach hinsichtlich ihres Einflusses auf das geistige Leistungsvermögen überprüfbar. Bekannt ist, daß eine Störung der Bauchspeicheldrüse, die zu abnormen Blutzuckerwerten führt, das Lernvermögen unterbrechen kann. Die Funktion der Bauchspeicheldrüse kann in einem gewissen Umfang durch diätetische Maßnahmen beeinflußt werden. Die Eltern sollten über diese Zusammenhänge beraten werden, wenn ihr Kind an einem Diabetes mellitus (Hyperglykämie = Blutzuckererhöhung) leidet, und auch die Lehrer sollten auf mögliche Auswirkungen dieser Erkrankung auf das Verhalten dieses Kindes hingewiesen werden. Verminderung des Blutzuckers (minimale Hypoglykämie = Blutzuckererniedrigung) kann zu Wortfindungsschwierigkeiten, häufiger auftretenden Rechtschreibfehlern und anderen Problemen in bezug auf die Spache führen.

Die anderen Hormondrüsen, einschließlich der Nebennieren, der Nebenschilddrüsen, der Zirbeldrüse und der Keimdrüsen, sind in gleicher Weise für eine normale körperliche und geistige Funktion von Bedeutung. Jedes ungewöhnliche oder nicht durch andere Ursachen erklärbare Verhalten bei einem Kind sollte deshalb zu einer Untersuchung durch einen entsprechend ausgebildeten internistischen Facharzt Anlaß geben. Falls bei dieser Untersuchung eine endokrine Störung festgestellt wird, sollte der betreffende Arzt die Eltern, den Schulpsychologen und auch die Lehrer des Kindes über ihre möglichen Auswirkungen informieren, damit eine adäquate Hilfestellung oder eine entsprechende medikamentöse Behandlung eingeleitet werden kann.

Eine Bleivergiftung kommt nur selten als Ursache von Lernstörungen in Betracht. Eine Ausnahme besteht vielleicht in bestimmten herabgewirtschafteten Wohngegenden. Moderne Hausfarben enthalten keine Bleizusätze mehr, aber viele Stadtviertel mit älteren Häusern stellen doch eine gewisse Gefahr dar, da die Kinder unter Umständen Schnipsel von alter, bleigrundierter Farbe von Wänden oder Rohren abziehen können und sie manchmal auch in den Mund stecken. ROSS und ROSS (1982, S. 83–90) haben eine interessante Diskussion in Gang gesetzt, in welchem Zusammenhang solche Einwirkungen mit der Übererregbarkeit der betreffenden Kinder stehen können.

Strahlenbelastungen oder die Effekte von schädlicher Fluoreszenzröhrenbeleuchtung und nicht ausreichend geschützten Fernsehröhren auf das Lernvermögen der Kinder ziehen in letzter Zeit das Interesse der Forschung auf sich. Es entstand durch die sehr originellen und interessanten Arbeiten von John OTT. Angeregt durch frühere Arbeiten über Photographie, stellte er Untersuchungen über die Wirkungen des natürlichen und künstlichen Lichtes auf Pflanzen, Tiere und Menschen an. Die Möglichkeit solcher Einwirkungen auf die körperliche und geistige Gesundheit sowie auf das Lernvermögen in der Schule beginnt man sich erst in jüngster Zeit bewußt zu machen (OTT, 1976).

Störungen der Sinnessysteme, wie beispielsweise herabgesetztes Seh- oder Hörvermögen, können das normale Lernvermögen beeinträchtigen. Ein Kind von durchschnittlicher Intelligenz kann jedoch zumeist mit diesen Problemen fertig werden und kann bei entsprechenden Unterrichtsmethoden mit Hilfe von Brillen oder Hörhilfen normal Lesen und Schreiben lernen. Die meisten Wahrnehmungsstörungen haben eine „periphere" Ursache. Das bedeutet, sie sind Folge einer Schädigung oder Beeinträchtigung der Sinnesnerven außerhalb des Gehirns. „Zentrale" Seh- oder Hörstörungen sind schwieriger zu beeinflussen. Wenn das Sehzentrum in der Hirnrinde geschädigt ist, können für das Kind Probleme bei der Interpretation des Gesehenen auftreten. In ähnlicher Weise kann eine Schädigung des Hörzentrums in der Hirnrinde zu Interpretationsproblemen der Sprache (rezeptive Aphasie) führen. Sobald eine Hirnschädigung besteht, kann ein Teil der „zentralen" Verarbeitung gestört sein, wodurch die normale Wahrnehmung, aber auch das motorische Reaktionsvermögen und das Lernvermögen des Kindes beeinträchtigt sein können. Lernstörungen dieser Art sind das Hauptanliegen dieses Buches.

ROSS und ROSS (1982, S. 100–103) haben die Aufmerksamkeit auf einen möglichen Zusammenhang zwischen Drogengebrauch, Rauchen und Trinken der Mutter und späteren Geburtskomplikationen sowie Überaktivität des Kindes gerichtet. Immer dann, wenn schädigende Einflüsse auf die fetale Entwicklung später negative Auswirkungen haben, kann eine dieser Folgen z. B. eine Lernstörung sein. Obwohl es klinisch offenkundig ist, daß eine große Zahl von Kindern mit emotionellen Problemen in der Schule nur schlecht vorwärtskommt, ist es häufig sehr schwierig, die psychologischen und psychiatrischen Faktoren, die das Lernverhalten beeinflussen, herauszukristallisieren. GLASSER (1969) betonte, wie nötig liebevolle Zuwendung, ausreichendes Selbstwertgefühl und ein erfolgreiches Mitkommen im Schulunterricht zur Entwicklung eines angemessenen Lernvermögens sind. Die umfangreiche ISLE-of-WIGHT-Studie, die in England durchgeführt wurde, ließ die wichtigen Beziehungen zwischen Schulbildung und guter körperlicher und geistiger Verfassung deutlich erkennen (RUTTER, GRAHAM und YULE, 1970).

Soziologische Faktoren sind bestimmten schulischen Leistungen nur schwer zuzuordnen. Diesbezügliche Untersuchungen an Kindern in ghettoartigen Verhältnissen zeigen jedoch, daß diese einem hohen Risiko für biologische und gesellschaftlich-umweltbedingte Mangelsituationen ausgesetzt sind (HALLAHAN und CRUICKSHANK, 1973; WALZER und RICHMOND, 1973). Schlechte Lebensbedingungen und mangelhafte Ernährung verstärken Krankheitszustände und halten sie in allen ihren Erscheinungsformen auf körperlicher, psychologischer und sozialer Ebene aufrecht. Dies alles läuft nach einer Art Feedback-Prozeß ab. In Anlehnung an MATTHÄUS 25, Vers 29, kann man sagen: „Demjenigen, der hat, wird gegeben; demjenigen, der nichts hat, wird auch das noch genommen, was er hat". EISENBERG (1966) wies auf die größere Anzahl leseschwacher Schüler in Großstadtzentren und die kleinere in den benachbarten Außenbezirken der Städte hin.

Es scheint doch wohl so zu sein, daß das Ghettodasein eine Anzahl von Kindern hervorbringt, auf welche die Definition einer Lernstörung „in gewisser Hinsicht" zutrifft. Aber in diesen Fällen ist die Ätiologie wohl eher in einer emotionalen Deprivation als in einer primären physiologischen Schädigung oder Fehlentwicklung zu suchen. Viele dieser Kinder sprechen auf heilpädagogische Maßnahmen sehr gut an, die eine eingehende emotionale Zuwendung und Übung der schulischen Fähigkeiten enthalten. Da ihre Lernprobleme nicht von einer chronischen Struktur- oder Funktionsabweichung des Nervensystems herrühren, sondern Ausdruck eines Mangels an emotionaler Zuwendung unterschiedlichen Grades sind, können diese Kinder als „falschpositive" lernbehinderte Kinder eher der Gruppe der „Lernprobleme" als der Gruppe der „Lernstörungen" zugeordnet werden, da sich bei ihnen die

Grundvoraussetzungen verändern lassen (FROSTIG, persönliche Mitteilung, 1978; GADDES, 1978a).

Dem Leser wird auffallen, daß in dieser Aufzählung den physiologischen Ursachen der Lernstörung mehr Aufmerksamkeit gewidmet wurde als den psychologischen und soziologischen. Das soll nicht besagen, daß sie die wichtigeren seien, sondern soll nur die Absicht dieses Buches unterstreichen. Alle Ursachen sind wichtig. Eine nur kurze Erwähnung der psychosozialen Ursachen läßt uns jedoch rascher zu unserem eigentlichen Thema gelangen.

Probleme der Begriffsbestimmung

Der Begriff „Lernstörung" ist erst innerhalb der letzten 20 Jahre aufgetaucht. In Abhängigkeit von der beruflichen Erfahrung und Ausbildung derjenigen Personen, die eine Definition zu finden suchten, kam es zu zahlreichen Begriffsbestimmungen. Einige Ärzte legten Wert auf neurologische und körperliche Faktoren und machten davon ausgehend kaum den Versuch, einen Zusammenhang zum Schulunterricht herzustellen. Die meisten Psychologen und Pädagogen ignorieren körperliche Funktionsstörungen, die bei Lernstörungen eine Rolle spielen können, und manche von ihnen bestreiten deren Existenz sogar völlig. Einige Ärzte beklagen sich, daß „im Grunde genommen alle Definitionen der Lernstörungen diejenigen Kinder ausnehmen, deren Lernprobleme durch neurologische Beeinträchtigungen verursacht sind" (SCHAIN, 1972).

Keiner dieser extremen Standpunkte ist richtig. Es besteht kein Zweifel, daß neurologische Funktionsstörungen unmittelbar am Auftreten einiger Störungen der Wahrnehmung sowie der geistigen und motorischen Leistungen beteiligt sind, wie in diesem Buch gezeigt werden wird. Tatsache ist, daß Pädagogen (HALLAHAN und CRUICKSHANK, 1973; MYKLEBUST und BOSHES, 1969) und eine große Zahl von Psychologen (ADAMS, 1973; BAKKER und SATZ, 1970; BANNATYNE, 1971; BENTON, 1962b; CHALFANT und SCHEFFELIN, 1969; GADDES, 1968, 1969a, 1975, 1976; KINSBOURNE, 1972; KNIGHTS, 1970, 1973; H. B. C. REED, 1963; REITAN, 1966a; REITAN und HEINEMAN, 1968), die *neuropsychologischen Faktoren der Lernstörung* hervorgehoben haben. Die meisten Begriffsbestimmungen enthalten in ihrer Beschreibung neurologische Funktionsstörungen (BATEMAN, 1964; CLEMENTS, 1966; KIRK und BATEMAN, 1962; MYKLEBUST, 1963, 1973b; NATIONAL ADVISORY COMMITTEE, 1968; STRAUSS und LEHTINEN, 1947), obwohl sie gemeinhin als der äußere Eindruck einer psychosozialen Anpassung des Kindes innerhalb eines feststehenden Lehrprogrammes erkennbar werden. Um es mit einfacheren Worten zu sagen: die Lernstörung eines Kindes ist Ausdruck seiner Unfähigkeit, mit den Anforderungen der Schule fertig zu werden. Das Ausmaß des Zurückbleibens im Unterricht im Vergleich zu seinen Klassenkameraden ist dabei der deutlichste Hinweis dafür, daß ein Kind ein spezifisches Lernproblem hat. Der Nachweis, daß bei dem Kind eine Hirnschädigung besteht, beseitigt zwar die

Störung nicht, aber er kann das Verständnis der Umwelt für seine Probleme fördern und ihm auf diese Weise helfen, die durch den Hirnschaden ausgelösten Schwierigkeiten zu umgehen.

Eine Einteilung der Kinder in „normal" und „beeinträchtigt" bedeutet jedoch, daß man sich für eine Trennungslinie entscheiden muß, *oberhalb* oder *unterhalb* derselben die beiden Kategorien gelten sollen. Nach einer einfachen Faustregel kann man Kinder, die nach einem standardisierten Leistungstest zwei Jahre hinter dem Klassendurchschnitt zurückgeblieben sind, aussondern. Dies ist jedoch eine sehr grobe Methode, die voller irrationaler und statistischer Unzulänglichkeiten steckt. Auf diesem Wege kann man sicherlich ein eindeutig lerngestörtes Kind herausfinden, aber die „Grenzfallkinder", die in einigen Fächern überdurchschnittlich gut sind und in anderen nur ausreichend bis mangelhaft, kann man so nicht richtig einordnen. Gerade diese Grenzfälle sind aber in der Vergangenheit häufig übersehen worden, und für sie wäre eine klar umrissene Definition und vernünftige Aussonderungstechnik wichtig gewesen.

MYKLEBUST (1967a) empfahl die Verwendung eines Lernquotienten (LQ) als einer Formel, die lerngestörte Kinder herauszufinden gestattet. Der Lernquotient ist ein Maß für die Beziehungen zwischen „Lernpotenz" und „Lernleistung". Die *Lernpotenz* eines Kindes wird mit dem WECHSLER-Intelligenz-Test für Kinder (WISC) gemessen, wobei sowohl sprachliche als auch nichtsprachliche Fähigkeiten zur Bewertung herangezogen werden. Die *Lernleistung* wird durch standardisierte pädagogische Leistungstests bestimmt.

Mit diesen Daten kann das „Erwartungsalter" als Mittelwert seines Intelligenzalters (MA = mental age), seines Lebensalters (CA = chronological age) und seines Schulalters (GA = grade age) bestimmt werden. Das zuletzt erwähnte Alter ist das Durchschnittsalter für die Kinder der betreffenden Klasse, in die das Kind aufgenommen wurde. Sobald wir das Erwartungsalter bestimmt haben, können wir den Lernquotienten für Lesen nach folgender Formel berechnen:

Lernquotient = Lesealter : Erwartungsalter × 100.

Lernquotienten können für alle Lernbefähigungen, für Sprachfunktionen sowie motorische und Wahrnehmungsfunktionen bestimmt werden, für die es normative Daten gibt. Sie werden nach Art des Intelligenzquotienten (IQ) mit 100 als Durchschnitt bewertet.

YULE hat aus statistischen Gründen gegen dieses Quotientenmodell Bedenken erhoben und statt dessen die Verwendung einer multiplen Regressionsformel vorgeschlagen (RUTTER, GRAHAM und YULE, 1970; YULE, RUTTER, BERGER und THOMPSON, 1974). Ähnlich wie MYKLEBUST bezieht er das geistige Alter (MA) entsprechend dem WECHSLER-Intelligenztest und das Lebensalter (CA) in seine Formel mit ein, jedoch nicht das Schulalter (GA). Da dieses in den meisten Fällen keine Unterschiede ergeben würde, sind die Dateneingaben in die Formeln von MYKLEBUST und von YULE größtenteils identisch. MYKLEBUSTS Unterscheidungsmerkmale sind jedoch vom pädagogischen Standpunkt aus detaillierter.

Während RUTTER und seine Mitarbeiter die Lernleistung lediglich von der Genauigkeit des Lesens und des Leseverständnisses herleiten, werden bei MYKLEBUST die getesteten Kinder dann als lerngestört aufgefaßt, wenn sie bei nur einem oder mehreren Meßgrößen unter einem Intelligenzquotienten von 90 liegen. Diese 14 Meßgrößen umfassen u. a. den verbalen IQ, den nichtverbalen IQ, die Wahrnehmungsgeschwindigkeit, die Raumwahrnehmung, das Lesen (Wortkenntnis, Wortdifferenzierung, Wortverständnis), die Rechtschreibung, die Lösung von Rechenaufgaben, das auditive Wahrnehmungsvermögen für Sprache (Lautwahrnehmung) und das nichtsprachliche Lernvermögen (MYKLEBUST, 1976b; MYKLEBUST und BOSHES, 1969).

Der Vorteil einer solchen Screening-Untersuchung liegt darin, daß sie auch minimale und gering ausgeprägte Lernprobleme aufzeigt, da sie einerseits eine große Zahl von Geschicklichkeiten und Fähigkeiten berücksichtigt und andererseits von dem relativ hohen Leistungsquotienten von 90 ausgeht. Zusätzlich liefert diese Methode eine große Zahl von Daten, die für das diagnostische Verständnis des Kindes von großer Bedeutung sind. Welche Screeningmethode auch immer zur Abgrenzung der „normalen" von den „lerngestörten" Kindern angewandt wird, in jedem Fall ist es nötig, daß sich die Untersucher der unterschiedlichen Schulsysteme der Städte, Länder oder größeren Provinzen miteinander abstimmen. Wenn dies nicht der Fall ist, wird eine allgemein gültige Begriffsbestimmung unmöglich.

Die meisten amerikanischen Staaten haben Gesetze erlassen, um spezielle pädagogische Programme und Hilfsdienste für diejenigen sicherzustellen, die sie benötigen. Diese Maßnahmen zwangen sie, für Lernstörungen verbindliche Begriffsbestimmungen zu formulieren. Ein Vergleich dieser Definitionen zeigt, daß sie für Kinder gelten, die

1. annähernd normal, durchschnittlich oder überdurchschnittlich intelligent sind,
2. eine Störung einer oder mehrerer der primären psychologischen Voraussetzungen haben, die zum Erlernen der Hauptfächer wichtig sind. Das betrifft Störungen der Wahrnehmung, des Denkens und Erkennens, der Bewegungsreaktionen und der Reihenbildung,
3. sich im Schulalter befinden,
4. eine verzögerte oder gestörte Sprachentwicklung haben,
5. eine Lernstörung haben, die auf eine ärztlich nachgewiesene Hirnschädigung oder Hirnfunktionsstörung zurückgeführt werden kann oder bei der ein Zusammenhang mit minimaler Hirnfunktionsstörung und/oder genetischen Abnormalitäten bzw. Wachstumsanomalien vermutet werden kann,
6. Lernprobleme haben, die nicht in erster Linie durch sensorische oder motorische Behinderungen, geistige Retardierung, emotionale Störungen oder umweltbedingte Deprivation ausgelöst sind,
7. eine Behinderung mit wechselnder Ausprägung haben, die mit erzieherischer Vernachlässigung zunehmen kann und bei entsprechend erfolgreicher Behandlung abnimmt oder auch ganz verschwindet,

8. Lernschwächen zeigen, die besondere heilpädagogische Maßnahmen und Einrichtungen benötigen, um in ihrer Schulausbildung Fortschritte zu machen.

Besteht zwischen dem Intelligenzquotienten und Lernstörungen ein Zusammenhang?

Seit 1963, als Samuel A. KIRK den Ausdruck „Lernbehinderungen" erstmals gebrauchte, haben in den USA Elternverbände der „Assoziation für Kinder mit Lernbehinderungen" in ihren Satzungen den Ausschluß von Kindern mit Intelligenzniveaus, die unter dem Durchschnitt lagen, akzeptiert. Vom wissenschaftlichen Standpunkt aus gesehen ist dieses ohne Belang, aber psychologisch ist es interessant, zu erfahren, wie es dazu kam.

Im April 1963 lud KIRK eine Gruppe von Eltern mit wahrnehmungsgestörten Kindern und Angehörigen von Berufsgruppen, die sich dafür interessierten, ein, um die Lernprobleme dieser Kinder zu untersuchen. Er hielt einen geistreich formulierten und sehr überzeugenden Vortrag (HALLAHAN und CRUICKSHANK, 1973; KIRK und BECKER, 1963) und versuchte, den Eltern Ratschläge zu erteilen, wie sie die Hilfe für ihre Kinder organisieren könnten. Seine Ausführungen waren offensichtlich erfolgreich, denn am Tag nach seiner Ansprache organisierte eine Anzahl dieser Eltern den ersten Verband der „Assoziation für Kinder mit Lernbehinderungen" (ACLD).

Er betonte in seinem Vortrag mehr die Notwendigkeit einer detaillierten Beschreibung des Problemverhaltens eines Kindes als seine bloße Etikettierung, die zwar das Bedürfnis des Diagnostikers nach einer abschließenden Stellungnahme befriedigt, dem Kind aber nicht weiterhilft. Seine Formulierung „Lernstörung" spiegelt eine positivere Anteilnahme an dem Kind wider, als Begriffe, wie „hirnverletzt", „wahrnehmungsbehindert" oder ähnliche Formulierungen, die zu seiner Zeit gebräuchlich waren.

KIRKS Beschreibung dieser Kinder schloß „Kinder, die sensorische Behinderungen, wie Blindheit und Taubheit aufweisen" ebenso aus wie solche, bei denen eine „allgemeine geistige Retardierung" vorlag (KIRK und BECKER, 1963). Offenbar war es dieser letzte Satz, der bei den Eltern eine Saite zum Mitschwingen brachte und sie veranlaßte, aus dem von ihm Gesagten herauszuhören, daß ein Kind mit unterdurchschnittlicher Intelligenz nicht mit in diese Gruppe einzubeziehen sei. CRUICKSHANK (1979) bezeichnete diesen Vorgang als „einen der interessantesten Zufälle, seit wir uns beruflich mit diesem Problem befassen".

Psychologisch ist dieser „Zufall" jedoch ebenso interessant wie verständlich. Die Eltern eines sozial intelligenten Kindes, das in Fächern wie Kunsterziehung und Musik gut, im Lesen- und Schreibenlernen aber schlecht ist, stehen vor einem unlösbaren Konflikt. Ihr natürliches Empfinden sagt ihnen, daß ihr Kind dumm sein könnte, aber ihr Wunsch akzeptiert diese schmerzliche Feststellung nicht. Die Tatsache, daß ihr Kind in so vielen anderen Dingen besser als der Durchschnitt anderer Kinder ist, ermutigt sie zu der Annahme, ihr Kind sei völlig normal. Diese Verwirrung und Zwiespältigkeit ist eine ständige Qual, denn die meisten Eltern idealisieren ihre Kinder und wollen durch sie auch in ihrem eigenen Lebenswert bestätigt werden. Zu wissen, daß mein Kind geistig retardiert ist, bedeutet nicht nur eine Frustration, sondern das endgültige Ende aller meiner Hoffnungen und Bedürfnisse, die eigenen gefühlsmäßigen Wünsche auf das Kind übertragen zu können. Ein Kind zu haben, dessen unterschiedliche Fähigkeiten ich nicht begreifen kann, hält mich in einem beständigen Zustand der Pein zwischen Unentschlossenheit, Schuld, Vorurteil, Hoffnung, Verzweiflung und Liebe. Wenn es irgendjemanden gäbe, der meine Unentschlossenheit klären könnte, wäre ich relativ frei von meinen Qualen.

Wir können vermuten, daß der ausgezeichnete Vortrag von KIRK genau diese Reaktion verursachte. Er sagte den Eltern, daß ihre Kinder nicht taub oder blind, nicht geistig retardiert, straffällig oder emotionell gestört seien, im Gegenteil, sie seien ganz normale Kinder, die lediglich an einer spezifischen oder isolierten Störung hinsichtlich der Wahrnehmung, des Denkens, der Sprachentwicklung oder der motorischen Funktionen litten.

Wenn diese Störung, die nicht anrüchiger ist, als farbenblind oder unmusikalisch zu sein, erst einmal erkannt und in geeigneter Weise behandelt werden könnte, wäre auch das Mysterium der Lernprobleme des Kindes beendet.

Was für eine große Hilfe muß KIRK diesen Eltern gegeben haben! Wahrscheinlich hat kein Gruppentherapeut je einen ähnlich positiven Effekt gehabt. Mit diesem Heilsgedanken kam jedoch die fehlgeleitete und hartnäckige Vorstellung auf, daß kein Kind mit einem Intelligenzquotienten, der unter dem Durchschnitt liegt, in die Verantwortlichkeit der „Assoziation von Kindern mit Lernbehinderungen (ACLD)" fiele. Es war eine sehr unglückliche Idee, denn sie ignorierte den klinischen Unterschied zwischen

1. primärer oder generalisierter geistiger Retardierung und
2. niedrigem Intelligenzquotienten als Folge eines lokalisierten Hirnschadens oder auf der Basis einer anderen spezifischen Ursache.

Die erste Gruppe schloß KIRK aus, aber nicht die zweite. Die Zugehörigkeitsdefinitionen der Vereinigung für Kinder mit Lernstörungen schlossen jedoch bisher beide Gruppen aus.

Die kanadische Vereinigung für Kinder mit Lernbehinderungen (CACLD) folgte von Anfang an dem Beispiel der amerikanischen Vereinigung und akzeptierte bis 1981 die verschiedenen amerikanischen Definitionen mit der unzulänglichen und unexakten Deutung der geistigen Retardierung, zweifellos auch wegen ihres oben erwähnten vermeintlichen „therapeutischen" Effektes. Dr. William M. CRUICKSHANK von der Universität von Michigan wurde 1977 aufgefordert, eine grundsätzliche Veröffentlichung für die CACLD aufzusetzen, um eine offizielle Zugehörigkeitsdefinition vorzuschlagen. Er gab dieser Arbeit den Titel „Lernbehinderungen; eine Stellungnahme zur Definition" (CRUICKSHANK, 1979). Es handelt sich dabei um eine geistreiche und gut fundierte Darstellung dieses Problems und seiner Folgen, und sie schloß mit der förmlichen Feststellung, daß der Autor hoffe, mit dieser

Arbeit die einschränkenden Definitionen, die zu seiner Zeit in den USA bestanden, korrigieren zu können.

Seine Stellungnahme enthielt sechs Grundsätze zur Definition der Lernstörungen. Der vierte Grundsatz, in dem die Feststellung getroffen wurde, daß Lernstörungen auf „jedem geistigen Funktionsniveau" auftreten können, war für viele Eltern unannehmbar. Sie waren nämlich nicht in der Lage, zu unterscheiden zwischen generalisierter geistiger Verzögerung, womit ein chronischer Zustand zum Ausdruck gebracht wird, und niedrigem Intelligenzquotienten auf der Basis einer lokalisierten Hirnschädigung oder anderer physiologischer Ursachen. Bei den zuletzt genannten besteht durchaus die Möglichkeit, das Niveau des Intelligenzquotienten mit geeigneten und einfallsreichen Behandlungsmaßnahmen anzuheben. Die Eltern empfanden diese Definition als einen Rückschritt in die hoffnungslose Situation, mit der sie sich schon auseinanderzusetzen hatten, bevor die „Vereinigung der Kinder mit Lernbehinderungen" mit ihrer einleuchtenden Vorstellung des Begriffes Lernbehinderung gegründet wurde.

Die kanadische Vereinigung für Kinder mit Lernbehinderungen (CACLD) bildete zur Lösung dieses Problems ein Komitee, das eine für alle akzeptable Begriffsbestimmung ausarbeiten sollte. Nach eingehenden Diskussionen stellte dieses die folgenden Definitionen der Lernbehinderungen zusammen. Es berücksichtigte dabei die positiven Gesichtspunkte in Dr. CRUICKSHANKS Feststellung, formulierte jedoch die ärgerniserregenden Abschnitte darin neu:

Der Begriff „Lernbehinderung" ist ein Gattungsname, der eine sehr unterschiedliche Gruppe von Störungen mit unmittelbar feststellbaren oder indirekt ableitbaren zentralnervösen Funktionsstörungen umfaßt. Diese können sich durch eine Verzögerung der frühkindlichen Entwicklung und/oder durch Schwierigkeiten in einem der folgenden Bereiche äußern: Aufmerksamkeit, Gedächtnis, Urteilsvermögen, Koordination, Kommunikation, Lesen, Schreiben, Rechtschreibung, Rechnen, Sozialverhalten und emotionaler Reifung.

Lernstörungen sind dem betreffenden Individuum innewohnend und können das Lernvermögen und -verhalten jeder Person beeinflussen, also sowohl derjenigen mit nur potentiell durchschnittlicher, als auch derjenigen mit überdurchschnittlicher Intelligenz.

Lernstörungen sind nicht von vornherein an visuelle, auditive oder motorische Behinderungen gebunden, ebensowenig an Verzögerungen der geistigen Entwicklung, an emotionale Störungen oder umweltbedingte Benachteiligungen. Sie können allerdings zusätzlich zu jeder dieser aufgezählten Störungen hinzukommen.

Lernstörungen können durch genetische Abweichungen, biochemische Faktoren, Ereignisse im Zusammenhang mit der Geburt oder jedem weiteren nachfolgenden Ereignis, das zu einer neurologischen Störung führen kann, entstehen (Canadian Association for Children and Adults with Learning Disabilities, 1981).

Es scheint vernünftig zu sein, die Probleme, die durch eine primäre geistige Retardierung entstehen, bei denjenigen Verbänden zu belassen, die dafür verantwortlich sind. Diese sollten jedoch die Verantwortung auch für ein lerngestörtes Kind übernehmen, wenn sein Intelligenzquotient unter 90 oder 80 liegt. Von den Bestimmungen einiger zur Zeit bestehender Verbände wird diese Verantwortlichkeit abgelehnt. Das führt dazu, daß solche Kinder von keiner Organisation her Unterstützung erhalten.

Wie aus den späteren Ausführungen in diesem Buch ersichtlich wird, ist es nicht schwierig, ein tatsächlich geistig verzögertes Kind von einem lerngestörten Kind mit einem niedrigen Intelligenzquotienten abzugrenzen. Das erstere zeigt im allgemeinen bei der Durchführung einer Reihe von neuropsychologischen und Intelligenztesten Werte, die unterhalb des Durchschnitts liegen, und seine Punktzahl bildet eine homogene Gruppe. Im Gegensatz dazu hat das lerngestörte Kind jeweils eine Anzahl von guten und schlechten Punkten, so daß es bei der gleichen Testserie innerhalb der Testergebnisse bemerkenswerte Schwankungen aufweist.

Diese normalen und überdurchschnittlich guten Testergebnisse und die dadurch nachgewiesenen positiven Fähigkeiten oder Geschicklichkeiten geben einen deutlichen Hinweis darauf, daß das Kind de facto nicht geistig retardiert ist, selbst dann nicht, wenn zahlreiche schlechte Ergebnisse auftreten. Ein primär geistig retardiertes Kind läßt sich auch bei sehr intensiver pädagogischer Förderung auf geistigem Gebiet nicht wesentlich verbessern. Ein Kind mit einem niedrigen Intelligenzquotienten, dessen Fähigkeiten jedoch unterschiedlich verteilt sind, wird demgegenüber unter solchen Bedingungen zumeist deutliche Fortschritte machen. Bei einigen Fällen dieser Art sind bei geeigneter Förderung dramatische Anstiege des Intelligenzquotienten möglich.

Eine internationale NATO-Konferenz wurde 1975 einberufen, um Probleme der Neuropsychologie der Lernstörungen zu diskutieren. Eine der Aufgaben dieser Konferenz war es, den Versuch einer Definition der Lernstörungen im internationalen Maßstab vorzunehmen. Schon vor diesem Zusammentreffen war erkennbar, daß die Konzepte in Europa und in Nordamerika völlig verschiedene Bedeutung hatten. Entsprechend stellte sich auch bald heraus, daß jede Art von Definition in einem bestimmten Ausmaß durch die kulturellen Lebensbedingungen des betreffenden Landes beeinflußt wird und daß demzufolge verschiedene Länder verständlicherweise unterschiedliche Akzente setzen würden. Es wurde vorgeschlagen (GADDES, 1976), daß jedes Land ein Forschungskomitee oder eine Sondergruppe einberufen solle, um über bestimmte Auswahlregeln zu entscheiden, welche Behinderungen ausgeschlossen und welche Lernfähigkeiten einbezogen werden sollten. Nach einer solchen Vorbereitung ließe sich dann der Versuch unternehmen, eine allgemeingültige Definition zu erarbeiten.

Bei der Vorbereitung einer Definition von Lernstörungen ist es zweckmäßig, sich daran zu erinnern, daß es zumindest drei Definitionsmöglichkeiten gibt (Dr. KENDALL, zitiert bei CRUICKSHANK, 1979):

1. Eine diagnostische und ätiologische Begriffsbestimmung beschreibt die Symptome in bezug auf erkennbare oder durch Rückschlüsse abgeleitete Ursachen. Die Definition der kanadischen Vereinigung für lerngestörte Kinder (CACLD), die oben zitiert wurde, ist hierfür ein Beispiel.
2. Erzieherische, pädagogische, kinderärztliche oder biochemische Begriffsbestimmungen. Dieser Typus definiert die Lernstörung innerhalb des Rahmens des jeweiligen Wissenschaftszweiges. MYKLEBUSTS Lernquotient ist ein Beispiel für eine pädagogische Definition.

3. Die Begriffsbestimmung durch Gesetze oder zuständige Behörden.

Auch wenn ein puristisch denkender Kliniker von dieser Ansicht geschockt sein dürfte, ist es doch in den meisten Fällen so, daß die Beurteilung, ab wann ein Kind als lerngestört bezeichnet wird, im wesentlichen eine behördliche Entscheidung ist, bei der es eine große Rolle spielt, wieviel Geld dafür zur Verfügung steht. Davon hängt die Zahl derjenigen Kinder ab, die eine zusätzliche Spezialbehandlung erhalten können. Manchmal führen solche Verwaltungsentscheidungen unmittelbar zur Festlegung der Anzahl der Kinder, die als lerngestört anerkannt werden (Mc LEOD, 1978).

Regierungen können die Entscheidung treffen, in welchem Umfang sie Geldmittel zur Verfügung stellen. Wenn 12% der Schulkinder leistungsgemindert sind, sie aber nur für ein Sechstel dieser Gruppe Geldmittel bewilligen, erkennen sie damit lediglich 2% der Gesamtbevölkerung als lerngestört an. Solch eine Definition ist ein typisches Beispiel für eine behördliche Anordnung. Sie mag zwar administrativ angemessen erscheinen, ist aber sicherlich im Hinblick auf die Erkennung und Förderung von Lernstörungen völlig unzureichend.

Die hier vorgeschlagene Definition von Lernstörungen ist umfassend und sowohl für ausbildungsmäßige als auch administrative Zwecke angelegt. Dabei sollten in schwierigen und subtilen Fällen vor pädagogischen und behördlichen Entscheidungen eingehende klinische Untersuchungen stattfinden.

Begriffsbestimmung

Ein Schulkind wird als lerngestört bezeichnet, wenn sein Lernquotient entsprechend der offiziell anerkannten Formel seines Schulbezirkes unterhalb eines offiziell festgelegten Grenzwertes liegt. Diese Formel sollte zur diagnostischen Auffindung solcher Kinder dienen, die wahrscheinlich wegen der subtilen oder geringfügigen Art ihrer Lernstörungen bei einer zwanglosen Beobachtung durch ihre Lehrer leicht übersehen werden. Schwerere oder in die Augen springende Fälle von Lernstörungen können durch ein verwaltungsmäßiges Ausleseverfahren und/oder die Anwendung der offiziell anerkannten Formel erfaßt werden. Die meisten dieser Formeln liegen in Form eines Lernquotienten oder eines „multiple regression model" vor.

Schlußfolgerungen

Aufgrund der oben geschilderten Problematik wird der Leser verstehen, daß Verbreitungsstudien auf dem Gebiet der Lernstörungen schwer zu erstellen sind, weil bisher eine universelle Begriffsbestimmung fehlt, und weil zahlreiche Berufsgruppen mit unterschiedlicher diagnostischer Schwerpunktsetzung daran beteiligt sind; hinzu kommen noch die arteigenen soziologischen Unterschiede innerhalb der verschiedensten ethnischen Gruppierungen. Trotz all dieser Schwierigkeiten ist festzustellen, daß ein sicher abschätzbarer Anteil von Kindern, der in den meisten Bevölkerungsgruppen zwischen 10–15% liegen dürfte, Unterstützung durch Lernhilfen der unterschiedlichsten Art benötigt.

3 Nervensystem und Lernen

*In der modernen Psychologie wird heutzutage weitgehend anerkannt,
daß jede Art geistiger Tätigkeit ihre eigene psychologische Struktur
hat und durch die gemeinschaftlichen Aktivitäten einzelner Großhirnrindenbezirke bewirkt wird.*

A. R. LURIA (1970)

Die meisten Lehrer und klinischen Psychologen zögern, zusätzlich zu ihren
zahlreichen anderen Pflichten auch noch die Aufgabe zu übernehmen, sich
Kenntnisse auf dem Gebiet der Neurologie anzueignen. Während jedoch die
Nichtbeachtung neurologischer Zusammenhänge beim Unterrichten eines
Schülers, der über ein normal funktionierendes Gehirn verfügt, vertretbar sein
mag, kann sie bei einem Kind mit einer Hirnschädigung oder einer Hirnfunktionsstörung leicht zu Fehlinterpretationen und falschen Behandlungsmaßnahmen führen. Infolge des Nichtbeachtens bestimmter Formen von sensorischen Wahrnehmungsstörungen, von Sprachentwicklungsauffälligkeiten oder
motorischen Ungeschicklichkeiten, die das Lernvermögen des betreffenden
Kindes behindern, wurde deshalb in der Vergangenheit eine große Zahl von
Kindern fälschlich als „geistig zurückgeblieben" eingestuft. Hätte man ihnen
ein ausreichendes Verständnis entgegengebracht und beizeiten ein erfolgreiches Behandlungskonzept aufgestellt, wäre ihr Dasein zweifellos glücklicher
und in befriedigender Weise verlaufen.

Die meisten lerngestörten Kinder sind nicht hirngeschädigt. Wenn sich jedoch beim Unterricht in der Schule ständig Schwierigkeiten einstellen, ist es
wahrscheinlich, daß irgendein Abschnitt im Gehirn oder mehrere von ihnen
nicht so gut funktionieren, wie sie sollten. Da es häufig leichter ist, schwach
ausgebildete Verhaltensabweichungen anhand ausgeprägter pathologischer
Fälle zu begreifen, stellen wir in diesem Kapitel vorwiegend schwere Fälle von
Hirnschädigungen vor. Man kann hieraus viel über schädigende Einflüsse auf
Wahrnehmung und Lernen ableiten.

Das neurologische Modell des Verhaltens

Lehrer, Eltern und alle, die mit hirngeschädigten oder hirnfunktionsgestörten
Kindern zu tun haben, können das neurologische Verhaltensmodell mit gutem
Gewinn in die Lernplanung einbeziehen. Auf einen einfachen Nenner ge-
bracht, umschreibt dieses Modell folgende drei Verhaltensvorgänge:

1. Den sensorischen Input, der mit Hilfe der *sensorischen* oder *afferenten*
   Nervenbahnen erfolgt, welche die Nervenimpulse von den verschiedenen
   Sinnesorganen dem Gehirn zuführen.

2. Die Integration, Aufnahme, Erkennung, Speicherung und Wiederauffin-
   dung des Lernstoffs, die in erster Linie durch die Großhirnrinde und den
   Hirnstamm vermittelt werden.
3. Das über das neuromuskuläre System und den Bewegungsapparat zum
   Ausdruck gebrachte Verhalten, das das Skelettsystem einbezieht und das
   mit Hilfe der motorischen oder efferenten Nerven bewirkt wird.

Kurz gesagt: Allem Verhalten liegen Input (Sinnesreiz), Integration (Verarbeitung) und Output (Körperreaktion) zugrunde. Wenn neuropathologische
Vorgänge im Bereich der sensorischen Hirnrindenfelder und der sensorischen
Nervenbahnen für visuelle, auditive, taktile und kinästhetische Nervenimpulse den Input behindern, kann ein potentiell intelligentes Kind infolge eines
Mangels an Hirnstimulation geistig verkümmern oder entmutigt werden. Betreffen zentralnervöse Veränderungen die Großhirnrinde, dann sind die normalen Funktionen einer Reizintegration oder Reizverarbeitung blockiert.
Falls die Nervenschädigung in den motorischen Rindenfeldern oder den entsprechenden Bahnen auftritt, kann ein an sich intelligenter Jugendlicher in seinem Lernvermögen behindert sein durch seine Schwierigkeiten, etwas aufzusagen, sich auszudrücken oder die altersentsprechenden motorischen Anforderungen zu erfüllen, die für effektives Lernen so notwendig sind (KEP-
HART, 1960/1971, 1966). Um diese Probleme verstehen zu können, müssen
klinische Psychologen und Lehrer zumindest einige Grundkenntnisse über
den allgemeinen Aufbau und die Funktion des Nervensystems besitzen.

Das Studium von Gehirn und Nervensystem ist sehr kompliziert und reich
an Details. Einem Leser, der in diese Materie tiefer einzudringen wünscht, sei-
en gute einführende Lehrbücher der Neuroanatomie empfohlen (GARD-
NER, 1975; SCHMIDT 1978a, b). Gute Literatur zur menschlichen Neuropsychologie sollte sowohl grundlegende neurologische Kenntnisse vermitteln
als auch Forschungsergebnisse über die Zusammenhänge zwischen Hirnfunktion und Verhalten (KOLB und WHISHAW, 1980/1984; WALSH, 1978). In
unserem Buch sind die Abschnitte über Neurologie wesentlich kürzer und weniger ausführlich gehalten, da wir den Akzent auf Neuropsychologie und ihre
Bedeutung für die Pädagogik legen. Wir hoffen jedoch, daß sie einem Pädagogen oder Psychologen, der mit dieser Materie nicht so vertraut ist, adäquate
Grundlagen über die Hirnfunktion vermitteln können.

Im Hinblick auf Neuroanatomie, klinische Neurologie und Neuropsychologie kann man grobschematisch drei Wissensebenen unterscheiden:

1. Ein Kinderneurologe hat typischerweise ein detailliertes Wissen von der
   Neurologie, ein mittelmäßiges Wissen von der Neuropsychologie und geringe oder überhaupt keine Kenntnisse von der Sonderschulpädagogik.
2. Der an Schulen tätige klinische Neuropsychologe hat eine sehr umfangreiche Kenntnis der Neuropsychologie, ein bescheidenes Wissen von Neurologie und eine mäßige Vertrautheit mit den Methoden der Sonderschulpädagogik.
3. Ein Lehrer sollte über einige wenige vereinfachte, aber grundlegende Vorstellungen von der Hirnfunktion verfügen, schon mehr über Kenntnisse

der wichtigsten Wechselbeziehungen zwischen Gehirn und Verhalten sowie über umfassendes Wissen auf dem Gebiet heilpädagogischer Behandlungs- und Unterrichtsmethoden.

Ein in dieser Weise zusammengesetztes Team wird über einen „Experten" verfügen, der für diese drei Fachgebiete zuständig ist. Der Pädagoge wird in der Lage sein, die Befundberichte des Neurologen und des Neuropsychologen zu verstehen, um die Befundergebnisse sinnvoll in die Ausarbeitung eines heilpädagogischen Behandlungskonzeptes für einen bestimmten lerngestörten Schüler einzubeziehen. Die Anforderungen an neuropsychologischen Kenntnissen, die in diesem Kapitel zugrunde gelegt werden, sind für Studenten der Psychologie und/oder Pädagogik zugeschnitten, die zum erstenmal in die für sie neuen Gebiete der Neurologie und Neuropsychologie eingeführt werden.

Wie studiert man Neuroanatomie?

Das Studium der Physiologie des Zentralnervensystems (ZNS) kann unter Zugrundelegung jeder der vier hier angeführten Methoden erfolgen (KOLB und WHISHAW, 1980/1984):

1. Bei der *vergleichenden* Methode werden die unterschiedlichen Gehirne verschiedener Organismen entlang der phylogenetischen Entwicklungsreihe miteinander verglichen und die zunehmende strukturelle Komplexität des Gehirns vom einfachen Wurm bis hin zum Menschen festgestellt.
2. Die Methode, welche die Individual*entwicklung* berücksichtigt, untersucht die zunehmende neurologische Komplexität, die mit dem normalen Wachstum des Individuums einhergeht.
3. Die *zytoarchitektonische* Methode überprüft die verschiedene Form, Größe und Struktur der unterschiedlichen Nervenzellen (Neuronen) und deren Lokalisation im Gehirn und Rückenmark.
4. Die *biochemische* Methode entwickelte sich mit den neuen bildgebenden Verfahren der Hirndarstellung und liefert neue Informationen über die elektrochemischen Übertragungsmechanismen von Nervenimpulsen in das Gehirn.

In diesem Buch wollen wir uns auf Struktur, Funktion und Entwicklungsmuster des menschlichen Gehirns konzentrieren und vergleichende sowie biochemische Erkenntnisse nur am Rande berühren. Die Beschränkung bedeutet in keiner Weise, daß letztere unwichtig seien, sondern lediglich, daß sie außerhalb des Rahmens dieses Buches liegen. Ein Literaturverzeichnis über neurologische Veröffentlichungen anderer Autoren befindet sich am Ende dieses Kapitels.

Das Neuron

Die einzelnen Gewebe und Organe des menschlichen Körpers sind aus verschiedenen Arten von Körperzellen zusammengesetzt, die Gewebe, Knochen, Blut, Muskeln und Nerven bilden. Die Nervenzellen oder *Neuronen* formen in großer Zahl zusammengebündelt die Nerven und Teile des Nervengewebes. Das Neuron unterscheidet sich jedoch von allen anderen Körperzellen durch zwei grundsätzliche Eigenschaften:

- Abweichend von anderen Körperzellen, die kleine, von einer Membran umgebene Kügelchen darstellen, besitzt das Neuron zusätzlich zum Zellkörper eine Art von „Antenne" oder „Empfänger", die sog. *Dendriten*, und darüber hinaus eine Art von „Erdverbindung", das *Axon*. Dadurch hat es einen anderen Strukturaufbau als die übrigen Körperzellen. Es hat zwar wie diese einen Zellkörper und einen Zellkern, aber, wie schon erwähnt, zusätzliche, zierliche, drahtförmige Anhängsel, die Dendriten und das Axon, die als Überträger der Nervenimpulse dienen.
- Der zweite grundsätzliche Unterschied ist die Tatsache, daß das Neuron sich nach der Geburt eines Menschen nicht mehr teilen kann. Es ist allgemein bekannt, daß Körperzellen, die beschädigt werden, sich teilen und reproduzieren können und auf diese Weise das verletzte Gewebe u. U. durch neue Zellen ersetzt werden kann. So können beispielsweise Blutkörperchen nach einem Blutverlust innerhalb weniger Stunden durch neue Zellen ersetzt werden. Ein Knochen, der gebrochen ist, wächst nach einiger Zeit wieder zusammen. Wenn die Hautoberfläche durch einen Schnitt zertrennt wird, bildet sich ein neues Hautläppchen, das aus neu entstandenen Zellen der Haut aufgebaut ist und die Schädigung relativ schnell beseitigt. Unglücklicherweise können beschädigte oder zerstörte Nervenzellkörper niemals wieder ersetzt werden, und der Mensch, der eine Nervenschädigung erlitten hat, muß sein Leben mit einer konstant verminderten Anzahl von Nervenzellen fortsetzen. Von einer Poliomyelitis (Kinderlähmung) betroffene Menschen leiden beispielsweise an einer Zerstörung motorischer Nervenzellen, die die Muskeln aktivieren, und wenn von diesen motorischen Zellen eine entsprechend große Zahl zerstört worden ist, kommt es zur Lähmung bestimmter Muskeln.

Eine Hirnschädigung, gleichgültig, ob sie durch eine penetrierende Schädelverletzung, eine Infektion oder eine Hirnerschütterung verursacht wurde, führt bei dem davon Betroffenen zu einer Verminderung der Anzahl von Gehirnzellen, die bei der Geburt vorhanden waren. Da der Mensch in seinem Nervensystem durchschnittlich Milliarden von Nervenzellen besitzt[1], kann er

---

[1] Schätzungen der Anzahl von Nervenzellen im menschlichen Gehirn und im Zentralnervensystem reichen von 10 Milliarden (WOOLDRIDGE, 1926) 12 Milliarden (HERRICK, 1926), 50 Milliarden im Neokortex (ROCKEL, HIORNS und POWELL, 1974) bis zu 75 Milliarden in größeren Gehirnen (WHISHAW, 1983, persönliche Mitteilung). Andere Autoren haben die Zahl der Neuronen im menschlichen Gehirn auf 10^{12}, also 1 Billion, geschätzt, und „die Anzahl der möglichen Zwi-

es sich leisten, eine verhältnismäßig große Anzahl von ihnen einzubüßen, vorausgesetzt, sie liegen nicht in bestimmten, dicht beieinander lokalisierten Hirnrindenbezirken oder sind nicht für hochspezialisierte Verhaltensformen entscheidend wichtig.

Es gibt in der Tat einige Menschen, die verhältnismäßig ernste Hirnverletzungen überstanden haben und keine nennenswerte geistige Beeinträchtigung erfuhren. HEBB und PENFIELD (1940) berichteten über einen früheren Fall, bei dem sich das Verhalten im Anschluß an eine chirurgische Entfernung von Stirnlappenanteilen des Großhirns deutlich verbesserte. Eine Untersuchung von WEINSTEIN und TEUBER (1957) an einer Anzahl hirnverletzter Soldaten, die während der Zeit ihrer Hirnschußverletzung deutliche geistige Beeinträchtigungen aufwiesen, ließ erkennen, daß sie innerhalb weniger Jahre ihren normalen Intelligenzquotienten zurückgewannen. MILNER (1975) berichtete über Verbesserungen des Intelligenzquotienten bis zur Norm bei Patienten, die wegen epileptischer Anfälle hirnchirurgisch behandelt worden waren. Einige dieser Patienten wiesen postoperativ bemerkenswerte Fortschritte auf, die lange Zeit anhielten.

Lehrer und Eltern von Kindern mit Hirnschäden sollten an die Wiederherstellungs- und Adaptationstendenzen des verbliebenen gesunden Hirngewebes und Nervensystems erinnert werden. Obwohl zahlreiche Kinder mit bestimmten Arten von permanenten Wahrnehmungs- oder Lernstörungen leben müssen, haben viele von ihnen durch ein entsprechend breitgefächertes pädagogisches Angebot fast ebenso viele Möglichkeiten wie die intelligentesten Schüler, und die meisten von ihnen werden in einem bestimmten Ausmaß davon profitieren.

Nachdem wir unsere Aufmerksamkeit auf einige Komplikationen im Zusammenhang mit der leichten Verletzbarkeit des Neurons gerichtet haben, die für den Unterricht von Bedeutung sind, wollen wir nun zu einer Schilderung von Struktur und Funktion der Nervenzellen zurückkehren. Ihre beiden Grundfunktionen umfassen die Zellernährung und die Übertragung von Nervenimpulsen oder Nervenströmen. Das Nervengewebe nimmt aus dem Blutstrom durch seine zarte Zellmembran Nahrungsstoffe auf und gibt wie jeder andere lebende Zellorganismus Abfallprodukte an das Blut ab.

Die klassische Vorstellung der synaptischen Übertragung von Nervenimpulsen besagt, daß diese von den „Zweigen" der Dendriten aufgenommen, durch den Stamm des Dendriten, den Zellkörper und durch die ganze Länge des Axons bis zum Endbüschel transportiert werden. Die bürstenartigen Endungen des Axons haben eine funktionelle Verbindung (Synapse) mit den Dendritenbürsten eines anderen Neurons oder auch mit mehreren anderen Neuronen. Die Übertragung von Nervenenergie erfolgt gewöhnlich nur in ei-

---

schenverbindungen dieser Neurone untereinander ist größer als die Gesamtzahl von Atomen, die das gesamte Universum ausmachen!" (THOMPSON, BERGER und BERRY, 1980, S. 3). Die so unterschiedlichen Schätzungen rühren von den jeweils angewendeten Meßmethoden her, außerdem von der Komplexität der Fragestellung und davon, ob der Untersucher das ganze Zentralnervensystem überprüft hat oder nur Teile davon.

ner Richtung von den Dendriten zum Axon innerhalb eines Neurons und von
den Axonendungen weiter über die Synapse hinweg zu den Dendriten.

Diese Verbindung ist im physikalischen Sinne nicht als eine direkte Verbindung aufzufassen, da die zarten Nervenendungen, obwohl sie einander berühren und miteinander verzwirbelt sind, im peripheren Nervensystem durch
eine äußere membranöse Haut, die Neurilemma genannt wird, umhüllt sind.
Dadurch werden die Endbürsten der Dendriten und Axone vor einem unmittelbaren körperlichen Kontakt miteinander bewahrt. Im Zentralnervensystem
ist die Lücke in der Synapse äußerst minimal. Der Abstand zwischen zwei
Dendriten liegt bei etwa 100 Å, das entspricht einem zehnmillionstel Millimeter oder 10^{-10} Meter.

Die Anatomen haben seit den Tagen von GOLGIS Forschungen in den
80er Jahren des vorigen Jahrhunderts zwei Hauptgruppen von Neuronen unterschieden (HIRSCH und JACOBSEN, 1975, S. 110). Die erste Gruppe umfaßt die großen und besonders deutlichen Neuronen, die in den verschiedenen
Funktionsarealen des Großhirns vorkommen. Sie haben den Namen Typ-I-
Neuronen erhalten (JACOBSON, 1970) und sind die Zellen, die mit ihren
langen Axonen die Hauptnervenstränge bilden. Die Neuronen der zweiten
Gruppe, die Typ-II-Neuronen, haben kurze Axone und treten in der Großhirnrinde auf, obwohl sie auch im übrigen Nervensystem vorkommen. Man
vermutet, daß sie etwas mit der Modifizierbarkeit des Verhaltens zu tun haben. Ebenso wie sich die Nervenzellen hinsichtlich ihrer Struktur unterscheiden, haben sie auch unterschiedliche Entwicklungsmuster. Die Typ-I-
Neuronen mit den langen Axonen werden während des fetalen Hirnwachstums als erste gebildet. Die kleinen Neuronen mit kurzen Axonen des Typs II
entstehen später, einige von ihnen sogar erst nach der Geburt. Für Pädagogen,
Krankengymnasten und Beschäftigungstherapeuten ist dieses Entwicklungsmuster der Neuronen von besonderer Bedeutung, denn durch die Entwicklung
von Nervenzellen des Typs II noch nach der Geburt besteht die Möglichkeit
einer Beeinflussung des strukturellen Wachstums und damit der endgültigen
Funktion des Nervensystems durch Umwelteinflüsse.

Die Typ-II-Neuronen scheinen aufgrund ihrer kürzeren Axone, ihres Vorhandenseins in der menschlichen Großhirnrinde und aufgrund ihres späteren
Auftretens in der Individualentwicklung besonders gut für die Informationsverarbeitung im Nervensystem geeignet zu sein. Sie scheinen es auch zu sein,
die „verantwortlich für die Modifizierbarkeit oder „Plastizität" des Verhaltens
sind" (HIRSCH und JACOBSON, 1975). Es scheint, daß diese strukturellen
und in ihren Entwicklungsmustern festgelegten Eigenschaften des menschlichen Nervensystems durchaus eine der grundlegenden Voraussetzungen für
alle Lernvorgänge und Verhaltensänderungen sein könnten.

Die Übertragung von Nervenimpulsen erfolgt in einigen Fällen hauptsächlich chemisch, in anderen überwiegend elektrisch. Bei der chemischen
Übertragung können unterschiedliche Substanzen durch den schmalen synaptischen Spalt abgesondert werden, wobei einige von ihnen den Impulsdurch-
gang bahnen und andere ihn hemmen oder sogar vollständig blockieren. Die
elektrochemischen Vorgänge in dieser Synapse sind äußerst komplex, und das

Übertragungsmuster elektrischer Impulse ist komplizierter, als die klassischen Vorstellungen von der Elektrizitätsübertragung vermuten ließen. SCHMIDT (1978b) konnte zeigen, daß die synaptische Nervenimpulsübertragung in der Großhirnrinde teils von einem Axon zu einem anderen erfolgt, teils von Dendriten zu Dendriten oder auch von Dendriten zum Axon (SCHMIDT und WORDEN, 1979). McGEER und INNANEN (1979) haben vor einiger Zeit den Nachweis einer Reizübertragung von Dendriten auf Axone im Rattenhirn erbracht. Im menschlichen Gehirn ist dieser Vorgang bisher jedoch nicht ganz aufgeklärt. Wir wissen sicher, daß im peripheren Nervensystem und wahrscheinlich auch im größten Teil des Zentralnervensystems die Übertragung vom Axon auf den Dendriten erfolgt. In einigen Abschnitten des menschlichen Gehirns kommen jedoch auch Zellen ohne Axon oder mit nur kurzem Axon vor, bei denen möglicherweise umgekehrte synaptische Übertragungsmechanismen eine Rolle spielen (DOWLING, 1979).

Für den Schulpsychologen oder Pädagogen mag das alles sehr verwirrend sein. Die sehr kniffligen Möglichkeiten elektrischer und chemischer Prozesse im menschlichen Gehirn sollen jedoch außerhalb der Thematik dieses Buches bleiben. Unabhängig von den Einzelheiten der synaptischen Reizübertragung wollen wir festhalten, daß Nervenimpulse in systematischer Weise von einem Hirnteil auf den anderen übertragen werden und daß diese Nervenaktivitäten unsere geistigen Vorstellungen, unser Gedächtnis und alle unsere Wissens- und Denkfunktionen vermitteln.

Wir wollen uns nun bemühen, diese nur allgemein gehaltenen Kenntnisse der Zusammenhänge in eine Lerntheorie einzubringen. Dabei ist es nützlich festzuhalten, daß

1. unterschiedliche Synapsen dem Nervenimpulsdurchtritt einen unterschiedlichen Widerstand entgegensetzen,
2. die chemischen Substanzen der Reizübertragung vom Axon abgesondert werden. Von diesen Substanzen bahnen einige die Reizübertragung, während andere sie hemmen,
3. die Dendriten schwache Impulse auslöschen und andere, die über einer bestimmten Intensitätsschwelle liegen, übertragen können.

Alle diese Vorgänge besagen, daß das Gehirn und der Hirnstamm einen dreidimensionalen Komplex von Millionen miteinander in Verbindung stehender Nervenzellen darstellen. Diese Zellen sind winzig klein. Ihr Durchmesser reicht von 4 und 5 bis zu 50 oder gar 100 Tausendstel Millimeter (GARDNER, 1975, Kapitel 3). Sie bilden ein elektrochemisch aktives Netzwerk mit einer riesigen Zahl von Zellen und Zellmustern, die Nervenimpulse – das ist neurales „Feuern" – in unterschiedlichen Zeitintervallen auslösen.

Um sich eine Vorstellung davon machen zu können, was im Gehirn abläuft, sollte der interessierte Leser ein Buch über die Elektroenzephalographie lesen. Mit Hilfe der Elektroenzephalographie kann man die im Gehirn und in der Großhirnrinde ablaufenden elektrischen Spannungsänderungen untersuchen. Diese Hirnstromänderungen wurden entdeckt mit Hilfe einer sehr empfindlichen elektronischen Apparatur, des EEGs (Abkürzung für Elektroenzephalogramm), das von dem Psychiater Dr. Hans BERGER, 1926 in Jena entwickelt wurde.

Einige Nervenzellen der Großhirnrinde entladen sich spontan in einem langsamen Rhythmus von zwei bis drei Impulsen pro Sekunde, andere entladen sich ungefähr 10mal pro Sekunde und wieder andere 12 bis 16mal. Während ein Mensch schläft, „feuern" die Nervenzellen gewöhnlich in einer regelmäßigen Zeitfolge. Sobald die betreffende Person jedoch aufwacht und aufmerksam wird, kommt es durch einen „sensorischen Input" (Reizimpuls), der die visuellen, auditiven oder andere sensorische Bezirke der Großhirnrinde erreicht, zu einem beschleunigten und unregelmäßigen Muster von nervalen Salven, die den regelmäßigen spontanen Entladungsmustern überlagert werden. Bei einer Person, bei der Elektroden des EEG-Apparates am Kopf befestigt sind, kann es, wenn sie die Augen geschlossen hat, beispielsweise zu einem gleichmäßigen Auf und Ab der elektrischen Energie kommen. Befindet sich die betreffende Person in einem entspannten Zustand und unterliegt keinen optischen Eindrücken, produziert das Gehirn sog. *Alphawellen*. Diese haben eine Frequenz von ungefähr 10 Hz (d. h. Auf- und Abbewegungen pro Sekunde). Werden die Augen geöffnet, tritt etwas ein, was HEBB (1966) wie folgt beschrieben hat: „Wenn die untersuchte Person ihre Augen öffnet und auf ihre Umgebung achtet, dann erscheint der *Beta-Rhythmus*. Das sind niedrige, schnelle elektrische Wellen, die charakteristisch für eine aktiv nachdenkende Person sind. Das gleiche passiert aber auch, wenn die betreffende Person die Augen geschlossen hält, jedoch eine Aufgabe gestellt bekommt, die sie im Geiste lösen soll."

Das EEG hat sich als eine sehr brauchbare klinische Untersuchungsmethode zur Identifikation hirnrindennah gelegener Läsionen erwiesen und darüber hinaus auch unsere Vorstellungen über die Epilepsie bedeutend erweitert. Der geschulte EEG-Untersucher kennt die normalen Frequenzen und Intensitäten der elektrischen Hirnstromänderungen in den verschiedenen Bezirken der Großhirnrinde, und das Vorliegen eines krankhaften Hirnprozesses kann sich in einem deutlichen Anstieg sowohl der Frequenz als auch der Amplitude ausdrücken (Spikes-Aktivität). Wenn diffuse Hirnschädigungen oder nur geringfügige lokale Läsionen bestehen, kann das EEG-Muster generalisiert verändert sein, da es Hirnstromänderungen aus einem sehr ausgedehnten elektrischen Feld aufnimmt.

Einige Kliniker benutzen ein Einteilungsschema nach Stufe I, II und III, um damit leichte, mittelschwere und schwere pathologische Zustände zu kennzeichnen. Die meisten in diesem Buch geschilderten Fälle sind in dieser Form beschrieben.

Bei lerngestörten Kindern ist das Auftreten von abnorm langsamen Wellen (*Delta-Wellen*) allgemein üblich. Die Messungen und die Interpretation der EEG-Kurven enthalten unvermeidlich eine subjektive Komponente. Der Schulpsychologe sollte deshalb diejenigen EEG-Befunde, die nicht schlüssig sind, mit einer gesunden wissenschaftlichen Skepsis betrachten. In einigen Fällen jedoch, in denen eine lokalisierte Schädigung eindeutig nachweisbar ist, kann eine solche Information von großem Nutzen sein, besonders in Verbinung mit einer ausreichenden Zahl von Befunden aus einer umfassenden und detaillierten neuropsychologischen Testreihe.

Die Synapsentheorie des Lernverhaltens und die neurale Prägung

Der Spalt in der Synapse der Neuronen wurde bereits in den 90er Jahren des vorigen Jahrhunderts entdeckt. Seit dieser Zeit haben phantasievolle Psychologen und Pädagogen zahlreiche Hypothesen über die Bedeutung der Synapse hinsichtlich des Lernvermögens entwickelt.

Bereits 1913 beschrieb E. L. THORNDIKE einigermaßen eingehend „die Physiologie der Lernkapazität und der Aufnahmebereitschaft" (THORNDIKE, 1913). Aufgrund der damals noch unzulänglichen Kenntnisse über die Beziehung zwischen dem Gehirn und den Verhaltensmustern war jedoch alles von ihm Geäußerte größtenteils als die reine Hypothese eines brillanten Geistes aufzufassen. J. B. WATSON benutzte ebenfalls die Vorstellung von einem sich ändernden synaptischen Widerstand zur Erklärung der unterschiedlichen Muster der Nervenreize beim Erlernen von bestimmten Angewohnheiten (WATSON, 1919/1924). Unter Bezugnahme auf seine eigenen Arbeiten mit Affen und Ratten versuchte LASHLEY (1950) diese Vorgänge mit einem „Engramm" oder einer dauerhaften Veränderung zu erklären, die im Gehirn oder im Nervensystem stattfinden muß, wenn von einem Menschen irgendeine neue Vorstellung oder Fähigkeit erworben wird.

Offensichtlich muß es im Nervensystem im Anschluß an einen Lernvorgang eine Veränderung geben, die es der betreffenden Person ermöglicht, diesen Prozeß bei Bedarf aufzufinden und auszudrücken, und diese nervale Veränderung muß einen bestimmten Grad von Permanenz besitzen.

Die Frage ist, ob diese Veränderung im Nervensystem struktureller, chemischer oder elektrischer Art ist, und ob nur einige oder alle Faktoren eine Rolle spielen. Biochemische Untersuchungen haben zwar gezeigt, daß in den Neuronen beim Lernprozeß eine Proteinsynthese stattfindet, im einzelnen ist dieser Vorgang bis jetzt jedoch noch nicht vollständig aufgeklärt. McCULLOCH und BRODEY (1966) schrieben: „Was auch immer dieser Vorgang sein mag, er muß das künftige Verhalten der beteiligten Neuronen dergestalt beeinflussen, daß der Regelkreis des ganzen Systems verändert wird." Diese organisierte Umstellung des Gehirns und Nervensystems wird als *„neurale Prägung"* oder *„Engramm"* bezeichnet, und sie läuft, um die künftige Handlungsweise zu beeinflussen, etwa so ähnlich ab wie das Programm eines Computers.

Während Neurologen, Biochemiker und Physiologen versuchen, dem Geheimnis des Engramms auf die Spur zu kommen, brauchen Psychologen und Pädagogen nur zu wissen, daß beim Lernvorgang im Gehirn bestimmte Veränderungen stattfinden, die von mehr oder weniger langer Dauer sein können. Der Grad der Dauerhaftigkeit scheint von bestimmten chemischen Verändeungen abhängig zu sein. Dabei kommt es darauf an, ob der Lernende *die Absicht* hat, sich etwas für eine lange oder kurze Zeit zu merken, ferner, ob die geistige Vorstellung sehr lebhaft ist und von starken und angenehmen Affekten begleitet wird und schließlich, ob die erlernte Fähigkeit eine Zeitlang durch praktische Handlungen gefestigt wird. KRECH (1968) lenkte in diesem Zusammenhang die Aufmerksamkeit auf die Bedeutung chemischer Veränderungen im Gehirn für das Kurz- und Langzeitgedächtnis.

Das Kurzzeitgedächtnis, das man beispielsweise dazu benutzt, um eine Telefonnummer nur so lange im Gedächtnis zu behalten, bis sie gewählt ist, könnte durch in sich nachschwingende zerebrale Erregungsflüsse bedingt sein, die sofort in sich zusammenfallen, wenn die Notwendigkeit für ihren Gebrauch nicht mehr besteht. Einige an sich flüchtige Wahrnehmungen, wie z. B. das Lesen einer aufregenden Geschichte, können sich jedoch einprägen, wenn sie durch bestimmte bewußte Assoziationen und positive Gemütserregungen verstärkt werden. Mit zunehmendem Alter werden die nervlichen und physiologischen Vorgänge, die sich höchstwahrscheinlich in den Synapsen abspielen und die erforderlich sind, um diese nachschwingenden Erregungsprozesse zu unterhalten, erheblich abgeschwächt. Das führt dazu, daß der senile Mensch oft Schwierigkeiten hat, sich ein Erlebnis in das Gedächtnis zurückzurufen, sobald seine Aufmerksamkeit dafür aufgehört hat. Da die nervlichen Prägungen früherer Erfahrungen auch im Alter noch vorhanden sind, kann er sich an Ereignisse aus seiner Jugendzeit und den erfolgreichen mittleren Lebensjahren zwar sehr gut erinnern, er kann jedoch bereits wieder vergessen haben, daß sein Sohn ihn erst vor einer halben Stunde besucht hatte.

Zweifellos haben einige Kinder mit einem schlechten Kurzzeitgedächtnis leider ein Gehirn mit auf die Welt bekommen, das nur über schlechte synaptische Aktivitäten oder ein herabgesetztes Vorstellungsvermögen verfügt. Diese Kinder vergessen Dinge, die man ihnen beigebracht hat, ebenso schnell wie der senile Mensch. Um diesen Zustand zu überwinden, sollte der Lehrer gemeinsam mit den Eltern überprüfen, ob die Ernährung des Kindes ausreichend Vitamine, besonders des Vitamin-B-Komplexes, enthält. Untersuchungen haben nämlich gezeigt, daß ein zeitweiliger Vitaminmangel einen vorübergehenden Zustand herabgesetzter geistiger Leistung hervorrufen kann. Bei einer adäquaten Ernährung mit den erforderlichen Vitaminen kann ein solches Kind innerhalb weniger Tage seine normale geistige Verfassung zurückgewinnen (GADDES, 1946; GUETZKOW und BOWMAN, 1946).

In den letzten 10 Jahren entwickelte sich ein zunehmendes Interesse an den Beziehungen zwischen geistiger Entwicklung, Lernvermögen und Ernährung. Soziale und ernährungsbedingte Faktoren scheinen die geistige Entwicklung unabhängig voneinander zu beeinflussen und können auch eine starke gegenseitige Einflußnahme aufweisen (SCRIMSHAW und GORDON, 1968). HALLAHAN und CRUICKSHANK (1973, Kapitel II) haben für diejenigen Leser, die besonders an der Bedeutung der Ernährung für das Lernvermögen interessiert sind, eine kompetente Übersicht erstellt.

Die endokrinen Drüsen sind ebenfalls entscheidend wichtig für die Lernmotivation und das geistige Niveau eines Kindes. Auch wenn Endokrinologen sehr zurückhaltend sind, bei Kindern Experimente mit den endokrinen Drüsen durchzuführen, kann man in besonders gelagerten Fällen durch die Verabfolgung von Schilddrüsen- oder Hypophysenpräparaten dramatische Leistungsverbesserungen erzielen. Sobald die Eltern oder der Lehrer eines lerngestörten Kindes den Verdacht haben, daß eine endokrine Drüsenfunktionsstörung besteht, sollten sie einen kompetenten Endokrinologen konsultieren, der das Kind untersuchen und bei Bedarf entsprechende spezifisch wirksame Medikamente verordnen kann.

Sobald die primären körperlichen Vorgänge auf mögliche Mängel überprüft sind, sollte der Lehrer versuchen, dieses Kind in einer Weise zu unterrichten, die es veranlaßt, sich mit dem Unterrichtsstoff positiv zu beschäftigen. Es gibt sowohl physiologische als auch psychologische Hinweise, die vermuten lassen, daß Wahrnehmungsvorgänge in einer Phase, in der der Betreffende glücklich und interessiert ist, besser aufgenommen und behalten werden können, als solche, die man ihm in einer Phase schlechten Befindens oder Gelangweiltseins vermittelt. Dies dürfte ein Beispiel für *psychosomatische* Vorgänge beim Lernprozeß sein. Aus diesem Grunde sollten Lehrer es vermeiden, durch sarkastische Äußerungen oder Disziplinarmaßnahmen das Kind in einen Zustand zu bringen, in dem es das angebotene Lehrmaterial innerlich ablehnt oder es mit einem negativen Erlebnis verbindet. GLASSER (1969) hat diesen Punkt überzeugend dargestellt: „Wenn ein Versagen in der Schule nicht mehr vorkommt, können die sonstigen Leistungsschwächen eines Kindes wesentlich leichter überwunden werden." Eine solche Betrachtungsweise ist zwar rein aus der Verhaltenstheorie hergeleitet, wird aber durch neurologische und physiologische Forschungsergebnisse unterstützt. An diesem Thema besonders interessierte Leser sollten die Lektüre ausführlicher Handbücher und Arbeiten über psychosomatische Medizin und die damit zusammenhängenden Probleme heranziehen.

Ein Lehrer kann beim Unterrichten eines Kindes, das an einer medizinisch nachgewiesenen Nervenstörung leidet, von einem neuropsychologisch ausgebildeten Schulpsychologen einiges über Intensität, Ausmaß und Lokalisation des Hirnschadens oder der Hirnfunktionsstörung lernen (vgl. Kapitel 4). Mit diesen Kenntnissen ausgerüstet kann er zweifellos ein besseres Verständnis für die Stärken und Schwächen des Kindes im Unterricht gewinnen. Auf der Basis dieser Kenntnisse des Lehrers über die Hirnrindenfunktionen und das Fähigkeitsmuster des Kindes sollte der theoretische Hintergrund entstehen, auf dem neue und auf den speziellen Fall ausgerichtete heilpädagogische Techniken aufgebaut werden können. Dies ist im Grundsatz das Modell einer pädagogisch orientierten Neuropsychologie.

Die Grobstruktur und die Funktionen des Zentralnervensystems

Großhirn, Kleinhirn, Rückenmark und periphere Nerven bilden das Nervensystem. Das Zentralnervensystem, das aus dem Groß- und Kleinhirn, dem

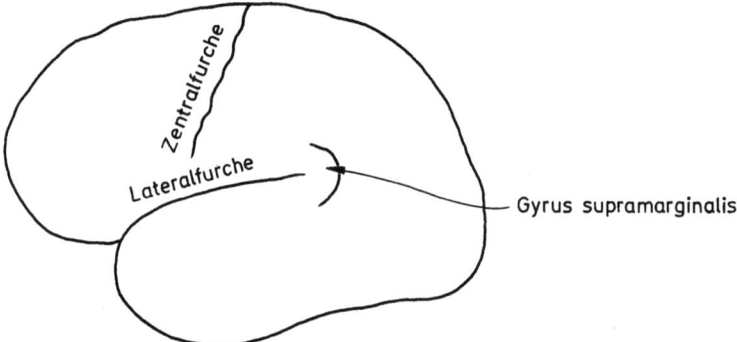

Abb. 3.1 Seitliche Ansicht der linken Großhirnhemisphäre mit dem Sulcus centralis (Zentralfurche oder Rolandische Furche), dem Sulcus lateralis (seitliche- oder Lateralfurche bzw. Sylvische Furche) und dem Gyrus supramarginalis

Hirnstamm und dem Rückenmark besteht, ist der Sitz der wichtigsten Integrations- und Verarbeitungsfunktionen.

Die Großhirnhemisphären (Abb. 3.1) bilden eine Form, die an einen Rugbyhelm erinnert. Die äußere Bedeckung, die Großhirnrinde, ist grau gefärbt und ungefähr 3 mm dick. Die Hauptmasse des Gehirns zeigt eine weiße Farbe. Sie besteht aus Stützgewebe und miteinander in Verbindung stehenden Nervenfasern. Die Großhirnhemisphären einschließlich ihrer Rinde und der Gefäß- und Stützgewebe sind etwa 2½–5 cm dick. Die Oberfläche ist in Falten und Windungen gelegt in der Form, daß ungefähr zwei Drittel der Oberfläche der Großhirnrinde eingestülpt in den Furchen liegt und bei einem offenliegenden menschlichen Gehirn nur ungefähr ein Drittel der Hirnoberfläche einsehbar ist.

Einige Biologen haben die Hypothesen aufgestellt, daß diese Gestaltung des Großhirns einer Art Überlebensstrategie dient. Um nämlich die gleiche Großhirnrindenfläche und damit dieselbe Zahl von erforderlichen Nervenzellen auf einer ebenen Kugel unterzubringen, müßte der menschliche Kopf mindestens die Größe eines Basketballs haben und wäre damit in Relation zum übrigen Körper erheblich zu groß. Durch diese Anpassung des Gehirns an den gegebenen kleineren Raum mittels Einstülpung der Hirnoberfläche in zahlreiche tiefe Furchen wurde es möglich, den Schädel verhältnismäßig klein zu halten. Dadurch ist er als Zielobjekt für äußere Einwirkungen relativ bedeutungslos und weniger verwundbar geworden.

Wenn man einen Vertikalschnitt durch die Großhirnrinde legt, erhält man ungefähr sechs Schichten unterschiedlicher Nervenzelltypen. Untersucht man die einzelnen Hirnabschnitte in einer horizontalen Schnittrichtung, so findet man hinsichtlich der Zelldichte unterschiedliche Anordnungen. So ist beispielsweise in der *motorischen* Rindenzone (s. Abb. 3.3, S. 59) die fünfte Großhirnrindenschicht wesentlich dicker als in allen *sensorischen* oder *assoziativen* Arealen. Diese Schicht ist reicher an Pyramidenzellen, die so bezeichnet werden, weil ihr Zellkörper relativ groß und pyramidenförmig gestaltet ist. Im Bereich der Scheitellappen des Gehirns finden sich unterschiedlich geformte Zellen und wieder andere Zellarten sieht man in den Stirn-, Schläfen- und Hinterhauptlappen. Bei Gewebeschnitten kann man zwar feststellen, daß sich die Zellen der Großhirnrinde in ihrer Struktur sowohl in der horizontalen Ebene, also innerhalb einer Schicht, als auch in der vertikalen Ebene, also von einer Schicht zur anderen voneinander unterscheiden. Über ihre unterschiedlichen Funktionen ist bisher jedoch nur sehr wenig bekannt. Zwar weiß man einiges über die sog. spezifischen Projektionsfelder für das Sehen, Hören, die Körperfühlsphäre und die motorische Steuerung, aber die feineren Unterscheidungen der meisten übrigen Hirnabschnitte sind immer noch nicht völlig aufgeklärt.

Neurologen berichten, daß die meisten *afferenten* oder *sensiblen* Nervenbahnen in die vierte Rindenschicht einmünden. Diese ist im Bereich der sensorischen Areale der Großhirnrinde am dicksten und im Bereich der motorischen Areale am dünnsten (vgl. NETTER 1962, S. 73). Die *efferenten* oder *motorischen* Nervenbahnen, welche die motorischen Areale der Großhirnrinde mit dem Rückenmark und den Muskeln des Körpers verbinden, entstammen vorwiegend der fünften Rindenschicht. Die Großhirnrinde selbst ist vorwiegend aus miteinander in Verbindung stehenden Neuronen aufgebaut, die Nervenimpulse zwischen Millionen verschiedener Schaltzentren des Gehirns vermitteln. Neurologen, die sich unserer relativ mageren Kenntnisse über die Funktion und die Strukturen des menschlichen Gehirns bewußt sind, haben Bedenken, mit ihren Vermutungen über das hinauszugehen, was wirklich nachweisbar ist. Psychologen sind in dieser Hinsicht weniger ängstlich. GARDNER (1968), der ein hervorragender Neurologe ist, schrieb beispielsweise: „In der Tat ist unser Wissen über die Hirnstruktur so lückenhaft, daß jeder Versuch, diese Struktureinheiten mit von Menschen gemachten elektronischen Rückkopplungskreisen zu vergleichen, rein spekulativer Natur ist." Im Gegensatz dazu schloß sich HEBB als Psychologe dem Vorbild von LORENTE de NÓ an, der in den späten 30er Jahren als erster die Idee einer „elektrischen Schleife (Loop)" oder „nachschwingender kreisförmiger Erregungsprozesse" aussprach. HEBB hat diesen Vorschlag besonders hervorgehoben und ihn zu der Vorstellung einer „Zellansammlung" im Sinne eines geschlossenen Energiekreises von Zellen weiterentwickelt, der einen Rückkopplungsmechanismus widerspiegelt und ein Nachschwingen der Energie innerhalb des Gehirns aufrechterhält sowie eine „Phasenfolge" in Form einer Anzahl hintereinandergeschalteter Zellansammlungen. HEBB untermauerte seine Hypothese, indem er ausführt, daß „ein großer Teil des Zentralnervensystems, besonders aber die assoziativen Areale der Großhirnrinde und sicherlich auch die unmittelbar benachbart liegenden subkortikalen Strukturen, mit Nervenverbindungen ausgefüllt sind, die sowohl zu sich selbst zurückführen als auch zu anderen Nervenbahnen Verbindung haben" (HEBB, 1949, 1958/1966/1972).

Dieses Konzept, das aus histologischen Befunden und neurophysiologischen Beobachtungen heraus entwickelt wurde, war während der vergangenen 25 Jahre eine äußerst brauchbare Idee für den Versuch, die Zusammenhänge zwischen Gehirn und Verhalten zu begreifen. HEBB sprach jedoch die Warnung aus, daß diese Theorie wie jede andere nur eine auf Vermutungen basierende Erklärung und somit lediglich eine provisorische Deutung ist, die nicht mit nachgewiesenen Tatsachen verwechselt werden sollte.

Wenn ein Lehrer sich dessen bewußt ist, daß der „nachschwingende Rück-
kopplungskreis" eine brauchbare Hilfe sein kann, um für den Unterricht be-
hinderter Kinder neue Gedankengänge anzuregen, und ein schöpferischer
Weg ist, der zu neuen und kreativen Lehrmethoden anreizt, dann hat diese
Vorstellung zweifellos einem guten Zweck gedient. Dieser Lehrer muß jedoch,
wie jeder von uns, bereit sein, seine übernommene Hypothese wieder aufzuge-
ben, wenn eine bessere auftaucht.

Tatsächlich gibt es bereits Hinweise auf Zweifel an einer Theorie, die für
die Leistungen des Gedächtnisses und des Lernvermögens lediglich elektrische
Hirnströme zugrundelegt. Obwohl es schon seit längerer Zeit bekannt ist, daß
der Nervenimpuls Ausdruck *elektrochemischer* Vorgänge ist, hat man bis in
die jüngste Gegenwart hinein den elektrischen Anteilen wesentlich mehr Aufmerksamkeit gewidmet. Möglicherweise spielt dabei die Erfindung des Katho-
denstrahloszillographen und anderer empfindlicher elektronischer Apparate
eine Rolle, die seit den 20er Jahren entwickelt wurden. Vielleicht lag es auch
daran, daß die Theorie von LASHLEY (1950) über die *Gedächtnisprägung*
und die von HEBB (1949) stammende Vorstellung von den *Zellansammlungen*
einem Studenten zwar die Möglichkeit gaben, sich eine bestimmte Form von
Energieeinwirkung während eines Lernvorganges im Gehirn relativ leicht vorzustellen; dadurch vernachlässigte man jedoch die eigentlichen biochemischen
Vorgänge, die in den Hirnzellen stattfinden. KRECH (1968) hat eine beliebte
Theorie beschrieben, die verschiedenartige elektrochemische Prozesse für das
Kurzzeitgedächtnis und das Langzeitgedächtnis postuliert. Dieser Theorie zufolge ist eine Synthese neuer Proteine im Gehirn notwendig, um ein Langzeitgedächtnis aufzubauen. Im Laufe der letzten 10 Jahre kam es zu einem wachsenden Interesse an der Erforschung der chemischen Funktionen der Hirnzellen (SCHMITT und WORDEN, 1979), und man beginnt nunmehr auch, Beziehungen zum Lernen im Unterricht herzustellen (GROSSMANN, 1978;
REYLER, 1978).

In diesem Zusammenhang ist es für den Leser gut, wenn er daran denkt,
daß dem Gedächtnis sowohl elektrische als auch chemische Vorgänge zugrunde liegen, die sich vermutlich entsprechend der Flüchtigkeit oder Dauerhaftigkeit des zu erinnernden Gedächtnisinhalts ändern.

Die Großhirnrinde

Die äußere Oberfläche des menschlichen Gehirns ist durchweg in Falten gelegt
und vollständig mit den sog. Gyri (Hirnwindungen) und Sulci (Furchen oder
tiefe Einstülpungen) bedeckt. Für einen Nichtmediziner genügt es, wenn er die
zwei wichtigsten Furchen kennt. Das sind: die *Zentralfurche* (Sulcus centralis
oder Fissura Rolandi) und die *seitliche Furche* (Sulcus lateralis oder auch Fissura Sylvii). Diese beiden Furchen unterteilen die Großhirnhemisphäre in den
Stirnlappen (Lobus frontalis), den Scheitellappen (Lobus parietalis), den
Schläfenlappen (Lobus temporalis) und den Hinterhauptslappen (Lobus occi-
pitalis) (Abb. 3.2). Wie wir im nächsten Kapitel sehen werden, scheint jeder
dieser Lappen mehr oder weniger intensiv an der Entstehung bestimmter Verhaltensfunktionen beteiligt zu sein.

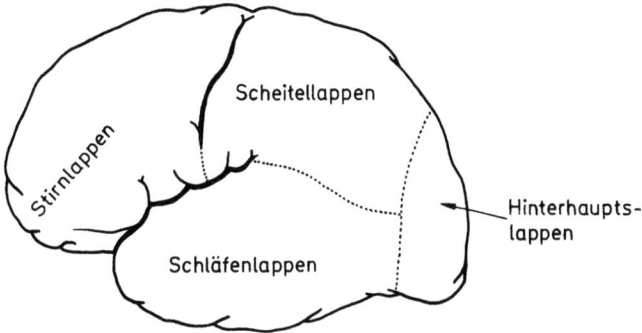

Abb. 3.2 Die Hirnlappen der linken Hemisphäre. (Nach William D. WEST, 1984)

Die motorische Hirnrinde – das ist ein Streifen von etwa 2 ½ cm Breite, der unmittelbar vor der Zentralfurche liegt (Abb. 3.3) – steuert die von Muskeln ausgeführten Bewegungen und wird deshalb als *motorischer Rindenstreifen* bezeichnet.

Die motorische Rindenregion der linken Hirnhemisphäre bestimmt die Aktivitäten des rechten Armes, des rechten Beines und nahezu alle Muskelbewegungen der rechten Kopf- und Körperhälfte. Umgekehrt steuert der rechte motorische Rindenstreifen die Muskelbewegungen der linken Körperhälfte. Da beide motorischen Rindenstreifen im Stirnlappen liegen, ist die Steuerung der Muskelbewegungen eine gut bekannte Funktion der hinteren Abschnitte der Stirnlappen. Schädigungen oder Funktionsstörungen eines der beiden motorischen Hirnrindenabschnitte führen in einem bestimmten Ausmaß zu Lähmungen der gegenüberliegenden (kontralateralen) Körperhälfte.

Der Hirnrindenstreifen, der unmittelbar *hinter* der Zentralfurche (Abb. 3.3) liegt, registriert Berührungsempfindungen. Man bezeichnet diesen Bereich als somatosensorische Region (soma [griechisch] = Körper, sensorisch [lateinisch] = die Sinne betreffend). Der somatosensorische Rindenstreifen ist somit im Gehirn diejenige Stelle, in der Berührungsempfindungen auf-

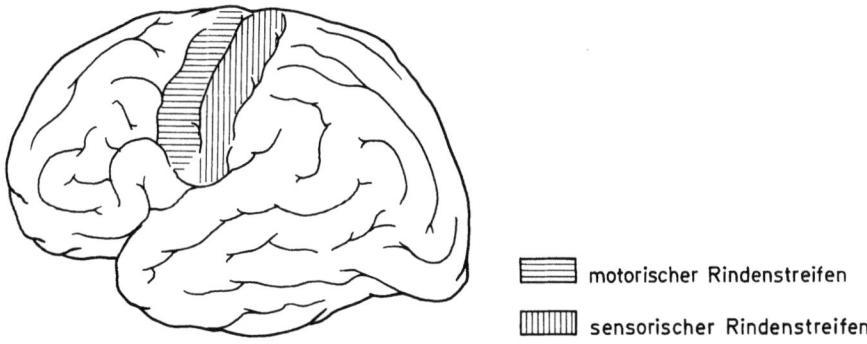

▬▬▬ motorischer Rindenstreifen

▥▥▥ sensorischer Rindenstreifen

Abb. 3.3 Seitenansicht der linken Großhirnhemisphäre mit Darstellung des linken motorischen und somatosensorischen Rindenstreifens. (Nach William D. WEST, 1984)

genommen werden. In gleicher Weise wie die motorischen Rindenstreifen, deren Nervenimpulse die Muskeln der gegenüberliegenden Körperhälfte steuern, empfangen die somatosensorischen Hirnrindenabschnitte Nervenimpulse von der gegenüberliegenden (kontralateralen) Seite des Körpers. Schädigungen dieser Rindenregion oder Funktionsstörungen in ihrem Bereich führen zu Empfindungsausfällen an der Hautoberfläche, zu herabgesetztem Lokalisationsvermögen der Finger oder – wenn man die Augen geschlossen hält – zu einer falschen Identifizierung der einzelnen Körperteile. Durch Störungen in diesen Hirnabschnitten kann das Lernen in der Schule erheblich beeinträchtigt sein, besonders hinsichtlich des Rechnens, der Rechtschreibung und aller Tätigkeiten, die eine gute Augen-Hand-Koordination erfordern.

Wegen ihrer unmittelbaren Nachbarschaft auf der Großhirnrinde arbeiten die motorischen und sensorischen Rindenregionen koordiniert zusammen. Jede elektrochemische Aktivität in einem Rindenstreifen führt mit großer Wahrscheinlichkeit zu einer mehr oder weniger ausgeprägten Gegenreaktion in der benachbarten. Diese integrierte Funktion wird noch dadurch gefördert, daß zahlreiche sensorische Nervenfasern in die motorische Rindenregion einmünden und andererseits zahlreiche motorische Nervenfasern von den sensorischen Rindenregionen ausgehen. Aus diesem Grund bezeichnet man diese beiden Hirnrindenabschnitte manchmal auch als *sensomotorische Rindenregion* (CALANCHINI und TROUT, 1971). Ihr gemeinsames Funktionieren stellt die neurale Grundlage für die sog. Kinästhesie dar (Bewußtsein des Körpers im Raum und seiner Bewegungen), aber auch für Temperaturempfindungen und für Muskelbewegungen im Zusammenhang mit visuellen, auditiven und taktilen Rückkopplungen auf bestimmte Nervenimpulse. Sie bilden auch die Grundlage für die Entfaltung der Sprache und die geistige Entwicklung. Zwar erfolgen auf allen Ebenen und Bereichen des Gehirns integrative Verarbeitungsprozesse, aber diejenigen, die mit der sensomotorischen Integration zusammenhängen, sind die Basis für alle Lernprozesse und geistigen Funktionen (AYRES, 1972a).

Die hinteren Abschnitte der Großhirnhemisphären bezeichnet man als Hinterhauptslappen (Lobi occipitales). Sie sind Zentren der optischen Eindrücke. Da sich die Sehnerven von der Vorderseite des Kopfes, dem Sitz der Augen, bis zu den im Hinterhaupt gelegenen Okzipitallappen erstrecken, besteht bei jeder Schädelverletzung die Gefahr, daß auch visuelle Prozesse in Mitleidenschaft gezogen werden. Für den größten Teil des Lernens in der Schule sind visuelle Wahrnehmungsprozesse von grundlegender Bedeutung. Lehrer sollten deshalb den Strukturaufbau und die Funktionen der Sehbahn kennen, um die verschiedenartigen Abweichungen der Sehwahrnehmung zu bemerken, die unter bestimmten Umständen auftreten können.

Die Schläfenlappen (Lobi temporales) beherbergen die auditiven Rindenfelder. Eine Schädigung oder Funktionsstörung innerhalb dieser Lappen kann zu einer Beeinträchtigung oder dem völligen Ausfall des Hörvermögens führen. Die Entwicklung der Sprache und des Sprechens ist weitgehend von einer exakten akustischen Wahrnehmung abhängig. Eine Schädigung oder Funktionsstörung der Schläfenlappen kann deshalb zu bestimmten Formen einer Unfähigkeit führen, Sprache zu verstehen oder auch auszudrücken (*Aphasie*). Die neuropsychologischen und pädagogischen Probleme der Aphasie werden in Kapitel 8 besprochen.

Der Hirnstamm und der Balken

Das *Zentralnervensystem* setzt sich aus Gehirn und Rückenmark zusammen. Das *periphere Nervensystem* umfaßt alle Nerven, die außerhalb dieses zentralen Netzwerkes liegen, und enthält die Hirnnerven, die die sensorischen und motorischen Systeme des Kopfes verknüpfen, die Rückenmarksnerven, die die neuromuskulären Skelettsysteme miteinander verbinden, und die peripheren Anteile des sog. autonomen Nervensystems. Obwohl für den Schulunterricht beide Nervensysteme von Bedeutung sind, befaßt sich dieses Buch in erster Linie mit der Besprechung von Struktur und Funktion des Zentralnervensystems.

Das Gehirn umfaßt das Großhirn mit seinen beiden Großhirnhemisphären und dem Hirnstamm, der es mit dem verlängerten Rückenmark (Abb. 3.4)

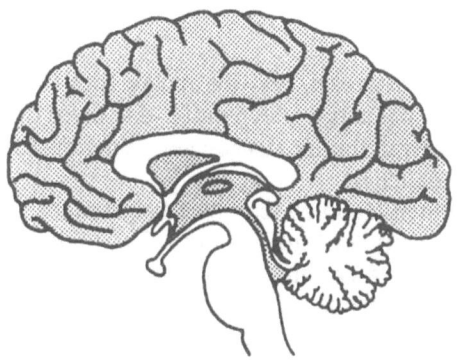

Abb. 3.4 Ansicht des Gehirns und des Hirnstamms nach Durchtrennung in der Mittellinie

verbindet. Vereinfacht dargestellt, finden wir im Großhirn außerdem den Balken (Corpus callosum), der aus einem breiten Band von Nervensträngen zusammengesetzt ist, welches die beiden Großhirnhemisphären miteinander verbindet, und den Thalamus, der die sensorischen Kerne für das Sehen und Hören sowie Zentren des autonomen Nervensystems enthält. Der Hirnstamm besteht aus dem Mittelhirn (Mesenzephalon), der Brücke (Pons) und dem verlängerten Rückenmark (Medulla oblongata) (Abb. 3.5).

Der Balken (Corpus Callosum)

Der Balken ist ein breites Nervenband, das aus Millionen von Nervenfasern aufgebaut ist, welche die Rindenregionen der beiden Großhirnhemisphären miteinander verbinden (Abb. 3.4 und 3.5). In der Bibel wird zwar der gute Rat

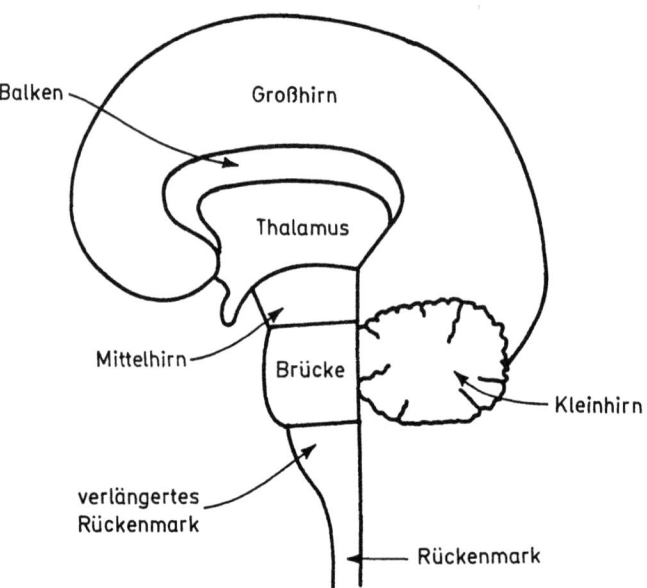

Abb. 3.5 Mittelschnitt des Gehirns und des Hirnstamms in vereinfachter und schematischer Darstellung

gegeben: „Laß Deine linke Hand nicht wissen, was die rechte tut" (MAT-THÄUS 6, Vers 3). Das Corpus callosum sorgt jedoch dafür, daß diese Trennung der Hände vom neurologischen Standpunkt aus gesehen weder in sensorischer noch motorischer Hinsicht möglich ist.

Wenn einem Kind mit seiner rechten Hand zu schreiben beigebracht wurde, wird es auch in der Lage sein, dies mit der Linken zu tun. Zwar mit etwas schlechterer Schrift, aber ohne besonderes Training. Das liegt daran, daß die Areale für die rechte Hand im Bereich der linken Großhirnhemisphäre durch den Balken mit den entsprechenden Arealen in der rechten Großhirnhemisphäre in Verbindung stehen, die für die linke Hand zuständig sind. Übungserfahrung in einem Großhirnareal führt automatisch zu einer Übertragung der erworbenen Geschicklichkeit von der einen Seite auf die andere. Psychologen kennen diese automatisch stattfindende neurale Übertragung bereits seit Jahren als „bilateralen Transfer".

Ein rechtshändiges Kind kann nicht nur mit der linken Hand schreiben, sondern es kann am Strand im nassen Sand sowohl mit dem rechten als auch dem linken Fuß schreiben und ebensogut auch mit einem Stock im Munde, und zwar, ohne daß es diese Art zu schreiben jemals vorher geübt hat. Diese Fähigkeiten lassen vermuten, daß die durch Übung hervorgerufenen Veränderungen in einer umschriebenen Hirnregion nicht nur durch den Balken in verschiedene Abschnitte der gegenüberliegenden (kontralateralen) Hirnhemisphäre übertragen werden, sondern über subkortikal in der weißen Substanz gelegene Nervenverbindungen auch in andere Gebiete der gleichseitigen (ipsilateralen) Hirnhälfte. Aus diesen angeführten Gründen haben multisensorielle und multimotorischen Lerntechniken große Erfolge gehabt, denn sie vermehren die Zwischenverbindungen des Gehirns und fördern auf diese Weise die Möglichkeiten zu ausgedehnteren Aktivitäten in der Großhirnrinde und damit ein besseres Lernvermögen. Bei ihrem Versuch, gesunde Hirnbereiche zu trainieren und geschädigte Areale zu umgehen, sprechen die Physiotherapeuten von „Umbahnung"[2].

Seit BROCA in den 60er Jahren des vorigen Jahrhunderts einen Zusammenhang zwischen der Aphasie (Sprachbehinderung durch Hirnschädigung oder -funktionsstörung) und Läsionen im Bereich der linken Hirnhemisphäre feststellte, kam es immer wieder zu einer eingehenden Suche nach möglichen strukturellen Unterschieden im Gehirn, die diese funktionellen Asymmetrien erklären können. Bis vor kurzer Zeit sind aus dieser über ein Jahrhundert währenden Forschung keine eindeutigen Ergebnisse zu Tage gefördert worden. Mehr wird darüber in Kapitel 7 gesagt werden.

Unter normalen Umständen arbeiten die beiden Hirnhemisphären reibungslos miteinander. Kommt es jedoch durch eine Erkrankung oder Verletzung zu einer Schädigung oder Unterbrechung des Balkens, so sind zahlreiche geistige Leistungen in Mitleidenschaft gezogen. SPERRY (1964) und andere Autoren haben versucht, mehr über die spezifischen Funktionen jeder Großhirnhemisphäre zu erfahren, indem sie bei Tieren durch chirurgische Eingriffe den Balken unterbrachen. Diese sog. Kommissurotomien wurden auch an Menschen durchgeführt, um zu häufig auftretende epileptische Anfälle zu verringern oder ganz auszuschalten. Diese Patienten wurden anschließend eingehend untersucht, um Informationen über den Zusammenhang zwischen Großhirn und Verhalten bei isolierten Großhirnhemisphären zu erhalten (ZAIDEL, 1979). Sobald alle die Hemisphären unmittelbar verbindenden Nervenfasern durchtrennt sind, verhält sich der betreffende Mensch so, als ob er zwei voneinander unabhängige Hirnhälften besäße (SPERRY, 1974). Wenn man diesen Patienten durch die rechten Gesichtsfeldhälften jedes Auges irgendetwas beibringt, indem man einen Stimulus im linken Gesichtsfeld erscheinen läßt und ihn dadurch der rechten Hemisphäre zuführt, kann kein „bilateraler Transfer" stattfinden, und in der linken Hemisphäre gibt es keine Erinnerung für das Erlernte. Auf die Forschungsergebnisse bei operativer Balkendurchtrennung und Erkrankungen des Balkens oder angeborenem Balkenmangel (Agenesie des Corpus callosum) werden wir in Kapitel 7 ausführlicher eingehen. An dieser Stelle soll der Leser lediglich darauf hingewiesen werden, welche wichtigen Funktionen der Balken für die Reizverarbeitung zwischen den Hirnhemisphären und die Ausbildung einer Seitendominanz im Großhirn hat. Diese sind Voraussetzung für ein normales Leistungsvermögen in Lesen, Schreiben und Rechnen.

Der Thalamus

Der Thalamus ist ein besonders kompliziert aufgebauter Bezirk in der Mitte des Gehirns. Er liegt unterhalb des Balkens und unmittelbar oberhalb des

---

[2] Anmerkung der Übersetzer: wörtlich „Umerziehung" (reeducation).

Hirnstamms (Abb. 3.5). Um die Strukturen und verschiedenen Funktionen des Thalamus, des Hypothalamus und der damit in Zusammenhang stehenden Hirnabschnitte kennenzulernen, benötigen Medizinstudenten u. U. mehrere Monate. Für Lehrer und Schulpsychologen dürfte es genügen, wenn sie wissen, daß der Thalamus eine bedeutende „Umschaltstation" ist, die Nervenreize, die vom Kleinhirn (Abb. 3.5), vom Retikularsystem und einigen Stammganglien ausgehen, zur Großhirnrinde weiterleitet, und zwar hauptsächlich zu den sog. Assoziationsarealen der Großhirnrinde. Mit Ausnahme des Geruchsinns werden alle anderen Sinnesreize im Thalamus umgeschaltet, bevor sie ihre zuständigen Areale in der Großhirnrinde erreichen. Bei manchen stammesgeschichtlich niedriger stehenden Lebewesen stellt der Thalamus das oberste Wahrnehmungsorgan dar. Beim Menschen fungiert er nur als Organ der Vororientierung, das noch unverarbeitete Bewußtseinseindrücke zwischen den sensorischen Nervenbahnen und der Großhirnrinde vermittelt. Da die meisten sensorischen Bahnen über die untere Ebene des Thalamus verlaufen, kann eine Verletzung dieses Hirnabschnittes zu Störungen der visuellen, auditiven und taktilen Wahrnehmung führen.

Der Hypothalamus ist ebenfalls ein kompliziert zusammengesetzter Abschnitt vor dem und etwas unterhalb des Thalamus. Bis heute ist noch nicht ganz klar, welche Rolle er spielt. Wir wissen aber, daß er als „der physiologische Sitz der Gefühle" sehr zahlreiche autonome Funktionen zu überwachen hat. Der Hypothalamus löst bestimmte Mechanismen nach Art eines Thermostaten aus, wodurch Funktionen wie Blutdruck, Körpertemperatur, Hungergefühl, Durstgefühl und auch sexuelle Vorgänge gesteuert werden.

Von besonderem Interesse für das Studium des menschlichen Verhaltens sind jedoch Einflüsse des Hypothalamus auf emotionale Zustände wie Angst und Furcht. Vor einigen Jahren konnte MASSERMAN (1941) durch gezielte elektrische Reizung des Hypothalamus bei einer Katze fingierte Tobsuchtsanfälle auslösen. Da Schädigungen im Hypothalamusbereich abnorme Angst- oder Furchtreaktionen auslösen können, muß man daran denken, daß ein hyperaktives oder zu Wutausbrüchen neigendes Kind in seltenen Fällen an einer Hirnstammschädigung leiden kann, die die normale Funktion des Hypothalamus beeinträchtigt. Gesundes menschliches Verhalten scheint zumindest teilweise aus einer reflektorischen oder auch spontanen Stimulation des Hypothalamus und der mit ihm in Zusammenhang stehenden Hirnregion zu entstehen und zum anderen aus erlernten Hemmprozessen zu resultieren, die von der Großhirnrinde ausgehen. Zuviel hypothalamische Stimulation in Verbindung mit zu wenig kortikaler oder herabgesetzter intellektueller Kontrolle führt wahrscheinlich zu einem sozial auffälligen Kind, das die Rechte und Wünsche anderer nicht achtet. Umgekehrt kann zu wenig hypothalamische Stimulation zu einem überkontrollierten, gehemmten und phantasielosen Kind führen. Auf jeden Fall ist ein brauchbarer Kompromiß zwischen diesen beiden Extremen wünschenswert.

Antisoziales Verhalten rührt selbstverständlich nicht in jedem Falle von organisch bedingten Einwirkungen her. Viele Fälle werden psychogen ausgelöst, wobei häufig ein strenger, zurückweisender Erziehungsstil der Eltern eine

Rolle spielt. Falls jedoch eine Hirnfunktionsstörung nachgewiesen ist und gleichzeitig ein unbeherrschtes aufsässiges Verhalten besteht, ist es für Therapeuten, Sozialarbeiter und Lehrer wichtig, eine möglichst eingehende Kenntnis des eventuell zugrundeliegenden Hirnschadens zu haben. Nur auf der Basis dieser Kenntnisse wird es möglich sein, eine auf den betreffenden Fall zugeschnittene Behandlungsmethode zu erarbeiten. Diese kann Einzel- und Gruppentherapie, Psychodrama, Überprüfung der Umweltbedingungen, unter denen das Kind lebt, soziale Aktivitäten, Beratung, Einleitung medikamentöser Maßnahmen oder eine Kombination einzelner bzw. aller dieser Faktoren umfassen.

Das Mittelhirn

Unmittelbar unterhalb des Thalamus liegt das Mittelhirn, das eine kräftige Säule des Hirnstamms zwischen Thalamus und Brücke (Abb. 3.5) bildet. Seine Hauptfunktion besteht in der Steuerung bestimmter Kopfreflexe, wie das Blinzeln mit den Augen und das Zurückziehen des Kopfes bei rasch wechselnden optischen Reizen in den äußeren Abschnitten des Gesichtsfeldes. Eine weitere Funktion ist die Auslösung des Pupillenreflexes auf entsprechende Lichteinwirkungen. Im Mittelhirn werden auch auditive Reflexe oder Reaktionen ausgelöst, wie beispielsweise Schreckreaktionen oder Kopf- und Blickwendungen auf laute Geräusche hin. Diese Reflexe werden von der Vierhügelplatte vermittelt, vier warzenförmigen Vorwölbungen an der hinteren Oberfläche des Mittelhirns. Die beiden oberen Hügel, Colliculi superiores genannt, sind Überbleibsel von optischen Hirnlappen. Zwar werden beim Menschen die Seheindrücke im Bereich der Großhirnrinde der Hinterhauptslappen bewußt gemacht, die Colliculi superiores wirken jedoch an der Verarbeitung der von der Netzhaut stammenden Lichtreize mit. Zusätzlich verarbeiten sie auch kinästhetische Reize, die von der Augenmuskulatur, aber auch von Muskeln, Sehnen und Gelenken des ganzen Körpers stammen. Sie leiten efferente, also motorische Nervenimpulse weiter, die zu den Augen ziehen und die Pupillarreflexe auslösen sowie die Koordination der Stellung der Augäpfel zueinander in der richtigen Weise steuern. Wie man sieht, handelt es sich hierbei um ein sehr kompliziertes und fein abgestimmtes energetisches System. Eine Schädigung oder örtliche Fehlfunktion an jeder beliebigen Stelle dieses Systems kann zu Veränderungen oder Beeinträchtigungen der visuellen Wahrnehmung führen.

Hörimpulse und kinästhetische Reize werden von den beiden unteren Hügeln der Vierhügelplatte, den sog. Colliculi inferiores, in gleicher Weise verarbeitet, wie das die Colliculi superiores hinsichtlich des Sehvorganges tun. GELLNER (1959) hat die Vermutung geäußert, daß ein Kind, das Wörter zwar nachsagen, aber nicht sinnvoll anwenden kann, möglicherweise an einer Schädigung zwischen den unteren Vierhügeln und den auditiven Großhirnrindenbezirken der Schläfenlappen leidet. Diese Rindenbezirke bezeichnet man als die sog. Heschlsche Hirnwindung. Obwohl diese Annahme bisher rein spekulativer Natur ist, scheint sie logischer zu sein, als pauschal von einem „allgemeinen Mangel an geistiger Fähigkeit" oder von „geistiger Retardierung" zu sprechen. Außerdem findet sie ihre diagnostische Deutung in dem Versuch, raumspezifische Nervenstörungen in den „auditiven Regelkreisen" festzulegen. Einige Kinder, die als geistig retardiert, autistisch oder dyslektisch bezeichnet werden, leiden möglicherweise an irgendeiner Unterbrechung der visuellen oder auditiven Wahrnehmung auf der Basis einer Mittelhirnschädigung. Eine mehr oder weniger exakte Kenntnis des Schädigungsorts im Mittelhirn könnte damit wiederum zu wirksameren heilpädagogischen Behandlungsmaßnahmen führen.

Die Brücke (Pons)

Wer über Lateinkenntnisse verfügt, wird in dem Wort Pons die lateinische Bezeichnung für „Brücke" erkennen. In der Tat ist dieser etwas vorgewölbte Abschnitt des Hirnstamms eine Brücke sowohl für afferente (sensorische) Nervenbahnen, die das Rückenmark mit der Großhirnrinde verbinden, als auch für efferente (motorische) Nervenbahnen, die von der motorischen Großhirnrinde zum Kleinhirn ziehen, und Nervenbahnen vom Kleinhirn zu den motorischen Rückenmarkabschnitten. In der Kindheit kann es zu einer Geschwulstbildung in der Brückengegend kommen, die zu Störungen der visuellen Wahrnehmung und der Visuomotorik führen kann. Schädigungen der Brücke können Ausfälle des Körpergefühls nach sich ziehen, wenn die sensorischen Nervenbahnen unterbrochen sind. Werden motorische Nervenbahnen beschädigt oder unterbrochen, kommt es zu motorischen Lähmungen.

Das Kleinhirn (Zerebellum)

Wie die Abb. 3.4 und 3.5 zeigen, ist das Kleinhirn eine Art verkleinertes Gehirn, das dem Hirnstamm in Höhe der Brücke unmittelbar anliegt. In seinem Aufbau besteht es ebenfalls aus zwei Hemisphären, einer Rinde (Kortex), die aus grauer Substanz aufgebaut ist, und dem darunter befindlichen Mark (Medulla) aus Nervengewebe, das sowohl weiß als auch grau erscheint. Während das Großhirn aus zahlreichen unregelmäßigen Windungen besteht, mit unterschiedlichen Zelltypen in den verschiedenen Rindenbezirken, ist das Kleinhirn hinsichtlich seiner Windungen etwas regelmäßiger gestaltet, und die Nervenzellen des Rindenbereiches sind sich über die ganze Oberfläche ähnlich. Sie enthalten in großer Zahl *Körner-Zellen* und *Purkinje-Zellen*, und beide Zellarten besitzen ungewöhnlich dicke und stark verzweigte Dendriten. Diese Zellen sind über Synapsen miteinander verbunden, wodurch die Möglichkeit gegeben ist, daß es „im Anschluß an einen relativ umschriebenen sensorischen Nervenimpuls zu einer ausgedehnten Reizentladung kommen kann" (GARDNER, 1968).

Das Kleinhirn funktioniert nach Art eines Filters, das Muskelaktivitäten glättet und koordiniert. Sensorische Nervenreize erreichen das Kleinhirn von der Haut, von den Muskeln, den Sehnen, den Gelenken und von den nichtauditiven Labyrinthabschnitten des Innenohrs (Sinnesorgan für Statik, Gleichgewicht und Stellung im Raum). Darüber hinaus erreichen das Kleinhirn Nervenreize von den Augen, den Ohren und der Großhirnrinde sowie aus Rückkopplungsrückflüssen eigener Nervenimpulse zur Großhirnrinde. Erst die hochentwickelte Funktion des Kleinhirns macht die graziösen Bewegungen eines Ballettänzers oder die weichen, schnellen und wohlkoordinierten Reaktionen eines Schwimmers, Sprinters, Basketballspielers oder anderer Sportler möglich.

Eine Kleinhirnschädigung kann zu einer Lähmung eines Armes oder Beines ipsilateral, d. h. auf der gleichen Seite der Schädigung, führen. Dieses Verhalten unterscheidet eine Kleinhirnverletzung von Verletzungen im Bereich der motorischen Großhirnrindenregion, die stets eine überwiegende Lähmung oder motorische Beeinträchtigungen der kontralateralen, also gegenüberliegenden Seite nach sich ziehen. Mildere Formen von Funktionsstörungen des Kleinhirns können eine allgemeine motorische Ungeschicklichkeit verursachen, die ihrerseits das schulische Lernen oder die allgemeine Intelligenzentwicklung beeinträchtigen kann. Sobald diese motorischen Ungeschicklichkeiten mit visuomotorischen Beeinträchtigungen einhergehen, stören sie auch bei einem Kind mit guter verbaler Intelligenz seine Rechtshändigkeit (Apraxie), seine Fähigkeit, Figur-Hintergrundbilder zu erkennen, sowie sein Schreibvermögen und andere feinmotorische muskuläre Handlungen.

BRENNER, GILLMAN, ZANGWILL und FARRELL (1967) verglichen 14 Kinder, die an solchen Schwierigkeiten litten, mit 14 anderen, die frei von agnostisch-apraktischen Störungen waren und die hinsichtlich Alter, Geschlecht, Händigkeit, verbalem IQ sowie häuslicher und pädagogischer Umgebung mit den Kindern der ersten Gruppe weitgehend übereinstimmten. Die Gruppe der hirnfunktionsgestörten Kinder lag bei den Tests, die Raumwahrnehmung, manuelle Geschicklichkeit, Rechtschreibung, Rechnen und soziale Anpassungsfähigkeit betrafen, signifikant niedriger als die Gruppe der normalen Kinder. Solche motorischen Ungeschicklichkeiten können ihre Ursache in einer Funktionsstörung des Kleinhirns haben, aber auch in einer Störung einer oder beider motorischer Zentralregionen oder der motorischen Nervenbahnen. Ähnliche Symptome treten aber auch auf, wenn in einer oder mehreren der sensorischen Nervenbahnen ein gewisses Ungleichgewicht vorliegt. Bisher sind nur wenige zuverlässige Nachweise erbracht worden, die einen unmittelbaren Zusammenhang zwischen Funktionsstörungen des Kleinhirns und Lernstörungen erkennen ließen. Dr. J. VALK aus den Niederlanden berichtete jedoch über einige interessante Befunde aufgrund seiner neuroradiologischen Untersuchungen von Kindern. Er schrieb:

„Es ist bemerkenswert, daß das Kleinhirn als das zentrale Steuerorgan für grob- und feinmotorische Bewegungen fast nie als ursächlicher Faktor für diese Störungen der Bewegungskoordination erwogen wurde. Eine unserer großen Überraschungen bei den neuroradiologischen Untersuchungen von lerngestörten Kindern war die Häufigkeit, mit der wir bei ihnen eine Atrophie (Verkümmerung) oder Aplasie (Nichtanlage) des Kleinhirns aufdecken konnten" (VALK, 1974).

Er berichtete von 10 Jungen, bei denen die Entwicklung des Kleinhirns nicht normal war und mit Störungen der Feinmotorik und Beeinträchtigungen der Unterrichtsleistung einherging.

Eine gesunde und intakte Funktion des Kleinhirns ist offenbar die Voraussetzung für eine normale sensomotorische Integration, die die Grundlage für normale Sinneswahrnehmung, regelrechte motorische Bewegungsantworten und geistige Leistungsfähigkeit des betreffenden Kindes darstellt. Die Vermittlung gröberer sensomotorischer Aktivitäten erfolgt in erster Linie durch den Hirnstamm. Feinmotorische Koordination und abstrakte Denkvorgänge gehören in den Aufgabenbereich der Großhirnrinde. Erfolgreiches Verhalten aber, ob weitgehend motorisch oder geistig, erfordert eine dynamische Integration zwischen diesen beiden Hirnebenen. „Die geistige Funktion hat ihre Hauptwurzel im Rückenmark, die meisten ihrer sonstigen Wurzeln im Hirnstamm und anderen subkortikalen Strukturen, und die Großhirnrinde selbst übernimmt eine Vermittlerrolle über sie alle" (AYRES, 1972a, S. 12).

Das Kleinhirn ist in seiner Eigenschaft als ein Hauptbestandteil des Hirnstamms für alle Formen normalen Verhaltens und schöpferischer Phantasie zuständig. Einige Untersucher stellen die Behauptung auf, daß zwischen Funktionsstörungen im Bereich des Kleinhirn-Vestibularsystems und einem schlechten Lesevermögen in der Schule ein Zusammenhang bestehe. Darüber werden wir in Kapitel 8 ausführlich berichten.

Das verlängerte Rückenmark (Medulla oblongata)

Die Medulla oblongata, die im Hirnstamm an unterster Stelle liegt, stellt in gewisser Weise die Mitte des Zentralnervensystems dar. Oberhalb des verlängerten Rückenmarks befindet sich das Großhirn und unter ihm das Rückenmark mit den meisten übrigen Anteilen des Nervensystems. Für den Neurologen ist dieser Teil des Hirnstamms von größerem Interesse als für den Pädagogen.

Aus diesem Grund wird an dieser Stelle auch nur wenig darüber ausgesagt. Es soll lediglich hervorgehoben werden, daß das verlängerte Rückenmark derjenige Bereich des Zentralnervensystems ist, in dem viele sensorische und motorische Nervenbahnen zur gegenüberliegenden Seite kreuzen (Decussatio pyramidum) und daß es in Zusammenarbeit mit der Brücke ein Nervenzentrum für verschiedene lebenswichtige Organe wie Herz, Lunge und das gesamte Verdauungssystem darstellt.

Das periphere Nervensystem

Wie wir bereits oben erwähnten, setzt sich das Zentralnervensystem aus Großhirn und Rückenmark zusammen. Das *periphere Nervensystem* besteht aus allen Nervenbahnen, die außerhalb des Zentralnervensystems liegen, und zwar sowohl den afferenten oder sensorischen als auch den efferenten oder motorischen. Diese Nervenbahnen enthalten
1. die Nerven im Kopfbereich (12 Hirnnerven),
2. die Nerven, die aus dem Rückenmark austreten (Spinalnerven) mit ihren sensorischen und motorischen Verbindungen,
3. das *autonome Nervensystem*, das ein Nervensystem für sich darstellt und auf das engste mit der Motivation und dem Gefühlsleben verknüpft ist.

(Siehe die später in diesem Kapitel erfolgende Besprechung des Hypothalamus und der Stirnlappen bzw. die Antriebsfunktionen in Kapitel 4.)

Die zwölf paarweise angelegten, mit Großhirn und Hirnstamm verbundenen Hirnnerven stehen mit Strukturen des Kopfes, des Rückenmarks und der Bauchorgane in Kontakt. Für den Lehrer sind vermutlich vorwiegend diejenigen Hirnnerven von Interesse, die mit dem Sehvermögen (Hirnnerven II, III, IV und VI) und dem Hörvermögen (Hirnnerv VIII) zusammenhängen. Wenn er den Verdacht hat, daß ein an sich intelligentes Kind in seinem Verhalten durch Störungen im Bereich des Seh- oder Hörvermögens beeinträchtigt sein könnte, sollte er es unverzüglich zu einer augen- oder ohrenärztlichen Untersuchung schicken.

An der Wirbelsäule gibt es vom Hals bis zum Steißbein insgesamt 31 Paare von Rückenmarksnerven. Jeder Nervenstrang enthält sowohl sensorische als auch motorische Nervenbahnen (Abb. 3.6). Die sensorische Wurzel tritt an der hinteren (dorsalen oder posterioren) Fläche des Rückenmarks ein und die motorische Wurzel an der vorderen (ventralen oder anterioren) Fläche aus. Beide Wurzeln treffen sich innerhalb des Wirbelkanals und verlassen das Rückenmark durch das Zwischenwirbelloch an der Seitenfläche des Wirbelkörpers. Der Wirbelkanal ist ein Hohlraum innerhalb des Wirbelkörpers, der dafür bestimmt ist, das empfindliche Rückenmark aufzunehmen und vor Beschädigung zu bewahren.

Diese Nerven sind von ganz besonderem Interesse, da sie Verbindungen zu allen Körperabschnitten herstellen. Sie tragen dem Gehirn Sinnesimpulse von

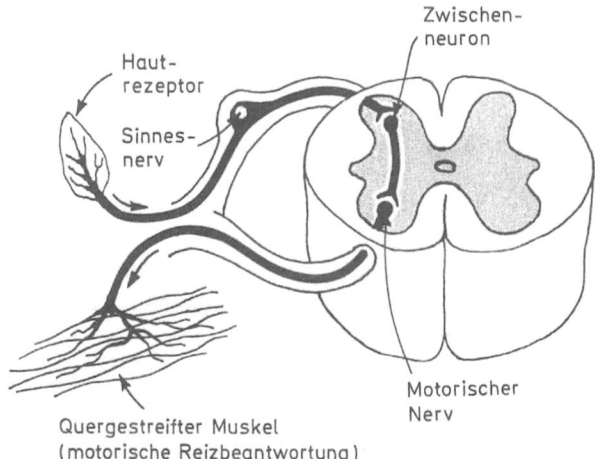

Abb. 3.6 Querschnitt des Rückenmarks mit Darstellung eines Sinnesnerven (afferentes Neuron) innerhalb eines Rückenmarknervens, ferner eines Zwischenneurons innerhalb des Rückenmarks und eines motorischen (efferenten) Neurons. In Wirklichkeit besteht ein sensorischer Nerv aus einem Bündel von zahlreichen Neuronen, von denen jedes dem Gehirn Reize zuführt. In gleicher Weise umfaßt ein motorischer Nerv ein Bündel von Nervenbahnen, die sämtlich willkürliche Reizimpulse vom Gehirn weiterleiten. (Nach William D. WEST, 1980)

taktilen und kinästhetischen Eindrücken im Organismus zu und leiten willkürmotorische Bewegungsimpulse an die verschiedensten Körpermuskeln weiter.
Für den Schulunterricht sind wahrscheinlich die sensorischen und motorischen Nerven für Hände und Arme am wichtigsten. Schreiben, Händigkeit
und Hirndominanz sind besser zu verstehen, wenn man sich der Funktion der
peripheren sensorischen und motorischen Nerven bewußt ist.

Bei dem Bemühen, die Probleme eines Kindes mit einer Lernstörung besser zu verstehen, sollte ein Lehrer mit diagnostischer Beratung durch einen
Neurologen und den Schulpsychologen herauszufinden versuchen, ob die neurologische Schädigung oder Funktionsstörung des betreffenden Kindes *zentraler* oder *peripherer* Genese ist oder vielleicht mit beiden Systemen zusammenhängt. Nehmen wir als Beispiel ein Kind an, das eine leichte Apraxie,
Schwierigkeiten beim Schreiben und der Durchführung manueller Tätigkeiten
hat. Eine Störung *zentraler* Art kann durch eine Läsion in einer oder beiden
sensorischen oder motorischen Großhirnrindenregionen entstanden sein, aber
auch die motorischen Bahnen betreffen, welche die motorische Rindenregion
mit dem Kleinhirn verbinden oder die im Kleinhirn selbst oder im Vorderhorn
des Rückenmarks liegen. Der Neurologe kann möglicherweise den Ort und
die Intensität der Läsion feststellen und seine Diagnose an den Schulpsychologen weitergeben, der in der Lage sein sollte, dem Lehrer bei der Aufstellung eines heilpädagogischen Lernprogramms für das betreffende Kind zu helfen.

Ist die Schädigung *peripher* gelegen, kann sie irgendwo im Bereich der Nervenbahnen für den Arm oder die Hand lokalisiert sein. Auch in diesem Falle
sollten ein Neurologe und der Schulpsychologe den Lehrer informieren, bevor
er ein spezielles heilpädagogisches Programm aufstellt. Sofern die Störung
zentraler Art ist, wird sie wahrscheinlich die Wahrnehmung oder das Erkennungsvermögen des Kindes oder seine sensomotorische Integration beeinträchtigen. Liegt die Störung jedoch peripher, dann hat sie mehr Einfluß auf
die Exaktheit der sensorischen Wahrnehmung oder die motorischen Funktionen des Kindes, aber nicht so sehr auf die Wahrnehmungsverarbeitung oder
das geistige Vorstellungsvermögen.

Sehr wahrscheinlich spielt das Problem der gemischten Lateralität bei vielen Kindern eine Rolle, die Zahlen oder Buchstaben miteinander verwechseln.
Das hängt damit zusamman, daß solche Kinder *peripher* linkshändig und *zentral* rechtshändig sind. Im Kapitel 7 werden wir diese Vorstellungen bei der
Besprechung der Händigkeit weiterentwickeln.

Die Sinnesnervenbahnen

Wie wir bereits festgestellt haben, umfaßt neurologisch gesehen jedes Verhalten sensorische, hirnintegrative und motorische Prozesse. Alle Wahrnehmungsvorgänge und jede Erkenntnis beruhen auf Erfahrungseindrücken, die
das Gehirn durch afferente Sinnesnerven erreichen. Ist die Reizaufnahme behindert, kann die geistige Entwicklung erlahmen. Wenn es beispielsweise Annie SULLIVAN nicht geschafft hätte, Helen KELLERs Verstand auf dem

Umweg über den Tastsinn zu erreichen und auf diese Weise ihre Blindheit und Taubheit zu umgehen, wäre Helen KELLER aller Wahrscheinlichkeit nach geistig verkümmert und durchschnittlich geblieben, anstatt das hohe geistige Niveau zu erreichen, zu dem sie schließlich gelangte. In der Vergangenheit haben viele Lehrer manche Kinder als „geistig zurückgeblieben" bezeichnet, da sie nicht so schnell oder nicht durch die gleiche Unterrichtsmethode lernen konnten, wie die meisten anderen Kinder. Manchmal hatten diese Kinder hervorragende geistige Fähigkeiten, aber ihre Sinnesbahnen beeinträchtigten ihre Wahrnehmungen in einer Weise, die ihr Lernvermögen störte. In solchen Fällen ist es besonders wichtig, daß man das Wesen der Lernstörungen erkennt und ein entsprechendes heilpädagogisches Unterrichtsprogramm entwickelt, um die Störungen zu kompensieren.

Für das Lernvermögen sind visuelle, auditive, taktile und kinästhetische Nervenimpulse von grundlegender Bedeutung. Deshalb sollen an dieser Stelle die Nervenbahnen der in Frage kommenden Sinnesorgane dargestellt werden. Die Besprechung erfolgt in vereinfachter und kurzer Form, da der Lehrer lediglich Grundkenntnisse über die neurologischen Strukturen und Funktionen benötigt, um mit Schulpsychologen oder Neurologen in richtiger Weise kommunizieren zu können. Der Lehrer ist von ihren Erkenntnissen und eingehenden klinischen Informationen abhängig; er hat die Verantwortung dafür, die ihm vermittelten Kenntnisse zur Ausarbeitung eines spezifischen heilpädagogischen Programms für das Kind zu benutzen. Für derart komplexe Probleme könnte ein professionelles interdisziplinäres Team die besten Ergebnisse erzielen. In den klinischen Anhängen, die den meisten Kapiteln dieses Buches beigefügt sind, wird beschrieben, wie ein solches Team diese Probleme bewältigen kann.

Die Sehnervenbahnen

Die Sehbahn beginnt in der Netzhaut (Retina), läuft über den Sehnerven zur Sehnervenkreuzung (Chiasma opticum), durch die oberen Vierhügel entlang dem Sehtrakt zu den seitlichen Kniehöckern (Corpora geniculata lateralia) und schließlich durch die Sehstrahlung (Radiatio optica) zu den Großhirnrindenarealen des Hinterhauptlappens (vgl. Abb. 3.7, ebenso NETTER 1962, S. 63). Schädigungen oder Funktionsstörungen in Teilbereichen dieser Nervenbahnen können die unterschiedlichsten Arten von Gesichtsfeldausfällen hervorrufen (vgl. MANTER und GATZ, 1961, S. 85). Funktionsstörungen im Hirnstamm, in den Schläfen-, Scheitel- oder Hinterhauptlappen können zu optischen Ausfällen, zu Verzerrungen, Nachbildern, Bildumkehrungen, Ortsverlagerungen, Rechts-links-Verdrehungen und Irrtümern in der Größenabschätzung des Gesehenen führen. BENTON (1963b) hat diese verschiedenartigen Typen der Beeinträchtigung genauer untersucht. Wir werden sie etwas eingehender in Kapitel 4 besprechen.

Zahlreiche Untersuchungen unterstützen, daß es zwei visuelle Systeme gibt: einmal das Mittelhirnsystem, das die oberen Vierhügel umfaßt, welches

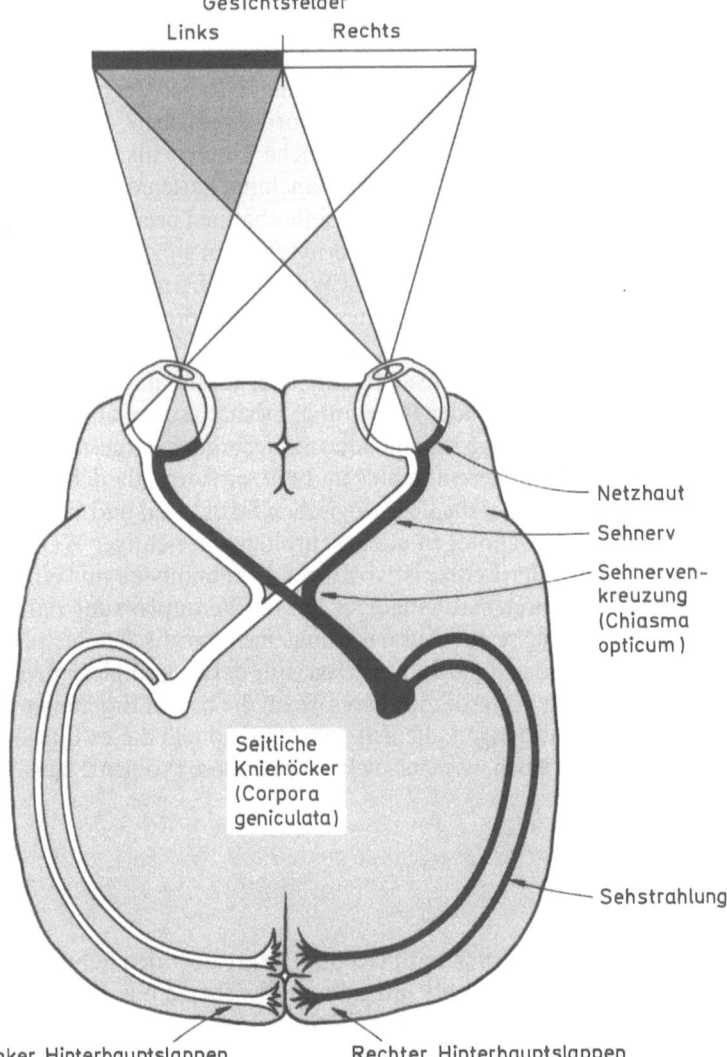

Abb. 3.7 Sie Sehbahn von der Netzhaut beider Augen zu beiden Hinterhauptslappen. Man beachte, daß Reize aus dem linken Gesichtsfeld im rechten Hinterhauptslappen registriert werden. In gleicher Weise gelangen Lichteindrücke des rechten Gesichtsfelds in den linken Hinterhauptlappen. (Nach William D. WEST, 1980)

die Frage nach dem „Wo" beantwortet und das sog. genikulokortikale System aus den seitlichen Kniehöckern (Corpora geniculata) und der Sehrinde, welches die Frage nach dem „Was" beantwortet (BARLOW 1980). Mit Hilfe der Mittelhirnstrukturen können Tiere rasch ihre Beute ausmachen. Aber nur mit Hilfe der visuellen Areale der Großhirnrinde können sie erkennen, um was es sich dabei handelt.

Entfernt man in Tierexperimenten die entsprechenden Großhirnrindenareale, dann können diese Tiere eine Karotte von einer Schlange nicht unterscheiden (BARLOW 1980), obwohl sie das Objekt scharf sehen und auch lokalisieren können. Dieses doppelte Verarbeitungssystem existiert auch beim Menschen. BARLOW bezeichnete diese Fähigkeiten als die „gegenständlichen Fähigkeiten des visuellen Systems" und als „die Deutungsfunktion". Übertragen wir diese Beobachtung auf den Vorgang des Lesens, so können wir hypothetisch annehmen, daß am primären Erfassen der Buchstaben Mittelhirnanteile beteiligt sind, während die Deutung und das Verstehen des Gelesenen in der Großhirnrinde erfolgt. Eine Funktionsstörung in irgendeinem Abschnitt dieser beiden visuellen Nervensysteme kann die Lesefähigkeit oder andere optische Fähigkeiten in unterschiedlicher Weise beeinträchtigen.

Die Hörnervenbahn

Die Hörbahn zieht von beiden Ohren zu beiden Schläfenlappen (Temporallappen), insbesondere zu der sogenannten Heschlschen Windung in den mittleren und oberen Abschnitten des Schläfenlappens, die die Sylvische Furche begrenzen (sogenanntes Planum supratemporale).

Schallwellen erzeugen im Innenohr bestimmte Vibrationsmuster, die in den Hörnerven in elektrochemische oder neurale Reizimpulse umgewandelt werden. Dieser Nerv erreicht den Hirnstamm in Höhe des verlängerten Rückenmarks (Medulla oblongata), teilt sich hier und steigt beiderseits nach oben zu den unteren Hügeln der Vierhügelplatte (Colliculi inferiores). Von den unteren vier Hügeln ziehen beide Nervenbahnen über den mittleren Kniehöcker (Corpus geniculatum mediale) zur Heschlschen Windung der beiden Schläfenlappen (Abb. 3.8, ebenso NETTER 1962, Seite 64).

Obwohl jedes Ohr mit beiden Schläfenlappen verbunden ist, bestehen zwischen dem jeweiligen Ohr und dem gegenüberliegenden Schläfenlappen stärkere Nervenfasern (Abb. 3.8).

Da in nahezu allen Fällen die linke Großhirnhemisphäre die dominierende Seite für die Sprache ist, konnte festgestellt werden, daß bei den meisten Menschen das *rechte Ohr etwas empfindlicher für Sprachlaute* ist, während das *linke Ohr empfindlicher für nichtsprachliche Reizeinwirkungen* wie Melodien (KIMURA, 1964) oder Umweltgeräusche ist (SPELLACY, 1969).

Da die Hörnerven Verbindungen zu beiden Hirnhemisphären haben, müssen einseitige Schädigungen im Bereich des Schläfenlappens, auch wenn sie schwerer Art sind, nicht unbedingt zu Taubheit auf einem Ohr führen. Sie können jedoch akustische Wahrnehmungsstörungen für bestimmte Sprachlaute oder nichtsprachliche Geräusche hervorrufen. Manchmal hat ein Kind, das an derartigen Störungen leidet, bei einem Hörtest ganz normale Werte, da es die einzelnen Töne innerhalb der Tonleiter mit normaler Intensität aufnehmen kann. Das Fehlen der integrativen Funktion der beiden Schläfenlappen führt jedoch dazu, daß das Kind die Bedeutung von dem, was es hört, nicht begreift. Dieser Vorgang ist das Prinzip der sog. Wernicke-Aphasie (rezeptive oder Wahrnehmungsaphasie). Diese tritt gewöhnlich bei einer Schädigung des

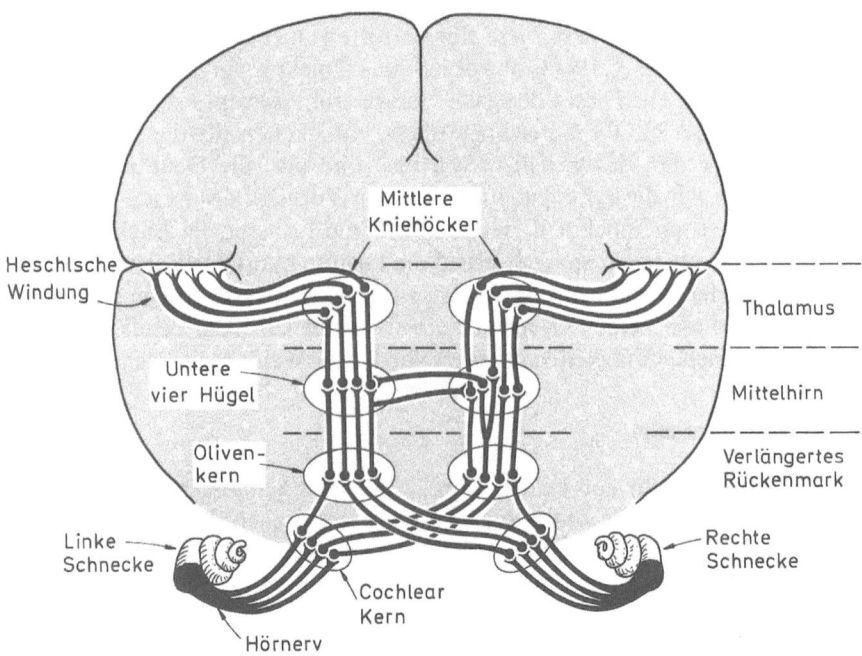

Abb. 3.8 Die Hörbahnen vom Innenohr zu den akustischen Analysatoren der Großhirnrinde (Heschlsche Windung). Man beachte, daß die Schnecke jedes Ohres ausgeprägtere Verbindungen zur gegenüberliegenden Hirnseite besitzt. Die verminderte Anzahl von Neuronen kennzeichnet zwar die Nervenbahnen, aber nicht das wirkliche Verhältnis der Nervenbahnen zu jeder Seite. (Nach William D. WEST, 1980)

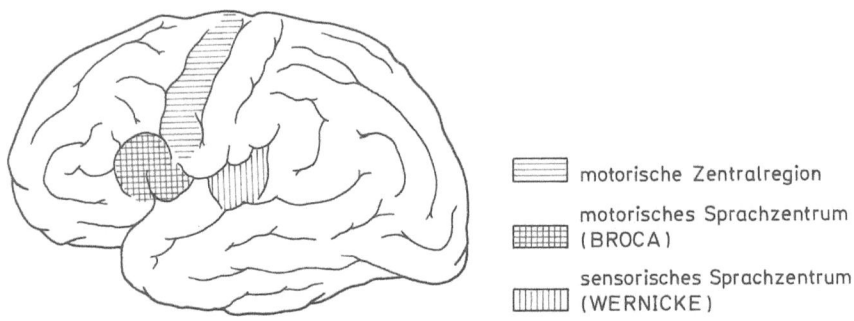

Abb. 3.9 Die Großhirnrindenareale der linken Hemisphäre, die für den Sprachausdruck und die Sprachaufnahme zuständig sind. (Nach William D. WEST, 1984)

linken Schläfenlappens auf (Abb. 3.9). Es kann für ein Kind verheerende Konsequenzen haben, wenn ein Lehrer die Aphasie mit einer geistigen Behinderung verwechselt. Fast noch schlimmer ist es jedoch, wenn der Lehrer zu der

Fehldiagnose gelangt, daß das Kind Konzentrationsstörungen habe oder nicht mitarbeiten wolle.

Ein Beispiel soll diese Situation klarmachen:

Vor einigen Jahren wurde ein 9jähriges Mädchen zu einer neuropsychologischen Untersuchung geschickt, weil in seinem Zeugnis vermerkt war: „Sie beherrscht keine Rechtschreibung, und wir können ihr das Lesen nicht beibringen." Eine so ausgeprägte Retardierung läßt den Verdacht aufkommen, daß eine geistige Störung bestehen könne. Als das Mädchen jedoch zu unserer Untersuchung kam, stellten wir fest, daß es sich um ein reizendes Kind mit gutem Wortschatz und charmantem Benehmen handelte. Die Tests hinsichtlich des Sehvermögens und der Taktilität ergaben „gute bis hervorragende" Ergebnisse. Tatsächlich lagen seine Fähigkeiten sämtlich oberhalb des Durchschnitts mit einer einzigen Ausnahme: der Hörwahrnehmung. Obwohl sich die Ergebnisse des Hörtests (Audiogramm) im normalen Bereich befanden, war das Mädchen nicht in der Lage, Klanglaute sinnvoll zu integrieren.

Jeder, der eine Fremdsprache lernt, macht ähnliche Erfahrungen. Er kann ohne weiteres *hören*, was die Ausländer sprechen, da er aber die Bedeutung der Worte nicht kennt und keine Übung hat, kann er den meisten Lauten keine Bedeutung zuordnen. In diesem Beispiel ist die *Hörempfindung* normal, die *Hörwahrnehmung* jedoch fehlerhaft.

Sobald die Lehrer des Kindes die Ursache seiner Lernstörung verstanden hatten, hörten sie auf, es als geistig zurückgeblieben zu behandeln, und aufgrund von Empfehlungen des zuständigen Schulpsychologen änderten sie ihr Verhalten dem Kind gegenüber auf folgende Weise:

1. Sie sprachen langsamer und drückten sich klarer aus, wenn sie sich an das Kind wandten.
2. Sie vermieden die Verwendung von Sprachlauten und unterrichteten es in der Rechtschreibung mit Hilfe einer Methode, die bevorzugt optische, motorische und kinästhetische Nervenbahnen ansprach. Bereits nach kurzer Zeit stellte sich daraufhin ein Erfolg ein.
3. Sie übertrugen diese Methode auch auf den Leseunterricht des Kindes.

Für die meisten Lehrer ist es nahezu unmöglich, bei einem Kind eine auditive Wahrnehmungsschwäche festzustellen. Liegt jedoch eine solche Störung vor, kann sie verheerende Folgen haben. Im Anhang A dieses Kapitels (s. S. 103) wird eine Testbatterie empfohlen, die dem Schulpsychologen helfen kann, Alarmzeichen zu entdecken. Wenn bei einem Kind der Verdacht auf eine Wahrnehmungsschwäche gegeben ist, sollte es als erstes zu einer Hörprüfung geschickt werden, um einen eventuellen peripheren Hörverlust abzuklären.

Ist der Nachweis erbracht, daß das Hörvermögen normal ist, können im Rahmen einer Testbatterie psychologische Tests der auditiven Wahrnehmung durchgeführt werden. Solch eine Testreihe kann das Erkennen nichtsprachlicher Umweltgeräusche überprüfen, ferner das Gedächtnis für Töne, das Unterscheidungsvermögen für sinnlose Sprachlaute und die Fähigkeit, Sätze zu wiederholen.

Nervenbahnen für Tiefensensibilität und Berührungsempfindung (Taktilität)

Das dritte sensorische System betrifft die Tiefensensibilität und den Tastsinn. Körperlicher Kontakt mit der Haut oder Berührung der Haare löst in bestimmten spezifischen Nervenzellen nahe der Hautoberfläche Nervenimpulse aus. Diese Impulse werden in sensiblen Nerven weitergeleitet, treten durch die hintere Wurzel in das Rückenmark ein und ziehen nach oben zum Hirnstamm, zum Thalamus und dem Körperwahrnehmungsareal der Großhirnrinde. Dieses Areal befindet sich unmittelbar hinter der Zentralfurche auf derjenigen Großhirnhemisphäre, die dem ausgelösten Reiz gegenüberliegt (Abb. 3.3 und 3.6). Werden diese Nervenbahnen oder das Großhirnrindenareal der Körperfühlsphäre selbst an irgendeiner Stelle geschädigt, kann die Erkennung zweidimensionaler Oberflächenmuster, wie sie z. B. zum Lesen der Blindenschrift nach Braille erforderlich ist, unmöglich werden. Es kann auch zu Fehlempfindungen in den Fingern kommen.

Der Neurologe kann bei der klinischen Untersuchung nach Funktionsstörungen suchen durch:

1. leichte Berührung,
2. Druckberührung,
3. Berührungslokalisation (durch Bezeichnung des Berührungsortes),
4. Schmerzempfindung der Hautoberfläche (durch einen Stift oder eine Nadel ausgelöst),
5. Tiefenschmerz (durch kräftigen Druck oder durch Kneifen der Haut),
6. Hauttemperatur,
7. Bewußtsein über die Stellung des Körpers im Raum (Haltungswahrnehmung),
8. Empfindung passiver Bewegungen (Feststellung, welche Extremität passiv bewegt wurde),
9. Vibrationsreize,
10. Formerkennung durch ausschließliche Berührung (BRAIN, 1960).

Die hier aufgezählten Funktionen der Körperwahrnehmung sind für alle Lernprozesse von Bedeutung, an denen zuverlässige Tastempfindungen und kinästhetisches Bewußtsein des Körperschemas und der Körperbewegungen beteiligt sind oder die Handfertigkeiten benötigen, um dreidimensionale Formen ohne Augenkontrolle zu erkennen. Diese zuletzt angeführte Art der Wahrnehmung ist sowohl für den Neurologen als auch den Neuropsychologen und Sonderschullehrer von besonderem Interesse. Bei klinischen Tests wird von einer Versuchsperson verlangt, einen dreidimensionalen Gegenstand abzutasten und mit einem anderen zu vergleichen, der zuvor abgetastet wurde. In manchen Tests wird die Versuchsperson auch aufgefordert, den betasteten Gegenstand nach ihrer inneren Vorstellung zu zeichnen, nachdem man ihn abgedeckt hat und die Augen wieder geöffnet werden. Diese Art des Sich-Etwas-Vorstellens und Wiedererkennenkönnens hängt vom Berührungssinn, der Tiefensensibilität und der Einwirkung dieser miteinander reagierenden Sinnessysteme auf den Gesichtssinn ab. Die Fähigkeit, einen Gegenstand ohne Hilfe der Augen nur durch Berührung zu erkennen (Stereognosie), beruht z. T. vermutlich auf Funktionen der sensorischen Areale der hinteren Zentralwindung und ausgedehnter Abschnitte der Scheitellappen sowie auf Hirnstammfunktionen. Läsionen in diesen Arealen können zu Ausfällen der Fingerlokalisation, zu einem schlechten Richtungssinn, herabgesetztem Körperschema und zu Beeinträchtigungen der schulischen Lernleistung führen, die von diesen neuropsychologischen Bedingungen abhängen. Im Schulunterricht sind davon besonders die Fächer Rechnen, Schreiben, Lesen und Rechtschreiben, mit anderen Worten, fast alle „Hauptfächer" betroffen. Zur Verbesserung des Lesevermögens und anderer Lernprozesse sollen deshalb Leibesübungen, Trampolinspringen und andere Techniken beitragen, die ausgiebige grobmotorische Körperbewegungen mit sich bringen (KEPHART, 1960/1971).

Zweifellos gehört die Diagnosestellung hinsichtlich des Ortes und des Ausmaßes einer Schädigung innerhalb des sensoriellen Bahnsystems oder der Hirnrindenareale in den Verantwortungsbereich des klinischen Neurologen. Aber für den Lehrer ist es nützlich, wenn er diese Informationen, durch den Schulpsychologen interpretiert, kennenlernt, weil er dadurch zweifellos besser in die Lage versetzt wird, ein wirksames heilpädagogisches Programm für das betroffene Kind auszuarbeiten.

Die motorischen Nervenbahnen

In ihrem Aufbau sind sich die sensorischen und die motorischen Nervenbahnen im wesentlichen gleich. Die Nervenimpulse bewegen sich in ihnen jedoch selbstverständlich in entgegengesetzter Richtung. Während sensible Reize zur Körperfühlsphäre der Großhirnrinde unmittelbar *hinter* der Zentralfurche ziehen, stammen motorische Impulse von dem Rindenareal unmittelbar *vor* der Zentralfurche (Abb. 3.3, S. 59). Die aus diesem Areal stammenden Nervenfasern ziehen abwärts durch den Hirnstamm zur Brücke, zum Kleinhirn und vom Kleinhirn weiter abwärts zu den Vorderhörnern des Rückenmarks und von da zu den verschiedenen Rückenmarkabgängen der sog. Rückenmarknerven. Die wichtigsten motorischen Funktionen, die für den Schulunterricht von Bedeutung sind, betreffen die muskuläre Steuerung von Hals und Kopf einschließlich der Augen und der Sprechmuskulatur sowie die feinmotorischen Bewegungen der Hände und Finger.

Gestörte Augenbewegungen können das Lesevermögen behindern. Die Ursache hierfür kann sowohl peripher als auch zentraler Natur sein. Liegt die Läsion oder Funktionsstörung zentral – möglicherweise in den Hinterhauptslappen, im hinteren Abschnitt des Balkens, in oder nahe bei den oberen Vierhügeln oder im linken Gyrus angularis – kann die daraus resultierende Dyslexie (Leseschwäche) gegenüber heilpädagogischen Maßnahmen resistenter sein; in jedem Fall sind unterschiedliche Behandlungsmaßnahmen angezeigt.

Wenn die Beeinträchtigung der motorischen Nervenbahnen zu einer ausgeprägten manuellen Ungeschicklichkeit führt, kann das Kind trotz einer hohen oder überdurchschnittlichen Intelligenz dennoch Schwierigkeiten im Unterricht haben, und zwar besonders im Schreiben, Rechtschreiben, Zeichnen und möglicherweise im Lesen und Rechnen.

Der Reflexbogen

Vor mehr als 70 Jahren schlug E. L. THORNDIKE (1913) eine psychologische Theorie für Pädagogen vor, die als „Connectionism" oder „bond psychology" bekannt wurde. Auf einen einfachen Nenner gebracht, liegt dieser Theorie die Annahme zugrunde, daß zwischen dem Sinnesorgan (Rezeptor) und dem neuromuskulären Erfolgsorgan am Bewegungsapparat (Effektor) *lineare* Nervenverbindungen bestehen, die bei jedem Lernprozeß aktiviert werden. In den 20er Jahren unseres Jahrhunderts verwarfen LASHLEYS Theorien über Massenaktion und Gleichgewichtigkeit die Vorstellungen, die auf der Annahme einer Art „Telefonschalttafel" mit direkten linearen Nervenverbindungen beruhten und ersetzten sie durch eine sog. *Feldtheorie* in Anlehnung an die Gestalttheorien, die zu dieser Zeit populär waren. Physiologische Untersuchungen an Ratten und nichtphysiologische an Menschen unterstützten diese feldtheoretische Sicht. HEBB (1949) stellte jedoch bei dem Versuch, eine neuropsychologische Theorie zu entwickeln fest, daß wahrscheinlich zwei Prozesse gleichzeitig eine Rolle spielen, und zwar sowohl segmentale Zellanhäufungen, die lineare Funktionen ausüben, als auch komplexe Gestaltkonstellationen, die große Mengen miteinander reagierender Neurone enthalten. Diese beiden Vorgänge schlossen sich gegenseitig nicht aus. Sie hängen vom Zustand der neuralen Integration des jeweils untersuchten Verhaltens ab. GESCHWIND (1965) sprach sich ebenfalls für eine Art von „Konnektionismus" aus, indem er zeigte, daß in bestimmten Fällen von Aphasien Schädigungen in einzelnen Großhirnrealen zu einer „Dyskonnektion" (Unterbrechung) zwischen zwei wichtigen Hirnbereichen führen und auf diese Weise eine Dyslexie (Leseschwäche) oder eine Agraphie (Schreibunfähigkeit) oder beides auslösen.

Zur Vereinfachung des gesamten Problems sollte man sich daran erinnern, daß bestimmte feststehende Verhaltensweisen (Reflexe) zumeist als Überlebensreaktionen des betreffenden Lebewesens aufgefaßt werden können. Für sie gilt, daß sie durch relativ einfache Nervenbahnen ausgelöst werden können. Diese sensiblen Nervenbahnen können das Rückenmark erreichen und Reizimpulse unmittelbar auf efferente Bahnen zu den entsprechenden Muskeln unter Umgehung des Großhirns kurzschließen. Ein Beispiel hierfür ist das rasche Zurückziehen des Fußes von einem schmerzhaften Reiz, wenn man unversehens auf einen spitzen Gegenstand oder auf eine heiße Steinplatte tritt. Diese Reaktion geschieht völlig mechanisch und unwillkürlich, und die betreffende Person wird sich ihres Verhaltens erst dann bewußt, wenn der Vorgang bereits abgelaufen ist. Beispiele für dieses stereotype Verhalten sind u. a. die Pupillenreflexe, der Speichelfluß, Ausweichbewegungen, Schreckreaktionen und das Sichzurückziehen von schädigenden Reizen. Die sensomotorischen Nervenbahnen dieser Reflexmechanismen erreichen nur den Rückenmarkbereich, sind aber auch bis hinauf zum Mittelhirnniveau möglich. Sie aktivieren die Zellen der Großhirnrinde erst dann, wenn die primäre Nervenbahn bereits durchlaufen ist.

PAWLOW hatte mit seinen klassischen Experimenten an Hunden eine wichtige Entdeckung gemacht. Er ging von der Tatsache aus, daß ein „natürlicher" Reiz zu einer bestimmten Reaktion führt (z. B. löst der Anblick von Futter beim Hund Speichelfluß aus.) Kommt nun ein willkürlich ausgewählter zusätzlicher Reiz hinzu (z. B. das Ertönen einer Glocke oder das Aufleuchten eines Lichtsignals gleichzeitig mit dem Anblick des Futters), so verbindet sich nach einigen Wiederholungen dieses Vorgangs der konditionierte Reiz, also das Ertönen der Glocke, mit der unkonditionierten Reaktion, dem Speichelfluß. Diesen Vorgang nannte er, wie alle Psychologiestudenten wissen, die klassische Konditionierung. Nicht allen Studenten wird jedoch die Bedeutung dieser beachtlichen Entdeckung bewußt sein. Sie besteht in der Tatsache, daß mechanische und vorherbestimmbare Verhaltensformen benutzt werden können, um einen Lernprozeß zu lenken und zu verstärken. PAWLOW (1928, Kapitel 36) demonstrierte an Hunden, daß man sie in eine Konfliktsituation oder „experimentelle Neurose" bringen kann, indem man ihnen eine Zuwendungsreaktion auf einen Stimulus andressiert und eine Vermeidungsreaktion auf einen anderen. Wenn man einen Stimulus, der halbwegs zwischen den beiden Dressurmustern liegt, anbietet, kann für den Hund eine Konfliktsituation entstehen.

MATEER (1918) war einer der ersten amerikanischen Psychologen, die die Prinzipien von PAWLOW auf den Schulunterricht übertrugen. Er entdeckte, daß bedingte Reaktionen bei älteren Schülern einfacher zu erreichen sind, als bei jüngeren und bei intelligenteren besser als bei dummen. Diese Untersuchungen, nämlich Speiseaufnahme als unkonditionierten Reiz und den Speichelfluß oder Angstgefühle als unkonditionierte Reizantwort zu benutzen, demonstrieren, daß der einfache Reflexbogenmechanismus mit der Großhirnrinde gekoppelt ist, wodurch es zu neuartigen erlernten Reaktionen kommt, den sog. „bedingten Reaktionen". WATSON (1924) zeigte in seinen klassischen Untersuchungen von Albert und der Ratte, wie mit diesen Hilfsmitteln eine Phobie aufgebaut und wieder abgebaut werden konnte. GUTHRIE (1935) und später WOLPE (1958) haben dieselben Grundmechanismen für den Abbau von Phobien und die Behandlung zahlreicher Probleme in der Psychotherapie angewandt.

Für Psychologen, die die Geschichte der Psychologie seit PAWLOWS frühen Untersuchungen kennen, ist das hier Aufgeführte zweifellos nicht neu. Uns interessiert in diesem Zusammenhang in erster Linie die neuropsychologische Deutung dieser Untersuchungen. Es ist interessant, festzustellen, daß im Laufe der phylogenetischen Entwicklung das Verhältnis des Hirngewichtes zum Gewicht des Rückenmarks mit zunehmender Entwicklung größer wird. Während das Gehirn eines Frosches weniger als sein Rückenmark wiegt, ist das Gehirn eines Gorillas 15mal schwerer. Das menschliche Gehirn, das mit 50:1 den höchsten Wert dieses Quotienten aufweist, besitzt auch entsprechend mehr Rindensubstanz, wodurch eine wesentlich größere Vielfalt von Nervenverbindungen möglich wird. Das Verhalten eines Frosches ist zum größten Teil reflektorisch bedingt und aus diesem Grund weitgehend vorherbestimmbar. Tiere höherer Ordnung und Menschen haben aufgrund ihrer komplexeren Nervenverbindungen eine größere Reaktionsvariabilität gegenüber einem ausgedehnten Reizangebot zur Verfügung. Je mehr ein Lebewesen von seinem Gehirn beherrscht wird und je weniger es damit rückenmarkabhängig ist, desto geringer ist sein Verhalten reflektorisch und instinktiv bestimmt, und desto anpassungsfähiger und vielfältiger sind seine Reaktionen. Beim Menschen kommt hinzu, daß seine Reaktionen im allgemeinen geistreicher werden. Ein niedrigeres Lebewesen wird von seinen Sinnesorganen beherrscht (PHILIPS, 1969). Das menschliche Verhalten wird jedoch nicht nur von Sinneswahrnehmungen her gesteuert, sondern auch durch die Vermittlerrolle des Gedächtnisses, der praktischen Erfahrung, durch Lernen, Beurteilen der Lage und durch persönliche Hoffnungen und Pläne mitbestimmt. Das Muster der entscheidenden und mitbestimmenden Faktoren für menschliches Verhalten ist komplex und funktionell variabel. Deshalb kommt es bei Menschen mit einem normalen Gehirn auf einen Stimulus hin weder notwendigerweise unmittelbar zu einer Reaktion, noch kann aufgrund der Art des zugeführten Reizes jederzeit das Verhalten der betreffenden Person vorhergesagt werden. Anders ist dies bei Patienten, die eine Schädigung oder Funktionsstörung im Bereich bestimmter Hirnareale erlitten haben. Das daraus resultierende Verhalten kann in einem bestimmten Umfang begrenzt sein und wird dadurch rigider und besser vorhersagbar.

Wenn ein intelligenter Lehrer weiß, daß bei einem Kind eine Hirnfunktionsstörung besteht, wird er versuchen, die Grenzen und Rigidität des kindlichen Reaktionsvermögens zu erkennen und insbesondere die Bereiche, in denen das Kind normale oder vielleicht sogar überdurchschnittlich gute Fähigkeiten besitzt. Mit einem solchen diagnostischen Verständnis sollte es endlich vermieden werden können, ein Kind in einer solchen Situation als „geistig zurückgeblieben" oder „geistig dumm" zu bezeichnen. Auf diese Weise können auch Gefahren und Vorurteile, die mit solch allgemein üblicher Etikettierung verknüpft sind, vermieden werden.

Klinische Psychologen und Heil- oder Sonderpädagogen interessieren sich sicher nicht nur für die theoretischen Vorstellungen, die der Reflexbogen auf das Verhalten eines Kindes haben kann, sondern möchten auch etwas über dessen Bedeutung für eine neurologische Diagnosestellung erfahren. Eine abnorme Reaktion des Kniesehnenreflexes (Patellarsehnenreflex) und des Babinski-Reflexes (Fußwärtsbeugung der Zehen mit Streckung der Großzehe, wenn man an der äußeren Fußsohlenkante mit einem spitzen Gegenstand entlangstreicht) können Ausdruck von Schädigungen oder auch Funktionsstörungen in bestimmten Zentren des Rückenmarks sein. Reflexe im Bereich des Kopfes, wie beispielsweise der Pupillenreflex auf Lichteinfall, sind für neurologische Untersuchungen von Bedeutung, um eine Hirnläsion genauer zu lokalisieren.

Die Blutversorgung des Gehirns

Die Arterien und Venen sowie die Stoffwechselfunktionen des Blutgefäßsystems im Bereich des Nervensystems stellen eher ein Lernobjekt für einen Medizinstudenten als für einen Pädagogen oder Psychologen dar. Es gibt jedoch einige wenige Punkte, die mit psychologischen und pädagogischen Faktoren zusammenhängen und deren Kenntnis einem Lehrer behilflich sein kann, für das Verhalten eines Schülers ein besseres Verständnis aufzubringen. Leser, die eine ausführliche Erläuterung dieser Zusammenhänge haben möchten, werden an GARDNER (1968/1975, Kapitel 7) und an NETTER (1962, S. 36–38) oder an ein gutes Lehrbuch der Neurologie verwiesen. Für diejenigen, die lediglich eine kurze, aber informative Schilderung dieses Themas wünschen, dürfte die nachfolgende Beschreibung wahrscheinlich ausreichend sein.

Die mehreren Millionen Nervenzellen, die das Gehirn und das Nervensystem aufbauen, sind mit einem ausgedehnten Netz von Kapillaren durchzogen, den winzigsten Blutgefäßen, die wir kennen. Sie bringen Blut und und damit Sauerstoff in das Gehirn. Tatsächlich wird ein beachtlicher Anteil des Sauerstoffs, der vom gesamten Körper benötigt wird, allein für den Hirnstoffwechsel gebraucht (GARDNER, 1975). Die Nervenzellen verbrauchen den Sauerstoff sehr rasch, und wenn die Sauerstoffversorgung, aus welchen Gründen auch immer, vorübergehend nur für wenige Minuten unterbrochen wird, sterben Hirnzellen ab. HARVEY (1950) stellte im Gehirn von Rhesusäffchen bereits 1 min nach Unterbrechung der Blutzufuhr über die mittlere Hirnarterie abnorme elektrische Veränderungen fest. Das bedeutet, daß sich nahezu gleichzeitig mit einer Verringerung oder Unterbrechung der Sauerstoffzufuhr zum Gehirn verhängnisvolle geistige Veränderungen einstellen können. Eine normale körperliche und geistige Funktion kann nur dann wieder voll einsetzen, wenn die Blutversorgung nicht länger als 6–8 min vollständig unterbrochen wurde (KABAT und DENNIS, 1938; KABAT, DENNIS und BAKER, 1941; WEINBERGER, GIBBON und GIBBON, 1940).

Soldaten, die in eine Unterdruckkammer gebracht worden waren, konnten die Erfahrung einer vorübergehenden geistigen Leistungsminderung im Zusammenhang mit verringertem Sauerstoffgehalt des Blutes an sich selbst erleben, indem man das Sauerstoffniveau der Kammer signifikant verringerte und ihnen dann einfache Rechenaufgaben stellte. HARVEY und RASMUSSEN (1951) fanden an Rhesusaffen, daß ein Verschluß der mittleren Hirnarterie über einen Zeitraum von 50 min zu einer Dauerschädigung von Nerven führte. Es kam dabei zu Lähmungen an Armen und Beinen derjenigen Körperhälfte, die dem Verschluß im Gehirn gegenüberlag (Hemiparese). Der längere Zeitraum, der bei diesen Versuchen gegenüber den Untersuchungen von KABAT und WEINBERGER eine Rolle spielte, beruht darauf, daß letztere die Blutzufuhr vollständig unterbrachen. Bei HARVEYs Untersuchungen wurde lediglich die mittlere Hirnarterie abgeklemmt, so daß etwas Blut, wenn auch nicht in ausreichendem Maße, durch kollaterale (umgehende) Blutgefäße in die entsprechenden Großhirnareale einströmen konnte. Die Untersuchung

von KABAT, WEINBERGER und HARVEY liefert interessante Konsequenzen, die Psychologen und Pädagogen angehen. Das Gehirn eines Kindes
benötigt eine ausreichende Menge von Sauerstoff. Bei nur teilweise zur Verfügung stehender Blutversorgung kann es zu Einschränkungen der geistigen Leistungen kommen.

INGVAR und seine Kollegen in Schweden (INGVAR und RISBERG,
1967) konnten den Nachweis erbringen, daß bei einer geistigen Tätigkeit (in
diesem Falle dem Wiederholen von Zahlen rückwärts) ein vermehrter Blutfluß
durch die Großhirnrindenbezirke stattfindet, verglichen mit Ruheperioden, in
denen keinerlei Anforderungen an die Aufmerksamkeit oder geistige Leistungen gestellt wurden. Eine eingehende Beschreibung von INGVARS Untersuchungen wird in Kapitel 5 nachgeliefert.

Obwohl diese experimentellen und neurochirurgischen Ergebnisse die Arbeit des Psychologen oder Pädagogen nicht unmittelbar betreffen, helfen sie
ihm doch, zumindest auf hypothetischem Wege einige Arten von angeborenen
oder entwicklungsbedingten Lernstörungen besser zu verstehen. Normalerweise ist die Großhirnrinde mit einem feinen Netzwerk untereinander in Verbindung stehender Blutgefäße versehen, die alle Nervenzellen im Gehirn mit
Nahrungsstoffen und Sauerstoff versorgen. Wenn jedoch in der Schwangerschaft während der fetalen Entwicklung in einem bestimmten Hirnrindenbe-
zirk die adäquate Anzahl von Kapillaren nicht angelegt wird, kann es hier aufgrund der Gefäßlosigkeit zu einem Minderwachstum des Gehirns kommen.
Geistige Leistungen oder Verhaltensweisen, die von diesem Areal ganz oder
nur z. T. mitbestimmt werden, können dadurch beeinträchtigt oder gestört
werden. Beispielsweise nimmt man allgemein an, daß eine Schädigung des
linksseitigen Gyrus angularis – einer Hirnwindung, die sich in der Mitte des
linken Scheitellappens befindet – einen unmittelbaren Einfluß auf die Hirnfunktion für Lesen und Schreiben hat. Man kennt diese Zusammenhänge aus
Studien an Kriegsverletzten, die Schuß- oder Granatsplitterverletzungen im
Bereich des Gyrus angularis erlitten hatten (RUSSELL und ESPIR, 1961).
Die Untersuchungsergebnisse lassen vermuten, daß Kinder, deren linker
Scheitellappen von Geburt an eine mangelhafte Blutgefäßversorgung aufweist, an einer *entwicklungsbedingten Dyslexie* leiden, wenn nicht andere Rindenbezirke die normale integrierende Hirnfunktion übernehmen können. Diese Kinder zeigen in dem gleichen Rindenareal und in den Hinterhauptlappen
auch häufig abnorme EEG-Veränderungen. Meistens treten die Störungen allerdings nur minimal ausgeprägt in Erscheinung.

Hirnblutungen im Sinne von Schlaganfällen treten für gewöhnlich erst bei
Patienten jenseits des mittleren Lebensalters auf. Unglücklicherweise gibt es
aber auch Kinder, bei denen es zu Hirnblutungen kommt. Ein 6 Jahre altes
Kind, das gerade in die Grundschule kam, litt plötzlich an starken Kopfschmerzen und Übelkeit. Es wurde sehr rasch bewußtlos und als Notfall in ein
Krankenhaus gebracht. Dort führte ein Neurochirurg eine Hirnoperation
(Kraniotomie) durch. Er war vor der Operation darüber informiert worden,
daß eine plötzlich aufgetretene Hirnblutung in der linken Hirnhemisphäre
vorliegen müsse. Bei der Operation konnte er ein großes Hämatom (Blut-

erguß) entfernen und die Blutung zum Stillstand bringen. Wenn das Bluterguß im Schädel zurückgeblieben wäre, hätte der dadurch entstandene Druck auf das Hirngewebe die Sauerstoffversorgung einer Anzahl von Hirnrindennervenzellen unterdrückt, und dieser Sauerstoffmangel würde zu einer dauernden Zerstörung von gesundem Nervengewebe geführt haben. Unmittelbar im Anschluß an die Operation war die Sprache des 6jährigen Mädchens stark beeinträchtigt. Sie verbesserte sich jedoch in den nächsten Wochen so gut, daß das Kind noch im November des gleichen Jahres in die erste Grundschulklasse aufgenommen werden konnte. Nach Abschluß des 1. Schuljahres zeigte es beim Lesen noch erhebliche Schwierigkeiten, weil der linke Scheitellappen durch den Bluterguß zwar nur gering, aber dennoch auf Dauer geschädigt worden war.

Zehn Monate nach dem Schlaganfall lag der sprachliche Intelligenzquotient des Mädchens bei 105 und der nichtsprachliche bei 101 (Wechsler-Intelligenzskala für Kinder). Sein Sprachschatz war unterhalb des Klassendurchschnitts. In den ersten 2–3 Monaten im Anschluß an den Hirnschlag hatte die Kleine Schwierigkeiten, Worte zu verstehen, die an sie gerichtet wurden (rezeptive Aphasie). Das war auch sicher der Grund, weshalb sie im Lernen neuer Wortbegriffe zurückblieb. Ein Jahr später, insgesamt 23 Monate nach dem Hirnschlag, lag der Intelligenzquotient zwar noch ungefähr im gleichen Bereich, aber ihr Wortschatz hatte sich deutlich verbessert und erreichte nun den Durchschnittswert für ein Kind ihres Alters von inzwischen 8 Jahren.

Diese Läsion der Großhirnrinde im Bereich der linken Hirnhemisphäre bewirkte auch eine Einengung des rechten Gesichtsfeldes, wodurch das Lesevermögen und ihre visuelle Orientierung im Klassenzimmer erschwert wurden. Der linke Schläfenlappen war mitbetroffen. Dadurch kam es zu einer leichten auditiven Wahrnehmungsstörung in Form eines Hörverlustes für hohe Schallfrequenzen im rechten Ohr. Als das Mädchen das 5. Schuljahr erreicht hatte, hatte sich sein Gehirn inzwischen von selbst so weitgehend gebessert, daß es nun mit Vergnügen las und eine besonders gute Schülerin im Rechnen und in der Kunsterziehung war.

Bei einem jugendlichen Gehirn kann eine Schädigung wahrscheinlich besser überwunden werden als bei älteren Patienten, weil es noch wächst und noch „plastisch" ist. Wir werden in den folgenden Kapiteln noch einige weitere Fälle mit Hirnblutungen und Gefäßmißbildungen beschreiben. Im Moment soll es genügen, den Lehrer dahingehend zu informieren, daß bei Kindern Durchblutungsstörungen und Anomalien im Gehirn durchaus auftreten können. Der Lehrer sollte über die Folgen solcher Ereignisse im Hinblick auf Wahrnehmungsstörungen oder die intellektuellen Auswirkungen Bescheid wissen, bevor er für ein davon betroffenes Kind ein angemessenes heilpädagogisches Programm aufstellen kann.

Das autonome Nervensystem

Bis jetzt haben wir vorwiegend die Bedeutung des Großhirns, des Thalamus und Hirnstamms sowie der peripheren Nerven im Hinblick auf Bewußtsein, Denken, Wahrnehmung und Lernvermögen besprochen. Die im Schulunterricht ablaufenden Lernprozesse basieren vorwiegend auf den aufgeführten Vorgängen und beziehen deshalb die Großhirnrinde unmittelbar mit ein. Reflektorische Verhaltensweisen in der Form, wie sie oben beschrieben wurden, können auf die Hirnrinde erst einwirken, *nachdem* die motorische Reaktion erfolgt ist. In diesem Sinne kann man sie als unwillkürlich und nur halb bewußt bezeichnen.

Ein weiterer Bereich unseres Verhaltens, den ein Lehrer kennen sollte, läuft ebenfalls völlig automatisch und ohne bewußte Absicht der handelnden Personen ab. Atmung, Herzschlag, Verdauungsfunktionen und andere vegetative Vorgänge unseres Organismus geschehen ohne jegliche willkürliche Kontrolle. Sie erfolgen von sich aus und autonom, da sie von einem Abschnitt des Zentralnervensystems gesteuert werden, der als *autonomes Nervensystem* bezeichnet wird.

Aus neurologischer Sicht unterscheidet man am autonomen Nervensystem zwei Teile: einmal das *sympathische Nervensystem*, das aktiv wird, wenn die Energieabgabe des Körpers das normale Maß übersteigt und zum anderen das *parasympathische Nervensystem*, das normalerweise bei ruhigem körperlichen Verhalten tätig ist, wobei Energie gespeichert werden kann. Wer mehr über den Aufbau und die Funktion der verschiedenen Abschnitte des Zentralnervensystems erfahren möchte, sollte sich an ein einführendes Neurologiebuch halten, zum Beispiel GARDNER (1975).

Anders als Neurologen interessieren sich Psychologen mehr für die Rolle des autonomen Nervensystems im menschlichen Gefühlsleben und seine Bedeutung für die Motivation. Dieser Teil der Funktion des autonomen Nervensystems geht der Lehrer unmittelbar an, wenn er ein besseres Verständnis für das kindliche Verhalten aufbringen will.

Die Bedingungen, unter denen das sympathische Nervensystem in Gang gesetzt wird, umfassen Zustände wie Furcht, Zorn, körperliche Anstrengung, Schmerz, Kälteempfindungen, aber auch Infektionen durch Krankheitserreger, bestimmte Drogeneinwirkungen und Sauerstoffmangel. Für den Psychologen sind Furcht und Wut von besonderem Interesse. Sie haben für Lehrer und Psychologen reelle Bedeutung. Physiologische Krankheitssymptome, wie Dermatitis (Hautausschlag), Asthma, Magen-Darm-Krankheiten wie Geschwüre oder Dickdarmentzündungen und viele andere Krankheiten, die aus langanhaltender Angst oder Ärger entstehen, werden in der psychosomatischen Medizin häufig als sog. „Streßkrankheiten" bezeichnet. Streßsituationen ergeben sich oft aus unglücklichen persönlichen Beziehungen zu Menschen, die uns nahestehen. Sie können durch Beeinflussung ungünstiger Umweltbedingungen oftmals gebessert werden. Aus diesem Grunde ist es für Lehrer wichtig, daß sie die krankmachenden Prozesse, die dabei ablaufen, zumindest in ihren Grundzügen verstehen.

Vor einigen Jahren berichteten zwei Forscher der Mayo-Klinik (WOLF und WOLF, 1942) über einen interessanten und ungewöhnlichen Fall von Magengeschwür, bei dem die Magenschleimhaut des Patienten auf relativ einfache Weise unmittelbar beobachtet werden konnte. Der Patient, ein 56jähriger Mann, hatte als Kind ein kochendheißes Muschel-Fisch-Gericht heruntergeschluckt. Die daraus resultierende Vernarbung der verbrannten Speiseröhre führte zu einer so hochgradigen Speiseröhrenverengung, daß der Junge nicht mehr auf normale Weise Speisen herunterschlucken konnte. Seit diesem Zeitpunkt kaute er die Nahrungsmittel vor, spuckte sie dann in seine Hand und stecke das zerkleinerte Essen durch eine Fistelöffnung, die operativ an seiner Bauchwand angebracht worden war, direkt in den Magen. Durch diese besondere Situation war es den Ärzten möglich, durch die Fistelöffnung hindurch die Magenwand und -schleimhaut des Patienten im ausgeglichenen und glücklichen Zustand und bei emotionaler Erregung unmittelbar zu beobachten. Dabei fanden sie heraus, daß im Ruhezustand während des Essens die Magenschleimhaut gut durchblutet und relativ dick war und genügend scharfe Magensäure zur Verdauung der Nahrungsmittel absonderte. (Wie der Leser bemerken wird, überwiegt in einem solchen Zustand der parasympathische Anteil des autonomen Nervensystems.) War der Patient jedoch zornig oder ärgerlich, konnte man die gleiche körperliche Reaktion als Folge einer Reizung des sog. Vagusnerven beobachten, ohne daß der Patient Nahrung zu sich nehmen mußte. Dieser X. Hirnnerv zieht vom verlängerten Rückenmark zum Magen, und seine Stimulation bewirkt eine Absonderung vom Magensaft. Geschieht dies bei leerem Magen, können die scharfen Säuren, die von der Natur dazu bestimmt sind, im Magen mit Nahrungsmitteln vermischt zu werden, einen schleimhautschädigenden Effekt auslösen, wenn sie unmittelbar auf die Schleimhaut des Magens einwirken. Das kann zu Blutungen und bei längerem Bestehen schließlich auch zu Geschwürbildungen in der Magenschleimhaut führen. Wenn man dafür sorgt, daß der Patient sich innerlich entspannen kann, und ihm Milchspeisen oder eine alkalische Diätform zu essen gibt, welche die Säure im Magen neutralisiert, können diese Magengeschwüre oftmals sehr rasch wieder ausheilen.

Litt der Patient mit der Magenfistel unter Furcht- und Angstzuständen, stoppte die Magensaftproduktion, und die normalerweise beim Verdauungsvorgang ablaufenden rhythmischen Magenbewegungen (Peristaltik) hörten auf. Die Magenwände wurden blaß, weil das Blut jetzt als Folge eines Überwiegens des sympathischen Anteils des autonomen Nervensystems in die Extremitäten abwanderte. Der Patient litt somit an einer nervösen Verdauungsstörung, wobei als Folge der inneren Erregung eine Menge unverdauter Nahrunsmittel in seinem Magen liegenblieb.

Zahlreiche Untersuchungen wurden an Tieren durchgeführt, um die Faktoren zu erkennen, die zu einer experimentellen Neurose oder zu psychogenen Auslösern von Magengeschwüren werden können. Bei Ratten (SAWREY und SAWREY, 1964, 1968; SAWREY und WEISZ, 1956), Hunden (DYKMAN und GANTT, 1960), Katzen (MASSERMAN, 1950; SMART, 1965) und Affen (BRADY, 1958) konnten solche Geschwüre erzeugt werden, wenn man die Tiere für längere Zeit Angst- und Unsicherheitssituationen oder Frustrationen aussetzte. Man sollte daran denken, daß ein Lehrer, der den Gefühlen seiner Schüler gegenüber uneinsichtig und gleichgültig ist, eine Unterrichtsatmosphäre erzeugen kann, die bei ihnen Ablehnung und Furcht bewirkt. Deshalb ist es wichtig, daß Lehrer diese psychosomatischen Zustände kennen.

Sarkastische Äußerungen, Einschüchterungsversuche und anmaßendes Verhalten des Lehrers können für ein Kind bereits genügend Bedrohung und Irritation bedeuten, um es in einer leichten „sympathikotonen" Streßsituation zu halten. Eine solche Situation wirkt sich hemmend auf das Leistungsvermögen des Schülers aus, da sie seine Wahrnehmungsfähigkeiten und vernünftiges Nachdenken beeinträchtigt. Vagotone (parasympathische) Verhaltensweisen sind für das Kind und auch für den Lehrer wesentlich angenehmer, denn sie fördern den Lernprozeß.

Wie man die Hirnfunktionen beobachten kann

Unsere Kenntnisse über die Hirnfunktion sind zur Zeit noch so lückenhaft, daß es sicherlich zu früh ist, bereits eine umfassende neurophysiologische oder neuropsychologische Theorie des Lernens zu entwickeln. Dies ist jedoch das Ziel, das uns vorschwebt. Je empfindlichere und genauere Methoden für eine Beobachtung sowohl der Grob- als auch der Feinfunktion des Gehirns entwickelt werden, desto besser werden wir dafür ausgerüstet sein, eine solche Theorie aufzustellen. Hierfür besteht bereits heute eine brauchbare Basis an neuropsychologischen Kenntnissen, und jedes Jahr kommen weitere Fakten ans Tageslicht. Obwohl die meisten dieser Forschungsmethoden den Sachverstand eines neurologischen Forschers erfordern, sollten der klinische Psychologe und der Sonderschullehrer oder der Heilpädagoge einige Vorstellungen davon haben, wie dieses neuropsychologische Wissen erworben wird. In den folgenden Abschnitten seien deshalb kurze Beschreibungen von zwölf neurologischen oder physiologischen Untersuchungsmethoden zur Beobachtung der Beziehungen zwischen Gehirn und Verhalten wiedergegeben.

Chirurgische Entfernung von Hirnarealen

Vor einigen Jahren demonstrierte LASHLEY (1929) an Ratten einen zuverlässigen Zusammenhang zwischen Hirnschädigung und daraus resultierenden geistigen Mängeln. HALSTEAD (1947) war der erste, der den Versuch machte, gleichartige Untersuchungen auch am Menschen durchzuführen. Dabei liefern dem Neuropsychologen hirnchirurgische Eingriffe, die aus bestimmten Gründen erforderlich wurden, die besten Informationen, da sie zwei unabhängig voneinander anfallende Daten zur Auswertung liefern: einmal das Ausmaß der Entfernung von Hirngewebe, das der Neurochirurg in seinem Operationsbericht exakt angeben kann und zum anderen das geistige Defizit, das durch eine umfassende Testbatterie von neuropsychologischen Tests gemessen wird.

Tests werden vor der Operation durchgeführt und mit den Testergebnissen im Anschluß an die operativen Maßnahmen verglichen. Der Neurochirurg gibt den Ort, das Ausmaß und die Art des operativ entfernten Hirngewebes an. Diese Größen werden in einer Korrelationsstudie überprüft, um diejenigen Beziehungen festzustellen, die ein vernünftiges Zuverlässigkeitsniveau liefern. Wenn gesundes Hirngewebe zerstört oder entfernt wird, gibt es normalerweise eine Herabsetzung bestimmter geistiger Funktionen. Wird jedoch ein gutartiger Tumor oder ein abgekapselter Hirnabszeß operativ entfernt, ohne daß es dabei zu einer nennenswerten Zerstörung der Hirnrinde kommt, kann es zu bemerkenswerten Besserungen einiger oder sogar aller geistigen Leistungen kommen.

Das Elektroenzephalogramm (EEG)

Die Elektroenzephalographie ist eine Methode, um die spontanen elektrischen Aktivitäten des Gehirns aufzuzeichnen. Auf diese Weise kann man Hirnläsionen lokalisieren, die entweder durch einen Hirntumor, durch unfallgeschädigtes Hirngewebe oder einen epilepsieauslösenden Herd hervorgerufen sind. Bei kleinen Kindern kann das EEG auch Informationen über die Entwicklung ihrer Hirndominanz für Sprache oder Händigkeit liefern.

Die Elektroschocktherapie

Ursprünglich wurde diese Behandlungstechnik in den 30er Jahren unseres Jahrhunderts eingeführt, um zunächst psychotisches Verhalten und später auch depressive Zustände zu behandeln. Beim Elektroschock wird dem Gehirn für die Dauer von etwa einer halben Sekunde ein elektrischer Stromstoß verabfolgt, wodurch es zur Auslösung von Krämpfen kommt.

Als die Neuropsychologen später die Asymmetrie des Gehirns erkannt hatten, benutzte man diese Methode, um die Seite der Sprachdominanz festzustellen. Bei einseitiger Elektroschockbehandlung der linken Hirnhemisphäre kommt es nämlich für gewöhnlich zu einer Störung des Wortgedächtnisses, der Wortfindung und anderen Zeichen einer milden Aphasie oder Dysphasie für die Dauer einer halben oder ganzen Stunde. Entsprechend führt die einseitige Elektroschockbehandlung auf der rechten Hirnhemisphärenseite zu einer vorübergehenden Störung der Raumwahrnehmung und nichtsprachlicher Funktionen. Ein Patient, der Reaktionen dieser Art zeigt, ist mit hoher Wahrscheinlichkeit für die Sprache linksdominant. BRADSHAW und NETTLETON (1983) sind der Meinung, daß diese Methode gegenüber dem WADA-Test den Vorteil aufweist, daß für die Beobachtung und Untersuchung der Verhaltens- und kognitiven Änderungen mehr Zeit zur Verfügung steht.

Das Echoenzephalogramm

Die Echoenzephalographie (Echo-EEG) benutzt ein Ultraschallgerät, das für die medizinische Diagnostik von Hirnverletzungen verwendet wird. Der große Vorteil dieser Methode gegenüber anderen, die Kontrastmittelinjektionen benötigen, ist die Tatsache, daß sie schnell und schmerzlos durchgeführt werden kann. Ein Schallkopf wird an einer Seite des Kopfes angelegt, und durch den Schädel und das Hirngewebe werden hochfrequente Schallwellen geschickt. Die ganze Apparatur arbeitet nach dem gleichen Prinzip wie ein Sonargerät.[3]

Die Schallwellen werden von den verschiedenen Grenzflächen innerhalb des Gehirns reflektiert und als Echosignal auf einem Leuchtschirm registriert.[4]

Für den Schulunterricht hat die Echoenzephalographie keine unmittelbare Bedeutung. Sie ist aber eine medizinische Untersuchungsmethode, die erheblich zu unseren neuropsychologischen Kenntnissen über Hirnstruktur und Hirnfunktion beigetragen hat.

Das Hirnscanning

Im Gegensatz zum Echo-EEG, das nur einen Wert für die medizinische Diagnose hat, versprechen die Abtasttechniken des Gehirns Informationen zu liefern, die im Endergebnis eine grundlegende Bedeutung für die Diagnosestellung von Lernstörungen haben können. Sie gestatten z. B. den Nachweis verschiedener Hirnerkrankungen wie Tumoren, Abszesse, Blutgerinnsel und von minderdurchbluteten Hirnarealen.

Bei der Anfertigung eines Hirnszintigramms mit radioaktiven Stoffen wird dem Patienten eine Injektion dieser Substanzen in die Armvene verabfolgt. Diese Injektion ist weder unangenehm noch gefährlich. Die angewandten Strahlenmengen erbringen Dosisleistungen, die innerhalb der für den Menschen verträglichen Sicherheitsgrenzen liegen.

Am häufigsten wird für diese Untersuchung das Radioisotop ^{99m}Tc verwendet.[5] Technetium-99m ist ein künstlich hergestelltes radioaktives Produkt, das in der Natur nicht vorkommt und lediglich Gammastrahlung abstrahlt, die kurzwelligen Röntgenstrahlen entspricht. Ein Strahlenmeßgerät, das mechanisch zeilenförmig über dem Kopf des Patienten hin- und herbewegt wird, registriert die aus dem Hirngewebe austretende Gammastrahlung und zeichnet sie nach Art einer aus Punkten zusammengesetzten Zeichnung des Gehirns auf. Da geschädigtes Hirngewebe aufgrund einer Störung der Blut-Hirn-Schranke mehr Radioaktivität aufnimmt als das gesunde Umgebungsgewebe, erhält man in krankhaften Hirnarealen eine größere radioaktive Impulsdichte. Man kann das Gehirn in vier verschiedenen Ebenen, nämlich von vorn, von hinten und von beiden Seiten auf diese Weise ausmessen und erhält eine sehr exakte Lokalisierung der betreffenden Hirnschädigung.

---

[3] Anmerkung der Übersetzer: Solche Geräte wurden während des Zweiten Weltkrieges zur Lokalisation von Unterseebooten unter Wasser angewendet.
[4] In diesem Abschnitt bezieht sich GADDES auf den damals gebräuchlichen linearen Amplituden-Scan (A-mode) mit relativ begrenzter Aussagekraft. Die in letzter Zeit angewandte zweidimensionale Sektorscan-Ultraschalltechnik (B-mode) ist inzwischen die wohl am häufigsten durchgeführte bildgebende Untersuchung des Gehirns während des 1. Lebensjahres bis zum Verschluß der großen Fontanelle geworden.
[5] Ich schulde Herrn Dr. A. RICHARDS, Chef der Nuklearmedizinischen Abteilung des Royal Jubilee Hospitals in Victoria, Canada für diese Information Dank.

Eine der Hauptschwierigkeiten dieser nun schon als konventionell zu bezeichnenden Art von Hirnszintigraphie beruht darauf, daß bei dem Bemühen, den dreidimensionalen Schädel auf eine zweidimensionale fotografische Platte zu übertragen, zahlreiche Informationen verlorengehen. Andererseits bildet sich auch das gesamte Hirngewebe, das vor und hinter dem eigentlichen Prozeß liegt, auf dem Szintigramm mit ab, so daß sich die Läsion oftmals nicht eindeutig genug gegenüber dieser sog. Hintergrundstrahlung abhebt (HOUNSFIELD, 1973).

Anfang der 70er Jahre wurde eine neue Scanning-Methode mit Röntgenstrahlen entwickelt, die die oben beschriebenen Nachteile nicht aufweist, die sog. computerisierte Axial-Tomographie (CAT oder CT). Ein eng ausgeblendetes Röntgenstrahlenbündel durchstrahlt den Kopf und wird von einem der Röntgenröhre gegenüberliegenden Strahlenmeßgerät aufgenommen. Für einen Scan werden bis zu 160 Strahlendurchgänge aufgezeichnet. Dann dreht sich das ganze System um einen Winkel von 1° weiter und der Vorgang wird für jeden Winkel bis zu 180° wiederholt. Für einen kompletten Scan werden von jedem Strahlendetektor 28 800 Strahlungsmessungen durchgeführt. Diese große Zahl von Daten wird einem Computer zur Analyse zugeführt, der diese Daten nach entsprechender Verarbeitung ausdruckt. Auf diese Weise erhält man das Röntgenbild einer „Scheibe" des Gehirnquerschnitts in der Ebene, die man eingestellt hat. Diese Methode ist hinsichtlich der Feststellung von Veränderungen in Weichteilgeweben wesentlich empfindlicher als die früheren nuklearmedizinischen Hirnszintigraphien. Da die Röntgenstrahlung auf eine schmale Schicht des Gehirns beschränkt ist, vermeidet man auch das Problem der Überdeckung durch Umgebungsgewebe des Gehirns.

Für die Lokalisation von Tumoren, Abszessen, Blutgerinnseln und Gewebezerstörungen im Gehirn ist diese Methode außerordentlich nützlich. Darüber hinaus verspricht sie jedoch auch Möglichkeiten zur Lokalisation von Hirnfunktionsstörungen in Fällen hirnorganisch bedingter Lernstörungen (STALLER et al., 1978).

Mitte der 70er Jahre wurde die sog. Positronen-Emissions-Transaxial-Tomographie (PETT-Scan) entwickelt. Die biochemische und physikalische Grundlage des PETT-Scans ist gegenüber dem CT-Scan völlig anders. Bei dieser Methode werden bestimmte Radioisotope in die Armvene injiziert und daran anschließend Hirnabbildungen in einzelnen Schichten, so ähnlich wie bei dem CT-Scan, angefertigt. Während jedoch der Computertomograph Röntgenstrahlen zur Untersuchung des Gehirns benutzt und dadurch detaillierte Informationen über die Hirnstruktur erhält, wird bei dem PETT-Scan eine radioaktive Substanz gemessen, die Positronen (positiv geladene Elektronen) abstrahlt und die von dem Hirngewebe in Relation zum Gehalt an Glukose (ALAVI et al., 1981) aufgenommen wird. Als positronenabstrahlende radioaktive Substanz wird [18]Fluor-DG verwandt. Auf diese Weise kann man die Geschwindigkeit des Glukoseverbrauchs in den verschiedenen Hirnabschnitten beobachten. Das PETT-Scan kann sowohl Stoffwechselvorgänge oder chemische Aktivitäten als auch Hirnstrukturen sichtbar werden lassen. Wird beispielsweise die *linke* Gesichtsfeldhälfte einer untersuchten Person

durch eine Lichtquelle oder einen Gegenstand stimuliert, so zeigt sich im
PETT-Scan im rechten Sehzentrum des Hinterhauptslappens ein gesteigerter
Glukoseverbrauch und gibt damit einen unmittelbaren Einblick in die augen-
blickliche Hirnaktivität.[6]

Noch jüngeren Datums ist eine neue, geradezu revolutionäre Scantechnik,
die gewisse Vorzüge gegenüber der Computertomographie und dem PETT-
Scan hat. Es handelt sich um die sog. Nuklear-Magnetic-Resonance-Technik,
abgekürzt NMR, die im deutschen Sprachraum als Kernspintomographie bezeichnet wird. Bei dieser bildgebenden Technik kann man auf die Verwendung
von radioaktiven Substanzen oder Röntgenstrahlung ganz verzichten. Sie beruht auf „der Absorption und Rücksendung elektromagnetischer Energie im
Frequenzbereich von Radiowellen durch bestimmte Atomkerne, wenn diese
in ein sehr starkes magnetisches Feld gebracht werden" (ROSEN und BRA-
DY, 1983). Obwohl sich die Strahlendosen, die sowohl beim Computertomo-
graphen als auch beim PETT-Scan benötigt werden, innerhalb der Sicherheitsgrenzen zulässiger Strahlenbelastung befinden, kann eine häufige Anwendung dieser Techniken u. U. doch zu einer unerwünschten Strahleneinwir-
kung führen. Bei einer Bildqualität, die derjenigen der Computertomographie
gleichkommt[7], entfällt bei der Kernspintomographie jegliche Strahlenbelastung. Aus diesem Grund ist die Anwendung dieser Methode besonders in der
Kinderheilkunde von Vorteil. Mit ihrer Hilfe konnten bereits Darstellungen
neuropathologischer Vorgänge an Kindern gewonnen werden, die mit den alten Techniken nicht zu erreichen waren. So erhalten wir jetzt beispielsweise
Vorstellungen von Störungen der Myelinisierung von Nerven, das ist der Ein-
bau von Myelin, einer fettreichen Isolationssubstanz, in die Markscheide von
Nervenfasern, dem verspäteten Einsatz der Myelinisierung und von der normalen Myelinisierungsentwicklung im Gehirn.[8,9]

Eine andere Art der Hirndarstellung basiert auf einer raffinierten Ab-
wandlung des Elektroenzephalogramms. Mit Hilfe einer computergesteuerten
Bildanzeige werden elektrische Impulse, die von der Kopfhaut abgeleitet werden, zu topographischen Karten des Gehirns zusammengesetzt. Diese bezeichnet man als BEAM (Brain Electrical Activity Mapping) (DUFFY, 1982).
Diese Technik, die von DUFFY und seinen Mitarbeitern (1979) an der Harvard Medical School entwickelt wurde, benutzt sog. evozierte Potentiale und

---

[6] Leser, die eine eingehendere Information über das PETT-Scan wünschen, finden eine
kurze einführende Besprechung dieses Themas bei LANDIS (1980) oder eine zwar
hochgradig technische, aber sehr interessante Zusammenstellung über optische, akustische und taktile Hirnuntersuchungen unter Benutzung von 18 Fluor-DG mit dem
PETT-III-Scanner bei ALAVI et al. (1981).
[7] Anmerkung der Übersetzer. Die Bildqualität der Kernspintomographie übertrifft die
des CT bei bestimmten Fragestellungen erheblich.
[8] Diejenigen Leser, die etwas mehr über die Kernspintomographie erfahren möchten,
finden gute Zusammenstellungen bei PARTAIN, JAMES, ROLLE & PRICE (1983)
und bei ROSEN und BRADY (1983).
[9] Ich bin Herrn Anthony RISSER für seine Informationen über NMR sehr zu Dank
verpflichtet.

elektroenzephalographische Daten aus Vielkanalableitungen von 20–24 Ableitungspunkten auf der Kopfhaut.

Dieses Vorgehen liefert eine so große Informationsmenge, daß eine visuelle Beurteilung der einzelnen Kurven nicht mehr möglich ist. In Verbindung mit einem computergeteuerten Farbmonitor jedoch liefert BEAM Farbbilder mit regionalenFarbunterschieden, die den Bereichen pathologisch veränderter Hirngewebe oder Funktionsstörungen entsprechen. Dabei werden Informationen geliefert, die mit anderen Untersuchungsarten nicht erkannt oder leicht übersehen werden können. Einer der wichtigsten Anwendungsbereiche von BEAM ist die Beurteilung funktioneller Schädigungen in den Fällen, „wo das Computertomogramm entweder noch ein völlig normales Ergebnis zeigt oder keinen Beitrag zu der klinischen Fragestellung leistet" (DUFFY, 1982). In gleicher Weise wie die Kernspintomographie ist auch BEAM eine nichtinvasive Technik, die jedes Strahlenrisiko vermeidet.

Die Angiographie (Gefäßdarstellung)

Die Angiographie ist eine Untersuchungstechnik, die zur Lokalisation von raumfordernden Prozessen im Gehirn verwendet wird. Bei dieser Methode wird ein röntgenstrahlendichtes Kontrastmittel in die Halsschlagader (A. carotis) injiziert, und im Anschluß daran werden Schädelaufnahmen angefertigt, während die Flüssigkeit im arteriovenösen Gefäßsystem des Gehirns kreist.

Jede Verlagerung oder jeder Ausfall von Gefäßen kann damit sofort erkannt werden. Atypische Gefäßanordnungen können ein Hinweis auf eine mögliche Geschwulstbildung oder eine Strukturabweichung im Gehirn sein. Wenn bei einem heranwachsenden Kind angeborene Gefäßanomalien entdeckt werden, können daraus Rückschlüsse auf eventuelle spezifische Lernstörungen gezogen werden. Gleichzeitig sagen sie uns etwas über die Entwicklung von Hirndominanz und Händigkeit.

Die Luftenzephalographie (Pneumenzephalographie)

Bei dieser Technik wird eine bestimmte Menge Luft in den Spinalkanal injiziert. Dieser steht unmittelbar mit den Hirnventrikeln in Verbindung. Im Anschluß an diese Luftinjektion und mehrfache Umlagerung des Patienten werden Röntgenaufnahmen angefertigt, wobei sich die Hirnventrikel im Kontrast zu dem übrigen Hirngewebe schwarz darstellen. Auf diese Weise ist es möglich, ohne Schwierigkeiten Erweiterungen oder Verlagerungen des Ventrikelsystems zu erkennen. Die Kenntnis der Form der Hirnventrikel ist wichtig, da eine generalisierte geistige Beeinträchtigung mit Strukturanomalien im Ventrikelbereich einhergehen kann.[10]

---

[10] Anmerkung der Übersetzer: Diese nicht ungefährliche und schmerzhafte Röntgenuntersuchung der Hirnventrikel wird seit Einführung der modernen Hirnuntersuchungstechniken praktisch nicht mehr eingesetzt.

Elektrische Reizung der Hirnrinde

PENFIELD und ROBERTS (1959), OJEMANN (1979) und andere Autoren
entdeckten sehr viel über Verhaltenseffekte durch Elektrostimulierung bestimmter Punkte der Großhirnrinde. Solche Untersuchungen wurden an
nichtnarkotisierten Patienten während chirurgischer Eingriffe am Gehirn in
lokaler Betäubung durchgeführt, so daß die Patienten bei vollem Bewußtsein
und in der Lage waren, über bestimmte geistige Vorgänge oder Gedächtniser-
lebnisse im Anschluß an die Stimulation der Hirnrinde zu berichten.

Trotz der Tatsache, daß diese neuartige und sehr interessante Technik
einmal die Manipulation einer unabhängigen Größe, nämlich des Gehirns
und zum anderen eine anschließende Beobachtung der davon abhängigen
Variablen, nämlich des Patientenverhaltens ermöglicht, sollte man dennoch
bei der Interpretation der Ergebnisse vorsichtig sein. DELGADO (1971) hat
sich warnend darüber geäußert, daß die Elektrostimulation des Gehirns eine
noch unausgereifte Technik sei, die durch spontane Nervenaktivitäten im
Hinblick auf Intensität, Kodierung, Modulation und Rückkopplung verändert wird.

Die Einpflanzung von Elektroden in das Gehirn

Wir erwähnten bereits die wagemutigen Experimente, die von DELGADO
und anderen Autoren an Tieren durchgeführt wurden. Dabei werden Nerven-
aktionsströme während des Ablaufs von Wahrnehmungsvorgängen und motorischen Aktivitäten aufgezeichnet, außerdem kann man damit sowohl das
motorische als auch das emotionale Verhalten manipulieren. Diese Techniken, die eigentlich auf eine direktere Steuerung geistiger Vorgänge abzielen,
könnten von Vorteil sein, sofern sie den Lernprozeß fördern können (DEL-
GADO, ROBERTS und MILLER, 1954). Sie können aber auch eine gesellschaftliche Bedrohung darstellen, sobald sie zu einer zwangsweisen Beeinflussung des menschlichen Verhaltens mißbraucht werden (ROSENZWEIG,
KRECH, BENNET und DIAMOND, 1968). Viele Wissenschaftler, die sich
der moralischen Verantwortung solcher Manipulationen von Hirnprozessen
und Verhalten bewußt sind, haben deshalb Vorbehalte geäußert (DELGA-
DO, 1971). Unabhängig von den moralischen und sozialen Bedenken sollten
Pädagogen sich jedoch dieser neuropsychologischen Erkenntnisse bewußt
sein, da sie in Zukunft die theoretische Basis für neue Lehr- und Lernmetho-
den abgeben können.

Feingewebliche (histologische) Untersuchungen

Hirnsektionen liefern wertvolle Anhaltspunkte über Ort, Ausmaß und Art
von Hirnläsionen. Wenn man von einem verstorbenen Patienten genaue Daten und Aufzeichnungen über sein früheres Verhalten besitzt, wird es möglich,

einen neuropsychologischen Zusammenhang zwischen diesen beiden Informationsebenen herzustellen, die zu unterschiedlichen Zeitpunkten gewonnen wurden. Mit diesem Vorgehen kam BROCA 1861 dazu, den Sitz des motorischen Sprachzentrums in der Großhirnrinde zu lokalisieren. DÉJERINE (GESCHWIND, 1962) konnte mit dieser Methode 1892 eine wissenschaftliche Deutung der Dyslexie entwickeln. In der jüngeren Vergangenheit lieferte DRAKE (1968) eine ausgezeichnete, in Einzelheiten gehende Charakterisierung eines lerngestörten Knaben, der im Alter von 12 Jahren starb. Von ihm lagen eingehende schulische, psychologische, psychiatrische, soziologische und neuropathologische Befundberichte vor. Solche Fälle detaillierter Untersuchungen sind bis jetzt in der pädagogischen Literatur nicht allzu häufig vertreten, doch nimmt ihre Zahl in letzter Zeit zu (BENSON und GESCHWIND, 1969; BENTON, 1964).

Der Gebrauch von Drogen und Chemikalien

Zu Beginn dieses Kapitels wurde bereits ein kurzer Hinweis auf die chemische Natur der Nervenimpulse gegeben sowie auf einige Experimente, welche die Interaktion zwischen biochemischen Vorgängen im Gehirn und dem Verhalten analysieren. Eine der Untersuchungstechniken, die solche Zusammenhänge in besonders geeigneter Weise herausstellen, ist der sog. WADA-Karotis-Amytal-Test (WADA und RASMUSSEN, 1960). Bei diesem Test werden in einer bestimmten Reihenfolge Injektionen in die Halsschlagader (Karotis) einer Seite des Halses verabfolgt. Geschieht eine solche Injektion auf der linken Seite, so wird innerhalb von Sekunden die linke Großhirnhemisphäre teilweise anästhesiert oder an der Weiterleitung von Nervenimpulsen gehindert. Als Folge davon kommt es zu einer Erschlaffung des rechten Armes und Beines und, falls die linke Großhirnhemisphäre für Sprache dominant ist, zu einer vorübergehenden Aphasie. Auf diese Weise ist es möglich, die dominierende Hemisphäre für Sprache festzustellen.

1968 begannen wir in unserem Institut diejenigen Fälle aus unseren Protokollen herauszuziehen, bei denen sowohl ein WADA-Karotis-Amytal-Test als auch sog. dichotische Hörtests durchgeführt worden waren. Bis 1976 hatten wir insgesamt 21 solcher Fälle gesammelt und fanden davon in 20 hinsichtlich der sprachlichen Hirndominanz im Amytal-Test und unabhängig davon durchgeführten dichotischen Hörtest eine vollständige Übereinstimmung. Diese Studie zeigte somit eine mehr als 95%ige Übereinstimmung zwischen beiden Methoden. Bis 1981 hatten wir insgesamt 43 Fälle zusammengestellt, die mit beiden Untersuchungstechniken getestet worden waren. Die Übereinstimmung betrug dieses Mal 93%. Es sollte allerdings hervorgehoben werden, daß alle untersuchten Patienten Epileptiker waren und die Übereinstimmungsbreite für diese Patienten offenbar höher liegen als bei Hirngesunden. Wir werden im Kapitel 7 darüber noch ausführlicher sprechen.

Biofeedbacktraining

Eine sehr beliebte Methode zur Untersuchung von Hirnprozessen beruht auf der Grundlage der operanten Konditionierung. Diese Methode bezeichnet man als Biofeedback. Ihr wichtigstes Ziel ist die Formulierung von Gesetzmäßigkeiten der nervlichen Informationsverarbeitung, die dazu beitragen können, die Beziehungen zwischen Gehirn und menschlichem Verhalten verständlich zu machen.

Im Tierversuch werden dabei Elektroden in Hinterhauptlappenareale, die sensomotorischen Areale der Großhirnrinde oder in den Hippocampus eingepflanzt, ein Areal, das an der inneren Oberfläche des Schläfenlappens liegt. Im Anschluß an die Verabfolgung visueller oder akustischer Stimuli oder auch im Anschluß an eine reizfreie Periode wird das auf die jeweilige Reizung erhaltene charakteristische Muster von Lichtzacken oder Wellenlinien untersucht. Eine besondere Zacke wird für den Konditionierungsvorgang ausgewählt, und sobald diese während des Versuches erscheint, gibt es für das betreffende Tier eine Belohnung. Wenn eine Anzahl solcher Belohnungsmanöver durchgeführt worden ist, kann das betreffende Signal regelmäßiger und häufig in einer höheren Intensität oder Amplitude auftreten. Manchmal besteht die Belohnung auch in einer elektrischen Reizung des „Lustzentrums" im Gehirn (OLDS, 1956). Derartige Untersuchungen haben gezeigt, daß die Verabfolgung einer Belohnung diskrete und minimale elektrische Folgeerscheinungen im Gehirn des Tieres steuern kann. Zur Zeit ist allerdings der genaue Zusammenhang zwischen diesen zerebralen Vorgängen und dem Verhalten noch nicht aufgedeckt.

Beim Menschen bringt man Elektroden mit einem Kontaktgel auf der Kopfhaut an. Die Aufzeichnungen sind dann allerdings nicht mehr so exakt wie bei einer Elektrodenimplantation unmittelbar in das Hirngewebe von Tieren. Will man zum Beispiel höhere Amplituden der Alphawellen im EEG in den Arealen der Hinterhauptlappen erreichen, kann der Untersucher immer dann, wenn diese Situation eintritt, einen angenehmen Klang ertönen lassen und dies dem Untersuchten mitteilen. Die Empfindungen von Lust oder Befriedigung scheinen in diesem Falle der Versuchsperson als Belohnung zu dienen und die Änderungen im Alphawellenablauf können z. T. sehr zuverlässig hervorgerufen werden. Wie es dazu kommt, ist zur Zeit noch nicht vollständig erklärbar, aber die Methode des Biofeedback verspricht, eine sehr nützliche Untersuchungstechnik sowohl für klinische und wissenschaftliche Theorien als auch für die praktische Anwendung innerhalb der Neuropsychologie zu werden.

Im Rahmen der Forschung kann durch diese Methoden unser Wissen über die Bedeutung verschiedener Teilbereiche der Hirnwellen verbessert werden. Bei einer Erkrankung wie der Epilepsie sind die EEG-Untersucher heutzutage durchaus in der Lage, charakteristische EEG-Veränderungen als Ausdruck der unterschiedlichen Hirnaktivität zu erkennen. Sie sind jedoch ziemlich ratlos, wenn sie subtilere pathologische Abweichungen, wie sie beispielsweise bei einer Dyslexie auftreten können, deuten sollen. Die Methode des Biofeedback kann dazu benutzt werden, diejenigen Aspekte des EEG hervorzuheben, die gemessen werden sollten (WALKER, 1976). Biofeedbackmethoden haben sich auch klinisch erfolgreich bewährt, um bei Patienten mit Hochdruckleiden die Pulsfrequenz zu senken. Möglicherweise gestatten sie in Zukunft Querschnittgelähmen, bei denen alle vier Extremitäten betroffen sind, das Schreiben mit der Schreibmaschine oder das Steuern eines elektrischen Rollstuhls, einfach durch willkürliche Änderung ihrer Hirnwellen.

Zusammenfassung

Der Leser wird bemerken, daß einige der hier angeführten Techniken den Zustand des Gehirns lediglich aufzeichnen, andere ihn jedoch manipulieren können. Unabhängig davon können Informationen über die Struktur und Funktion des Gehirns gewonnen und viele Mängel festgestellt werden. Im Anschluß daran wird durch umfassende Testbatterien für Wahrnehmung, kognitive Leistungen, Sprache, Motorik und Sensomotorik das Verhalten der betreffenden Person überprüft und jede Abweichung vom normalen Verhalten aufgezeichnet. Diese auf zweierlei Wegen gewonnenen Meßdaten stammen aus voneinander unabhängigen Quellen, und jeder zuverlässig nachgewiesene Zusammenhang zwischen Hirnfunktion und Verhalten kann dazu beitragen, unser Wissen über die Beziehung zwischen Großhirn und Verhalten zu vervollständigen. Dies ist das Grundprinzip der Neuropsychologie des Menschen.

Die neurale Organisation

Bisher haben wir nur über einzelne ausgewählte Aspekte des lebenden Organismus gesprochen. Es wurden dabei einige kleine Funktionseinheiten wie die Nervenzellen und die Synapsen besprochen und einige größere, wie das artielle Gefäßnetz. Über den Aufbau des Zentralnervensystems insgesamt und seine Steuerung des menschlichen Verhaltens haben wir bisher nur von Fall zu Fall Hinweise gegeben.

1944 schrieb HERRICK: „Die Integration körperlicher Aktivitäten ist ein Urphänomen; ohne sie kann kein lebender Organismus überleben." Wir wollen deshalb in den folgenden Abschnitten vorwiegend auf die integrativen Funktionen von Gehirn und Rückenmark eingehen, wobei die wesentlichen funktionellen Beschaffenheiten anderer physiologischer Untersysteme, wie der Atmung, des Kreislaufs, der Verdauung und des endokrinen Systems mit zur Kenntnis genommen werden.

Funktionelle Einheiten

LURIA sagte 1973, daß es „gute Gründe für die Unterscheidung von *drei hauptsächlichen Funktionseinheiten des Gehirns* gibt". Diese sind:

1. Die aktivierende Retikularformation

Luria stellt sich den Hirnstamm, der aus dem Mittelhirn, der Brücke und der Medulla oblongata besteht, zusammen mit dem Thalamus als eine Funktionseinheit vor. Dies ist die *erste Funktionseinheit*. Sie erhält den Wachzustand eines Lebewesens aufrecht. Die Hauptfunktion dieser Hirnstruktur, die wie ein Nervennetz aufgebaut ist, besteht darin, die verschiedenen Abschnitte der Hirnrinde für ankommende Signale (Input) in Bereitschaft zu versetzen. Dies geschieht vorwiegend mit Hilfe des „aszendierenden (zur Großhirnrinde ansteigenden) Anteils des Retikularsystems". Daneben bestehen sog. „deszendierende (absteigende) Nervenbahnen", die von der Großhirnrinde stammen und ihr die Steuerung des Hirnstamms ermöglichen. Das obengenannte System stellt somit das natürliche Zentrum dar für gezielte Aufmerksamkeit, für das erste orientierende Sichten eingehender Informationen aus der Peripherie und für die Aktivierung unterschiedlicher Großhirnrindenareale mit dem Ziel, die Aufmerksamkeit und Denkleistung maximal zu steigern. Eine Funktionsstörung oder organische Schädigung dieses Bereiches kann bei dem betreffenden Menschen zu Ablenkbarkeit und gesteigerter motorischer Unruhe führen.

Die erste Aufgabe der Retikularformation besteht in einer *allgemeinen Weck- und Aufmerksamkeitsreaktion*, die zweite gilt der *zielgerichteten* Aufmerksamkeit. Der Neurochirurg OJEMANN stellte fest, daß ein Teil dieser selektiven Aufmerksamkeitsfunktion ihren Sitz im Thalamus hat. Er konnte die Aufmerksamkeit von Patienten durch Elektrostimulation des Thalamus während einer Hirnoperation von seiner inneren geistigen Vorstellungswelt auf das, „was aus der äußeren Welt hereinkommt", verlagern (CALVIN und OJEMANN, 1980). In diesem Zusammenhang haben die Autoren die Vorstellung entwickelt, daß Autismus das Ergebnis einer Funktionsstörung von Hirnstrukturen sein könnte, die einerseits zu einer Überbetonung der „inneren Aufmerksamkeit" führt und andererseits zu einer mangelhaften Bereitschaft, auf „äußere Reize" zu achten. Das ist eine sehr interessante Interpretation. CALVIN und OJEMANN stellten jedoch fest, daß bei anatomischen Studien des Gehirns autistischer Kinder keinerlei abnorme Sturkturveränderungen im Bereich des Striatums (den Basalganglien) oder des Thalamus zu finden sind, die allgemein als Hirnareale gelten, welche die selektive Aufmerksamkeit steuern.

2. Die Rindenareale der Schläfen-, Scheitel- und Hinterhauptlappen

Das Nervennetz des Retikularystems arbeitet in Übereinstimmung mit dem Prinzip unspezifischer Funktionen und schrittweiser Veränderung. Im Gegensatz dazu trennt die Nervenstruktur der drei Rindenareale in der *zweiten Funktionseinheit* die drei Rindenareale voneinander, so daß jedes getrennte Impulse empfängt.

Die Rindenabschnitte der Hinterhauptlappen vermitteln visuelle Eindrücke, die der Schläfenlappen auditive und diejenigen der Scheitellappen die Körperwahrnehmung. Deshalb ist die Hauptaufgabe dieser Funktionseinheiten die *Aufnahme, Analyse und Speicherung* von Informationen. Schädigungen oder Funktionsstörungen in einem dieser Großhirnrindenareale können zu einer Vielzahl von Lernstörungen in der Schule führen. Wir werden dies später in diesem Buch anhand spezifischer Krankheitsgeschichten noch zeigen.

3. Die Stirnlappen

Die eben erwähnte zweite Funktionseinheit liegt hinter der Zentralfurche. Die dritte Funktionseinheit befindet sich vor der Zentralfurche. Wie wir sahen, vermittelt die zweite Funktionseinheit lediglich passive Reaktionen auf eingehende Informationen. Die dritte Funktionseinheit im Bereich der Stirnlappen gestattet es, durch motorische Reaktionen der entsprechenden Muskeln eine Antwort auf diese Informationen zu geben. LURIA glaubte, daß die Stirnlappen jene Zentren darstellen, die schöpferische Absichten, Planung und handelndes Verhalten in Relation zu den eigenen Wahrnehmungen und Erkenntnissen der Welt entstehen lassen.

LURIAs Konzept vom vertikalen Aufbau aller Hirnstrukturen ist eine wichtige Erinnerung daran, daß, obwohl für die meisten unserer abstrakten Denkvorgänge die Großhirnrinde unumgänglich ist, an ihnen das gesamte Zentralnervensystem teilnimmt. Sein Konzept der Großhirnrindenfunktion, das auf eingehenden klinischen Studien basiert, ist in seinem Grundprinzip klar und leicht zu verstehen. In einfachen Worten ausgedrückt, stellte sich LURIA die menschliche Großhirnrinde aus primären, sekundären und tertiären Zonen bestehend vor. Jede unterscheidet sich von der anderen durch ganz bestimmte Funktionen.

Primäre Projektionsareale

Die primären Projektionsbereiche sind:

a) die primäre Sehrinde der Hinterhauptlappen,
b) die primäre Hörrinde der Schläfenlappen,
c) der primäre sensorische Bereich in den Scheitellappen.

Diese Bereiche werden Projektionsareale genannt, obwohl sie Wahrnehmungszentren der ankommenden Nervenimpulse (Input) sind. Sie werden deshalb so genannt, weil ein Mensch aus psychologischen Gründen die subjektiven Erfahrungen, die er durch seine Sinne aufnimmt, nach außen in die umgebende Umwelt „projiziert". Ein Beispiel soll dies verdeutlichen: Der visuelle Nervenreiz, der von meinem Kugelschreiber ausgeht, wird, während ich schreibe, im hinteren Bereich meines Gehirns in den Hinterhauptlappen aufgenommen. Ich habe aber die Erfahrung, daß sich das Geschehen auf dem Schreibpapier etwa 25 cm vor meinen Augen abspielt. In der gleichen Weise werden die Empfindungen, die ich vom Halten und Führen des Kugelschreibers beim Schreiben habe, weitgehend vom linken Scheitellappen aufgenommen. Aufgrund meiner Erfahrung projiziere ich jedoch diesen Vorgang in meine rechte Hand.

Diese Areale der Großhirnrinde werden als „primär" bezeichnet, da man annimmt, daß sie nur einzelne Erfahrungstatsachen und keine komplexen Organisationsformen sinnvoller Muster aufzeichnen. Beispielsweise registriert die primäre Sehrinde im Hinterhauptlappen lediglich „Lichtblitze, züngelnde Flammen und Farbflecken" (LURIA, 1973). Die primäre Hörrinde am Boden der zwei Seitenfurchen nimmt lediglich Geräusche wie „Klingeln, Summen, Klicken, Rauschen, Zirpen, Brummen, Klopfen oder Poltern" auf (PEN-FIELD und ROBERTS, 1959), aber keine Laute, die eine Bedeutung wie Worte oder Melodien haben. Die zwei erwähnten sensorischen Rindenbezirke in den Scheitellappen registrieren lediglich reine Berührungsempfindungen.

Sekundäre Assoziationsareale

In Abb. 3.10 sieht man, daß das visuelle Assoziationsareal (BRODMANNS Areal 18) unmittelbar an die primäre Sehrinde (BRODMANNS Areal 17) angrenzt. Die auditiven Assoziationsareale sitzen an der seitlichen Oberfäche der Schläfenlappen unmittelbar benachbart und direkt unter der primären Hörrinde im HESCHLschen Gyrus. In gleicher Weise liegen die sekundären Assoziationsareale für den Tastsinn in den Großhirnrindenabschnitten der Scheitellappen dicht bei den entsprechenden sensorischen Hirnrindenarealen.

Die Hauptfunktion dieser sekundären oder Assoziationsareale besteht in der Verarbeitung einkommender Informationen (Input) und der Deutung dieser Informationen. Während die Nervenverbindungen von den Sinnesorganen zu den primären Arealen der Großhirnrinde vorwiegend durch Neurone mit langen Axonen über den Hirnstamm verlaufen, haben die Neurone in den As-

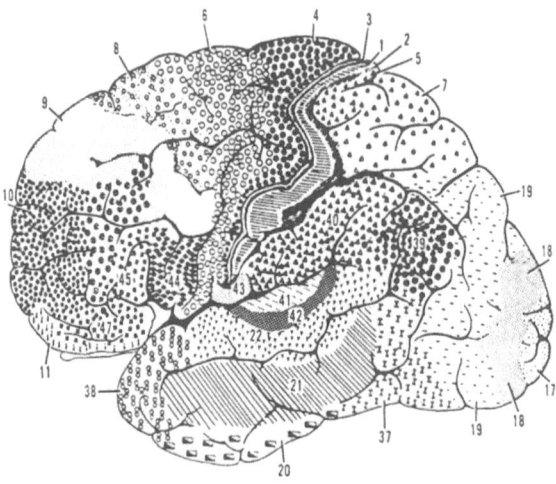

Abb.3.10 Zellarchitektonische Areale des menschlichen Gehirns von der Seite her gesehen. (Nach BRODMANN, 1909)

soziationsarealen innerhalb der Hirnrinde mittels ihrer kurzen Axone zahlreiche Querverbindungen. Das bedeutet, daß die primären Rindenareale lediglich Einzelheiten von Empfindungen wahrnehmen. Die Assoziationsareale, die Tausende von Nervenquerverbindungen enthalten, die sich mit der Erfahrung entwickelt haben, analysieren und integrieren die ankommenden Nerveninformationen zu sinnvollen und durchschaubaren Wahrnehmungen und Erfahrungen.

Experimentelle Daten aus unterschiedlichsten Quellen bestätigen dieses Konzept der primären und sekundären Hirnrindenfunktion. Eine elektrische Reizung dieser beiden Zonen zeigt in den Assoziationsarealen eine breiter gestreute Reaktion, während sie sich in den primären Arealen, wie bereits beschrieben, nur auf die Grundelemente visueller und auditiver Empfindungen beschränkt. Eine Elektrostimulation sekundärer visueller Rindenareale bewirkt im Gegensatz dazu sichtbare Halluzinationen, die sich aus „Blumen, Tieren oder vertrauten Personen" zusammensetzen (LURIA, 1973). Werden die sekundären auditiven Rindenareale elektrisch stimuliert, kommt es zur Wahrnehmung vertrauter Stimmen oder bekannter Laute (PENFIELD und ROBERTS, 1959). Dies sind eindeutige Beispiele einer nervlichen Integrationsfunktion, bei der umschriebene Nervenimpulse in eine sinnvolle Erfahrung umgewandelt werden, auf die der betreffende Mensch reagieren kann.

Tertiäre Areale der Großhirnrinde

Die tertiären Rindenareale sind jene Zonen zwischen den verschiedenen sensorischen Assoziationsarealen der Großhirnrinde, die eine multisensorische (viele Sinnessysteme betreffende) zusammengefaßte Deutung zulassen. Beim Menschen wird Sprache durch Verbindungsbahnen zwischen den visuellen und auditiven Assoziationsarealen, die bei den meisten Menschen in den unteren Teil des linken Schläfenlappens lokalisiert sind, möglich gemacht. Dieses neurale Integrationsareal umfaßt den Gyrus angularis und den Gyrus supramarginalis (Abb. 3.1, S. 56 und Abb. 8.2, S. 317) und scheint von grundsätzlicher Bedeutung für die Sprachentwicklung zu sein, worüber wir in Kapitel 8 noch ausführlicher sprechen werden.

Beim Menschen sind diese Areale am höchsten entwickelt. Selbst bei den höheren Affen liegen sie nur in rudimentärer Form vor. Bei der fetalen Entwicklung ist dieser Bereich einer der letzten, in dem Dendriten auftreten. Manchmal erfolgt seine Reifung während der Kindheitsperiode nur langsam (GESCHWIND, 1965, Teil II).

Die Entdeckungen der Entwicklungsneurologie aus den letzten Jahren lassen vermuten, daß diese hoch integrierenden Nervenstrukturen sowohl phylogenetisch als auch ontogenetisch erst sehr spät reifen. Im Falle einer Fehlentwicklung dürften diese Strukturen leichter verletzbar sein und dadurch ein größeres Risiko hinsichtlich ihrer Reifungsprozesse und der Aufnahme normaler Funktion tragen. Bei fehlerhaftem Wachstum stellen sich wahrscheinlich Probleme mit der Wahrnehmung, dem Denken und/oder motorischen Reaktionen ein, worin in der Tat wesentliche Ursachen für Lernstörungen liegen.

AYRES (1972a) hat eine interessante Theorie und ein Behandlungskonzept entworfen, das in recht großem Umfang von Beschäftigungstherapeuten angewandt wird. Sie behauptet, daß eine gestörte sensorische Integration für einige Phänomene von Lernstörungen verantwortlich sei und daß die Behandlung das Ziel einer Verbesserung der Integration des Nervensystems einschließen müsse. Dadurch werde die gesamte Lernfähigkeit des Gehirns eher gesteigert als durch das gezielte Eintrichtern bestimmter Unterrichtslehrstoffe.

Funktionseinheiten und Lernvermögen

Die Bedeutung der sensomotorischen Integration für das Lernen in der Schule und für ein normales menschliches Verhalten wird sowohl durch neurologische als auch durch neuropsychologisch-klinische Untersuchungen unterstrichen. Die sensorische Integration ist ihrem Aufbau nach hierarchisch, wobei das jeweils kleinere Untersystem, beispielsweise eine Zelle, eine harmonische Einbindung in das Gesamtsystem benötigt und wobei jede Gruppe solcher Untersysteme einer inneren Übereinstimmung bedarf, die frei von Zwang oder Behinderung ist.

Eine mangelhafte sensorische Integration kann zweifellos auf den unterschiedlichsten Ebenen Lernprobleme erzeugen. Wenn in einem primären Projektionsareal der Großhirnrinde oder in Nervenbahnen, die zu diesem Areal führen, eine Schädigung erfolgt, kann diese zu einem partiellen Ausfall oder einer Entstellung von Sinnesreizen führen. Dadurch wird es den unmittelbar daneben liegenden Assoziationsarealen erschwert, die aufgenommene nervale Grundinformation mit einer sinnvollen Bedeutung zu verknüpfen. Dies ist ein Beispiel für eine visuelle, auditive oder taktile Wahrnehmungsstörung.

Wenn das primäre Rindenareal nicht von einer Schädigung betroffen ist, dafür jedoch das Assoziationsareal, wird der Prozeß der sensorischen Integration und Analyse einlaufender Nerveninformationen in sich selbst gestört, und es resultiert ebenfalls eine Wahrnehmungsstörung, die allerdings eine andere Ursache hat.

Sobald eine Schädigung motorische Rindenareale oder efferente Nervenbahnen betrifft, die vom Großhirn zu den Muskeln ziehen, kann das Kind teilweise bewegungsunfähig sein. Dabei kann das Intelligenzniveau dieses Kindes sogar überdurchschnittlich und sein Wahrnehmungsvermögen im ganzen gut sein. Die Ausdrucksmöglichkeiten für gesprochene Sprache jedoch, für Schreiben und allgemeine Körperbewegungen können in solchen Fällen eingeschränkt sein. Ein typisches Beispiel hierfür ist ein normal intelligentes Kind mit einer zerebralen Bewegungsstörung.

In den bisher angeführten Beispielen lagen lokalisierte Schädigungen vor, welche die normale Verarbeitungsfunktion des gesamten Zentralnervensystems beeinträchtigen. Sind die Hirnveränderungen jedoch ausgedehnter, werden kognitive Defizite wahrscheinlicher; im Falle diffuser Verteilung über das gesamte Gehirn muß in einem bestimmten Ausmaß mit geistiger Retardierung gerechnet werden.

Die meisten Bücher, die sich mit der Psychologie des Lernens befassen, versuchen auf die Pädagogen dahingehend einzuwirken, daß sie sich mit dem „ganzen Kind" befassen. Die gleichen Bücher berücksichtigen jedoch nur die psychologischen und sozialen Aspekte des zugrundeliegenden Leidens. Wenn ein Lehrer sich mit dem gesamten Kind befassen soll, ist es als erstes notwendig, die besten neurologischen, psychologischen und pädagogischen Erkenntnisse in einen sinnvollen Zusammenhang miteinander zu stellen. In diesem Buch wird deshalb der Akzent auf die neurologische Seite dieser drei Aspekte gelegt. Das soll jedoch nicht bedeuten, daß die beiden anderen, nämlich die Psychologie und die Pädagogik, weniger wichtig seien. Der interessierte Lehrer muß das Wissen, das ihm mit diesem Buch vermittelt wird, zu seinem eigenen psychologischen und pädagogischen Erfahrungshintergrund in Beziehung setzen. Es gibt sehr viele Bücher und auch Seminare, die psychologische und pädagogische Inhalte zum Thema haben. Bücher und Kurse jedoch, die eine *pädagogische Neuropsychologie* anbieten, kommen erst in letzter Zeit auf.

Klinischer Anhang

Was der klinische Psychologe unternehmen kann

Der klinische Anhang, der jeweils den einzelnen Kapiteln folgt, bietet diagnostische Ansätze, die bestimmte Details liefern und die für einen klinischen Psychologen oder einen Schulpsychologen von Nutzen sein können. Im Anhang wird auch beschrieben, wie ein Lehrer die Informationen verwenden kann, die durch den klinisch-neuropsychologischen Ansatz gewonnen wurden. Dieses Vorgehen ist nicht als das einzig richtige Modell anzusehen, sondern soll als Hilfe für Schulpsychologen dienen, die in ihre diagnostischen Analysen und Heilmaßnahmen neurologische Erkenntnisse einbeziehen wollen. Versuche in dieser Richtung sind bis jetzt noch nicht sehr verbreitet. Es gibt jedoch eine zunehmende Zahl von Psychologen, die ihr Interesse an der Anwendung der klinischen Neuropsychologie bei der Untersuchung und Behandlung von Lernstörungen äußert.

Ich habe die Hoffnung, daß diese klinischen Anhänge als eine Art Richtschnur dienen, um die neuropsychologischen Testergebnisse zum besseren Verständnis des lerngestörten Kindes oder Erwachsenen heranzuziehen und diese Kenntnisse in die Vorbereitung von heilpädagogischen Lehrprogrammen einzubeziehen. Kliniker mit wenig Erfahrung auf diesem Gebiet können das Buch als eine Art Lernerfahrung verwenden, wenn sie so wollen. Erfahrene Kliniker können dem Buch vielleicht einiges neues Material entnehmen und es ihren bereits vorhandenen klinischen Erfahrungen hinzufügen.

Ein Schulpsychologe, der den Wunsch hat, neuropsychologische Erkenntnisse für seine diagnostischen Befundberichte zu verwenden, wird sehr schnell feststellen, daß weder der Neurologe noch der Lehrer die geeigneten Personen sind, um die neurologischen, psychologischen und pädagogischenDaten jedes lerngestörten Kindes oder Erwachsenen zusammenzufassen. Denn jede dieser Berufsgruppen hat ihre eigenen Erfahrungsbereiche. Die Grundfunktionen des klinischen Psychologen umfassen jedoch sowohl Diagnostik als auch Therapie. Das bedeutet, daß der Psychologe wahrscheinlich die diagnostischen Daten des Neurologen *und* des Psychologen sammelt und sie gemeinsam mit seinen eigenen Test- und Interviewergebnissen zu einem sinnvollen Gesamtbild zusammenzufassen versucht. Dabei wird sich vermutlich der klinische Psychologe am ehesten zum Koordinator eines solchen Teams eignen. Wenn jedes Teammitglied eine klar definierte Aufgabe übernimmt, kann dieses klinische Vorgehen sehr rasch zu einem reibungslos ablaufenden Vorgang werden.

Zu Beginn wird es sicher Probleme der zwischenberuflichen Kommunikation geben. Ärzte beispielsweise nähern sich Auseinandersetzungen mit Lehrern oft mit einem gewissen Vorbehalt, und zahlreiche Lehrer fürchten sich davor, Ärzte auf berufliche Probleme anzusprechen. In einem mir bekannten Fall schrieb ein recht autoritärer Schulleiter mit ausgeprägtem Empfinden für seinen Fachbereich an eine Ärztin: „Bleiben Sie meiner Schule fern, und nehmen Sie Ihre Hände weg von etwas, das nicht Ihr Beruf ist." Solche extremen Ansichten sind gottlob nicht allgemein üblich. Viele Lehrer freuen sich über die Gelegenheit, mit einem Neurologen oder Psychologen die Schulprobleme eines Kindes durchsprechen zu können. Regelmäßig durchgeführte Lehrgänge über Lernstörungen für Ärzte, Pädagogen und Mitarbeiter des öffentlichen Gesundheitswesens sind populär geworden und haben sich erfolgreich im Niederreißen von Mauern eines interdisziplinären Isolationismus bewährt.

Jede klinische Tätigkeit, die eine erfolgreiche Hilfe für lerngestörte Kinder verspricht, wird rasch von Hinweisen, die darauf Bezug nehmen, überschwemmt. Aus diesem Grund ist ein klar definiertes Einführungsverfahren erforderlich. Als wir mit unserem Forschungsprogramm begannen, wurden alle Anforderungen zunächst einem qualifizierten Neurologen übergeben, der eine umfassende neurologische Untersuchung durchführte, einschließlich EEG und Röntgenaufnahmen des Schädels. Dabei war es gleichgültig, ob diese Anforderungen von Eltern, Lehrern oder anderen Ärzten stammten.

Etwa 3 Jahre nach Beginn unseres Programms verzichteten wir auf die Röntgenaufnahmen des Schädels, da sie in den meisten Fällen keine zusätzliche Information lieferten. Als Ersatz für röntgenologische Schädelaufnahmen kommt die neuroradiologische Untersuchung des Gehirns mit neueren bildgebenden Verfahren (Computertomographie oder Kernspintomographie) als eine verhältnismäßig neue Technik in Betracht, die wertvolle Informationen bei Untersuchungen von Kindern mit Lernstörungen zu liefern verspricht, wie wir bereits zuvor in diesem Kapitel erwähnten (VALCK,1974).

Klinische Klassifikation

Die Klassifikationen, die in Kapitel 1 vorgestellt wurden, werden in diesem Abschnitt noch eingehender klinisch umrissen.

Hirngeschädigte:

Mit mindestens einem „harten" Symptom. Einige der ausgeprägten Symptome („hard signs") können durch neurochirurgische Eingriffe bestätigt werden, so beispielsweise subdurale Hämatome oder fortschreitende Hirnläsionen durch eine Zyste oder einen Tumor. Manche Symptome können durch Verhaltensauffälligkeiten identifiziert werden, beispielsweise bei einer Halbseitenlähmung (Hemiplegie) oder auch durch neuroradiologische Untersuchungen, die ein abnormes Hirnwachstum oder eine mangelhafte Entwicklung von Hirnstrukturen im Röntgenbild erkennen lassen. Andere dieser Symptome werden erst anläßlich einer Autopsie festgestellt. Durch Vergleichen der zuvor dokumentierten Lernprobleme mit den bei der Sektion aufgedeckten Befunden kann man eine Menge lernen (DRAKE, 1986).

Ohne „harte" Symptome. Ein Hirnschaden kann auch bei Fehlen ausgeprägter Symptome erkannt werden, wenn mindestens drei schwach ausgeprägte Symptome vorliegen. Diese können folgende Hinweiszeichen aufweisen: Dysrhythmien im EEG zweiten oder dritten Grades, einseitige Hyperreflexie (gesteigerte Sehnenreflexe), Seitendifferenzen der Empfindungen in Händen und/oder im Gesicht, Seitendifferenzen zwischen beiden Händen bei schnellen Fingerbewegungen und bei der Aufgabe der Formerkennung mit den Händen (Stereognosie), ferner spontaner und gesteigerter Nystagmus (ruckartige rhythmische Augenbewegungen), Strabismus (Schielen), Tremor (leichtes Zittern der Finger und Hände), athetoide und choreiforme, d. h. an Veitstanz erinnernde, unwillkürliche, ausfahrende Körperbewegungen sowie eine leichte Asymmetrie des Schädels. Einige weitere neuropsychologische Charakteristika umfassen Sprachenentwicklungsverzögerung, unkoordinierte Körperbewegungen, visuelle Wahrnehmungsmängel wie Bildverdrehungen, -verzerrungen, -umkehrungen, -vertauschungen, mangelhaftes Körperschema und einen schlechten Rechts-links-Richtungssinn. Da diese Symptome jedoch auch durch eine Entwicklungsverzögerung auftreten können, ist es sicherer, sie nur dann diagnostisch mitzuverwerten, wenn neurologische und sensomotorische Symptome sicher nachgewiesen wurden und nur, wenn die Kinder mindestens 9 Jahre alt sind. Eine umfassendere Liste dieser Symptome findet sich bei CLEMENTS (1966).

Minimale Hirnfunktionsstörung (MCD – minimale zerebrale Dysfunktion)

In Kapitel 2 wude das MCD-Kind kurz und an Symptomen orientiert beschrieben, um Lehrern zu helfen, diese häufig schlecht definierte und etwas verwirrende Kategorie besser zu verstehen. In diesem Abschnitt wollen wir die Probleme, die von dem etwas unklaren Symptomenkomplex ausgehen, untersuchen und Vorschläge beisteuern, die einem Schulpsychologen oder klinischen Psychologen für das Verständnis und die Behandlung der so klassifizierten Kinder nützlich sein können.

Von Anfang an sollte Klarheit darüber bestehen, daß sich die Definition einer minimalen Hirnfunktionsstörung und das Verständnis ihrer Pathologie, Ursachen und charakteristischen Reaktionsmuster (wenn es diese überhaupt gibt) auf jede Art von Behandlung in ständigem Fluß befinden. Der Ausdruck „minimale Hirnfunktionsstörung" wurde 1962 durch die Oxford International Study Group on Child Neurology formell empfohlen, und es wurde vorgeschlagen, ihn an die Stelle des bis dahin üblichen Begriffs einer „minimalen Hirnschädigung" zu setzen. Die Mitglieder dieser Untersuchungsgruppe vertraten die Meinung, daß allein aufgrund von Verhaltenssymptomen niemals auf einen Hirnschaden geschlossen werden kann. Seit 1962 zog die Erkennung

und Behandlung von MCD-Kindern jedoch immer mehr die Aufmerksamkeit nichtmedizinisch ausgebildeter Berufsgruppen und im besonderen Maße der Pädagogen und Schulpsychologen auf sich. Das führte zu einer verstärkten Betonung pädagogischer Elemente innerhalb dieser Kategorie. STROTHER (1973) äußerte die Ansicht, daß „Autoren, die von medizinischen Gesichtspunkten aus darüber berichten, den Ausdruck ‚minimale Hirnfunktionsstörung' oder einen gleichwertigen Begriff vorziehen, während andere, die von pädagogischen Aspekten ausgehen, die Tendenz haben, von ‚spezifischen Lernstörungen' oder analogen Begriffen zu sprechen". Die zur Zeit bestehende Tendenz einer unterschiedlichen Sichtweise sollte eventuell durch eine allgemeinere Definition der zerebralen Dysfunktion ersetzt werden, die alle Berufsgruppen zufriedenstellen kann, da medizinische, neuropsychologische und pädagogische Forschungen neuere Erkenntnisse über die MCD-Kinder erbracht haben. In der Zwischenzeit fällt es in den Aufgabenbereich des Schulpsychologen, jedes lerngestörte Kind eingehend zu untersuchen und das Vorhandensein oder Fehlen „weicher" Symptome festzustellen.
RUTTER, GRAHAM und YULE (1970) haben drei Gruppen von „weichen" Symptomen („soft signs") vorgeschlagen:

1. Symptome, welche die Entwicklungsverzögerung widerspiegeln, beispielsweise eine Verzögerung des Sprechvermögens und der Sprache, unkoordinierte Bewegungen, Wahrnehmungsstörungen in allen Sinnesbereichen, unsichere Rechts-links-Orientierung, zeitweilig auftretende überschießende motorische Erregbarkeit sowie die Aufhebung oder Unterdrückung der simultanen taktilen Zweipunktstimulation. Diesem Katalog würde ich noch die verzögerte oder mangelhafte Reihenfolgewahrnehmung und/oder -reaktion hinzufügen. Jedes dieser Symptome darf nur im Zusammenhang mit dem Lebensalter und dem geistigen Entwicklungsalter interpretiert werden.
2. Symptome, die von krankhaften neurologischen Faktoren herrühren können, wie beispielsweise Nystagmus, Strabismus und Tremor, jedoch auch andere Ursachen haben können.
3. Symptome angedeuteter Anomalien, die schwer zu erkennen sind, wie beispielsweise eine leichte Seitendifferenz des Tonus oder der Reflexe, eine eben wahrnehmbare Halbseitenlähmung, eine minimale Athetose oder eine leichte Asymmetrie des Schädels oder der Extremitäten.

Andere Symptome (CLEMENTS, 1966) umfassen EEG-Abnormalitäten, ohne Vorliegen echter Krampfanfälle oder möglicherweise klinisch nicht eindeutig erfaßbarer Krampfäquivalente, die mit Schwankungen im Verhalten oder in den geistigen Leistungen einhergehen sowie Abweichungen hinsichtlich Aufmerksamkeit, Aktivitätsniveau, Reizsteuerung und Affektverhalten. CLEMENTS hat 99 unterschiedliche Symptome in 15 getrennten Rubriken zusammengestellt, die für Schulpsychologen von Nutzen sein könnten.
Das Durcheinander bei der Definition eines minimalen Hirnschadens rührt von der allgemeinen Schwierigkeit her, ein Grenzbereichphänomen zu identifizieren, das zunächst sehr ausgeprägt auftritt, dann Schritt für Schritt

geringer wird, bis es völlig verschwunden ist. Ausgeprägte und umschriebene Hirnschäden in bestimmten kortikalen oder subkortikalen Arealen erzeugen im Gegensatz dazu vorhersagbare Ausfälle im Erwachsenenverhalten, die einen hohen Grad an Zuverlässigkeit besitzen (LURIA, 1966, 1970, 1973; REITAN, 1959). Beim Menschen gibt es eine ganze Reihe systematischer Zusammenhänge zwischen Gehirn und Verhalten, worauf wir im Kapitel 4 noch eingehender zu sprechen kommen werden. Fälle von traumatischen Hirnläsionen mit bekannten pathologischen Veränderungen und bei denen man Verhaltensänderungen beobachten kann, liefern eine reichhaltige Quelle neuropsychologischer Erkenntnisse. In diesen Fällen sind die ursächlichen Faktoren und psychologischen Konsequenzen häufig eindeutig abgrenzbar.

Wenn wir uns jedoch auf dem Kontinuum entlang bis zu den normalen Hirnstrukturen bewegen, begegnen wir einer großen Zahl von Kindern und Erwachsenen, die nicht hirngeschädigt sind und aus uns unbekannten Gründen dennoch Verhaltensmängel, ähnlich denen hirnverletzter Patienten aufweisen. Allerdings sind diese Verhaltensmängel bei ihnen in wesentlich geringerem Maße vorhanden. Die sich im Verhalten äußernden Behinderungen (wie beispielsweise visuelle Bildumkehr, schlechte Fingerlokalisation, Seitendifferenzen bei schnellen Fingerbewegungen oder die Unfähigkeit zu manueller Formerkennung) stellen alle nur „weiche" Symptome dar, deren Vorhandensein daran denken läßt, daß im Gehirn und Zentralnervensystem dieser Person kleinste funktionsgestörte Areale vorhanden sein müssen, auch wenn eine neurologische Routineuntersuchung möglicherweise nichts aufgedeckt hat.

Üblicherweise kann ein Hirnschaden allein auf der Basis von Verhaltensbeobachtungen nicht vollständig und schlüssig nachgewiesen werden. REITAN (1964b) gelang es als einem der ersten allein auf der Basis neuropsychologischer Testergebnisse bei Erwachsenen präoperativ die Orte umschriebener Hirnläsionen vorherzusagen. Viele seiner Schüler erlernten die gleiche diagnostische Fähigkeit mit einigem Erfolg. Diese präoperativen Vorhersagen wurden von zahlreichen Neurochirurgen für ihre Operationsplanung als besonders nützlich empfunden.

Weitere klinische Hilfsquellen, die das Mosaikbild des MCD-Kindes vervollständigen, sind die neuen Hirnscantechniken, über die wir bereits sprachen. Mit ihrer Hilfe wird es möglich, pathologisch veränderte Hirnareale zu erkennen, die früher bei neurologischen Standarduntersuchungen nicht nachzuweisen waren. Bei einem Patienten mit einer Lesestörung aufgrund eines Déjerine-Syndroms (Alexie ohne Agraphie; vgl. Kapitel 9, in dem eine ausführliche Beschreibung erfolgt) fand sich im Computertomogramm eine Läsion im linken Hinterhauptlappenbereich (STALLER et al., 1978). Diese pathologischen Veränderungen des Gehirns waren mit vorausgegangenen allgemeinen neurologischen Untersuchungsmethoden nicht nachweisbar gewesen.

In früheren Jahren haben einige Autoren (SCHMITT, 1975) geringfügig ausgeprägte Symptome („soft signs") als Hinweise für einen Reifungsmangel abgelehnt und damit für Diagnosestellung und Prognose als völlig unzuverlässig und bedeutungslos hingestellt. Solche Schlüsse resultieren gewöhnlich aus rein klinischen Beobachtungen. Eine Untersucherin, die das Problem sowohl experimentell als auch in einer Verlaufsstudie untersuchte, war HERN (1984). Während die meisten Untersuchungen über Stabilität und Dauer gering ausgeprägter Symptome nur Perioden von wenigenWochen (MacMAHON und GREENBERG, 1977) oder maximal bis zu 4 Jahren (ACKERMAN, DYKMAN und PETERS, 1977; HERTZIG, 1982) umfaßt, untersuchte HERN 123 lerngestörte Patienten vom Grundschulalter bis in das Erwachsenenalter hinein während eines Zeitraums von 14 Jahren. Die Autorin verglich diese 123 Erwachsenen neurologisch mit 46 Normallernenden, die hinsichtlich Alter und gesellschaftlichem Status mit den Lerngestörten statistisch vergleichbar waren. Unter Benutzung einer Regressionsanalyse fand HERN eine signifikante Beziehung zwischen 19 neurologischen Meßgrößen zum Zeitpunkt 1 (Untersuchungsalter zwischen 8 und 12 Jahren) und zum Zeitpunkt 2 (dieselben Personen 14 Jahre später). Es wurde ein R^2 von .53 gefunden, was einem Korrelationskoeffizienten von .73 entspricht. Die Differenz des Auftretens der Symptome zwischen Mitte der Kindheit und dem Erwachsenenalter zeigte einen Rückgang bei den Untersuchten mit den meisten Symptomen zum Zeitpunkt 1 und Änderungen nach beiden Richtungen für diejenigen, die sich im mittleren Bereich befanden. HERNS Ergebnisse unterstützten nicht die These, wonach lerngestörte Kinder an einer vorübergehenden Reifungsverzögerung leiden, die sie im Laufe der Zeit ausgleichen würden. Im Gegenteil fand sich, daß sich „die meisten lerngestörten Kinder bei der erneuten neurologischen Untersuchung in ihren Fähigkeiten nicht verbessert zu haben schienen, und viele von ihnen im Erwachsenenalter zusätzliche und andere Symptome aufwiesen, die in ihrer Kindheit noch nicht zu sehen waren" (HERN, 1984). Darüber hinaus stellte sie fest, daß lerngestörte Erwachsene mehr „weiche" neurologische Symptome aufwiesen als eine statistisch vergleichbare Kontrollgruppe von normal lernenden Personen.

Was soll nun ein Schulpsychologe angesichts dieser Tatsachen mit sog. MCD-Kindern tun? Zunächst erscheint es ratsam, nicht ausschließlich von Verhaltensauffälligkeiten ausgehend auf eine Hirnfunktionsstörung zu schließen oder in einem Befundbericht derartige Angaben zu machen. Ebenso sollte man nicht aus der Tatsache, daß das Kind eine Anzahl von „weichen" Symptomen aufweist, den Schluß ziehen, daß es unbedingt übererregbar oder lerngestört sein müsse.

Wenn das Kind jedoch ausgeprägte Lernprobleme und eine große Anzahl „weicher" Symptome aufweist, kann es den neurologisch geschulten Schulpsychologen weiterbringen, wenn er darüber nachdenkt, was sich im Nervensystem des betreffenden Kindes abspielt und die Ursache für seine Störungen sein könnte. Dies sollte er jedoch niemals den Eltern gegenüber erwähnen oder in irgendeiner Form schriftlich weitergeben. Eine solche Handlungsweise steht in Übereinstimmung mit der Vorstellung von der Einheitlichkeit des Menschenbildes und läßt trotzdem Raum für mögliche spätere Entdeckungen subtiler Hirnfuktionsstörungen in Fällen mit nur einem einzigen „weichen" neurologischen Symptom. Dieses Vorgehen hat darüber hinaus den Vorteil, zu einer eingehenderen, wenn auch spekulativen Beobachtung des Kindes zu ermutigen. Es erweitert den Blick für andere logisch mögliche, diagnostische Denkansätze und verbessert die Chancen, auf fruchtbare diagnostische Ergebnisse zu stoßen. In dieser Sichtweise vermeidet man, daß das Kind durch Etikettierung geschädigt wird, regt aber eine eingehende Fallanalyse an, wenn diese auch nur bei unserem derzeitigen Wissensstand bruchstückhaft sein kann.

Schulpsychologen, die über diese wichtige Klassifizierung eingehender informiert werden wollen, seien an DENCKLA (1978) verwiesen, eine Neurologin, die sich intensiv mit Studien lerngestörter Kinder und deren Untersuchung beschäftigt. Sie gab eine wissenschaftlich begründete und logische Rechtfertigung des Begriffes minimale zerebrale Dysfunktion.

Zusammenfassend kann festgehalten werden, daß die Klassifizierung der minimalen Hirnfunktionsstörung (MCD) sowohl für den Arzt als auch den wissenschaftlichen Psychologen und Schulpsychologen durchaus von Nutzen sein kann. Auch in Folge unseres noch unvollständigen Wissens über die Ätiologie der MCD kann ihre Definition innerhalb der verschiedenen Berufsgruppen noch unterschiedlich sein.

Nichtsdestoweniger scheint sie eine neurologisch und verhaltensmäßig abgrenzbare Kategorie zu sein, in der das persönliche Nachdenken eines Psychologen zu einem fruchtbaren Verständnis und geeigneteren Therapiemaßnahmen führen kann.

Lerngestörte ohne „harte" oder „weiche" Symptome

Diese Gruppe umfaßt Kinder mit normaler Intelligenz und guter Gesundheit, denen eine spezifische oder entwicklungsbedingte Lernstörung unbekannter Ursache zugeschrieben wird. ORTON (1982) war einer der ersten, der lesegestörte Kinder untersuchte und beschrieb, obwohl er diese Minderleistung als „Strephosymbolia" bezeichnete, das bedeutet eine verdrehte Wahrnehmung geschriebener Zeichen. Wir wissen heute, daß die Dyslexie von Wahrnehmungsdefiziten, Sprachstörungen oder Störungen der sensomotorischen Integration herrühren kann. AYRES (1972a) hat über diesen zuletzt erwähnten Begriff sehr ausführlich berichtet. Bei einer neuropsychologischen Testbatterie kann eine Versuchsperson dieser Kategorie im Intelligenztest und allen Tests der Wahrnehmung und motorischen Ausführung durchschnittliche oder überdurchschnittliche Ergebnisse haben, und dennoch können große Schwierigkeiten auf folgenden Gebieten betehen: im Reihenfolgeerkennen, bei Aufgaben, die mehrere Sinnessysteme gleichzeitig beanspruchen, beim Verbinden phonetischer Laute und bei jeder Fähigkeit, die eine sinnvolle Verknüpfung ein- und auslaufender Nervenfunktionen erfordern. Obwohl noch nicht alle Ursachen von Lernproblemen bekannt sind, dürfte bei einer Anzahl von ihnen eine Störung der sensomotorischen Integration bestehen. Für einige andere kommen genetisch bedingte Defektbildungen in Betracht.

Der Schulpsychologe kann diese Kinder aufgrund der Berichte des Klassenlehrers herausfinden, wenn diese eindeutig und klar sind. Er kann aber auch psychometrische Methoden, wie z. B. den Lernquotienten (MYKLEBUST, 1967a) oder eine multiple Regressionsformel (RUTTER, GRAHAM und YULE, 1970), wie bereits im Kapitel 2 erwähnt, heranziehen.

Normale Kontrollgruppen

Es ist für jeden Schulpsychologen empfehlenswert, von jedem von ihm verwendeten Test Ergebnisse normaler Kinder zu sammeln, um dadurch zu vermeiden, daß er sich vollständig auf die Angaben genormter Testwerte aus
möglicherweise ganz anderen Bevölkerungsgruppen verlassen muß. Einige
Zusammenstellungen genormter Daten sind zu erhalten bei GADDES und
CROCKETT (1975), KLONOFF (1971), KNIGHTS (1966), KNIGHTS und
OGILVIE (1967), SPREEN und GADDES (1969), TRITES (1977). Diese
Tabellen sollten jedoch mit Vorsicht benutzt werden, solange nicht feststeht,
daß die verglichenen Bevölkerungsgruppen einigermaßen miteinander übereinstimmen.

Wenn bei einem Kind oder Erwachsenen eine diagnostische Untersuchung
vorgesehen ist, wird der Betreffende einer Testbatterie unterzogen (s. Anhang
S. 499). In unserem Laboratorium werden automatisch alle Kinder der oben
angegebenen Gruppe 1 und ausgewählte Kinder der Gruppen 2 und 3 untersucht. Die Durchführung einer solchen Testreihe dauert zwischen 5 und 6
Stunden. Die Tests sind nach folgenden Gesichtspunkten ausgewählt: Bestimmung der visuellen, auditiven und taktilen Wahrnehmung, Untersuchung der
sprachlichen und räumlichkonstruktiven Fähigkeiten (WISC), der motorischen Schnelligkeit, der sensomotorischen Integration, der Fähigkeit, Reihenfolgeabläufe vorzunehmen, des Kurzzeit- und Langzeitgedächtnisses und der
Sprachentwicklung.

Die Fehlergebnisse neurologischer Daten werden dann mit denjenigen
neuropsychologischer Tests und den Berichten der Lehrer über die Schul-
schwierigkeiten des Kindes verglichen. Es sind Gruppenstudien durchgeführt
worden, um die Möglichkeiten zuverlässiger Korrelationen zwischen diesen
beiden Größen als Forschungsbeitrag des klinischen oder Schulpsychologen
an diesen Testreihen zu überprüfen. Die psychologischen und pädagogischen
Daten werden nach folgenden Gesichtspunkten untersucht: ist die festgestellte
Anomalie im Gehirn allgemeiner oder diffuser Art oder tritt sie regional auf
(links oder rechts, vorn oder hinten), ist sie im Zentralnervensystem relativ
hoch gelegen, ist sie entwicklungbedingt, also bereits seit Geburt vorhanden
oder erst im Anschluß an eine Schädelverletzung nach der Geburt entstanden.
Sofern sie unfallbedingt ist, wird berücksichtigt, ob sie erst vor kurzem entstanden ist oder bereits seit längerer Zeit besteht.

Im Anschluß an die Aussprache des Psychologen mit den Eltern und dem
Lehrer des Kindes formuliert er einen heilpädagogischen Behandlungsvor-
schlag. Dabei sind die Stärken und Schwächen des Kindes herauszustellen
und die schulischen Aktivitäten und Fähigkeiten aufzuzählen, mit denen das
Kind wahrscheinlich Schwierigkeiten haben wird. Weiter sollten Empfehlungen gegeben werden, wie diese Schwierigkeiten umgangen werden können.

Ein solcher Bericht sollte möglichst frei von Fachausdrücken und in einer
klar formulierten Sprache abgefaßt sein, die sowohl Eltern als auch Lehrer
leicht verstehen können. Er sollte einen allgemeinen diagnostischen Gesamt-
überblick über das Kind liefern, der dem Lehrer die Möglichkeit gibt, das

Kind in Zukunft genauer zu verstehen. In diesem Bericht sollte auch eine Anzahl konkreter Behandlungsvorschläge gemacht werden, die der Lehrer ausprobieren kann.

Was kann der Lehrer tun?

Für gewöhnlich hat ein Lehrer bessere Kenntnisse über das soziale Verhalten des Kindes als ein Psychologe. Der Schulpsychologe wiederum sollte dem Lehrer alle noch so diskreten Zeichen für feine Defizite mitteilen, wie auditive Wahrnehmungsschwierigkeiten für bestimmte Laute. Der Lehrer sollte den Befundbericht des Psychologen eingehend durchlesen und sich dadurch umfassende Kenntnisse über eventuelle kognitive, motorische oder Wahrnehmungsdefizite des Kindes verschaffen. Ausgerüstet mit diesem Wissen sollte er dann in Verbindung mit allen Registern seines eigenen beruflichen Sachverstandes diejenigen heilpädagogischen Maßnahmen auswählen, die den Bedürfnissen des Kindes am nächsten zu kommen scheinen.

Bevor mit dem heilpädagogischen Programm begonnen wird, muß die Ausgangssituation des Kindes genauer festgestellt werden. Jeder Fort- und Rückschritt ist dem Schulpsychologen, der nicht als fachliche Autorität, sondern als Berater des Lehrers tätig sein sollte, umgehend mitzuteilen. Wenn das Kind gute Fortschritte zeigt, waren die heilpädagogischen Maßnahmen sehr wahrscheinlich von Wert. Ist jedoch kein Fortschritt zu beobachten, sollte der Psychologe nach Rücksprache mit dem Lehrer entscheiden, ob eventuelle zusätzliche diagnostische Maßnahmen durchzuführen sind und ob die Lehrmethoden gegebenenfalls überwacht oder verändert werden sollten. Ferner sollte man überlegen, welche weiteren Faktoren, die bisher noch nicht berücksichtigt wurden, ursächlich in Betracht kommen können.

Im nächsten Kapitel folgt eine eingehende Diskussion unserer gegenwärtigen neuropsychologichen Kenntnisse sowie ihre mögliche Bedeutung für das Verständnis des Lernprozesses. Im Anschluß an diese Diskussion werden im klinischen Anhang des Kapitels 4 weitere spezifische Vorschläge hinsichtlich der Diagnosestellung und der heilpädagogischen Behandlung gemacht.

Empfehlenswerter Lesestoff für die Neuropsychologie

Bradshaw, J. L. and Nettleton, N. C. *Human cerebral asymmetry.* Englewood-Cliffs: Prentice-Hall, 1983.

Bryden, M. P. *Laterality: Functional asymmetry in the intact brain.* New York: Academic Press, 1982.

Filskov, S. B. and Boll, T. J. *Handbook of clinical neuropsychology.* New York: John Wiley & Sons, 1981.

Heilman, K. M. and Valenstein, E. *Clinical neuropsychology.* New York: Oxford University Press, 1979.

Hynd, G. W. and Obrzut, J. E. (Eds.) *Neuropsychological assessment and the school-age child, issues and procedures.* New York: Grune & Stratton, 1981.

Kolb, B. and Whishaw, I. Q. *Fundamentals of human neuropsychology.* San Francisco: W. H. Freeman, 1980/1984.

Rourke, B. P., Bakker, D. J., Fisk, J. L. and Strang, J. D. *Child neuropsychology*. New York: Guilford, 1983.
Spreen, O., Tupper, D., Risser,A., Tuokko, H. and Edgell, D. *Human developmental neuropsychology*. New York: Oxford University Press, 1984.

4 Die Anwendung neuropsychologischer Kenntnisse zur Deutung von Lernstörungen

Allen Nervenzentren haben demnach in erster Linie eine grundsätzliche Funktion, nämlich die des „intelligenten" Handelns. Sie empfinden etwas, sie ziehen eine Sache der anderen vor und sie haben „Ziele". Wie alle anderen Organe jedoch entwickeln sie sich von den Vorfahren zu den Nachkommen und ihre Evolution schlägt zwei Richtungen ein: Die niedrigen Zentren entwickeln sich abwärts zu immer unmittelbarer reagierenden Automatismen und die höheren aufwärts zu einer umfassenderen Intellektualität.

William JAMES (1890)

In diesem Kapitel wird unser derzeitiger Kenntnisstand der Beziehungen zwischen Gehirn und Verhalten im Zusammenhang mit den Problemen der Verstandesfunktionen und des Lernens im Schulunterricht untersucht. Dies ist ein besonders interessantes und vielversprechendes Forschungsgebiet, aber auch eines, in dem noch zahlreiche Grauzonen bestehen. Neurologen und Neurochirurgen wissen im großen und ganzen noch sehr wenig über die besonderen Funktionen der meisten Teilabschnitte des Großhirns, des Thalamus und des Hirnstammes (sofern es solche überhaupt gibt). Sie besitzen jedoch Kenntnisse über einige größere Zusammenhänge zwischen Gehirn und Verhalten, und diese Kenntnisse haben sowohl für den klinischen Psychologen als auch den Lehrer in der Schule Bedeutung.

Dieser Versuch, neurologische, psychologische und pädagogische Erkenntnisse miteinander zu verknüpfen, ist verhältnismäßig radikal und befindet sich noch in den Kinderschuhen. Seit 1963 haben in den USA und Kanada zahlreiche Fachkongresse stattgefunden, um Lernprobleme zu diskutieren.

Bei den meisten waren überwiegend Neurologen als Hauptreferenten der Vorträge eingeladen. Diese Veranstaltungen wurden ebenso von medizinischen Hochschulen, augenärztlichen und kinderärztlichen Gesellschaften und anderen medizinischen Einrichtungen gefördert, wie auch von pädagogischen Lehranstalten. Mir scheint dies eine gesunde Entwicklung zu sein, da wahrscheinlich Ärzte, Psychologen und Pädagogen im Verständnis von Lernstörungen schneller vorankommen werden, wenn sie ihr Fachwissen und ihre beruflichen Erfahrungen zusammenlegen.

Im folgenden wird der Versuch gemacht, unsere derzeitigen Kenntnisse auf den Gebieten der Neurologie, Neuropsychologie, Neurophysiologie und Pädagogik zusammenzufassen. Wer etwas über Neuropsychologie lernen will, sollte sich von Anfang an der Tatsache bewußt sein, daß das Gehirn als ein dynamisch-ganzheitliches Organ tätig wird, sobald bestimmte Verhaltensfunktionen alle oder die meisten Hirnmechanismen in Gang setzen. Gleichzeitig wird für bestimmte Verhaltensarten eine maximale Verarbeitungsfunktion eines oder mehrerer umschriebener Hirnrindenareale tätig. Wird beispielsweise der BROCAsche Rindenbezirk (Abb. 3.9, S. 75) ernstlich geschädigt, der an der Basis der dritten Stirnhirnwindung der linken Großhirnhemisphäre liegt, so kann die betreffende Person nicht mehr sprechen. Solche Patienten können zwar hören, was ihnen gesagt wird und sie verstehen auch die Bedeutung des Gesagten. Da aber ein wichtiges Zentrum für die motorische Sprachfunktion ausfällt, ist ihr Sprachausdrucksvermögen gestört. Im Gegensatz dazu fanden TEUBER und WEINSTEIN (1956) eine Verhaltensform, die die normale Funktion aller Rindenbezirke benötigt. Es handelt sich dabei um die Fähigkeit, in einem verwirrenden Untergrund verborgene Abbildungen oder geometrische Figuren zu erkennen. Patienten mit Läsionen der linken Hirnhemisphäre hatten fast gleich große Schwierigkeiten mit dieser Aufgabe. Ebenso im statistischen Vergleich die Patientengruppen mit Schäden im oder außerhalb des Scheitellappens, des Stirn-, Schläfen- und Hinterhauptlappens. Dies legt die Vermutung nahe, daß zur Lösung solcher Aufgaben eine generalisierte Funktion der gesamten Großhirnrinde erforderlich ist.

Der berühmte französische Neurologe FLOURENS (1794–1867) sprach vor mehr als 100 Jahren die Hypothese aus, daß „ein Punkt, der im Nervensystem erregt wird, alle anderen erregt; wenn ein Punkt ermüdet, ermüdet er auch alle anderen. Es gibt eine Gemeinsamkeit der Reaktion, der Umbildung, der Energie..." (BORING, 1957). Diese einheitliche Hirnfunktion bezeichnete er als „action commune". Die lokalisierten Hirnfunktionen dagegen nannte er „action propre". Es ist interessant festzustellen, daß selbst die jüngsten neuropsychologischen Forschungsergebnisse in die Richtung dieser frühen Erkenntnisse von FLOURENS weisen, auch wenn wir heute über genaueres Wissen verfügen.

SHURE und HALSTEAD (1958) beschrieben diese Problematik folgendermaßen:

Das eine Extrem stellen die Theorien dar, die eine sehr feine Unterteilung der Hirnrinde mit entsprechender Streuung der psychologischen Funktionen vertreten. Auf der entgegengesetzten Seite stehen diejenigen, die mit der Vorstellung des Gehirns als einer dynamischen Einheit mit einer dementsprechend diffusen Repräsentation der intellektuellen Fähigkeiten im Großhirn argumentieren.

Von unserer gegenwärtigen Warte neuropsychologischer Kenntnisse aus gesehen, ist es ratsam, das Gehirn als ein Ganzes zu betrachten und die Ausdrucksformen des Verhaltens, die sowohl spezifische als auch umschriebene Hirnläsionen begleiten, aufzuzeigen. Kurt GOLDSTEIN, ein hervorragender deutscher Neurologe, untersuchte die Rückwirkungen von Hirnverletzungen bei Soldaten im Ersten Weltkrieg auf deren geistige Leistungen. Er entwickelte eine *holistische* Theorie, nicht nur der Hirnfunktion, sondern des gesamten Verhaltens. Beim Vergleich der atomistischen Untersuchungsweise von Teilstücken mit der holistischen Sichtweise, hält er es für empfehlenswert, mit einer Untersuchung des ganzen Organismus zu beginnen und danach erst zu zergliedern, wobei jedoch beständig die Gesamtfunktion im Zentrum des Interesses stehen soll. In diesem Zusammenhang schrieb er:

Für uns gibt es keinen Zweifel, daß die atomistische Methode das einzig legitime Vorgehen darstellt, um wissenschaftliche Fakten zu gewinnen. Die Erkennung der Natur des Menschen muß sich mit Einzelphänomenen beschäftigen, die auf diesem Weg erschlossen wurden. Aber wird es je möglich sein, mit dem durch diese Methode gewonnenen Material zu einer Wissenschaft des Organismus als Ganzem, zu einer Wissenschaft der Natur des Menschen zu gelangen?

Wenn der Organismus lediglich die Summe seiner Teile wäre, die wir getrennt untersuchen können, bestünden keine Schwierigkeiten, unser Wissen von den Teilen zu einer Wissenschaft des Ganzen zusammenzufügen. Aber alle Versuche, um den Organismus als Ganzes direkt von seinen Teilerscheinungsbildern her zu begreifen, haben bis jetzt nur sehr wenig Erfolg gehabt... denn der Organismus ist nicht die Summe seiner Teile (K. GOLDSTEIN, 1940)

RIESE hat in einer Erläuterung zu GOLDSTEINs Arbeit folgendes geschrieben:

GOLDSTEIN negiert weder die Bedeutung der Struktur noch die Möglichkeit zerebraler Lokalisation. Er wollte sie nur in ihre eigenen Schranken verweisen. Er war auf der Suche nach einer konstruktiven Formel für diejenigen Funktionen, die einer Repräsentation und Lokalisation im Gehirn zugänglich sind... Er sagte, die Hirntätigkeit ist immer eine ganzheitliche, jedoch immer mit sich beständig ändernden örtlichen Betonungen... (RIESE, 1968).

Kurz gefaßt kann man sagen, daß das Hirn zwar als ein Ganzes funktioniert, aber viele spezifische Verhaltensformen größere Anforderungen an bestimmte Hirnareale stellen. Konsequenterweise können Verhaltensformen dann besonders leiden, wenn sie stark an das normale Funktionieren eines oder mehrerer Hirnareale gebunden sind und wenn in diesem betreffenden Hirnabschnitt eine Läsion erfolgt. Das bedeutet jedoch nicht, daß diese besondere Verhaltensform ausschließlich von dem jeweils untersuchten Ort abhänge. Hughlings JACKSON, ein hervorragender britischer Neurologe, erkannte diese Zusammenhänge bereits vor 100 Jahren und seine theoretischen Einsichten wurden von WEISSENBURG und McBRIDE (1935/1964) neu formuliert, als sie schrieben: „Die aphasischen Symptome sind das Ergebnis der Aktivität unbeschädigter Hirnabschnitte, da abgestorbenes Hirngewebe keine Aktivität mehr liefern kann."

Das bedeutet somit, daß uns die Kenntnis des Schädigungsortes im Gehirn für die Voraussage eines bestimmten Verhaltensfehlers hilfreich sein kann und umgekehrt. Damit wird aber nicht notwendigerweise einer ausschließlich hirnlokalisierenden oder hirnstrukturellen Sichtweise das Wort geredet. Das Wissen um die generalisierte oder lokalisierte Hirnfunktionsstörung kann dem untersuchenden klinischen Psychologen jedoch unterschiedliche Informationsquellen liefern, die für den Sonderpädagogen bei der Erstellung eines wirksamen heilpädagogischen Programms von Nutzen sind.

Die Neuropsychologie des Erwachsenen und des Kindes

In gleicher Weise, wie sich das Verhalten des Kindes von dem des Erwachsenen hinsichtlich Qualität, Umfang und Begrifflichkeit unterscheidet, sind auch die Wechselbeziehungen zwischen Gehirn und Verhalten bei Kindern anders als bei Erwachsenen. In welcher Form sie sich allerdings unterscheiden, ist bis jetzt nur teilweise bekannt, da die Entwicklungsneuropsychologie noch eine sehr junge Wissenschaft ist. Nur wenige klinischen Studien sind im Anschluß an den Zweiten Weltkrieg erschienen (STRAUSS und LEHTINEN, 1947; STRAUSS und KEPHART, 1945; CRUICKSHANK, BICE, WALLEN und LYNCH, 1957). Die hauptsächliche Forschung auf diesem Gebiet erfolgte erst nach etwa 1960.

Die Neuropsychologie des Erwachsenen ging der Neuropsychologie des Kindes um mehr als 100 Jahre voraus. Das lag zum einen daran, daß erwachsene Patienten wesentlich zahlreicher vorhanden sind und deshalb häufiger zur Verfügung stehen und zum anderen daran, daß ihre Probleme einfacher verstanden werden können. Obwohl in der menschlichen Neuropsychologie kein Problem einfach ist, bleibt das ausgereifte Gehirn zumindest hinsichtlich seiner Wechselwirkung mit dem Verhalten nach Abschluß der Pubertät einigermaßen stabil. Im Gegensatz dazu wächst das kindliche Gehirn bis zu seinem 9. Lebensjahr sehr stark (Abb. 4.1), und die geistigen und verhaltensmäßigen Funktionen, die von diesem Hirnwachstum abhängen, weisen eine entsprechend rasche Entwicklung auf. Während die Normdaten eines Erwachsenen für das Gehirn und seine Verstandesleistungen relativ gleichbleibend sind, ändern sich diese Größen beim Kind von Monat zu Monat.

Um Ausmaß und Qualität einer geistigen Störung, die mit einer Hirnschädigung oder Hirnfunktionsstörung verknüpft ist, richtig zu verstehen, ist es wichtig, die Leistungen normaler Personen mit denen hirngeschädigter Personen zu vergleichen. Einer der ersten Untersucher, der die Aufmerksamkeit auf dieses Problem richtete, war HEBB (1942a). Seine Sammlung normativer Daten bezog sich allerdings nur auf hirngeschädigte erwachsene Patienten (HEBB, 1942b; HEBB und MORTON, 1943). Ende der 40er Jahre begannen sich einige Forscher für die neuropsychologischen Probleme von Kindern zu interessieren. Sie führten jedoch nur klinische Studien durch und erarbeiteten keine normbezogenen Daten. BENTON (1959) war wahrscheinlich der erste, der anhand ansehnlicher Stichproben im Alter von 5–9 Jahren Normdaten über Fingerlokalisation und Rechts-links-Orientierung lieferte. Jede Gruppe umfaßte etwa 40 Kinder pro Jahrgang. Ein anderer Untersucher zu dieser Zeit war WAKE, der Normwerte für die Fingerlokalisation bei Kindern von 6–12 Jahren erarbeitete, wobei die Zahl der untersuchten Kinder für jeden Jahrgang zwischen 52 und 126 lag. Seine Zahlenangaben können im Buch von BENTON (1959, S. 69) nachgelesen werden.

Die meisten Bücher und Untersuchungen der klinischen Neuropsychologie befassen sich jedoch nur mit erwachsenen Personengruppen. 1959 lieferte REITAN die erste Zusammenfassung von Testergebnissen über Hirnfunktionsstörungen bei Erwachsenen mit Hilfe der Testbatterie nach HALSTEAD (REITAN, 1959). Nachdem er dies durchgeführt hatte, richtete er seine Aufmerksamkeit auf eine vergleichbare Testreihe für Kinder (REITAN, 1964a). Dadurch wurde es ihm möglich, die Unterschiede zwischen Kindern und Erwachsenen verhältnismäßig detailliert anzugeben. 1974 veröffentlichte er die bis zu dieser Zeit wahrscheinlich umfassendste Untersuchung neuropsychologischer Ergebnisse bei Kindern unter Benutzung der Testbatterien von

HALSTEAD–REITAN (REITAN und DAVISON, 1974; sieben der zwölf Kapitel des Buches befassen sich mit neuropsychologischen Studien an Kindern). Die Untersuchungsergebnisse von REITAN und auch von anderen Autoren werden zwar an den entsprechenden Stellen innerhalb dieses Buches beschrieben, aber einige dieser Unterschiede und Ähnlichkeiten seien schon an dieser Stelle angegeben:

1. Da das menschliche Gehirn im Alter von 9 Jahren fast die Größe des Erwachsenengehirns hat und da einige seiner verstandesmäßigen Leistungen ganz und manche nahezu das Niveau Erwachsener erreichen „kann es fruchtbar sein, den Versuch zu unternehmen, Verhaltensmuster... älterer Kinder mit... neuropsychologischen Studien an Erwachsenen zu vergleichen; dies scheint jedoch bei jüngeren Kindern nicht der Fall zu sein" (ROURKE und GATES, 1981).
REITAN (1974a), BOLL (1974) und unsere eigenen Erfahrungen bestätigen diese Annahme. Der Übergang zwischen „jungem" zu „älterem" Kind scheint für viele geistige Fähigkeiten und Verhaltensformen etwa bei einem

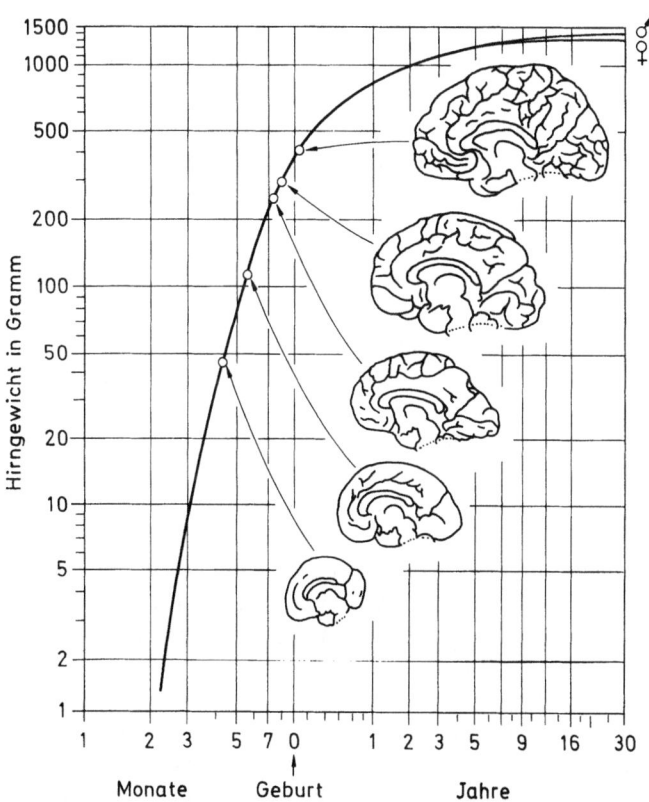

Abb. 4.1 Vor- und nachgeburtliches Wachstum des menschlichen Gehirns. (Nach LE-MIRE, LOESER, LEECH und ALVORD, 1975)

Alter von 10 Jahren zu liegen. „Als Beispiel kann hierfür dienen, daß im Alter von 10 Jahren die auditive Lautunterscheidung für sinnlos aneinandergereihte Silben das Erwachsenenniveau erreicht. Ferner, daß sich die Augen-Hand-Reaktionszeiten nach dem 11. Lebensjahr nicht mehr signifikant verbessern und daß die grundlegenden Sprachfertigkeiten mit 13 Jahren das Niveau des Erwachsenen erreichen" (GADDES, 1983). Ein Kind im Grundschulalter jedoch erwirbt noch zusätzliches Denkvermögen und Verhaltensfertigkeiten, indem es von seinem sensomotorisch-gegenständlich-handlungsbedingten Verhaltensmuster etwa im Alter von 11 Jahren auf das geistige Niveau intellektuell-abstrakten Begriffsplanens aufsteigt (PIAGET, 1952).

2. Ein einseitiger Hirnschaden oder eine einseitige Hirnfunktionsstörung beeinträchtigen die kontralateralen sensorischen und motorischen Funktionen beim Erwachsenen und bei Kindern aller Lebensalter in ähnlichem Maße (REITAN, 1974a).

3. Einseitige Hirnschädigungen zeigen jedoch einige Unterschiede in ihren Auswirkungen auf geistige Leistungen. Beim Erwachsenen führt ein einseitiger Hirnschaden oder eine einseitige Hirnfunktionsstörung zum Muster linkshirniger Sprachbeeinträchtigung bzw. rechtshemisphärischer Behinderung nichtsprachlicher Prozesse. Diese Beziehung ist bei sehr jungen Kindern und Jugendlichen vor der Pubertät jedoch nicht so eindeutig. Die Ursachen hierfür sind noch nicht völlig geklärt. Es dürfte jedoch die organische und psychologische Unreife des sich entwickelnden Gehirns in Verbindung mit Adaptionsvorgängen und Plastizität wesentlich daran beteiligt sein.

Einige frühere Forschungsergebnisse, bei denen Verhaltenskriterien benutzt wurden, um Links- oder Rechtshirnschädigungen bei Kindern voneinander abgrenzen zu können (REED und REITAN, 1969) und andere, die eine Selektionstechnik über das EEG verwendeten (PENNINGTON, GALLIANI und VOEGELE, 1965), konnten das typische Erwachsenenmuster nicht nachweisen. Die meisten Untersuchungen in den vergangenen 20 Jahren, die sowohl an normalen als auch an hirnfunktionsgestörten Kindern durchgeführt wurden, bestätigten jedoch die Annahme einer zerebralen Asymmetrie für kognitive Funktionen und damit zusammenhängende fehlerhafte Verhaltensmuster.

In der Vergangenheit mußte die Abgrenzung einseitig geschädigter kindlicher Patienten entweder auf der Basis von Verhaltensauffälligkeiten oder EEG-Veränderungen vorgenommen werden. Beide Methoden enthalten eine noch unbekannte Anzahl von falsch-positiven Ergebnissen. Wenn bei jungen Kindern detaillierte neurochirurgische Informationen zu erhalten sind, kann das Vorkommen einer ausschließlich einseitigen Funktionsstörung sicherer begründet werden. In den meisten Fällen kann man das typische Erwachsenenmuster einer Sprachbehinderung bei linkshemisphärischen Funktionsstörungen beobachten und bei rechtshemisphärischen Funktionsstörungen eine Beeinträchtigung der Raumerfassung.

Ein solcher Fall aus unseren eigenen Unterlagen zeigte sofort nach der Operation Probleme mit allen Sprachfähigkeiten, aber eine hervorragende Geschicklichkeit im Zeichnen. Es handelte sich um ein 6jähriges Kind, Vera Brown, das auf den S. 365 ff. beschrieben wird, bei dem ein chirurgischer Eingriff im Bereich des linken Schläfenlappens durchgeführt werden mußte. Die dadurch ausgelöste Spaltung der Fähigkeiten zeigte sich in dem auf S. 366 erläuterten verbalen- und Handlungs-IQ-Muster zwar nicht, ist jedoch ein gutes Beispiel dafür, wie sich Kinder qualitativ gegenüber Erwachsenen unterscheiden können.

Über die Hirnfunktion junger Kinder bis zum 10. Lebensjahr Schlußfolgerungen zu ziehen, ist wesentlich schwieriger als bei Erwachsenen, die eine gleichartige Verletzung erlitten haben. Bei Kindern gibt „es eine wesentlich größere Anzahl potentiell störender und irreführender Faktoren, als ... bei Erwachsenen" (BOLL, 1974; p. 91 f).

Zweifellos werden die neuen Hirnscantechniken bessere und umfassendere Informationen über die Natur der funktionellen Asymmetrie des sich entwickelnden Gehirns beim jungen Kind liefern. Die Annahme scheint sicher zu sein, daß die einseitige zerebrale Dysfunktion bei jungen Kindern ähnlich wie bei Erwachsenen mit einer Spaltung oder einem Ungleichgewicht zwischen sprachlichen und Raumerkennungsfähigkeiten vergesellschaftet ist. Jedoch können „Verstandesfunktionen, die im Laufe der kindlichen Entwicklung zunehmend komplexer werden, mehr an die eine oder die andere Hemisphäre gebunden sein" (ROURKE, BAKKER, FISK und STRANG, 1983, p. 59). Über die Entwicklung der zerebralen Asymmetrie werden wir in Kapitel 7 mehr erfahren.

Neuropsychologische Tests

In einem Schulsystem ist es üblich, daß der Schulpsychologe oder eine Person, die für Auswahl und Durchführung diagnostischer Tests zuständig ist, auch die Verantwortung für die Untersuchung und Bewertung von Validität, Reliabilität und Angemessenheit der Tests übernimmt. Eine solche Bewertung setzt gute theoretische Kenntnisse des Testaufbaues und seiner Durchführung voraus und zahlreiche Lehrer, aber auch viele pädagogisch tätige Verwaltungsbeamte sind nicht in ausreichendem Maße damit vertraut. Sie hängen deshalb von den Entscheidungen des Schulpsychologen und eines leitenden Psychometrikers ab.

Deshalb benötigen die für Testprogramme Verantwortlichen Kenntnisse darüber, wie die neuropsychologischen Testbatterien validiert worden sind. Aus dem gleichen Grunde dürften auch Lehrer daran interessiert sein, diesen Abschnitt des Buches zu lesen, obwohl ihre Aufgaben und Verantwortlichkeiten vorwiegend pädagogischer Natur sind. Sie haben auch für gewöhnlich keine verantwortlichen Entscheidungen zu treffen, die sich auf Testergebnisse beziehen.

Ein diagnostisches Modell, das vollständig am Kind orientiert ist, umfaßt eine systematische Überprüfung seiner geistigen Fähigkeiten, seiner psychologischen Struktur, seines sozialen Umfelds sowie die Haltung und Wahrnehmung des Kindes dieser Umwelt gegenüber. Eine solche Untersuchung kann folgende Punkte umfassen: zwanglose soziale Beobachtung, kontrollierte soziale Beobachtung, Berichte der Eltern, der Lehrer, des Hausarztes, des Logopäden und anderer Berufsgruppen, sowie psychologische Testbatterien.

In diesem Abschnitt soll die Anwendung neuropsychologischer Tests für eine pädagogische Diagnosestellung geprüft werden. Die Anwendung eines jeden psychologischen Tests setzt einige grundsätzliche Regeln voraus:

1. Der verwendete Test sollte ein vernünftiges Ausmaß an Validität haben. Das bedeutet, ein vernünftiges Maß von dem, was der Test zu messen vorgibt. Der Leser wird dabei feststellen, daß neuropsychologische Tests unterschiedliche Effektivitätsniveaus in Abhängigkeit davon zeigen, ob sie zur Feststellung einer umschriebenen Hirnläsion oder zur Vorhersage einer Lernstörung dienen. Die Werte für eine Übereinstimmungsvalidität liegen gewöhnlich höher als diejenigen, die für eine Vorhersage benutzt werden.

2. Die Tests sollen zuverlässig sein oder über eine längere Zeit konstante Meßergebnisse erbringen.

3. Die Testreihe soll angemessen sein. Es gibt zahlreiche psychopädagogische Testreihen, die nur eine begrenzte Aussagefähigkeit haben. Allgemein übliche Testserien sind der WECHSLER-Test (WISC-R), Der BENDER-GESTALT-Test und vielleicht auch der Personen-Zeichnen-Test oder der FROSTIG-Test. Um eine solche Testbatterie durchzuführen, benötigt man etwa 2 Stunden, was ein recht großzügiges zeitliches Angebot seitens der Psychologen zu sein scheint und eine recht gute Palette von Testergebnissen erbringt. Ein Schulleiter, der mit den Problemen der Psychometrie nicht vertraut ist, könnte sich fälschlicherweise sehr befriedigt fühlen, weil seine Dienststelle überdurchschnittlich bemessene diagnostische Serviceleistungen zur Verfügung stellt. Für ein Kind, das an einer minimalen oder nur mäßigen auditiven Wahrnehmungsstörung leidet, dürfte eine solche Testreihe, wie wir sie eben beschrieben haben, jedoch den eigentlichen Grund seines Lernproblemes nicht aufdecken. Da die Information, die von einer solchen Testbatterie stammt, dem Lehrer wahrscheinlich nicht einmal hilft, die subtilen auditiv bedingten Lernmängel zu lösen, sind in einem gewissen Sinne Zeit und Geld „zum Fenster hinausgeworfen", worüber sich die Schulleitung im klaren sein sollte.

Eine Testserie, die nicht so umfassend gestaltet ist, daß sie alle oder zumindest die meisten der möglichen Problembereiche erfaßt, ist in ihrer Aussage uneffizient und deshalb relativ teuer. Erfaßt sie die meisten Probleme, wird sie ebenfalls teuer und zeitraubend sein, aber sie wird höchstwahrscheinlich einige nützliche diagnostische Erkenntnisse zutage fördern. Zuverlässige neuropsychologische Untersuchungsmethoden sind eben zeitraubend, aber brauchbar. Mittelmäßige Testeinrichtungen sind dagegen schlechter als gar keine, denn sie liefern nur wenige oder überhaupt keine diagnostischen Ergebnisse und stellen deswegen lediglich eine sinnlose Geldausgabe dar.

4. Einige Testbatterien sind überdimensioniert und nehmen deshalb zu viel Zeit in Anspruch. Es ist nicht schwer, Fälle von Kindern zu finden, die wegen bestehender Lernstörungen während ihrer Schulzeit getestet und immer wieder getestet wurden. Häufig umfaßt die Akte des betreffenden Kindes, die für gewöhnlich ziemlich dick ist, mehrere WECHSLER-Intelligenztests, die zu unterschiedlichen Zeitpunkten vorgenommen wurden und 10–12 pädagogische Leistungstests. Davon können 5 oder 6 das Lesevermögen und mehrere andere Rechnen und Rechtschreibung betreffen. Eine Zusammenfassung aller Befunde erbringt zumeist nur wenig Information, außer vielleicht derjenigen, daß das Kind zwar von durchschnittlicher Intelligenz ist, aber dennoch nicht sehr gut lesen, schreiben oder rechnen kann. Das ist dem Lehrer jedoch bereits alles bekannt und wegen der Überflüssigkeit und Unergiebigkeit der Tests kommt trotz dieser relativ kostspieligen Maßnahmen nur wenig ans Tageslicht. Auch hier wiederum sollte die Schulverwaltung Obacht geben.

5. Nach unserer Ansicht liefert dagegen eine neuropsychologische Testbatterie eine sorgfältigere und systematischere Überprüfung der Fähigkeiten des Kindes hinsichtlich Wahrnehmung, Denkvermögen und motorischer Ausführung. Mit Hilfe dieser Kenntnisse ist die Gefahr geringer, daß grundlegende Faktoren, die zu Lernproblemen des Kindes geführt haben, übersehen werden.

In den 50er Jahren validierte REITAN seine Tests empirisch (REITAN 1955b, 1958, 1959). In einer Serie von sehr originellen Experimenten (REITAN 1964b) zeigte er, daß er bei 112 erwachsenen Patienten mit klinisch bekannten Hirnschädigungen in 88 Fällen, das sind 78,6% den Hirnschaden korrekt lokalisieren konnte. Es handelte sich um fünf unterschiedliche Kategorien von Läsionen im Gehirn: 1. linkes Vorderhirn, 2. linkes Hinterhirn, 3. rechtes Vorderhirn, 4. rechtes Hinterhirn, 5. diffuser Hirnschaden. In 15 weiteren Fällen lag sein Ergebnis sehr nahe bei der tatsächlichen Hirnschädigung. Insgesamt bedeutet das eine Treffsicherheit von 92%. Als er aufgefordert wurde, 100 Patienten zu testen, von denen bei 50 eine Hirnschädigung abgeklärt war und 50 keine Hirnschädigung hatten, fand REITAN in 96% die hirngeschädigten Patienten korrekt heraus. Alle seine Untersuchungen wurden als Blindversuche durchgeführt. Das bedeutet, sie erfolgten ohne vorherige Kenntnis der klinischen Diagnose. In diesen Experimenten konnte REITAN nachweisen, daß seine Testbatterie eine hohe empirische Validität hinsichtlich der Feststellung zerebraler Funktionsstörungen besitzt.

In den folgenden 10 Jahren von 1960–1970 wurde diese Methode einer neuropsychologischen Identifizierung von Hirnfunktionsstörungen weiterhin verfeinert und breitete sich zunehmend aus (REITAN, 1966b). Sie wird jetzt auch in Kreisen der Pädagogen bekannt (HYND und OBRZUT, 1981;

ROURKE, BAKKER, FISK und STRANG, 1983). Einige Autoren, die sich mit Lernstörungen beschäftigen, behaupten, daß bis jetzt keine zuverlässigen psychologischen Tests zur Feststellung von Hirnfunktionsstörungen oder Lernstörungen existieren würden (COLES, 1978). Diesen Autoren sind offenbar die 30 Jahre zurückliegenden Arbeiten von REITAN und zahlreicher anderer neuropsychologischer Forscher nicht bekannt (A. SMITH, 1975; TEUBER, 1964; TEUBER, BATTERSBY und BENDER, 1960). Vielleicht liegt es auch daran, daß es ihnen nicht gelingt, die Aussagen dieser Arbeiten mit den diagnostischen Problemen, denen sich Sonderpädagogen gegenübergestellt sehen, in Verbindung zu bringen.

Vorwiegend auf REITANs Arbeiten aufbauend haben RUSSELL, NEURINGER und GOLDSTEIN (1970) die Einzelheiten für einen „Schlüssel" ausgearbeitet, der dazu dienen kann, Lokalisation und Art einer Hirnläsion sowie das Ausmaß der Seitenzuordnung von Hirnfunktionsstörungen zu beschreiben. A. SMITH (1975) hat seine eigene Testbatterie für die Untersuchung geistiger Beeinträchtigungen entwickelt, wobei ihm die Lokalisation der Läsion weniger wichtig war als deren Art.

Zusammenfassend kann folgendes gesagt werden: Neurologe und/oder Neurochirurg können durch Anwendung radiologischer oder anderer Techniken und manchmal auch durch direkte Beobachtung während eines chirurgischen Eingriffs klinische Kenntnis über den Ort einer Hirnschädigung gewinnen.

Ein Neuropsychologe kann die Lokalisation einer Hirnschädigung durch Beobachtung des kognitiven und verhaltensmäßigen Ausfallmusters im Rahmen einer neuropsychologischen Testbatterie ziemlich genau vorhersagen. Wenn er seine Ergebnisse zu den medizinischen Daten in Beziehung setzt, können bestimmte, zuverlässige Zusammenhänge zwischen Hirnfunktion und Verhalten erkannt werden. Psychologen, die sich solche diagnostischen Fertigkeiten aneignen möchten, sollten sich zunächst am besten mit den Prinzipien der neuropsychologischen Untersuchungstechnik an Erwachsenen auseinandersetzen (LEZAK, 1976/1983; REITAN, 1959; REITAN und DAVISON, 1974; RUSSELL, NEURINGER und GOLDSTEIN, 1970). Wenn man diese Untersuchungstechniken beherrscht, ist man wesentlich besser darauf vorbereitet, sich den komplexeren Untersuchungsanforderungen, die Kinder an den Untersucher stellen, zuzuwenden (HARTLAGE und HARTLAGE, 1977; HYND und OBRZUT, 1981; REITAN und DAVISON, 1974; ROURKE, 1975, 1978 b, 1981; ROURKE, BAKKER, FISK und STRANG, 1983).

Auf dem Boden bestimmter Grundprinzipien, d.h. wenn zuverlässige Beziehungen zwischen Struktur und Funktion des menschlichen Gehirns empirisch validiert sind, können neurologische Schlußfolgerungen allein auf der Basis neuropsychologischer Testergebnisse gezogen werden. Jahrelang haben Neurologen aufgrund von Verhaltensstudien Hirnläsionen lokalisiert, bevor diese operativ angegangen wurden. So kann beispielsweise die Lokalisation von Gesichtsfeldausfällen (Rechts- oder Linksausfall eines halben Gesichtsfeldes, Ausfall von einem Viertel des Gesichtsfeldes usw.) den Neurochirurgen vor einer Operation über den Ort der zu erwartenden Hirnläsion informieren.

Er kann erkennen, ob die Läsion im Sehnerven, im Bereich des Tractus opticus oder in den Hinterhauptlappen besteht. Auf diese Weise kann er den erforderlichen Operationsbereich festlegen (MANTER und GATZ, 1961; p. 85). Da die meisten Patienten mit Hirnfunktionsstörungen nicht operiert werden, verwenden die Neurologen für ihre Diagnosestellung hauptsächlich diese Methode.

Auch die meisten lerngestörten Kinder mit Hirnfunktionsstörungen benötigen niemals eine Operation. Den klinisch tätigen Neuropsychologen wurde deshalb sehr bald klar, daß diese Methode für ein besseres Verständnis der möglichen Ursachen von Lernproblemen von unschätzbarem Wert sein könnte. Wie wir bereits gesehen haben, empfahl REITAN den Pädagogen Anfang der 60er Jahre, diese Methode zu benutzen (REITAN, 1966a), und viele seiner Schüler haben sie in ihre Lerntheorien einbezogen (DOEHRING, 1968). Sie befürworteten auch ihren Gebrauch für die Sonderschulpädagogik (GADDES, 1966b, 1968, 1969a, 1975, 1978a; KNIGHTS, 1970, 1973; ROURKE, 1975, 1981). Die Forschungen von SATZ und zahlreichen anderen Neuropsychologen ergaben, daß sensomotorische Ausfälle und Wahrnehmungsstörungen, die mit neuropsychologischen Tests erfaßt werden konnten, eine enge Korrelation zu den Lernstörungen zeigten (MATTHEWS und FOLK, 1964; MATTHEWS und KLØVE, 1967). Mit Hilfe dieser Tests können bei jungen Kindern zuverlässige Vorhersagen über künftige Lernstörungen gemacht werden (de HIRSCH, JANSKY und LANGFORD, 1966; EAVES, KENDALL und CRICHTON, 1972; SATZ, TAYLOR, FRIEL und FLETCHER, 1978; SPREEN, 1978).

Der Ort der Schädigung – ob rechts oder links, ob vorn oder hinten, ob umschrieben oder diffus, ob ein Tumor im Innern des Hirngewebes oder im Bereich der Hirnrinde gelegen ist, ob ein fortschreitender Prozeß im Sinne eines bösartigen Tumors oder ein abklingender Prozeß, wie die Folgezustände nach einem Schlaganfall oder einer Hirnblutung bestehen – alle diese Qualitäten werden die kognitiven Funktionen unterschiedlich beeinflussen.

Um diese Variablen einigermaßen zuverlässig miteinander zu korrelieren, bedarf es einer mehrjährigen Erfahrung im Umgang mit neuropsychologischen Untersuchungsmethoden. Wenn ein Schulpsychologe ohne entsprechende Erfahrung oder ein Pädagoge, ein Logopäde oder ein Angehöriger einer anderen Berufsgruppe neuropsychologische Tests für Screening-Untersuchungen bei lerngestörten Schülern anwendet, ist das an sich zwar eine lobenswerte Handlung, sie sollte jedoch nicht als „neuropsychologisches Screening" bezeichnet werden. Jeder Bezug zu einer Hirnfunktionsstörung sollte aufgrund solcher Untersuchungsergebnisse sorgfältig vermieden werden. Als neuropsychologische Untersuchung im eigentlichen Sinne kann ein solches Vorgehen nur dann bezeichnet werden, wenn es auf empirisch abgeleitete medizinische Meßwerte bezogen ist oder auf der gesicherten klinischen Erfahrung eines gut ausgebildeten klinischen Neuropsychologen beruht. Wenn Lehrer oder andere Personengruppen beim Einsatz dieser Testtechniken entsprechende Vorsicht walten lassen, können sie die manchmal verheerende wenn auch durchaus begründete Kritik eines Mißbrauches dieser Tests vermeiden (COLES, 1978).

Arthur L. BENTON (Medizinische Hochschule der Universität Iowa, USA) und Otfried SPREEN (Universität Victoria, Kanada), haben eine interessante Testbatterie entwickelt, die verschiedene neurosensorische Funktionen erfaßt. Darüber hinaus haben SPREEN und BENTON einen detaillierten Aphasie-Screening-Test entwickelt. Dieser wurde bereits in mehrere Fremdsprachen übersetzt und in den betreffenden Ländern standardisiert. Er enthält Normwerte für Kinder (GADDES und CROCKET, 1975) und für Erwachsene (SPREEN und BENTON, 1969/1977). Ich werde keinen Versuch machen, in diesem Zusammenhang alle Forscher, die neuropsychologische Testbatterien entwickelt haben, hier aufzuzählen. Die folgende Zusammenstellung kann jedoch für manchen ganz nützlich sein: AYRES (1972a), BANNATYNE (1971, Kapitel 14), BENTON (1962a, 1963b, 1967, 1969a,b,c, 1972), KLØVE (1963), KNIGHTS (1971, 1973), REITAN (1955b, 1956, 1959), REITAN und DAVISON (1974), ROURKE, BAKKER, FISK und STRANG (1983), A. SMITH (1975), SPREEN (1969) und SPREEN und BENTON (1969/1977). In unserem Laboratorium arbeiten wir mit den SPREEN-BENTON Testbatterien (vgl. Anhang A, S. 177).

Großhirnlateralität und Verhalten

Wie schon oben erwähnt wurde, ist das Gehirn durch eine längsverlaufende Furche in eine rechte und eine linke Hälfte getrennt, die sog. Hemisphären. Obwohl die beiden Hälften histologisch weitgehend übereinstimmen und wie „spiegelbildliche Gefährten" aufgebaut sind, besteht für bestimmte Arten des Verhaltens, besonders für die intellektuellen und kognitiven Verhaltensformen, eine Dominanz der einen Hemisphäre über die andere.

Für die meisten sensorischen und motorischen Funktionen dagegen sind die Hemisphären gleichwertig, wenn auch für die kontralateralen Körperhälften. Ein einfaches Beispiel für die unterschiedliche Seitigkeit oder Lateralität ist die Sprachdominanz der *linken* Hirnhemisphäre für die meisten Menschen und sogar die meisten Linkshänder und die Dominanz der *rechten* Hirnhemisphäre für visuelle Raumwahrnehmung.

Ein Erwachsener, bei dem eine Schädigung der linken Hirnhemisphäre besteht, wird im sprachlichen Teil des WECHSLER-Tests gewöhnlich deutlich niedrigere Ergebnisse zeigen als im Handlungsteil. Eine Person mit einer Läsion der rechten Hirnhemisphäre zeigt dagegen für gewöhnlich das umgekehrte Muster, also herabgesetzte Ergebnisse im Handlungsteil des Testes (REITAN, 1955a). Dieser Lateralitätseffekt wurde von der Neuropsychologin am neurologischen Institut in Montreal (Kanada), B. MILNER (1968), durch eine interessante Studie belegt. Sie demonstrierte Patienten, die an linksseitigen Läsionen der Schläfenlappen litten und die eine deutliche Behinderung des Wortgedächtnisses aufwiesen, während ihr Erinnern und Wiedererkennen von Gesichtern bei vergleichenden Aufgaben mit Abbildungen völlig normal erfolgte. Patienten mit rechtsseitiger Schädigung des Schläfenlappens hatten im Gegensatz dazu große Schwierigkeiten, die gleichen Gesichter in einer Sammlung fotografischer Abbildungen wiederzuerkennen, während sie keinerlei Beeinträchtigungen der Testergebnisse für die Worterkennung und Wortwiedergabe aufwiesen.

Das gleiche Lateralitätsmuster konnten FEDIO und MIRSKY (1969) bei Kindern vom 6.–14. Lebensjahr nachweisen, bei denen einseitige epileptiforme Wellenmuster im EEG im linken oder rechten Schläfenlappenbereich vorhanden waren.

Eine Schädigung der linken Hemisphäre führt im Schulunterricht mit höherer Wahrscheinlichkeit zu Beeinträchtigungen der Sprache, des Lesens, Schreibens und der Begriffsbildung. Im Gegensatz dazu beeinträchtigt eine Funktionsstörung im Bereich der rechten Hemisphäre mit größerer Wahrscheinlichkeit Lerngegenstände, die eine Raumvorstellung benötigen, wie beispielsweise Geometrie, Zeichnen, Rechnen, Kartenlesen, Entwürfe skizzieren, Kunsterziehung und Nähen. Im Gegensatz zu einem Neurologen wird ein Lehrer zwar aufgrund dieser Hinweise keine Rückschlüsse auf den Ort einer Hirnschädigung ziehen. Ist er jedoch über Ort und Ausmaß einer Schädigung informiert, so kann er auch als Lehrer eindeutigere Vorhersagen über die potentiellen Fähigkeiten des Kindes machen und mit einiger Erfahrung auch ein wirksameres Hilfsprogramm entwerfen.

Diese in jüngerer Zeit aufgetauchten neuropsychologischen Einsichten in die Lateralität der Hirnfunktionen und der daraus resultierenden spezifischen Dominanz des Verhaltens stammen aus zahlreichen Forschungen. Eine der interessantesten und wohl eindeutigsten Untersuchungstechniken, um die Probleme der Lateralität zu überprüfen, ist der WADA-AMYTAL-Test. Ende der 40er Jahre injizierte Dr. Juhn WADA, ein Neurochirurg, der sich mit Forschungen über den Mechanismus epileptischer Krampfanfälle befaßte, einigen Patienten Natrium-Amytal und Metrazol in die Halsschlagadern. Die linke Halsschlagader verläuft an der linken Halsseite und versorgt die linke Hemisphäre mit Blut. Die rechte A. carotis interna versorgt in derselben Weise die rechte Hirnhemisphäre. WADA entdeckte, daß bei Injektionen von Amytal in die linke Halsschlagader der Patient als Folge der pharmakologischen Effekte dieser Droge in seinem Blut innerhalb weniger Sekunden aphasisch wurde. Solange der hemmende Effekt der Droge die linke Hemisphäre blockierte, waren diese Patienten mehrere Minuten lang nicht in der Lage, zu sprechen, wenn sie eindeutig linksdominant für Sprache waren. Sie verstanden auch nicht, was man ihnen sagte, und sie konnten weder lesen noch schreiben. Diese Patienten konnten jedoch zumeist erfolgreich nichtsprachliche Tests mit Cartoons bestehen.

Im Anschluß an eine Amytal-Injektion in die rechte Halsschlagader behalten die meisten Patienten ihr Sprechvermögen und ihre normale Sprache bei, aber sie verlieren vorübergehend die Fähigkeit zu visueller Raumwahrnehmung (B. MILNER, 1966). Die Beeinträchtigung dieser geistigen Vorgänge dauert nur 3–4 Minuten. Aus diesem Grunde könnte diese Technik, wenn nicht das zusätzliche Risiko einer organischen Schädigung bestünde, einen Zugang zu der Untersuchung von kognitiven Leistungen und bestimmten Gedächtnisfunktionen liefern, die von der einen oder anderen Hirnhemisphäre gesteuert werden.

Bei anderen Untersuchungen, die B. MILNER (1966) mit dem WADA-Test durchführte, erforschte sie Effekte des Kurzzeitgedächtnisses, ferner vorübergehende Dysphasien, vorübergehendes Verschwinden des Wiedererkennungsvermögens für Gesichter und die sog. retrograde Amnesie. Bis zum jetzigen Zeitpunkt wurde diese Untersuchungstechnik jedoch noch nicht zur Aufklärung von Unterrichtsproblemen herangezogen, lediglich in indirekter Weise. Visuelle und auditive Wahrnehmungsfunktionen zeigen eine deutliche Lateralität. Von BROADBENT wurde 1954 in England die Technik des *dichotischen Hörens* eingeführt, bei der beide Ohren gleichzeitig mit unterschiedlichen akustischen Eindrücken belegt werden. Besteht ein Stimulus aus einsilbigen Wörtern, die mit demselben Konsonanten beginnen und von gleicher Länge sind, wie z. B. „raus" und „Raum", dann ist es interessant festzustellen, daß die meisten untersuchten Personen das Wort im rechten Ohr gut aufnehmen und das Wort, das sie gleichzeitig links hören, zu unterdrücken versuchen. KIMURA (1961a,b) war die erste Untersucherin, die dieses Testergebnis auf eine zerebrale Funktionsasymmetrie zurückführte. Zuvor hatte BROADBENT angenommen, daß diese ungleichmäßige Hörfunktion durch eine hintereinander erfolgende Wahrnehmung in beiden Ohren verursacht sei. KIMURA schloß aus ihren Untersuchungen, daß zwar beide Schläfenlappen für die Wahrnehmung von Worten notwendig seien, daß aber der linke Schläfenlappen hierfür wichtiger sei. Bekanntlich sind die Hörnervenbahnen jedes Ohres im gegenüberliegenden Schläfenlappen stärker repräsentiert als im gleichseitigen.

Dadurch kam KIMURA zu der Überlegung, daß die festgestellte Bevorzugung der Wahrnehmung durch das rechte Ohr bei doppelseitiger Stimulation deshalb erfolgt, weil die linke Hirnhemisphäre bei den meisten Menschen für Sprechvorgänge die dominierende ist.

Für den Lehrer eines Schülers, der eine Lernstörung aufweist, ist eine dichotische Hörprüfung nicht unmittelbar von Nutzen. Für einen Schulpsychologen hat sie jedoch eine echte Bedeutung, da sie Informationen über die Asymmetrie der Großhirnhemisphären und die mögliche Hirndominanz des Kindes für Sprache liefert. Wenn von einem Neurochirurgen die Möglichkeit einer Operation epilepsieauslösender Herde im Schläfenlappen erwogen wird, sollte der klinische Neuropsychologe den Chirurgen über die Lateralitätsverhältnisse des Kindes informieren. Aber auch wenn kein chirurgischer Eingriff vorgesehen ist, kann eine solche Information im Hinblick auf die Hirndominanz eines Kindes ein nützlicher Hinweis sein, wenn es Buchstaben beim Buchstabieren oder Zahlenkombinationen miteinander vertauscht.

Die Grundlagen der funktionellen Lateralität des Großhirns, die in den vorangehenden Absätzen beschrieben sind, wurden durch Forschungen der 50er Jahre entdeckt (REITAN, 1959). Zu Anfang und während der 60er Jahre hielt man dieses Phänomen für eindeutig und zuverlässig. Ende der 60er Jahre waren sich die meisten Neuropsychologen darin einig, daß sprachliche Stimuli

in den meisten Fällen von der linken Hirnhemisphäre verarbeitet werden
und nichtsprachliche oder bildliche Nervenreize von der rechten. Dutzende von Untersuchungen im visuellen, auditiven und taktilen Bereich wurden
veröffentlicht, wobei tachistoskopische Techniken für die Gesichtsfeldhälften, Untersuchungen des dichotischen Hörens und Formerkennungstests
durchgeführt wurden (BRYDEN, 1960a,b, 1963; DAVIS und REITAN,
1966; KIMURA, 1964, 1966, 1967; KLØVE, 1959). Für zahlreiche Neuropsychologen wurden die Lateralitätsuntersuchungen zu einer Art Haupt-
beschäftigung.

Bereits während der 60er Jahre gab es gelegentlich Berichte über widersprüchliche Befundergebnisse, die jedoch noch nicht befriedigend geklärt werden konnten, weil man damals die Zusammenhänge nicht richtig kannte. In
den 70er Jahren stellten sich dann Befunde heraus, die eindeutig erkennen ließen, daß die Lateralität nicht starr an sprachliche und nichtsprachliche Verarbeitungsprozesse gebunden ist, sondern daß das Gehirn im Zusammenhang
mit dem Alter der betreffenden Person (BAKKER, TEUNISSEN und
BOSCH, 1976), dem Geschlecht (BUFFERY, 1976), der Reizvielfalt (UMIL-
TA, BAGNARA und SIMION, 1978) und der Art des Reizes (A.E. DAVIS
und WADA, 1977) in einer dynamischen Weise reagiert. In Kapitel 7 werden
diese Vorgänge eingehender besprochen.

Die Stirnlappen (Frontallappen)

Die Frontal- oder Stirnlappen bestehen aus den Großhirnabschnitten, die sich
vor der Zentralfurche des Gehirns und oberhalb der vorderen Abschnitte der
Schläfenlappen befinden. Unter der äußeren grauen Schicht der Großhirnrinde befindet sich die weiße Nervensubstanz, die Hunderttausende von Zwischenverbindungen zu den verschiedensten Bezirken der gegenüberliegenden
(kontralateralen) Großhirnhemisphäre und in gleicher Weise zu den verschiedensten Arealen der gleichseitigen (ipsilateralen) Hemisphäre besitzt. Man
nimmt an, daß diese zahllosen Verbindungen die Variabilität und Anpassungsfähigkeit rascher geistiger Berechnungen, aktives Vorstellungsvermögen
und abstraktes Denken erlauben. Unterhalb dieser Hirnabschnitte sowie an
der inneren oder mesialen (zur Mitte hin gelegenen) Oberfläche der Stirn- und
Schläfenlappen befindet sich das sog. *limbische System*. Es ist dies ein kompliziertes Netzwerk von Hirnstrukturen, das u.a. den Gyrus cingulus, den Hippocampus, den Nucleus amygdalus, den Uncus und weitere Kerne enthält, die
der Selbsterhaltung des Individuums (Nahrungsaufnahme) und der Erhaltung
der Spezies (Sexualverhalten, MAC LEAN, 1959) dienen. Daß von diesem
subkortikal (unter der Hirnrinde) gelegenen System auch intellektuelle Funktionen, zumindest teilweise, mitbestimmt werden, beginnt man erst jetzt langsam zu erkennen. Vor vielen Jahren fand JACOBSEN (1935), daß bei Affen
Gedächtnisstörungen bei Aufgaben, die mit einer bestimmten Verzögerung
durchzuführen waren, auftraten, wenn man ihnen beide Stirnlappen chirurgisch entfernte.

B. MILNER (1954) ordnete den Kurzzeitgedächtnisstörungen Läsionen im Bereich des Hippocampus zu und KIMBLE und PRIBRAM (1963) sahen in diesem System eine Steuerung des Reihenfolgeverhaltens. Der Gesamtkomplex des Reihenfolgeverhaltens ist etwas, das der Lehrer sorgfältig im Auge behalten sollte. Mit einem normalen Reihenfolgeverhalten kann ein Kind fließend sprechen, korrekt buchstabieren sowie ohne zu stocken lesen und schreiben. Ist das Reihenfolgeverhalten schlecht entwickelt, stammelt oder stottert das Kind, verwechselt die Reihenfolge von Wörtern innerhalb eines Satzes und hat beim Schreiben und Lesen große Schwierigkeiten mit der Rechtschreibung. Viele Kinder mit Dysrhythmien im Elektroenzephalogramm im Bereich der Stirnlappen haben solche Lernprobleme, und wenn sie auftreten, sind ganz besondere zusätzliche Hilfsmaßnahmen erforderlich. Im Kapitel 5 wird darüber noch mehr gesagt werden.

Die motorische Hirnrindenregion, die unmittelbar *vor* der Zentralfurche liegt, ist der einzige Bezirk des Stirnhirns, der in seiner Funktion eindeutig abgeklärt ist. Der linke Hirnrindenbereich steuert die willkürlichen Muskelaktionen der rechten Körperhälfte und umgekehrt. Die Abb. 3.9 (S. 75) zeigt das motorische oder BROCAsche Sprachzentrum und den linksseitigen motorischen Rindenbezirk. Eine schwere Verletzung im Bereich des BROCAschen Sprachzentrums kann Stummheit nach sich ziehen. Eine leichte, im EEG nachweisbare Dysrhythmie kann zu einem Artikulationsproblem (Dysarthrie) führen. Wenn ein Kind rechtshändig ist und eine leichte Dysrhythmie im linksseitigen Rindenareal aufweist, das für die Handbewegung und Willkürmotorik zuständig ist, kann es beim Schreiben und Zeichnen Schwierigkeiten haben, da aus dieser Störung eine manuelle Ungeschicklichkeit resultiert. Manchmal wird diese Form der Lernstörung eines Kindes mit einer gewissen geistigen Trägheit verwechselt, obwohl seine intellektuellen Fähigkeiten normal oder sogar überdurchschnittlich gut sein können. Körperlich unbeholfene Kinder können auch bei guter Intelligenz im Schulunterricht benachteiligt sein, da der Lernstoff viele motorische Ausdrucksaktivitäten erfordert. Der Klassenlehrer sollte herausfinden, ob die Funktionsstörung des Kindes hauptsächlich durch sensorische Störungen seitens der Sinnesorgane, durch intellektuelle Störungen infolge einer mangelhaften sensorischen Integration oder durch motorische Beeinträchtigungen hervorgerufen ist. Es kann auch eine leidlich ausgewogene Kombination von zwei oder drei dieser Möglichkeiten bestehen. Betrifft die Funktionsstörung nur einen motorischen Rindenbezirk, ist es ziemlich sicher, daß eine entsprechende motorische Beeinträchtigung auf der kontralateralen Körperseite sichtbar wird.

Liegt jedoch eine Läsion oder Funktionsstörung in den Stirnhirnrindenarealen *vor* den motorischen Rindenbezirken vor, ist die Erkennung der daraus folgenden Auswirkung auf das Verhalten wesentlich schwieriger. In der Vergangenheit war man allgemein der Meinung, daß die Stirnlappen der Sitz unserer höchsten intellektuellen Leistungen seien. Die neuropsychologische Forschung innerhalb der vergangenen 20 Jahre zeigte jedoch hinsichtlich dieser Annahme widersprüchliche Ergebnisse. Während HALSTEADs Forschungen (1947; SHURE und HALSTEAD, 1958) die Hypothese unterstützten, daß die Fähigkeit für abstraktes Denken vorwiegend durch die Stirnhirnrinde vermittelt wird, rief die Forschung von TEUBER (1959; 1964) diesbezüglich echte Zweifel hervor.

Er vermutet, daß „der Glaube an die entscheidende Abhängigkeit höherer geistiger Leistung von der Integrität der Stirnlappen eher historisch als logisch begründet ist" (TEUBER, 1959). Wie wir schon früher beschrieben haben, vermutete LURIA, daß die Stirnlappen und im besonderen die vor der motorischen Rindenregion links gelegenen Bezirke es dem Menschen erst ermöglichen, seine Absichten zu planen und auszuführen. Einige klinische Untersuchungen an Patienten mit umschriebenen Läsionen (linksfrontal, rechtsfrontal sowie links- und rechts in anderen Rindenbereichen) konnten diese Annahme jedoch nicht unterstützen (DREWE, 1975). Man stimmt jetzt immer mehr darin überein, daß doppelseitige Läsionen im Stirnhirnbereich sowohl zu einer verringerten Möglichkeit führen etwas zu planen und der Planung zu folgen, als auch zu Störungen des Kurzzeitgedächtnisses, zu einer Herabsetzung der Fähigkeiten für geistige Abstraktionen, zu Persönlichkeitsänderungen, herabgesetztem Zukunftsinteresse, mangelhafter Impulsivität, leichter Euphorie und einem Mangel an Initiative und Spontaneität (BENTON, 1968).

Bei seinen eigenen Forschungen fand BENTON, daß bei einer linksseitigen Stirnhirnschädigung das fließende Sprechen beeinträchtigt ist. Zu einem gleichen Ergebnis kam B. MILNER (1964), aber die Fähigkeit, Wörter zu erlernen, wird bei einseitiger Stirnhirnläsion nur wenig beeinträchtigt. Bei doppelseitiger Schädigung kann diese Beeinträchtigung sehr ausgeprägt sein. Die Raumvorstellung wird mehr durch rechtsseitige Stirnlappenläsionen beeinträchtigt, als es der Fall ist, wenn der linke oder beide Lappen geschädigt sind. Die zeitliche Orientierung wird durch einseitige Stirnlappenläsionen nicht behindert, dagegen sehr deutlich durch doppelseitige.

Solche Ergebnisse lassen vermuten, daß doppelseitige Stirnhirnschädigungen emotionale Vorgänge ernstlich beeinträchtigen können, daß jedoch die Auswirkungen auf intellektuelle Fähigkeiten geringer sind. Insbesondere dann, wenn die Läsion nur einseitig erfolgt ist. Es ist sehr wahrscheinlich, daß die *hinter* der Zentralfurche gelegenen Bezirke des Gehirns in vitalerer Weise an den sensorischen Verarbeitungsprozessen des Worterlernens und den schulischen Fähigkeiten beteiligt sind.

Tatsächlich sind einzelne Fälle beschrieben worden, bei denen sich Patienten mit doppelseitiger Stirnlappenschädigung völlig normal entwickelt haben. Historisch ist einer der berühmtesten Fälle derjenige von Phineas P. GAGE, einem jungen Eisenbahnarbeiter aus Vermont, der 1848 durch einen Explosionsunfall eine doppelseitige Stirnlappenverletzung erlitt. Ein spitzes Stemmeisen drang durch die Wucht der Explosion in seine linke Gesichtshälfte ein, durchdrang den Schädel nach oben und trat etwas rechts der Mittellinie aus dem Schädeldach wieder aus. Nachdem er von dieser schweren Schädelverletzung genesen war, fuhr er mit einem Jahrmarktwagen herum und verdiente für sich und seinen Manager gutes Geld. Allerdings litt er an zeitweilig auftretenden Wutausbrüchen und anderen ausgeprägten Persönlichkeitsveränderungen (COLEMAN, 1956).

TEUBER (1959) berichtete von einem Mann, der durch einen Pistolen-
schuß eine doppelseitige Stirnlappenverletzung erlitten hatte. Dieser Mann
unterzog sich einem der „klassischen Tests der Vorstellungsgestaltung (ein
modifizierter WEIGL-Kartensortiertest) und erreichte eine sofortige und korrekte Deutung der drei Prinzipien dieses Tests, nämlich Farbe, Form und Anzahl." In unserem eigenen Untersuchungsmaterial haben wir einen Mann von
hoher Intelligenz und hervorragenden Verwaltungsfähigkeiten, der eine Schädigung seines rechten Stirnlappens erlitt. Mehrere Jahre lang war er ein erfolgreicher Personalabteilungsleiter eines Industrieunternehmens mit 2000
Angestellten gewesen. Im Alter von 52 Jahren entwickelte sich unglücklicherweise ein großer, gutartiger Tumor im Bereich des rechten Stirnlappens,
der chirurgisch entfernt werden mußte. Obwohl er danach im WECHSLER-
Intelligenztest für Erwachsene einen verbalen IQ von 136 aufwies und über
alle Dinge, die mit seinem Beruf zusammenhingen, fließend sprechen konnte,
war es für die Betriebsleitung notwendig, ihn von seinem Posten zu entbin-
den, da er die Fähigkeit, differenziertere Beurteilungen und das Verständnis für feine Nuancen in der Wertung und Behandlung sozialer Gruppensitua-
tionen verloren hatte. SHURE und HALSTEAD (1958) kamen aufgrund ihrer Untersuchungen zu dem Ergebnis, daß die Stirnlappen zu der geistigen
Abstraktion sicherlich den größten Beitrag leisten, daß aber alle anderen
Hirnrindenabschnitte daran mitbeteiligt sind. Es besteht kein Zweifel, daß die
Schädigung des rechten Stirnlappens bei dem eben erwähnten Patienten ausreichend war, um seinem früheren ausgeprägten Scharfsinn „die Schärfe zu
nehmen".

B. MILNER (1963) berichtet über eine interessante Untersuchung, die zu
der Vermutung Anlaß gibt, daß die hinteren und seitlichen Abschnitte der
Stirnlappen für abstrakte Aufgaben, die eine geistige Anpassungsfähigkeit
und ein schnelles Überwechseln von einer Vorstellung zu einer anderen erfordern, wichtiger sind, als andere Hirnrindenabschnitte. Eine Läsion des Stirnlappens wirkt sich für die Durchführung solcher Aufgaben verheerender aus
als die Schädigung irgend eines anderen Hirnlappens oder sogar derjenigen
Abschnitte des Stirnhirns, die am weitesten vorn und unmittelbar oberhalb
und hinter den Augenhöhlen liegen, einschließlich der Schläfenlappen.

Die erwähnten Forschungsergebnisse lassen den Schluß zu, daß die Stirnlappen zwar nicht unbedingt der Ort der höchsten intellektuellen Funktionen
sind, sie sind aber sicherlich an den folgenden Aufgaben unmittelbar beteiligt:
geistige Abstraktion und Flexibilität geistiger Anpassung an neue Vorstellungen, visuelles Erfassen komplexer Bilder oder Gegenstände (KARPOV, LU-
RIA und YABUSS, 1968), Aufgaben, die mit der visuellen Kontrolle der Haltung zusammenhängen (TEUBER, 1959; TEUBER und MISHKIN, 1954),
Beurteilung sozialer Faktoren, emotionale Kontrolle, sinnvolles Planen und
Motivation. Eine Schädigung der Stirnlappen scheint zu einer allgemeinen
Herabsetzung des Denkvermögens zu führen, jedoch nicht genug, um notwendigerweise eine nennenswerte Differenz von Intelligenzquotienten, die in einem Gruppentest gemessen wurden (WEINSTEIN und TEUBER, 1957), zu
bewirken.

Die Hinterhauptlappen (Okzipitallappen)

In den hinteren Abschnitten des Gehirns finden sich die Hinterhaupt- oder Okzipitallappen (s. Abb. 3.2, S. 59). Sie enthalten die Areale der Großhirnrinde für Seheindrücke. Das Areal 17 in jedem der beiden Hinterhauptlappen ist das primäre sensorische Sehzentrum. Man nimmt jedoch an, daß die Hirnrindenabschnitte, die unmittelbar davor liegen, visuelle Assoziationszentren sind, welche die Deutung des Gesehenen ermöglichen. Bevor wir die Beziehungen zwischen den visuellen Hirnrindenmechanismen und dem Erkennen eines Seheindruckes des Gehirns besprechen, erscheint es ratsam, den Aufbau der Sehmechanismen zu untersuchen.

Die Abb. 3.3 auf S. 59 zeigt, daß der linke Hinterhauptlappen über einen Umweg mit der linken Seite jeder Netzhaut verbunden ist. In gleicher Weise ist der rechte Hinterhauptlappen mit der rechten Seite jeder Netzhaut verbunden, und durch diesen Aufbau stehen die Nervenbahnen der Augen in einem deutlichen Widerspruch zu den üblichen kontralateralen Verbindungen der sensorischen und motorischen Nervenwege. Man kann auch sagen, beide Augen sind jeweils mit beiden Hinterhauptlappen verbunden. Der übliche kontralaterale Aufbau zwischen Hirnhemisphäre und Körper besteht im Falle der Sehbahnen somit nicht. Lichtwellen, die in ein Auge gelangen, erzeugen eine fotochemische Reaktion in den Netzhautzellen, den Zapfen und Stäbchen. Dieser Vorgang löst Nervenimpulse aus, die im Sehnerv zum Chiasma opticum, der Sehnervenkreuzung, ziehen, das unmittelbar vor der Hypophyse liegt.

Im Chiasma opticum findet teils eine Aufspaltung und teils eine Überkreuzung von Nervenbahnen in der Weise statt, daß lediglich die Nervenfasern, die von der der Nase zugewandten Gesichtsfeldhälfte jeder Netzhaut stammen, auf die andere Seite überkreuzen. Die Nervenfasern von der äußeren Gesichtsfeldhälfte kreuzen nicht. Das neue Geflecht von Nervenfasern, das aus teils gekreuzten, teils ungekreuzten Nervenbahnen besteht, zieht vom Chiasma opticum über das Corpus geniculatum laterale, dem seitlichen Kniehöcker, der eine Art „Verteilerdose" darstellt, zum Thalamus. Im Thalamus schwenken die Nervenfasern nach vorn und unten und ziehen in einer Schleife nach hinten, entlang der Außenseite der Schläfenlappen. Man bezeichnet diese Bahnen

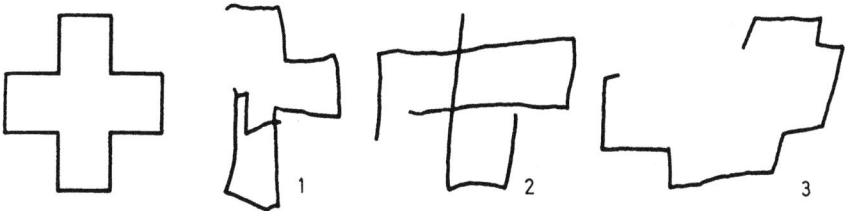

Abb. 4.2 Versuche von drei Patienten, ein „griechisches Kreuz", wie es am linken Rand dargestellt ist, nachzuzeichnen, wobei die räumliche Konfiguration verzerrt wird. (Nach KLOVE und REITAN, 1958)

als *die Sehstrahlung* oder Radiatio optica. Diese Sehstrahlung zieht zur Fissura calcarina, die einen Teil der Längsfurche der Hinterhauptlappen darstellt. Diese relativ ausgebreitete Verteilung der Sehbahnen in allen Hirnabschnitten führt höchstwahrscheinlich dazu, daß im Falle einer Schädigung irgendeines Hirnabschnittes die Sehbahnen häufig in Mitleidenschaft gezogen werden (nachweisbar sind solche Störungen beispielsweise bei einem Figur-Hintergrundtest. (TEUBER und WEINSTEIN, 1956; CRUICKSHANK, BICE, WALLEN und LYNCH, 1957). Ein Leser, der eine etwas detailliertere Beschreibung des Aufbaus und der Funktion des Sehapparates wünscht, sei an andere Quellen verwiesen (GARDNER, 1968/1975; GREGORY, 1966; MANTER und GATZ, 1961, S. 84; NETTER, 1962, S. 63).

Die Sehnervenwege sind anatomisch eindeutig definiert. Durch Untersuchungen mit Mikroelektroden im Bereich der Hinterhauptlappen gelang es in den letzten Jahren, brauchbare Informationen über die Punkt-zu-Punkt-Stimulation von der Netzhaut bis zum visuellen Areal in der Großhirnrinde des Hinterlappens zu erhalten. Im Gegensatz dazu haben wir von der Gesamtfunktion des Gehirns mit Hilfe der neuropsychologischen Forschung gerade erst die Anfangsgründe aufgedeckt.

Wir haben den Lateralitätseffekt der rechten Großhirnhemisphäre bereits erwähnt. Möglicherweise stimmt er hinsichtlich der visuellen Raumwahrnehmung mit dem rechten Schläfenlappen überein. KLØVE und REITAN (1958) untersuchten 36 erwachsene Patienten, die nicht in der Lage waren, ein einfaches Kreuz, wie es im griechischen Wappen verwendet wird, nachzuzeichnen. Es kam dabei zu erheblichen Verzerrungen der räumlichen Konfiguration (Abb. 4.2). Die weiteren Untersuchungsergebnisse ließen erkennen, daß Patienten, die Schwierigkeiten beim Nachzeichnen eines solchen Kreuzes haben, sich auch im Handlungsteil der WECHSLER-BELLEVUE-Skala schwer tun. Dieser umfaßt Tests, die visuelle, räumliche und manuelle Fähigkeiten voraussetzen. Dysphasische Patienten haben demgegenüber Probleme mit dem sprachlichen Teil des WECHSLER-Tests, und eine dritte Gruppe von Patienten, die Schwierigkeiten mit allen diesen Fähigkeiten hat, zeigt entsprechend schlechte Ergebnisse im sprachlichen und im Handlungsteil des WECHSLER-Tests. Aufgrund der konstant schlechteren Testergebnisse von Patienten mit rechtsseitiger Hirnschädigung für visuell-räumliche Aufgaben (BENTON, 1963b; KLOVE, 1959; REITAN, 1955a) liegt die Vermutung nahe, daß die Hinterhauptlappen bei den meisten Menschen eine engere funktionelle Beziehung zur rechten Hirnhemisphäre haben, besonders zu den rechten Scheitel- und Schläfenlappen. Das wird vor allem dann sichtbar, wenn eine Testperson nichtsprachlichen optischen Reizen ausgesetzt wird, wie dem Lesen von Landkarten, dem Betrachten von Konstruktionszeichnungen oder Blaupausen von einem Hausentwurf, dem Zeichnen geometrischer Figuren oder wenn sie den Versuch unternimmt, routinemäßig Rechenarbeiten durchzuführen. Die zuletzt genannte Aufgabe enthält eine ausgesprochen visuell-räumliche Komponente: Sie verlangt von dem Betreffenden, daß er in der Lage ist, Zahlen in einer senkrechten Anordnung zu schreiben, um sie zu addieren oder Zahlen in einer besonderen horizontalen und vertikalen Beziehung zueinander anzuordnen, um sie zu subtrahieren, multiplizieren oder dividieren und dabei die Stellen rechts und links von einem Komma in einer horizontalen Ebene zu beachten. Für ein gesundes Kind oder einen Erwachsenen von guter Intelligenz sind diese Prozeduren relativ einfach zu bewältigen. Wenn jedoch eine Schädigung der rechten Hirnhemisphäre vorliegt, können diese einfachen Aufgaben selbst für intelligente Personen sehr schwer oder nahezu unlösbar sein.

Ein Beispiel soll diese Schwierigkeiten veranschaulichen helfen. Ein 17jähriger Jugendlicher, den wir während der vergangenen 14 Jahre beobachteten, erlitt während der Geburt eine Schädigung der mittleren Areale der rechten Hemisphäre. Als Folge davon behielt er eine leichte Schwäche der linken Hand und des linken Fußes zurück.

Zusätzlich war die Dauerschädigung des rechten Schläfenlappens so ausgeprägt, daß sie offensichtlich seine visuell-räumliche Wahrnehmung behinderte. Er war nicht in der Lage, ein einfaches griechisches Kreuz, wie oben abgebildet, nachzuzeichnen. Werk- und Kunstunterricht waren für ihn jeweils sehr strapazierend. Da seine linke Hirnhemisphäre offenbar nicht nur intakt, sondern auch überdurchschnittlich gut war, konnte er immer ausgezeichnet lesen und war in Gesellschaftskunde, Naturkunde (Biologie), Sprachen und allen sprachlichen Äußerungsformen sehr gut. Algebra machte ihm keine großen Schwierigkeiten, doch konnte er Geometrie wegen der mit ihr verbundenen räumlichen Anforderungen absolut nicht begreifen. Als wir den Jungen das erste Mal untersuchten, hatten wir empfohlen, ihm keine Aufgaben zu stellen, die seine mangelhaft entwickelte räumliche Vorstellungskraft beanspruchten. Dafür sollte er mehr Aufgaben zugewiesen bekommen, die sprachliche Aktivitäten enthielten. Als Ergebnis davon konnte er seine Schulausbildung ohne allzu große Probleme zum Abschluß bringen, absolvierte anschließend einen Schreibmaschinenlehrgang und ist jetzt in einem staatlichen Büro mit vollwertigen Leistungen als Schalterbeamter beschäftigt. Seine ursprünglichen Intelligenzquotienten im WECHSLER-Test waren für den Handlungsteil 89 und für den Verbalteil 110. Diese Werte zeigten jahrelang eine bemerkenswerte Konstanz. Obwohl der junge Mann jetzt fast 30 Jahre alt ist, kann er immer noch keine geometrischen Figuren erkennen oder deuten.

Dieser Fall und andere, ähnlich gelagerte, lassen vermuten, daß unser traditionelles Schulsystem mit seiner Betonung des Lesens und der Sprachfähigkeiten für Kinder mit einer gut entwickelten linken Hirnhemisphäre von Vorteil ist. Eine schlecht entwickelte rechte Hemisphäre kann dagegen frustrierend wirken, muß jedoch im Endergebnis in schulischer Hinsicht kein entscheidendes Handicap sein, wie das erwähnte Beispiel zeigt.

In Kapitel 3 haben wir auf die Einteilung von visuellen Wahrnehmungsfehlern, die von BENTON (1963b, S. 5 ff.) angegeben wurde, hingewiesen. Diese visuellen Wahrnehmungsfehler treten gewöhnlich dann auf, wenn den Kindern Aufgaben gestellt werden, die ein gutes visuelles Gedächtnis benötigen. Wegen der großen Bedeutung, die diese Wahrnehmungskategorien für den Schulpsychologen und auch den Pädagogen haben, wollen wir sie hier einer kurzen Beschreibung unterziehen.

Auslassungen und Hinzufügungen

Wenn jemand geometrische Figuren 10 Sekunden lang anblickt und sie dann aus dem Gedächtnis nachzuzeichnen versucht, kann es dazu kommen, daß er vergißt, eine der Figuren oder Teile davon zu zeichnen. Patienten, die ein solches Phänomen zeigen, weisen häufig im EEG in den Hinterhauptlappen Dysrhythmien auf. Es besteht deshalb der Verdacht, daß bei diesen Patienten bestimmte Areale in den Hinterhaupt- und Scheitellappen oder auch bestimmte Anteile der Sehnervenbahnen durch Funktionsstörungen oder Mängel im strukturellen Aufbau beeinträchtigt sind.

Ist dies der Fall, besteht die Möglichkeit, daß bestimmte Teile einer Zeichnung schon primär nicht detailgenau wahrgenommen werden, und das Muster der Zeichnung, das am Ende des Sehnervenweges die Hinterhauptlappen erreicht, Lücken, blinde Flecken oder auch Gesichtsfeldausfälle hat. Eine Schädigung der primären Sehrindenabschnitte kann zu den gleichen Ausfällen führen. Es ist klar, daß ein Kind nur das aus dem Gedächtnis aufzeichnen kann, was seine visuellen Hirnrindenareale erreicht hat. Und wenn bereits im Original, so wie es aufgenommen wird, Teile fehlen, ist die Wiedergabe durch eine Zeichnung entsprechend unvollständig.

Der Neurologe bezeichnet den Prozeß des Gedächtnisses als „neurale Speicherung". Ein gesundes und voll entwickeltes Gehirn ist mit den vorübergehenden elektrischen Impulsphasenfolgen und den Strukturänderungen der Eiweißkörper in den Nervenzellen gut darauf vorbereitet, Eindrücke, die im Gedächtnis behalten werden sollen, vollständig zu speichern. Bestehen jedoch Schädigungen oder Funktionsstörungen, so können diese elektrochemischen Vorgänge nicht effektiv ablaufen.

Die Erfassung visueller Reizeindrücke kann entweder *peripher* durch eine Schwäche der Augenmuskeln oder *zentral* durch eine Läsion des Stirnlappens erschwert sein (KARPOV, LURIA und YARBUSS, 1968). Sowohl für eine exakte Wahrnehmung als auch für eine ausreichende Gedächtniseinprägung und Wiedergabe ist primär ein unbehindertes visuelles Abtasten erforderlich. Sobald ein Schulpsychologe eine solche Störung feststellt, sollte er den betreffenden Lehrer darüber informieren und ihm behilflich sein, entsprechende heilpädagogische Maßnahmen herauszufinden.

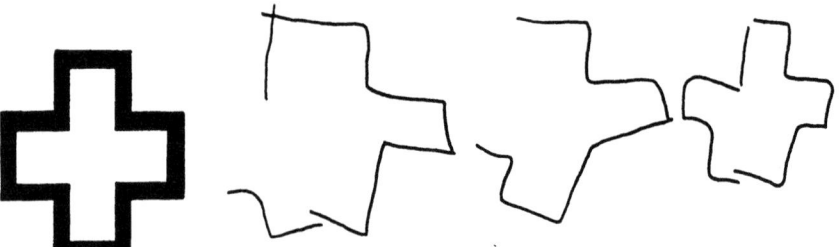

Abb. 4.3 Drei Versuche eines 17jährigen jungen Mannes mit angeborener Schädigung der medialen Areale der rechten Großhirnhemisphäre, ein Kreuz nachzuzeichnen. Man beachte die besonderen Schwierigkeiten mit der linken Seite des Kreuzes und die vielfach unterbrochenen Linien

Ein Kind mit schlechter Wahrnehmung und Gedächtnisleistung gibt sich große Mühe, um trotzdem zum Erfolg zu kommen. Als Folge einer gewissen Überkompensation kann es eventuell Einzelheiten hinzufügen, die bei dem ursprünglichen optischen Eindruck, den es gehabt hat, gar nicht vorhanden waren.

Verzerrungen

Durch einfache Hinzufügungen kann eine Figur falsch wiedergegeben werden, indem beispielsweise statt eines Fünfecks ein Sechseck gezeichnet wird. Dieser Vorgang kann ebenfalls von einer Funktionsstörung in den hinteren Hirnabschnitten, vorwiegend aber in einzelnen Arealen der Scheitel-, Schläfen- und Hinterhauptlappen herrühren. Auch die Stirnlappen können hierbei eine Rolle spielen. Bei Läsionen der *rechten* Hemisphäre treten diese Erscheinungen im allgemeinen häufiger auf. Ist die Hirnfunktionsstörung sehr ausgeprägt, kann es dazu kommen, daß das Kind auch einfache Figuren nicht nachzeichnen kann, selbst wenn man ihm hierfür unbeschränkte Zeit zur Verfügung stellt (Abb. 4.3).

Wiederholungszwang (Perseveration)

K. GOLDSTEIN (1939, 1942) beschrieb im Zusammenhang mit seinen Untersuchungen an hirnverletzten Kriegsteilnehmern aus dem Ersten Weltkrieg eine Neigung zu geistiger Starrheit und zu einem Festhalten an der gerade ausgeübten Tätigkeit (Perseveration). Das kann die Folge einer beschränkten Wahrnehmung und Gedächtnisleistung sein und mit einer zunehmenden Reaktionsstereotypie oder auch Monotonie auf der Basis einer Schädigung der Hirnrindenfunktion im Zusammenhang stehen.

Verdrehungen

Die Tatsache, daß sich jemand eine Zeichnung ansieht und sie um bestimmte Winkelgrade gedreht wiedergibt, ist sehr erstaunlich und bis zum jetzigen Zeitpunkt nicht eindeutig erklärbar. So kann beispielsweise im BENTON-Test, bei dem der Testperson die Aufgabe gestellt wird, eine geometrische Zeichnung, die 10 Sekunden lang betrachtet wurde, aus dem Gedächtnis wiederzugeben, diese Zeichnung vollständig exakt ausgeführt sein, sie wird jedoch im Uhrzeigersinn oder im Gegenuhrzeigersinn um 45, 90 oder 180° verdreht dargestellt. Gelegentlich kommen auch Drehungen vor, die weniger als 45° betragen. Dieser Vorgang kann sowohl beim Nachzeichnen als auch beim Zeichnen aus dem Gedächtnis erfolgen.

Einer der interessantesten Fälle dieser Art in unserem Laboratorium war ein 15jähriges Mädchen, das eine Hirnblutung in den tiefen Hirngeweben des rechten Hinterhauptlappens erlitten hatte. Ein Neurochirurg entfernte einen großen Bluterguß (intrazerebrales Hämatom) mit Hilfe eines kleinen chirurgischen Eingriffs im hinteren Bereich des rechten Scheitellappens. Er ging sehr vorsichtig vor, um kein Gewebe zu durchtrennen, das der Sehrinde angehört, was zu einer „zentralen Blindheit" hätte führen können.

In unserem Fall wäre dies eine Funktionsstörung der rechten Gesichtsfeldhälften der Netzhaut beider Augen mit entsprechenden Ausfällen des linken Gesichtsfelds oder auch einer Blindheit bestimmten Grades.

Der chirurgische Eingriff wurde Anfang Januar 1965 durchgeführt. Innerhalb einer Woche wurde eine zweite Schädeleröffnung notwendig, um dieselbe rechtsseitige Region des Scheitel- und Hinterhauptlappens von Blutgerinseln zu befreien. Diese zweite Operation war erfolgreich, und 4 Wochen später war das Mädchen testfähig. Es wurde eine eingehende und umfangreiche Testbatterie durchgeführt, in der sich auch der BENTON-Sehspeichertest befand. Das Mädchen konnte acht der zehn vorgelegten Figuren sowohl hinsichtlich der allgemeinen Form als auch der Details zeichnerisch wiedergeben. Sie hatte jedoch konstant die Tendenz, die Zeichnungen im Vergleich zum Original um ungefähr 30° im Uhrzeigersinn zu drehen. Diese Rotationstendenz führte dazu, daß die Testergebnisse trotz der richtigen Nachzeichnung als Fehler einzustufen waren. Deshalb erreichte sie nur in vier von zehn Zeichnungen eine richtige Note, da sechs der Zeichnungen Drehungen aufwiesen. Bei einer erneuten Testung 6 Wochen später waren diese Rotationen verschwunden und ihre Testnote lag jetzt bei sechs Punkten.

Drei Jahre später kam es als Folge von Komplikationen durch den chirurgischen Eingriff am Gehirn zu zerebralen Krampfanfällen. Bei einem erneut durchgeführten Test hatte sie jetzt in sieben von zehn Fällen ein richtiges Ergebnis, in zwei Fällen waren jedoch wieder Rotationen aufgetaucht. Im BENTON-Figur-Hintergrund-Test hatte sie bei der ersten Untersuchung einen Monat nach dem chirurgischen Eingriff große Schwierigkeiten, ihren Bleistift auf der gestrichelten Linie der Zeichnung entlangzuführen. Es bestand jeweils die Tendenz, ihre Bleistiftlinien etwas rechts von der vorgegebenen gestrichelten Linie anzusetzen, die sie nachzuzeichnen meinte. Das schien in gewisser Weise mit ihrer Rotationstendenz im Uhrzeigersinn beim BENTON-Sehspeichertest in Übereinstimmung zu stehen. Mit zunehmender Wiederherstellung ihrer Hirnfunktion im Anschluß an den zweiten chirurgischen Eingriff verschwand diese visuell-motorische Behinderung innerhalb von 6 Wochen in beiden Tests.

Dieser Fall liefert Hinweise, die besonders im Hinblick auf die visuellen Rotationsreaktionen interessant sind. Warum verdrehte dieses Mädchen die Figuren beim Test, der kurze Zeit nach dem chirurgisch behandelten Hirnschaden durchgeführt wurde? Und warum drehte sie die Figuren beständig nach rechts und führte auch ihren Bleistift rechts von der gestrichelten Linie entlang, die sie versuchte nachzuzeichnen? Warum verschwand diese visuomotorische Beeinträchtigung bei der nächsten Untersuchung 9 Wochen nach der zweiten Schädeloperation?

Wir können einige Vermutungen äußern, die einem klinischen Psychologen oder Sonderschullehrer ein umfassenderes Verständnis des Problems ermöglichen. Vielleicht bestand in diesem Fall ein unbewußter Versuch, ein bestimmtes Ungleichgewicht zu kompensieren, das infolge der Läsion des rechten Hinterhauptlappens mit Funktionsstörungen und Gesichtsfeldeinschränkungen links aufgetreten war. Das Mädchen drehte wahrscheinlich deshalb seine visuelle Wahrnehmung kompensatorisch in dieser Form, weil die linke Seite der Abbildung bei der Wiedergabe höher zu liegen schien. Es könnte auch sein, daß die aufgenommenen Bildeindrücke de facto etwas im Uhrzeigersinn gekippt wurden, weil der linke Hinterhauptlappen normal und dadurch mit größerer Intensität funktionierte als der rechte. Unabhängig von diesen vermuteten Ursachen ist es interessant festzustellen, daß sich ihre Gehirnleistung innerhalb von 6 Wochen so gut wiederherstellte, daß ihre Wahrnehmung für die Waagerechte zur Norm zurückkehrte. Als sich dann später aufgrund eines epileptischen Herdes im rechten Schläfenlappen Krampfanfälle entwickelten, trat diese Rotationstendenz, wenn auch nicht schwerwiegend, erneut auf.

Auch bei Erwachsenen können im Anschluß an offene Schädelverletzungen optische Drehungen auftreten. Ein Patient, der uns zu einer neuropsychologischen Untersuchung überwiesen wurde, hatte ein sehr schweres Schädel-Hirn-Trauma überstanden, bei dem die linke Schädelseite zertrümmert worden war. Die Stirn-, Schläfen- und Scheitellappen der linken Seite waren insgesamt geschädigt, wobei die ausgeprägteste Verletzung die linken Stirnlappen und die angrenzenden Schläfenlappenabschnitte betraf. Auf der gegenüberliegenden rechten Seite zeigte ein angelegtes Bohrloch im Bereich des rechten Scheitel- und Schläfenbeins, daß möglicherweise auch eine Schädigung der rechten Hirnseite durch fortgeleiteten Druck bestand. Im WECHSLER-Mosaik-Test, bei dem von der Testperson verlangt wird, ein Mosaikbild während der Betrachtung eines Musters zu bauen, drehte er das Muster 3 um 90°, das Muster 6 um 180° und das Muster 10 um 45°. Alle Drehungen erfolgten im Uhrzeigersinn.

Hat ein Kind Schwierigkeiten beim Lesen, beim Zeichnen von Landkarten, beim Rechnen, in der Geometrie und anderen Aufgaben, die eine Raumvorstellung verlangen, dann sollte an die Möglichkeit des Bestehens einer optischen Drehung gedacht werden. Der klinische Psychologe kann dazu einen Zuordnungstest, einen Nachzeichentest (beispielsweise BENDER-GESTALT, BENTON, GRAHAM-KENDALL-Test) einen visuellen Retentionstest nach BENTON, den Mosaik-Test im HAWIK-R oder andere brauchbare Tests, die er beherrscht, verwenden. Ein Lehrer kann eine solche Drehtendenz eines Kindes beim Kunstunterricht, beim Drucken oder beim Schreiben von Zahlen entdecken. Wenn diese Störung ausgeprägt ist, sollte das betreffende Kind zu einer neurologischen oder psychologischen Abklärung überwiesen werden.

Das Erfassen des Gesichtsfeldes

Es muß daran erinnert werden, daß die visuelle Wahrnehmung vermutlich nie ausschließlich von den Sehzentren in der Großhirnrinde abhängig ist, sondern immer auch eine Integration dieser Zentren mit anderen Hirnrindenbezirken und dem Hirnstamm durch Vermittlung von Querverbindungen innerhalb der

Hirnrinde besteht. Nach allgemeiner neurologischer Ansicht werden die Hinterhauptlappen, insbesondere das Areal 17 nach BRODMANN, wie bereits beschrieben wurde, als optisches Sehzentrum betrachtet. Für das Verstehen und die Deutung des Gesehenen sind die Scheitellappenabschnitte erforderlich, die neben dem Areal 17 liegen.

Die Analyse eines Patienten mit einer Schädigung im Bereich des rechten Scheitel- und Hinterhauptlappens (KARPOV, LURIA und YARBUSS, 1968) ergab, daß der Patient zwar ganz normale aktive Augenfolgebewegungen hatte, daß aber die Fähigkeit, das Gesehene zu einer sinnvollen Gesamtheit zusammenzusetzen, verlorengegangen war. Als man ihm ein detailreiches Bild vorlegte, war er nicht in der Lage, den Zusammenhang der einzelnen Abschnitte herzustellen, obwohl er früher mit diesem Bild sehr vertraut war, das in Rußland allgemein bekannt ist. Es handelt sich um Repins „Unerwartete Rückkehr", das die Heimkehr eines Gefangenen zu seiner Familie nach vielen Jahren der Gefangenschaft darstellt. Der Kommentar des Patienten zu diesem Bild lautete: „Dies ist ein ziemlich gut bekanntes Bild, aber ich kann mich nicht daran erinnern. Ich erinnere mich auch nicht an seinen Inhalt, so, als ob ich ihm früher nie Aufmerksamkeit geschenkt hätte... Ich denke, ein Vater kehrt zu seiner Familie nach Hause zurück, nachdem er längere Zeit fortgewesen war... Seine Kinder sitzen...Er selbst... Die Frau, möglicherweise die Mutter... An der Wand sind Bilder, Ikonen..." Aus diesem Bericht eines Patienten kann man erkennen, daß er zwar in der Lage war, einzelne Gegenstände wahrzunehmen, aber unfähig, sie sinnvoll zusammenzufügen. Man spricht in diesem Falle von einer visuellen Teilagnosie. Der Untersucher konnte dem Patienten nur dann helfen, wenn er ganz spezielle Fragen an ihn richtete, beispielsweise: „Wie alt ist jede Person? Wie ist sie angezogen? usw."

Dieser Fall ist für Psychologen deshalb von Bedeutung, weil das Verständnis der Zusammenhänge in so ausgeprägten Fällen, wie sie hier gerade beschrieben wurden, dem klinischen Psychologen oder dem Schulpsychologen eine zutreffendere Beurteilung vermitteln kann. Der Sonderschullehrer wird, wenn man ihn hierüber informiert, in die Lage versetzt, ein besseres heilpädagogisches Programm aufzustellen. Zwar wird ein Sonderschullehrer kaum Schüler mit einer so ausgeprägten neurologischen Erkrankung kennenlernen, aber Kinder mit geringfügigen Dysrhythmien im Bereich des Scheitel- und Hinterhauptlappens kommen durchaus in manchen Schulen vor. Diese Kinder haben dann Probleme, Bilder sinnvoll zu erklären. In einem solchen Fall wird ein erfahrener Psychologe weitere Untersuchungen einleiten, um festzustellen, ob es sich dabei um die Folge einer visuellen Wahrnehmungsstörung handelt oder ob ein sprachliches Problem besteht.

Als eine heilpädagogische Maßnahme für diese Kinder kann man mit ihnen zunächst das Betrachten feiner Einzelheiten üben, dann das Betrachten von zwei Objekten gleichzeitig, wobei der Lehrer unterstützende Fragen stellt. Ferner kann eine Förderung durch Einbeziehen anderer Sinnessysteme erfolgen in Verbindung mit visuellen Eindrücken bei gleichzeitigem Berühren sowie visuelle Sinnesempfindungen gekoppelt mit Hörreizen und schließlich durch multiple Sinnesreize.

Die Schläfenlappen (Temporallappen)

Wie die Abb. 3.2 auf S. 59 zeigt, umfassen die seitlichen Großhirnrindenareale
der Schläfenlappen die Hirnoberflächen unterhalb der Lateralfurche (Fissura
Sylvii). Die hinteren Grenzlinien zum Scheitel- und Hinterhauptlappen sind
willkürlich gezogen. Sie beruhen auf Lokalisationsuntersuchungen bestimmter Hirnfunktionen. Man kann sagen, daß diese Oberflächen in ihrer Anordnung etwa mit den Ohrschützern eines Rugbyhelmes übereinstimmen. Eine
neurologische Vergleichsstudie an Subprimaten und Primaten, einschließlich
des Menschen, ergab, daß bei den Subprimaten die Schläfenlappen noch nicht
vorkommen. Die Sylvische Furche und ihre innere senkrecht verlaufende Fläche, das Operculum temporale, tritt zum erstenmal bei kleinen Wirbeltieren,
wie beispielsweise der Spitzmaus und dem Seidenäffchen in angedeuteter
Form auf. Bei den Affen ist sie etwas stärker eingestülpt. Beim Menschen ist
diese Region am tiefsten und am besten differenziert (SANIDES, 1975).

An der Unterfläche der Schläfenlappen befindet sich eine Anzahl unterschiedlicher Strukturen, die zusammengenommen als das *limbische System* bekannt sind. Es ist dies die innere oder mesiale Oberfläche des Schläfenlappens
unmittelbar neben dem Hirnstamm. Das limbische System umfaßt den Hippocampus, den Mandelkern (Corpus amygdaloideum) und den Uncus. Über
die eigentliche Funktion dieser Strukturen beim Menschen wissen wir noch
wenig (Abb. 4.4).

So berichtete B. MILNER (1954), daß zu Beginn ihrer Forschungen über
die Funktion der menschlichen Schläfenlappen, die 1952 abgeschlossen wurden, in der wissenschaftlichen Literatur keine entsprechenden Untersuchungen angegeben waren. Obwohl die Schläfenlappenfunktion wissenschaftlich
bei den höheren Wirbeltieren untersucht worden war, wurden solche Untersuchungen bis dahin beim Menschen vernachlässigt.

Die wichtigste Wahrnehmungsfunktion der Schläfenlappen ist das Hören.
Die akustischen Areale der auditiven Rindenbezirke befinden sich in der
Heschlschen Windung, die auch Gyrus temporalis superior genannt wird und

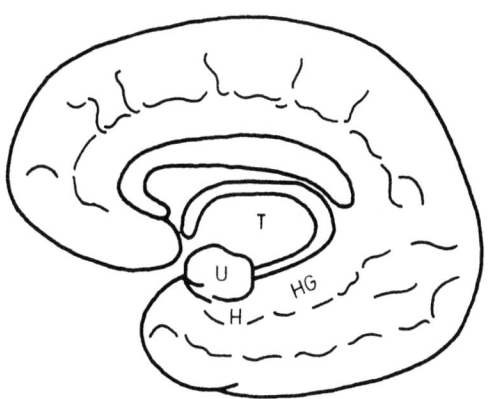

Abb. 4.4 Ein vereinfachter
Mittelschnitt des menschlichen
Gehirns, der die Areale des
Uncus (*U*), Hippocampus (*H*),
der Hippocampushirnwindung
(*HG*) und des Thalamus (*T*) zeigt

sich am Boden der Seitenfurche befindet. Von jedem Ohr ziehen Nervenverbindungen zu beiden Hörrindenarealen (Abb. 3.8, S. 74). Eine einseitige
Schläfenlappenschädigung bewirkt deshalb keine Taubheit auf beiden Ohren.
Bei normaler Funktion beider Ohren liefern diese doppelseitigen Nervenbahnen dem betreffenden Menschen die Möglichkeit, eine Schallquelle zu lokalisieren. Für die normale Sprachentwicklung ist das Gehör von grundlegender
Bedeutung. Bei den meisten Menschen ist die linke Großhirnhemisphäre für
die Sprache dominant. Deshalb sind ein normales Funktionieren der Schläfenlappen und der linken Großhirnhemisphäre Grundvoraussetzungen für
das normale Sprechen-, Lesen- und Schreibenlernen. Kommt es zu einer Schädigung oder Funktionsstörung der linken Hirnhemisphäre, kann daraus eine
Behinderung der kindlichen Sprachentwicklung (Aphasie) resultieren. Ist die
Funktion des Schläfenlappens auf einer oder auf beiden Seiten herabgesetzt,
treten im Bereich des Gehörs Wahrnehmungsstörungen bestimmten Grades
auf, oder aber es kommt zu einem Nichterkennen des Gehörten (Agnosie). Oft
werden von unerfahrenen klinischen Psychologen oder Sonderschullehrern
derartige Störungen mit geistiger Retardierung verwechselt. Im Kapitel 8 werden wir die Aphasie eingehender besprechen.

B. MILNER hat 1967 über eine sehr interessante Untersuchung an 38 Patienten mit Schläfenlappenläsionen berichtet, bei der die „Seashore Measures
of Musical Talents" benutzt wurden. Bei allen 38 Patienten war die linke
Hirnhemisphäre sprachdominant; 22 der Patienten hatten linksseitige, die
übrigen 16 rechtsseitige Schädigungen. Der Seashore-Test umfaßt sechs Untertests, welche die Tonhöhe, die Lautstärke, den Rhythmus, die Tonlänge,
die Tonqualität und das Melodiengedächtnis testen (SEASHORE, LEWIS
und SAETVEIT, 1960). Die Tatsache, daß die rechte Hirnhemisphäre mehr
an der Wahrnehmung nichtsprachlicher Ereignisse beteiligt ist (KIMURA,
1964; SPELLACY, 1969), wurde durch die Feststellung erhärtet, daß Patienten sowohl vor als auch nach Operationen, bei denen Abschnitte des linken
Schläfenlappens chirurgisch entfernt wurden, keinerlei Veränderungen für
Stimuli dieser Art aufwiesen. Alle vor und nach Operationen beobachtbaren
Veränderungen erfolgten nur bei den Patienten, die Schädigungen der *rechten*
Hemisphäre aufwiesen. Dabei betraf die bemerkenswerteste Störung die
Wahrnehmung von Klangfarbenänderungen und das Gedächtnis für Ton-
folgen. Nachfolgende Forschungen legen deshalb die Vermutung nahe, daß
diese Störungen deshalb zustande kommen können, weil die rechte Hirnhe-
misphäre mehr für die Analyse von harmonischen Informationen, also für die
Anzahl und Vollständigkeit von Obertönen spezialisiert ist und nicht so sehr
für die allgemeine Fähigkeit, Musik wahrzunehmen (SIDTIS, 1980). Die Spezialisierung der Hirnhemisphäre sollte jedoch nicht als eine unaustauschbare
dominante Einzelfunktion aufgefaßt werden. Wenn man die Komplexität des
Hörreizes und die Wahrnehmungsstrategien steigert, ist es möglich, eine
Überlegenheit des rechten Ohrs für Töne und des linken für Worte zu erreichen. Ein solches Ergebnis kommt jedoch nur bei den ersten Versuchen dieser
Art zustande. Mit Fortsetzung der Versuche tauchen nach einer Weile die zu
erwartende Überlegenheit des einen Ohres gegenüber dem anderen wieder auf

(SIDTIS und BRYDEN, 1978). Das rechte Ohr ist bei den meisten Kindern für Worte etwas empfindlicher, das linke dagegen für nichtsprachliche Klangeinwirkungen (KIMURA, 1964; SPELLACY, 1969).

Das hängt damit zusammen, daß jedes Ohr aufgrund der Anordnung seiner Nervenwege auf der gegenüberliegenden Seite der Großhirnhemisphäre stärker repräsentiert ist als auf der gleichen Seite. Ein Klang, der nur einem Ohr zugeführt wird, erzeugt somit auf der kontralateralen Seite mehr nervliche Aktivitäten als auf der ipsilateralen (ROSENZWEIG, 1961). Darauf wurde bereits bei der Besprechung der Lateralitätseffekte hingewiesen.

Obwohl somit beide Schläfenlappen an jeder Hörwahrnehmung beteiligt sind, ist am Erlernen von sprachlichen Begriffen der linke Schläfenlappen intensiver beteiligt und der rechte mehr an der Speicherung nichtsprachlicher Informationen, unabhängig von der Art und Weise, wie diese Informationen angeboten werden. Bei Fällen von Schädigung des linken Schläfenlappens findet sich eine relative Minderung des Lernvermögens von sprachlichen Zusammenhängen (MEYER und YATES, 1955) und für die Wiedergabe von Erzählungen (B. MILNER, 1958). Im Gegensatz dazu zeigen die Fälle mit Läsionen des rechten Schläfenlappens Störungen im Bildverständnis (B. MILNER, 1958). Die gleiche Autorin fand auch, daß Läsionen des linken Schläfenlappens das Wortgedächtnis beeinträchtigen, während rechtsseitige Schädigungen das Gedächtnis für nichtsprachliche Ereignisse betreffen.

Die hier erwähnten Erkenntnisse über die Beziehungen zwischen Gedächtnis und Schläfenlappenfunktion stammen vorwiegend von den folgenden vier Untersuchungsmethoden:

1. Autoptische Untersuchungen von Patienten, die in den letzten Monaten oder Jahren ihres Lebens ausgeprägte Gedächtnisstörungen aufwiesen.
2. Beobachtungen von Gedächtnisschwund nach chirurgischen Eingriffen, die unterschiedliche Areale der Großhirnrinde betrafen.
3. Elektrostimulation der Großhirnrinde bei Patienten während chirurgischer Operationen bei vollem Bewußtsein.
4. Untersuchungen mit Hilfe des Wada-Amytal-Testes, der zu Anfang dieses Kapitels erwähnt wurde und mit dessen Hilfe es möglich ist, vorübergehende Gedächtnislücken von Patienten bei vollem Bewußtsein zu erzeugen.

B. MILNER lenkte die Aufmerksamkeit auf die Tatsache, daß BECHTEREW, der als berühmter russischer Physiologe und Zeitgenosse von PAWLOW bekannt ist, 1899 als erster die Vermutung aussprach, daß „die mittleren Abschnitte des Schläfenlappens beim menschlichen Gedächtnisprozeß eine kritische Rolle spielen könnten" (B. MILNER, 1966). Er hatte das Gehirn eines Patienten, dessen hervorstechendste Verhaltensauffälligkeit eine ausgeprägte Gedächtnisstörung war, im Anschluß an eine Autopsie untersucht. Das in Scheiben geschnittene Gehirn offenbarte eine doppelseitige Erweichung bzw. Zerstörung von Hirngewebe in der Gegend des Uncus, des Hippocampus und der angrenzenden mittleren Strukturen des Schläfenlappens (Abb. 4.4). In der gleichen Veröffentlichung führt MILNER eine Anzahl klinischer Studien auf, nach denen Schädigungen im Hippocampusbereich und Gedächtnisstörungen zusammenzuhängen scheinen. Diese Studien beruhten jedoch zum größten Teil auf Folgezuständen nach Infektionskrankheiten (Enzephalitis), die zu diffusen und schlecht abgrenzbaren Gewebeschädigungen führen. Solche Untersuchungen sind sicherlich wertvoll, um zu einer groberen Orientierung über neuropsychologische Zusammenhänge zu gelangen. Es fehlt ihnen jedoch die Exaktheit, die von Studien an homogeneren Untersuchungsstichproben stammen.

In dieser Hinsicht sind Untersuchungsbefunde von Patienten nach chirurgischer Entfernung einzelner Hirnabschnitte zuverlässiger. In den frühen 50er Jahren führte der Neurochirurg W. B. SCOVILLE an der mittleren Oberfläche der Schläfenlappen einige neuartige Experimentaloperationen durch. Er versuchte damit, bestimmte psychotische Symptome zu lindern.

Stirnlappenoperationen (Leukotomien) hatten unerwünschte Nebenwirkungen auf das Verhalten gezeigt, und es war wichtig, zu erfahren, ob vielleicht durch fraktionierte Operationen eine Linderung psychotischer Symtome erreicht werden konnte. So hatte man beispielsweise feststellen können, daß das Unterschneiden der Stirnlappen in den Abschnitten über und hinter den Augenhöhlen tatsächlich günstige Auswirkungen auf eine Psychose hat, ohne daß sich neue Anhaltspunkte für einen Persönlichkeitsabbau ergaben. Da die über den Augenhöhlen liegenden Stirnhirnabschnitte und die mittleren Areale der Großhirnrinde der Schläfenlappen eng miteinander zusammenhängen, erhoffte man sich von einer Operation im mittleren Schläfenlappenbereich ebenfalls einen gleichartigen Besserungseffekt.

SCOVILLE und MILNER (1957) hatten berichtet, daß bei einer Durchtrennung der inneren und mittleren Oberfläche beider Schläfenlappen im Hippocampusbereich eine starke Beeinträchtigung des Kurzzeitgedächtnisses erfolgt. Wurden nur der Uncus und der Mandelkern beiderseits entfernt, kam es zu keiner Beeinträchtigung der Gedächtnisleistung, obwohl man noch nicht weiß, welchen Zusammenhang diese Hirnstrukturen mit dem Gedächtnis haben. Aus ihren Studien schlossen sie, daß die vorderen Hippocampusanteile und die Hippocampushirnwindung einen entscheidenden Einfluß auf das Kurzzeitgedächtnis haben. Man kann jedoch diese Hirnstrukturen operativ entfernen, ohne daß es zur Beeinträchtigung des Kurz- oder Langzeitgedächtnisses, technischer Fertigkeiten, der allgemeinen Intelligenz oder des Wahrnehmungsvermögens kommt, sofern man die seitlichen Hirnrindenanteile der Schläfenlappen schont. Solche Patienten zeigen auch keinen Persönlichkeitsabbau, wie er bei ausgedehnteren Schläfenlappenentfernungen (Lobektomien) auf beiden Seiten beobachtet werden konnte.

Ihre Studien lassen vermuten, daß das seitliche Areal der Großhirnrinde des Schläfenlappens für das Langzeitgedächtnis notwendig ist, für das Kurzzeitgedächtnis jedoch die mittleren Schläfenlappenareale, besonders der Hippocampus und die Hippocamushirnwindung, zumindest einer Seite, entscheidend wichtig sind.

Legt man normalen Personen einen Gedächtnistest vor, der eine Anzahl von Bleistiftzeichnungen alltäglicher Gegenstände enthält, die so ausgewählt wurden, daß sie sowohl aufgrund ihrer Form als auch mit Hilfe des Alphabets eingeordnet werden können, dann ordnen diese Personen die Testobjekte sowohl nach der Form als auch alphabetisch ein. Bei Patienten jedoch, die eine rechtsseitige Schläfenlappenoperation durchgemacht haben, wurden diese Gegenstände ausschließlich in alphabetischer Reihenfolge eingeordnet, während bei Patienten mit linksseitiger Schläfenlappenoperation die Gegenstände der Form nach zusammengestellt wurden (MOSCOVITCH, 1979). Diese Ergebnisse erinnern uns an die Tatsache, daß das Wortgedächtnis beide Großhirnhemisphären einbezieht und in dem Maße, in dem die Gedächtnisleistung mehr an die Wortbedeutung oder an die visuelle Vorstellung gebunden ist, mehr oder weniger stark auf die rechte Hirnhemisphäre zurückgreifen kann (PAIVIO und LINDE, 1982).

Die dritte Untersuchungsmethode ist die Elektrostimulation der Großhirnrinde. WILDER PENFIELDS Untersuchungen am Neurologischen Institut von Montreal während der dreißiger und vierziger Jahre, die in den fünfziger Jahren veröffentlicht wurden, lieferten unter Benutzung dieser Technik beachtliche neue Erkenntnisse. Einzelheiten über die Art und Weise, wie diese Untersuchungen durchgeführt wurden, sind bei PENFIELD und ROBERTS (1959) beschrieben. Der Patient bleibt dabei nach Verabfolgung einer Lokalanästhesie, die die Unannehmlichkeiten eines Einschnitts vermindern soll, während der anfänglichen Operationsvorgänge bei vollem Bewußtsein.

Er kann somit alle Empfindungen und Eindrücke, die sich durch die anschließende elektrische Stimulation der Großhirnrinde einstellen, mitteilen. PENFIELD fand heraus, daß bei einer Patientin die Elektrostimulation der Hirnrinde im Hinterlappenbereich durch schwache Ströme den falschen Eindruck einer Vertrautheit mit ihrer gegenwärtigen Situation erwecken konnte.

Bei vielen Patienten, die an einer Schläfenlappenepilepsie leiden, ist das Phänomen des „déjà vu" (schon gesehen) nichts Ungewöhnliches. Die Stimulation bestimmter Stellen der Großhirnrinde des Schläfenlappens führt zu einer Wiederbelebung früherer Erlebnisse, beispielsweise von der Arbeitsstätte der Patientin, einer Szene aus einem Theaterstück oder auch der Stimme ihres kleinen Sohnes. Tatsächlich konnte praktisch jedes Erlebnis, das in dem Gedächtnis dieser Patientin gespeichert war, wieder hervorgerufen werden. Diese Erlebnisse waren jedoch lebhafter, als sie bei einer normalen Erinnerung sind. PENFIELD schreibt: „Die Patienten betrachten diese Wiedererlebnisse früherer Eindrücke nicht als ein Sich-Erinnern. Anstelle eines Wieder-Hörens und Wieder-Sehens durchlebten sie Momente einer vergangenen Zeit" (PENFIELD und ROBERTS, 1959).

PENFIELDs Befunde sind auch von anderen Forschern wiederholt und erweitert worden (MAHL, ROTHENBURG, DELGADO und HAMLIN, 1964; OJEMANN und WHITAKER, 1978; OJEMANN, 1979). Diese Ergebnisse legen die Vermutung nahe, daß eine elektrische Gedächtnisaktivierung im Gehirn vergleichbar ist mit der Funktion eines Videorecorders. Eine Geschichte, ein Gesang oder irgendein bedeutsames Erlebnis kann durch ein bestimmtes Magnetmuster auf dem Videoband auf Dauer gespeichert werden.

Wird dieses Speichermuster in einer angemessenen Weise stimuliert, kann der originale Eindruck so oft wiederholt werden, wie es gewünscht wird.

Eine solche Vorstellung stellt das Gehirn als eine Art elektrochemisches Sammellager von Erfahrungen dar, die für den künftigen Gebrauch neural gespeichert werden. Es ist interessant festzustellen, daß diese „Erinnerungsblitze" bei entsprechender Stimulation nur in den Schläfenlappen erzeugt werden können. Durch die Stimulation anderer Rindenareale kann eine ähnliche Reaktion nicht ausgelöst werden. Leser, die sich eingehender über diese Vorgänge informieren möchten, seien an das nicht sehr teure, ausgezeichnete Taschenbuch über die Elektrostimulation der Hirnrinde von W. H. CALVIN and C. A. OJEMANN, *Inside the Brain*, New York; Mentor Books, 1980, verwiesen.

Die WADA-Technik als vierte Methode zur Untersuchung der Beziehungen zwischen Hirnfunktion und Gedächtnis wurde bereits oben beschrieben. Ursprünglich entwickelt, um vor chirurgischen Eingriffen bei Fällen von schwerer Epilepsie die Sprachdominanz einer Hirnhemisphäre feststellen zu können, hat sie sich als sehr nützlich zum Nachweis vorübergehender Gedächtnisstörungen erwiesen, die durch diese Methode der Anästhesierung einer einzelnen Hemisphäre erreicht werden können. Die Originaltechnik (WADA und RASMUSSEN, 1960) wurde am liegenden Patienten mit hochgehobenen Unterarmen und gleichzeitigen konstanten Fingerbewegungen oder durch Drücken der Hand des Untersuchers durchgeführt. Die Knie waren dabei angezogen, so daß sich die Fersen am Gesäß des Patienten befanden. Der Patient wurde veranlaßt, im Moment der Injektion des Amytals in die Halsschlagader mit Zählen zu beginnen. Bei Injektion in die linke Halsschlagader kam es zu einer raschen Anästhesierung der linken Hirnhemisphäre. Das führte dazu, daß der rechte Arm und das rechte Bein schlaff auf das Bett zurückfielen.

Mit Abschluß der Injektion kam es meistens zum Aufhören des Zählens des Patienten und zur Erschlaffung der der Injektion gegenüberliegenden Extremitäten. Arm und Bein der Seite, auf der die Injektion erfolgte, blieben unverändert angehoben und konnten willkürlich auf Kommando hin bewegt werden. Dabei war der Patient jedoch weder in der Lage zu sprechen noch seinen rechten Arm oder sein rechtes Bein zu bewegen. Es ergab sich also eine Unfähigkeit zu sprechen (Aphasie) und eine rechtsseitige Lähmung der Extremitäten (Hemiplegie), die für die Dauer von 1–3 Minuten anhielt. Nach dieser Zeit kamen die normale Sprache und die willkürliche Beweglichkeit der Gliedmaßen schrittweise in demselben Maße zurück, wie das injizierte Medikament in der linken Hemisphäre durch den Blutstrom ersetzt wurde.

Erfolgte die Injektion des Amytals auf der nichtdominanten Seite für Sprache – bei den meisten Menschen die rechte Seite – dann konnte der Patient sprechen, lesen und schreiben. Es kam jedoch zu einer linksseitigen Hemiplegie. Solange diese Lähmung bestand, war der Patient unfähig, sich an vorgelegtes Bildmaterial exakt zu erinnern oder es in richtiger Weise zu deuten (B. MILNER, 1958). Diese Amytaltechnik ist von großem Wert für die Untersuchung der Hemisphärendominanz; sie liefert ferner präoperative Informationen für den Hirnchirurgen hinsichtlich dieser Hirndominanzen und erklärt Erscheinungen, die mit einer Amnesie (Gedächtnisausfall) verbunden sind. Für uns ist dieser Zusammenhang von Wert, um mit Hilfe dieser Technik Hinweise über die Bedeutung der Schläfenlappen für die Gedächtnisfunktion zu erhalten.

Zusammenfassend läßt sich folgendes sagen: Einseitige Schläfenlappenläsionen können zur Erschwerung von Wortwiederholung, von Verstehen und Aufnehmen sprachlich ausgedrückter Ideen (rezeptive Aphasie) führen, sofern sie die linke Großhirnhemisphäre betreffen. Da die meisten Menschen für Sprache linkshirndominant sind (KIMURA, 1961a und b), kann man bei Untersuchungen mit dem dichotischen Hören an normalen Patienten feststellen, daß das rechte (also kontralaterale) Ohr mehr Worte erkennen kann als das linke (ipsilaterale) Ohr. Dieses Normalverhalten wird jedoch in Fällen einseitiger Schläfenlappenläsionen durchbrochen. In solchen Fällen kann für Sprache eine bessere Wahrnehmung auf dem ipsilateralen Ohr erfolgen (BERLIN, LOWE-BELL, CULLEN, THOMPSON und STAFFORD, 1972) solange beide Ohren mit normalen und gleich starken Hörreizen stimuliert werden. Wird das gleichseitige Ohr jedoch nur unterschwellig gereizt, dann kann auch das kontralaterale eine Normalfunktion erreichen (BERLIN, LOWE-BELL, JANNETTA und KLINE, 1972).

Schädigungen im rechten Schläfenlappenbereich sind normalerweise mit Behinderungen in der Raumwahrnehmung und Raumvorstellung sowie des Bildverständnisses verknüpft. Kinder mit Krämpfen, die in den Schläfenlappen ausgelöst werden, zeigen eine stärkere Beeinträchtigung des stereoskopischen Sehens im Vergleich zu gesunden Kindern (WEBB und BERMANN, 1973). Einseitige Schläfenlappenläsionen führen nur zu relativ milden Gedächtnisausfällen. Doppelseitige Schädigungen im Bereich der Hippocampusabschnitte erzeugen dagegen einen schweren und sehr umfassenden Verlust des Kurzzeitgedächtnisses.

Epilepsie und Hirnfunktion

Im folgenden werden normale und epileptische Hirnaktivitäten und ihre möglichen Auswirkungen auf das allgemeine Verhalten und das Lernen im Schulunterricht besprochen. Die meisten epileptischen Herde und Läsionen, die eine Herdepilepsie zur Folge haben, betreffen die Schläfenlappen. Aus diesem Grund sind die geistigen Auswirkungen epileptischer Vorgänge im Gehirn, insbesondere wenn sie mit einer Hirnschädigung einhergehen, im allgemeinen den Vorgängen ähnlich, die wir im vorausgehenden Abschnitt besprochen haben. Handelt es sich jedoch um eine generalisierte Epilepsie, die das ganze Gehirn betrifft, sind auch die geistigen Beeinflussungen zumeist mehr globaler Natur.

Die menschliche Großhirnrinde besteht aus einem unentwirrbaren dreidimensionalen Netzwerk von Milliarden von Nervenzellen, von denen eine jede die Fähigkeit zur Selbstentladung oder Impulsauslösung mehrmals pro Sekunde besitzt. In einem normalen Gehirn entsteht auf diese Weise ein zusammenhängendes rhythmisches Entladungsmuster. Jede Zelle erzeugt in einer lockeren Zeitfolge Nervenimpulse, die in andere Nervenzellen und Regelkreise eingespeist werden, und zwar in einer Weise, die im Elektroenzephalogramm (EEG) zu einem normalen, rhythmischen Kurvenmuster führt. Alle sensorischen Nerveneingangsreize (sog. sensorischer Input), gleichgültig, ob sie visuell, auditiv oder taktil ausgelöst werden, führen zu Salven von elektrochemischen oder nervlichen Impulsen, die über die Seh-, Hör- und Hautnerven zum Gehirn gelangen. Lichtwellen, die auf die Netzhaut einwirken, erregen Netzhautzellen, die ihrerseits Nervenimpulse in Sehnerven auslösen, die den Hinterhauptlappen zugeführt werden. Schallwellen, welche die Trommelfelle der Ohren in Vibration versetzen, lösen Reizungen der sensiblen Haarzellen des Innenohrs aus (Cortisches Organ), die ebenfalls Nervenimpulse in den Hörnerven erregen, die zu den auditiven Arealen in den Schläfenlappen führen. In ähnlicher Weise werden alle sonstigen sensorischen Reizeinwirkungen in unregelmäßige Nervenimpulsmuster verwandelt, die den regelmäßigen rhythmischen Wellenmustern der spontan sich entladenden Nervenzellen im Gehirn überlagert werden.

Aufgrund von Verletzungen, Erkrankungen, Druckeinwirkungen oder Sauerstoffmangel kann es zeitweilig dazu kommen, daß ein davon betroffener Bezirk grauer Hirnsubstanz unregelmäßige Impulssalven auslöst. Ein solches Areal kann sich dadurch in eine selbstentladende elektrochemische Einheit entwickeln. Man spricht dann von einem epileptischen Herd.

PENFIELD hat dieses Phänomen folgendermaßen beschrieben: „In einem solchen Areal bzw. Herd wird eine überschießende Form elektrischer Energie erzeugt, die dazu führt, daß von Zeit zu Zeit unregelmäßige Massenentladungen abgegeben werden" (PENFIELD und ROBERTS, 1959). Diese explosionsartigen Entladungen können einen epileptischen Krampfanfall oder ein sog. Anfallsäquivalent auslösen. Die Intensität des Anfalls ist vom Ausmaß und der Stärke der Entladung abhängig. Ist diese nur minimal, kann es sein, daß sich die Augen des Patienten für einige Sekunden unwillkürlich verdrehen und lediglich eine kurze Unaufmerksamkeit resultiert, ohne daß es zu einer Bewußtlosigkeit von mehr als 1–2 Sekunden Dauer kommt. Man bezeichnet diese Art der Anfälle als *Petit mal*. Diese geringgradig ausgeprägten Anfallssituationen können die Konzentration und das Lernvermögen im Schulunterricht stören und werden von einem Lehrer, der keine Erfahrung damit hat, zumeist nicht bemerkt.

Auch die Klassenkameraden solcher Schüler übersehen zumeist den Petitmal-Anfall oder legen ihn falsch aus. Das Kind erscheint in ihren Augen lediglich als unaufmerksam oder desinteressiert oder auch in gewissem Sinne inkompetent und wird von ihnen oft zur Zielscheibe des Spottes und vom Lehrer zu einem Objekt ablehnender Kritik gemacht. Selbst einigen Ärzten sind diese Zustände entgangen, und sie schickten das betreffende Kind zu einer psychologischen Untersuchung und Behandlung mit dem Hinweis auf ein nicht beeinflußbares und störendes Verhalten. In diesem Falle wäre eine eingehende medizinische Untersuchung durch einen kompetenten Neurologen zweifellos der erste Schritt in die richtige Richtung.

Obwohl die meisten Lehrer bereits mit dem Problem der Epilepsie konfrontiert wurden, sind einige von ihnen zu unsensibel und auch zu unerfahren mit dem Wesen dieser Krankheit und fassen das Verhalten des betreffenden Kindes eher als Folge einer geistigen Retardierung oder als eine bestimmte Form emotionaler Störung auf, als daß sie an Epilepsiefolgen denken. Eine solche Einstellung führt in erster Linie dazu, das Kind in einer ihm feindlich gegenüberstehenden Umwelt zu isolieren, ihm zahlreiche emotionelle Probleme aufzubürden und damit jegliches Lernen zu erschweren.

Ausgeprägtere epileptische Anfälle bezeichnet man als *Grand mal*. Diese großen epileptischen Anfälle führen zum Bewußtseinsverlust und weisen ein typisches Verlaufsmuster auf. Viele Patienten mit großen epileptischen Anfällen erleben das Erscheinungsbild einer sog. *Aura*, die sie vor dem Einsetzen des eigentlichen Krampfanfalles warnt und es ihnen ermöglicht, sich schnell hinzusetzen oder sich an einem relativ sicheren Platz niederzulegen. Es gibt jedoch auch Patienten, die keine Aura haben und denen diese Warnsignale fehlen. Die Form der Aura ist von Patient zu Patient verschieden. Sie kann eine kurze Periode des Stummseins umfassen oder unwillkürliche Muskelzuckungen oder ein „seltsames" Gefühl erzeugen, das möglicherweise von organischen Veränderungen herrührt. Es treten auch bestimmte Arten von Halluzinationen oder umschriebene Schmerzen auf. Mehrere Kinder, die wir gesehen haben, klagten über „ein Gefühl wie Nadelstiche" in den oberen, mittleren Bauchabschnitten, unmittelbar vor einem großen epileptischen Anfall. „Der eigentliche Krampfanfall kann mit einem lauten Schrei beginnen. Doch ist dieser in der Mehrzahl der Fälle nicht vorhanden. Der Bewußtseinsverlust tritt entweder sofort nach Einsetzen der Aura ein oder unmittelbar mit Beginn des Anfalls" (BRAIN, 1960).

Mit Verlust des Bewußtseins fällt der Patient zu Boden, wobei es zu einer Muskelstarre kommt (tonische Phase).

Dabei ist der Unterkiefer extrem angespannt, und die Atmung setzt für einige Sekunden aus – maximal bis zu einer halben Minute.

An diese tonische Phase schließen sich rhythmische Muskelkontraktionen an (klonische Phase), wobei sich der Patient auf die Zunge beißen kann. Es bildet sich Schaum vor dem Mund, und der Patient stößt Arme und Beine zuckend von sich. Während dieser Periode kann es zu Selbstverletzungen kommen. Die ruckartigen Bewegungen werden von Minute zu Minute schwächer und hören schließlich völlig auf. Im Anschluß an den Anfall kann der Patient eine Zeitlang bewußtlos bleiben – bis zu einer halben Stunde. Nachdem das Bewußtsein zurückgekehrt ist, ist der Patient meist sehr erschöpft, und er schläft manchmal mehrere Stunden lang.

Der Grand-mal-Anfall bereitet dem davon betroffenen Kind oder Erwachsenen ähnliche soziale Probleme, wie sie oben bei dem Petit-mal-Anfall geschildert wurden. Sie sind jedoch ausgeprägter. Lehrer und andere Personen fürchten sich vor der Möglichkeit eines großen epileptischen Anfalles und lassen direkt oder indirekt erkennen, daß sie das betreffende Kind nicht in ihrer

Umgebung haben möchten. Manchmal wird ein solches epileptisches Kind selbst von seinen Eltern nicht voll akzeptiert, und dadurch wird es sicherlich ernsthaft und nachteilig beeinflußt. Der Arzt sollte den Eltern diese Situation ausführlich erklären und darauf hinweisen, daß diese Krankheit „nicht anstekkend ist und daß es überhaupt keinen Grund gibt, warum ihr Kind nicht mit anderen Kindern zusammen sein sollte ... Kinder mit Epilepsie sollten in die Schule gehen. Sofern ihre Intelligenz normal ist, sollten sie auch eine normale Schule besuchen. Es ist jedoch erforderlich, daß sowohl der Schulleiter als auch der Klassenlehrer die Probleme kennen, damit sie im Falle eines epileptischen Anfalles die entsprechenden Schritte einleiten können" (ROBB, 1981, S. 64). Von der Epilepsie betroffene Menschen haben zahlreiche Fragen über Schulmöglichkeiten, berufliche Ausbildung und soziales Verhalten (Berufsmöglichkeiten? Heirat?).

Man sollte einen gut informierten Ratgeber konsultieren, damit der epileptische Patient in seinen Möglichkeiten nicht unnötig eingeengt wird.[1]

Mehrere Sachverständige haben versucht, eine Klassifikation der Epilepsie aufzustellen. Dies ist im Hinblick auf die vielfältigen Ursachen und Beschreibungen keine leichte Aufgabe. In einführenden Lehrbüchern kann man die Kategorien des Grand mal, der psychomotorischen Epilepsie und der Herd- oder Jackson-Epilepsie finden. Die zuletzt genannte Epilepsieform wurde von Hughlings JACKSON, einem berühmten britischen Neurologen des vorigen Jahrhunderts, beschrieben. Sie besteht in Zuckungen einer Gesichtshälfte oder eines Fingers oder Armes jeweils auf einer Körperseite. Die motorischen Aktivitäten breiten sich schrittweise sowohl hinsichtlich ihrer Intensität als auch ihrer Ausdehnung aus und können schließlich eine gesamte Hälfte des Körpers umfassen. Interessante Besprechungen aller Epilepsieformen, speziell für Pädagogen, stammen von FOLSOM (1968) und HASLAM (1975).

Für den klinischen Gebrauch können diese Klassifizierungen von Wert sein. Für den Neuropsychologen ist eine Einteilung in eine *generalisierte Epilepsie* und eine *Herdepilepsie* zweckmäßiger, wie sie von HESS (1966) vorgeschlagen wurde. In Fällen, bei denen eine Kettenreaktion neuraler Übererregbarkeit praktisch alle Hirnabschnitte einbezieht, braucht keine Hirnschädigung vorzuliegen. Wenn der Patient frei von Krampfanfällen ist, bestehen deshalb auch keinerlei geistigen Mängel. Allgemein bekannt ist, daß viele geistreiche Persönlichkeiten an großen epileptischen Anfällen litten.

So wissen wir, daß JULIUS CÄSAR, LORD BYRON, SWINBURNE, DOSTOJEWSKY und GUY DE MAUPASSANT – um nur einige Namen zu nennen – Epileptiker waren. Einige Formen der Epilepsie scheinen vom Hirnstamm oder den zentralgelegenen Abschnitten des Gehirns auszugehen, möglicherweise von den subkortikalen mittleren und unteren Abschnitten der Stirnlappen (zentrenzephalische Epilepsie, HESS, 1966). Die generalisierten

---

[1] Das United States Department of Health and Human Services hat eine ausgezeichnete Monographie für Schul- und Berufsberater herausgegeben: P. ROBB, *Epilepsy, a manual for* health workers, Bethesda, MD: NTH Publication No. 82–2350, September 1981.

Symptome können von diesen tiefliegenden Lokalisationen ihres Ursprungsortes herrühren und einen entsprechenden Ausbreitungseffekt innerhalb der Nervenbahnen zu den Großhirnrindenabschnitten haben.

Die Herd- oder Jackson-Epilepsie wird im Gegensatz dazu durch eine umschriebene Hirnläsion oder einen sog. epileptogenen Herd in oder in der Nähe der Großhirnrinde ausgelöst. Dieser kann angeboren sein, beispielsweise verursacht durch eine Wachstumsanomalie des Gehirns während der Schwangerschaft oder durch einen Tumor oder eine Hirngewebsnarbe als Folge einer echten Schädigung. Geburtstraumen, Infektionskrankheiten des Gehirns wie Enzephalitis oder schwere Schädelverletzungen, die zu einer Dauerschädigung von Nervengewebe führen, können die unterschiedlichsten Formen der *posttraumatischen* (unfallbedingten) *Epilepsie* erzeugen. Hirnverletzungen während des Krieges oder durch Verkehrsunfälle haben Tausende solcher Krankheitsfälle hervorgerufen, und „die am häufigsten vorkommende Form einer Herdepilepsie beim Erwachsenen ist die Epilepsie im Bereiche der Schläfenlappen" (HESS, 1966).

Eine Untersuchung an Schulkindern im Alter von 6–14 Jahren, die entweder an einer Schläfenlappenepilepsie oder einer zentral im Gehirn ausgelösten Epilepsie litten, zeigte die erwartete Verteilung verbaler oder räumlicher Fähigkeiten bei denjenigen Kindern, die eine einseitige Schläfenlappenerkrankung aufwiesen. Bei den anderen Kindern, die eine zentral ausgelöste Epilepsie hatten, war eine solche Trennung nicht nachweisbar, vermutlich, weil bei ihnen die Störung beide Hirnhemisphären betraf. Sie hatten jedoch Schwierigkeiten mit Aufgaben, die anhaltende Aufmerksamkeit erforderten (FEDIO und MIRSKY, 1969), möglicherweise infolge elektrischer Störeffekte im Hirnstamm.

Wir wollen diese Zusammenhänge an einigen Beispielen noch etwas erläutern. Bei Affen wurden durch hirnchirurgische Eingriffe epilepsieauslösende Läsionen für Forschungszwecke hervorgerufen (SEINO und WADA, 1964). Im Anschluß an diese Eingriffe zeigten die Tiere im Vergleich zu normalen Affen ein schlechteres Lernvermögen für ein räumlich verschobenes und verzögertes Alternationsproblem. Beim Menschen ließ sich ein Zusammenhang der Herdepilepsien erkennen mit einer schlechteren Bewältigung von Aufgaben, die üblicherweise eine einwandfreie Funktion der betreffenden Großhirnrindenareale zur Voraussetzung haben, in der die Läsion erfolgte.

Ein 40jähriger Mann, den wir in unserem Laboratorium sahen, hatte sich beim Sturz im Treppenhaus eine schwere Verletzung der rechten Kopfseite zugezogen. Bei der neurologischen Untersuchung fand sich ein massives, rechtsseitiges Hämatom, also ein Bluterguß innerhalb des Schädels, als Folge der Hirnblutung. Das machte eine Schädeleröffnung zur Entfernung des Blutgerinnsels und Verringerung des erhöhten Hirndrucks erforderlich. Während dieses Eingriffes konnte man feststellen, daß der rechte Schläfenlappen erheblich zerstört war.

Die Gewebedefekte erstreckten sich bis an die Hinterhauptlappen. Innerhalb weniger Monate traten unfallbedingte Krampfanfälle auf, obwohl der Patient vor dem Unfall zu keiner Zeit Anfälle gehabt hatte. Im Elektroenze-

phalogramm fand sich eine mäßige bis stark ausgeprägte Dysrhythmie in der
Region der rechten Stirn- und Schläfenlappen, wodurch es zu zwei verschiedenen Anfallarten kam: Einmal traten generalisierte Krampfanfälle im Sinne
von Grand-mal-Anfällen auf, die den Patienten bewußtlos machten und zum
anderen herdbedingte Anfälle, die nur sein Gesicht und den Hals betrafen.
Durch entsprechende, anfallverhindernde (antikonvulsive) Medikamente
konnten die großen epileptischen Anfälle auf etwa zwei Anfälle pro Jahr herabgesetzt werden. Besonders gequält wurde der Patient jedoch durch die kleinen Zuckungen, die seine rechte Gesichtshälfte und manchmal den linken
Arm und das linke Bein betrafen.

Im WAIS[1] hatte dieser Patient eine verbalen IQ von 108, jedoch einen
Handlungs-IQ von 91. Er hatte große Schwierigkeiten mit allen Tests, die eine
visuell-räumliche Wahrnehmung voraussetzten. Adaptives Verhalten hinsichtlich induktiven und schlußfolgernden Denkens war beeinträchtigt, und
die visuelle Unterscheidung von Figuren und Hintergrund lag unterhalb des
Durchschnitts. Seine akustische Wahrnehmung konnte als normal bezeichnet
werden, vermutlich, weil die von dem Unfall nicht betroffenen linken Schläfenlappenabschnitte eine Normalfunktion aufrechterhielten. Vielleicht lag es
auch daran, daß das Hörzentrum im rechten Schläfenlappen nicht zerstört
war. Seine Fähigkeit, räumliche Modelle aus Blöcken zusammenzusetzen, war
verlangsamt, und es kam zu kleineren Fehlern, die eine leichte Mitbeteiligung
des rechten Scheitellappens vermuten lassen (BENTON, 1968). Die auffällig-
ste geistige Beeinträchtigung dieses Patienten im Anschluß an den Unfall bot
sein Kurzzeitgedächtnis, das äußerst fehlerhaft arbeitete und für ihn ein kon-
stantes Handicap darstellte. Er vergaß während der Arbeit ständig gewisse
Dinge auszuführen, die man von ihm verlangte, und sofern er nicht alles auf-
schrieb und seine Merkzettel häufig zu Rate zog, befand er sich sowohl bei der
Arbeit als auch in seinem Privatleben konstant in großen Schwierigkeiten. Er
besaß aber noch eine überdurchschnittliche verbale Intelligenz, wodurch ihm
eine umfassende Einsicht in seine Situation möglich wurde.

Dieser Fall erinnert uns daran, daß bestimmte Anfallsleiden und besonders diejenigen, die in Kombination mit überdurchschnittlichen, normalen
oder unternormalen Verhaltensweisen zusammen auftreten, für die meisten
Menschen nur sehr schwer akzeptierbar sind. Das beständige Auf und Ab des
Normalen erzeugt wesentlich mehr Spannung, als dies bei permanenten Unzulänglichkeiten eines geistig retardierten Kindes der Fall ist. Die meisten Personen seiner Umgebung wissen in solchen Fällen zumeist, was sie von ihm zu erwarten haben (ROSS und ROSS, 1976/1982).

Wie schon erwähnt wurde, können manche Menschen, die an einer „*idio-
pathischen*" Epilepsie leiden, also einer Epilepsie, deren eigentliche Ursache
unbekannt ist, geistig durchaus überdurchschnittliche Leistungen vollbringen.

---

[1] Anmerkung des Übersetzers: WAIS = *W*echsler-*A*dult-*I*ntelligence-*S*cale. Im
deutschen Sprachraum wird der dem WAIS entsprechende HAWIE = *H*amburg-
*W*echsler-*I*ntelligenztest für *E*rwachsene benutzt.

Zwei Neuropsychologen der Universität des Wisconsin Medical Centers, KLOVE und MATTHEWS, haben an einer großen Zahl von Epileptikern mit unterschiedlichen Krankheitsbildern interessante Untersuchungen durchgeführt. In der Zeit vor der Veröffentlichung ihrer Studien schlossen die meisten Untersuchungen mit der Feststellung, daß „die Intelligenzquotienten von Epileptikern, die in Heimen untergebracht sind, allgemein niedriger liegen als von denjenigen, die nicht in Heimen untergebracht sind. Die Intelligenzquotienten der zuletzt angeführten Patientengruppe können weitgehend mit denjenigen der Normalbevölkerung verglichen werden" (KLOVE und MATTHEWS, 1966). Ihre Untersuchungen bestätigen diese Feststellungen nicht. Sie führten neben dem WECHSLER-Test (WAIS)[1] auch die HALSTEAD-Testbatterie durch, die im Vergleich zu den Standard-Intelligenztesten bezüglich der Feststellung von Verhaltensänderungen nach Hirnschädigungen empfindlicher ist (REITAN, 1956).

HALSTEAD baute seine Testtheorie eher auf der Untersuchung der „biologischen Intelligenz" – worunter er das Verhalten in stärkerer Abhängigkeit von Anpassungsfähigkeiten und sensomotorischen Funktionen versteht – als auf der „psychometrischen Intelligenz" auf, die stark mit sprachlichem Lernen und Langzeitgedächtnis beladen ist. Messungen der biologischen Intelligenz zeigen im Anschluß an hirnorganische Schäden größere Ausfälle an, solche der psychometrischen Intelligenz zeigen gegenüber dem Hirnschaden eine größere Resistenz, möglicherweise deshalb, weil in ihr ein stärkeres kompensatorisches „Überlernen" zum Ausdruck kommt.

KLOVE und MATTHEWS teilten deswegen die Untersuchungsgruppen in vier Vergleichsgruppen ein:

1. in eine Gruppe gesunder Normalpersonen;
2. eine Gruppe von Patienten, die nachgewiesene Hirnverletzungen, jedoch ohne epileptische Folgezustände, erlitten hatten;
3. eine Gruppe von Hirnverletzten mit epileptischen Anfällen und
4. eine Gruppe von Patienten, die an epileptischen Anfällen unbekannter Ursache litten.

Wie zu erwarten war, fanden die Autoren beim Vergleich dieser vier Gruppen in den meisten Testergebnissen eine signifikante Überlegenheit der Gruppe von Normalpersonen gegenüber den drei anderen Gruppen. Es folgte die Gruppe 4, die die Epilepsieformen unbekannter Genese enthielt, während die beiden Gruppen mit nachgewiesenen Hirnschädigungen schlechtere Ergebnisse zeigten. Dabei war die Gruppe mit Epilepsie etwas besser als die Gruppe ohne Epilepsie, doch waren die Unterschiede zwischen diesen Gruppen nicht signifikant.

Diese Studie, die in jeder der vier Gruppen eine gleichgroße Anzahl von Patienten (n = 51) erfaßte, ließ den Schluß zu, daß die Epilepsie in der Mehrzahl der Fälle die meisten intellektuellen und sensomotorischen Funktionen

---

[1] Siehe Anmerkung Seite 177.

beeinträchtigt. Wenn gleichzeitig ein nachweisbarer Hirnschaden vorliegt, ist diese Beeinträchtigung deutlich stärker. In einer weiteren Studie, bei der eine Kontrollgruppe von Normalpersonen mit Patienten, die an einer psychomotorischen Epilepsie unbekannter Genese litten, verglichen wurde, fanden MATTHEWS und KLOVE (1967) keine signifikanten Differenzen hinsichtlich der Testergebnisse der beiden Gruppen. Psychomotorische Epilepsieformen unbekannter Genese betreffen automatisch ablaufendes Verhalten, an das sich der Patient, wenn der Anfall vorüber ist, für gewöhnlich nicht mehr erinnern kann. Die Patienten dieser Gruppe erzielten signifikant bessere Testergebnisse, als die Patienten mit großen epileptischen Anfällen unbekannter Genese erreichten.

Es ist wichtig, daß Lehrer sich mit den verschiedenen Arten der Epilepsie vertraut machen, damit sie das Verhalten von Kindern, die von einem solchen Leiden betroffen sind, verstehen können. Ein Lehrer, der das Wesen einer psychomotorischen Epilepsie nicht kennt, wird begreiflicherweise die geistige Beeinträchtigung des Kindes, die sich in solchen Fällen zumeist als Unaufmerksamkeit, Stumpfsinn oder Unbelehrbarkeit äußert, leicht fehldeuten.

Zusammenfassend kann man sagen, daß Patienten mit epileptischen Anfällen unbekannter Genese (sog. idiopathischer Epilepsie) an Beeinträchtigungen ihrer geistigen Funktionen leiden können, daß dies aber nicht immer der Fall sein muß.

Anfallsleiden (Epilepsien) ohne organischen Hirnschaden beeinträchtigen das Lernvermögen häufig überhaupt nicht oder nur vorübergehend während des Krampfanfalles. Deshalb muß ein abweichender EEG-Befund nicht notwendigerweise als Hinweis auf eine durch Hirnstörung verursachte Lernstörung gelten. Es gibt in der Tat zahlreiche Epileptiker, die zwar ausgeprägte EEG-Veränderungen aufweisen, aber keine besonderen Lernprobleme haben und eine hohe Intelligenz besitzen... Dieser Befund läßt vermuten, daß die Epilepsie eine der Manifestationen einer Hirnfunktionsstörung ist, durch die das allgemeine Lernvermögen nicht oder lediglich vorübergehend beeinträchtigt wird, sofern keine Schädigung von Hirngewebe besteht. Sobald die Epilepsie mit einem nachweisbaren Hirnschaden verknüpft ist, scheinen Lokalisation und Ausmaß der Hirnschädigung für die Beeinträchtigung des Lernvermögens und Verhaltens stärker verantwortlich zu sein als die Krampfanfälle selbst (GADDES, 1972).

Patienten mit einer unfallbedingten Epilepsie leiden sehr wahrscheinlich an Beeinträchtigungen ihres Verhaltens, die im Zusammenhang mit dem Herd der Hirnverletzung stehen. Die meisten von ihnen haben Schläfenlappenläsionen oder -funktionsstörungen, und als Folge davon beziehen sich Auswirkungen auf das Verhalten und die geistigen Leistungen gewöhnlich auf eine gestörte Schläfenlappenfunktion.

Die Scheitellappen (Parietallappen)

Wie die Schläfenlappen scheinen auch die Scheitellappen sehr wesentliche Verarbeitungsareale der Großhirnrinde für eine Reihe bestimmter Verhaltensfunktionen zu sein. Schädigungen in diesen Arealen führen zu einer Anzahl spezifischer sensorischer und geistiger Ausfälle.

Die kortikale Oberfläche der Scheitellappen zeigt folgende Begrenzungen: Die Vordergrenze ist die Zentralfurche (Sulcus centralis Rolando), die obere Begrenzung die Längsfurche (Fissura longitudinalis), die untere Grenze ist die Seitenfurche (Fissura Sylvii oder Sulcus cerebri lateralis), und die hintere Begrenzung ist die Vordergrenze des Hinterhauptlappens. In der Abb. 3.2 auf S. 59 sind die willkürlich angenommenen Grenzlinien durch gestrichelte Linien dargestellt.

Unmittelbar hinter der Zentralfurche befindet sich der Gyrus postcentralis, der das *somatosensorische Rindenzentrum* enthält und die primäre sensible Rindenregion für Berührungsempfindungen, die von allen Körperabschnitten stammen, darstellt. Der Berührungssinn ist das erste Sinnessystem, das sich im Verlauf der fetalen Entwicklung etwa in der 7. Schwangerschaftswoche manifestiert. Der Gleichgewichtssinn (das vestibuläre System) entwickelt sich in der 12.–17. Schwangerschaftswoche, der Gesichtssinn ungefähr in der 20. und der Gehörsinn in der 30. Woche (GOTTLIEB, 1971). Aufgrund seiner frühzeitigen fetalen Entstehung scheint das taktile Sinnessystem für sensomotorische Behandlungsmaßnahmen von besonderem Wert zu sein, worüber wir in diesem Buch noch sprechen werden. Unmittelbar vor der Zentralfurche befindet sich der Gyrus praecentralis, in dem sich das Rindenzentrum für die Willkürmotorik befindet. Diese beiden nebeneinanderliegenden und durch die Zentralfurche voneinander getrennten Rindenbezirke sind nervlich jeweils kontralateral mit der Körperperipherie verschaltet. Der motorische Rindenbezirk steuert in umgekehrt senkrechter Anordnung die Willkürmotorik des Körpers vom Kopf bis zu den Füßen, während der sensorische Rindenbezirk in gleicher Weise die gegenüberliegenden Berührungsempfindungen des Körpers von oben nach unten aufnimmt.

Berührungsempfindungen können mit einem sog. Ästhesiometer gemessen werden. Wird die linke Hand von dem dünnen Nylonhaar eines solches Gerätes stimuliert, so gelangt dieser Reiz normalerweise im rechten sensorischen Rindenareal maximal zum Bewußtsein. Liegt in diesem Bereich eine Schädigung vor, so wird der taktile Reizeindruck schwächer oder verzerrt und unter Umständen sogar ausgelöscht. Die sensorischen Areale der Großhirnrinde sind die primären Projektionsfelder der beiden Scheitellappen, und für eine dem Reiz entsprechende neuromuskuläre Koordination und Steuerung ist die normale Funktion dieser Projektionsfelder von wesentlicher Bedeutung. Nach der klassischen Vorstellung werden die übrigen Areale der Scheitellappen als ein „Assoziationsbereich" oder eine der sog. „stummen Zonen der Hirnrinde" aufgefaßt. Die neurologische und neuropsychologische Forschung der vergangenen 40 Jahre hat jedoch viel dazu beigetragen, diese „Stummheit" beredt zu machen.

Von MacDonald CRITCHLEY, einem hervorragenden britischen Neurologen, wurde 1953 die erste umfassende Monographie über die Funktion der Scheitellappen veröffentlicht. Sie ist noch heute von Wert. Später erschienene Publikationen von Neuropsychologen (KOLB und WISHAW, 1980/1984; LURIA, 1973; WALSH, 1978) bieten eingehende Besprechungen der nervlichen Strukturen und der psychologischen Funktionen, die durch diese Areale der Großhirnrinde vermittelt werden. Sie stehen sowohl mit den Stirnlappen, den Schläfenlappen und den Hinterhauptlappen über Nervenbahnen in Verbindung als auch mit den verschiedensten subkortikalen Hirnzentren, einschließlich des Thalamus, des Striatums, des Mittelhirns und des Rückenmarks. Diese Nervenverbindungen mit allen primären und Assoziationsarealen der Großhirnrinde sowie mit Zentren im Hirnstamm ermöglichen eine in die feinsten Einzelheiten gehende Integration räumlicher Vorstellungen mit allen anderen Sinneserfahrungen, ferner sprachliches und nichtsprachliches Gedächtnis sowie Sprache und motorische Körperfunktionen.

Störungen der Berührungserkennung

In den beiden sensorischen und motorischen Arealen der Großhirnrinde sind Daumen, Zeigefinger, die übrigen Finger und die Hände örtlich repräsentiert (Abb. 3.3, S. 59). Dadurch ist eine zu untersuchende Person in der Lage, die Form eines Gegenstandes ausschließlich durch Abtasten zu erkennen. Ein Kind kann Sandpapierfiguren, die durch einen Schirm verdeckt sind, abtasten und sich ausschließlich aufgrund dieser Information eine Vorstellung von dem verborgenen Gegenstand machen. Man bezeichnet diese Fähigkeit, zweidimensionale Gegenstände ausschließlich durch Berührung und Abtasten zu erkennen, als *Stereognosie*. Es gibt eine *zweidimensionale* und eine *dreidimensionale* Stereognosie. Die zweidimensionale wird z. B. beim Lesen von Blindenschrift (Braille) benutzt oder zum Erkennen von Abbildungen, die durch Oberflächenerhöhungen strukturiert sind. Die dreidimensionale ist nötig, um Figuren oder Bausteine durch Berühren zu erkennen und sie an dafür passende Stellen in ein Brett zu setzen (Abb. 4.5). Die dreidimensionale Stereognosie wird auch als *haptische* oder *Berührungserkennung* bezeichnet.

Wenn im Bereich der sensorischen Areale der Großhirnrinde Schädigungen vorhanden sind, die die benachbarten Scheitellappenareale einbeziehen, kommt es bei den Personen zu Schwierigkeiten der Berührungserkennung in der Hand, die dem Schädigungsort gegenüberliegt. Bei doppelseitiger Scheitellappenläsion kann der stereognostische Ausfall beide Hände betreffen.

Die Stereognosie ist für alle Arten des Lernens eine wichtige sensorische Wahrnehmungsquelle. Schon das Kleinkind untersucht seine Umgebung zuerst durch Berührung mit den Händen und dem Mund. Durch die wiederholte Synchronisation dieser Empfindungen mit visuellen und auditiven Eindrücken des gefühlten Gegenstandes lernt das Kind schrittweise, eine zwei- und dreidimensionale visuelle Wahrnehmung zu entwickeln. Es lernt seine Mutter kennen, indem es ihre Arme und ihr Gesicht an seinem Körper spürt, den Klang ihrer Stimme hört und die optischen Eindrücke ihres Gesichtes und ihrer Gestalt aufnimmt. Es besteht kein Zweifel, daß auch der Geruchssinn und andere Sinnesorgane dieses Wiedererkennen unterstützen, doch scheint es in erster Linie auf das Fühlen, Sehen und Hören als die wichtigsten Sinnessysteme des Lernvermögens des Neugeborenen anzukommen.

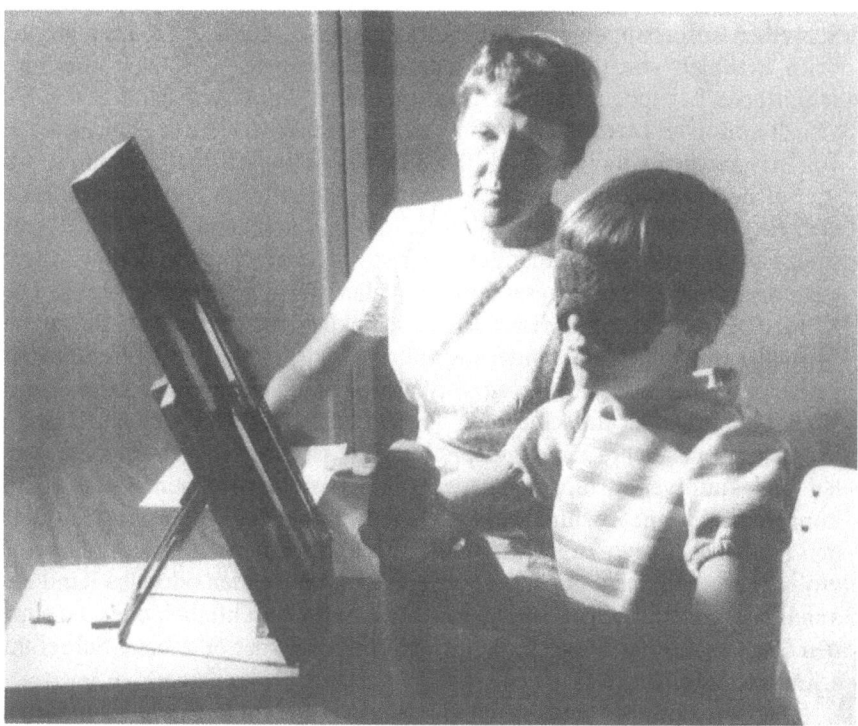

Abb. 4.5. Ein 11jähriges Mädchen bei der Durchführung eines Tactual-Performance-Tests der Halstead-Reitan-Testbatterie. Diese Testbatterie gibt ein Maß für die dreidimensionale Sterognosie oder Berührungserkennung und Berührungsvorstellung

Wenn das Kind größer wird, lernt es Bücher, Hunde, Stühle, Tische, Gabeln, Dreiräder und viele andere Gegenstände durch Fühlen und Ansehen und, sofern ein Geräusch damit verbunden ist, durch den Klang zu erkennen. Ohne sich dessen bewußt zu werden, benutzt es seine stereognostischen Erfahrungen, unabhängig und weitgehend selbständig, wenn es auf sein Dreirad steigt und die Hände auf die Handgriffe und die Füße auf die Pedale legt, ohne daß es dabei hinblicken muß. Es lernt Klavier zu spielen oder auf einer Violine bestimmte Töne zu greifen, ohne die Augen zu Hilfe nehmen zu müssen. Wenn es dann später erwachsen ist, kann es Auto fahren und führt dabei zahlreiche Hand- und Fußbewegungen durch, ohne daß es seine Augen von der Straße wenden muß. Es wird auch lernen, einen Pfennig oder ein Markstück ohne hinzusehen in seiner Hosentasche allein durch Abtasten zu erkennen.

Sich selbständig ankleiden ist eine komplizierte, jedoch weitgehend automatisch ablaufende tägliche Routinetätigkeit, die eine gute Stereognosie voraussetzt.

Sobald bei einem Kind eine Schädigung im Bereich der Scheitellappen besteht, kann es Schwierigkeiten mit seiner stereognostischen Wahrnehmung bekommen und in der Schule deshalb Probleme haben beim Erlernen des Buchstabierens, des Schreibens, Lesens oder aller Lernstoffe, die auf Lesen und Schreiben aufgebaut sind. Wenn es intelligent ist, kann es bei Diskussionen, beim Erzählen von Geschichten oder Theaterspielen durchaus überdurchschnittliche Leistungen zeigen. Aufgrund dieser Intelligenz kann es mit Hilfe visuell-auditiver Methoden Buchstabieren und Lesen lernen. Bei dieser Art von Lernen werden nur wenig taktile und kinästhetische Stimulationen benutzt.

Solche Fälle sind jedoch relativ selten. Eher trifft man auf Kinder, bei denen die visuelle oder auditive Wahrnehmung, manchmal auch beide, beeinträchtigt sind, die jedoch über gute oder sogar hervorragende Berührungsvorstellungen und Berührungserkennung, also Stereognosie, verfügen. Diese Kinder legen oft eine motorische Ungeschicklichkeit an den Tag, die zu einer „visuell-motorischen" Behinderung führt. Sie drückt sich z. B. in Schwierigkeiten beim Nachbuchstabieren von Wörtern aus einem Buch oder von der Wandtafel aus oder im schlechten Treffen eines Nagels mit einem Hammer. Wenn man ein solches Kind in der Schule hat, ist es meistens besser, die visuellen und auditiven Erfahrungen den taktilen unterzuordnen. Diese Kinder können durch eine Technik buchstabieren lernen, die bestimmte Stimulationen taktiler Art bevorzugt. Man wird in einem solchen Fall ein Alphabet aus Holzbuchstaben, die das Kind abtasten kann, verwenden oder das Kind dazu anhalten, mit dem Zeigefinger in feuchtem Sand zu schreiben oder die einzelnen Buchstaben mit Fingerfarben, einem Filzschreiber oder einer Schreibmaschine zu schreiben.

Das von Frau Montessori entwickelte Lernsystem hat viele Jahre lang einen solchen multisensomotorischen Ansatz für das Buchstabieren-, Schreiben- und Lesenlernen bevorzugt. Zweifellos beruht ein großer Teil des Erfolges dieser Methode darauf, daß die Erkennung des Objekts durch Berühren und Abtasten auf unkomplizierteren und primitiveren Voraussetzungen beruht als die visuelle und auditive Wahrnehmung. Dabei wird die Tatsache ausgenutzt, daß der Berührungssinn in der fetalen Entwicklung als erster und vor der Entwicklung der übrigen Sinnessysteme funktionstüchtig wird.

Die meisten Sonderpädagogen haben im Laufe der Zeit feststellen können, daß bei einem Kind mit Lernstörungen der Unterricht erfolgreicher gestaltet werden kann, wenn die visuellen und auditiven Reizeindrücke mit Berührungsempfindungen gekoppelt werden. Im Idealfall sollte das Körperschema des Kindes, also seine innere Körpervorstellung, ein ausgeglichen zusammengesetztes Stimulationsmuster visueller, auditiver und taktiler Reize umfassen.

Funktionsstörungen der Scheitellappen können eine sog. Graphästhesie nach sich ziehen, das ist das schlechte Erkennen von Buchstaben oder Zahlen, die mit einem spitzen Stäbchen auf die Handflächen oder Fingerspitzen geschrieben werden, aber auch eine schlechte Einschätzung von Gewichten verursachen oder eine Unfähigkeit, genau anzugeben, an welcher Stelle der Haut ein Berührungsreiz erfolgt, ferner eine schlechte Fingerlokalisation (BENTON, 1959), oder Schwierigkeiten bei der Erkennung einer simultanen Doppelberührung hervorrufen. Auch treten bestimmte Berührungs- und Schmerzempfindungen auf, die jedoch größere Bedeutung für einen diagnostizierenden Neurologen haben als für einen Schulpsychologen oder Sonderpädagogen.

Ein Neurologe hält sich vorwiegend an rein sensorische Nervenfunktionen, um Schädigungen im Großhirn lokalisieren zu können und neurologische Funktionsstörungen nachzuweisen. Dagegen beschäftigt sich ein Sonderpädagoge primär nicht mit rein sensorischen Meßdaten, wie beispielsweise damit, ob das Kind bei bestimmten Schallintensitäten reine Töne hören kann oder wo seine unterste Schwelle für Klangempfindungen oder für Berührungsreize liegt. Ihn interessieren in erster Linie die daraus resultierenden Arten von Lernstörungen hinsichtlich des angebotenen Lernstoffes. Ein Neuropsychologe, obwohl an dem einen wie an dem anderen interessiert, beschäftigt sich in erster Linie mit den Funktionen der Wahrnehmung, der kognitiven Leistungen, der körperlichen Motorik und inwieweit zwischen diesen Funktionen und einer Beeinträchtigung des Allgemeinverhaltens des Kindes ein Zusammenhang besteht.

Ein Beispiel soll dieses veranschaulichen: Der Neurologe kann aufgrund seiner Untersuchungen feststellen, daß bei einem Kind eine linksseitige Schläfenlappenschädigung vorliegt. Der Psychologe kann aufgrund seiner Tests die Aussage machen, daß das Kind Beeinträchtigungen des Richtungssinnes, der Fingerlokalisation, der Stereognosie der rechten Hand und ein schlechtes Körperschema hat. Der Pädagoge schließlich beobachtet, daß das Kind schlecht buchstabieren und lesen kann. Ein für dieses Kind aufzustellendes heilpädagogisches Programm sollte auf den Untersuchungsergebnissen aufbauen, die sowohl von seinem Lehrer als auch vom Psychologen stammen. Nur auf diese Weise wird es möglich sein, heilpädagogische Programme, die im wesentlichen auf dem Prinzip von Versuch und Irrtum beruhen, zu vermeiden, dagegen aber Instruktionstechniken zu entwickeln, die auf neuropsychologischen und pädagogischen Untersuchungsergebnissen des Kindes basieren.

Neuropsychologische Theorien der Berührungserkennung

Die klassische Vorstellung von der Astereognosie geht davon aus, daß sie eine Form der taktilen Agnosie ist. Darunter versteht man die Unfähigkeit, Gegenstände lediglich durch Berühren zu erkennen. Nach dieser Theorie laufen bei einem Wahrnehmungsvorgang zwei aufeinanderfolgende Prozesse ab: Erstens die primäre Registrierung einfacher Grundelemente der betreffenden Sinnesempfindung oder des Berührungsbewußtseins, zweitens die sich daran anschließende Integration dieser Empfindungsqualitäten zu einem sinnvollen Vorstellungsmuster, das früheren Erfahrungen zugeordnet werden kann und für die Wahrnehmung und das Erkennen von grundlegender Bedeutung ist. Man vermutete, daß in den sensorischen Arealen des Scheitellappens, also der postzentralen Hirnwindung oder dem sensorischen Rindenstreifen die eigentliche Sinnesempfindung der Berührung stattfindet. Die Wahrnehmung und Deutung des Empfundenen erfolgt in den „Assoziationsbereichen" der mittleren und hinteren Scheitellappenareale. TEUBER wies 1965 darauf hin, daß „die klassische Lehrmeinung der Agnosie einfach und leicht beizubringen sei". Jüngere Forschungen haben jedoch berechtigte Zweifel an dieser einfachen und strukturalistischen Sichtweise aufkommen lassen.

Es besteht immer der Verdacht auf eine Astereognosie, wenn ausgeprägte sensible Ausfälle vorliegen. Wenn beispielsweise eine Person nicht in der Lage ist, anzugeben, ob ihre Hand berührt worden ist, oder wenn die Berührungs-reizschwelle zwischen beiden Händen oder von Finger zu Finger unterschied-lich hoch liegt. Kein Mensch kann einen Gegenstand deuten, wenn er ihn nicht zuvor bewußt erkannt hat. Wenn ein Kind normale Berührungsempfin-dungen besitzt und es trotzdem Schwierigkeiten bei der Unterscheidung von glatten oder rauhen Oberflächen, bei der Deutung von Gewebestrukturen oder von Größe, Form und Muster eines bestimmten Gegenstandes hat, dann läßt sich die klassische Vorstellung der Astereognosie nicht mehr aufrechter-halten. Obwohl diese Fälle selten sind, geben sie jedoch Anlaß zu der Vermu-tung, daß Empfindung und Wahrnehmung voneinander getrennt sind und von unterschiedlichen Hirnstrukturen bewußt gemacht werden. SEMMES hat diese Möglichkeit 1965 untersucht. Sie fand keine Hinweise zur Unterstüt-zung der Annahme, daß das „Assoziationsareal für Berührung" die Formun-terscheidung gesondert verarbeitet.

Die Autorin stellt zwar fest, daß Schädigungen im Bereich der Scheitellap-pen diese Wahrnehmungsfähigkeiten beeinträchtigen; zu dem gleichen Effekt kam es jedoch auch bei Schädigungen der Großhirnrinde, die die Scheitellap-pen und die Areale für die Willkürmotorik ausgespart hatten. SEMMES führ-te weiterhin bei Personen mit taktil-sensorischen Mängeln eine einfallsreiche Suche nach einem berührungsunabhängigen Faktor durch. Als Ergebnis ihrer Untersuchungen fand sie keine signifikante Beziehung zwischen der Astereog-nosie und den folgenden Variablen: der Handgriffstärke, dem Fingertapping, der Geschicklichkeit des Einordnens bestimmter Gegenstände bei einem Sor-tiertest, der Dysphasie und der Intelligenz, die nach dem Army-General-Classification-Test bestimmt wurde. Sie fand auch keine Korrelationen zwi-schen der Raumorientierung und der Unterscheidung von Gewebearten hin-sichtlich Rauhigkeit, Beschaffenheit sowie der Größe. Dagegen bestand eine eindeutige Übereinstimmung zwischen Raumorientierung, die anhand des Auffindens eines bestimmten Weges auf einer Landkarte gemessen wurde und der Formunterscheidung. Diese Korrelation bestand unabhängig davon, ob die Landkarten visuell oder durch taktile Methoden gelesen wurden. Auf-grund ihrer Ergebnisse kam SEMMES zu dem Schluß, daß sowohl die visuelle als auch die taktile Orientierung einen Zusammenhang mit der Stereognosie haben. Es kam zu einem sehr interessanten Befund, als sie die Zusammenhän-ge untersuchte zwischen optisch-räumlicher Orientierung bei Patienten mit normalen Berührungsempfindungen und bei anderen, die an beiden Händen sensorische Ausfälle aufwiesen. Diejenigen Patienten, die nur in der *linken* Hand gestörte Berührungsempfindungen hatten, zeigten Schwierigkeiten bei der stereognostischen Erkennung. Diejenigen Patienten jedoch, bei denen die *rechte* Hand Berührungsmängel aufwies, unterschieden sich nicht von den Testpersonen mit normaler Berührungsempfindung. Diese funktionelle Asymmetrie erscheint durchaus logisch, wenn man sich vergegenwärtigt, daß die rechte Großhirnhemisphäre stärker an der Raumwahrnehmung beteiligt ist als die linke.

Interessant ist der Hinweis, daß diese Raumfunktion sowohl die Formunterscheidung (Stereognosie) als auch die visuell räumliche Orientierung umfaßt. SEMMES kam zu folgendem Ergebnis:

Bei allen Handlungen, die Exaktheit in den räumlichen Zuordnungen benötigen, dürfte der „Raumfaktor", also der Richtungssinn im Raume, eine Rolle spielen, und zwar unabhängig davon, welches Sinnesorgan die Information vermittelt. Es ist möglich, daß dieser Faktor bei taktiler Formwahrnehmung eine größere Rolle spielt als bei visueller, jedoch muß im Falle getasteter Gegenstände die räumliche Anordnung der Grundelemente und damit die Form normalerweise mehr aufgrund einer *zeitlichen* Abfolge von Teileindrücken als einer *simultanen*, wie sie beim Ansehen erfolgt, rekonstruiert werden (SEMMES, 1965).

In diesem Zusammenhang ist es von Interesse, festzustellen, daß nahezu die gesamte auditive Wahrnehmung in einer zeitlichen Reihenfolge stattfindet und im Gehirn, sobald sie dort eintrifft, entschlüsselt werden muß, gleichgültig, ob es sich dabei um das Hören einer Melodie oder um das Verstehen eines Sprechvorganges handelt. Grundlage hierfür ist eine normale Verarbeitung von Reihenfolgen im Gehirn über die wir im Kapitel 5 ausführlicher sprechen werden. Obwohl die visuelle Wahrnehmung zumeist durch gleichzeitig erfolgende Reizaufnahmen zustande kommt, wenn man beispielsweise auf einen Gegenstand oder auf eine Karte blickt, gibt es doch einige visuelle Wahrnehmungsvorgänge, die an eine normale Reihenfolgefunktionstätigkeit im Gehirn gebunden sind, wie z. B. beim Lesen, Gehen oder Autofahren.

LURIA hat 1973 die holistischen und simultan ablaufenden Raumempfindungen der visuellen Wahrnehmungen und die zeitliche Reihenfolge von Nerveneindrücken bei gesprochener und gehörter Sprache in allen Einzelheiten beschrieben. Diese Arbeit führte unter einigen Fachleuten zu einem allgemein verständlichen und vereinfachten Modell, wobei der linken Großhirnhemisphäre die Verarbeitung der Abfolgeprozesse und der rechten Hirnhemisphäre die Förderung ganzheitlicher, also holistischer Wahrnehmungen zugeschrieben wurden. DAS und seine Mitarbeiter (DAS,KIRBY und JARMAN, 1979) entwickelten diese Vorstellung zu einem Modell *simultan ablaufender* und *aufeinanderfolgender* kognitiver Prozesse.

Störungen der Raumvorstellung

Die Forschungen von SEMMES haben uns gezeigt, daß die stereognostische Wahrnehmung, besonders die Form- und Mustererkennung, sehr eng mit der Orientierung im Raum verbunden zu sein scheint. Wie in diesem Kapitel bereits besprochen wurde, hängt ein großer Teil der Raumwahrnehmung mit dem Sehvermögen zusammen. Darüber hinaus sind vermutlich jedoch auch viele nichtvisuelle Funktionen an der Raumwahrnehmung beteiligt, die von einem einwandfreien Funktionieren der Scheitellappen abhängig zu sein scheinen. BENTON hat bei der Besprechung von Störungen der Raumorientierung (BENTON, 1969a) die folgenden Punkte zusammengestellt:

1. die Unfähigkeit, Objekte im Raum zu lokalisieren;

2. die Unfähigkeit, die Größe eines Gegenstandes abzuschätzen;
3. die Unfähigkeit, die Entfernung eines Gegenstandes vom Betrachter zu beurteilen;
4. ein schlechtes Erinnerungsvermögen für die Einrichtung von Zimmern, wenn man diese nach Verlassen des Raumes aus dem Gedächtnis wiedergeben soll;
5. die Unfähigkeit, seinen Weg von einem Ort zum anderen zu finden, beispielsweise von einem Krankenzimmer zum Krankengymnastikraum oder auf dem Stadtplan von New York die eigene Wohnung oder auf einer Karte eine angegebene Stadt aufzufinden;
6. eine Behinderung des Lesens und Zählens in dem Maße, wie zum Verständnis eine raumzeitlich ausgerichteten Reizfolge erforderlich ist;
7. die Unfähigkeit, räumlich getrennte Gegenstände oder Ereignisse einander zuzuordnen;
8. die Unfähigkeit, Gegenstände visuell so zu erfassen, daß sie in ihrem Aufbau klar werden und anschließend aus dem Gedächtnis heraus in gleicher Weise mit allen Bausteinen wieder aufgebaut werden können (BENTON, 1969b);
9. Beeinträchtigungen des Körperschemas, wie die mangelhafte Identifikation der rechten und linken Körperhälfte und gestörte Fingerlokalisation.

Diese neun Punkte können grobschematisch in zwei Kategorien eingeteilt werden:

1. in solche, die mit dem Körperbewußtsein oder dem *individuellen Raum* zu tun haben und
2. in solche, die mit der Wahrnehmung von Gegenständen im Raum, also dem Raum *außerhalb des Individuums,* zu tun haben.

Diese beiden Kategorien stehen miteinander in einem Funktionszusammenhang und scheinen ineinander überzugehen. Eine Schädigung der Scheitellappen kann das Körperschema beeinträchtigen und deshalb zu Störungen einiger oder auch aller in der Liste zusammengestellten Punkte führen.

Das Gerstmann-Syndrom

Josef GERSTMANN veröffentlichte in den Jahren 1924 bis 1930 mehrere Arbeiten, in denen er einen Zusammenhang zwischen herdförmigen Erkrankungen in der dominierenden Scheitel- und Hinterhauptlappenregion (bei den meisten Menschen links) und vier typischen Verhaltensabweichungen herausarbeitete. Diese vier Verhaltensstörungen betreffen eine schlechte Rechts-Links-Orientierung, eine Agnosie der Finger beider Hände, die sich darin ausdrückt, daß der Betreffende nicht in der Lage ist, genau anzugeben, welcher Finger von einem Untersucher berührt wurde, eine Agraphie, das ist die Unfähigkeit zu schreiben und viertens eine Akalkulie, das ist die Unfähigkeit zu rechnen.

Häufig finden sich alle vier Störungen bei Patienten mit einer linksseitigen-Scheitellappenerkrankung gemeinsam. Zeitweilig treten sie jedoch isoliert oder in Gruppierungen von Teilstörungen auf. Die Unbeständigkeit dieser Verhaltensstörungen veranlaßte BENTON 1961 die Bedeutung des Gerstmann-Syndroms in Frage zu stellen. Er überprüfte die Hypothese unter dem Gesichtspunkt, daß, sofern diese vier Verhaltensabweichungen eine natürliche Konstellation darstellen, sie untereinander einen stärkeren Zusammenhang zeigen müßten als zu anderen Symptomen außerhalb dieses Syndroms. Er unterzog Patienten Tests, die konstruktive Geschicklichkeit, gutes Lesevermögen und visuelles Gedächtnis verlangen. Er konnte dabei jedoch keine eindeutige Häufung der Symptome untereinander gegenüber anderen Kombinationen finden. Aufgrund dieses Ergebnisses kam er zu dem Schluß, daß das Gerstmann-Syndrom nur das Kunstprodukt einer selektiven Wahrnehmung sei. Trotz alledem hat es den Anschein, daß die vier Verhaltensabweichungen, die von GERSTMANN beschrieben wurden, doch eng mit Funktionsstörungen im Bereich des linken Scheitellappens zusammenhängen. In der klinischen Neurologie stellt deshalb das Gerstmann-Syndrom ein relativ gut fundiertes Konzept dar. Gleichgültig, ob das Gerstmann-Syndrom von anderen Behinderungsformen abgegrenzt ist oder nicht, ist es eine brauchbare Beschreibung.

Die in ihm zusammengefaßten Symptome gehen sehr häufig mit pathologischen Veränderungen im Bereich der Scheitellappen einher, ganz besonders dann, wenn sie in der für Sprache dominanten Hirnhemisphäre auftreten.

Sehstörungen

Als wir die Funktion der Hinterhauptlappen zu Beginn dieses Kapitels besprachen, haben wir einige Fälle von Sehstörungen als Folge von Verletzungen von Rindenarealen im Bereich der Scheitel- und Hinterhauptlappen beschrieben. Es ist interessant, festzuhalten, daß Läsionen des Scheitellappens allein zumindest aus zwei Gründen unterschiedliche Sehstörungen hervorrufen können: Erstens sind die hinteren Rindenbezirke der Scheitellappen, die unmittelbar an die Hinterhauptlappen angrenzen, sehr eng mit den Sehvorgängen verbunden. Zweitens verlaufen die beiden Sehstrahlungen, die sich von den äußeren Kniehöckern (Corpora geniculata lateralia) bogenförmig nach hinten ziehen, durch die subkortikal gelegene weiße Hirnsubstanz der Schläfen- und Scheitellappen zu den oberen und unteren Hirnwindungen an der Fissura calcarina der Hinterhauptlappen. Obwohl die Sehstrahlungen nicht im Rindengewebe der Scheitellappen liegen, durchdringen sie die weiße Substanz des Großhirns unmittelbar unterhalb des Gyrus angularis auf beiden Seiten, und das allein genügt für die Annahme, daß Schädigungen im Bereich des linken Gyrus angularis zur *Dyslexie* führen (BENSON und GESCHWIND, 1969; RUSSEL und ESPIR, 1961).

Einseitige Erkrankungen der Scheitellappen können zu einer Agnosie und zu einem Gesichtsfeldausfall führen, der eine Hälfte des umgebenden Raumes betrifft. Wenn man beispielsweise einen solchen Patienten auffordert, eine

Blume aus freier Hand zu zeichnen, kann das dazu führen, daß er nur die Blütenblätter einer Seite zeichnet und die der anderen Seite, die dem Herd seiner Scheitellappenerkrankung gegenüberliegt, vernachlässigt. Weitere Störungen, die von Schädigungen im Bereich der Scheitellappen resultieren, sind die sog. zentrale- oder Rindenblindheit, die Hemianopsie, worunter man den Ausfall einer Gesichtsfeldhälfte versteht, ferner Schwierigkeiten im Benennen von Farben und beim Erkennen von Gegenständen oder Gesichtern. Der zuletzt genannte Zustand tritt bei senilen Menschen öfter auf, indem sie ihre eigenen Familienmitglieder nicht mehr erkennen können. Zu diesen Verhaltensabweichungen gehören auch der Verlust des stereoskopischen oder dreidimensionalen Sehens, die in Kapitel 8 ausführlicher besprochene Dyslexie und die Unfähigkeit, sich visuelle Vorstellungen ins Gedächtnis zurückzurufen, sowie viele andere Störungen.

WARRINGTON, JAMES und KINSBOURNE fanden 1966, daß Zeichnungen von erwachsenen Patienten mit bekannten pathologischen Hirnveränderungen auf beiden Seiten Fehler aufwiesen. Dabei zeigten sich auf jeder Seite unterschiedliche Arten von Zeichenfehlern.

Bei einer Schädigung im Bereich der *linken* Hirnhemisphäre bestand beim Zeichnen die Tendenz, alle Winkel zu vergrößern (z. B. bei einem Würfel) und beim freihändigen Zeichnen weniger Einzelheiten hinzuzufügen (z. B. bei einem Haus). Bei Läsionen im Bereich der *rechten* Hirnhemisphäre bestand andererseits die Tendenz, die Winkel zu verkleinern, die Zeichnung von Häusern asymmetrisch anzulegen und komplizierte geometrische Figuren einfach nur so hinzukritzeln oder auszuschmücken (WARRINGTON, JAMES und KINSBOURNE, 1966).

Schädigungen im Bereich des rechten Scheitellappens können die visuelle Wahrnehmung von bruchstückhaft dargestellten Abbildungen, die Figur-Hintergrund-Diskriminierung oder das Erkennen allgemein bekannter Gegenstände, die etwas größer abgebildet wurden, als sie tatsächlich sind, beeinträchtigen. Auch wenn ein Gegenstand aus einer etwas ungewöhnlichen Perspektive gezeichnet wurde, konnten solche Patienten ihn nicht erkennen, beispielsweise, wenn man ihnen das Foto von einem Eimer vorlegte, bei dem die Kamera von oben in das Innere des Eimers gerichtet war (WARRINGTON und TAYLOR, 1973).

Apraxie

Unter Apraxie versteht man die Unfähigkeit, bestimmte motorische Handlungen willkürlich auszuführen. Wahrscheinlich handelt es sich dabei um die Folge von Funktionsstörungen im Bereich der Scheitellappen. *Die Vorstellungsapraxie* (ideatorische Apraxie) ist die Unfähigkeit vorzuführen, wie man einen vorgelegten Gegenstand, z. B. einen Hammer oder eine Zahnbürste, in der richtigen Weise benutzt. Die psychomotorischen Muster für die entsprechende Bewegungsplanung, die für die Ausführung solcher Vorgänge nötig sind, finden nachweislich in den Scheitellappen statt. Unter *ideokinetischer* oder *psychomotorischer Apraxie* versteht man im Gegensatz dazu die Unfähigkeit, symbolische Gesten vorzunehmen, wie das Winken beim Begrüßen oder Verabschieden oder so zu tun, als ordne man seine Haare mit einem nicht vorhandenen Kamm.

De RENZI, PIECZURO und VIGNOLO (1968) stellten in Italien fest, daß die Vorstellungsapraxie vorwiegend mit Läsionen der linken Großhirnhemisphäre im Bereich des Scheitellappens in Zusammenhang steht. Es muß darauf hingewiesen werden, daß für die Durchführung spontaner Handlungen psychomotorische Funktionen von wesentlicher Bedeutung sind. Das Mienenspiel beispielsweise bedarf solcher psychomotorischer Funktionen. Man kann daraus schließen, daß neben anderen geistigen Qualitäten besonders eine gute Funktion der Scheitellappen für eine erfolgreiche Karriere als Schauspieler wichtig ist. Ein häufig auftretendes Problem in dieser Hinsicht ist auch *die Ankleidepraxis.* Es gehört ein taktiles und kinästhetisches Bewußtsein dazu, seine Kleidungsstücke in richtiger Weise anziehen zu können. Kleine Kinder sind bis zum Alter von 4 oder 5 Jahren normalerweise nicht in der Lage, ihre Kleidungsstücke ohne Hilfe anzuziehen, wie alle Eltern und Kindergärtnerinnen wissen. Das liegt nicht am Fehlen entsprechender körperlicher Kräfte, sondern daran, daß ihnen die hierfür erforderlichen psychomotorischen Vorstellungen noch fehlen. Bei alten Leuten kommt es in gleicher Weise im Zusammenhang mit dem Abbau von Nervenzellen in den Großhirnrindenarealen der Scheitellappen zu einer *Ankleideapraxie,* und sie benötigen die gleiche Hilfe wie kleine Kinder.

Die integrierende Funktion der Scheitellappen

In den vorausgehenden Kapiteln haben wir die „tertiären Rindenbezirke" folgendermaßen beschrieben:

> Dies sind die Zonen der hinteren Hirnregionen, die an den Grenzen zwischen den Hinterhaupt- und Schläfenlappen sowie den postzentralen Bereichen der Hirnhemisphären liegen, wo sich die Großhirnrindenareale für visuelle, auditive, vestibuläre, taktile sowie propriozeptive Empfindungen überschneiden (LURIA, 1973).

Der Leser wird bemerken, daß die Scheitellappen die Zentren aller dieser kortikalen Systeme sind. Die zwischen den einzelnen Arealen der Großhirnrinde bestehenden Verbindungen von Millionen kurzer Axone der Nervenzellen liefern die physiologische Grundlage sowohl für die Analyse und Synthese innerhalb sensorischer Projektionsebenen, wie beispielsweise der visuellen und auditiven Hirnrindenbezirke, als auch für die Integration dieser Rindenareale miteinander im Sinne einer die Sinnessysteme verknüpfenden Funktion.

Zahlreiche Autoren betrachten den Gyrus angularis und die unmittelbar angrenzenden Großhirnrindenareale als lebenswichtigen Vermittler zwischen diesen sensorischen Funktionen (BENSON und GESCHWIND, 1969; DÉJERINE, 1892; GESCHWIND, 1965). Durch Schädigungen in diesen Bereichen kommt es nicht zu spezifischen Störungen visueller, auditiver oder taktiler

Sinnesempfindungen, sondern die integrierte Wahrnehmung und die Beurteilung der Sinnesinformationen wird unterbrochen. Von den auf diese Weise gestörten Funktionen sind wahrscheinlich am häufigsten das Lesen und Schreiben betroffen sowie alle Wahrnehmungsformen, die eine Raumvorstellung erfordern.

Neuropsychologische Untersuchungen an erwachsenen Patienten mit Schädigungen des Scheitellappens zeigten im Vergleich zu Patienten, die an Schädigungen im Bereich des Stirn- und Schläfenlappens litten, eine deutliche Beeinträchtigung aller derjenigen Testaufgaben, die gleichzeitig mehrere Sinnesorgansysteme benötigen, und zwar auch dann, wenn jedes einzelne Sinnesorgan völlig normal funktionierte (BUTTERS und BRODY, 1968). Dieselben Forscher kamen zu dem Ergebnis, daß alle Aufgaben, die das auditive und visuelle System gemeinsam in Anspruch nahmen, in stärkerem Maße vom *linken* Scheitellappen abhängig sind. Bei der Besprechung der neurologischen Grundlagen des Lesens und Schreibens in Kapitel 8 und 9 wird darüber noch mehr ausgesagt werden.

Nichtsprachliche, räumlich umkehrbare Operationen dagegen, wie beispielsweise der Auftrag: „Du sollst dein Klebemuster so aufkleben, daß es dir genauso erscheint wie mein Klebemuster mir", scheinen stärker von einer guten Funktion des *rechten* Scheitellappens abhängig zu sein. Der „linke scheint somit für Assoziationen, die mehrere Sinnessysteme gleichzeitig beanspruchen, entscheidender zu sein als der rechte, während umgekehrt der rechte Scheitellappen bei der Ausführung von räumlichen Drehungen eine leicht dominierende Rolle gegenüber dem linken spielt" (BUTTERS, BARTON und BRODY, 1970).

Bei der bisherigen Diskussion wurde den integrativen Funktionen der Großhirnrinde größere Aufmerksamkeit gewidmet. Wie jedoch in Kapitel 3 erläutert wurde, geschieht die Strukturierung des Gehirns von unten nach oben, d. h. vom Rückenmark zum Hirnstamm und zur Hirnrinde und horizontal zwischen beiden Seiten des Rückenmarks, Hirnstamms, Thalamus und beiden Großhirnhemisphären.

• Eine sehr detaillierte Darstellung der Beziehung zwischen der Integration des Nervensystems und dem Lernvermögen hat AYRES (1972a) vorgelegt. Sie hebt hervor, daß alle Lebewesen als Grundlage für ein angepaßtes Verhalten die Integration der Sinne verwenden. Vor vielen Jahren zeigte STRATTON (1897), daß man beim Aufsetzen einer Brille mit Umkehrlinsen nach einigen Tagen die ursprünglich auf dem Kopf stehende Umgebung wieder in richtiger Weise sieht. Man kann normal umherlaufen und sich völlig normal verhalten, solange man die Brille nicht abnimmt. AYRES (1972a) kommt aufgrund dieses Experiments zu dem Schluß, daß „die visuellen, taktilen und propriozeptiven Eingangsreize vermutlich durch die zwischen den Sinnessystemen erfolgende Integration neu miteinander verbunden werden, um auf diese Weise solche Anpassungsreaktionen zu ermöglichen". Sie empfiehlt zur Verbesserung der visuellen und auditiven Wahrnehmung eine Stimulierung des Vestibularapparates und anderer Sinnessysteme. Es handelt sich hierbei um ein neurologisches Grundprinzip, das durch die Erfolge von MONTESSORI

(1912), KEPHART (1960/1971) und vielen anderen Sonderpädagogen unterstützt wird, die sich für einen, viele Sinnessysteme einbeziehenden, sensomotorischen Therapieansatz einsetzen.

Übererregbarkeit

Höchstwahrscheinlich ist das einflußreiche Buch von STRAUSS und LEHTINEN: *Psychopathology and Education of the Brain-Injured Child* (1947) dafür verantwortlich zu machen, daß viele auf diesem Gebiet tätigen Fachleute zu der Annahme neigen, alle hirngeschädigten Kinder seien übererregbar und unkonzentriert. So wurde tatsächlich der Ausdruck „Strauss-Syndrom" geprägt, um übererregbare und unkonzentrierte Kinder zu beschreiben, und während der 50er und beginnenden 60er Jahre zogen zahlreiche von ihnen daraus den Schluß, daß solche Kinder auch hirngeschädigt sein müssen.

Da übererregte und unkonzentrierte Kinder in der Schule normalerweise schlecht vorankommen, sehen einige Pädagogen und Psychologen in der Übererregbarkeit eine mögliche Ursache für Lernstörungen.

Die Hyperaktivität kann entweder quantitativ oder durch eine Beschreibung ihrer Auswirkungen definiert werden. Forscher, die die Hyperaktivität, als „einen Ausdruck der Bewegungsaktivität, die eindeutig größer ist als bei Kindern des gleichen Geschlechts, eines vergleichbaren geistigen Alters sowie sozioökonomischen und kulturellen Hintergrunds" (WERRY, 1968) definieren, sehen sich einer ernstlichen Schwäche ihrer Definition durch die Tatsache gegenüber, daß es bisher keine eindeutigen Aktivitätsnormen für Kinder gibt, mit denen man die untersuchten Kinder vergleichen kann (ROSS & ROSS, 1976/1982). Um diese Normen zu gewinnen, wäre es nötig, an verhältnismäßig großen Untersuchungsgruppen die täglichen Aktivitäten dieser Kinder in jedem unterschiedlichen Lebensalter aufzuzeichnen.

SCHULMAN, KASPAR und THRONE (1965) führten dies zwar in einer sehr gut kontrollierten Untersuchung durch, doch beschränkte sich ihre Stichprobe auf 35 geistig retardierte männliche Schüler einer Chikagoer Schule. Die Altersgruppen erstreckten sich vom 11. bis zum 15. Lebensjahr. Die Intelligenzquotienten lagen zwischen 50–80 Punkten. Die Körperbewegungen wurden durch ein Meßgerät am Handgelenk (Actometer) gemessen und die Ablenkbarkeit durch vier kognitive und Wahrnehmungsteste. Diese Untersuchung benutzte zwar objektive Messungen zur Definition des Begriffes Hyperaktivität, doch waren die Normdaten auf eine relativ kleine und ausgewählte Untersuchungsgruppe beschränkt und deshalb für den allgemeinen Gebrauch nicht verwendbar.

Der gleiche Mangel an normalen Vergleichswerten wird auch denjenigen Untersuchern deutlich, die die Hyperaktivität nicht quantitativ, sondern nur mit Worten beschreiben. Sie sind aus diesem Grunde zumeist gezwungen, subjektive Bezugspunkte anzuwenden. Das führte zu der allgemeinen Ansicht, die Übererregbarkeit sei abhängig von der Fähigkeit der beaufsichtigenden Erwachsenen, mit dem Lärm und der Zappeligkeit der Kinder umzugehen. Es ist eine ganz alltägliche Beobachtung, daß einige Lehrer ein Kind als unverbesserlich einstufen, das von anderen durchaus positiv beurteilt wird.

Während sich die Hyperaktivität zu wissenschaftlichen Zwecken sowohl quantitativ als auch verbal nur schwer definieren läßt, kann sie für gewöhnlich durch ihre gesellschaftlichen Auswirkungen leicht erkannt werden. Das übererregbare Kind ist dauernd in Bewegung und zeigt ein unangemessenes Verhalten, wodurch es ständig mit seinem sozialen Umfeld in Konflikt gerät.

Die Ursachen hierfür können konstitutioneller oder psychologischer Art sein oder eine Mischung von beiden. Es gibt zwar bis jetzt keine eindeutigen genetischen Nachweise für hyperaktives Verhalten, doch konnten Untersuchungen an Jungtieren sowie Familien- und Zwillingsuntersuchungen die Theorie einer konstitutionellen Ätiologie der Hyperaktivität erheblich stützen.

SCHULMAN, KASPAR und THRONE (1965) kamen aufgrund ihrer ersten Untersuchungen über die tägliche Gesamtaktivität eines Kindes zu dem Schluß: „Es gibt eine gewisse Grundtendenz des Bewegungsdranges, die einen angeborenen Bestandteil des betreffenden Organismus ausmacht." Das bedeutet im Grundsatz eine homöostatische Theorie, nach der der betreffende Organismus ständig einen Ausgleich zwischen zuviel oder zuwenig Aktivität zu finden versuchen muß. Auf Zeitspannen einer Übererregbarkeit folgen solche einer relativen Inaktivität. Perioden einer zwangsläufigen Inaktivität, wie sie strukturbedingt beim Schulunterricht auftreten, führen oftmals zu anschließend auffälliger Ruhelosigkeit. ROSS und ROSS (1976) berichten, daß Winston Churchill ein sehr übererregbarer Schüler war, wodurch seine Lehrer in der Schule veranlaßt wurden, ihn in regelmäßigen Abständen aus dem Klassenzimmer zu schicken, um auf dem Schulhof herumzurennen. Ein solches Handeln setzt ein Wissen von der homöostatischen Theorie[1] der Aktivität voraus.

Tiere und Menschen können im Anschluß an Schädelverletzungen aktiver werden. 1920 wurde von LASHLEY eine der ersten gesicherten Untersuchungen an Tieren veröffentlicht. Er überprüfte das Verhalten von hirnverletzten Ratten in Laufrädern und fand, daß die operierten Ratten aktiver waren als die nichtoperierten. Die Variabilität des Verhaltens der untersuchten Tiere war allerdings verhältnismäßig breit gestreut. Im Anschluß an infektiöse Hirnerkrankungen (Enzephalitis) sieht man bei Kindern häufig eine gesteigerte Tendenz zur Übererregbarkeit, Reizbarkeit und Unkonzentriertheit. An jugendlichen Straftätern wurden neuropsychologische Untersuchungen durchgeführt. Dabei zeigten die gewalttätigen jugendlichen Straftäter in ihren Testergebnissen signifikant stärkere Beeinträchtigungen der Hirnfunktionen und mehr organisch bedingte Reizbarkeit als die nicht aggressiven (SPELLACY, 1977). Ein ähnlicher Befund ergab sich bei einer neuropsychologischen Untersuchung aggressiver und nichtaggressiver Männer (SPELLACY, 1978). Es

---

[1] Vergl. Fußnote S. 151.

gibt schlüssige neurologische und neuropsychologische Hinweise, die einen kausalen Zusammenhang zwischen gewalttätigem Verhalten und der Schädigung bestimmter Rindenareale des Gehirns, besonders des limbischen Systems erkennen lassen. Letzteres umfaßt das „Cingulum, den Hippocampus, die thalamischen und hypothalamischen Kerne und die komplexeren Anteile der Basalganglien des Mittelhirns und des Mandelkerns (Nucleus amygdalus)", (MARK und ERVIN, 1970). Übererregbare Kinder sind nur selten gewalttätig. Zahlreiche Kinder mit Schädigungen im Thalamusbereich, Funktionsstörungen im limbischen System oder Dysrhythmien im Schläfenlappen leiden dagegen häufig an einer ungewöhnlichen Ruhelosigkeit. Man hat den Eindruck, daß ihr Motor ständig auf hohen Tourenzahlen läuft und nur mit Hilfe von Medikamenten in den Leerlauf geschaltet werden kann.

Weitere Auslöser und mögliche Ursachen für eine Übererregbarkeit können Stoffwechselerkrankungen und endokrine Störungen, beispielsweise eine Schilddrüsenüberfunktion sein, außerdem toxische Einwirkungen, Nahrungsmittelallergien, Störungen der Sinnesorgane, Reifungsverzögerungen, Psychoneurosen, Persönlichkeitsstörungen und Psychosen (ROSS und ROSS, 1976/1982). Es ist klar, daß einige von ihnen unfallbedingt sind, andere konstitutionelle und psychosoziale Ursachen haben.

Zahlreiche übererregbare Kinder haben primär keine körperlichen Mängel. Sie entwickeln jedoch aufgrund einer ängstlichen Grundeinstellung charakteristische aggressive Reaktionen ihrer Umwelt gegenüber. Die umweltbedingte Übererregbarkeit kann gesellschaftlich entweder im häuslichen Milieu, in der Nachbarschaft oder in der Schule begründet sein. Ein Kind, das von seinen Eltern zurückgewiesen oder in seinem Vertrauen enttäuscht wird, kann durch Mangel an häuslichen Gelegenheiten daran gehindert werden, soziale Kontakte aufzunehmen. Das kann zu einer ablehnenden oder von Vorurteilen geprägten Einstellung gegenüber seiner Umwelt führen. Diese Kinder begreifen rasch, daß die meisten Erwachsenen für ihre Aggressionen nur wenig Toleranz besitzen, und deshalb entwickeln sie griffige Methoden, um die Aufmerksamkeit der Erwachsenen zu erregen und Vernachlässigungen zu vermeiden. Wenn der Lehrstoff für sie im Unterricht zu schwer wird, werden sie unruhig. Eine geeignete Anpassung der Schwierigkeiten des Lehrstoffes durch den Lehrer an die Leistungsmöglichkeiten eines Kindes kann deshalb ein erster psychologischer und sozialer Schritt sein, um das gestörte Verhalten im Klassenzimmer in den Griff zu bekommen.

Die Behandlung übererregbarer Kinder kann entweder auf rein psychosoziale Weise erfolgen und/oder unter Einbeziehung von Medikamenten. Der erste Untersuchungsschritt sollte deshalb darauf beruhen, mehr über das kindliche Verhalten zu erfahren, um festzustellen, inwieweit die psychischen Auffälligkeiten ihren Ursprung in der häuslichen Umwelt haben: ob sie das Ergebnis einer allgemein ungünstigen häuslichen Situation sind, ob eheliche Probleme der Eltern, Schwierigkeiten mit Geschwistern, häusliche Armut oder ähnliche Beeinträchtigungen bestehen. Die Art der therapeutischen Maßnahmen hängt von der Ausbildung und Vorliebe des Therapeuten für bestimmte Behandlungsrichtungen ab. Sie kann in einer Beratung der Eltern und des Kindes bestehen sowie in einem Elterntraining, einer ausschließlichen Verhaltenstherapie oder einer Kombination mit anderen Behandlungsmethoden. Welche Therapieform auch immer angewendet wird, das Ziel ist in jedem Falle, die Übererregbarkeit des Kindes zu dämpfen sowie seine Vorstellung vom eigenen Ich und seine Beziehungen zu seiner sozialen Umwelt zu verbessern.

Über die medikamentöse Behandlung übererregbarer Kinder besteht unter Experten im ganzen nur wenig Übereinstimmung. Einige verwenden sie zweifellos im Übermaß, andere handhaben sie sehr geschickt. Das „Spektrum der unterschiedlichen Standpunkte" (ROSS und ROSS, 1976, 1982) reicht von einer absoluten und aggressiven Ablehnung jeglicher medikamentösen Behandlung bis zu der Behauptung, daß durch die Anwendung von Medikamenten ein 100%iger Erfolg zu erreichen sei und es geradezu eine verbrecherische Vernachlässigung bedeute, wenn man Kindern diese Medikamente vorenthalte, die sie angeblich dringend benötigen. Zu dieser allgemeinen Unsicherheit dürfte in hohem Maße eine schlecht durchgeführte Forschung beigetragen haben. Dabei könnte bei einigen Verfechtern der medikamentösen Therapie als einem rasch wirksamen Allheilmittel ihre Unkenntnis psychologischer Theorien und Praktiken sowie eine mangelhafte Einschätzung der Untersuchungsergebnisse eine große Rolle spielen.

In den letzten 10 Jahren haben jedoch eindrucksvolle Forschungsergebnisse erheblich zur Klärung der Verhältnisse beigetragen. Bei emotionell gestörten Kindern scheint Methylphenidat die Aufmerksamkeit für Aufgaben, bei denen bestimmte Abbildungen wiedererkannt werden sollen, deutlicher zu verbessern als Thioridazin. Die Maximaldosis zur Erreichung einer Verbesserung des sozialen Verhaltens der meisten Kinder ist mit 0,5–1 mg/kg KG[2] etwas höher als die erforderliche Dosis für maximale geistige Leistungen, die bei 0,3 mg/kg KG liegt (SPRAGUE und SLEATOR, 1976). Es scheint jetzt klar zu sein, daß stimulierende Medikamente die Gedächtnisleistung nicht erhöhen und situationsbedingtes Lernen nicht erleichtern können (AMANN und SPRAGUE, 1974) und daß Drogeneffekte auf paarweise verknüpfte Lernvorgänge sich signifikant stärker auf die selektive Aufmerksamkeit als auf das Gedächtnis und den Lernvorgang als solchen auszuwirken scheinen (CONNERS, EISENBERG und SHARPE, 1964). CONNERS zeigte auch, daß „eine Vielzahl von positiven Testergebnissen, die die visuelle und auditive Wahrnehmung, die Diskriminierung und das Lernvermögen betreffen, im weitesten Sinne eher der Aufmerksamkeitszunahme als einer Verbesserung dieser Funktionen zugeordnet werden können" (CONNERS, 1976). CONNERS' Bewertungsskala für Lehrer (CONNERS, 1969) zur Untersuchung der Medikamenteneffekte bei Kindern wurde in verkürzter Form von zahlreichen Forschern einschließlich SPRAGUE und Mitarbeitern (SPRAGUE und SLEATOR, 1976) angewandt, und zwar sowohl mit den Lehrern als auch mit den Eltern der Kinder. Diese Skala hat sich als sehr nützlich erwiesen, um spezifizierte Durchschnitts- und Längsschnittswerte des kindlichen Verhaltens zu bekommen.

Die Verordnung stimulierend wirksamer Medikamente kann bei Kindern zu ernstlichen Nebenwirkungen führen, die sich sowohl körperlich als auch in sozialer Hinsicht auswirken können. ROSS und ROSS (1982, pp. 197–220) erarbeiteten eine sehr empfehlenswerte Zusammenstellung der potentiellen Gefahren aller Medikamente. Dazu gehört die Möglichkeit einer Drogengewöhnung (Drogensucht) ebenso wie die Beeinträchtigung des Längenwachstums der Kinder und die Wirkungen auf das Herz-Kreislauf-System. Darüber hinaus kann es auch zu einem pharmakologischen „Zwangsjackeneffekt" kommen, der zu einer Art Teilnahmslosigkeit führt, die das Gesamtverhalten des Kindes beeinträchtigt und die unterschiedlichsten Auswirkungen auf das tägliche Leben und den Schulunterricht haben kann. Alle sorgfältigen und umfassenden Untersuchungen der medikamentösen Behandlung hyperaktiver Kinder haben gezeigt, daß es sich hierbei nicht um eine Behandlung handelt, die einen eindeutigen Erfolg für alle Kinder verspricht. Sie scheint sehr stark vom Alter des betreffenden Kindes abhängig zu sein, von seiner biologischen Grundstruktur, der Behandlungsdauer, der Fürsorglichkeit und Geschicklichkeit des Arztes, der die Behandlung durchführt, und von der Erfahrung und der schöpferischen Phantasie des Lehrers. Auf keinen Fall ist die medikamentöse Behandlung eine Maßnahme, die sorglos oder mit unzureichender Erfahrung durchgeführt werden sollte.

DOUGLAS und ihre Mitarbeiter an der McGill Universität in Montreal haben eine große Zahl sorgfältig kontrollierter Untersuchungen durchgeführt. Als Ergebnis ihrer zahlreichen Studien glaubt sie, daß übererregbare Kinder typischerweise subtile, aber deutliche Stimulationen ihrer Umgebung ignorieren, daß sie eine nur schlechte Steuerung von Hemmvorgängen besitzen und daß ihre Aufmerksamkeitsspanne beeinträchtigt ist. Bei den meisten Aufgaben, die eine gute sensomotorische Integration voraussetzen, fand sie bei diesen Kindern schlechte Testergebnisse. Waren die Kinder jedoch geistig normal entwickelt, zeigten sie gute Testergebnisse, wenn es um Aufgaben mit bestimmten Auswahlentscheidungen ging. Aufgrund dieser Ergebnisse ist DOUGLAS der Meinung, daß alle Behandlungsmaßnahmen in erster Linie auf die Unaufmerksamkeit und Impulsivität des Kindes ausgerichtet sein sollten und das kognitive Lernen stärker betont werden sollte als kontingentes, dem Zufall überlassenes Lernen. Für die besten Ergebnisse sollten jedoch beide herangezogen werden (DOUGLAS, 1978).

Zusammenfassend ist es wichtig, daran zu denken, daß die Erscheinungsbilder der Übererregbarkeit und der Lernstörung verschieden sind. Ein Kind kann an beiden Behinderungen leiden, doch muß dies nicht immer der Fall sein.

1. Ein Kind, das besonders im Bereich der Großhirnrinde Funktionsstörungen hat, kann unter kognitiven Wahrnehmungsstörungen, Beeinträchtigungen und Schwierigkeiten der sensomotorischen Integration leiden. Wir bezeichnen dies als das *primär lerngestörte* Kind.

2. Ein übererregbares Kind kann ein völlig normales und gesundes Gehirn sowie ein normales Zentralnervensystem haben, jedoch aufgrund von Umwelteinflüssen oder auch infolge einer emotionalen Frustration übererregbar sein. Dieser Zustand kann zu Unaufmerksamkeit und Unbeherrschtheiten führen, die ihrerseits das Lernvermögen im Unterricht behindern.

Dieses Kind bezeichnen wir als *ein Kind, dessen Lernprobleme die Folge seiner Übererregbarkeit sind.* Wenn man diesen Kindern ihre Ängste nimmt und die Aufmerksamkeitspanne verbessert, sind sie durchaus in der Lage, dem Unterricht zu folgen (DOUGLAS, 1976; MEICHENBAUM, 1976).

3. Die Übererregbarkeit eines Kindes kann an einer Dysrhythmie des Hirnstammes oder des limbischen Systems liegen, wodurch es zu Wahrnehmungsstörungen, Beeinträchtigungen kognitiver Leistungen oder mangelhafter Integration kommt. Die Lernstörung eines solchen Kindes umfaßt sowohl Komponenten der ersten als auch der zweiten Gruppe, so daß bei entsprechenden Behandlungsmaßnahmen beide berücksichtigt werden müssen.

Umwelteinflüsse, Lernvermögen und Gehirn

In unserer bisherigen Diskussion haben wir Fälle von Hirnschädigungen und Hirnfunktionsstörungen geprüft und geschildert, auf welche Weise diese pathologischen Vorgänge zu Verhaltensmängeln führen können. Es sind dies Einwirkungen, die vom *Gehirn* ausgehend das *Verhalten* beeinflussen. Die Beziehungen zwischen Hirn und Verhalten stellen jedoch *keine Einbahnstraße* dar. Sie erfolgen in beiden Richtungen. Während Hirnveränderungen das Verhalten kräftig und unmittelbar in Mitleidenschaft ziehen, können Umwelteinflüsse Struktur- und Funktionsänderungen im Gehirn hervorrufen, die oft nur sehr subtil ausgeprägt sind und beträchtliche Zeitspannen in Anspruch nehmen, bis sie feststellbar werden.

Die vermutlich unmittelbarste umweltbedingte Einwirkung auf das Gehirn und das Zentralnervensystem erfolgt bei der sog. klassischen Konditionierung. Aufgrund der Tierveruche von PAWLOW (1928) und der Untersuchungen von WATSON an Kindern (1919) ließ sich nachweisen, daß bereits durch zwei oder drei Ereignisse, die mit einem lauten Geräusch verknüpft sind, Angstgefühle erzeugt werden können. Diese unwillkürlichen Angstreaktionen, die nach wenigen Wiederholungen bestimmter Geräusche eintreten, scheinen ein Hinweis dafür zu sein, daß im Zentralnervensystem persistierende Veränderungen stattgefunden haben. Genaue Angaben über die Art dieser neurologischen Veränderungen können allerdings nicht gemacht werden.

In jüngerer Zeit durchgeführte Tierversuche haben gezeigt, daß Umwelteinflüsse zu einer Größenzunahme von Hirnstrukturen führen können. Umgekehrt kann das langzeitige Ausbleiben solcher Einflüsse das Hirnwachstum verlangsamen oder auch herabsetzen. Um diese Einflüsse untersuchen zuköonnen, teilte ROSENZWEIG (1966) neugeborene Ratten nach der Entwöhnung, die ungefähr am 25. Tag nach dem Werfen erreicht war, in zwei Gruppen ein, von denen die eine in einer reichhaltig ausgestatteten, die andere in einer kargen Umgebung untergebracht wurden. In der reichhaltigen Umgebung hausten 10 oder 12 Tiere gemeinsam in einem großen Käfig, der mit Leitern, Laufrädern, Schachteln und Plattformen ausgestattet war. Ihnen wurden ungezwungenes „Spielen" und regelrechte Trainingskurse gewährt. Diese Tiere erfuhren Stimulation durch ihre Käfiggenossen, durch das gelenkte Training und das reichhaltige Umgebungsangebot.

Jedes dieser Tiere hatte einen Vergleichspartner in der ärmlichen Umgebung, in der die Tiere in kleinen Käfigen mit dichten Wänden praktisch in Einzelhaft gehalten wurden. Ihnen wurde kein Training und keine Stimulierung geboten und jeder Kontakt mit anderen Tieren verwehrt. Nach 80 Tagen wurden die Tiere getötet und Hirnsektionen vorgenommen. Bei den 130 Vergleichspaaren zeigten die Tiere, die in der reichhaltigen Umgebung aufgewachsen waren, ein um 4% schwereres Gewicht der Hirnrinde ($p < 0{,}001$) sowie eine deutliche Dickenzunahme der Großhirnrinde gegenüber den Tieren, die unter ungünstigen Bedingungen aufgewachsen waren. Darüber hinaus fanden sich im Gehirn der Ratten der günstigeren Umgebung zahlreichere Enzyme, welche die Produktion von Neurotransmittern in den Synapsen fördern, als bei den Tieren aus der armseligen Umgebung. „Ein reichhaltiges Umweltangebot nach dem Entwöhnen steigert in der Großhirnrinde der Ratte die Anzahl der Nervenzellfortsätze und auch der Nervenzellverzweigungen" (BERLUCCHI und BUCHTEL, 1975). „Aufgrund dieser Ergebnisse läßt sich vermuten, daß die Nervenverbindungen stärker durch eine Anzahl äußerer Faktoren geformt werden als durch genetische Festlegung und Vorbestimmung ihrer Zahl" (KIRK, 1983a).

Von den Rattenversuchen wollen wir uns nun Untersuchungen an Affen zuwenden, um ein Beispiel geben zu können, wie die Schaltung der Nervenverbindungen im Gehirn durch Erfahrung beeinflußt werden kann. Im Gehirn der Primaten ziehen von den Zapfen und Stäbchen der Netzhaut Nervenimpulse innerhalb der Sehbahnen durch sechs synaptisch miteinander verbundene Neuronen zum Sehzentrum in der Großhirnrinde. In diesen Sehbahnen verlaufen Lichtimpulse sowohl des rechten als auch des linken Auges. Die geringgradig unterschiedlichen Lichteindrücke jedes Auges von der Umwelt treten erst dann in Erscheinung, wenn die Impulse die sechste Nevenzellreihe in der Lage IV c des visuellen Areals der Großhirnrinde erreichen (CALVIN und OJEMANN, 1980, p. 121). Zellverbände in den Schichten oberhalb dieser Nervenzellreihe, also in den äußeren Rindenschichten, enthalten Nervenzellen, die Lichtreize von beiden Augen registrieren. In diesen Nervenzellen erfolgt die Verschmelzung der beiden von den Augen getrennt aufgenommenen Bilder, wodurch das räumliche (stereoskopische) Sehen möglich gemacht wird.

CALVIN und OJEMANN (p. 122) beschrieben eine Untersuchungssituation, bei der einem neugeborenen Äffchen eine getrübte Kontaktlinse täglichwechselnd auf dem einen und dann auf dem anderen Auge angebracht wurde. Auf diese Weise wurde das normale binokulare Sehen unmöglich gemacht. Die Nervenzellen in der Großhirnrinde, die so eingerichtet sind, daß sie auf beide Augen reagieren können, bekamen keine Gelegenheit, sich auf eines der Augen einzustellen, sondern wurden im Wechsel einmal an das eine oder das andere Auge gewöhnt. Als man dem jungen Affen nach 9 Monaten die Kontaktlinse abnahm, war die Fähigkeit der Sehrinde, gleichzeitig von beiden Augen gemeinsam stimuliert zu werden, nahezu völlig und für immer verlorenge-

gangen. Offensichtlich sind die frühen Monate nach der Geburt von aus-
schlaggebender Bedeutung, um die normale und optimale Umgebungsanpas-
sung der nervlichen Verschaltung im Gehirn sicherzustellen.

Solche eingreifenden Untersuchungen kann man zwar bei höheren Wirbeltieren durchführen, jedoch nicht am Menschen. „Untersuchungen einer ganzen
Reihe von Tiergattungen liefern jedoch bestimmte Grundlagen für provisorische Schlußfolgerungen des Verlaufes der phylogenetischen Entwicklung vom
Schimpansen bis hin zum Menschen" (HEBB und THOMPSON, 1954). Diese
Schlußfolgerungen haben offensichtlich zu bestimmten Stimulationstechniken
an Neugeborenen geführt, die in manchen Kinderkrankenhäusern praktiziert
und jungen Eltern empfohlen werden. Dieser Untersuchungsbereich liefert einen Teil der neurologischen Erkenntnisse für die theoretischen Modelle der
Lernprozesse für normale Kinder und normale Erwachsene und auch für Re-
habilitationsmaßnahmen bei denjenigen Patienten, die an den unterschiedlichsten Arten von Hirnschädigungen oder Hirnfunktionsstörungen leiden.

Zusammenfassung

Retrospektiv betrachtet, erscheint dieses Kapitel recht paradox. Während zu
Beginn die *unitarische* (einheitliche) Aktionsform des Gehirns hervorgehoben
wurde, folgten am Ende des Kapitels Hinweise für die Spezialisierung einzelner Hirnwindungen und der Großhirnhemisphären. *Der Leser wird aber bald
verstehen, daß das Gehirn sowohl holistisch als auch lokalisatorisch arbeitet.*
Während FLOURENS in der ersten Hälfte des 19. Jahrhunderts an eine unitarische Hirnfunktion glaubte, entwickelte sich nach 1850 zunehmend die Überzeugung von den spezifischen Hirnlokalisationen. Diese Ansicht wurde durch
den fortgesetzten Einfluß der Gallschen Schädellehre (Phrenologie) verstärkt.
Eine Reihe von Entdeckungen förderte die Annahme lokalisierter Areale in
der Großhirnrinde, so beispielsweise BROCAs berühmte Entdeckung von
1861 über den Zusammenhang zwischen Mutismus (Stummheit) oder expressiver Aphasie und einer Schädigung der dritten Windung im Stirnlappen der
linken Großhirnhemisphäre, ferner die Verbesserung des Mikroskopes und
die dadurch zunehmende Kenntnis über Nerven und Nervenverbindungen
und die Entdeckung von Hughlings JACKSON in den 60er Jahren des vorigen   Jahrhunderts   über   den   Zusammenhang   zwischen   einseitiger
Hirnerkrankung und Krämpfen auf der gegenüberliegenden Körperseite.
FRITSCH und HITZIG stimulierten 1870 die Großhirnhemisphären von
Hunden elektrisch und lernten eine Menge über die Zusammenhänge zwischen den einzelnen motorischen Arealen der Großhirnrinde und dem Verhalten der betreffenden Tiere. Das führte zu einer großen Zahl ähnlicher
Untersuchungen an anderen Tieren, an Affen und später auch an Menschen.
Um 1900 waren die Projektionsareale der Großhirnrinde bekannt, soweit sie
die motorischen und sensorischen Rindenabschnitte in den Schläfen-lappen
und die visuellen Zentren der Hinterhauptlappen betrafen (TIZARD, 1959).

In Nordamerika herrschten von 1890–1930 die psychologischen und physiologischen Vorstellungen von der Reflexlehre PAWLOWs, vom Behaviorismus (Verhaltenslehre) von. J. B. WATSON und dem Konnektionismus (der Lehre von den Nervenverbindungen) von E. L. THORNDIKE. Diese Ansätze stellten sich die Nervenaktion als einen linearen und mechanistischen Vorgang nach Art einer Telefonverbindung vor und begünstigten lokalisatorische Vorstellungen von der Hirnfunktion. Wie aus der Geschichte der Psychologie gut bekannt ist, waren es jedoch während der 20er Jahre die phantasiereichen Forschungen der Gestaltvertreter und die hervorragenden Arbeiten von Karl LASHLEY, die einen maßgeblichen Einfluß auf die Befürwortung einer unitarischen Funktion des Gehirns ausübten.

LASHLEYs Arbeiten sprachen sehr eindeutig gegen eine segmentale Hirnfunktion. Obwohl er um 1914 seine Untersuchungen unter WATSON begann und daher an den linearen Reflexbogen als die Einheit allen Verhaltens glaubte, führten ihn seine Forschungen nach 1917, als er zum ersten Mal mit FRANZ zusammentraf, zu der Überzeugung, daß das Verhalten durch weitgehend voneinander getrennte Hirnrindenareale gesteuert werden könnte. Dadurch wurde er veranlaßt, seine Theorie von der *Äquipotenz der Hirnrinde* und der *Massenaktion* aufzustellen.

Obwohl die *Projektionsfunktion*, also die Tätigkeit der drei sensorischen und des einen motorischen Rindenarelas, lokalisiert ist, zeigt sie dennoch bei der Ratte ein gewisses Ausmaß an Variabilität innerhalb dieser Hirnrindenareale. So kann beispielsweise selbst innerhalb des motorischen Rindenareals das gleiche Zentrum in dem einen Moment einen Finger stimulieren, im nächsten einen anderen Finger und zu einem anderen Zeitpunkt die Schulter.

LASHLEY schloß daraus, daß die *Projektionsfunktion*, wenn auch nicht starr, so doch lokalisiert sei. Dagegen sei die *Korrelationsfunktion*, die die Nervenaktion der übrigen Assoziationszentren der Hirnrinde umfaßt, nicht lokalisiert.

Judson HERRICK (1944) schrieb:
Die Integration körperlicher Aktivitäten ist ein primäres Grundprinzip. Ohne dieses kann ein Lebewesen nicht überleben ... Keine lokale Aktivität sensomotorischer Art kann von gut isolierten autonomen Reflexbögen durchgeführt werden, wie üblicherweise geschrieben worden ist. Im amphibischen Nervensystem gibt es keinen solchen Reflexbogen. Es gibt zwar infolge eines Nervenweges mit bevorzugter Entladung Reflexe, aber es besteht ein Ausbreitungseffekt, und zusätzlich findet eine Erregung von viel Nervengewebe statt, das an der eigentlichen Handlung nicht beteiligt ist.

HEBB war einer der ersten Psychologen, die die Wirksamkeit beider Konzepte erkannten: HERRICKS „Nervenwege bevorzugter Entladung", eine Art von Konnektionismus, und die Feldaktion von Zellkomplexen (HEBB, 1949). In jüngerer Zeit hat GESCHWIND (1965) zur Erklärung der Aphasie, Apraxie, Dyslexie und Agraphie das Konzept eines „zerebralen Unterbrechersymptoms" vorgeschlagen. Im wesentlichen ist dieses die etwas jüngere Version des älteren Modells des Konnektionismus, nach dem die Zerstörung von Nervenbahnen, die zwischen oder unter den Hirnrindenarealen entlangziehen und zwei Funktionszentren der Hirnrinde miteinander verbinden, zu einer Isolierung dieser Zentren führt. Der Kinderneurologe COULTER benutzt das gleiche Konzept, um Lernstörungen bei Kindern zu erklären. Er meint, daß ein „funktioneller Mangel an Verbindungen zwischen einzelnen Hirnrindenarealen, die für die zunehmende Verstandesleistung wichtig sind, durch eine relative Unterentwicklung spezifischer zerebraler Assoziationsnervenbahnen, die für den Lernvorgang nötig sind, entstehen könnte. Dieser Mangel an nervlichen Verbindungen könnte eine herabgesetzte Myelinisierung (vgl. S. 90), eine unvollständige Ausbildung von Axonen und Dendriten an den Nervenzellen, synaptische Funktionsstörungen oder Abnormalitäten der Neurotransmitter widerspiegeln" (COULTER, 1981).

Mit einfacheren Worten ausgedrückt, besagt dies, daß eine Schädigung eines Hirnrindenareals, zwei oder mehrere andere davon entfernt liegende Rindenareale untauglich machen kann, selbst wenn die Gewebe dieser Zentren völlig gesund und unbeschädigt sind. Trotz dieser komplexen und dynamisch variablen Hirnaktion führt die Schädigung eines einzelnen Rindenbezirks oft zu einem eindeutigen Ausfall.

Eine diffuse Funktionsstörung der linken Großhirnhemisphäre beeinträchtigt wahrscheinlich die sprachlichen Fähigkeiten und setzt sie unter die visuell-räumlichen und konstruktiven Funktionen herab. Lokalisierte Schädigungen der linken Großhirnhemisphäre können je nach ihrer Lokalisation jedoch einen geringen oder gar keinen Einfluß auf das Sprechvermögen haben. Einem 12jährigen Jungen, der in unserem Laboratorium untersucht wurde, war das vordere Drittel des linken Schläfenlappens chirurgisch entfernt worden. Trotz einer Sprachdominanz der linken Großhirnhemisphäre erreichte der Schüler nach der Operation im Wechsler-Intelligenztest einen verbalen IQ von 116 und einen Handlungs-IQ von 97. Da durch die Operation keine Sprachzentren in der linken Hirnhemisphäre ernstlich in Mitleidenschaft gezogen waren, behielt er nach der Operation den größten Teil seiner sprachlichen Gewandtheit. Die Operation führte jedoch durch die rechtsseitige Halbseitenlähmung (Hemiparese rechts) zu einer partiellen Lähmung der rechten Hand, und er mußte lernen, mit der linken Hand zu schreiben und Gegenstände zu handhaben. Die dadurch bedingte Schwerfälligkeit beim Zahlensymboltest und beim Figurenlegen setzten seinen Handlungs-IQ herab. Dies ist ein gutes Beispiel, uns vor einer vorschnellen und oberflächlichen Diagnose aufgrund einer Kenntnis des Ortes der Schädigung zu warnen. Die Aufgliederung von *sprachlich links* und *räumlich rechts* kann man im allgemeinen für Erwachsene und ältere Kinder zugrundelegen. Bei einer herdförmigen Schädigung bedarf es jedoch eingehender Kenntnisse, ehe eine Feststellung über mögliche Verhaltensänderungen getroffen werden kann. Aus dem gleichen Grunde kann ein Neuropsychologe auch nicht lediglich aufgrund der unterschiedlichen Ergebnisse zwischen Verbalteil und Handlungteil des Wechsler-Intelligenztests die Seite der vermutlichen Hirnschädigung eindeutig herleiten.

Obwohl Scheitellappenschädigungen allgemein den Richtungssinn des betreffenden Patienten beeinträchtigen, gilt das nicht immer. In unserem Laboratorium begegneten uns zwei erwachsene Patienten mit Scheitellappenläsionen, die die Raumorientierung einschränkten, die vor und nach der Operation im Benton-Rechts-Links-Orientierungstest ausgezeichnete Ergebnisse aufwiesen.

Solche scheinbaren Widersprüche erfordern zusätzliche Kenntnisse über den genauen Ort der Gewebeschädigung und die Qualität der Testdurchführung.

Eine andere, 20jährige Patientin war im Anschluß an die chirurgische Entfernung ihrer rechten Scheitel-, Schläfen- und Hinterhauptlappen noch in der Lage, einfache Wegfindungsprobleme zu lösen und größere Städte auf einer Karte von Nordamerika anzugeben, obwohl ihre Raumwahrnehmungsfähigkeit gestört waren. Der Handlungs-IQ im WAIS[1] betrug nur 77, obwohl sie noch einen nahezu überdurchschnittlichen verbalen IQ von 117 erzielte.

Die beiden erwähnten Fälle sind nützlich im Hinblick auf die Tatsache, daß man gegenüber raschen und vereinfachenden Diagnosestellungen vorsichtig sein soll, auch wenn sie bei Zugrundelegung des klassischen Modells der Hirnfunktion hinsichtlich der zu erwartenden Vorhersagen etwas widersprüchlich waren. In beiden Fällen erklärte eine eingehende Kenntnis das scheinbar paradoxe Verhalten damit, daß diese Art lokalisierte Schädigungen wesentliche Nervenbahnen aussparten und sich die Patienten kompensatorische Lernstrategien aneigneten.

---

[1] Anmerkung des Übersetzers: Im deutschen Sprachraum der HAWIE (Hamburg-Wechsler-Intelligenztest für Erwachsene).

Klinischer Anhang

Was der klinische Psychologe tun kann

Die Anwendung detaillierter neuropsychologischer Testbatterien hat den Vorteil, daß zahlreiche Meßwerte für sensorisches, kognitives, motorisches, sensomotorisches und sequentielles Verhalten geliefert werden. Ein Psychologe, der mit solchen Testbatterien vertraut ist, lernt bald das Testprofil zu lesen und Vermutungen anzustellen, ob das Gebiet der Hirnfunktionsstörung eher zentral oder peripher, subkortikal oder kortikal, diffus, regional oder in höheren Hirnabschnitten liegt. Aufgrund dieser Kenntnisse kann er bestimmte diagnostische Hypothesen über Relationen zwischen Hirnfunktion und Verhalten aufstellen.

Betrachten wir zunächst den Fall eines Erwachsenen mit einer Schädelverletzung. Dieser junge Mann hatte sein erstes Jahr an der Universität mit Erfolg abgeschlossen. Aus dieser Tatsache kann man schließen, daß er vor dem Unfall an keiner ernsthaften Lernstörung litt.

Klinische Befunde

Männlicher Patient, 21 Jahre alt, Testdurchführung 3 Monate nach dem Unfall:

WAIS (Wechsler-Intelligenz-Scala): verbaler IQ 95, Bereich der verbalen Untertestscores 8–11, Handlungs-IQ 59, Bereich der Handlungsuntertestscores 4–5.

Halstead Aphasia Screening Test: verbale Antworten durchschnittlich bis überdurchschnittlich. Ausführung der Zeichnungen: schlecht.

Visuelle Wahrnehmung: visuell motorische Aufgaben: schlecht; eingebettete Figuren: schlecht.

Nichtsprachliche Klangerkennung und Lautunterscheidung: schlecht. Mündliche Satzwiederholungen: normal.

Stereognosie: rechte Hand annähernd normal, linke Hand herabgesetzt.

Fingerlokalisation: rechte Hand ein Fehler, linke Hand drei Fehler.

Rechts-Links-Orientierung: sehr schlecht, viele Verwechslungen.

Fingertapping: rechte Hand langsam, linke Hand schlecht.

Diskussion der Ergebnisse: Die Testdaten lassen vermuten, daß der junge Mann eine sehr schwere Schädelverletzung durchgemacht hat, die zu Funktionsstörungen beiderseits, aber maximaler Beeinträchtigung der rechten Großhirnhemisphäre geführt hat.

Diese Tests wurden 3 Monate nach dem Unfall durchgeführt, und die Tatsache, daß der Patient noch immer so ausgeprägte Wahrnehmungsstörungen und motorische Beeinträchtigungen aufweist, läßt erkennen, daß die Verletzung sehr schwer war.

Dennoch gibt es hoffnungsvolle Anzeichen. Die Tatsache, daß er sowohl induktiv in der Raumvorstellung als auch deduktiv beim logischen Denken im Halstead Category Test normale Werte, wenn auch nur in der unteren Hälfte dieses Bereiches, erreichte und ebenso bei allgemein üblichen Rechenproblemen (Wechsler-Arithmetic)[1] und bei abstrakten Wortbegriffschilderungen (Wechsler-Similarities)[2] gut abschnitt, läßt die Vermutung zu, daß ausgedehnte Bereiche des Hirngewebes von dem Unfall nicht mitbetroffen waren. Außerdem liefert das überdurchschnittlich gute Ergebnis im Wechsler-Comprehension[3]-Untertest einige Klarheit über erhalten gebliebene Funktionen.

Für die Funktionsstörungen gibt es zahlreiche Hinweise. Die gleichmäßig relativ schlechten Ergebnisse im Handlungsteil des Wechsler-Tests, in den visuellen Wahrnehmungstests und viele schlechte Leistungen der linken Hand sind typisch für eine Schädigung der rechten Großhirnhemisphäre und die resultierenden Funktionsstörungen. Die linke Hirnhemisphäre ist jedoch nicht völlig ausgefallen, obwohl sein verbaler IQ von 95 wesentlich niedriger liegt als Testergebnisse, die er in der Grundschule zeigte. Der IQ im dritten Schuljahr lag bei 122, im sechsten Schuljahr bei 115. Auch seine Unfähigkeit, Reihenfolgeaufgaben durchzuführen (Wechsler-Digit Span[4] und Digit Symbol[5], Seashore Tonal Memory, Reitan Trail-Making-Test) ist ein Hinweis auf eine Schädigung und/oder Funktionsstörung der linken Großhirnhemisphäre. Ebenso waren im Benton-Stereognosie-Test, im Benton-Fingerlokalisations-Test, Benton-Rechts-Links-Orientierungstest, beim Fingertapping- und Handgriffstärketest die Ergebnisse beider Hände sämtlich unterhalb des Durchschnitts.

Ärztliche Vorgeschichte

Die in diesem Fall bisher gezogenen Schlußfolgerungen auf eine Hirnschädigung wurden rein auf der Basis psychometrischer Daten gemacht. Wir wollen uns jetzt anschauen, wie diese durch die ärztliche Vorgeschichte ergänzt werden können.

Der Befundbericht des Neurologen lautet folgendermaßen: „Der junge Mann erlitt 1963 einen Autounfall, der zu einem Schädelbruch mit eingedrücktem linken Stirnbein führte. Er wurde in völlig bewußtlosem Zustand ins

---

Anmerkungen des Übersetzers
[1] Bekannt im HAWIE als Untertest Rechnerisches Denken.
[2] Bekannt im HAWIE als Untertest Gemeinsamkeiten finden.
[3] Bekannt im HAWIE als Untertest Allgemeines Verständnis.
[4] Bekannt im HAWIE als Untertest Zahlennachsprechen.
[5] Bekannt im HAWIE als Untertest Zahlen-Symbol-Test.

Krankenhaus eingeliefert und zeigte auch bei schmerzhaften Reizen durch
Nadelstiche an Händen und Füßen keinerlei Reaktionen. Es bestand eine
muskuläre Rigidität der Arme und Beine (Hypertonus), die auf einen doppelseitigen Hirnschaden schließen ließ. Er war fast 3 Wochen lang bewußtlos und
nach Rückgewinnung des Bewußtseins sehr verwirrt". Seine Sprache war sehr
undeutlich und war es auch noch, als er 3 Monate später erneut getestet wurde. Er blieb über 2 Monate im Krankenhaus, und als er schließlich in der Lage
war zu laufen, war sein Gang ungleichmäßig und unkoordiniert. Sein Elektroenzephalogramm zeigte beiderseits generalisierte Störungen mit ausgeprägter
Dysrhythmie im linken Stirnbereich und den rechten Arealen des Scheitel-,
Schläfen- und Hinterhauptlappens.

Faßt man die Befunde der medizinischen und neuropsychologischen Un-
tersuchung zusammen, so scheint es ziemlich sicher zu sein, daß der schwere
Aufprall seines Kopfes auf der linken Stirnseite zu einem sog. Contre-Coup-
(Gegenstoß)-Effekt durch Weiterleitung der Hirnerschütterung auf die rechte
Hemisphäre geführt hat, in der die stärkere Schädigung zustande kam. Die
Schädigungen im Bereich des linken Stirnhirnes scheinen die Ursache seiner
undeutlichen Sprache (BROCAsches Sprachzentrum) und seiner Reihenfolgeprobleme zu sein. Die herabgesetzten Fähigkeiten für visuell-räumliche und
konstruktive Aufgaben sind wahrscheinlich auf die Schädigungen im Bereich
der rechten Großhirnhemisphäre zurückzuführen.

Verlauf

Der junge Mann wurde 6 Jahre lang klinisch, in periodisch durchgeführten
Testen, untersucht und hat uns auch jetzt noch zwischenzeitlich im Zusammenhang mit seinem beruflichen Fortkommen aufgesucht. Im Wechsler-Test
zeigte er die folgenden Verbesserungen der Meßergebnisse:

	Verbaler IQ	Handlungs IQ
Juli 1963	Autounfall	
Oktober 1963	95	59
März 1964	106	89
Oktober 1964	102	91
November 1965	100	94
August 1969	112	90
Mittelwerte	103	84,6

Bei dem letzten Wechsler(WAIS)-Test, der 1969 durchgeführt wurde, waren seine überdurchschnittlichen Werte:

Rechnerisches Denken	15
Allgemeines Verständnis	14
Wortschatz	13
Allgemeines Wissen	12
Gemeinsamkeiten- finden	12
Mosaik-Test	12
Verbaler IQ	112
Handlungs IQ	90

Die Ergebnisse aller anderen Untertests lagen unter dem Durchschnitt, wahrscheinlich als Folge des Dauerhirnschadens. Das allgemeine Testergebnis ließ jedoch erkennen, daß er hinsichtlich der Sprache geistig völlig auf der Höhe war.

Er litt noch an geringgradigen Gleichgewichtsstörungen, was ihn jedoch nicht hinderte, Wasserskilaufen neu zu erlernen, eine Sportart, die ihm vor dem Unfall viel Freude bereitet hatte. Seine Sprache ist nach wie vor undeutlich. Dies hat sich bei der Stellensuche als ein Handicap erwiesen, da seine undeutliche Sprache manchmal als geistige Retardierung oder als Trunkenheit fehlgedeutet wird.

Dieser junge Mann benötigte mehrere Jahre, um seine Berufsziele in ihrem fachlichen Niveau an eine Arbeit anzupassen, die ihm Freude bereitete und in der er erfolgreich tätig sein konnte. Aufgrund seiner überdurchschnittlichen sprachlichen Intelligenz konnte er seinen ursprünglich gewählten Beruf als Beamter ganz gut bewältigen. Ihm mißfiel jedoch die ermüdende Routine und Beengtheit eines Amtes. Da er eine Arbeit im Freien vorzog, nahm er an einem Kursus für Berufsgärtner teil und wurde schließlich als Gärtner von einem städtischen Gartenbauamt angestellt. Im Anschluß daran heiratete er, und im ganzen gesehen wurde er mit seinen Unfallfolgen recht gut fertig.

Ein warnender Hinweis für Schulpsychologen

Da eine Einführung in die Problematik von Lernstörungen durch organisch bedingte Schädigungen anhand ausgeprägter Fälle einfacher zu verstehen ist, haben wir uns in diesem Kapitel bisher zum größten Teil mit Fällen ausgeprägter Hirnschädigungen oder umschriebener Funktionsstörung befaßt. Der Leser wird sich erinnern, daß es sich bei diesen Fällen lediglich um eine Minderheit handelt, die wahrscheinlich 2–3% der Schüler einer Grundschule ausmacht, auch wenn sie in diesem Zusammenhang aus pädagogischen Gründen in den Vordergrund gestellt wurden. Diese Fälle gehören in die Kategorie 1, Tabelle 1.1 auf S. 14. Die zur zweiten Kategorie (MCD = minimale Hirnfunktionsstörungen) gehörenden Fälle weisen wahrscheinlich auch Hirnläsionen oder Hirnfunktionsstörungen auf, aber es ist, wie wir bereits besprochen haben, häufig sehr schwierig oder sogar unmöglich, dieser Veränderungen sicher zu sein. Die Kategorie 3 umfaßt Personen, bei denen kein Hinweis auf eine Hirnläsion besteht, und zu ihr gehören die meisten lerngestörten Kinder, die man in einer großen Grundschule antrifft. Obwohl die meisten dieser Kinder keine eindeutigen Hinweise auf bestimmte Hirnschädigungen erkennen lassen, können sie doch diskrete Wahrnehmungsstörungen oder auch motorische Mängel aufweisen, die den Verdacht auf eine mögliche Hirnfunktionsstörung erwecken. Um diese minimalen Lernschwierigkeiten besser analysieren zu können, ist es oftmals sehr vorteilhaft, zunächst einige ausgeprägtere Fälle einer gestörten geistigen Verarbeitung zu verstehen. Wie wir früher feststellen konnten, wird ein Schulpsychologe mit guten Kenntnissen der normalen Hirnfunktion und ihrer Störungen wahrscheinlich besser auf die den Umständen angepaßte Empfehlung einer Heilbehandlung vorbereitet sein. Wir müssen uns jedoch daran erinnern, daß nur bei einer Minderheit von lerngestörten Kindern eindeutige Hirnschädigungen vorliegen, und der Schulpsychologe sollte sich davor hüten, in jedem Fall einer schlechten Schulleistung einen Hirnschaden oder eine Nervenkrankheit anzunehmen.

Was der Lehrer tun kann

Der oben beschriebene Fall der Schädelverletzung eines Erwachsenen dürfte für Lehrer an Hochschulen, Universitäten und Rehabilitationszentren für Erwachsene wahrscheinlich von größerem Interesse und Nutzen sein. Wir haben zunächst Fälle von Erwachsenen zur Untersuchung ausgewählt, da sie die durch die Entwicklung hervorgerufenen Komplikationen, die für die Kindheit typisch sind, nicht aufweisen. Trotzdem können die gleichen Heilmaßnahmen, die für Kinder von Nutzen sind, auch für schädelverletzte Erwachsene mit großem Gewinn angewandt werden, da ihre Verstandesleistungen vorübergehend auf ein kindliches Niveau zurückgeschraubt worden sein können.

Für Heilpädagogen und Therapeuten gab es im Falle unseres jungen Mannes mehrere positive Anhaltspunkte. Die wichtigsten davon waren in erster Linie seine heitere Persönlichkeit und kooperative Anpassungsfähigkeit – Fälle mit Rechtshirnschädigungen reagieren häufig erstaunlich euphorisch – ferner seine überdurchschnittliche sprachliche Intelligenz und schließlich eine Familie, die ihn in jeder Weise unterstützte.

Das Behandlungsprogramm umfaßte Sprachtherapie, Übungen, die sein visuelles Unterscheidungsvermögen sowie die visuell-motorische Reaktionsgeschwindigkeit und Genauigkeit verbesserten, Übungen zur Steigerung der Lautunterscheidung und des Wortgedächtnisses, taktil-kinästhetische (oder haptische) Wiedererkennung, grobe und feine Muskelaktivitäten, um seine motorische Integration zu steigern, sowie Lesen und Schreiben. Spezifische heilpädagogische Maßnahmen sind hier nicht mit aufgeführt worden, denn sie sollten von dem Therapeuten oder Heilpädagogen in jedem Falle speziell ausgewählt werden. Auf die Bereiche, die der Aufmerksamkeit bedurften, wurde mittels der neuropsychologischen Testbatterie hingewiesen. Sowohl die Pädagogen als auch die Therapeuten wurden darüber hinaus mit allen ärztlichen und neuropsychologischen Befundergebnissen versorgt und über alle zu erwartenden regelrechten oder mangelhaften Verhaltensmuster informiert. Auf diese Weise verfügten sie in diesem Fall über eine bessere Basis für die Beurteilung des Behandlungsprogramms und für eine mögliche Prognosestellung. Da sein verbaler IQ sechs Jahre nach dem Unfall von 95 auf 112 angestiegen war, kann man vermuten, daß die Aktivierung seines Gehirns und seines neuromuskulären Systems einen guten Wiederherstellungseffekt gehabt haben muß.

5 Wahrnehmungsstörungen

...der Nervenimpuls fällt nie in ein ruhendes oder statisches System, sondern immer in ein System, das bereits aktiv erregt und organisiert ist. In einem intakten Organismus ist das Verhalten das Ergebnis einer Interaktion zwischen diesem Hintergrund der Erregung und einem Input von irgendeinem bestimmten Stimulus. Nur, wenn wir die allgemeinen Chrakteristika dieses Erregungshintergrundes erklären können, sind wir in der Lage, die Wirkung eines gegebenen Nervenreizes zu verstehen.

Karl S. LASHLEY, *The Hixon Symposium* (1948)

Die Erziehung von Kindern mit Wahrnehmungsstörungen ... ist der technische Aspekt des Unterrichtens. Man kann nicht davon ausgehen, daß jeder Lehrer in der Lage ist, diese Kinder auf der Basis seiner normalen Lehrerausbildung oder einer Sonderpädagogenausbildung zu unterrichten. Die Lehrer von Kindern mit Schwierigkeiten der Wahrnehmungsentwicklung müssen ebenso geschickte diagnostische und pädagogische Technologen wie hervorragende Lehrer sein.

William M. CRUICKSHANK (1975)

Wenn Lehrer die Absicht haben, ihren Schülern einen neuen Lehrstoff oder eine neue Vorstellung vorzutragen, sagen sie in typischer Weise: „Paß auf" oder: „Setz dich hin und konzentriere dich". Dem liegt die vereinfachende Vorstellung zugrunde, daß ein Schüler, der den Ausführungen seines Lehrers Aufmerksamkeit schenkt – was soviel bedeutet, wie seinen Wahrnehmungsapparat auf eine noch unerklärbare Weise zu öffnen – auch etwas lernen wird. Unglücklicherweise ist der Lernvorgang nicht so einfach.

Zu Beginn der 60er Jahre dieses Jahrhunderts begann man die neurologischen, psychologischen und pädagogischen Erfahrungen Schritt für Schritt zusammenzutragen. Seitdem hat es sich sowohl für Psychologen als auch für Pädagogen als nützlich erwiesen, für diagnostisches Verständnis das neurologische Modell des Verhaltens heranzuziehen. Wie in Kapitel 3 beschrieben, enthält dieses Modell drei Regionen oder Areale neurophysiologischer Funktionen:

1. die sensorische Nervenfunktion,
2. die zerebrale oder die Hirnfunktion,
3. die motorische Nervenfunktion.

Die sensorische Nervenfunktion umfaßt die afferenten Nerven, die von den Sinnesorganen, vorwiegend den Augen, den Ohren und den Tastrezeptoren in der Haut zum Gehirn ziehen. Sobald die verschiedenen Sinnesreizmuster das Gehirn erreichen, werden sie hier entschlüsselt, integriert und neu gegliedert.

Einige dieser Nervenreize werden gespeichert, andere aus der Datenbank des Gehirns abgerufen. Schließlich werden sie zu einem neuralen Muster verschlüsselt, das auf den motorischen Nervenbahnen abwärts zu den Muskeln, Sehnen und Gelenken zieht. Verhalten, wie wir es beobachten können, ist in Wirklichkeit die neuromuskuläre Tätigkeit, die sich aus der Äußerung der Nervenmuster ergibt, die entlang den efferenten (motorischen) Nervenbahnen zu den ausführenden Körperteilen führen. Die Korrelate dieser Nervenvorgänge im menschlichen Verhalten sind

1. Empfinden,
2. Verstehen,
3. Reagieren.

Obwohl diese mechanistische Sicht als diagnostisches Hilfsmittel ganz nützlich sein kann, muß daran erinnert werden, daß alles Verhalten holistisch ist und alle drei interagierenden und operierenden Bereiche gleichzeitig einbezieht. Darüber wird in diesem Kapitel noch mehr zu berichten sein.

Das Empfinden

Für einen Sonderpädagogen dürfte es von Nutzen sein, wenn er ein zwar vereinfachtes, aber doch durchführbares Konzept vom Empfinden im Gegensatz zum Wahrnehmen hat.

Empfinden kann als das Bewußtsein der Sinne über einfache Erfahrensbestandteile wie der „Fernsinne" – Sehen und Hören – und der „Haut- und Nahsinne" – Berührung, Wärme, Kälte und Schmerz – verstanden werden.

Beispiele für diese Stimuli sind Lichteinblendungen auf einem Leuchtschirm, ein Ton auf einem Audiometer oder der Druck eines feinen Nylonhaares auf dem Finger. Bei solchen Reizuntersuchungen muß die betreffende Person lediglich mitteilen, wann sie die Empfindungen eines Aufleuchtens oder eines Tones oder eines körperlichen Druckreizes hat. Diese Reize kann man mit einem sehr niedrigen Intensitätsniveau beginnen, das unterhalb der Wahrnehmungsschwelle liegt (unterschwellige Reize) und systematisch bis zu einem Niveau steigern, bei dem die untersuchte Person den Reiz erstmals empfindet. In einer solchen Situation, die als psychophysische Untersuchung bekannt ist, wird eine definierte *physikalische* Größe zu einer angegebenen *subjektiven* Erfahrung in Beziehung gesetzt. In der Neuropsychologie kann man diese Technik benutzen, um auf das Vorhandensein und den Ort einer Hirnschädigung zu schließen.

HEBB (1958/1966/1972) beschrieb das neurologische Substrat des Empfindens als die Einbeziehung der Aktivierung von Rezeptoren „und die daraus folgende Aktivität der afferenten Nervenwege aufwärts zu den korrespondierenden sensorischen Rindenarealen" (1966). Er sieht das Empfinden als einen „einstufigen Prozeß" an, der durch Lernvorgänge wenig, wenn überhaupt, beeinflußt wird. Es umfaßt einen einfachen Nervenprozeß, der vom spezifischen

Sinnesorgan zu einer entsprechenden Projektionszone in der Großhirnrinde mit einer geringgradigen Stimulation der kortikalen Assoziationsareale führt. Die automatische Wahrnehmung von Gegenstand und Hintergrund scheint angeboren und eine sensorisch determinierte Einheit zu sein, die durch ererbte strukturelle und funktionelle Eigenheiten des Nervensystems vermittelt wird (HEBB, 1949). Das soll an zwei Beispielen erläutert werden.

Erstes Beispiel: Neugeborene scheinen einen Gegenstand, den man über sie hält, zu fixieren. Die Wahrnehmung des Gegenstandes kann durch die Veränderung der Helligkeit, der Farbe oder der Bewegung hervorgerufen werden. Um diesen Vorgang beobachten zu können, entwickelte FANTZ eine geistreiche Untersuchungsmethode:

> Durch ein 6 mm großes Loch in der Mitte der Kabinendecke werden die Augen des Neugeborenen beobachtet. Um ein objektives Kriterium über die Fixation eines Gegenstandes zu erhalten, werden Stimulus und Beleuchtungsbedingungen so aufeinander abgestimmt, daß winzige Abbildungen der Gegenstände, die von der Oberfläche der kindlichen Augen reflektiert werden, deutlich vom Beobachter wahrzunehmen sind (FANTZ, 1961).

FANTZ geht davon aus, daß das Neugeborene einen bestimmten Gegenstand dann betrachtet, wenn sich der Reflex dieses Gegenstandes direkt über dem Zentrum der Pupille befindet.

Zweites Beispiel: Zum Ausgleich dafür, daß Neugeborene ihre Seheindrücke nicht mitteilen können, hat man Erwachsene, bei denen eine seit ihrer Geburt bestehende Linsentrübung operativ entfernt worden war, ihre ersten Seheindrücke schildern lassen. Solche Fälle sind nicht sehr zahlreich und sind häufig auch nur unvollständig berichtet worden. HEBB hat jedoch mehrere beschrieben (1949) und insbesondere einen sehr eingehend, der von SENDEN (1932) untersucht worden ist. Offensichtlich können diese Patienten unmittelbar nachdem ihnen die Verbände von den Augen abgenommen werden, einen Gegenstand oder eine einfache geometrische Zeichnung, wie beispielsweise ein Quadrat sehen, aber sie sind nicht in der Lage, diese Gegenstände ohne wochenlanges Wiederholen zu benennen. Mit anderen Worten: Zwar können sie einen Gegenstand gegenüber einem Hintergrund erkennen, aber kleinere Unterscheidungsmerkmale so lange nicht erkennen und im Gedächtnis behalten, bis zahlreiche Wiederholungen stattgefunden haben. Der Lehrer eines Kindes mit Leseschwierigkeiten (Dyslexie) kann durch die geschilderten Vorgänge einen Einblick in die Probleme des Kindes erhalten. Vielleicht erzeugt dies bei ihm mehr Toleranz einem Kind gegenüber, das zwar keine Schwierigkeiten kennt, bestimmte Buchstaben und Worte zu benennen, das sich aber trotz häufiger heilpädagogischer Übungen nicht an die Bedeutung der Wörter erinnern kann.

Obwohl diese Forschungen und klinischen Befunde für einen Lehrer ganz interessant sein können, ist ihr praktischer Wert nur indirekt. Nützlich ist es zu wissen, ob ein Kind mit Lernproblemen frei von allen Mängeln der Sinnesorgane ist. Beispielsweise kann bei einem dyslektischen Kind ein Sehschärfetest, den ein Augenarzt durchführt, völlig normal ausfallen, und tatsächlich ist das in der Regel so. Man kann dann schließen, daß sein Leseproblem nicht von einer Sehstörung herrührt, die mit den üblichen Sehtesten erfaßt werden. Sofern die Leseschwierigkeiten des Kindes nicht mit seinen Sehbahnen zusammenhängen, kann man annehmen, daß sie entweder primär zentral oder neuropsychologisch, genetisch oder umweltbedingt sind. Es ist demnach nicht ein Problem des Empfindens, sondern der Wahrnehmung.

Weniger häufig kommt es vor, daß Kinder, die bei einem audiometrischen Test normale Hörergebnisse aufweisen, nicht in der Lage sind, Tondifferenzen wahrzunehmen. Ein Mädchen, das wir in unserem Laboratorium untersuchten, zeigte praktisch normale Hörempfindungen und eine hohe nichtsprachliche Intelligenz. Es war jedoch den meisten Wörtern, sogar seinem eigenen Namen gegenüber „taub". Wiederum fand sich hier das Problem einer fast normalen Sinnesempfindung mit auditiver Wahrnehmungsstörung.

Wahrnehmung

Im Gegensatz zum Empfinden umfaßt die Wahrnehmung auch Erkennen, Unterscheiden und Verstehen desjenigen, dessen man sich bewußt wird. Während in unserer Definition von Empfindung die betreffende Person lediglich über das Bewußtwerden eines Lichtflecks oder eines Tones berichten muß, erfordert die Wahrnehmung auch das Erkennen einer Form des betreffenden Gegenstandes, wie beispielsweise eines Stuhles oder eines Zeichensymbols in Form eines Buchstabens oder eines Wortes, aber auch die Deutung von Sprachlauten oder eines Redeflusses als sinnvolle Sprache. Diese sinnvolle Erkennung ist das Produkt wiederholter Erfahrungen und körperlicher Reaktionen auf Einwirkungen seitens der Umwelt. Das Kind muß einen Gegenstand mit seinen Sinnesorganen wahrnehmen, es muß ein Abbild dieses Gegenstandes in Form eines Nervenengramms an irgendeiner Stelle seines Gehirns speichern und seine Reaktion in sein Gedächtnis aufnehmen. Wenn es später mit diesem Gegenstand konfrontiert wird, vergleicht es die unmittelbare Objektempfindung mit seiner aktiv gegenwärtigen Erinnerung daran. Auf diese Weise kann das Kind den Gegenstand wiedererkennen und eine Entscheidung treffen, wie es in Beziehung zu der gegenwärtigen Umweltsituation und zu den eigenen Bedürfnissen, die momentan bestehen, mit ihm umzugehen hat. Empfindung und Wahrnehmung, obwohl funktionell eng miteinander verbunden, unterscheiden sich darin, daß das Empfinden nur auf die afferenten Nervenfunktionen beschränkt ist und von der sensorischen Steuerung beherrscht wird. Im Gegensatz dazu ist die Wahrnehmung, obwohl sie von der Empfindung verursacht wird, an zahlreiche nervliche Austauschprozesse im Bereich der Großhirnrinde gebunden und wird primär nicht von dem Sinneseindruck beherrscht. HEBB hat gezeigt, daß für „die Wahrnehmung normalerweise eine Reizfolge benötigt wird und ... eine innere Reihenfolge von verarbeitungsvermittelnden Aktivitäten. Die Wahrnehmung wird durch Lernvorgänge sehr stark beeinflußt, und ihre Relation zu den Reizereignissen ist in hohem Maße variabel" (HEBB, 1958, 1966, 1972).

Bei der *Empfindung* erzeugt der gleiche Reiz die gleiche Erfahrung und die gleiche Reaktion (HEBB, 1972, Kapitel 12). Zwei Beispiele sollen dieses beleuchten: Erstens, der in Kapitel 3, auf S. 78 beschriebene Reflexbogen ist ein Beispiel für eine starre Abfolge von Reiz und Reaktion. Zweitens, ein Lichtpunkt, der auf die Netzhaut einer gesunden Normalperson fällt, ruft in deren Hinterhauptlappen Nervenerregungen hervor. In diesen Fällen muß weder eine Wahrnehmung noch eine Interpretation der Situation stattfinden. Es handelt sich um eine reine Reflexreaktion oder einen mechanischen Registrierungsvorgang.

Bei der *Wahrnehmung* kann es eine variable Reaktion als Folge der Erfahrungen und Wünsche der betreffenden Person geben. Im Gegensatz zu der starren und unwandelbaren Reaktion bei der Empfindung kann bei der Wahrnehmung „der gleiche Reiz unterschiedliche Wahrnehmungen hervorrufen und unterschiedliche Reize die gleiche Wahrnehmung" (HEBB, 1966). Es ist allgemein bekannt, daß die gleiche Rorschach-Testkarte bei einer Anzahl von Betrachtern verschiedene Beschreibungen hervorruft und daß ein Film oder ein Theaterstück bei unterschiedlichen Teilnehmern im Auditorium Reaktionen hervorrufen kann, die von Mißfallen bis zu enthusiastischer Bewunderung reichen.

Wir könnten neuropsychologisch die Hypothese aufstellen, daß die beiden Prozesse, *Empfinden* und *Wahrnehmen*, sensible Nervenbahnen und entsprechende Projektionsareale im Bereich der Großhirnrinde benötigen. Die Wahrnehmung erfordert eine breitere Aktivierung der Hirnrinde, vermutlich, um durch eine umfassendere kortikale, neurale (H. DAVIS, 1964) und zirkulatorische Veränderung (RISBERG und INGVAR, 1973) eine weitergefaßte Verknüpfung von Bedeutung und Integration zu erreichen.

Es ist wichtig, daß Lehrer klar unterscheidbare Konzepte von Empfinden und Wahrnehmen haben, damit sie nicht in den gedanklichen Kurzschluß verfallen, daß ein dyslektisches Kind frei von visuellen Schwierigkeiten sein müsse, nur weil es bei einem Sehschärfetest normale Testergebnisse aufweist. Häufig haben Lehrer, durch dieses scheinbare Paradoxon getäuscht, den Schluß gezogen, daß „es nicht am Sehvermögen des Kindes liegen kann, da seine Augen in Ordnung sind", und sie haben sich dann nach anderen Ursachen für die Dyslexie umgesehen oder wegen der vermeintlichen Unlösbarkeit des Problems eine weitere Suche danach aufgegeben. Eine Prüfkarte für die Augen wird Wahrnehmungsverdrehungen ebenso wenig aufdecken wie ein Audiometer eine phonetische Wahrnehmungsstörung. Für die Diagnosestellung der Lernprobleme eines Kindes ist eine einwandfreie Information über seine Wahrnehmungsmodalitäten deshalb von großer Wichtigkeit.

Aufmerksamkeit

Es ist allgemein bekannt, daß alle Menschen von zahlreichen und den unterschiedlichsten Umweltreizen bombardiert werden, aber nur einige dieser Reize werden beantwortet und aufgenommen. Da „Aufmerksamkeit eine Auswahl spezifischer Informationen durch den Organismus einschließt ... ist es logisch, anzunehmen, daß die Aufmerksamkeit mit selektiven Bahnungsprozessen im Gehirn verknüpft ist" (HERNÁNDEZ-PEÓN und STERMAN, 1966). Die Aufmerksamkeit scheint in der Tat durch grundlegende Nervenstrukturen und charakteristische Nervenfunktionen bestimmt zu sein, deren sich Schulpsychologen oder Sonderpädagogen bewußt sein sollten.

Die erste dieser Nervenstrukturen ist der *Hirnstamm*, der vom verlängerten Rückenmark aufwärts bis zum Thalamus und der Großhirnrinde reicht. Die sensiblen Nerven, die mit dem Thalamus in Verbindung stehen, verzweigen sich: Einige gehen direkt zu ihren spezifischen sensiblen Kernen und von dort zu den entsprechenden sensorischen Arealen in der Großhirnrinde zum Sehzentrum, Hörzentrum und dem Zentrum für die Berührungsempfindung. Die anderen, einige Millionen von ihnen, stehen über den Thalamus mit allen Hirnrindenabschnitten in Verbindung. Die Funktion dieses Hauptstammes der Nervenverbindungen besteht darin, Wahrnehmungshinweise zu liefern, und die Funktion der übrigen Nervenbahnen, die zu den unspezifischen Arealen der Großhirnrinde führen, wird als ein „Wecksystem" (HEBB, 1972) angesehen.

Das retikuläre Aktivierungssystem scheint zwei Funktionen zu haben: Weckreize und selektive Aufmerksamkeit zu liefern. Während die neurophysiologische Forschung die „Weckfunktion" des Retikularsystems sicher nachgewiesen hat (MORUZZI und MAGOUN, 1949), besteht keine einheitliche Meinung über die Art und Weise, wie das Gehirn bestimmte Objekte auswählt, auf die es seine Aufmerksamkeit richtet, während alle anderen übergangen werden. Hemmvorgänge der Sinnesrezeptoren (HERNÁNDES-PEÓN, SCHERRER und JOUVET, 1956) scheinen dabei ebenso eine Rolle zu spielen wie das Aufnehmen oder Verwerfen von Sinneseindrücken, ein Vorgang, den P.M. MILNER (1970) als „gating" oder „Toröffnen" bezeichnete und der sowohl den Hirnstamm als auch die Hirnrinde betrifft, ebenso den Umfang an Erfahrung und Wissen sowie die Motivationsstärke der Person, die aufmerksam ist.

Der obere Teil des Hirnstammes vermittelt Weckreize und reguliert den Schlaf. Verschiedene Teile des Thalamus steuern die Aufmerksamkeitszuwendung von der inneren zur äußeren Welt. In gleicher Weise wie bei der Großhirnrinde ist die linke Seite des Thalamus mehr an sprachlichen Wahrnehmungen beteiligt, während die rechte Seite intensiver mit visuell-räumlichen Sinneseindrücken zu tun hat.

„Der spezifische Aufmerksamkeitsmechanismus scheint ein System zu sein, das unterschiedliche Großhirnareale von der äußeren auf die innere Welt ein- und ausschaltet" (CALVIN und OJEMANN, 1980, p. 97). Diese Autoren haben die interessante Überlegung vorgeschlagen, daß unter Umständen eine Minderleistung dieses selektiven Aufmerksamkeitssystems dazu führen könnte, den Stimuli, die von außen herangetragen werden, beispielsweise den Ausführungen eines Lehrers, nicht die entsprechende Aufmerksamkeit zu schenken. Das führt dazu, daß die Aufmerksamkeit leicht durch andere äußere oder innere Reizeindrücke abgelenkt wird.

Dieses Verhaltensmuster wird jedem erfahrenen Lehrer als typisch für viele lerngestörte Kinder bekannt sein. Viele dieser Kinder zeigen choreoide, das sind minimale, unwillkürliche, zuckende Bewegungen an Händen und/oder im Gesicht sowie andere neurologische Anzeichen, die Folgen einer Minderleistung des Thalamus oder des Striatums sein können (CALVIN und OJEMANN, 1980).

Während man annimmt, daß die Grobstruktur der Retikularformation die eingehenden Nervenströme von den Sinnesrezeptoren reguliert, um Aufmerksamkeit und Konzentration auszurichten, steuern einzelne Zellfunktionen sie in bestimmte Richtungen. Einige aufregende Forschungen der vergangenen zwei Jahrzehnte lieferten deutliche Hinweise für die Annahme, daß spezifische Großhirnrindenzellen auf spezifische Umgebungsreize reagieren. Im visuellen Bereich zeigten HUBEL und WIESEL (1959); HUBEL (1963), daß bei Katzen einige Rindenzellen im Bereich des Striatums auf senkrechte Lichstreifen reagieren, jedoch nicht auf horizontale oder schräge. Sie entdeckten, daß einige Zellen durch bestimmte Formen „eingeschaltet", benachbarte Zellen gleichzeitig gehemmt werden. Es stellt sich heraus, daß die „Ein-" und „Aus"gruppierungen der Zellen gegenseitig antagonistisch sind und keine zufällige Verteilung oder Funktion, sondern ein wohlgeordnetes Arrangement im Gehirn ist. Dieses waren Studien mit Mikroelektroden oder Einzelzelluntersuchungen, und sie lieferten die Information, die die Idee einer Zell-zu-Zell-Beziehung vom Netzhautmuster bis zur visuell-kortikalen Verschlüsselung unterstützen. MORELL (1961, 1967) stellte fest, daß einige, aber nicht alle Nervenzellen in der visuellen Großhirnrinde durch temporäre Verbindungen Gegenstand der Stimulation sind. Diese besonderen Zellen, die ursprünglich auf einen spezifischen Lichtreiz reagierten, konnten beeinflußt werden, auf einen zeitlich übereinstimmenden Klangreiz zu reagieren. Dieser Nachweis läßt den Schluß zu, daß einige Nervenzellen in der Großhirnrinde in ihren Reaktionen spezifisch und andere eher allgemeiner sind. Einige von ihnen können Zellen sein, die das Charakteristische erkennen (PRIBRAM, 1971), andere beziehen sich mehr auf Weckfunktionen und allgemeinere Aufgaben der Wahrnehmung und Interpretation.

Für den Pädagogen ist es interessant zu wissen, ob die „spezifische Reize ermittelnden Zellen" oder de facto jede sonstige größere Zellgruppierung der Großhirnrinde durch Lernvorgänge modifiziert werden können. Eine Forschergruppe an der Cambridge Universität in England (BLAKEMORE und COOPER, 1970; BLAKEMORE und MITCHELL, 1973)zog junge Katzen von Geburt an in vollständiger Dunkelheit auf, von wo aus sie zeitweilig in zylinderförmige Kammern gebracht wurden, deren Wände mit senkrechten schwarzen und weißen Streifen angemalt waren. Sie stellten fest, daß die Modifizierung des Hirnwachstums der jungen Katzen in einer kritischen sensiblen Periode stattfindet, die von der 3. bis zur 14. Lebenswoche reicht. Der 28. Tag schien in jeder Hinsicht der Tag der höchsten Empfindlichkeit zu sein. Untersuchungen mit Mikroelektroden bei Kontrolltieren zeigten zahlreiche, visuell nicht reagierende Zellen und viele andere, die keinerlei Bevorzugung der Orientierung aufwiesen. Bei den Versuchstieren zeigten jedoch alle, daß die

Mehrheit der Zellen in der primären Sehrinde innerhalb eines engen Orientie-
rungsbereiches streng vertikal ausgerichtet war. Es war sehr interessant, daß
sich keine Degeneration der nicht im Einsatz befindlichen Zellen nachweisen
ließ und daß auch keine stummen Rindenbezirke vorhanden waren. Kätzchen, die in einer Umgebung mit horizontal angeordneten Streifen gehalten
wurden, schienen gegenüber senkrechten Strukturlinien blind zu sein, sobald
man sie in eine normale Umgebung mit Tischen und Stühlen brachte. Die
Neuronen der „horizontal" aufgewachsenen Kätzchen zeigten eine Orientie-
rungsbevorzugung für horizontale Linien bis zu $\pm 20°$, und die Neuronen einer „senkrecht" aufgezogenen Katze zeigten eine entsprechende Bevorzugung
der vertikalen Orientierung. In einer normalen Umgebung „folgten die Kätzchen bewegten Gegenständen immer mit ungeschickten, ruckartigen Kopfbe-
wegungen, und sie versuchten oft Dinge zu berühren, die sich auf der anderen
Zimmerseite befanden und die weit außerhalb ihrer Reichweite lagen... Sie
liefen oft gegen Tischbeine und trippelten rasch umher" (BLAKEMORE und
COOPER, 1970).

Bei dem Versuch, die Arbeiten von Blakemore zu wiederholen, fand TEU-
BER (1975) keine solch eindeutigen Ergebnisse. Er berichtete jedoch über junge Katzen, die ausschließlich in einer Umgebung mit stroboskopischen Lichtmustern aufwuchsen und die keine „Richtungszellen" in ihrem Gehirn entwik-
kelten. Dies beeinträchtigte die Entwicklung der normalen visuellen Formerkennung, obwohl sie auf stroboskopische Lichtreize positiv reagierten.

Obwohl diese Untersuchungen alle nicht als beweiskräftig angesehen werden können, lassen sie vermuten, daß das kindliche Gehirn wahrscheinlich
Zellen in der Großhirnrinde entwickelt, von denen einige auf verschiedene
Wahrnehmungsmuster spezifisch und andere in ihren Funktionen und Reaktionen mehr allgemein sind. Tieruntersuchungen lassen erkennen, daß bei sehr
jungen Versuchstieren die nervlichen Funktionsmuster modifiziert werden
können. Weniger klar jedoch sind unsere Kenntnisse über die Verformbarkeit
oder Plastizität des kindlichen Gehirns. Trotzdem könnten wir die Hypothese
aufstellen, daß Kinder, die in einer Umgebung aufwachsen, in der sich kein
Lesestoff befindet, größere Schwierigkeiten haben könnten, Buchstabenformen zu erkennen, zu lesen und zu schreiben, als Kinder, die mit Büchern und
Geschichtenerzählen groß geworden sind. In den meisten Fällen dürfte dies allerdings wegen der negativen Einstellung, die von literarisch uninteressierten
Eltern vermittelt wird, schwer überprüfbar sein.

Der Psychologe wird erkennen, daß die physiologischen Prozesse des
Wachseins und der selektiven Aufmerksamkeit, wie sie oben beschrieben wurden, für das verantwortlich sind, was man in der Psychologie als „mental-set"
bezeichnet. Das ist die Bereitschaftshaltung, die es einem Menschen ermöglicht, auf wichtige Signalmuster sinnvoll zu reagieren und das „Hintergrund-
geräusch" zu ignorieren. Wenn man die möglichen Ursachen für eine Störung
dieser Vorgänge versteht, sollte das zu einer größeren Toleranz gegenüber der
Ablenkbarkeit von Schülern und damit zu besseren Methoden führen, ihre
Fähigkeit für eine den Umständen entsprechende Aufmerksamkeit zu steigern.

Die Bedeutung der Seitenasymmetrie für die Wahrnehmung

Wir haben bereits darüber gesprochen, daß eine Hirnschädigung oder eine Funktionsstörung der linken Großhirnhemisphäre normalerweise sprachliche Fähigkeiten beeinträchtigt, während eine Funktionsstörung der rechten Großhirnhemisphäre die visuell-räumliche Leistungsfähigkeit behindert. In diesem Abschnitt wollen wir einen Blick auf Untersuchungen werfen, die entwickelt wurden, um die Seitendifferenzen der Hirnhemisphären bei Menschen mit *normalem* Gehirn aufzuzeigen, die visuellen oder auditiven Stimulationen ausgesetzt wurden. Wir wollen uns also die angeborenen Wahrnehmungstendenzen im gesunden Gehirn ansehen.

Bevor einige Experimente über visuelle Wahrnehmung analysiert werden, sollten wir uns daran erinnern, daß die linke Hälfte jeder Netzhaut mit dem *linken* Hinterhauptlappen in Verbindung steht und jede *rechte* Netzhauthälfte mit dem rechten Hinterhauptlappen (Abb. 3.7, S. 72). Das bedeutet, daß bei Stimulation der linken Netzhauthälften lediglich die linke Großhirnhemisphäre in Anspruch genommen wird und durch Stimulation der rechten Netzhauthälften ausschließlich ein Verarbeitungsprozeß des neuralen Inputs in der rechten Großhirnhemisphäre erfolgt. Wenn die beiden Großhirnhemisphären eine angeborene Tendenz haben, sprachliche und räumliche Reizangebote unterschiedlich zu verarbeiten, dann sollte sich diese Tatsache bei gezielten Experimenten am gesunden Gehirn nachweisen lassen. Da alle einfallenden Lichtstrahlen durch die Augenlinse auf der gegenüberliegenden Seite der Netzhaut abgebildet werden, erregt ein optischer Reiz, der links von der Mittellinie in das linke Gesichtsfeld gelangt, Punkte in der rechten Hälfte beider Netzhautbereiche. In gleicher Weise wirken Objekte im Bereich des rechten Gesichtsfelds auf die linke Netzhauthälfte beider Augen ein (Abb. 3.7).

Um diesen Vorgang zu untersuchen, setzt man einen Probanden vor einen weißen Schirm, der in seinem Zentrum einen Fixationspunkt oder ein schwarzes Kreuz aufweist. Die Versuchsperson wird gebeten, das Kreuz zu fixieren und zu berichten, was sie sieht, wenn kurze optische Reize, die eine Zehntel- bis Fünftelsekunde dauern, entweder in das rechte oder das linke Gesichtsfeld eingeblendet werden.

In den 50er Jahren wurde entdeckt, daß bei Verabfolgung sehr kurzer Stimuli in das linke oder rechte Gesichtsfeld mit Hilfe eines Tachistokops sprachliches Reizmaterial rechten Gesichtsfeld gewöhnlich genauer wiedergegeben wird als im linken (HERON, 1957; MISHKIN und FORGAYS, 1952). Ein Tachistoskop ist eine Apparatur, die unter exakten Bedingungen sehr kurze Lichtstimuli abgibt. Damals wurde dies völlig im Sinne erlernter Sehgewohnheiten interpretiert, die beim Lesen erworben werden. Dr. Doreen KIMURA, eine kanadische Psychologin an der McGill Universität in Toronto, kam jedoch als erste auf den Gedanken, daß diese Asymmetrie zumindest teilweise durch die dominierende Beteiligung der linken Hemisphäre im Hinblick auf die Verarbeitung von Wörtern und Buchstaben zurückzuführen sei (KIMURA, 1961b). Diese neuropsychologische Interpretation, ergänzt durch die

Kenntnisse, die man bereits über Lernen durch Wahrnehmung besaß, führte zu zahlreichen Forschungen über Wahrnehmungsasymmetrien (DIMOND und BEAUMONT, 1974; KIMURA, 1959, 1961a, b, 1966, 1969, 1973a; KIMURA und DURNFORD, 1974; KINSBOURNE und SMITH, 1974).

Die Entdeckung eines möglichen Zusammenhangs zwischen Hirndominanz und Wahrnehmungsasymmetrie in den rechten und linken Gesichtsfeldern und den rechten und linken Ohren war ein wichtiger Fortschritt auf dem Wege zu neuen neuropsychologischen Erkenntnissen. Ein Leser, der sich hierfür interessiert, sollte KIMURA frühe Arbeiten (1959) lesen, in denen sie die Überlegenheit des rechten Gesichtsfeldes lediglich im Sinne einer gesteigerten Bahnung beim Lesen zu erklären sucht. Sie fühlte jedoch, daß irgendeine andere Größe wirksam sein müsse, denn sie kam zu dem Schluß, daß das neurale Feedback-Modell der erlernten Augenbewegungen „nicht die vollständige Erklärung dafür sein könne" (KIMURA, 1959). Aufgrund ihrer Untersuchungen zum dichotischen Hören und ihrer Arbeiten über Fälle von Schläfenlappenläsionen kam sie jedoch innerhalb von 2 Jahren zu dem Ergebnis, daß die gekreuzten Hörnervenbahnen leistungsfähiger sind (KIMURA, 1961a). Um dies zu verstehen, muß der Leser daran erinnert werden, daß jedes Ohr zwar mit beiden Schläfenlappen nervlich verbunden ist, daß aber die gekreuzten Nervenbahnen oder die Verbindungen zu der gegenüberliegenden Großhirnhemisphäre stärker vertreten sind als diejenigen, die zum gleichseitigen Schläfenlappen ziehen (s. Abb. 3.8, S. 74). KIMURA (1961b) übertrug vernünftigerweise ihre Rückschlüsse über das Gehör auch auf den Gesichtssinn: „Wenn die hier vermutete Beziehung zwischen der Identifizierung sprachlicher Laute und der Hemisphäre, in der sie ankommen, korrekt ist, könnte man für *visuell* angebotenes sprachliches Material einen gleichsinnigen Effekt erwarten." Nachdem die Bedeutung der Hirndominanz herangezogen worden war, um, wie beim Lernvorgang, Wahrnehmungsdifferenzen für sprachliche und nichtsprachliche visuelle und auditive Stimuli zu erklären, konnten viele früher unklare Diskrepanzen begriffen werden.

In weitergehenden Untersuchungen zeigte KIMURA (1966) eine Überlegenheit der Funktion der rechten Großhirnhemisphäre oder des linken Gesichtsfeldes für räumliche Vorstellungen auf. Dabei lieferte sie nicht nur eine hervorragende Zusammenfassung ihrer Arbeit über die Überlegenheit des linken Gesichtsfeldes für die Aufzählung von Punkten und des rechten für die Identifizierung von Buchstaben, sondern berichtete auch über folgende Ergebnisse (KIMURA und DURNFORD, 1974): bessere Erkennung geometrischer Formen durch das linke Gesichtsfeld, Geschlechtsunterschiede für die räumliche Ortsbestimmung, wobei Männer einen signifikanten linksseitigen Gesichtsfeldeffekt aufwiesen; bessere binokulare Tiefenwahrnehmung im linken Gesichtsfeld, jedoch keine unterschiedliche monokulare Tiefenwahrnehmung und eine geringgradig bessere Identifizierung schräg verlaufender Linien im linken Gesichtsfeld.

Der Leser, dem diese Ideen neu sind, muß sich darüber im klaren sein, daß die funktionellen Asymmetrien der Großhirnhemisphären nicht starr sind und nicht ausschließlich durch sprachliche und nichtsprachliche Reizangebote bestimmt werden. Wie wir bereits im Kapitel 4 gezeigt haben, sind auch andere Größen beteiligt, wie die Aufmerksamkeit (KINSBOURNE, 1975c), die Erwartungshaltung (SPELLACY und BLUMSTEIN, 1970), das Niveau der intellektuellen Komplexität oder Schwierigkeit (BUFFERY, 1976), das Alter des Kindes (BAKKER, TEUNISSEN und BOSCH, 1976), die Reizkomplexität (UMILTA, BAGNARA und SIMION, 1978) und die Sinnesmodalität des Stimulus (DAVIS und WADA, 1977). Im Kapitel 7 und im Verlauf des Buches werden diese Ideen weiterverfolgt.

Die Unfähigkeit, Gesehenes zu erkennen (visuelle Agnosie)

Da es häufig einfacher ist, kleine Unvollkommenheiten im Verhalten innerhalb des Normbereiches zu verstehen, wenn man stark ausgebildete Abweichungen untersucht, werden wir einen kurzen Blick auf einen schweren, klinisch ziemlich seltenen Fall einer gestörten und entstellten visuellen Wahrnehmung werfen. Obwohl nicht alle Neurologen über die Definition des Begriffes visuelle Agnosie einer Meinung sind, kann man sie als eine Störung der Wahrnehmungserkennung auffassen, die durch eine Funktionsstörung höhergelegener Hirntätigkeiten verursacht wird. FREDERIKS (1969a) hat das Syndrom folgendermaßen beschrieben: „...die gestörte Erkennung eines sinnlich dargebotenen Objektes, wobei gleichzeitig die Behinderung nicht auf eine Schädigung des Sinnesorganes, auf eine Geistesschwäche, eine Störung des Bewußtseins und der Aufmerksamkeit oder ein Nichtvertrautsein mit dem Objekt zurückzuführen ist".

BENSON und GREENBERG (1969) berichteten über den seltenen Fall eines Mannes mit normalen Gesichtsfeldern, jedoch einer stark behinderten Formerkennung. Im Alter von 25 Jahren hatte dieser Mann infolge der Einatmung von Kohlenmonoxidgasen aus einer defekten Rohrleitung in einem Duschraum beim Militär einen diffus ausgebreiteten Hirndauerschaden erlitten. Vor diesem Unfall war er körperlich normal und gesund gewesen. Im Anschluß daran konnte er Farben benennen und bewegten optischen Reizen folgen. Er konnte jedoch Gegenstände, die ihm vertraut waren und vor ihn hingestellt wurden, durch bloßes Betrachten nicht erkennen. Obwohl seine Bewegungen ungeschickt und fahrig waren, konnte er im Krankenhaus die Korridore entlanggehen, ohne an Möbelstücke anzustoßen. Gesprochene Sprache verstand er normal, und seine taktile Formerkennung (Stereognosie) war nicht beeinträchtigt. Visuell war er jedoch unfähig, große Buchstaben oder Zahlen an einer Wandtafel zu erkennen, obwohl er sie bezeichnen konnte, wenn er beim langsamen An-die-Tafelschreiben zuschaute. Dies läßt vermuten, daß er für die Formerkennung von Buchstaben eher propriozeptive als visuelle Hilfsmittel heranzog.

Sein Kurz- und Langzeitgedächtnis sowie seine Sprache waren sowohl hinsichtlich des Sprachverständnisses als auch des Sprechens und der Fähigkeit, Sätze zu wiederholen, völlig normal. Obwohl er Farben richtig benennen konnte, war er unfähig, Gegenstände, Bilder von Gegenständen, Körperteile, Buchstaben, Zahlen oder geometrische Figuren durch einfaches Ansehen zu identifizieren. Andererseits konnte er Gegenstände durch Berührung, Geruch und Klang erkennen. Er war total unfähig, Buchstaben oder einfache Figuren nachzuzeichnen, ein Zustand, der teilweise einer fortgeschrittenen Entwicklungsagraphie ähnelte.

Aus einer Gruppe von Personen konnte er, solange sie nicht sprachen, weder seinen Arzt noch Familienangehörige wiedererkennen, und er verwechselte sein eigenes Spiegelbild mit demjenigen seines Arztes. Dieser Fall illustriert eine hochgradig selektive visuelle Wahrnehmungsstörung, nämlich die Unfähigkeit, Formen von vertrauten Gegenständen oder Buchstaben zu erkennen. Da vor dem Unfall diese Fähigkeiten bei ihm völlig normal ausgebildet waren, können wir annehmen, daß durch diesen höchstwahrscheinlich eine Dauerschädigung derjenigen Assoziationsfelder erfolgte, die für die visuelle Formerkennung wichtig sind.

Dieser Fall einer visuellen Agnosie führt uns sehr eindringlich vor Augen, daß eine Hirnschädigung oder eine Hirnfunktionsstörung die Fähigkeit für das normale visuelle Erkennen allgemein bekannter Gegenstände, Personen oder Buchstaben erheblich beeinträchtigen kann. Das zuletzt Genannte interessiert den Heilpädagogen besonders, da es ihm einen Hinweis auf eine mögliche primäre Ursache der Dyslexie geben kann. Es muß jedoch erwähnt werden, daß nicht alle Patienten mit visueller Formagnosie Dyslektiker sind, wie umgekehrt nicht alle Dyslektiker an einer Behinderung der visuellen Formwahrnehmung leiden müssen.

LEVINE hat 1978 den besonders interessanten Fall einer Frau berichtet, die Ende ihrer 5. Lebensdekade an einem Hirntumor in der unteren hinteren Subkortikalregion des Gehirns erkrankte. Der Tumor, der einem progredient raumfordernden Typ entsprach, drückte den rechten Hinterhauptlappen mit einer solchen Gewalt nach rechts und unten gegen das Kleinhirn, daß ihr Gang unbeholfen wurde. Um den Tumor operativ entfernen zu können, war der Hirnchirurg gezwungen, den Hinterhauptlappen sowohl an seinem oberen (falxnahen) als auch an seinem unteren (tentoriumnahen) Ende einzuschneiden. Nach dem chirurgischen Eingriff war die Frau nicht mehr in der Lage, ihre eigenen Verwandten, ihre Ärzte oder das Krankenhauspersonal wiederzuerkennen. Ihre Sprache war jedoch fließend, ihr Sprachverständnis ausgezeichnet und ihr Lesevermögen bei Verwendung großer Druckbuchstaben zufriedenstellend.

Wahrscheinlich war in dem Fall von Benson und Greenberg eine *doppelseitige Schädigung* der Hinterhauptlappen eingetreten, da der Schaden diffus auftrat, so daß sowohl das visuelle Lesevermögen als auch die Gegenstandserkennung gestört waren. Im Gegensatz dazu war bei dem Fall von LEVINE der *rechte* Hinterhauptlappen chirurgisch stark beschädigt worden, wodurch es zu einer visuellen Gegenstandsagnosie kam. Da jedoch die *linke* Großhirnhemisphäre nicht davon betroffen war, blieben das Lesevermögen, das Sprechen und die Sprache intakt. Im Kapitel 8 werden wir die neurologischen Ursachen der Dyslexie eingehender besprechen.

Auditive Wahrnehmungsstörungen

In Kapitel 3 und zu Anfang dieses Kapitels haben wir bereits kurz über zwei Fälle von auditiver Wahrnehmungsstörung gesprochen. Da die dort geschilderten Vorgänge für das normale Lernvermögen wesentlich sind, wollen wir die Konsequenzen einer Hörfunktionsstörung in diesem Kapitel eingehender besprechen.

Zunächst muß sich jeder Diagnostiker und jeder Lehrer darüber im klaren sein, daß eine auditive Wahrnehmungsstörung von einer Schädigung oder Funktionsstörung der Nerven herrühren kann, die

1. im *peripheren* Anteil des Hörnervensystems liegen kann und zu Taubheit oder einem bestimmten Ausmaß an Hörverlust führt und/oder
2. in den *zentralen* Hörnervenbahnen im Gehirn oder im auditiven Großhirnrindenareal liegen kann, die zu bestimmten Arten einer auditiven Agnosie führt.

Da geringgradige Hörverluste oft übersehen werden und in nahezu allen Fällen zumindest die Teilursache einer Lernstörung sind, ist es unbedingt erforderlich, zu Beginn einer Untersuchung eine zuverlässige audiometrische Testung durchführen zu lassen. Wenn das Kind offensichtlich schlecht hört, kann eine entsprechende Hörhilfe seine Schwierigkeiten kompensieren helfen. Wenn die Hirnfunktionen dieses Kindes normal arbeiten, sollte es damit in der Lage sein, normal oder annähernd normal zu lernen. In einem solchen Falle befindet sich die organische Störung in der *Peripherie* des Sinnesorgans und nicht *zentral*, so daß die Korrektur der Sinneswahrnehmung dem Kind die Voraussetzung zu einer normalen Lernsituation liefert.

Die Überprüfung der Hörmängel, die zu Lernschwierigkeiten in der Schule führen können, haben gezeigt, daß bei den meisten ein „Hörverlust im Hochfrequenzbereich, verbunden mit einer abfallenden Konfiguration des Audiogramms" besteht (SCHAIN, 1972). Diese Störungen sind manchmal in einem bestimmten Ausmaß mit Sprachstörungen verbunden. WEPMAN (1975) weist jedoch darauf hin, daß für diese Annahme bisher noch keine eindeutigen Forschungsergebnisse vorliegen, die sie bestätigen könnten.

Sobald ein Lehrer darüber informiert ist, daß ein Hörverlust besteht und die Ausprägung der Störung kennt, sollte er in der Lage sein, die Art der Behandlung dieses Falles durch einen Sprachtherapeuten oder Schulpsychologen zu beurteilen.

Obwohl Fälle von *zentraler* Taubheit wesentlich seltener sind als solche mit sensorischer oder peripherer Taubheit wirken sie sich in ihrem negativen Einfluß auf das Lernvermögen verheerender aus. Das sind die Fälle, bei denen eine auditive Agnosie für Sprache, nichtsprachliche Klänge und Musik besteht und eine Unfähigkeit, Klangreize zu erkennen und zu deuten, obwohl das Hören an sich dabei intakt sein kann (FREDERIKS, 1969a). Neurologen und Audiologen können zwar ausgefeiltere und auch endgültigere Klassifizierungen für diese Fälle liefern, doch dürfte es für Lehrer und Kliniker zweckmäßiger sein, die Aufmerksamkeit nur auf diejenigen Aspekte der Hörwahrnehmung und Wahrnehmungsstörung zu lenken, die eng mit dem Lernvermögen in der Schule zusammenhängen. Diese betreffen:

1. Die Wahrnehmung von Gesprochenem und Sprache. Die Störung dieser Funktionen wird als *rezeptive Aphasie* bezeichnet.
2. Die Wahrnehmung nichtsprachlicher Umweltgeräusche, wie beispielsweise einer Alarmglocke für Feuer, einer Pfeife oder des Händeklatschens. Eine solche Störung wird als *auditive Agnosie* bezeichnet.
3. Die Wahrnehmung von Musik und der Freude daran. Die Störung dieser Funktion wird als *Amusie* bezeichnet.

Die auditive Wahrnehmungsstörung des Sprechens wird in diesem Zusammenhang nicht besprochen, da die *sensorische Aphasie* ausführlich im Kapitel 8 behandelt wird. Neurologisch ist jedoch interessant, daß diese Wahrnehmungsstörung durch eine Hirnschädigung oder Hirnfunktionsstörung im Wernickeschen Sprachzentrum auf der dominierenden Hirnhemisphäre verursacht wird (LURIA, 1966).

Im Gegensatz dazu erscheint es möglich, daß die *nichtsprachliche Klangerkennung* mehr von der nichtdominierenden Großhirnhemisphäre abhängig ist. Obwohl solche symbolischen Vorgänge subtileres Verstehen und Erfassen beanspruchen, scheint es sicher zu sein, daß beide Großhirnhemisphären zunehmend daran beteiligt sind, und zwar besonders die erste und zweite Windung der beiden Schläfenlappen (FREDERIKS, 1969a).

Tatsächlich schließen alle oder die meisten Aufgaben auditiver Wahrnehmung der sog. nichtsprachlichen Stimuli einen gewissen Grad an sprachlicher Verarbeitung mit ein. Beim Spreen-Benton-Klangerkennungstest (SPREEN und BENTON, 1969/77) wird das Kind aufgefordert, die Herkunft des Geräusches zu bezeichnen, nachdem es von einem Tonband das Miauen einer Katze, das Läuten einer Kirchenglocke, das Händeklatschen von Personen und ähnliche Geräusche gehört hat. Für ein aphasisches Kind verwendet man ein „Multiple-choice-Formular", das ihm ermöglicht, die Wortfindungsaufgabe zu umgehen, indem es entsprechende Bilder ankreuzt. Sogar bei dieser Art des Testes, die entwickelt wurde, um die sprachlichen Anteile so niedrig wie möglich zu halten, ergibt sich ein Symbolgehalt, der wahrscheinlich einen gewissen Grad von sprachlicher Aktivität enthält. Möglicherweise ist die einzige nichtsprachliche Klangstimulation die Musik selbst, und alle diesbezüglichen klinischen Hinweise legen die Vermutung nahe, daß eine *motorische Amusie* – das ist die Unfähigkeit, zu singen oder eine Melodie nachzuahmen – von einer Schädigung des rechten Stirnlappens herrühren kann, in einem Bereich nahezu spiegelbildlich gegenüber dem Brocaschen Rindenbezirk.

Die *rezeptive Amusie* – das ist die Unfähigkeit, eine Melodie zu erkennen oder sich an Musik zu erfreuen – scheint demgegenüber beide Schläfenlappen einzubeziehen (WERTHEIM, 1969). Wenn jemand ein Lied mit Text singt, sind beide Großhirnhemisphären beteiligt. Diese Zusammenhänge konnte WADA in einem einfachen klinischen Test deutlich demonstrieren (WADA, CLARKE und HAMM, 1975). Er forderte einen Patienten nach einer Injektion von Natriumamytal in die linke Halsschlagader auf, eine allgemein bekannte

Melodie zu singen. Patienten mit einer linkshemisphärischen Sprachdominanz, wie sie die meisten Menschen besitzen, können die Melodie summen, ohne jedoch ein Wort zu formulieren. Bei Injektion des Amytals in die rechte Halsschlagader können die gleichen Patienten die Worte dieses Liedes monoton aufsagen, sind jedoch unfähig, auch nur einen Ton der Melodie dazu zu singen. Wada fand dieses asymmetrische Muster bei der Mehrzahl der von ihm untersuchten Patienten.

Eine Literaturübersicht über die auditiven Wahrnehmungsstörungen zeigt, daß die meisten – wenn nicht alle – Patienten geringe Zeichen einer rezeptiven Aphasie aufweisen oder Schwierigkeiten im Verstehen gesprochener Sprache haben. Sehr selten kann man beobachten, daß ein Patient einfache Umweltgeräusche nicht erkennt, jedoch keine Schwierigkeiten im Verstehen oder Wiedergeben von Sprache hat. Ein solcher Fall wurde von SPREEN, BENTON und FINCHAM (1965) berichtet.

Es handelte sich hierbei um einen 65jährigen Mann, der einen Schlaganfall in der rechten Hirnhemisphäre erlitten hatte, wodurch es zu einer Lähmung des linken Arms und des linken Beins (linksseitige Hemiparese) kam. Diese Hemiparese verschwand in den folgenden 6 Monaten allmählich, wonach linksseitige klonische Krämpfe auftraten. Von diesen Krampfanfällen war seine rechte Körperhälfte nicht betroffen, woraus man den Schluß ziehen konnte, daß er an einer einseitigen Schädigung der rechten Hirnhemisphäre litt. Die Krämpfe konnten durch Antikonvulsiva (krampfanfallvermeidende Medikamente) erfolgreich behandelt werden. Wegen Stirnkopfschmerzen, emotioneller Persönlichkeitsveränderungen, Schwierigkeiten beim Gehen und einer leichten Einschränkung der linken Gesichtsfeldhälfte mußte der Patient während der folgenden 2 Jahre von Zeit zu Zeit das Krankenhaus aufsuchen. Ein EEG zeigte abnorme Aktivitäten, vorwiegend über der rechten Schläfenlappenregion.

Neuropsychologische Tests ergaben eine völlig normale Allgemeinintelligenz, doch hatte er größte Schwierigkeiten bei Aufgaben, deren Bewältigung räumliches Sehen erfordert, also Leistungen, die bei rechtsseitigen Hirnfunktionsstörungen in Mitleidenschaft gezogen sind. Die Fingerlokalisation war für die rechte Hand normal, für die linke herabgesetzt, obwohl eingehende Sprachuntersuchungen keine Hinweise auf eine Aphasie ergaben. Er war unfähig, ein Maschinengewehr, das Klopfen auf Holz, das Zuschlagen einer Tür, Applaus oder das Plätschern von Wasser zu erkennen. Diese schwere Störung der akustischen Klangdeutung zeigte er in gleicher Weise bei mehreren Tests, die im Laufe der 18 Monate bis zu seinem Tode durchgeführt wurden. Andererseits konnte er relativ gut Rechenaufgaben lösen und wies keinerlei Behinderungen beim Lesen und Schreiben oder beim normalen Unterhalten auf.

Bei der Autopsie fand sich eine ausgedehnte Gewebezerstörung im Bereich des rechten Stirn-, Schläfen- und Scheitellappens. Die linke Hirnhemisphäre und das Corpus callosum waren völlig normal.

Die Hinweise, die dieser Fall liefert, lassen vermuten, daß nichtsprachliche Geräusche vorwiegend von der rechten Hemisphäre verarbeitet werden, daß jedoch, sobald eine stärkere sprachliche Verarbeitung notwendig ist, beide

Hirnhemisphären verstärkt eingreifen. Parallelen dazu sind die Fälle mit rechtsseitiger Schläfenlappenläsion, die ein herabgesetztes Tongedächtnis haben (B. MILNER, 1962) und im dichotischen Erkennen von Melodien oder Tonqualitäten beeinträchtigt sind (KIMURA, 1964; SPELLACY, 1970; SPELLACY und BLUMSTEIN, 1970).

Das Reihenfolgevermögen (Sequencing)

Die dem Reihenfolgeverhalten zugrundeliegenden neurologischen Mechanismen beginnen wir erst allmählich zu verstehen. Ein früher an Affen durchgeführtes Experiment (KIMBLE und PRIBRAM, 1963) läßt vermuten, daß die linke Hirnhemisphäre, speziell der linke Hippocampusbereich, für die Steuerung von Reihenfolgevorgängen bestimmend sei. LASHLEY schrieb 1948, die Untersuchung der Sprache und der Nachweis, daß das Gehirn Wörter zu einem Satz vorbereitet oder, unmittelbar bevor sie ausgesprochen werden, bereitstellt, legt die Vermutung nahe, daß bei der Regulierung des zeitlichen Ablaufs „irgendwelche Scan (Abtast)-Mechanismen eine Rolle spielen müssen" (LASHLEY, 1951). Er räumte jedoch ein, daß ihm über die Natur dieses Auswahlmechanismus oder seine Lokalisation im Zentralnervensystem nichts bekannt sei. Um bei Patienten Hirnschädigungen nachzuweisen, haben wir in unserem Laboratorium einen Apparat hergestellt, in dem bewegte Lichtpunkte in bestimmter Reihefolge erscheinen (GADDES, 1966a, 1969b). Bei einer ersten Untersuchung (GADDES und TYMCHUK, 1967) stellten wir fest, daß Patienten mit Schädigungen der linken Hirnhemisphäre im Vergleich zu denen mit einer Schädigung der rechten im Wiedererkennen aufeinanderfolgender Lichtmuster schlechter abschnitten. Auch Fälle mit Schädigungen des Stirnhirns zeigten schlechtere Ergebnisse als diejenigen mit einer Läsion im Hinterhauptlappen. Diese Untersuchungen ließen vermuten, daß für die Steuerung bestimmter Reihenfolgefunktionen die *linken* Stirnhirnareale von Bedeutung sind.

Bei einer etwas später durchgeführten Untersuchung an Patienten mit chirurgisch voneinander getrennten Hemisphären wurden die Testpersonen aufgefordert, zwei oder drei Figuren mit absurden Formen sowie einige ihnen gut vertraute Haushaltsgegenstände abzutasten und sie dann aus dem Gedächtnis in der richtigen Reihenfolge wiederzugeben. „Unabhängig von der Art des Reizes oder der Länge der Sequenzen und in Übereinstimmung mit der allgemein üblichen Verbindung zwischen Sprache und zeitlicher Reihenfolge war bei Patienten, bei denen eine vollständige Durchtrennung der Verbindungen im vorderen Hirnbereich bestand, die linke Hemisphäre besser als die rechte" (D. ZAIDEL und SPERRY, 1973). Aufgrund dieses Befundes erhebt sich die Frage, ob die linke Hirnhemisphäre normalerweise sprachdominant ist, da sie offenbar genetisch mit dem „Abtastmechanismus" ausgerüstet ist, der die zeitliche Reihenfolge bestimmt. Sollte dies der Fall sein, dann ist die linke Hirnhemisphäre zwar besser als die rechte, jedoch nicht ausschließlich dafür ausgestattet, um eine sinnvolle Reihenfolge für Sprachwahrnehmung und Sprachausdruck zu liefern. Man kann jedoch nicht sagen, daß die rechte Hirnhemisphäre „sprachlos" sei, da einige Befunde aus jüngerer Zeit gezeigt haben, daß sie begrenzte Sprachfunktionen besitzt (GAZZANIGA und HILLYARD, 1971; E. ZAIDEL, 1973).

Zweifellos interessierten die Forschungen der Psychologen über dieses Phänomen (BRYDEN, 1960a; EPSTEIN, 1963; GOTTSCHALK, 1962, 1965; P. M. MILNER, 1961) auch die Pädagogen, da innerhalb der letzten 15 Jahre in heilpädagogischen Büchern die Erwähnung von Reihenfolgefunktionen, sowohl motorisch als auch perzeptiv, anstieg, im Sinne einer empfehlenswerten Korrekturmaßnahme zunehmend häufiger, jedoch ohne eine planmäßige empirische Berechtigung hierfür (JOHNSON und MYKLEBUST, 1967; KEPHART, 1960/1971, 1964; MYERS und HAMMILL, 1969; VALETT, 1973).

Da sich alle Verhaltensvorgänge in einem zeitlichen Kontinuum abspielen und Reihenfolgen im Schulunterricht bei Aufgaben wie Lesen, Buchstabieren und Addieren leicht angetroffen werden können, erscheint es von vornherein logisch, daß für gutes Lernen eine leichte Auffassungsgabe für Reihenfolgeabläufe wesentlich ist.

Der Hauptgrund dafür, daß heilpädagogische Maßnahmen für ein Reihenfolgetraining lerngestörter Kinder wenig vernünftig gefördert wurden, dürfte auf der bislang nur sehr geringen Forschung auf diesem Gebiet beruhen. Ende der 50er Jahre führten eine Anzahl von Studenten der letzten Studiensemester und einige Forscher an der Mc Gill-Universität (BRYDEN, 1960A, 1962, 1966, 1967; GOTTSCHALK, 1962, 1965; HERON, 1957; KIMURA, 1959; P. M. MILNER, 1961) aufgrund des Interesses und der Anregungen D. O. HEBB einige aufschlußreiche Untersuchungen über die logische und ordentliche Anordnung von Denken und Handeln durch, die LASHLEY (1951) als die „komplizierteste Art des Verhaltens, die ich kenne" beschrieb.

Einige pädagogische Literaturhinweise lieferten Forschungsergebnisse für den Zusammenhang zwischen der Fähigkeit, in der richtigen Reihenfolge zu denken, und dem Lernen in der Schule oder versuchten ihn zu untersuchen. CHALFANT und SCHEFFELIN (1969) haben in einer geistreichen Übersicht Forschungsergebnisse, die im Zusammenhang mit Lernfunktionsstörungen von Kindern stehen, das Reihenfolgevermögen bei der auditiven Wahrnehmung diskutiert. Für die Sinnesorgane „Sehen" und "Tastsinn" gibt es jedoch keine vergleichbaren Studien, obwohl diese Sinnesorgane beim „visuellen Abtasten und Verfolgen" und dem taktilen Erkennen von „Bewegungsmustern" eine Rolle spielen. Eine sorgfältig kontrollierte Untersuchung der Reihenfolgefähigkeiten von Kindern mit gutem und schlechtem Lesevermögen wurde an der Mc Gill-Universität von WIENER, BARNSLEY und RABINOVITCH (1970) durchgeführt. Sie untersuchten die Fertigkeiten von guten und schlechten Lesern sowohl in Reihenfolgetests als auch in Nicht-Reihenfolgetests, die die Sinnesmodalitäten für Hören, Sehen und Fühlen umfaßten. Dabei fand sich bei ihren Testbatterien zwischen guten und schlechten Lesern hinsichtlich deren Fähigkeit der Reihenfolgebildung kein Unterschied.

Das soll natürlich nicht heißen, daß zwischen erfolgreichen Unterrichtslei-
stungen und dem Reihenfolgevermögen kein Zusammenhang besteht. Es bedeutet vielmehr, daß entweder die Testanforderung für das Reihenfolgevermögen nicht eindeutig mit den Fähigkeiten für das Lese- und Schreibvermögen korreliert war oder die nichtsprachlichen Reihenfolgeaufgaben typischerweise in geringerem Maße untereinander in Beziehung stehen als sprachliche
Reihenfolgeaufgaben. Alle Aufgaben, die von WIENER, BARNSLEY und
RABINOVITCH überprüft wurden, beruhten auf nichtsprachlichen Wahrnehmungen in jedem der drei angeführten Sinnesbereiche.

DAS, KIRBY und JARMAN (1979), DENCKLA (1979), LEONG (1975,
1976), MATTIS (1978) und SENF (1969) sind weitere Untersucher, die die
Bedeutung von Reihenfolgeprozessen beim Lernen in der Schule untersucht
haben.

Von BAKKER (1972) in den Niederlanden wurde vermutlich die erste
umfassende Untersuchung über zeitliche Reihenfolgewahrnehmung und Lesen durchgeführt. Er untersuchte die visuelle, auditive und haptische Reihenfolgewahrnehmung von normalen und lerngestörten Kindern zwischen dem 7.
und dem 11. Lebensjahr. BAKKER definierte seine Begriffe sehr sorgfältig.
Für ihn bedeutete *Reihenfolge* die Darbietung zweier *identischer* Stimuli, beispielsweise Töne oder Lichtblitze mit einem dazwischenliegenden zeitlichen
Intervall. Im Gegensatz dazu bedeutet *Sequencing* (zeitliche Reihenfolge) die
geordnete Aufeinanderfolge *unterschiedlicher* Stimuli, so daß sie einzeln identifiziert werden können, beispielsweise Töne unterschiedlicher Tonhöhe.

BAKKER fand zwei Reaktionstypen auf Reihenfolgestimuli heraus: die
Imitation und die *Deutung*. Ein Beispiel für Imitation ist die Aufgabe, Zahlen
vorwärts zu wiederholen. In diesem Fall kann die Testperson das Klangmuster, ohne sich der Zahlen bewußt zu werden, einfach nachsprechen. Ein Auf-
gabenbeispiel für Deutung ist es, Zahlen rückwärts nachzusprechen, da die
Testperson in diesem Falle die Position einer jeden Zahl erkennen und ihre
Reihenfolge angeben muß. Neuropsychologisch gesehen, scheint es so zu sein,
daß die Imitation vorwiegend unbewußt und subkortikal verarbeitet wird,
während die Deutung oder Analyse selektive Aufmerksamkeit und Gedächtnis erfordert und vermutlich eine ausgedehntere kortikale Funktion darstellt.

BAKKERs Forschungen, die Ende der 60er Jahre abgeschlossen waren,
führten ihn zu dem Schluß, daß *sprachliche* Reihenfolgetests zwischen guten
und schlechten Lesern zu unterscheiden vermögen, während das bei *nichtsprachlichen* Reihenfolgetests nicht der Fall ist. Seine nichtsprachlichen Tests,
die von den Kindern verlangten, eine Reihe von Bildern anzusehen, waren
zeitlich jedoch nicht limitiert. Der Dynamic Visual Retention Test oder
DVRT (GADDES, 1966a) bot Gelegenheit, die Möglichkeit zu testen, ob die
Reihenfolgegeschwindigkeit ein wichtiger ursächlicher Faktor ist. Er wurde
entwickelt, um Lichtmuster in unterschiedlichen Geschwindigkeiten darzubie-
ten, wobei Lichteinwirkungszeiten und -pausen in der Größenordnung von
Zehntelsekunden erfolgen.

In zwei Pilotuntersuchungen wurden acht stark retardierte Kinder und
acht erwachsene Dyslektiker mit Gruppen normaler Leser mit entsprechen-

dem IQ (nach dem Wechsler-Handlungsteil) verglichen. Erwartungsgemäß zeigten die Dyslektiker in beiden Gruppen schlechtere Ergebnisse, wenn die Geschwindigkeit der Lichtabfolge erhöht wurde. Bei den Kindern zeigten die Lerngestörten im Vergleich zur Kontrollgruppe im DVRT einen signifikanten Unterschied (p < 0,001). Dieser Test war ausschließlich für *nichtsprachliche* visuelle Reihenfolgeaufgaben entwickelt worden (GADDES, 1982). Eine tachistoskopische Reihenfolgepräsentation einzelner Buchstaben mit langsamen und schnellen Geschwindigkeiten unterschied nicht zwischen guten und schlechten Lesern, obwohl es sich hierbei um einen *sprachlichen* Reihenfolgetest handelt. Die gleichen grundsätzlichen Ergebnisse erhielt man auch bei der Untersuchung mit erwachsenen Personen.

Diese Ergebnisse standen im Widerspruch zu BAKKERS allgemeiner Schlußfolgerung, und für diese Differenz gibt es Gründe. Obwohl der Dynamic Visual Retention Test (DVRT) ein nichtsprachlicher Test zu sein scheint (auf dem Bildschirm erscheint eine Serie von Lichtern), wird das Kind aufgefordert, die Lichter zu zählen, um ihm zu helfen, bei der zweiten Sequenz die geänderten Lichter zu identifizieren. Darüber hinaus zwingt die rasche Geschwindigkeit von einer Zehntelsekunde das Kind zu Hirnverarbeitungsfunktionen, die bei den langsameren Betrachtungsaufgaben in BAKKERs Forschungen mit einer Zeitfrequenz von 1 Minute oder ohne zeitliches Limit nicht gegeben waren.

Das Wissen vom Reihenfolgeverhalten hat sich seit Ende der 50er Jahre von der Vorstellung eines festen Ortes im Gehirn für das Reihenfolgeerkennen zu einer wesentlich dynamischeren Ansicht umgewandelt. 1963 schrieb EFRON: „Die zeitliche Analyse von Reihenfolgevorgängen, Intervall und Gleichzeitigkeit wird bei Rechtshändern und der Mehrzahl der Linkshänder in der linken Großhirnhemisphäre durchgeführt." Ein Jahr zuvor hatte MILNER die Wahrnehmung von auditiven Reihenfolgemustern als eine Funktion der rechten Großhirnhemisphäre lokalisiert (B. MILNER, 1962). 1967 glaubte ich, diese finde in der linken Hemisphäre statt (GADDES und TYMCHUK, 1967). Anfang der 70er Jahre erfolgte eine Synthese zahlreicher Untersuchungen des Reihenfolgeverhaltens, die sich auf Fälle von Hirnschädigungen, auf dichotische Hörtests und tachistoskopische Gesichtsfeldstudien, auf Amytalinjektionen in die Halsschlagadern, elektrophysiologische Untersuchungen, Experimente mit operativ getrennten Großhirnhälften, umfassende neuropsychologische Testbatterien, Längsschnittuntersuchungen von aphasischen Patienten, von Personen mit Hirnverletzungen und solchen mit entwicklungsbedingten Lernstörungen bezog.

BAKKER (1972) verbesserte sein Konzept der zerebralen Reihenfolgefunktion. Die meisten Forscher der 60er Jahre nahmen an, daß das Reihenfolgezentrum eine bestimmte Lokalisation im Gehirn habe. BAKKER kam dagegen zu dem Schluß, daß dieses Zentrum in Abhängigkeit von einem sprachlichen oder nichtsprachlichen Reiz sowohl rechts als auch links im Gehirn liegen könne.

Die Forschungsergebnisse der 70er Jahre gestatten uns folgende Aussagen:

1. Die visuelle Reihenfolgewahrnehmung reagiert empfindlich auf Hirnfunktionsstörungen, gleichgültig, in welchem Hirnabschnitt sie sich befinden.
2. Sie ist eine besondere Fähigkeit mit eigener Funktionsintegrität, und obwohl sie mit normaler Wahrnehmung und Gedächtnis zusammenhängt, kann sie unter bestimmten Bedingungen davon unabhängig sein. Zum Beispiel kann es vorkommen, daß ein Kind die von einem Tachistoskop mit hoher Geschwindigkeit vorgeführten Buchstaben T, X, A zwar korrekt, aber in der falschen Reihenfolge wiedergibt. In einem solchen Fall kann man annehmen, daß sowohl Wahrnehmung als auch Gedächtnis des Kindes normal sind, nicht aber das zerebrale Ordnungsvermögen.
3. Sie ist aufgabenspezifisch und ändert sich entsprechend dem Ausmaß der sprachlichen oder nichtsprachlichen Qualitäten, dem Schwierigkeitsgrad der Aufgabe und/oder dem daran beteiligten Sinnesorgan.
4. Es gibt im Gehirn keinen festgelegten Ort für das Reihenfolgeverhalten. Beide Großhirnhemisphären sind daran beteiligt und zwar mehr oder weniger in Abhängigkeit von der Art der Reihenfolgeaufgabe, von der Erfahrung und Übung der untersuchten Person sowie ihren Absichten und geplanten Handlungen.

Was hat dies alles mit lerngestörten Kindern zu tun? Es soll dem klinischen Psychologen oder dem Schulpsychologen helfen, sein diagnostisches Verständnis für das Kind zu fördern. In den Fällen, in denen die Orte einer Hirnfunktionsstörung bekannt sind, sollte die Kenntnis dieser Vorgänge dazu beitragen, sich eine Vorstellung von dem empfindlichen dynamischen und angepaßten Mustern zerebraler Reihenfolgefunktionen zu machen. Bisher ist eine Relation zu pädagogischen Maßnahmen noch nicht eindeutig hergestellt.

Bei einer Untersuchung (GADDES und SPELLACY, 1977), bei der sieben nichtsprachliche und sieben sprachliche Reihenfolgeaufgaben mit positiven Ergebnissen im Lesen, der Rechtschreibung und im Rechnen verglichen wurden, zeigten Korrelationsanalysen eine stärkere Korrelation sprachlicher Aufgaben zum Unterrichtserfolg als nichtsprachliche. Im zweiten und fünften Schuljahr wurde bei den Kindern das Reihenfolgevermögen gemessen, um Informationen über entwicklungsbedingte Veränderungen zu erhalten. Die erste multivariate Analyse der Ergebnisse im zweiten Schuljahr zeigte eine signifikante Korrelation zwischen Leseerfolg und dem Unterscheiden von Lichtmustern bei langsamer Geschwindigkeit. Die Ergebnisse dieser Studie lassen vermuten, daß „sprachliche Reihenfolgeaufgaben für Schüler im zweiten Schuljahr nur geringgradig stärker mit Fortschritten im Schulunterricht korrelieren als nichtsprachliche, wenn die Geschwindigkeit bei der Durchführung der letzteren eine Rolle spielt" (GADDES, 1982).

Im zweiten Schuljahr zeigte das Lesevermögen die engste Korrelation zum DVRT bei langsamer Geschwindigkeit. Eine Beschreibung der fünf nichtsprachlichen Reihenfolgetests erfolgt im Anhang auf S. 213. Im fünften Schuljahr zeigte das Lesevermögen drei Stufen, die signifikante multiple Korrelationen lieferten. Diese fanden sich bei dem Visual Expressive Test, dem Auditory

Expressive Test und dem DVRT bei langsamer Geschwindigkeit. Diese Befunde lassen eine Verschiebung vermuten von einer Betonung auf langsame visuelle Entschlüsselung im zweiten Schuljahr zu einer besser integrierten auditiven und visuellen Verarbeitung im fünften (Abb. 5.1).

Die Rechtschreibung zeigte bei nichtsprachlichen Reihenfolgefähigkeiten unterschiedliche Beteiligungsmuster (Abb. 5.2). Eine multiple Regressionsanalyse der Ergebnisse im zweiten Schuljahr zeigte signifikante Korrelationen mit dem DVRT bei langsamer Geschwindigkeit, dem Visual-Expressive-Test, dem Auditory-Expressive-Test und dem DVRT bei schneller Geschwindigkeit.

Eine Analyse der Ergebnisse der Rechtschreibung für Kinder im fünften Schuljahr zeigte, daß diese den DVRT bei schneller Geschwindigkeit bevorzugen. Da sich ihre visuelle Aufnahmefähigkeit im Vergleich zum zweiten Schuljahr verbessert hat, ist die höhere Geschwindigkeit für die meisten von ihnen befriedigender und weniger ermüdend als jede andere Aufgabe bei einer Geschwindigkeit deutlich unterhalb eines für sie bequemen Leistungsniveaus. Signifikante Korrelationen wurden zwischen Fortschritten in der Rechtschreibung und den Leistungen im DVRT bei schneller Geschwindigkeit, dem Auditory Expressive Test und dem DVRT bei langsamer Geschwindigkeit gefunden. Diese Korrelationen waren jedoch erheblich niedriger als die für das Lesen.

Ein Grund hierfür liegt wahrscheinlich an dem Mangel der nichtsprachlichen Tests dieser Studie, um die motorisch-kinästhetischen Reihenfolgefähigkeiten abzudecken, die so grundlegend wichtig für Schreiben und Rechtschreibung sind.

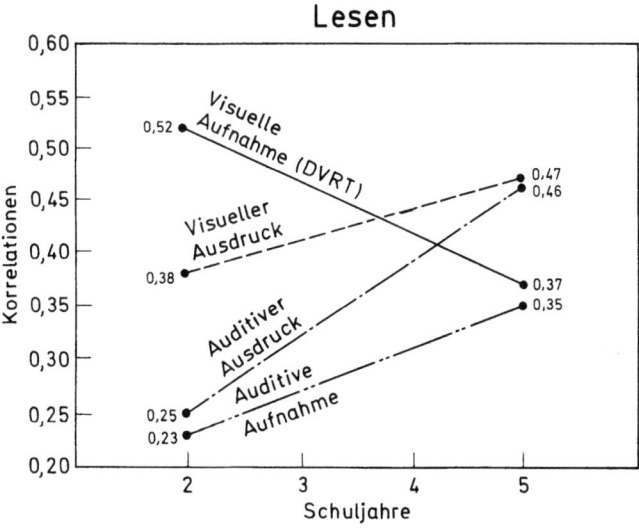

Abb. 5.1 Verlaufsänderungen der Korrelationen zwischen Lesen und verschiedenen Reihenfolgeverarbeitungsprozessen vom zweiten bis zum fünften Schuljahr. (Nach GADDES, 1982)

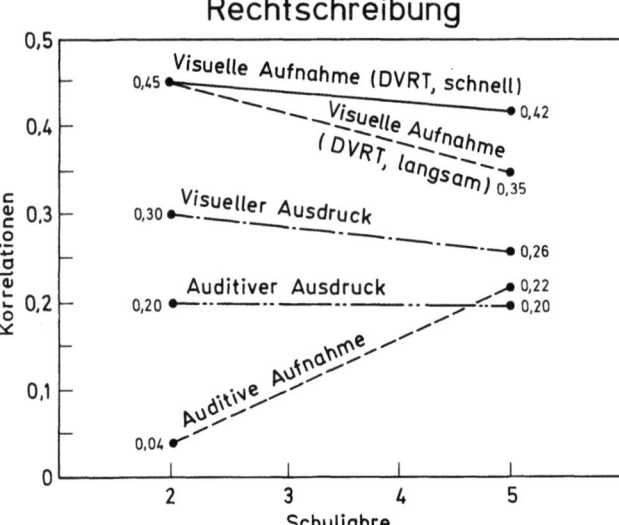

Abb.5.2 Verlaufsänderungen der Korrelationen zwischen Rechtschreibung und verschiedenen Reihenfolgeverarbeitungsprozessen vom zweiten bis zum fünften Schuljahr. (Nach GADDES, 1982)

Beim Testen von Rechenleistungen ist es wichtig, sowohl die mündlichen als auch die schriftlichen Fähigkeiten zu überprüfen, da sie anscheinend mit unterschiedlichen kognitiven Fähigkeiten und neuropsychologischen Vorgängen zu tun haben. In dieser Studie waren wir daran interessiert, zu untersuchen, wie nichtsprachliche Reihenfolgefähigkeiten mit mündlichen und schriftlichen Rechenfähigkeiten korreliert sind.

Im zweiten Schuljahr zeigten mündliche Rechenaufgaben signifikante Korrelationen mit drei der durchgeführten Tests (Abb. 5.3 und 5.4), nämlich dem DVRT bei langsamer Geschwindigkeit, dem Auditory-Receptive-Test und dem DVRT bei schneller Geschwindigkeit. Schriftliche Rechenaufgaben zeigten in dieser Schulstufe nur eine signifikante Korrelation und zwar mit dem DVRT bei langsamer Geschwindigkeit. Diese Befunde lassen vermuten, daß die 7jährigen an unseren Schulen sich in erster Linie mit dem räumlichen Aspekt der Zahlen auseinandersetzen. „Möglicherweise versetzen mündliche Rechenaufgaben das Kind in die Lage, seine Aufmerksamkeit mehr der Zahlenvorstellung zu widmen und damit der engeren Verbindung sowohl auditiver als auch visueller Reihenfolgeprozesse" (GADDES, 1982).

Eine multiple Regressionsanalyse der Rechenergebnisse von Kindern im fünften Schuljahr zeigte signifikante Korrelationen mit dem Auditory-Receptive-Test, dem DVRT bei langsamer Geschwindigkeit und dem Auditory-Expressive-Test. „Der offenkundige Anstieg auditiver Reihenfolgefertigkeiten kann bedeuten, daß sich das ältere Kind das Rechnen mehr in einer mündlichen und nahezu tonlosen Sprache vorstellt und daß es nun viele der beim Lesen und Schreiben geforderten visuell-motorischen Fertigkeiten automatisch einsetzt" (GADDES, 1982).

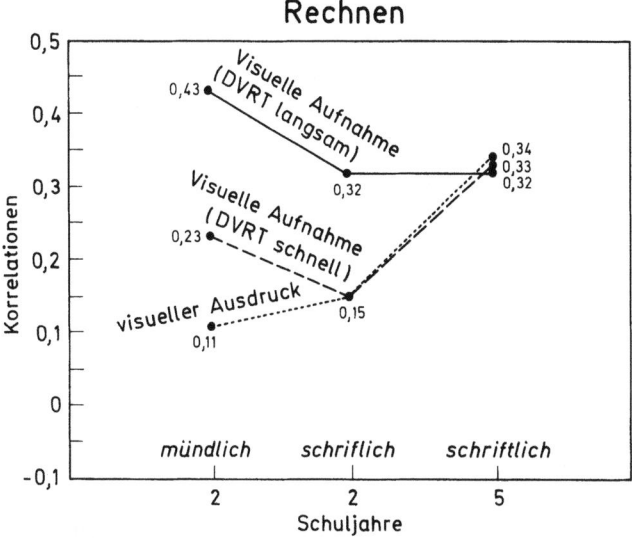

Abb. 5.3 Verlaufsänderungen der Korrelationen zwischen mündlichem und schriftlichem Rechnen und visuellen Reihenfolgeprozessen vom zweiten bis zum fünften Schuljahr. (Nach GADDES, 1982)

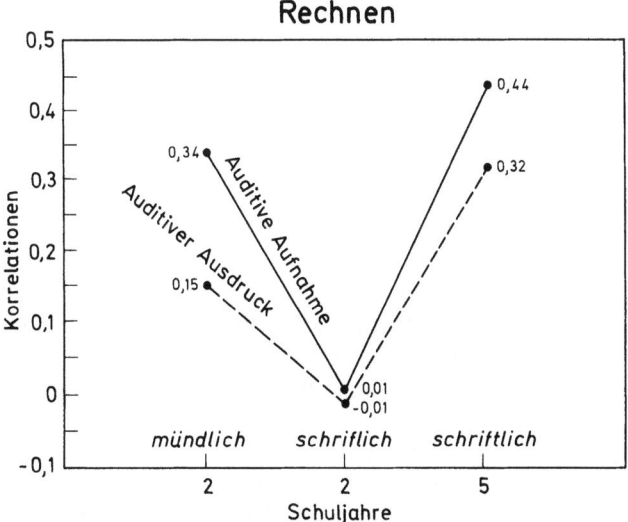

Abb. 5.4 Verlaufsänderungen der Korrelationen zwischen mündlichem und schriftlichem Rechnen und auditiven Reihenfolgeprozessen vom zweiten bis zum fünften Schuljahr. (Nach GADDES, 1982)

Dieses Ergebnis läßt vermuten, daß heilpädagogische Maßnahmen in erster Linie sprachliche Lernstoffe einschließen sollten, da sie einen engen Zusammenhang mit schulischen Fähigkeiten haben. Danach sollten nichtsprachliche Reihenfolgeübungen eingeführt werden. Wenn diese Annahme zutrifft, würde sie nicht mit der These von AYRES (1972a) übereinstimmen, nach der man eher die *Fähigkeit des Gehirns zum Lernen entwickeln sollte, als spezifische Fertigkeiten* zu lehren. Unsere Ergebnisse stammen jedoch lediglich von korrelationsstatistischen Analysen und können demzufolge nicht auf Zusammenhänge schließen lassen, die die Heilpädagogik betreffen. Ein heilpädagogisches Programm zu validieren, erfordert eine experimentelle Untersuchung der heilpädagogischen Übungen unter kontrollierten Bedingungen.

Elektrische Änderungen im Zustand der Aufmerksamkeit

Als wir zu Beginn diese Kapitels über die Aufmerksamkeit sprachen, haben wir Aussagen gemacht über mögliche spezifische Funktionen einzelner Hirnzellen für die Wahrnehmung und die offensichtlich allgemeinere Funktion anderer Nervenzellen. Jetzt wollen wir einige Forschungsergebnisse über elektrische Veränderungen im Gehirn bei Aufmerksamkeit, Wahrnehmung und geistiger Tätigkeit eingehender betrachten, um die Begriffsvorstellung von der Nervenfunktion des lerngestörten Kindes bei Klinikern und Lehrern zu verbessern. Sehen wir uns zunächst Tierexperimente an und anschließend einige Untersuchungen an Menschen!

Vor einigen Jahren machte ein faszinierendes Experiment von sich reden, durch welches Aufmerksamkeitsänderungen in den Hörnervenbahnen einer Katze infolge einer neuralen Unterdrückung sensibler Nerven möglich sein könnten, lange bevor sich der Nervenreiz dem Hörzentrum in der Großhirnrinde näherte (HERNÁNDES-PEÓN, SCHERRER und JOUVEY, 1956).

Die Experimentatoren pflanzten Mikroelektroden in den Cochleariskern (Kern der Hörschnecke) einer Katze ein. Da dieser ein Teil des Innenohrs ist, müssen die durch ein Geräusch verursachten Impulse noch den gesamten Weg durch das Gehirn zum Hörzentrum zurücklegen, bevor sie entschlüsselt werden.

Wenn man der Katze als Stimulus unregelmäßige Klickgeräusche anbietet, kommt es in der Hörschnecke und entlang der Hörnerven bis zum Hörzentrum zu Nervenimpulsen. Das vom Cochleariskern abgeleitete EEG zeigte deutliche Amplitudenausschläge, die zwei- und dreimal höher lagen als die des üblichen Geräuschpegels. Mit anderen Worten führten die Klickgeräusche im EEG sofort zu hohen Ausschlägen. Wurde jedoch vor die Katze eine verschlossene Flasche gestellt, in der sich zwei Mäuse befanden, fesselten diese ihre Aufmerksamkeit, und die Klicks erzeugten nun bedeutend geringere Ausschläge im EEG. Die Untersucher berichteten: „Solange die visuellen Einwirkungen durch die Mäuse das Aufmerksamkeitsverhalten der Katze bestimmten, waren Amplitudenänderungen im EEG praktisch nicht nachweisbar".

Sobald die Mäuse entfernt wurden, kehrte der Amplitudenausschlag zu seiner vorherigen Höhe zurück, und wir können uns vorstellen, daß die Katze nun die Klicks erneut hörte. Den gleichen Unterdrückungseffekt hatten ein Geruchsreiz oder ein Schlag auf die Pfote, die ihre Aufmerksamkeit ablenkten.

Ein anderer Forscher, der sich unlängst mit elektrischen Veränderungen beim Aufmerksamkeitsverhalten von Tieren beschäftigt hat, ist E. R. JOHN.

Er befaßte sich mit dem „Feuern" einzelner Nervenzellen in unterschiedlichen Gehirnarealen der Katze. Seine Untersuchungsergebnisse scheinen der Vorstellung von einem „Schaltbrett" oder einem „Verschaltungsplan" des Gehirns zu widersprechen und werfen Zweifel an dem vermuteten Vorhandensein sog. „Feature-extractor-Zellen" auf.[1] Stattdessen fand er, daß das Lernen und die Aufmerksamkeit eine große Anzahl von Neuronen in unterschiedlichen Abschnitten des Gehirns in koordinierter Weise durch raum-zeitliche Merkmale der Stimuli aktivieren, die während eines Lernprozesses zufällig vorhanden sind (JOHN, 1972).

Die Untersuchungen von JOHN sind geistreich, technisch kompliziert und jenseits des Rahmens unserer jetzigen Betrachtungen. Seine Untersuchungen über elektrische Vorgänge im Gehirn von Katzen während eines Lernvorganges enthalten jedoch neue Gedankengänge und sind sehr informativ. So implantierte er einer Versuchskatze ein Gerät, das Verbindungen mehrerer Mikroelektroden zu unterschiedlichen Hirnarealen hatte. Wurde diese Katze durch ein ständiges Flimmern visuell stimuliert, zeigten sieben verschiedene Hirnareale geringe elektrische Aktivität. Diese Areale waren das Sehzentrum, der seitliche Kniehöcker, die Retikularformation im Zwischenhirn, der Nucleus centralis lateralis, der ventrale Hippocampus und das Areal im oberen Bereich der Großhirnrinde hinter der Lateralfurche. Mit anderen Worten, die Aktivitätsänderung erschien gleichzeitig in den Großhirnrindenarealen des Hinterhaupt- und Schläfenlappens, im Hirnstamm und im limbischen System.

Bei diesem Flimmern wurde die Katze dazu abgerichtet, daß sie immer dann Milch erhalten konnte, wenn sie einen Hebel betätigte, daß sie aber bei einer anderen Flimmerfrequenz den Hebel nicht betätigen durfte. Die elektrischen Ausschläge der Mikroelektroden von den gleichen sieben Meßpunkten im Gehirn zeigten eine Änderung des Ausschlagmusters und der Amplitude im Gefolge einer Vorwegnahme des visuellen Stimulus als einem speziellen Schlüsselreiz für Nahrung. JOHNs Forschungen sind insofern wichtig, als sie eher eine unitarische als eine lokalisatorische Sichtweise der Hirnfunktion einer Katze unterstützen. Sie liefern darüber hinaus detaillierte Informationen über elektrische Vorgänge in bestimmten Hirnzellen als Folge des Aufbaus eines neu erlernten Verhaltensmusters.

In jüngerer Zeit stellten JOHN und eine Anzahl anderer Forscher deutliche EEG-Veränderungen bei Menschen fest, wenn Klicks verabfolgt wur-

---

[1] Anmerkung der Übersetzer: Unter Feature-extractor-Zellen versteht man Nervenzellen, die das Charakteristische eines Vorgangs „extrahieren".

den –sog. auditive evozierte Potentiale – und die Versuchspersonen aufgefordert wurden, auf diese zu hören oder sie durch Lesen eines Buches zu ignorieren.

Forschungen von HERNÁDEZ-PEÓN und seinen Mitarbeitern in den 50er Jahren wurden hauptsächlich an Tieren durchgeführt und gelangten zu dem Ergebnis, daß selektive Aufmerksamkeit und selektive Wahrnehmung vom neurophysiologischen Standpunkt aus eine Blockade unbeachteter sensorischer Impulse zur Folge haben, bevor diese die Großhirnrinde erreichen. Bei den oben beschriebenen Experimenten mit der Katze und den Mäusen in der Flasche befanden sich Mikroelektroden im Innenohr der Katze und sie nahmen deshalb die elektrischen Vorgänge im peripheren Nervensystem der Katze und nicht in ihrem Gehirn auf.

Während der 60er und 70er Jahre wurden an Menschen bemerkenswerte Untersuchungen durchgeführt. Sie veranlaßten die Forscher, ihre Ansicht zu revidieren, daß neuropsychologische Vorgänge, die die Aufmerksamkeit steuern, nicht peripher sondern zentral sind und elektrochemische Prozesse im Hirnstamm – dem Retikularsystem – und in der Großhirnrinde selbst einschließen. Die Untersuchungen an Menschen gestatteten eine bessere Aufmerksamkeitssteuerung, als sie bei Tierversuchen möglich ist.

NÄÄTÄNEN hat ein interessantes Experiment durchgeführt (NÄÄTÄNEN, 1970). Seine Testpersonen wurden gebeten, auf laute oder leise Klick-Geräusche zu hören, die im Sekundentakt abwechselten. Seine Testpersonen achteten auf laute Klicks vor einem Hintergrund leiser Klicks und umgekehrt. Das bedeutete, daß die beachteten Geräusche die relevanten Stimuli waren und die unbeachteten die irrelevanten. Von jeder Lautstärke gab es 50 Klicks. Von diesen 50 wichtigen Stimuli unterschieden sich 5 geringfügig in ihrer Intensität von den anderen 45, und die Aufgabe der Testpersonen war es, diese „Ziel"-Klicks herauszufinden. Aufgrund seiner Beobachtungen kam NÄÄTÄNEN zu dem Schluß, daß irgendeine generalisierte Aktivierung der Großhirnrinde den relevanten Stimuli vorausgehe und diese ihrerseits zu einer Anhebung der evozierten Potentiale im Gehirn führe, die von den Klick-Geräuschen herrührten. Diese generalisierte elektrische Aktivierung der Großhirnrinde stimmte mit den Befunden von E. R. JOHN überein, die wir oben besprochen haben.

Andere Untersuchungen zeigten eine gesteigerte elektrische Reaktion der Großhirnrinde auf Zahlen, wenn sie auf einen leeren Schirm projiziert wurden (CHAPMAN und BRAGDON, 1964). Sogar lediglich in der Vorstellung vorhandene Ereignisse wurden neuropsychologisch untersucht. So zeigten Versuchspersonen, denen man Goldmikroelektroden für Langzeituntersuchungen in das Gehirn implantiert hatte, eindeutige elektrische Aktivitäten auch dann, wenn der Reiz erwartet wurde, jedoch nicht erfolgte (WEINBERG, WALTER und CROW, 1970). Diese Autoren kamen zu dem Schluß, daß die „ausgesandten Potentiale, die von einer unerwiderten Erwartung stammen, den evozierten, die von tatsächlichen Impulsen ausgehen, ähneln..., was vermuten läßt, daß sie Erinnerungsprozesse wiedergeben dürften, die der Wahrnehmung tatsächlicher Ereignisse entsprechen".

Die soeben beschriebenen Experimente sind bruchstückhaft, neurophysiologischer Art und weit vom normalen Sozialverhalten entfernt. Doch die Kenntnisse, die wir von solchen Untersuchungen gewinnen, können uns helfen, die möglichen Fehler im Verhalten eines lerngestörten Kindes besser zu begreifen. Eine Läsion oder eine Funktionsstörung im Hirnstamm oder in der Großhirnrinde können das sehr empfindliche Energiesystem, das für eine normale selektive Wahrnehmung notwendig ist, beeinträchtigen. Eine normale Hirnfunktion kann zu einer systematischen Blockade von Neuronen führen, so daß das Kind, wenn es in ein aufregendes Buch oder ein interessantes Fernsehprogramm vertieft ist, nicht hören kann, daß seine Mutter es zum Essen ruft. Das scheint einzuschließen, daß die beachteten Stimuli, die von dem Buch oder dem Fernsehapparat ausgehen, eine erhöhte Aktivierung der Großhirnrinde veranlassen und die unbeachteten, wie die Stimme der Mutter, in seiner Großhirnrindenfunktion unterdrückt werden. Diese Vorstellungen können einem Lehrer die Kompliziertheit des Verhaltens bewußt machen, die verlangt wird, wenn er zu dem Kind sagt: „Paß auf!".

Hirndurchblutung und Änderung der Aufmerksamkeit

Wie im Kapitel 3 dieses Buches erklärt wurde, werden alle Nervenzellen der Großhirnrinde in allen Hirnarealen durch das Gefäßsystem des Großhirns konstant mit Sauerstoff und Nahrungsstoffen versorgt. Bei dem Verschluß irgendeines Teiles dieses Systems kann es in den schlechter versorgten Nervenzellen nach wenigen Minuten als Folge des Sauerstoffmangels zum Zelltod kommen, wie dies anhand der Untersuchungen von HARVEY an einem Affen in Kapitel 3 demonstriert wurde.

In diesem Abschnitt wollen wir unsere Aufmerksamkeit einigen jüngeren und sehr originellen Forschungen widmen, die von INGVAR und seinen Mitarbeitern in Schweden durchgeführt wurden (INGVAR und SCHWARTZ, 1974). Durch eine einfallsreiche intraarterielle Untersuchungstechnik waren sie in der Lage, zu jedem Zeitpunkt festzustellen, in welchem Großhirnrindenareal das größte Blutvolumen war. Das Blutvolumen ändert sich bei geistiger Tätigkeit, und sie konnten diesen Wechsel beobachten.

Die Abb. 5.5 zeigt die linke Großhirnhemisphäre mehrerer untersuchter Personen im Ruhezustand, wobei das Blutvolumen die Tendenz hat, im starken Maße in den mittleren und vorderen Arealen zu sein. Die Abbildung zeigt die Übereinanderprojektion aller untersuchten Meßpunkte. Wenn die untersuchte Person aufgefordert wurde zu lesen, verlagerte sich das Blutvolumen mehr in die Scheitel- und Schläfenlappen, obwohl der Stirnlappen nach wie vor ein überdurchschnittliches Blutvolumen behielt. Auch Sprechen führte zu der gleichen Art von Blutvolumenverlagerung, von einer vorwiegenden Konzentration links vorn zu einer ausgedehnteren Verteilung über die Areale der Stirnlappen, Scheitellappen und Schläfenlappen.

Bei einigen Untersuchungen sprachlicher und nichtsprachlicher Hörreize fand sich über der linksseitigen Region hinter der Lateralfurche ein Anstieg

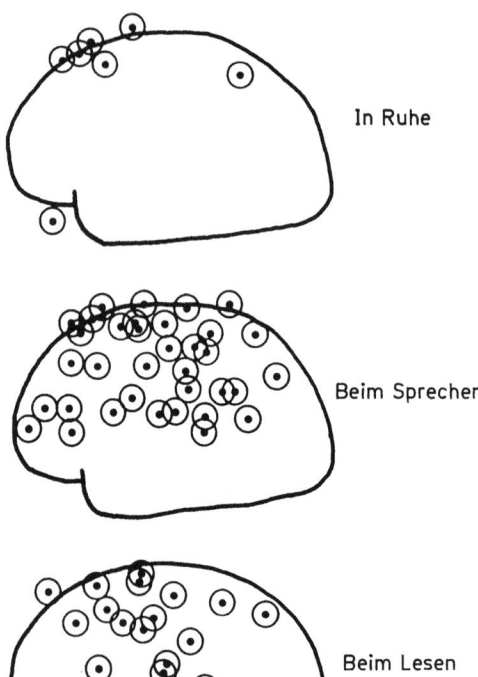

In Ruhe

Beim Sprechen

Beim Lesen

Abb. 5.5 Regionale Hirndurchblutung in Ruhe, beim Sprechen und beim Lesen. Abgebildet sind nur Punkte, die mehr als 25% über dem Mittelwert der Hemisphärendurchblutung liegen. (Nach INGVAR und SCHWARTZ, 1974)

der Durchblutung sowohl für sprachliche als auch für nichtsprachliche Reiz-impulse, jedoch bestand „ein Trend, bei verbaler Aktivierung einen ausge-dehnteren Bereich zunehmender Durchblutung hervorzurufen als bei nicht-sprachlicher" (KNOPMAN et al., 1980).

Eine andere Untersuchung von DABBS und CHOO (1980) benutzte die Hauttemperatur über den Augenwinkelarterien (Arteriae ophthalmicae) als Indikator der Durchblutung der Halsarterien. Die untersuchten Personen wa-ren:

1. Linkshänder, die mit ihrer Hand in regelrechter Haltung schrieben,
2. Linkshänder, die ihre Hand beim Schreiben verdrehten,
3. Rechtshänder,
4. Personen mit besonders guten sprachlichen Fähigkeiten,
5. Personen mit besonders guten räumlichen Fähigkeiten.

Die Durchschnittstemperaturen der Durchblutung legten den Schluß nahe, daß in der ersten Gruppe eine vermehrte Bluteinströmung in die linke Groß-hirnhemisphäre erfolgte. In der zweiten Gruppe gelangte mehr Blut in die rechte Großhirnhemisphäre. Die dritte Gruppe zeigte ein gleiches Verhalten wie die zweite Gruppe. Die vierte Gruppe entsprach der ersten, und die fünfte Gruppe verhielt sich wie die zweite und die dritte.

Eine Zusammenfassung ihrer Ergebnisse läßt vermuten, daß „in Abhängigkeit von individuellen Unterschieden hinsichtlich der Fähigkeit der einzelnen Untersuchungspersonen mehr Blut in die nichtsprachliche Seite des Kopfes einströmt. Die beiden in der Lateralisation zerebraler Funktion entgegengesetzten Linkshändergruppen zeigten auch in der Durchblutung ein gegensinniges Verhalten. Die Relation zu den Fähigkeiten scheint ein Hinweis dafür zu sein, daß stärkere geistige Funktionen mit einer Zunahme der Durchblutung verbunden sind" (DABBS und CHOO, 1980).

Dieser Befund ist insofern besonders interessant, als er die Vorstellung von einer unitarischen Hirnaktion unterstützt, da alle Areale der Großhirnrinde eine gesunde Blutversorgung erhalten. Bei besonderen Verhaltenszuständen kommt jedoch eine deutliche und rasche Verlagerung des Blutvolumens zustande, um die Hirndominanz für spezifische Vorgänge, wie Sprechen und Lesen, auszulösen und an die spezielle Situation anzupassen.

Zusammenfassung

Die Diskussion neurologischer Ergebnisse über die Wahrnehmungsfunktion und Funktionsstörungen lerngestörter Kinder sollte das Verständnis des Lesers verbessern für die Breite und Subtilität der Probleme, die ein normales Lernvermögen verhindern. Für den Kliniker und den Lehrer ist es von unschätzbarem Wert, wenn er eine klar umrissene Vorstellung über das Ausmaß dieser Probleme hat. Verhalten kann man holistisch auffassen, aber zu Studienzwecken sind Empfindung, Wahrnehmung, Aufmerksamkeit, Wahrnehmungsasymmetrien und Reihenfolgeverhalten getrennt untersucht worden. Neuere Forschungen, die kortikale elektrische und arterielle Änderungen bei Aufmerksamkeit messen, sind kurz beschrieben worden, um ein dynamisches Bild dieses sehr komplizierten Verhaltens zu erhalten.

Klinischer Anhang

In diesem Abschnitt wollen wir zwei Fälle mit verhältnismäßig klar definierter regionaler Hirnfunktionsstörung betrachten, einen mit linksseitiger und einen mit rechtsseitiger Hirnfunktionsstörung. Beide Kinder litten seit ihrer Geburt an diesen Störungen, und sowohl ihre geistige als auch ihre psychische Entwicklung wurde durch diese abnormen neurophysiologischen Bedingungen geprägt. Eines dieser Kinder wurde im Kapitel 4 bereits kurz beschrieben. Wir wollen diesen Fall jetzt eingehender besprechen.

Diese beiden Fälle bieten Pädagogen und Psychologen bei ihrem Versuch, neurologische Informationen mit Daten des Verhaltens zu integrieren, eine gute Hilfe. Sie zeigen eindeutige Lateralisierungseffekte. Die Kinder wurden uns, etwa gleichaltrig, im Alter von 12 und 13 Jahren zum erstenmal vorgestellt, und sie wiesen beide interessante Wahrnehmungsprobleme auf. Wir konnten ihre Entwicklung über 10 Jahre lang beobachten.

Fall 1: Funktionsstörung der linken Hemisphäre

Sam, geboren 1954, wurde mit 12 Jahren von einem Neurologen zur neuropsychologischen Untersuchung wegen schlechter Schulleistungen und einer Vorgeschichte mit epileptischen Anfällen überwiesen. Er war das zweitälteste von drei Kindern. Schwangerschaft der Mutter und Entbindung waren unauffällig. Im Alter von 6 Wochen erkrankte das Kind an einer Meningitis (Hirnhautentzündung) und offenbar kam es damals bereits zu Krampfanfällen. Es war schwer erkrankt, erholte sich jedoch recht gut und zeigte bis zum Alter von 6 Jahren keine Auffälligkeiten. In diesem Alter kam es zu einem zweiten Krampfanfall. Offenbar handelte es sich um einen rechtsseitigen Krampfanfall, da sein rechter Arm und sein rechtes Bein unwillkürliche klonische Zuckungen aufwiesen. Wenige Augenblicke später dehnte sich jedoch der Krampfanfall auf beide Körperhälften aus, was die Vermutung zuläßt, daß der epileptische Herd in der linken Großhirnhemisphäre lag und zu den Zuckungen der rechten Körperhälfte führte. Der elektrische Sturm in der Großhirnrinde breitete sich schrittweise auf beide Seiten des Gehirns aus, wodurch der Krampfanfall generalisiert wurde.

Zwei EEG-Untersuchungen, die vor dem Anfall durchgeführt wurden, unterstützen diese Vorstellung, da sie ausgeprägte Dysrhythmien in den zentralen temporalen Abschnitten der linken Großhirnhemisphäre erkennen ließen. Ein EEG, das unmittelbar bevor Sam zu uns kam, angefertigt wurde, zeigte in unveränderter Weise Spikes dritten Grades im linken Stirn- und Schläfenlappen.

Als Sam 7 Jahre alt war, wurde eine antikonvulsive (krampfvermeidende) Behandlung eingeleitet. Sie war weitgehend erfolgreich. In diesem Alter hatte er nochmals eine kleinere Krampfepisode, bei der die rechte Mundhälfte etwas herabhing und die rechte Hand sich etwas verdrehte.

Seine sonstige Entwicklung schien, mit Ausnahme der Sprache, normal abzulaufen. Er war ein nett anzusehender Junge von ausgeglichenem Temperament und leicht zu leiten, aber er sprach nur sehr wenig. Bis zu seinem 2. Lebensjahr bestanden bei ihm große Schwierigkeiten, überhaupt etwas zu sagen. Und als wir ihn im Alter von 12 Jahren untersuchten, antwortete er nur, wenn er angesprochen wurde und dann auch nur sehr knapp.

Der untersuchende Psychometriker schrieb in seinem Bericht: „Er ist extrem verschlossen, aber nicht mürrisch, einfach in sich zurückgezogen." Am Handlungsteil des Wechsler-(WISC)[1]-Testes hatte er Vergnügen und lächelte sogar gelegentlich bei der Durchführung des Mosaiktests. Er hatte jedoch große Schwierigkeiten bei der Durchführung des Verbalteils. Eine eigentümliche Angewohnheit von ihm bestand darin, seinen Mund mit der hohlen Hand abzudecken, wenn er sprach, als ob es ihm peinlich wäre, wenn ihm jemand beim Reden zusieht. Beim Wortschatztest verwendete er nur ein Minimum an Sprache, und wenn man ihn aufforderte „Erzähl mir mehr", schwieg er für gewöhnlich. Er sagte niemals „Ich weiß es nicht" oder „Ich kann es nicht". Er saß einfach passiv abwartend vor dem Untersucher, bis die nächste Aufgabe kam. Man hatte nicht den Eindruck, daß bei ihm Artikulationsprobleme bestanden. Das Wenige, was er sagte, wurde korrekt ausgesprochen.

Beim ersten Wechsler-(WISC)-Test lag sein verbaler IQ bei 87 und der Handlungs-IQ bei 110. Im Rechnen zeigte er im Verbalteil Durchschnittswerte, und beim Zahlennachsprechen rückwärts lag er über dem Durchschnitt. Alle Untertests, die Worte benötigten, fielen sehr schlecht aus.

Bei den Handlungsteilen waren seine Leistungen für den Mosaiktest (Raumvorstellung) deutlich oberhalb des Durchschnitts, und er erzielte auch sehr gute Werte beim Bilderergänzen (Erkennen von kleinen Fehlern oder Auslassungen auf Strichzeichnungen) und ebenso beim Figurenlegen (eine Zusammensetzspielaufgabe). Sein visuelles Gedächtnis und seine Berührungswahrnehmung waren gut, doch hatte er Schwierigkeiten mit den auditiven Wahrnehmungstests sowohl für sprachliche als auch für nichtsprachliche Stimuli.

Seine sensomotorischen Fertigkeiten, Handreaktionszeiten, Fintertapping, Fingerlokalisation und Rechts-Links-Orientierung waren sämtlich gut. Sein Händedruck war beiderseits schwach. Diesen Befund findet man in Fäl-

---

[1] Anmerkung des Übersetzers: Der WISC (*W*echsler-*I*ntelligence-*S*cale für *C*hildren) entspricht dem HAWIK (*H*amburg-*W*echsler-*I*ntelligenztest) für *K*inder.

len neurologischer Schädigung oder Funktionsstörung irgendwo im Zentralnervensystem häufig.

Die Rolle des Psychologen

Aufgrund seiner schlechten Sprachfähigkeiten hat dieser Junge in der Schule immer Schwierigkeiten gehabt und befand sich deshalb während der ersten 6 Jahre seines Schulbesuches in einer Klasse für langsame Lerner. Obwohl die Testergebnisse zeigten, daß bei ihm eine eindeutige Behinderung für gesprochene Sprache bestand, waren seine Ergebnisse im Lesen, in der Worterkennung und im schriftlichen Rechnen innerhalb der Norm seiner Altersstufe. Ebenso war er recht gut bei Aufgaben, die Raumvorstellung, -analyse, -konstruktion sowie visuelle Detailwahrnehmung benötigten.

Es war deutlich, daß dieser Junge sich selbst als nicht sehr intelligent empfand, an ausgeprägten Minderwertigkeitskomplexen und an einer sozialen Isolation litt.

Wir erklärten ihm, daß er sich, auch wenn er nicht viel spräche, seiner überdurchschnittlichen Leistungen auf den Gebieten technischer Arbeiten, der Konstruktion, Architektur und des Ingenieurwesens bewußt sein solle.

Vom neurologischen Standpunkt aus war Sam mit seinen schlechten Sprachfähigkeiten und den guten rechtshemisphärisch gesteuerten räumlich-konstruktiven Geschicklichkeiten das klassische Beispiel einer linksseitigen Hirnfunktionsstörung.

In einem Brief an den Leiter seiner Schule wurde die Vorgeschichte Meningitis beschrieben und die auf seine schlechte verbale Fähigkeit bezogene linkshirnige Funktionsstörung erwähnt. Es wurden aber seine überdurchschnittlichen räumlichen Fähigkeiten und seine dem Klassendurchschnitt entsprechenden Leistungen im Lösen von Rechenaufgaben hervorgehoben. Im einzelnen wurde in diesem Brief folgendes geschrieben: „Es ist anzunehmen, daß er im Lesen geographischer Karten, in der Beurteilung von Blaupausen und technischen Zeichnungen sowie in Geometrie sehr gut sein wird, wenn er das entsprechende Alter erreicht hat. In diesen Bereichen ist er ein intelligenter Junge." Das war der Versuch, das Image des Jungen, das sich wahrscheinlich aufgrund der Betonung sprachlicher Fähigkeiten bei den meisten Unterrichtsmethoden negativ entwickelt hatte, zu ändern und die Aufmerksamkeit auf bestimmte Bereiche zu lenken, die seine Lehrer erkunden könnten, wenn sie sie nicht schon entdeckt hatten. Der Brief endete mit der Bitte, Sam in einer normalen Schulklasse unterzubringen: „Darf ich die Vermutung aussprechen, daß ein Junge, der potentiell so intelligent ist wie dieser, aus einer Unterbringung in einer normalen Schulklasse bei täglichen heilpädagogischen Übungen im Lesen und in der Rechtschreibung Nutzen ziehen kann?"

Die Schule

Das Interesse, das der Schulleiter und die Lehrer von Sam an den Berichten und Vorschlägen hatten, veranlaßte sie, unser neuropsychologisches Laboratorium aufzusuchen und über weitere Behandlungsmaßnahmen mit uns zu sprechen. Aufgrund der Ergebnisse entschieden sie, ihn in eine Normalklasse zu versetzen und ihm Lesen und Rechtschreibung unter besonderer Betonung vorwiegend der visuomotorischen und weniger der auditiven Aspekte beizubringen. Infolge seiner motorischen Sprachschwierigkeiten konnte er still besser als laut lesen. Deshalb entschied sich sein Lehrer dafür, ihn vorwiegend leise lesen zu lassen.

Bei einem Wechsler-(WISC)-Test im folgenden Jahr zeigte Sam eine unglaubliche Verbesserung seiner Ergebnisse im Handlungsteil des Testes. Sein sprachlicher IQ lag lediglich bei 80, sein Handlungs-IQ dagegen betrug jetzt 132 und war damit besser, als bei 99% der übrigen Kinder seiner Altersstufe. Er zeigte auch eine leichte Verbesserung der Untertests für Allgemeines Wissen, Zahlennachsprechen und Gemeinsamkeitenfinden, doch waren im ganzen gesehen seine sprachlichen Fähigkeiten noch unterhalb des Durchschnitts. Es scheint naheliegend zu sein, daß die Versetzung von Sam in eine reguläre Schulklasse und die Tatsache, daß seine Lehrer eine andere Einstellung zu ihm gewonnen hatten sowie die Anwendung heilpädagogischer Maßnahmen, die seine Stärken berücksichtigten, dazu führten, daß er sich zumindest teilweise von seinen früheren Minderwertigkeitsgefühlen und seiner Isoliertheit befreien konnte.

Als Sam das 9. Schuljahr erreicht hatte, wählte er sich ein beschäftigungstherapeutisches Programm aus, das besonderen Wert auf Zeichnen, technische Dinge und handwerkliche Tätigkeiten legte. Er beendigte dieses Programm und begann nach dem Abschlußexamen eine Lehre für Automechaniker.

Es gibt zahlreiche interessante Fakten, die in diesem Fall auftauchen und die es wert sind, beachtet zu werden. Zunächst gab es im EEG den eindeutigen Nachweis einer elektrischen Funktionsstörung im linken Schläfenlappen in der Nähe der Lateralfurche. Da diese Störungen ausgeprägt genug waren, um epileptische Anfälle auszulösen und das Wernickesche Sprachzentrum zumindest teilweise einzubeziehen schienen (vgl. Abb. 3.9, S. 74), veranlaßten wir eine Prüfung seiner Lautwahrnehmung. Bei unserer ersten Durchführung des Halstead-Speech-Perception-Tests stellten wir in der Tat fest, daß er große Probleme hatte, sinnlose Laute zu unterscheiden, und seine Fehlerzahl aus 60 Lauten ordnete ihn mehr als eine Standardabweichung unter dem Durchschnitt eines normalen 12jährigen zu.

Es lag nahe, daß seine verzögerte Sprachentwicklung, seine schlechte Orthographie und sein langsames Lesen mit dieser auditiven Wahrnehmungsschwäche in Zusammenhang standen. Auch die Tatsache, daß drei Enzephalogramme, die innerhalb der ersten 12 Jahre seines Lebens in bestimmten Abständen angefertigt wurden, jeweils eine Störung dritten Grades im Bereich des linksseitigen Areals der Großhirnrinde an der Lateralfurche aufwiesen, läßt vermuten, daß eine Dauerschädigung, möglicherweise in Form von Narbengewebe im linken Schläfenlappen, vorliegt. Obwohl die Annahme einer solchen Schädigung seine Lehrer nicht davon abhalten sollte, ihm Sprechen, Lesen und Schreiben beizubringen, könnte die Kenntnis dieser Schädigung zweifellos ihre Frustrationsgefühle hinsichtlich seines ungewöhnlich langsamen Erfolges in der Sprachentwicklung reduzieren. Der besondere Wert des neurologischen Wissens liegt im Verständnis und der Anleitung lerngestörter Kinder: Es liefert die *Möglichkeit einer besseren Vorhersage* zur Entwicklung dieser Kinder.

Ein Jahr später, Sam war jetzt 13 Jahre alt, führten wir erneut einen Meikle-Consonant-Perception-Test durch. Dies ist ein rein auditiver Wahrnehmungstest. Dabei wird dem Kind die Aufgabe gestellt, auf zwei sinnlose Sprachlaute und einige wenige Worte, die von einem Tonband abgespielt werden, mit „gleich" oder „verschieden" zu antworten. Dieses Mal lagen die Meßergebnisse sogar mehr als zwei Standardabweichungen unterhalb des Durchschnittswertes normaler 13jähriger. Dadurch verstärkte sich unsere Vermutung vom vorhergehenden Jahr, daß bei Sam eine chronische Schläfenlappenläsion bestand, die seine mündliche Sprachaufnahme und Sprachwiedergabe für immer beeinträchtigen würde.

Als wir ihn im Alter von 20 Jahren erneut testeten, bestand die linksseitige Schläfenlappenstörung unverändert. Sam hatte jedoch in seinen Kursen für Zeichnen und technische Dinge beachtliche Fortschritte gemacht, wodurch seine schlechten schulischen Leistungen ausgeglichen werden konnten, und wenn er auch noch sehr in sich gekehrt und in einem gewissen Sinne unterwürfig war, entwickelte er doch während seiner Lehrzeit Anzeichen der Sicherheit eines erwachsenen Menschen.

Fall 2: Funktionsstörung der rechten Hemisphäre

Bis zum Zeitpunkt, an dem wir Willi im Alter von 13 Jahren (Geburtsjahr 1953) zum erstenmal sahen, hatte niemand daran gedacht, seine Schulprobleme auf eine neurologische Störung zurückzuführen: eine leichte linksseitige Bewegungseinschränkung (Hemiparese). Da diese seine Sprachfähigkeiten nicht beeinträchtigte, waren die Leistungen in den wesentlichen Lernfächern durchaus zufriedenstellend, solange sie nicht Anforderungen an sein räumliches Vorstellungsvermögen stellten. Wegen seiner schlechten Raumerfassung fühlte er sich in bestimmten Fächern frustriert und eingeschüchtert und fragte sich, ob er tatsächlich dumm sei. Seine Eltern waren ebenfalls bestürzt und wurden gegenüber der Schule ablehnend und geradezu feindselig, da sie ihrem einzigen Sohn keine bessere Hilfe gab.

Willi kam 2 Monate zu früh auf die Welt und wurde für 7 Wochen in einen Inkubator gelegt. Als er erst im Alter von ca. 18 Monaten zu stehen begann, fiel auf, daß er seinen linken Fuß nicht flach auf den Boden stellen konnte. Es wurde die Diagnose einer leichten Zerebralparese mit Spastizität des linken Armes, linken Beines und der linken Gesichtshälfte gestellt. Ein im Alter von 13 Jahren angefertigtes Elektroenzephalogramm zeigte in den rechten Scheitel- und Hinterhauptabschnitten sowie im motorischen präzentralen Areal eine minimale Dysrhythmie. Der Händedruck der rechten Hand war normal, der der linken jedoch herabgesetzt.

Die Rolle des Psychologen

Der Wechsler-(WISC)-Test zeigte einen verbalen IQ von 110 und einen Handlungs-IQ von 69. Beim Mosaiktest, dem Bilderergänzen und dem Labyrinthtest hatte er sehr schlechte Ergebnisse. Die geometrischen Figuren des Benton-Tests konnte er aus dem Gedächtnis nur sehr mangelhaft nachzeichnen, und seine Versuche, ein griechisches Kreuz zu kopieren, waren ungleichmäßig, unvollständig und nur skizzenhaft (vgl. Abb. 3.4, S. 61). Im Gegensatz zu einer sehr schlechten visuellen und taktilen Wahrnehmung hatte er eine ausgezeichnete Hörwahrnehmung und ein gutes Gedächtnis sowohl für sprachliche als auch für nichtsprachliche Aufgaben.

Werk- und Kunstunterricht sowie Kartenlesen und die Erklärung geometrischer und wissenschaftlicher Diagramme oder Zeichnungen waren wegen seiner schlechten Raumvorstellung eine wahre Strafe für Willi. Er berichtete: „Ich haßte allen Kunstunterricht vom ersten Schuljahr an. Wenn der Lehrer uns vormachte, wie man Papier faltet, konnten es die anderen, während mein Papier niemals richtig gefaltet war." Rechnen war für ihn in den ersten Schuljahren wegen der zahlreichen räumlichen Anforderungen ebenfalls sehr schwierig (senkrechte Zahlenreihen beim Addieren, Lesen der Dezimalen, diagonale Zahlenreihen rechts und links vom Komma stehenden und beim Multiplizieren mehrstelliger Zahlen und langer Divisionen).

Im Anschluß an die Testserie wurde Willis Vater, der ihn nur widerwillig und mit einer gewissen Ablehnung zu diesen Tests gebracht hatte, über die Ergebnisse informiert. Es wurde ihm erklärt, daß zwischen der Schwäche in Willis linker Hand und linkem Fuß und seinem schlechten Raumvorstellungsvermögen ein Zusammenhang mit der Störung in der rechten Hirnhemisphäre bestand. Seine guten Leistungen im Lesen, in der Sprache, im Sozialkundeunterricht und den Wissenschaften, soweit sie nicht das Lesen von Karten und Diagrammen enthielten, konnten wir dem Vater mit der Intaktheit der linken Hirnhemisphäre erklären. Dieses vereinfachte neurologische Modell konnte der Vater gut verstehen, und er begrüßte es, daß wir dadurch Willis Lernprobleme deutbar gemacht hatten und auf diese Weise falsche Vorstellungen, Frustrationen und mögliche Schuldgefühle beseitigen konnten. Er verließ unser Laboratorium, indem er uns seine Dankbarkeit ausdrückte und uns versprach, Willi jederzeit wiederzubringen.

Zwei Jahre später sahen wir Willi wieder, wobei wir diesmal einen sprachlichen IQ von 106 und einen Handlungs-IQ von 71 feststellen konnten. Das war mit anderen Worten praktisch das gleiche Ergebnis wie vorher; wiederum mit einer deutlichen Trennung zwischen sprachlichem und räumlichem Teil. Eine Änderung war auch kaum zu erwarten, da Willis rechte Großhirnhemisphäre auf Dauer geschädigt war und seine Raumvorstellung deshalb immer eingeschränkt sein würde. Das Ausmaß der Behinderung konnte nur durch Langzeitbeobachtungen über eine längere Zeitperiode offenbar werden.

Mit 15 Jahren war Willi hinsichtlich jeder Anforderung, die Raumvorstellung, visuelle Wahrnehmung für kleine Details, Hand-Augen-Integration, Figur-Hintergrundwahrnehmung und visuelles Gedächtnis betraf, immer noch stark beeinträchtigt. Auch sein Händedruck war beiderseits noch sehr schwach, und die sensomotorischen Funktionen der linken Hand waren deutlich herabgesetzt. Seine auditive Lautunterscheidung war wiederum sehr gut, und sein Kurzzeitwortgedächtnis, das mit Hilfe des Spreen-Benton-*Sentence-Repetition*-Tests bestimmt wurde, war sogar hervorragend. Glücklicherweise war Willi ein Rechtshänder, und da seine linke Hemisphäre für die Verarbeitung sprachlicher Aufgaben überdurchschnittlich gut ausgebildet war, hatte er überhaupt keine Rechtschreibprobleme.

Im späteren Jünglingsalter haben wir Willi nur zweimal kurz gesehen, wobei sich seine guten sprachlichen Leistungen und seine schlechte Raumvorstellung unverändert manifestierten. Im Alter von 23 Jahren wurde er eingehender untersucht, wobei sein Wechsler-(WAIS)-Test für Erwachsene einen verbalen IQ von 110 und einen Handlungs-IQ von nur 68 erbrachte. Interessant war, daß er beim Allgemeinwissen nur Fragen rein sprachlichen Inhalts gut beantwortete, sobald jedoch Richtung, Abstand oder Maße eine gewisse Rolle spielten, sagte er: „Ich habe keine Vorstellung." Als er nach der Distanz zwischen Paris und London gefragt wurde, antwortete er: „Oh, 2000 Meilen, ich habe keine genauen Vorstellungen". Als er gefragt wurde, wo Indien läge, zögerte er lange, und dann sagte er: „Oh, auf der südlichen Halbkugel der Erde." Er hatte weder eine Vorstellung über die Einwohnerzahl von Kanada oder über die Anzahl der Sitze im Parlament noch über die Temperatur, bei der das Wasser kocht. Er war jedoch in der Lage, sämtliche rein sprachlichen Fragen zur Geschichte oder zur Literatur zu beantworten.

Im Mosaiktest hatte Willi immer noch große Schwierigkeiten, da er nicht in der Lage war, die einfachsten Muster ohne eine vorherige Demonstration durch den Untersucher zusammenzustellen, und in manchen Fällen konnte er sie selbst dann räumlich weder analysieren noch zusammensetzen. Beim Benton-Visual-Retention-Test zur Prüfung des visuellen Gedächtnisses und der optisch-motorischen Fähigkeiten befand er sich an der Grenze zum Schwachsinn. Im Halstead-Fingertapping-Test zeigte er rechts überdurchschnittliche Leistungen, links wurde er jedoch bei jedem Versuch von Mal zu Mal schlechter.

Es war deutlich erkennbar, daß auch im Erwachsenenalter Willis Lateralitätsprobleme unverändert weiterbestanden.

Die Schule

Als wir Willi das erste Mal sahen, war er im 7. Schuljahr. Im Englischen und im sprachlichen Aspekt aller Fächer, die mit Lesen und Schreiben zusammenhingen, war er sehr gut. Seine Leistungen im Rechnen waren dagegen extrem schlecht, offensichtlich kam dies jedoch zum großen Teil daher, daß er große räumliche Vorstellungsschwierigkeiten und dadurch ein sehr mangelhaftes Selbstvertrauen hatte. Wir haben deshalb Willis Vater geraten, mehr Wert auf mündliches Rechnen zu legen und auf Schwierigkeiten zu achten, die in den späteren Schuljahren bei Geometrieaufgaben auftreten würden.

Während wir Willi selbst zunächst nichts über seine möglichen zukünftigen Lernprobleme erzählten, da wir nicht sicher waren, ob unsere Prognose stimmen würde, empfahlen wir seinem Vater, Willis Lehrer zu veranlassen, mit uns Kontakt aufzunehmen, für den Fall, daß sich Probleme einstellen sollte, die sie nicht lösen könnten. Nach 2 Jahren, in Willis 9. Schuljahr, bekam ich einen Anruf von seinem Mathematiklehrer, der einen sehr verzweifelten Eindruck machte. Er klagte darüber, daß Willi, obwohl er ein normal intelligenter Junge zu sein schien, in Geometrie hoffnungslos versage. Willi konnte weder eine einfache geometrische Figur interpretieren noch sie aufzeichnen, obwohl er mit Algebra recht gut umgehen konnte. Für den Lehrer ergab sich, bevor ich ihm die Bedeutung der Funktion der rechten und der linken Hirnhemisphären klargemacht hatte, aus allem kein rechter Sinn. „Das ist ja sehr interessant", sagte er dann, „aber was soll ich damit anfangen? Die Hälfte meines Mathematikunterrichts im 9. Schuljahr besteht aus einführender Geometrie, die andere Hälfte aus Algebra." Nach Rücksprache mit dem Schulleiter entschloß man sich, Willis Lehrprogramm neu zu gestalten. Er bekam hauptsächlich Unterricht in Englisch, Latein und Französisch und wurde von diesem Zeitpunkt an vom Geometrieunterricht freigestellt. Die Folge davon war, daß er die Höhere Schule erfolgreich abschloß und die Absicht hatte, Sprachlehrer für Höhere Schulen zu werden. Er gab diesen Plan jedoch wieder auf, als er sich einem 5jährigen Universitätsstudium gegenüber sah. Stattdessen besuchte er eine Handelsschule, lernte Schreibmaschine, Aktenablage und Buchhaltung. Aufgrund seiner freundlichen Persönlichkeit ist er jetzt Empfangssekretär in einer öffentlichen Bücherei, wo er von Raumvorstellungsproblemen befreit ist. In seinem Beruf ist er sehr erfolgreich und inzwischen glücklich verheiratet.

Abschließender Kommentar

Die Fälle von Sam und Willi lenken unsere Aufmerksamkeit auf einige wichtige Betrachtungen hinsichtlich der Ausbildungsmaßnahmen von Kindern mit *einseitigen* Hirnfunktionsstörungen:

1. Da bei den meisten Lehrprogrammen für die Grundschulen der Schwerpunkt auf der Vermittlung spachlicher Fähigkeiten liegt, beanspruchen die meisten Lehrer im Unterricht mehr die linke als die rechte Hirnhemisphäre. Für ein Kind mit normaler bilateraler Hirnentwicklung ergeben sich daraus keine Probleme.

2. Ein Kind, das an einer *linksseitigen* Hirnfunktionsstörung leidet, wird durch dieses Unterrichtssystem häufig benachteiligt. Seine Fähigkeiten im Zeichnen, Werkunterricht, Nähen, Kartenzeichnen und Gesang werden häufig mehr oder weniger übergangen, da die Probleme des Lesens, des Schreibens und der Rechtschreibung im Vordergrund stehen. Obwohl Sam im ganzen intelligenter als Willi war, war er in unserem gegenwärtigen Schulsystem nicht in der Lage, die Höhere Schule abzuschließen und mußte im Alter von 20 Jahren von einer staatlichen Dienststelle für Behinderte unterstützt werden, um eine Ausbildungsstätte als Lehrling zu finden.

3. Im Gegensatz dazu wird ein Kind, das an einer *rechtsseitigen* Hirnfunktionsstörung leidet, in der Schule häufig als völlig normal behandelt, da es mit den vorwiegend sprachlichen Anforderungen des Unterrichts gewöhnlich gut fertig wird. Die Tatsache, daß das Kind nicht zeichnen, singen oder Karten lesen kann, wird längst nicht als so gravierend empfunden, solange es im Lesen, Schreiben und Rechnen gut mitkommt. Das bedeutet, daß *unser gegenwärtiges Schulsystem die Tendenz hat, ein Kind mit linksseitiger Hirnfunktionsstörung ungerecht zu benachteiligen* und ein Kind mit einer *rechtsseitigen* Hemisphärenschädigung zu begünstigen, da es gewöhnlich bessere Chancen hat, die Anforderungen des Unterrichtssystems zu erfüllen.

4. Um dieser Ungerechtigkeit entgegenzuwirken, kann der Schulpsychologe seine Aufmerksamkeit auf links- und rechtshirnige Fähigkeiten des Schülers richten und ihnen entsprechende Bedeutung beimessen. Eventuell würden aus dieser Anregung mehr Lehrer lernen, einen schlechtlesenden Schüler mit einem Handlungs-IQ von 148 als vollwertig anzuerkennen. Gleichzeitig könnten sie aus dieser Information Einsichten ableiten, wie man einem solchen Schüler das Lesen beibringen kann.

5. Die beiden Fälle, die hier vorgestellt wurden, lassen vermuten, daß Lernprobleme, die durch eine chronische Hirnschädigung verursacht sind, wahrscheinlich auch permanent bestehen bleiben. Das soll jedoch nicht besagen, daß heilpädagogische Maßnahmen sinnlos seien. Allerdings lassen sich in einem Alter von 12–13 Jahren keine dramatischen Besserungen mehr erwarten.

6. Eine frühzeitige Feststellung von Hirnfunktionsstörungen und Lernstörungen könnte zu erfolgreicheren heilpädagogischen Maßnahmen führen, da das junge Gehirn eine größere „Plastizität" besitzt.

7. Zum gegenwärtigen Zeitpunkt werden Kinder mit Aphasie, mit subtilen Reihenfolgeproblemen oder Raumwahrnehmungsstörungen, die von einer rechtsseitigen Hirnschädigung oder Hirnfunktionsstörung herrühren, von einigen unserer Schulsysteme vernachlässigt oder falsch behandelt. Eine wachsende Kenntnis der neuropsychologischen Zusammenhänge von Lernstörungen könnte die Schulpsychologen besser vorbereiten, die Probleme dieser Kinder zu verstehen und die Lehrer bei ihrem Bemühen, diesen Kindern zu helfen, unterstützen. Mit zunehmendem Verständnis und einer gezielteren heilpädagogischen Behandlung wäre es auch in unserem Schulsystem möglich, diese Kinder mit größerer Kompetenz und Gerechtigkeit zu behandeln.

6 Sensorische und motorische Nervenbahnen und Lernen

Bewegung ist in der Tat die Grundlage für die Entwicklung der Persönlichkeit. Ein Kind, das sich entfalten will, muß ständig in Bewegung sein. Nicht nur bei großen Bewegungen, die ein nach außen gerichtetes Ziel haben, wie das Fegen eines Zimmers..., sondern auch, wenn das Kind nur blickt oder nachdenkt oder sich etwas überlegt oder wenn es im Zusammenhang mit diesen Gedanken und Empfindungen etwas versteht – immer muß es dabei in Bewegung sein... Diese Vorstellung wird Ihnen das Geheimnis der kindlichen Entwicklung entschlüsseln.

Maria MONTESSORI (1912)

In den Kapiteln 4 und 5 haben wir eine Übersicht über Forschungsergebnisse gegeben, die uns Kenntnisse über verschiedene Aktivitäten der Großhirnrinde und ihre möglichen Beziehungen mit dem Verhalten liefern. Wenn innerhalb der Schichten der Großhirnrinde oder in den Nervenverbindungen zwischen den verschiedenen Arealen der Großhirnrinde Schädigungen oder Funktionsstörungen auftreten, beeinträchtigen sie für gewöhnlich spezifische sensorische, intellektuelle oder neuromuskuläre Verhaltensmuster, die hauptsächlich von dieses Arealen abhängig sind.

In diesem Kapitel wollen wir mögliche Verhaltensmängel oder Lernstörungen untersuchen, die von Läsionen im Bereich der somatosensorischen und motorischen Streifen, in den sensorischen oder motorischen Nervenbahnen des peripheren Nervensystems oder in den Verbindungsnervenbahnen im Großhirn, die diese beiden Hauptnervensysteme miteinander verknüpfen, stammen können. Eine fehlerhafte Formwahrnehmung wird als Astereognosie bezeichnet, eine schlechte motorische Exaktheit und Steuerung als Apraxie.

Das sensorische und das motorische Nervensystem

In Abb. 6.1 sind die sensorischen oder afferenten Nervenbahnen dargestellt, die uns die Propriozeption oder Tiefensensibilität und die Stereognosie vermitteln. Unter Propriozeption verstehen wir die Wahrnehmung unseres Körpers im Raum und des inneren körperlichen Zustandes. Unter Stereognosie versteht man das Erkennen von Gegenständen in der Umgebung außerhalb unseres Körpers allein durch Berühren und Abtasten. Wie bereits in Kapitel 3 beschrieben, werden die von den Hautrezeptoren stammenden taktilen Impulse (Tastreize) über sensorische Nervenbahnen dem Rückenmark zugeführt, in das sie durch die *hintere Wurzel* eintreten (vgl. Abb. 3.6, S. 69). Im Rücken-

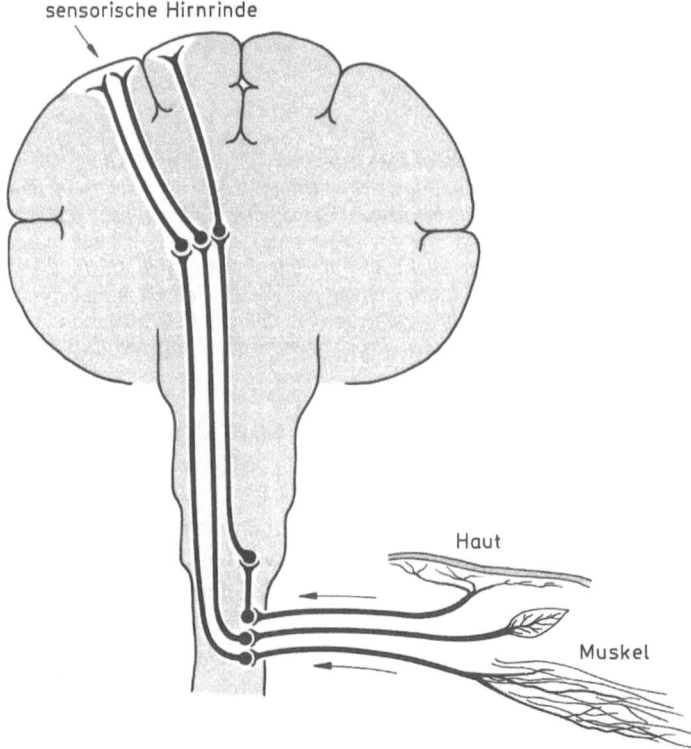

Abb. 6.1 Vereinfachte Darstellung der sensorischen (afferenten) Nervenbahnen von Haut und Muskel zum somatosensorischen Areal der Großhirnrinde. Man beachte die Überkreuzung der Nervenbahnen. (Nach William D. WEST, 1980)

mark ziehen sie senkrecht nach oben zum verlängerten Rückenmark (Medulla oblongata), wo die meisten von ihnen zur gegenüberliegenden Seite kreuzen (Decussatio pyramidum). Von hier aus ziehen sie weiter nach oben zum Thalamus und dem sensorischen Areal der Großhirnrinde der gleichen Seite. Zwar nehmen Propriozeption und Stereognosie noch wesentlich kompliziertere Rückenmarksnervenbahnen und Nervenwege in Anspruch, doch vermittelt die Abb. 6.1 dem Leser im großen und ganzen ein zutreffendes Bild über die sensorischen Nervenbahnen, welche die Hirnrinde mit Informationen über die Finger- und Handbewegungen beim Schreiben, bei der Orthographie, beim Zeichnen, der Handhabung von Musikinstrumenten oder jeder anderen feineren Handaktivität im Unterricht versorgen.

Die Abb. 6.2 zeigt eine vereinfachte Darstellung der motorischen oder efferenten Nervenbahnen vom motorischen Areal der Großhirnrinde zum neuromuskulären System. Nervenimpulse, die in diesen motorischen Arealen ausgelöst werden, erreichen über efferente Nervenbahnen abwärts das Mittelhirn, wo sie auf die andere Seite überkreuzen (Decussatio pyramidum). Sie treten in

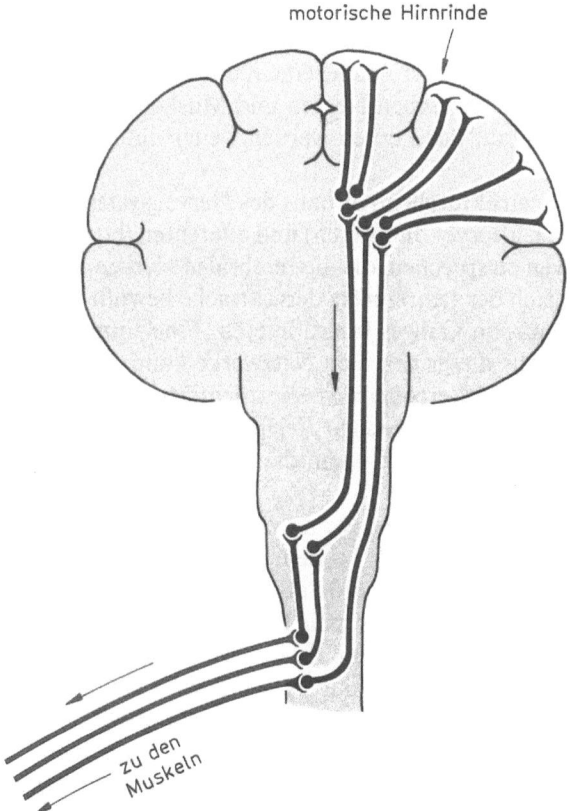

Abb. 6.2 Vereinfachte Darstellung der motorischen (efferenten) Nervenbahnen vom motorischen Areal der Großhirnrinde in der linken Hemisphäre zu den Muskeln des rechten Armes und der rechten Hand. (Nach Wiliam D. WEST, 1980)

das Kleinhirn (Zerebellum) ein und gelangen von hier zur Brücke (Pons), ziehen abwärts zu einem Vorderhorn des Rückenmarks und treten in den entsprechenden Segmenten desselben durch die *vordere Wurzel* aus (vgl. Abb. 3.6, S. 69). Von hier erreichen sie über einen motorischen Nerven des peripheren Nervensystems das betreffende Muskelgewebe. Das Kleinhirn wirkt wie ein Filter und sorgt für eine ausgeglichene und genaue Aktion der Zielmuskelgruppen. Funktionsstörungen im Kleinhirn, in den sensorischen oder motorischen Nervenbahnen oder den sensorischen und motorischen Arealen der Großhirnrinde führen zu unbeholfenen Bewegungen, die das normale Lernverhalten beeinträchtigen können.

So kann beispielsweise ein junger Mann, der aufgrund einer Hirnschädigung an einer Spastik leidet, einen verbalen IQ von 130 haben und trotzdem nicht arbeitsfähig sein, da die schwere Spastizität der Sprech- und Handmuskeln und unwillkürliche Bewegungen des Kopfes und der Hände (Athetose) ihn daran hindern. Andere Beispiele sind *Apraxie* und *Ataxie*. Unter Apraxie versteht man die Unfähigkeit, sich einen Bewegungsablauf vorstellen und danach durchführen zu können, und unter Ataxie eine Koordinationsstörung in dem geordneten Zusammenspiel zwischen Nerven und Muskeln. Die Einwirkungen dieser Erkrankungen auf das Lernen werden weiter unten in diesem Kapitel beschrieben.

Obwohl es aufgrund des strukturellen Aufbaus des Nervensystems gängig ist, von afferenten (lateinisch afferve – hintragen) und efferenten (lateinisch efferve – hinaustragen) Nerven zu sprechen, die die zerebralen Nervennetze miteinander verbinden, sollte sich der Lehrer stets der Tatsache bewußt sein, daß alle diese Struktursysteme als ein Ganzes funktionieren. Eine Funktionsstörung in irgendeinem Abschnitt dieser nervalen Netzwerke kann das Körperschema (Propriozeption) oder die Stereognosie beeinträchtigen. Es gibt jedoch bestimmte Techniken, die den Psychologen zur Verfügung stehen, denjenigen Teil des Nervensystems herauszufinden, in dem die meisten Schwierigkeiten liegen.

Ein Beispiel soll dies erläutern: Nehmen wir an, ein Kind hat schlechte Ergebnisse im Benton-Visual-Retention-Test, bei dem es aufgefordert wird, eine Anzahl geometrischer Figuren, die es jeweils 10 Sekunden betrachten darf, aus dem Gedächtnis nachzuzeichnen. Es stellt sich die Frage nach der Ursache des schlechten Abschneidens des Kindes. Sie kann darin liegen, daß das Kind die Zeichnung nicht richtig wahrnehmen kann, daß es sich an sie nicht richtig erinnern kann, daß eine motorische Ungeschicklichkeit (Apraxie) besteht, die dazu führt, daß es den Bleistift nicht richtig führen kann, daß an seinen Fingern oder an den Händen Areale einer bestimmten Unempfindlichkeit bestehen oder daß es bei seinen Zeichnungen zu wenig stereognostische Hilfsvorstellungen hat. Es kann an einigen oder allen diesen Gründen liegen oder an weiteren, die wir bisher übersehen haben. Durch folgendes Vorgehen können wir eine gewisse Klärung herbeiführen:

1. Angenommen, die Ergebnisse der Mehrfachwahlform (Multiple-choice form) des Benton-Visual-Retentions-Tests, die einige Tage nach der Standardform durchgeführt wird, um mögliche Gedächtniseffekte klein zu halten, sagen uns, daß Wahrnehmung und Erinnerungsvermögen von Figuren bei dem Kind normal sind. Dann spricht dies für eine motorische Störung und gegen ein Problem der Wahrnehmungsaufnahme.

2. Mit Hilfe eines Ästhesiometers können wir feststellen, daß die Berührungsempfindlichkeit der Haut des Kindes im Bereich der Hände und Finger normal ist und demnach keine empfindungslosen Hautbezirke vorhanden sind. Das Ästhesiometer ist ein Instrument, in dem feine Nylonhaare aufgereiht sind, mit denen man Finger und Hände berührt.

3. Wenn der Halstead-Fintertapping-Test für die nichtdominante Hand des Kindes normale Klopfgeschwindigkeit aufweist, dagegen auf der dominanten Seite eine starke Verlangsamung, unterstützt das unsere Vermutungsdiagnose gemäß Punkt 1, daß dieses Kind an einer motorischmanuellen Behinderung leidet. In einem solchen Falle sollte bei der Ein-

leitung von Behandlungsmaßnahmen besonderer Wert auf Aktivitäten gelegt werden, die die motorischen Fähigkeiten verbessern können und die neuromuskuläre Integration fördern. Der Lehrer würde dadurch in seiner Annahme bestärkt, daß die visuell-räumlichen Wahrnehmungen des Kindes von geometrischen Zeichnungen normal waren, seine motorischen Ausdrucksmöglichkeiten aber eingeschränkt sind.

Die sensomotorische Integration

In Kapitel 3 haben wir die klassische Vorstellung des Reflexbogens dargestellt, die nach der Vorstellung von SHERRINGTON (1906) und WATSON (1914) eine direkte Nervenverbindung zwischen Rezeptor (Sinnesempfindung) und Effektor (muskuläre Reaktion) darstellt. Obwohl SHERRINGTON von einem *einfachen Reflex* spricht, war er sich doch der Tatsache bewußt, daß es sich hierbei um ein Teilstück des gesamten Nervensystems handelt, denn „alle Teile des Nervensystems stehen miteinander in Verbindung" (SHERRINGTON, 1906). Er fügte hinzu, daß „es sich vermutlich um eine rein abstrakte Vorstellung handelt" und „eine passende, wenn nicht glaubhafte Fiktion". Viele Jahre später lehnte HERRICK (1944) die wirkliche Existenz von Reflexbögen im amphibischen Nervensystem ab, wobei er die gleiche Vorstellung über ausgebreitete Aktivitäten innerhalb des Nervensystems übernahm (vgl. Kapitel 4).

Der Begründer der Schule des Behaviorismus, JOHN B. WATSON, war in seiner Vorstellung vom Reflexbogen noch zurückhaltender. Für ihn war es völlig geradlinig gedacht, daß „eine tatsächliche Kette von Nervenzellen und deren Fasern von jedem Sinnesorgan zum Zentralnervensystem, d.h., dem Gehirn und Rückenmark, ziehen und umgekehrt, vom Zentralnervensystem zu den Muskeln und Drüsen" (WATSON, 1924).

Diese vereinfachte und linearmechanistische Sicht der sensomotorischen Nervenverbindungen – die „klassische Vorstellung" von den Reflexen – wurde für lange Zeit von den Psychologen fortgesetzt, obwohl die Neurologen wußten, daß diese Ansicht unexakt sei. Wir wissen heute, daß bei den Amphibien alle nervlichen Impulseingänge vom Zentralnervensystem durch Rückkopplungsschleifen gesteuert werden. In der gleichen Weise, wie der Regler eines Heizkessels von einem Thermostaten gesteuert wird, der den Brennvorgang unterbricht, sobald die richtige Temperatur erreicht ist, und nach Abkühlung den Heizungskessel wiederum anschaltet, arbeiten auch im menschlichen Körper zahlreiche Kontrollmechanismen, um eine Anzahl homöostatischer Prozesse innerhalb der normalen Grenzen aufrechtzuerhalten.[1]

---

[1] Unter Homöostase versteht man die Konstanthaltung bestimmter Prozesse, die ein gleichmäßiges Niveau erfordern, wie beispielsweise die Aufrechterhaltung einer konstanten Körpertemperatur. Anmerkung der Übersetzer.

Das sind Beispiele der einfachen Rückkopplungsschleife. Das Nervensystem ist mit einer großen Anzahl solcher „Feedback-Mechanismen" ausgerüstet. Beim Gehen bewirkt die motorische Nervensteuerung des Fußes und des Beines beim Durch-die-Luft-Schwingen eine ständige und schnelle Änderung der Information zum Gehirn über das sensorische Bewußtsein der Lage von Fuß und Bein im Raume. Mit anderen Worten, der Input oder der Wahrnehmungsinhalt wird mit Hilfe der sich laufend ändernden motorischen Aktivität oder motorischen Steuerung ständig überwacht. Der gleiche Prozeß läuft beim Lesen ab. Die Augenmuskelbewegungen über die Seite liefern eine Beurteilung der Geschwindigkeit, mit der jemand das auf der gedruckten Seite Gelesene aufnehmen und verstehen kann. Wenn im Zentralnervensystem auch nur eine geringe Beeinträchtigung der Geschwindigkeit oder der Exaktheit der nervlichen Übertragung in irgendeinem Teil des rezeptiven, integrativen oder expressiven Mechanismus besteht, kann das Kind Schwierigkeiten beim Lesenlernen haben.

Wie dieser vom Muskelgewebe ausgehende Input in die hintere Wurzel des Rückenmarks eingespeist wird, um mit den sensorischen Informationen integriert zu werden, die von den Hautsinnesrezeptoren stammen, ist von PRIBRAM (1971) ausführlicher beschrieben worden.

Ebenso gibt es auch „Feedforward-Prozesse". Das sind Vorgänge, die nach vorwärts gerichtet regeln (PRIBRAM, 1971). Sie scheinen die Wahrnehmung zu beeinflussen und können Ähnlichkeiten oder Zusammenhänge mit Aufmerksamkeit und „Vorbereitungsmechanismen" zeigen, wie sie bereits in Kapitel 5 besprochen wurden. TEUBER hat diese Prozesse sehr originell beschrieben, indem er die Vermutung aussprach, daß „vielleicht die größte Schwierigkeit im Begreifen der Stirnlappen – und wir sollten hinzufügen, des gesamten Gehirns – in der klassischen Tendenz gelegen hat, alle Betrachtungen der Hirnfunktion von der Seite der Sensorik aus anzugehen und in der altbekannten Weise von der Sensorik zur Motorik weiterzuschreiten" (TEUBER, 1964). TEUBER schlug vor, daß wir die zerebralen Prozesse untersuchen sollten, die sich von den motorischen zu den sensorischen Strukturen entladen und diese damit für vorwegnehmende Änderungen vorbereiten. Dieses Prozeß bezeichnete er als „Nachfolge-Entladung" (corollary discharge).

Die sensorischen und motorischen Funktionen sind nicht nur für Wahrnehmung und Lernen notwendig, sie müssen auch in ein gut ausbalanciertes und reibungslos ablaufendes Energiesystem integriert sein. P. WEISS (1941) demonstrierte bereits vor vielen Jahren die kontinuierliche, wenn auch unkoordinierte motorische Aktivität des Muskelgewebes, sobald dieses Gleichgewicht unterbrochen wird.

Er entfernte chirurgisch ein Körperglied von einem Tier, und er hielt es in einer Nährflüssigkeit am Leben, die auf Körpertemperatur erwärmt war. Da der gesamte normale sensorische Input entfernt worden war, verblieben nur die motorischen Muskelzuckungen, die vom unablässigen „Feuern" der Nerven des lebenden Gewebes herrührten. HEBB schloß daraus, daß „die sensorische Aktivität für die Regulierung zentral ausgelöster Nervenimpulse grundlegend wichtig ist, daß sie aber zur Auslösung dieses Vorganges nicht notwendig ist" (HEBB, 1949). In diesem Fall gab es keine sensiblen Nervenbahnen mehr, sondern lediglich motorische, und demzufolge bestand keine sensorische Steuerung, sondern lediglich innere spontane Stimulation. LASHLEYs Formulierung über diese grundlegende neurophysiologische Erkenntnis erscheint in einem der Eingangszitate zu Kapitel 5 wieder: Jeder Input erfolgt in ein aktiv erregtes Nervensystem.

Sensomotorische Integration kann durch einen Auge-Hand- und Ohr-Hand-Reaktionszeittest geprüft werden. Das Kind wird aufgefordert, eine Morsetaste so schnell wie möglich zu drücken, wenn ein rotes Licht erscheint oder ein Ton im Kopfhörer erklingt. Die Reaktionszeit ist in den letzten 100 Jahren erforscht worden, aber erst seit dem Ersten Weltkrieg interessiert man sich für ihre Beziehungen zu Hirnfunktionsstörungen. Kontrollierte Untersuchungen an Vergleichsgruppen gesunder und hirngeschädigter Erwachsener zeigten, daß die Reaktionszeit der Hirngeschädigten sowohl bei einfachen als auch bei Wahlaufgaben mit visuellen Reizen verlangsamt ist (BENTON und BLACKBURN, 1955) und daß die Reaktionsarten bei dieser Gruppe eine größere Variabilität aufweisen (BENTON und BLACKBURN, 1957).

Wenn Erwachsene durch verbale Ermutigung und sofortiges Feedback über ihr Leistungsniveau motiviert wurden, zeigten mehr Hirngeschädigte eine stärkere Verbesserung als die normalen Kontrollgruppen, obwohl beide Gruppen auf die Einflüsse der motivierenden Instruktionen reagierten (BLACKBURN, 1958). Enthielten diese Instruktionen gleichermaßen Informationen über Erfolg und Versagen in einer Wahlreaktionszeitaufgabe, so war eine signifikante Verbesserung der Ergebnisse sowohl bei den hirngeschädigten als auch den normalen erwachsenen Kontrollpersonen für beide Arten der Information festzustellen (SHANKWEILER, 1959).

Bei 60 Grundschulkindern in den Altersgruppen von 7 Jahren und 7 Monaten bis zu 9 Jahren und 4 Monaten führte die gleiche Untersuchungsart bei motivierenden Instruktionen in Form mündlichen Zuspruchs und des informativen Feedbacks zu einer signifikanten Beschleunigung der Reaktionszeiten (OWEN, 1959).

Bis jetzt haben wir einzelne motorische Leistungen und Hirnfunktionen besprochen. Viele Verhaltensmuster enthalten jedoch mehrere motorische Aktivitäten, die gleichzeitig ablaufen, wie beispielsweise Gehen oder Sprechen. Wenn das Gehirn gefordert ist, zwischen zwei konkurrierenden motorischen Leistungen zu vermitteln, wird der Grad der Beeinflussung einer Leistung durch die andere oder der Grad der Unabhängigkeit zweier motorischer Fähigkeiten davon abhängig sein, welche Areale des Großhirns diese beiden Leistungen steuern und wie nah oder wie fern voneinander diese Rindenregionen liegen. Wenn eine Testperson zwei Aktivitäten gleichzeitig durchführen muß, die in der gleichen Hirnhemisphäre ihren Ausgangspunkt haben, werden diese motorischen Handlungen schlechter sein als zwei andere, die jeweils nur von einer Hirnhemisphäre verarbeitet werden müssen. Wird beispielsweise eine erwachsene Testperson aufgefordert, zu sprechen und gleichzeitig erst auf dem rechten und dann auf dem linken Zeigefinger einen Stab zu balancieren, dann gibt es beim rechtsseitigen Balancieren mehr Zwischenfälle als auf der linken

Seite (KINSBOURNE und COOK, 1971). Das Fingertapping ist rechts ebenfalls langsamer als links, wenn gleichzeitig eine mündliche Aufgabe durchgeführt werden soll, wie z. B. das Aufsagen von Kinderversen, das stumme Lesen von Wörtern oder das Lösen von Anagrammen (Buchstabenversetzrätsel) im Kopf. Diese Unterschiede zwischen den Händen sind bei Personen, die genetisch Rechtshänder sind, ausgeprägter als bei genetisch linkshändigen Personen, und sie nehmen mit der Kompliziertheit der Sprachaufgaben zu (KEE, BATHURST und HELLIGE, 1983). Der gleiche Effekt läßt sich an Kindern im Kindergartenalter nachweisen (KINSBOURNE und McMURRAY, 1975), wobei jedoch Erwachsenen exakter zu beantwortende Sprachaufgaben gestellt werden müssen, da sie über bessere, automatisch ablaufende Fingerfertigkeiten verfügen.

KINSBOURNE und McMURRAY (1975) haben die Vermutung ausgesprochen, daß „die gegenwärtigen Methoden einen einfachen und geeigneten Weg zur Ermittlung der Lateralisation der expressiven Sprachkontrolle und wahrscheinlich auch anderer Arten von Stimmbildung bei Kindern liefern". Diese Methode ist einfacher und unmittelbarer einsetzbar als das dichotische Hören und sollte besonders bei den Schulpsychologen, die nur eine begrenzte apparative Ausrüstung besitzen, Beachtung finden.

Grundlagenforschung über die Berührungswahrnehmung (taktile Perzeption)

Ein Ästhesiometer ist ein Instrument, das entwickelt wurde, um die Haut in dosierter Form zu reizen, so daß der Untersucher in der Lage ist, die Schwelle der Druckempfindlichkeit zu bestimmen. Diese Bestimmung kann an einem Punkt durchgeführt werden und liefert dann eine Information über die Druckempfindlichkeit und/oder die Fähigkeit, die Berührungsquelle zu lokalisieren.

In gleicher Weise können zwei Punkte der Haut gleichzeitig stimuliert werden, um Informationen über die Unterscheidungsfähigkeit von zwei Punkten zu erhalten oder über die Auslöschung oder die Unterdrückung eines Stimulus bei einer Doppelstimulation.

In unserem eigenen Laboratorium messen wir nur die Druckempfindlichkeit der Finger und manchmal die Auslöschung, da uns dies für die neuropsychologischen Vorgänge, die mit Lernproblemen in der Schule zusammenhängen, wichtiger erscheint.

Normalerweise wird ein Lehrer, der Kinder mit Lernproblemen hat, keine reine Forschung durchführen, aber Informationen, die aus der Forschung stammen, haben durchaus einen Zusammenhang mit normalen Lernvorgängen. Sie können einem Lehrer helfen, seine Vorstellungen über das eigenartige Verhalten des Kindes beim Lernen zu bereichern.

Taktile Empfindungen und die Propriozeption im Bereich der Hände hängen eng mit dem Erlernen des Schreibens und der Rechtschreibung zusammen, im weiteren Sinne auch mit dem Lesen.

Es ist daher von Interesse, daß kontrollierte Untersuchungen der linearen taktilen Richtungswahrnehmung gezeigt haben, daß sich bei normalen Testpersonen links etwas bessere Ergebnisse finden als an der rechten Hand, wenn es sich um Rechtshänder handelte (BENTON, LEVIN und VARNEY, 1973). Diese Befunde untermauern Ergebnisse an Personen mit einseitiger Schädigung der rechten Hemisphäre. Es stellte sich heraus, daß bei einer großen Anzahl dieser Personen beidseitige Störungen vorliegen, daß aber bei Patienten mit Erkrankung der linken Hirnhemisphäre nur die rechte Hand schlechtere Ergebnisse aufweisen kann (CARMON und BENTON, 1969; FONTENOT und BENTON, 1971). Bei Kindern mit normaler Hirnfunktion sind diese Differenzen zwischen rechter und linker Hand so geringfügig, daß der Lehrer sie normalerweise ignorieren kann. Wenn es jedoch bekannt ist, daß ein rechtshändiges Kind unter einer erkennbaren Funktionsstörung der linken oder rechten Hirnhemisphäre leidet, dann muß man mit der Möglichkeit einer gewissen manuellen Ungeschicklichkeit rechnen, die sich in Form von Fehlern beim Abschreiben von der Wandtafel, häufigen Rechtschreibfehlern, unsauberem Schreiben oder schlechter Raumanordnung ausdrücken kann.

Als Diagnostiker wird einem sehr schnell bewußt, daß die zweidimensionale Berührungserkennung, wie beispielsweise das Lesen von Blindenschrift (Braille-Buchstaben) oder das Abtasten von rauhen Holzbuchstaben auf einer glatten Oberfläche, ein völlig anderer Prozeß ist, als die haptische oder propriozeptive Erkennung eines dreidimensionalen Gegenstandes, beispielsweise wenn man mit seinen Fingern und Händen alle Flächen eines Bausteins oder eines anderen Gegenstandes abtastet (vgl. Abb. 4.5, S. 155). Der erste Vorgang erfordert eine maximale Stimulation der Hautrezeptoren in den Fingerspitzen, der zweite darüber hinaus eine wesentlich intensivere propriozeptive Beteiligung der Muskeln der Finger, der Hände und der Arme. Da diese zweite Wahrnehmungsaufgabe wesentlich mehr Muster von Muskeln in ihre dreidimensionale Aktivität einbezieht, ist es naheliegend, daß hierbei unterschiedliche Muster kortikaler Neurone der Großhirnrinde aktiviert werden und wahrscheinlich sogar eine größere Anzahl von ihnen.

Vor vielen Jahren wurde dieser Unterschied zwischen taktiler und haptischer Funktion demonstriert, indem man nachwies, daß das Auseinanderhalten passiver Bewegung, z. B. beim Händestreicheln, durch eine Anästhesierung der überdeckenden Haut und Muskeln nicht beeinträchtigt wird (GOLDSCHEIDER, 1898).

Bei dem gleichen Experiment wurde gezeigt, daß bei Durchströmung der Gelenke mit starkem faradischen Strom – die Rezeptoren für Propriozeption sind Muskeln, Sehnen und Gelenke – die Schwellen für den Bewegungsnachweis erhöht waren.

In jüngerer Zeit wurde das gleiche Phänomen ohne pharmakologische Blockade (Anästhesie) der Rezeptoren nachgewiesen. LEVIN (1973) zeigte, daß beim Abdecken der Fingerspitzen mit einem Schaumgummipolster, wodurch die Fingerspitzenempfindlichkeit herabgesetzt wird, eine propriozeptive

Aufgabe, wie die genaue Handhabung eines Knopfes innerhalb einer festgelegten Entfernung genauso gut gelöst werden konnte.

Das galt sowohl für jüngere Testpersonen (Durchschnittsalter 19,9 Jahre) als auch für ältere (Durchschnittsalter 56,7 Jahre). Dieses Ergebnis läßt vermuten, daß schlechtes Körperschema und mangelhafte Propriozeption das Erlernen manueller Geschicklichkeiten, die in der Schule gebraucht werden, stärker behindern als eine herabgesetzte Berührungsempfindlichkeit in den Fingerspitzen. Mit anderen Worten sind verschlechterte Sinneswahrnehmungen – in diesem Falle hinsichtlich der Berührungsempfindlichkeit der Fingerspitzen – wahrscheinlich für das Lernvermögen nicht so bedeutsam wie die Wahrnehmungsorganisation – also die Körperempfindung (Somästhesie) und die Stereognosie.

Grundlagenforschung über motorische Funktionen

Vor etwas mehr als 100 Jahren wurde zum erstenmal eine elektrische Stimulation motorischer Areale der Großhirnrinde an Tieren durchgeführt. Aufgrund dieser Experimente wurden die sich überkreuzenden Verbindungen der motorischen Nervenbahnen nachgewiesen und ebenso auch die umschriebenen Funktionsareale in den motorischen Rindenarealen selbst. Jüngeren Datums sind Untersuchungen von HUNTER und JASPER (1949), bei denen festgestellt wurde, daß die Stimulation unterschiedlicher Abschnitte des Thalamus einer Katze sowohl erregende als auch hemmende Verhaltensreaktionen auslösen kann. Mit am interessantesten sind dabei die „Stoppreaktionen", bei denen man das Tier mitten in seiner Handlung gewissermaßen „einfrieren" kann, gleichgültig, ob es gerade frißt, herumläuft oder eine Maus verfolgt. Ein noch dramatischeres Beispiel einer solchen Stoppreaktion wurde von DELGADO beigesteuert, als er durch ferngesteuerte Elektrostimulation des Gehirns einen angreifenden Bullen zum Stehen brachte (DELGADO, 1971). Diese Beispiele liefern sowohl dem Diagnostiker als auch dem Sonderschullehrer die Erkenntnis, daß motorische Aktionen, gleichgültig, ob sie erregend oder hemmend wirken, durch sehr geringfügige elektrochemische Veränderungen innerhalb eines kompliziert zusammengesetzten nervalen Kreislaufs gesteuert werden, der seinen Ursprung in den sensomotorischen Arealen der Großhirnrinde hat und in den Empfangsorganen des neuromuskulären Systems endet. Jede noch so geringfügige Funktionsstörung in einem Teilabschnitt dieses Kreislaufs kann die sensorischen Integrationsprozesse im Gehirn beeinträchtigen und auf diese Weise zu einer Störung des Körperschemas oder der eigenmotorischen Verhaltensmuster führen, die erforderlich sind, um entsprechende Reaktionen auszulösen. Diese Funktionsstörungen können sich als Apraxie, als herabgesetzte Wahrnehmung des Körperschemas oder als motorische Aphasie äußern, die zu Problemen des mündlichen Sprachausdrucks führen.

Die Apraxieformen

Ein Mensch „ist dann apraktisch, wenn er nicht in der Lage ist, zu agieren, obwohl seine körperlichen Systeme, die die entsprechenden Aktionen ausführen, intakt sind. Das heißt mit anderen Worten, wenn bei ihm weder eine Lähmung, eine Ataxie oder abnorme Körperbewegungen vorliegen und er keinerlei offenkundige geistigen Störungen aufweist" (De AJURIAGUERRA und TISSOT, 1969).

Ein 10jähriges Mädchen, das wir in unserem Laboratorium untersuchten, war nicht in der Lage, die Fingerspitzen hinter dem Rücken zusammenzubringen, obwohl wir ihm dies mehrmals zeigten. Um seinem Untersucher einen Gefallen zu erweisen, legte es dann und wann seine Hände auf die Hüften. Dieses Mädchen konnte ganz normal laufen und sprechen, es war jedoch aufgrund einer Hirnfunktionsstörung in beiden Scheitellappen in der Raumerfassung stark beeinträchtigt. Es war nicht in der Lage, die eigenmotorischen Bewegungsmuster auszuführen oder sich vorzustellen, die nötig sind, um die Fingerspitzen kinästhetisch in die richtige Position zu bringen.

Manche Kinder können Tanzschritte korrekt und im richtigen Rhythmus nachahmen, wenn ein Tanzlehrer sie ihnen einmal vorgeführt hat. Andere können dieses Vorgang drei- oder viermal sehen und müssen ihre Füße zunächst mit den Tanzschritten vertraut machen, bevor sie die Tanzbewegung zwar langsam, aber richtig durchführen können. Die Kinder des ersten Beispiels können rasch eine Verbindung zwischen der Großhirnrinde und der Muskulatur herstellen. Die anderen Kinder haben diese Fähigkeit nicht, obwohl sie weder gelähmt oder ataktisch noch in ihrer Hirnfunktion gestört oder geistig retardiert sind. Jeder Unteroffizier kennt ungeschickte Rekruten, mit denen er sich herumschlagen muß und die er schließlich zum Trupp der „Flaschen" abkommandiert. Dies sind die Menschen, die mehrere Wiederholungen benötigen, um ein kortikales Engramm und die dazugehörigen symbolischen Raumvorstellungen zu entwickeln, die man braucht, um die betreffende motorische Handlung durchzuführen.

In gleicher Weise, wie ein Computer ein fertiges Programm benötigt, um eine bestimmte Lösung oder Reaktion zu vollziehen, braucht das menschliche Nervensystem ein ganzes Repertoire an eigenmotorischer Bewegungsplanung, auf das es zurückgreifen kann. Es kommt vor, daß eine apraktische Person Schwierigkeiten bei der Durchführung automatischer Reaktionen hat, die ihren Körper betreffen, wie beispielsweise jemandem zuwinken oder einen Kuß zuwerfen, und daß sie stattdessen eine Bewegung macht, als ob sie sich die Haare kämmt oder die Zähne putzt. Manchmal sind solche Personen beim Umgang mit Gegenständen in ihrer Umwelt sehr ungeschickt, also bei der Durchführung von gezielten Handlungen, wie z. B. dem Einschlagen eines Nagels, dem Abschlagen eines Baseballs, dem Schreiben mit dem Bleistift oder dem Bauen eines Modells aus Einzelteilen.

Kinder im Kindergartenalter, die ihren Mantel nicht anziehen können, leiden an einer „Ankleidungsapraxie". Mit zunehmender Reifung ihres Nervensystems erreichen sie jedoch bald das Ausmaß nervlicher Entwicklung, mit dessen Hilfe sie die nötigen Bewegungsmuster aufbauen können. Mit 6 Jahren können die meisten Kinder ihren Mantel selbständig anziehen, wenn man es ihnen beigebracht hat, da sie die Reihenfolge der komplizierten neuromuskulären und kortikalen Prozesse, die dafür notwendig sind, erworben haben. Im Greisenalter kann es dann wieder zu einer Desintegration der Hirnrinde und des Zentralnervensystems kommen, so daß der alte Mensch wiederum von einer Ankleidungsapraxie betroffen wird und seine Kleidungsstücke ohne Hilfe oder Anleitung durch andere Personen nicht mehr anziehen kann.

Das mangelhafte Körperschema

Die klinische Erforschung des Körperschemas oder der Körpervorstellung, auch Tiefensensibilität genannt, begann etwa 1890, so daß es sich noch um eine relativ junge Forschungsrichtung in der Neuropsychologie handelt. Die ersten Theorien auf diesem Gebiet stellten die sog. „Koinästhesie"[2] in den Vordergrund, das ist der koordinierte Input kinästhetischer und muskulärer Empfindungen. Diese Anschauung ignorierte jedoch die *räumlichen* Aspekte der Körpervorstellung. In England lieferten HEAD und HOLMES (1911) als erste eine Theorie, die den Versuch machte, die zeitlichen und räumlichen Aspekte des Bewußtwerdens vom eigenen Körper im Raum zu berücksichtigen. Sie sahen im Körperschema eine Funktion des ständigen Vergleichens der Körperhaltung und der Körperstellung mit der jeweils vorausgehenden, und dieser Vergleich schien unter der Bewußtseinsebene abzulaufen. Nach dieser Anschauung baut sich ein Mensch ständig ein Körperschema auf, das sich von Sekunde zu Sekunde verändert. Deshalb nannten HEAD und HOLMES dieses Schema ein „plastisches Schema".

In der Vergangenheit glaubte man, daß Störungen des Körperschemas mit Störungen der Rechts-Links-Orientierung und der Fingeragnosie zusammenhängen könnten, das ist die Unfähigkeit, mit den Fingern Formen zu erkennen. Eine jüngere Veröffentlichung (POECK und ORGASS, 1971) konnte für diese Ansicht jedoch keinerlei zutreffende Hinweise anführen. In der Tat werfen die Ergebnisse von POECK und ORGASS Zweifel an der Nützlichkeit des Konzepts des Körperschemas selbst auf, da alle Maße für sein Vorhandensein und/oder seine Natur von sprachlichen und nichtsprachlichen Faktoren beeinflußt werden. Trotz dieser methodischen Schwierigkeiten, daß Bewußtsein über die Tiefensensibilität des eigenen Körpers im Raum zu messen oder aufzudecken, halten es die meisten Forscher, aber auch Lehrer, Psychotherapeuten, Schauspieler und Athleten für ein sehr realistisches Konzept, das zum Erlernen und zur Durchführung ihrer besonderen beruflichen Belange wesentlich ist. Eine unlängst erfolgte Beschreibung des normalen Körperschemas be-

---

[2] Auch Coenästhesie = allgemeines Körpergefühl, Existenzbewußtsein. (Anmerkung des Übersetzers)

zeichnet es als „die periphere, schemenhaft bewußte, strukturierte, plastisch begrenzte Raumvorstellung des eigenen Körpers, die aus früherer und gegenwärtiger sensorischer und besonders somästhetischer Information aufgebaut wird" (FREDERICKS, 1969b).

Um die minimalen Behinderungen, die bei einigen lerngestörten Kindern immer wieder auftreten, zu verstehen, könnte es von Nutzen sein, kurz einen Blick auf einige klinisch-pathologische Extreme zu werfen, die von schwach bis stark ausgeprägten Hirnschädigungen oder Hirnfunktionsstörungen herrühren. Sie können zu Wahrnehmungsverlusten eines Körperabschnitts oder einer ganzen Körperhälfte führen. Wenn diese Erfahrung bewußt wird, kann sie ähnlich sein, wie die eines Amputierten, obwohl keine eigentliche Amputation besteht. Ist diese halbseitige Agnosie des Körpers jedoch unbewußt, ignoriert der Patient einfach eine Hälfte oder einen Teil seines Körpers und verhält sich so, als ob er nicht vorhanden wäre. Aufgrund einer solchen Hirnfunktionsstörung kann es vorkommen, daß ein Patient sich der Lähmung einer Extremität gar nicht bewußt ist, und man kann ihn dann von deren Anwesenheit sogar durch völlig logische Demonstrationen des betreffenden Körperabschnitts nicht überzeugen.

Andere Patienten sind bei Berührung der betroffenen Körperteile nicht in der Lage, die Berührung zu lokalisieren oder zu bezeichnen. Man kann einen Fingerlokalisationstest benutzen (BENTON, 1959), um diesen Zustand zu untersuchen und ihn auf die Leistungen im Unterricht beziehen (SATZ et al., 1978).

Das sog. Phantomgefühl einer Extremität aufgrund einer Schädigung oder Funktionsstörung im Bereich der Großhirnrinde stellt offensichtlich eine Umkehrung des Körperschemas dar, wie es auch die ungewöhnliche Tendenz mancher Patienten ist, die Größe ihrer Körperteile unexakt wahrzunehmen. Indem man sich der zahlreichen abnormen Bedingungen bewußt wird, die auftreten können, ist es manchmal einfacher, feinere Abweichungen vom normalen Verhalten zu begreifen. In diesem Kapitel werden wir deshalb später über die Durchführung von Tests der Fingeridentifikation, der Rechts-Links-Orientierung und anderer taktiler und motorischer Reaktionen und ihrer Zusammenhänge mit gutem oder schlechtem Lernvermögen sprechen.

Die Elektrostimulation der Großhirnrinde

Die erste Elektrostimulation der Großhirnrinde wurde 1870 von FRITSCH und HITZIG in Deutschland versucht, wie wir bereits in Kapitel 4 beschrieben hatten. Sie versetzten einen Hund in eine leichte Narkose und berührten einzelne Areale der motorischen Großhirnrinde mit einer Elektrode, die einen geringgradigen elektrischen Stromstoß abgab. Als Folge davon kam es zu motorischen Reaktionen an den gegenüberliegenden Beinen. In den 20er Jahren behandelte der berühmte deutsche Neurochirurg Otfried FOERSTER Fälle von traumatischer Epilepsie am Menschen (viele von ihnen waren Kriegsverletzte), indem er das Narbengewebe, das die epileptischen Anfälle auslöste, operativ entfernte. Vor dem eigentlichen Eingriff benutzte er ebenfalls die Technik der Elektrostimulation der Großhirnrinde, um den Ort des Narbengewebes festzulegen.

1928 ging Wilder PENFIELD an die Breslauer Universität, um bei FOERSTER zu arbeiten, der Professor der Neurologie und Neurochirurgie und Präsident der gut beleumundeten Deutschen Gesellschaft für Neurologie und Psychiatrie war (PENFIELD, 1977). Nach seiner Rückkehr nach Montreal gründete PENFIELD das „Montreal Neurological Institute", wo er die erlernte Untersuchungstechnik verfeinerte. Während der 30er und 40er Jahre wurde das Anlegen von „Landkarten der Großhirnrinde" eine fundierte diagnostische Maßnahme für die chirurgische Epilepsiebehandlung und für die Erfoschung der Hirnfunktionen (PENFIELD und ROBERTS, 1959).

Bei solchen chirurgischen Eingriffen am Gehirn blieb der Patient bei vollem Bewußtsein. Es wurde lediglich eine Schmerzsteuerung durch Lokalanästhesie durchgeführt. Eine Elektrode, die im Bereich der sensorischen Areale der Großhirnrinde (Gyrus postcentralis) angelegt wurde, erhielt einen schwachen elektrischen Strom. Die Spannung wurde langsam gesteigert, bis der Patient eine körperliche Empfindung berichtete. Diese Spannung wurde als elektrischer Schwellenwert für die sensorische Funktion des Patienten festgehalten und lieferte einen Anhaltspunkt für die Stärke des Reizes im Bereich der motorischen Areale der Großhirnrinde (Gyrus praecentralis), um eine unwillkürliche motorische Handlung, beispielsweise das Bewegen der Finger oder der Hände, auszulösen. Normalerweise ist die Reizstärke, die zu einer motorischen Aktivität führt, größer als die Höhe des sensorischen Schwellenwertes. Manchmal ist sie doppelt so hoch. Stimulation in verschiedenen Arealen der Großhirnrinde können entweder zur Hemmung bestimmter Bewegungen im Sinne einer vorübergehenden, für die Dauer der Stimulation eintretenden Lähmung führen oder zu einer Verstärkung von Aktivitäten, denen der Patient keinen Widerstand entgegensetzen kann. Stimulationen der motorischen Sprechzentren können eine vorübergehende Unterbrechung beim Benennen verschiedener Gegenstände, beim Zählen, beim Lesen oder Schreiben herbeiführen. Diese eindrucksvollen und einfallsreichen klinischen Forschungsmethoden können sowohl dem Kliniker als auch dem Sonderpädagogen helfen, die Probleme des Stotterns und Stammelns, der Artikulation und der Wortfindung, des Buchstabierens, des Schreibens und der motorischen Sprachfolge zu begreifen und besser mit ihnen umzugehen.

Seit den 50er Jahren wurde die Verwendung von Landkarten des Gehirns auch in anderen Untersuchungszentren von zahlreichen Neurochirurgen übernommen. Einige von ihnen haben, wie PENFIELD, diese Technik dazu verwandt, unsere Kenntnisse über die Hirnfunktion zu vermehren. Einer von ihnen war George OJEMANN, der an der Universität von Washington in Seattle mit einer Gruppe von Neurophysiologen (CALVIN und OJEMANN, 1980) und Neuropsychologen (OJEMANN und WHITAKER, 1978; OJEMANN und MATEER, 1979) zusammenarbeitete und mit ihnen eine wertvolle Sammlung von Veröffentlichungen für klinische Neuropsychologen und auch Studenten der Neuroanatomie verfaßte.

Sensomotorische Funktionen und Lernen

Die Tatsache, daß zum Zeitpunkt der Geburt die Myelinisierung der Zellen
der Großhirnrinde in den sensorischen und motorischen Arealen und in den
Hinterhauptlappen am weitesten fortgeschritten ist (FLECHSIG, 1927), mag
erklären, warum das Neugeborene während seiner ersten Lebensmonate seine
Umwelt vorwiegend mit Hilfe des Tastsinns erfaßt. Zwar sieht es Gegenstände
mit Hilfe seiner Augen, aber um sie zu erforschen, benutzt es Hände und
Mund. Dieser Umstand veranlaßte einige Pädagogen zu der Annahme, daß
der Tastsinn des Kindes der ursprünglichste und historisch am häufigsten benutzte Sinn ist. Deshalb kann diese Sinnesmodalität als Basis für heilpädagogische Maßnahmen dienen, falls diese erforderlich sind. Der junge Säugling
lernt seine räumliche Umgebung kennen, indem er das, was er sieht, mit dem
integriert, was er fühlt und bewegt.

Viele Pädagogen haben von dieser Beobachtung sowohl theoretisch als
auch praktisch Gebrauch gemacht. Eine der ersten und einflußreichsten in unserem Jahrhundert war Maria MONTESSORI, eine international bekannte
italienische Gelehrte. Es ist erwähnenswert, daß ihre ersten ausgeprägten akademischen Interessen der Mathematik galten, die sie zu einer technischen Ausbildung im Ingenieurwesen führten, dann der Biologie und zum Schluß der
Medizin. Sie war die erste Frau, die in Italien einen medizinischen Doktorgrad
erlangte (1896). Dieser wissenschaftliche Hintergrund war es, der in ihr die
Wichtigkeit der biologischen Grundlagen des Verhaltens und Lernens in ihrer
langen Laufbahn als einflußreiche Pädagogin wachrief.

Nach mehreren Jahren praktischer Erfahrung in der Medizin und in der
Behandlung geistesschwacher Kinder kehrte sie an die Universität zurück,
um sich auf die Erziehung Normaler und Minderbegabter vorzubereiten. Sie
studierte Philosophie, Psychologie, Kinderneurologie und die Theorien
ITARDs und SEGUINs, die beide ihr Leben der Behandlung und Erziehung
Retardierter gewidmet hatten. Mit ihrer Ausbildung in streng wissenschaftlichen Grundsätzen, in Physiologie, Neurologie, Psychologie, Philosophie und
der Sonderpädagogik Geistesschwacher sowie ihrem starken humanitären
Drang, gesunden und behinderten Kindern zu helfen, war sie eine der bestaus-
gerüsteten Pädagogen ihrer Zeit. Sie war so stark davon überzeugt, daß ein
Lehrer ein Kind als Ganzheit im Sinne seiner körperlichen und geistigen Vererbung betrachten muß, daß sie niemals in den Fehler verfiel, ein Kind nur in
seinen Verhaltensformen zu sehen, sondern betonte, daß der kindliche Intellekt eng mit seinem Körper, besonders dem Nerven- und Muskelsystem verknüpft sei. Obwohl ihre Methoden vor dem Auftauchen der modernen neuropsychologischen Erkenntnisse entwickelt wurden, war sie von deren Wert
überzeugt.

Sie glaubte, daß „die Hand ein Instrument des Gehirns sei" und daß die
Erziehung eines Kindes eine Aktivierung und Interaktion von beiden erfor-
derte. Sie sprach über die sensorischen Grundlagen des geistigen Lebens und
empfahl einen sensorischen, vor allem taktilen und visuellen Kontakt mit Gegenständen bereits in den Anfangsstadien des Lernens.

Um einem Kind die abstrakte Vorstellung einer „Dreieckigkeit" zu vermitteln, gab sie dem Kind einen dreieckigen Baustein, den das Kind befühlen und in ein Formenbrett einspannen konnte. Wenn es diese Fertigkeit beherrschte, wurden dem Kind bedruckte Karten mit den Umrissen von Dreiecken vorgelegt, deren Innenflächen ausgefüllt waren. Sobald das Kind diese Figuren als Dreiecke erkennen konnte, wurden ihm Dreiecke vorgelegt, die nur mit Linien gezeichnet waren. Zum Abschluß wurde dem Kind die verbale Abstraktion des Begriffs, also die Beschreibung eines Dreiecks, beigebracht, beispielsweise als eine flächenhafte Figur, die durch drei gerade Linien begrenzt wird.

Mit anderen Worten, das Kind konnte sich den Gegenstand, den es zunächst durch Berührung und dann durch Sehen kennengelernt hat, jetzt geistig vorstellen (STANDING, 1962).

Wie PIAGET empfahl auch MONTESSORI ein Entwicklungsmuster innerhalb dessen das Kind seine Umgebung zunächst unbewußt kennenlernt, indem es sich in seiner Umgebung lediglich hin und her bewegt. Später erfolgt ein bewußtes Kennenlernen der Umgebung durch wiederholte Manipulation sowie taktile und motorische Erforschung der Gegenstände seiner Umwelt. Jetzt ist die Hand tatsächlich das Instrument des Gehirn. Mit Hilfe dieser manuellen Aktivität bereichert das Kind seine Erfahrung und entwickelt sich selbständig (MONTESSORI, 1965; STANDING, 1962).

Frau MONTESSORI wird in diesem Kapitel angeführt, weil wir uns daran erinnern wollen, daß erfolgreiche heilpädagogische Maßnahmen schon zu allen Zeiten von taktilen und Augen-Hand-Aktivitäten Gebrauch gemacht haben und ihr Wert in zahlreichen Entwicklungstheorien anerkannt worden ist.

In seiner Theorie über die Entwicklung des Kindes schlug PIAGET vor, die sensomotorische Periode, die von Geburt bis etwa zum Alter von 2 Jahren reicht, als die erste Stufe des Wachstums anzusehen (PHILLIPS, 1969/1975, Ausgabe 1975, Kapitel 2).

Die sensomotorische Interaktion in dieser Periode versorgt das Kind mit zunehmender Information über seine Umwelt. Einige der kindlichen Reaktionen sind automatisch oder Reflexhandlungen (in der Theorie MONTESSORIs als unbewußt bezeichnet) und einige dieser Reaktionen drücken sich in unterschiedlichen Interaktionsmustern aus.

Der sensomotorische Bereich entwickelt sich vom Augenblick der Geburt an und übernimmt in Verbindung mit Wahrnehmung und motorischer Aktivität eine beachtliche Aufwärtsentwicklung bis zum Erscheinen von Sprache und symbolischem Vorstellungsvermögen.
...Dieser sensomotorische Bereich wird zahlreichen präexistenten Bereichen, wie beispielsweise der Haltung und anderen überlagert, obwohl er auf keinen Fall eine einfache Wiederholung oder Widerspiegelung von ihnen ist (PIAGET & INHELDER, 1956).

Wie den mit den Arbeiten PIAGETs Vertrauten bekannt ist, entwickelte er eine höchst ausführliche Theorie der visuellen Wahrnehmung und ihrer Beziehungen zu Tasterlebnissen. Wie MONTESSORI richtete er seine Aufmerksamkeit auf das Erkennen der Vorgänge des Wahrnehmens und Begreifens. Er empfahl jedoch eine verfeinerte und sequentielle Analyse der Reaktionen des kleinen Kindes auf dem Gebiet der Wahrnehmung und der Sensomotorik. Unser gesamtes Verständnis der gegenständlichen Umwelt schließt sowohl ein sensorisches Bewußtsein als auch die Fähigkeit ein, sich Gegenstände auch in ihrer Abwesenheit in unsere Vorstellung zurückzurufen. In ihrem umfassendsten Sinn bedeutet Wahrnehmung das Ineinanderübergehen dieser beiden Vorgänge. Dort, wo sensorisches Bewußtsein und Vorstellungsvermögen reibungslos wechselseitig miteinander funktionieren, erfolgt Wahrnehmung mit einer Art von Selbstverständlichkeit, Leichtigkeit und Zutrauen. Dort, wo die beiden Größen nicht miteinander in Verbindung treten, wie beim Betrachten einer gegenstandslosen, abstrakten Zeichnung, kann die Wahrnehmungsreaktion eine Art von Unverständnis, Hoffnungslosigkeit und Unsicherheit mit sich bringen. PIAGET hat dies in der folgenden Weise zum Ausdruck gebracht: „Sie (die Wahrnehmung) vervollständigt die Wahrnehmungserkennung auf Gegenstände, die nicht unmittelbar wahrgenommen werden" (PIAGET und INHELDER, 1956).

Die erste umfassende Entwicklungsbeobachtung der Berührungswahrnehmung eines Kindes scheint von PIAGET durchgeführt worden zu sein. Er entdeckte ein sich entfaltendes und sich von selbst enthüllendes Muster, in dem er Kinder vom 2. bis zum 7. Lebensjahr eingehend studierte. Bei Kindern unter 2½ Jahren sind Untersuchungsexperimente mit versteckten Bildern nur begrenzt aussagefähig. Später, bis zum Alter von 3½–4 Jahren, ist ein Kind in der Lage, Gegenstände, die ihm vertraut sind, durch Abtasten zu erkennen, beispielsweise einen Ball, eine Schere oder einen Löffel. Es kann jedoch noch keine geometrische Figur, wie beispielsweise Vierecke, Kreise oder Dreiecke, erkennen. Dies ist eine sehr interessante Beobachtung, weil sie die Vermutung nahelegt, daß die Tasterkennung im Sinne einer *dreidimensionalen* Stereognosie nicht nur leichter, sondern entwicklungsmäßig auch früher auftritt als die *zweidimensionale* Stereognosie oder die Erkennung von sehr dünnen und abstrakten Formen.

In die gleiche Richtung deuten auch Erkenntnisse von Neuropsychologen und Sprachtherapeuten, die festgestellt haben, daß aphasische Patienten, die Probleme mit der Wortfindung haben, unfähig sein können, Abbildungen von Gegenständen, also in zweidimensionaler Form zu bezeichnen, daß sie aber wesentlich erfolgreicher sind, wenn man sie ihnen in die Hand gibt und sie dadurch dreidimensionalen, also räumlichen Umgang haben. Über unser Verständnis und die Behandlung der Aphasie werden wir im Kapitel 8 ausführlicher berichten.

Den Beginn der Wiedererkennung von Formen durch Abtasten fand PIAGET im Vorschulalter von 3½–4 Jahren: „Überraschenderweise werden die Formen zunächst nicht aufgrund ihrer geometrischen, sondern ihrer räumlichen Natur wiedererkannt" (PIAGET und INHELDER, 1956). Er stellte fest, daß ein Kind in diesem Lebensalter zwar durchaus in der Lage ist, offene von geschlossenen Formen zu unterscheiden, beispielsweise ein C von einem O, daß es aber ein Viereck und einen Kreis nicht unterscheiden kann, da es sich bei beiden um geschlossene Figuren handelt. In gleicher Weise können in diesem Alter gerade Linien und Winkel noch nicht identifiziert werden. Diese in frühen Lebensjahren vorherrschende schlechte Wiedererkennung von Gegenständen durch Abtasten hängt mit der verhältnismäßig passiven taktilen Erforschung der Umwelt durch den Tastsinn zusammen, die häufig lediglich Gelegenheitsentdeckungen liefert.

Mit zunehmendem Alter des Kindes wird seine taktil-kinästhetische Erforschung der Umwelt ausgeprägter und suchender, so daß es im Alter von 5½–6 Jahren, wenn auch noch zögernd, mit der Identifizierung von abstrakten Formen, beispielsweise einem Rhombus oder einem Trapez beginnt. Im 6. und 7. Lebensjahr wird das Kind in seinem Vorgehen mit taktil-kinästhetischen Untersuchungen systematischer und kann nun auch zwischen komplexeren Formen, wie beispielsweise einem Halbkreis, einem Karo oder einem Stern unterscheiden. Zu diesem Zeitpunkt beginnen wir mit der Untersuchung von Kindern in unserem Laboratorium in Victoria (Kanada) und können feststellen, daß sie in diesem Alter Bausteine der „Six-Block-Version of the Seguin Formboard" an der richtigen Stelle unterbringen können, wenn auch mit sehr unterschiedlicher Leistungsfähigkeit (SPREEN und GADDES, 1969).

Wenn auch die Theorien von MONTESSORI und PIAGET vor der Entstehung moderner neuropsychologischer Erkenntnisse entwickelt wurden, betonen oder implizieren beide Theorien die Wichtigkeit der biologischen Grundlagen des Verhaltens, des Vorhandenseins vermittelnder organischer Prozesse und die Notwendigkeit der Anpassung an diese Umwelt. Während diese Theorien das Vorhandensein der zugrundeliegenden physiologischen Prozesse erkannt hatten, befaßten sie sich jedoch in erster Linie mit den Erscheinungen des Verhaltens, welche die eigentliche Domäne von Lehrern und Schulpsychologen sind.

Um uns der neurologischen Korrelate der taktilen Wahrnehmung bewußt zu werden, müssen wir uns deshalb an den forschenden Neuropsychologen halten.

Es ist interessant, festzustellen, daß bei der Beschreibung des Themas „taktile Perzeption" (Berührungswahrnehmung) LURIA zuerst die Hirnstrukturen anführt, die diese Sinneswahrnehmung verarbeiten. Bei der Erklärung von „Störungen der taktilen Synthese" schreibt LURIA (1966): „Diese als taktile Agnosie oder Astereognosie bezeichneten Störungen können ihren Ursprung in Läsionen der Scheitellappenabschnitte der Großhirnrinde haben. Das sind diejenigen Areale, die den kortikalen Anteil des Analysators für kinästhetische Hautempfindungen bilden…" Mit dem Begriff „Analysator" meinte er den sensorischen Streifen der Großhirnrinde, der unmittelbar hinter der Zentralfurche und den angrenzenden Schläfenlappenanteilen liegt. Er berichtet, daß eine Schädigung dieser kortikalen Bereiche zu gestörter Körpervorstellung, schlechter Fingerlokalisation, beeinträchtigter Hautlokalisation, unexakter Wahrnehmung der Richtung einer Linie, die auf die Haut gemalt wird und zu Astereognosie führte, selbst wenn in einigen Fällen das taktile Bewußtsein völlig normal war. LURIA hat nicht nur einigermaßen ausführlich über

Störungen der Tastwahrnehmung geschrieben, sondern ebenfalls über visuelle Wahrnehmungsstörungen und die vielen Varianten visuell-motorischer Störungen. Jeder Heilpädagoge könnte aus dem Studium dieser Forschungsergebnisse, die mit zahlreichen graphischen Beispielen versehen sind, großen Nutzen ziehen (LURIA, 1966, pp. 134–153).

Zahlreiche Pädagogen haben Modelle empfohlen, die besonderen Wert auf Bewegungswahrnehmung oder auch sensomotorische Integration ausschließlich hinsichtlich des Einflusses auf das Verhalten legen (AYRES, 1968, 1972a, 1975; BARSCH, 1965, 1966; CRATTY, 1967, 1968; CRUICKS-HANK, 1975; FERNALD, 1943; FREIDUS, 1964, 1966; GETMAN, 1966; KEPHART, 1960/1971, 1966, 1975; KIRK, 1966; STRAUSS und LEHTI-NEN, 1947; VALETT, 1973). Wenn ein Lehrer diese heilpädagogischen Vorschläge mit den inzwischen vorhandenen neuropsychologischen Kenntnissen ergänzt, wird er zweifellos ein umfassenderes Verständnis der Funktionen der Körperempfindungen haben und der Rolle, die sie im Schulunterricht spielen.

Neuropsychologische Befunde

Nachdem wir ein neuropsychologisches Modell der sensomotorischen Strukturen und Funktionen, die für das Lernen von Bedeutung sind, vorgeführt haben, besteht der nächste Schritt darin die Testergebnisse dieser Verhaltensprozesse zu Erfolg oder Mißerfolg im Schulunterricht in Beziehung zu setzen.

Vermutlich war während der vergangenen 30 Jahre niemand aktiver und produktiver in der Anwendung neuropsychologischer Testergebnisse zur Identifizierung und Lokalisierung von Hirnschädigungen als Ralph M. REITAN. Darüber hinaus führte er in den letzten 20 Jahren mehrere sehr aufschlußreiche Forschungen durch, um normale und lerngestörte Kinder mit medizinisch dokumentierten hirngeschädigten Kindern des gleichen Alters zu vergleichen.

In einer Studie (REITAN und BOLL, 1973) unterzog er vier Gruppen von Kindern mit einem Durchschnittsalter zwischen 7,3 und 7,5 Jahren einer umfangreichen Serie von Intelligenz-, pädagogischen und neuropsychologischen Tests und verglich die Ergebnisse der Gruppen. Die Gruppen umfaßten 25 normale Kinder, von denen keines in der Schule sitzengeblieben war oder jemals Lern- oder Verhaltensprobleme gezeigt hatte, 25 hirngeschädigte Kinder, 25, die Lernschwierigkeiten, jedoch keine Verhaltensprobleme hatten und 19 Kinder mit Verhaltensproblemen in der Schule. Es ist ziemlich sicher, daß in jeder Schulpopulation alle hier angeführten Kinder vertreten sind, mit denen sich die Lehrer befassen müssen.

Die Autoren fanden, daß die Gruppe der hirngeschädigten Kinder im Wechsler-(WISC)-Test konstant schlechtere Ergebnisse aufwies, als die drei anderen Gruppen. Von diesen drei Gruppen schnitten die lerngestörten Kinder am schlechtesten ab. Die gleiche Reihenfolge, nämlich als beste die Kontrollgruppe, danach die Gruppe der Verhaltensgestörten, dann die Gruppe der

Lerngestörten und am schlechtesten die Gruppe der Hirngeschädigten, fand
sich auch im Wide-Range-Achievement-Test für Lehrstoffe wie Lesen, Rechtschreibung und Rechnen, ferner für visuell-räumliche Fähigkeiten, Bewe-
gungsfunktionen, taktile Wahrnehmung und Kurzzeitgedächtnis (Abb. 6.3).

Die Gruppe der Normalen und die Gruppe der Verhaltensgestörten lagen
in ihren Ergebnissen sehr eng beieinander, und die Werte der meisten Tests
waren größtenteils statistisch nicht signifikant verschieden. Wenn eine derartige Untersuchung sich auch mit den Leistungsniveaus der unterschiedlichen
Fähigkeiten von Gruppen befaßt und demzufolge keine spezifischen Aussagen über ein bestimmtes Kind macht, läßt sie doch die Vermutung zu, daß im
Falle eines lerngestörten Kindes eine hohe Wahrscheinlichkeit für subtile
Hirnfunktionsstörungen gegeben ist. Zweifellos steht in den Ergebnissen des
Gruppentests ein solches Kind hinsichtlich seines Verhaltens der Gruppe mit
den nachgewiesenen Hirnschädigungen näher als der Kontrollgruppe und der
Gruppe der verhaltensgestörten Kinder. Es ist durchaus möglich, daß als Fol-
ge eines familiären Druckes oder anderer psychosozialer Einwirkungen ein

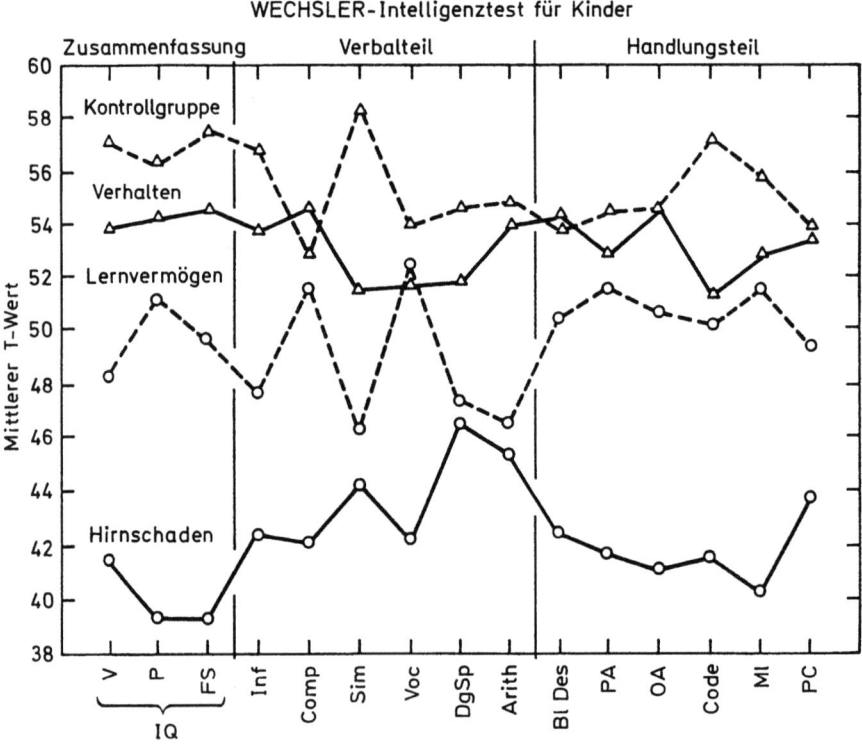

Abb.6.3 Graphische Darstellung durchschnittlicher Leistungen im Wechsler-
Intelligenztest für Kinder bei einer Kontrollgruppe, einer Gruppe Hirngeschädigter
und Gruppen mit minimalen Schädigungen, die leichte Lernstörungen und Probleme
im Schulverhalten aufweisen. (Nach REITAN und BOLL, 1973)

Kind ein schlechtes soziales Verhalten haben kann, während ein anderes, das sich normalen Lern- und Motivierungsmaßnahmen widersetzt, an chronischen inneren Konfliktsituationen leiden kann, die von organischen Funktionsstörungen herrühren. REITANs und BOLLs Untersuchung in Verbindung mit unseren eigenen klinischen Erfahrungen führte uns zu der Ansicht, daß viele, wenn nicht die meisten lerngestörten Kinder an den gleichen Störungen der Sensomotorik, der Wahrnehmung und des Denkens leiden wie hirngeschädigte Kinder, wenn auch in einem geringeren Ausmaß und ohne eindeutigen Nachweis neurologischer Schädigungen oder Funktionsstörungen.

Tabelle 6.1 faßt die Befunde einer Computer-Übersicht von Testbögen von 145 Kindern zusammen, die wegen mäßiger bis schwerer Lernstörungen unserem Laboratorium zugewiesen wurden. Das Alter dieser Kinder lag zwischen 8–15 Jahren, etwa 70% waren Knaben, der Rest Mädchen. Aufgrund unserer Fragebögen wurden sie von einem Computer in die Kategorie 3 eingeordnet, das sind lerngestörte Kinder, ohne eindeutige neurologische Symptome (vgl. Tabelle 1.1, S. 14).

Eine Analyse der in der Tabelle 6.1 zusammengefaßten Ergebnisse läßt erkennen:

1. Obwohl die Neurologen keinen eindeutigen neuropathologischen Befund nachweisen konnten, liegen die Leistungen der meisten dieser Kinder in

Tabelle 6.1. Prozentzahlen lerngestörter Kinder im Alter von 8–15 Jahren, die unterhalb des Durchschnitts und unterhalb der einfachen Standardabweichung in einer Anzahl sensomotorischer Tests liegen.

Testart	n	Dominante Hand		Nichtdominante Hand		Beide Hände		Variationsbreite in %
		$<\bar{X}$ (%)	$<-1\,SD$ (%)	$<\bar{X}$ (%)	$<-1\,SD$ (%)	$<\bar{X}$ (%)	$<-1\,SD$ (%)	
Ästhesiometer	20 Jungen u. Mädchen	95,0	95,0	100	85,0			87,5–100
Stereognosie	80 Jungen	72,8	46,4	70,4	44,6			20,0– 96,0
	25 Mädchen	65,5	40,9	74,0	59,1			0,0–100
Berührungswahrnehmung	44 Jungen					45,5	31,3	19,2– 66,4
	15 Mädchen					46,2	25,9	0,0–100
Handgriffstärke	61 Jungen	91,8	65,6					90,0– 93,3
	21 Mädchen	90,5	61,9					75,0–100
Fingertapping	19 Jungen u. Mädchen	78,9	63,0					60,0–100
Augen-Hand-Reaktionszeit[a]	56 Jungen	78,6	57,1	78,6	57,1	78,6	57,1	50,0–100
	26 Mädchen	76,9	46,1	61,5	38,5	69,2	42,3	25,0–100
Rechts-Links-Orientierung	83 Jungen					59,0	51,8	18,2–100
	22 Mädchen					54,5	45,4	0,0–100

[a] Das Kind drückt eine Taste, sobald es eine Lampe aufleuchten sieht.

fast allen sensomotorischen Tests unterhalb des Durchschnitts. Das gleiche Ergebnis zeigen auch die hirngeschädigten Kinder.

2. Trotz ihrer unterdurchschnittlichen Ergebnisse bei sensomotorischen Testaufgaben erreichten manche der lerngestörten Kinder auf einigen Gebieten normale Resultate.

3. Die geringe Anzahl der Kinder in einer Altersgruppe, besonders bei den Mädchen, vergrößerte in einigen Testaufgaben den Streubereich der Testwerte, beispielsweise von 0% bis 100%. Dessen ungeachtet waren die durchschnittlichen Leistungen niedriger, mit Ausnahme des Berührungswahrnehmungstests (Tactual Perception Test). Es ist bemerkenswert, daß Tests mit dem Ästhesiometer und dem Dynamometer (zur Bestimmung der Handgriffstärke) bei den meisten lerngestörten Jungen und Mädchen schlecht ausfielen. Diese Tests sind auch empfindliche Hinweise auf Schädigungen und Funktionsstörungen im Bereich des Zentralnervensystems.

Zusammenfassend können wir sagen, daß ein schlechter Test bei einer sensorischen und/oder motorischen und/oder sensomotorischen Aufgabe der Integration ein empfindlicher Hinweis auf eine Funktionsstörung des Zentralnervensystems ist und daß ein zuverlässiger Zusammenhang mit Lernstörungen besteht. Diese Feststellung unterstützt die Hypothese, daß lerngestörte Kinder ohne neurologische Befundergebnisse trotzdem an minimalen und sehr subtilen neurologischen Schädigungen oder Funktionsstörungen leiden können.

Klinischer Anhang

Eine Untersuchung einiger klinischer Fälle von Hirnfunktionsstörungen im Bereich der Scheitellappen sollte dem klinischen Psychologen oder dem Schulpsychologen helfen, seine diagnostischen Fähigkeiten und seine heilpädagogischen Vorschläge zu verbessern und dem Sonderschullehrer ein etwas umfassenderes Verständnis für die Schwierigkeiten eines Kindes vermitteln, das Probleme mit der sensomotorischen Integration, der Körpervorstellung und der Raumwahrnehmung hat. Sehen wir uns zunächst einen Fall aus der medizinischen Literatur an und anschließend zwei Fälle aus unseren eigenen Krankengeschichten.

Drei Fälle von Funktionsstörungen im Bereich der Scheitellappen

Fall 1

BENTON beschrieb 1969 einen vor 100 Jahren aufgetretenen Fall, der von BADAL in Frankreich 1888 veröffentlicht wurde. Die darin erwähnte junge Frau besaß eine normale zentrale Sehschärfe, litt jedoch an einer starken Beeinträchtigung ihres Raumempfindens. Trotz normaler Sehschärfe war sie nicht in der Lage, in ihrem eigenen Haus ihren Weg selbständig zu finden. Sie konnte Buchstaben und Zahlen sowie ihr vertraute Worte lesen, aber da sie keinerlei Richtungssinn besaß, war sie nicht in der Lage, fortlaufend zu buchstabieren oder zu lesen.

In gleicher Weise litt sie auch an einer Ankleidungsapraxie und war nicht in der Lage, etwas aus dem Gedächtnis oder nach Vorlage zu zeichnen. BENTON kam zu dem Schluß: „Es scheint, daß diese Patientin einen Hirnschlag erlitten hat, der beiderseits die Scheitel- und Hinterhauptlappen betraf" (BENTON, 1969a).

Fall 2

Vor einigen Jahren überwies uns ein Neurologe einen 6jährigen Knaben, der
an einer schlechten Koordination und hyperaktivem Verhalten litt. Seine
Mutter berichtete uns, daß er leicht erziehbar war, frühzeitig laufen lernte und
innerhalb normaler Zeit Sprache entwickelte. Zum Zeitpunkt von Marks Geburt waren der Vater 24 und die Mutter 20 Jahre alt. Beide berichteten, daß sie
an seinem zweiten Geburtstag eine Übererregbarkeit bemerkten. Im Schulunterricht zeigte sich seine schlechte Koordinationsfähigkeit in der Unfähigkeit
zu zeichnen, mit der Schere zu schneiden und bei der Ausführung normaler
Handaktivitäten. Darüber hinaus war er leicht ablenkbar, erregbar und
schnell frustriert. Eine neurologische Untersuchung ergab einen leichten und
einen schwereren Befund: unwillkürliche Bewegungen der Hände und Füße
und eine Dysrhythmie dritten Grades in der motorischen Region der linken
Großhirnrinde. Da Mark ein Rechtshänder war, resultierte daraus eine ernst-
liche Beeinträchtigung seiner manuellen Fähigkeiten und des Schreibens.

Unsere Testuntersuchung zeigte Mark als einen aufmerksamen und lie-
benswerten Jungen. Er ließ während der 5 Stunden, die dieser Test in Anspruch nahm, keinerlei Anzeichen von Unkonzentriertheit erkennen, da er
sich in unserem Testlaboratorium lediglich einer Person gegenüberfand. Es
konnten auch keine eindeutigen Hinweise auf eine „Hyperaktivität" festgestellt werden, so daß diese uns berichteten Verhaltensauffälligkeiten doch
wohl mehr auf situationsbedingte und psychologische Faktoren zurückzuführen waren als auf organische Ursachen.

Im Wechsler-(WISC)-Test erreichte er einen Verbal-IQ von 118 und einen
Handlungs-IQ von 105. Er hatte ausgezeichnete Resultate in den Testberei-
chen Wortschatz, Zahlennachsprechen und Gemeinsamkeitenfinden, jedoch
aufgrund seiner mäßigen Apraxie nur durchschnittliche Ergebnisse im Bilder-
zusammensetzen und Zahlensymboltest. Beim Benton-Visual-Retention-Test
übersah er die Randfiguren im rechten Gesichtsfeld, was darauf schließen
läßt, daß die Störung im Bereich der linken Hirnhemisphäre auch die linken
Sehbahnen geringgradig mitbetroffen haben muß, obwohl Marks Störung ihr
Zentrum in der linken motorischen Rindenregion hat.

Außer diesem leichten Ausfall des rechten Gesichtsfeldes war seine visuelle
Wahrnehmung ebenso intakt wie sein Hörvermögen und seine Berührungserkennung (Stereognosie). Bei der Augen-Hand-Reaktion, dem Fingertapping
und der Stärke des Händedrucks zeigte er rechts gegenüber links eine leichte
Schwäche. Seine Eltern berichteten uns, daß er beim Rennen oder Klettern
mit seinem rechten Arm und Bein eine leichte Ungeschicktheit erkennen ließ.

Im Bericht an Marks Lehrer wurde hervorgehoben, daß er ein intelligenter, strebsamer kleiner Junge sei, dessen Hyperaktivität, von der uns berichtet
wurde, wahrscheinlich mehr auf situationsbedingte Frustrationen zurückzuführen sei, als auf irgendein Problem seiner Sinneswahrnehmung. Da es der
Schule bekannt war, daß Mark zu einem Neurologen geschickt worden war,
stellte dieser Bericht klar, daß es „keinen schlüssigen Hinweis auf einen Hirnschaden gibt, daß Mark aber aufgrund einer leichten Ungleichmäßigkeit der

elektrischen Funktion in der linken Hirnhälfte wahrscheinlich immer eine bestimmte Ungeschicklichkeit bei der Handhabung seiner rechten Hand haben würde. Das bedeutet, daß er beim Schreiben und beim Ausführen zahlreicher Handarbeiten verlangsamt sein könnte, sofern diese Schnelligkeit und Präzision verlangen".

Als wir ihn ein Jahr später zu einer Kontrolluntersuchung bestellten, konnten wir feststellen, daß Marks Lernprobleme weitgehend verschwunden waren. Das lag daran, daß seine Lehrer seine potentielle Intelligenz erkannt hatten, sich der speziellen Ursache seiner manuellen Ungeschicklichkeit (Apraxie) bewußt waren und im Umgang mit ihm darauf Rücksicht nahmen.

Seine „Hyperaktivität" verschwand ebenfalls und wurde durch den Eindruck eines aufmerksamen und energischen Lerneifers ersetzt.

Ein im 9. Schuljahr durchgeführtes Follow-up-Interview erwies ihn als einen intelligenten und gut angepaßten jungen Mann mit sehr guten Noten in Mathematik und Biologie. Seine Handschrift war zwar immer noch langsam und ungeschickt, doch hatte er es gelernt, damit zurechtzukommen und den Mangel erfolgreich zu kompensieren.

Fall 3

Donald ist wahrscheinlich einer der extremsten Fälle räumlicher Desorientierung eines Kindes innerhalb einer 30jährigen Lehrtätigkeit. Er wurde uns zum erstenmal im Alter von 10 Jahren von einem Kinderneurologen überwiesen, da er an Krampfanfällen litt (sowohl Petit-mal- als auch Grand-mal-Anfällen) und schwere Lernstörungen erkennen ließ.

Seine Mutter berichtete uns, daß bis zu seinem 5. Lebensjahr keine Auffälligkeiten aufgetreten waren. Zu diesem Zeitpunkt erkrankte er an einer Hirninfektion (Enzephalitis), in deren Gefolge es zunächst zu einzelnen leichteren Anfällen und später gelegentlich auftretenden Grand-mal-Anfällen kam. Um die Häufigkeit der Krampfanfälle in Schranken zu halten, wurde eine verhältnismäßig hochdosierte antikonvulsive (krampfunterdrückende) Medikation verordnet. Von diesem Zeitpunkt an waren die elektroenzephalographischen Untersuchungsergebnisse pathologisch. Sie zeigten doppelseitige Spikesaktivitäten im linken Stirn- und Scheitellappen sowie im rechten Scheitel- und Schläfenlappen.

Im Alter von 7 Jahren erreichte Donald im Wechsler-(WISC)-Test einen Verbal-IQ von 91 und einen Handlungs-IQ von 86. Seine Sprache war normal, doch konnte er weder lesen noch schreiben und hatte große Schwierigkeiten mit allen Aufgaben, die eine räumliche Vorstellung verlangen (z.B. der Mosaik-Test im WISC) und mit visuell-motorischen Reihenfolgeaufgaben, wie beispielsweise im Zahlensymboltest des Wechsler-Tests. Donald litt nicht nur an einem schlechten Richtungssinn, sondern zeigte auch eine ungeschickte Koordination beim Hopsen und Hüpfen. Aufgrund der EEG-Befunde lag die Vermutung sehr nahe, daß doppelseitige Funktionsstörungen sowohl in den motorischen als auch den sensorischen Rindenbezirken sowie in einigen Arealen der Scheitellappen vorliegen müßten.

Im Alter von 10 Jahren ergab ein WISC[1] einen sprachlichen IQ von 74 und einen Handlungs-IQ von 52. Diese Verschlechterung der Testresultate dürfte auf die verhältnismäßig hochdosierte antikonvulsive Behandlung zurückzuführen sein. Obwohl er sich Mühe gab, während des Tests zu kooperieren, mußte er ständig gähnen, und wenn er am Nachmittag aus der Schule zurückkam, schlief er meistens sofort ein. Da das Lernen vom Ausmaß der „Motivierungsaktivität" (MONTESSORI, 1965) abhängt, dürfte die durch Medikamente hervorgerufene Aktivitätsminderung dazu geführt haben, ihm den Reiz am Schulunterricht zu nehmen. Obwohl detaillierte heilpädagogische Übungen vorgeschlagen wurden, machte Donald während der nächsten 2 Jahre nur sehr geringe Fortschritte, entweder weil seine Lehrer ihm unangemessenen Unterricht gaben oder weil er aufgrund der von den Medikamenten verursachten Lethargie nicht in der Lage war, von diesem Unterricht zu profitieren.

Unsere Testbeobachtungen richteten sich besonders auf Donalds Fähigkeiten, visuell dargebotene Formen wahrzunehmen und sie zu zeichnen oder auf sie in einer räumlichen Weise zu reagieren. Er konnte ein Viereck oder ein Dreieck einigermaßen gut nachzeichnen, auch wenn er zu Beginn etwas zögerte. Nachdem er diese Figuren gezeichnet hatte, konnte er sie richtig benennen. Interessant war die Beobachtung, daß aufgrund seiner Lernprobleme Donalds Wortschatz sehr beschränkt war, obwohl er ganz normal sprechen konnte. Wenn man ihm ein griechisches Kreuz vorlegte, zeichnete er eine senkrechte Linie und war unfähig, darüber hinaus noch etwas zu tun. Auch wenn er gedrängt wurde, mit seiner Zeichnung fortzufahren, war er nicht in der Lage, die vorgelegte Abbildung zu erfassen, sie zu analysieren und nachzuzeichnen. Offensichtlich hatte er bis zu diesem Zeitpunkt noch nicht die erforderlichen Engramme in der Großhirnrinde oder die entsprechenden Vorstellungen zur Bewegungsplanung erworben.

Bei der Berührungserkennung (Stereognosie) fiel es ihm sehr schwer, Formen mit seiner linken Hand zu erkennen. Mit der rechten Hand war diese Fähigkeit etwas besser. Diese Tatsache bestärkt die Vermutung, daß das pathologische Geschehen zwar beide Hemisphären betraf, in der rechten jedoch etwas ausgeprägter war. Damit ließe sich auch seine schlechte Raumvorstellung erklären, während sein normales Sprachausdrucksvermögen auf eine normale oder annähernd normale Funktion der Nervenbahnen für die motorische Sprechmuskulatur in der linken Hemisphäre schließen läßt.

Eine der besten Fähigkeiten Donalds war sein auditives Sprachverständnis. Als wir ihn mit 11 Jahren, also ein Jahr später, wiedersahen, konnte er das komplette Alphabet einwandfrei hersagen. Er konnte sich jedoch nicht an die bildliche Darstellung einiger Buchstaben erinnern, und sein visuelles Erfassen war so chaotisch, daß das Schriftbild keine Ähnlichkeit mit gerader Zeilenführung hatte (Abb. 6.4).

Sobald Bewegungsaktivitäten eine Raumerfassung benötigten, konnte Donald sie nicht durchführen. Beim Klopfen auf eine Anzahl Blöcke konnte er ein bestimmtes Reihenfolgemuster nicht nachahmen, unabhängig davon,

---

[1] Wechsler Intelligence Scales for Children, vgl. Fußnote S. 214.

wie oft oder wie lansam ihm die Klopfsequenz vorgemacht wurde. Es war ihm unmöglich, das Himmel- und Hölle-Hüpfen durchzuführen, und er war auch nicht in der Lage, seine Finger hinter dem Rücken zu berühren, obwohl es ihm mehrere Male vorgemacht wurde. Trotzdem war er weder gelähmt noch ataktisch, und sein Gang war völlig normal.

Seine Mutter berichtete uns, daß er beim Sichanziehen unterschiedlichen Erfolg hatte. Manchmal litt er an einer ausgeprägten Ankleidungsapraxie, und zu anderen Zeiten wiederum schien er nur geringe oder gar keine Ankleidungsprobleme zu haben. Solche Wechsel im Verhalten (Verhaltensfluktuationen) lassen an biochemische Veränderungen denken, die möglicherweise durch Ernährung oder auch vorübergehende Ungleichgewichte in der Blutzusammensetzung bedingt sein können.

Die schlechte Raumorientierung im umgebenden Raum war seit der Enzephalitis chronisch. Er verlief sich im eigenen Haus und hatte Schwierigkeiten, das Badezimmer oder seine eigenen Sachen im Schlafzimmer wiederzufinden. Wurde er auf den Hinterhof geschickt, um etwas zu holen, konnte er manch-

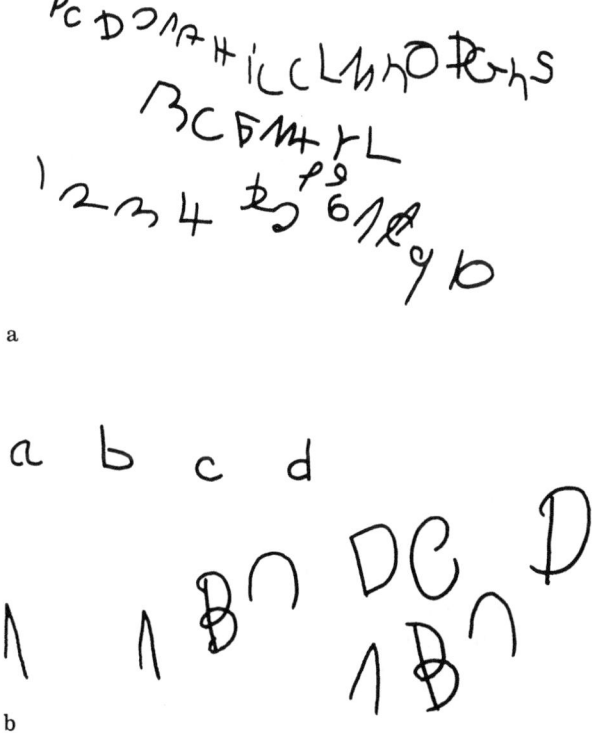

a

b

Abb. 6.4a Donalds spontanes Schreiben des Alphabetes und der Zahlen von 1–10 im Alter von 11 Jahren und 3 Monaten; **b** Das Abschreiben von vier Buchstaben, die ihm vorgegeben worden waren

mal die Küchentür nicht wiederfinden, um in das Haus zurückzukehren. Während der drei Testsitzungen in unserem Laboratorium, die innerhalb von 18 Monaten insgesamt 18 Stunden umfaßten, lernte er es nie, selbständig den Weg vom Untersuchungszimmer ins Wartezimmer zu finden, wo seine Mutter auf ihn wartete. Die anderen 2000 Kinder, die wir untersucht hatten, lernten das bereits bei ihrem ersten Besuch.

Was Donalds Lehrer tun könnten

Ein Lehrer, der mit einem so stark behinderten Kind wie Donald konfrontiert wird, hat eine ungeheure Aufgabe. Er braucht deshalb soviel Unterstützung wie möglich in Form fachkundiger Information und Vorschläge. Zwei Problemen standen die Lehrer gegenüber: Erstens der geistigen Trägheit und der verminderten Aufmerksamkeit als Folge der hochdosierten Medikation; zweitens der chronischen Minderleistung in visueller, motorischer und räumlicher Hinsicht, die durch die doppelseitige Hirnfunktionsstörung der Scheitellappen verursacht wurde.

Werfen wir zunächst einen Blick auf den ersten Punkt. Wäre Donald seinerzeit ins Krankenhaus gebracht worden und ohne antikonvulsive Medikamente geblieben, hätte sein Intelligenzquotient höchstwahrscheinlich 20 oder 30 Punkte höher gelegen. Da jedoch seine Eltern fürchteten, daß durch schwere Krampfanfälle der Hirnschaden verstärkt würde, wurde dies in seinem Fall nicht versucht, und seine Lehrer mußten sich abmühen, ihn trotz seiner medikamentös verursachten geistigen Trägheit zu unterrichten. Das ist häufig das traurige Schicksal eines epileptischen Kindes: Der Vorteil, frei von Krampfanfällen zu sein, wird oft damit bezahlt, daß die geistigen Leistungen auf einem Niveau bleiben, das weit unter den eigentlichen Möglichkeiten des betreffenden Kindes liegt.

In solchen Fällen ist es für den Kinderneurologen ratsam, sich mit dem Lehrer, dem Schulpsychologen und den Eltern zusammenzusetzen, um die möglichen Risiken einer Dosisreduktion der antikonvulsiven Medikamente durchzusprechen, einer Reduzierung bis zu einem Niveau, auf dem das Kind mehr von heilpädagogischen Maßnahmen profitiert. Sobald dies getan ist, sollten nach Dosisverringerung und noch vor Einleitung heilpädagogischer Maßnahmen die Ausgangswerte psychologischer und pädagogischer Leistungstests festgestellt werden. Dabei sollten sowohl der Lehrer als auch der Psychologe dafür sorgen, daß die Zeit nach dem Absetzen der Medikamente lang genug gewählt wird, um sicher zu sein, daß keine zurückgebliebenen Medikamenteneffekte bestehen. Andernfalls könnte es sein, daß falsche Ausgangswerte zum Nachteil des Kindes zugrunde gelegt werden. Nachtestungen während der nächsten Monate gestatten einen Vergleich mit diesen Ausgangswerten und informieren den Lehrer darüber, ob die heilpädagogischen Maßnahmen wirksam sind oder nicht.

Das zweite Problem bezieht sich auf Donalds chronisches Lerndefizit. Vor dem Versuch, ein heilpädagogisches Programm zu entwickeln, müssen alle erreichbaren Befunde zusammengestellt werden, damit man eine Vorstellung gewinnt, was sich vermutlich in Donald abspielt, wenn er seine Umwelt sieht oder sich von ihr durch Lesen und Schreiben eine Vorstellung zu machen versucht.

Diagnose

Die meisten zeitgenössischen Pädagogen empfehlen eine diagnostische Auffassung, die auf einem neurologischen Modell von Input, zerebraler Integration und Output beruht (KIRK, 1966; VALETT, 1973), wie dies bereits in den Anfangskapiteln dieses Buches vorgeschlagen wurde. Die folgende diagnostische Diskussion beruht auf diesem Modell.

Sensorische- und Wahrnehmungsfunktionen

Visuelle Wahrnehmung. Der Lehrer möchte zu folgenden Fragen Antworten haben: Nimmt Donald seine Umgebung visuell in einer solch chaotischen Weise wahr, daß es eigentlich unmöglich wird, ihm Lesen oder Schreiben beizubringen, oder ist seine visuelle Wahrnehmung normal und nur sein visuelles Gedächtnis mangelhaft? Des weiteren stellt sich die Frage, ob diese beiden Funktionen einigermaßen normal sind, aber seine visuell-motorischen Fähigkeiten so mangelhaft, daß er dadurch unfähig wird, Zeichnungen anzufertigen oder zu schreiben, wie es der Durchschnitt der Kinder seines Alters kann?

Im Benton-Visual-Retention-Test, bei dem ihm die Aufgabe gestellt wurde, zehn geometrische Figuren nachzuzeichnen, erhielt er im Alter von knapp 10 Jahren und ein halbes Jahr später null Punkte. Er war nicht in der Lage, irgendeine der Figuren zu zeichnen, obwohl ein Kind dieses Alters normalerweise mit 9 Jahren bereits vier Zeichnungen aus dem Gedächtnis, was ja schwerer als abzeichnen ist, nachzeichnen kann. Im Alter von 10 Jahren können die meisten Kinder fünf Zeichnungen aus dem Gedächtnis anfertigen (BENTON, 1963b, S. 46). Mit 11 Jahren und 3 Monaten konnte er eine der Zeichnungen erfolgreich ausführen. Es handelte sich dabei um die Karte 3 des Benton-Tests, die verhältnismäßig detailreich ist. Sie enthält zwei verbundene Kreise im Zentrum der Karte mit einem kleinen Viereck am rechten Rand. Auf einigen anderen Karten hatte er zwar einige Teilstücke korrekt gezeichnet, doch sind Teilpunkte nicht zugelassen. Um diese Ergebnisse mit seinem Gedächtnis für die Zeichnungen vergleichen zu können, wurde ihm das Multiple-choice-Formular des Benton-Visual-Retention-Test zweimal vorgelegt. In beiden Fällen konnte er sich an zwei der zehn Zeichnungen erinnern, die ihm vorgelegt wurden. Dieses Ergebnis läßt vermuten, daß sein visuelles Gedächtnis an sich genau war, sofern es nicht durch motorische Anforderungen oder die Leistungen des Zeichnens beeinträchtigt wurde. Insgesamt ist auch dieses Ergebnis für sein Alter schlecht. Als Donald aufgefordert wurde, irgendetwas aus dem Gedächtnis zu zeichnen, waren seine visuelle Erfassung und seine räumliche Anordnung dermaßen beeiträchtigt, daß er nicht in der Lage war, etwas zu zeichnen, an das er sich erinnern konnte.

Auch was er im Zeichnen oder Schreiben zuwege brachte, unterstützte die
eben geäußerte Vermutung. Wenn er aufgefordert wurde, ein Viereck oder ein
Dreieck zu zeichnen, konnte er dies zufriedenstellend erledigen, obwohl man
ihn sehr dazu drängen und ermutigen mußte. Offensichtlich war das Erfassen
dieser Grundfiguren für ihn einfach genug, um sie zu zeichnen. Ein griechisches Kreuz jedoch, das analytisch aus fünf Quadraten gleicher Größe zusammengesetzt ist, lag jenseits seiner Möglichkeiten, das Gesehene in exakte Bewegungsmuster übertragen zu können. Im Alter von knapp 10 Jahren malte er
nur eine senkrechte Linie. Mit 11 Jahren und 3 Monaten machte er zwei etwas
weitergehende Versuche, die jedoch in keiner Weise an ein griechisches Kreuz
erinnerten (Abb. 6.5). Es ist dabei interessant, festzustellen, daß er sich der
analytischen Tatsache, daß das Kreuz aus Quadraten zusammengesetzt ist,
bewußt war, daß seine stark behinderte Raumorientierung es ihm jedoch unmöglich machte, die Figur im ganzen geistig zu erfassen und die Balken des
Kreuzes in richtige räumliche Beziehungen zueinander zu setzen.

Die Abb. 6.4 zeigt seine Art, Buchstaben und Ziffern zu schreiben. Zunächst wurde er aufgefordert, aus dem Gedächtnis das Alphabet und die Zahlen von 1–10 aufzuschreiben. Eine genaue Untersuchung seiner Schrift läßt erkennen, daß seine auditive Sprachkenntnis absolut korrekt ist, daß aber bei
Umsetzung des Gesehenen in Schriftzeichen zahlreiche Fehler auftreten. Bei
dem Buchstaben A fehlt in allen Fällen auf diesem Blatt der Querstrich. Bei B
erinnert er sich nur an den oberen Bogen, den unteren übersieht er. C und D
sind zufriedenstellend geschrieben. E ist seitenverkehrt und ohne Strich in der
Mitte, in gleicher Weise wie bei A. Auch beim F fehlt ein Querstrich. G ist korrekt geschrieben, außer daß es seitenverkehrt und um 90° gedreht ist. H und I
sind akzeptabel; J ist wieder seitenverkehrt, dem K fehlt die senkrechte Linie;
L, M, N und O sind erkennbar; P und Q sind aufgrund von Donalds mangelhafter Raumvorstellung miteinander verschmolzen, wobei dem Q die Ge-
schlossenheit fehlt. R ist kleingeschrieben, und S ist wiederum akzeptabel,
dem

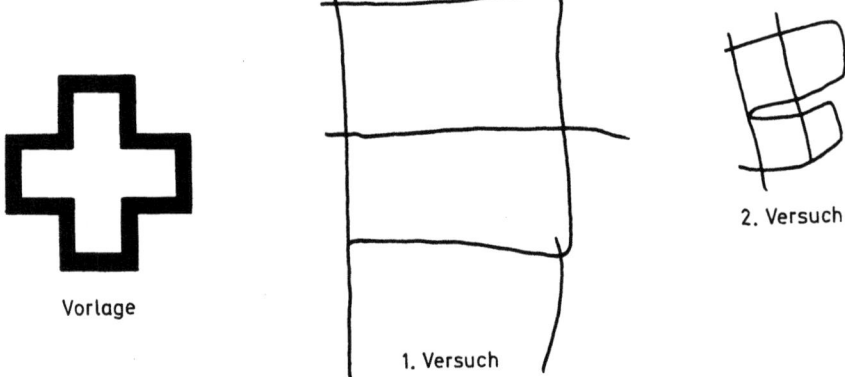

Vorlage

1. Versuch

2. Versuch

Abb. 6.5 Donalds Versuche, im Alter von 11 Jahren und 3 Monaten, ein griechisches
Kreuz nachzuzeichnen

T fehlt die linke Hälfte des oberen Querstriches. Das U ist um 180° gedreht und mit dem T verschmolzen. V ist um 90° gedreht und erinnert mehr an ein U als an ein V. Er benötigte zwei Versuche, um ein W zu schreiben, wobei das zweite richtig, jedoch um 180° gedreht ist. X und Y sind wieder erkennbar, wobei das X mit dem W teilweise verbunden ist. Dem Z fehlt der obere Querstrich.

Was die Zahlen angeht, so sind sie alle vorhanden, jedoch z. T. sehr stark entstellt: 1, 2, 3, 4, 6, 7, 9, und 10 sind erkennbar, die 5 ist verdreht und hat in ihrem Querstrich eine seitenverkehrt geschriebene 6, so daß man vermuten kann, daß er die 5 über die 6 geschrieben hat, da er unfähig war, den für diese Zahl benötigten Raum vorzusehen. Er benötigte drei weitere Versuche, um eine 6 zu schreiben, wobei erkennbar wird, daß er sich der Umkehrung und Verdrehungen der ersten Versuche bewußt war und sich beim dritten Versuch erfolgreich korrigierte.

Die Abb. 6.4 b gibt uns einige brauchbare Hinweise auf seine Fähigkeiten, etwas abzuschreiben. Der Tester schrieb a, b, c, d als Kleinbuchstaben auf den Bogen und forderte Donald auf, die abzuschreiben. Da die meisten Buchstaben, die er als Schriftzeichen visuell und hinsichtlich der Bewegungsplanung bewältigen konnte, Großbuchstaben waren, schrieb er auch diese vier Kleinbuchstaben in der ihm bekannten Form. Bei allen drei Versuchen, die er durchführte, verzichtete er auch diesmal wieder auf den Querbalken beim A, und er schrieb das C zweimal spiegelbildlich. Aufgrund dieses Verhaltens können wir erkennen, daß er zwar in der Lage ist, kleine Buchstaben zu lesen, sich aber wegen seiner schlechten räumlichen Orientierung nicht traut, sie so abzuschreiben, wie er sie sieht. Statt dessen übertrug er die geistige Vorstellung von dem, was er gelesen hatte, in ein Bewegungsmuster, das ihm vertraut war.

Wir testeten seine visuelle Diskriminierung von „größer als" und „weiter und näher" und fanden diese für die üblichen Gegenstände seiner Umgebung ganz normal.

Zusammenfassend kann man aufgrund der Testergebnisse vermuten, daß Donalds Wahrnehmungsvermögen in einem gewissen Ausmaß exakt ist und durch „Eselsbrücken" unterstützt werden könnte. Sein visuelles Wahrnehmungsvermögen könnte durch multisensomotorische Übungen verbessert werden, über deren Art wir in dem Abschnitt „heilpädagogische Maßnahmen" ausführlicher berichten werden.

Auditive Wahrnehmung. Donalds Diskriminierungsfähigkeit für Laute war normal und ebenso sein Wortgedächtnis für die Wiederholung von Sätzen im Spreen-Benton-Sentence-Repetition-Test rückwärts. Der dichotische Hörtest legt die Vermutung nahe, daß er für Sprache ausgeprägt linksdominant war. Das war ein glücklicher Umstand, da die neurologische Untersuchung den Nachweis erbracht hatte, daß seine linke Hirnhemisphäre weniger betroffen war als die rechte. Bei gewöhnlicher Unterhaltung schien sein Sprechvermögen völlig normal zu sein, ebenso auch seine Fähigkeit, das Alphabet oder Zahlen aufzusagen, Gegenstände zu benennen, die er nicht zeichnen konnte und Sätze zu wiederholen. Da die mündliche Sprache eine seiner Stärken darstellte, wurde sie für das heilpädagogische Programm besonders herangezogen.

Stereognosie (Formerkennung durch Abtasten). Aufgrund der Störungen in beiden Scheitellappen war die Formerkennung durch Abtasten von Gegenständen bei Donald in beiden Händen nicht gut. Mit der rechten Hand war sie jedoch etwas besser, da bei ihm eine relative Überlegenheit der linken Hirnhemisphäre bestand. Glücklicherweise war er ein ausgesprochener Rechtshänder, wodurch es möglich wurde, seine Raumorientierung durch eine Anzahl von Übungen zu fördern, die der Raumerfassung dienten.

Intellektuelle Fähigkeiten

Unter dem Einfluß einer hochdosierten Medikation sind Intelligenzquotienten zur Beurteilung der geistigen Fähigkeiten von Kindern grundsätzlich unbrauchbar. Die Ergebnisse von Intelligenztesten sind jedoch dann verwendbar, wenn sie qualitativ unter Berücksichtigung der pharmakologischen Einflüsse betrachtet werden. Bei unseren drei Testsitzungen erreichte Donald einen Verbal-IQ von 74, 63 und 58 sowie einen Handlungs-IQ von 48, 44 und 45. Die Verschlechterung der Verbal-IQs ist sicherlich nicht Ausdruck einer progressiv schlechter werdenden Hirnfunktion, sondern durch eine teilweise ungenügende pädagogische Erfahrung bedingt, die durch Aufmerksamkeitsprobleme verursacht wird und die nur dann nicht auftreten, wenn ein Unterrichtsverhältnis von Lehrer zu Schüler von 1 zu 1 besteht. Hinzu kommt eine geistige Trägheit, die durch die Medikamente verursacht wird. Da Donald über ein annähernd normales Sprachvermögen verfügte, lagen seine Fähigkeiten für Wortverständnis im Wechsler-(WISC)-Test zum größten Teil im Normalbereich. Das Rechnen war jedoch wegen seiner schlechten Raumvorstellung unterdurchschnittlich, und sein Allgemeinwissen, sein Verständnis für allgemein übliche Probleme und sein Gedächtnis für Zahlen waren aufgrund seiner Unfähigkeit, normal zu lesen und zu lernen äußerst schlecht. Wegen der starken Belastung mit Raumproblemen waren sämtliche Handlungstests des Wechsler-(WISC)-Tests im Ergebnis schlecht. Diese Testergebnisse ließen vermuten, daß es sinnvoll sei, wenn ein großer Anteil von Donalds Unterricht auf der Basis von Unterhaltung und Diskussion stattfand und Lesen, Schreiben und Rechtschreibung mit Hilfe multisensomotorisch-räumlicher Maßnahmen unterstützt würde.

Motorische Fähigkeiten und sensomotorische Integration

Donalds Fingertapping erfolgte in neuromuskulärer Hinsicht zwar korrekt, wegen der eingenommenen Medikamente jedoch langsam.

Die Reaktionszeiten auf Licht- und Klangreize ergaben innerhalb dieser Testgruppe das beste Ergebnis, obwohl auch sie langsam waren und deshalb für sein Alter unter dem Durchschnitt lagen. Der Händedruck war in der rechten Hand besser als in der linken, jedoch unterhalb des Altersdurchschnitts, und seine Fingerlokalisation war in beiden Händen schlecht. Die Leistungen im Benton-Rechts-Links-Orientierungstest waren lückenhaft und zeigten eine schlechte Richtungsidentifizierung sowohl seiner eigenen Körperteile als auch der Gegenstände im umgebenden Raum. Da diese Fähigkeiten alle von einer guten Funktion der Scheitellappen abhängig sind, ist es nicht überraschend, daß die entsprechenden sensomotorischen Tests schlecht ausfielen. Andererseits sind die schlechten Ergebnisse nicht allzu entmutigend, da seine neuromuskuläre Integration normal zu sein scheint, wodurch eine gute Basis für das Erlernen von Bewegungsabläufen gegeben ist.

Heilpädagogische Behandlung:
Was kann man unternehmen, um Donald zu helfen?

Da Donald ein zufriedener und recht gut angepaßter Junge war, bestanden die Therapiemaßnahmen in erster Linie darin, ihm zu helfen, seine spezifischen Lernstörungen zu umgehen, sobald die unerwünschten Nebeneffekte der medikamentösen Behandlung vermindert werden konnten. Wenn ein Kind offensichtlich ständig emotionale Symptome zeigt, die zumindest teilweise von Frustrationen herrühren, die mit seinen Lernproblemen zusammenhängen, muß der betreffende Lehrer Wege finden, um die unerwünschten Effekte von Wahrnehmungsstörungen und/oder motorischen Unzulänglichkeiten so klein wie möglich zu halten.

Darüber hinaus sollte er auch versuchen, dem Kind zu helfen, unerwünschte emotionale Angewohnheiten und Einstellungen zu überwinden, und sein Selbstwertgefühl zu stärken. In Donalds Fall schien es, daß jedes heilpädagogische Programm, das geeignet war, seine spezifischen Lernstörungen zu überwinden, nur den Effekt haben könne, sein Selbstgefühl zu verbessern. Grundsätzlich waren jedoch seine Lernprobleme nicht ausschließlich emotional bedingt; Donald war ein heiterer Junge und gut an seine Klassenkameraden, seine Lehrer und seine Familie angepaßt.

Donalds heilpädagogisches Programm schloß folgende Faktoren ein, die seine geistigen Leistungen und sein Verhalten betrafen:

1. Eine entsprechende Anpassung der erforderlichen Medikamente, um seine Aufmerksamkeit so wenig wie möglich zu beeinträchtigen.
2. Visuelle Vorgänge.
   a) Visuelles Gedächtnis: Donald wurden in wachsender Zahl nichtsprachliche Stimuli vorgelegt, und er wurde aufgefordert, über sie zu berichten oder sie zu beschreiben. Es handelte sich zunächst um ganz alltägliche Gegenstände; später um Strichzeichnungen solcher Objekte. Es wurde von ihm verlangt, daß er seine Beschreibung des Gegenstandes zunächst sofort abgeben sollte, nachdem dieser wieder weggenommen worden war, dann nach 5 Sekunden, nach 10 Sekunden usw. Anschließend erfolgte das gleiche mit geometrischen Figuren, dann mit einzelnen Buchstaben, mit Wörtern, Satzteilen und kurzen Sätzen. Jeder Heilpädagoge wird über einen Vorrat an Übungen verfügen, um visuelles Gedächtnis zu verbessern. Für unerfahrene Lehrer gibt es zahlreiche Quellen, auf

die sie zurückgreifen können (CRUICKSHANK, 1961, 1977; MYRES und HAMMILL, 1969; ROSNER, 1979; VALETT, 1973).

b) Visuell-motorische Fertigkeiten: Eine große Zahl von Augen-Hand-Koordinationsübungen wurden durchgeführt, *nachdem* Donald seine motorischen Fertigkeiten mit geschlossenen Augen geübt hatte. Das Ziel dieser Übungen war, die störenden Einflüsse seiner schlechten visuellen Raumvorstellung in den Frühstadien des Unterrichts auszuschalten. In diesem Stadium war seine Fähigkeit, einfache Objekte zu zeichnen, noch sehr stark beeinträchtigt (Abb. 6.6).

3. Auditive Vorgänge: Obwohl seine Umgangssprache nicht beeinträchtigt war, wurden Donald Übungen im Sprechen, im Auswendiglernen und Rezitieren von Gedichten angeboten, sowie eine Teilnahme an Theaterspielen im Klassenzimmer. Das sollte nicht nur dazu dienen, seine Sprachentwicklung zu fördern, sondern ihm auch Gelegenheit bieten, Erfolgserlebnisse auf Gebieten zu haben, die seine Stärken waren. Zeitweilig benutzte er ein Tonbandgerät, um Buchstabieren und Lesen zu lernen.

4. Bewertung der heilpädagogischen Maßnahmen: Ein schwieriger Fall wie dieser benötigt konstante Überwachung und Bewertung im Hinblick darauf, ob die Methoden angemessen sind und welcher Fortschritt daraus resultiert, sofern es überhaupt einen gibt. Donalds Lehrer müssen mit einem großen Angebot an heilpädagogischen Vorschlägen versorgt werden, und man muß sowohl ihre Geduld als auch ihr Interesse wachhalten, damit sie immer wieder Maßnahmen für einen möglichen Fortschritt ergreifen.

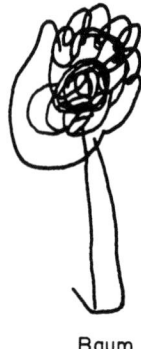

Baum

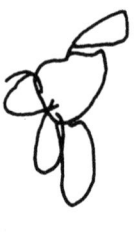

Fahrrad

Abb. 6.6 Donalds Versuche, im Alter von 11 Jahren und 3 Monaten zwei alltägliche Gegenstände zu zeichnen

Bericht über Donalds Fortschritte

Die Abb. 6.7 zeigt die durchaus bemerkenswerte Verbesserung von Donalds Handschrift nach einem Übungsprogramm von nur 8 Monaten in einem speziellen Zentrum für stark lerngestörte Kinder. Im Alter von 11½ Jahren kam er in diese Sonderschule. Da sein auditives Sprachverständnis gut war, wurde er im Lesen nach einer modifizierten Gillingham-Methode unter

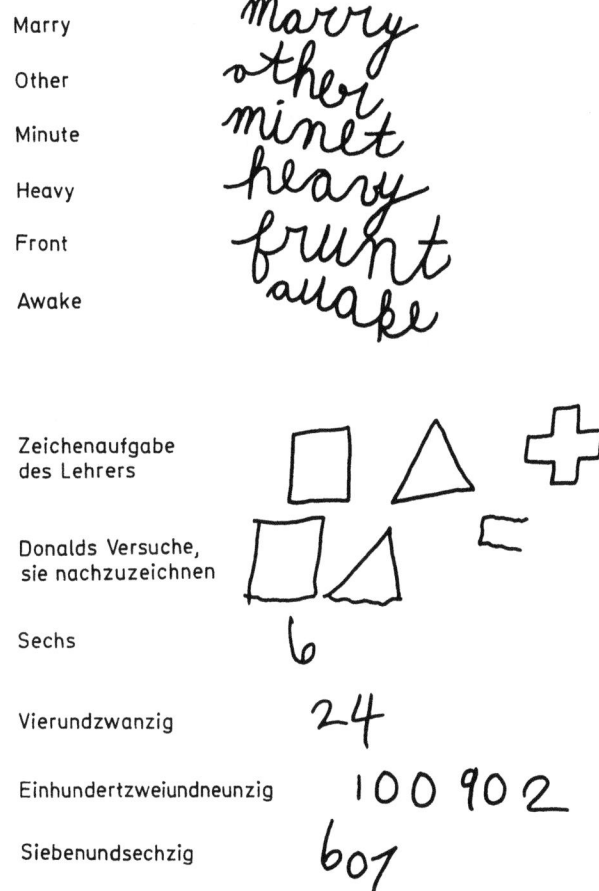

Diktat: Marry

      Other

      Minute

      Heavy

      Front

      Awake

Zeichenaufgabe
des Lehrers

Donalds Versuche,
sie nachzuzeichnen

Sechs

Vierundzwanzig

Einhundertzweiundneunzig

Siebenundsechzig

Abb. 6.7 Donalds Handschrift und Nachzeichnen im Alter von 12 Jahren und 10 Monaten, nach einer 8 Monate langen intensiven heilpädagogischen Behandlung

richtet. Diese Methode basiert im wesentlichen auf der Verwendung von Stimm- und Lautbildung in Verbindung mit multisensorischen Stimulationen. Nach Abschluß des zweiten Jahres konnte er wie ein Schüler des fünften Schuljahres lesen, zwar etwas langsam, aber doch größtenteils korrekt. Seine Fortschritte, sowohl im Lesen als auch in der Rechtschreibung waren beachtlich.

Seine Handschrift hatte sich innerhalb von zwei Jahren von der in Abb. 6.7 gezeigten chaotischen Unkorrektheit zu einer gut lesbaren und räumlich gegliederten Schrift entwickelt (Abb. 6.8). Es wurden ihm drei Sätze diktiert. Abgesehen von einem offenbar visuell falsch buchstabierten Wort (tier statt tire) und mangelhaften Wortabsätzen und einem großgeschriebenen Wort im dritten Satz sind die drei Sätze sauber und gut lesbar geschrieben. Man unterrichtete ihn im Schreiben, indem Papier mit dunk-

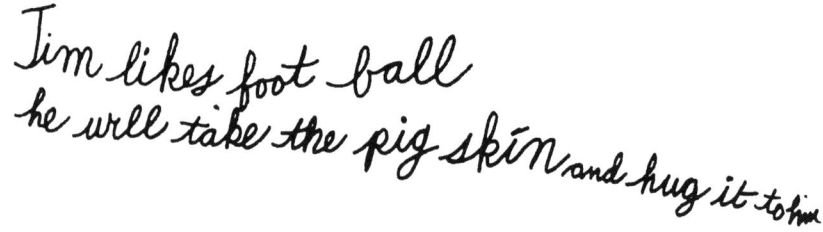

Tim likes foot ball
he will take the pig skin and hug it to him

I have a flat tier on my bike
Mike will help me fix it
we will ride down hill for home

Abb. 6.8 Donalds Schreiben nach Diktat im Alter von 13 Jahren und 8 Monaten, 17 Monate nach intensiver heilpädagogischer Unterweisung

len Linien verwendet wurde und er die Augen zeitweilig geschlossen oder abgewendet hielt. Durch diese Methode vermeidet man die Störeffekte einer schlechten visuellen Wahrnehmung und Gedächtnisleistung und macht Gebrauch von einem kräftigen taktilen und auditiven Zusammenspiel. Anfänglich wurde ein Versuch mit kariertem Papier gemacht, aber das wirkte auf ihn verwirrender als linierte Bögen und deshalb wurde das karierte Papier zugunsten von stark liniertem Papier aufgegeben, auf dem er gut schreiben konnte.

Im Rechnen war Donald noch sehr schwach. Mit 13 Jahren konnte er addieren und zählen, aber seine anderen Rechenkünste waren unzuverlässig. Zweifellos war die räumliche Komponente der schriftlichen Grundrechenarten für ihn ein großes Hindernis. Die Abb. 6.7 läßt erkennen, daß sein gutes auditives Gedächtnis zusammen mit einer schlechten visuellen Erfassung „logische Irrtümer" beim Niederschreiben von diktierten mehrstelligen Zahlen mit dazwischenliegenden Nullen hervorruft. Inzwischen hat er allerdings mit Hilfe einer ausgefeilten heilpädagogischen Unterrichtung auch das korrekte Schreiben solcher Zahlen erlernt.

Da Donalds mündliche Sprache fließend und gut ist, ist auch sein Schriftenglisch verhältnismäßig gut. Nachdem er gelernt hat, seine Buchstaben in richtigen Abständen anzuordnen und auf Linien zu schreiben, zeigte er eine Fähigkeit, kurze Geschichten zu erfinden und sie entsprechend dem Niveau eines Schülers im fünften Schuljahr niederzuschreiben. Da er ein gutes auditives, aber nur ein schlechtes visuelles Gedächtnis besitzt, finden sich in seiner Orthographie „phonetisch korrekte Fehler" (Abb. 6.7).

Seitdem er in das spezielle heilpädagogische Programm einbezogen war, hatte sich seine Raumorientierung durch Übungen deutlich verbessert. Als er die Schule zum erstenmal betrat, verlief er sich ständig, sofern ihn nicht jemand zum Waschraum, in die Turnhalle, in den Zeichensaal oder den Speisesaal begleitete, da sich diese Räume in getrennten Gebäuden befanden. Durch die Schädigung beider Scheitellappen wurde es Donald erschwert, sich eine geistige Vorstellung der einzelnen Gebäude und der gesamten Schulanlage aufzubauen. Seine Lehrer halfen ihm deshalb, nahegelegene Schlüsselpunkte zur besseren Orientierung in seiner Umgebung zu entwickeln. Nach einigen Wochen war er in der Lage, unabhängig im Schulgelände zu gehen, bis es zum ersten Schneefall kam. An jenem Morgen fand man ihn völlig verwirrt fast 100 m von der Schule entfernt auf. Seit diesem Zeitpunkt wurden ihm mehrere Wege beigebracht, indem man ihn von Punkt A zu Punkt B begleitete und er dort einen Beutel mit Erdnußkernen oder etwas Schokolade versteckte. Dann wurde er zu dem Ausgangspunkt A zurückbegleitet und hier sich selbst überlassen, um seinen Weg zum Punkt B selbständig finden zu können. Der Anreiz durch die versteckte Belohnung in Verbindung mit der sensomotorischen Handlung des Versteckens und die Verbalisierung der Anhaltspunkte beim Zurücklegen des Weges mußten anscheinend kombiniert werden, um einige für ihn häufige Wege auf dem Schulgelände sowie in der Umgebung seines Hauses und in der kleinen Stadt, in der er lebte, zu lernen.

Donald ist jetzt ein heiterer 13jähriger Junge, dessen Lesen und Schreiben dem fünften Schuljahr entspricht und der mit Rechenaufgaben des zweiten Schuljahres zurechtkommt. Er hat seine räumlichen Orientierungsmängel in einem bemerkenswerten Grad überwunden. Er ist gut zum Lernen motiviert, zeigt weiterhin gute Fortschritte, besonders in den Fächern, die sprachliches Ausdrucksvermögen verlangen.

7 Die Spezialisierung der Hirnhemisphären, der Händigkeit und der Lateralität

Das Hauptthema, das aus den vorausgehenden Fakten auftaucht, ist die Tatsache, daß es allem Anschein nach zwei Arten des Denkens gibt und zwar eine verbale und eine nonverbale. Diese sind verhältnismäßig getrennt repräsentiert, entweder in der rechten oder in der linken Großhirnhemisphäre. Unser Erziehungssystem und ebenso die Geisteswissenschaften insgesamt haben die Tendenz, die nonverbale Form des Intellekts zu vernachlässigen. Das führt dazu, daß die moderne Gesellschaft die rechte Großhirnhemisphäre diskriminiert.

R.W. SPERRY (1973)

Bis vor kurzem dachte man etwas vereinfachend, daß ein Rechtshänder unvermeidlich eine Dominanz der linken Großhirnhemisphäre für Sprache habe und daß umgekehrt bei einem Linkshänder die rechte Hemisphäre sprachdominant sei. Neuropsychologische Forschungen während der vergangenen 30 Jahre haben jedoch gezeigt, daß die Zusammenhänge zwischen Händigkeit und hemisphärischer Spezialisierung höchst kompliziert und innerhalb bestimmter Grenzen verschieden sind. Bevor wir uns jedoch die Beziehungen zwischen Hirnfunktion und Händigkeit vornehmen, wollen wir uns diese beiden Verhaltensvorgänge getrennt vor Augen führen.

Hirndominanz

Vor über 20 Jahren fand an der medizinischen Hochschule der Johns Hopkins Universität in Baltimore eine Konferenz statt, bei der das Thema „Interhemisphärische Zusammenhänge und Hirndominanz" diskutiert wurde. Eine Anzahl hervorragender Neurologen und Neuropsychologen war eingeladen worden, um Referate über ihre Forschungen zu halten. Anschließend wurden diese Arbeiten und die Diskussionen darüber veröffentlicht (MOUNTCASTLE, 1962). Während der dreitägigen Konferenz wurden insgesamt 11 wissenschaftliche Vorträge gehalten, und im Anschluß daran kam es zu eingehenden Diskussionen. Da sich die Referenten jedoch nicht auf eine präzise Definition des Begriffes Hirndominanz einigen konnten, wurde auch keine gegeben. Obwohl dieses sowohl neurologisch als auch für das Verhalten wichtige Phänomen im Titel des Berichtbandes angeführt wurde, erschien der Begriff nirgends im Sachverzeichnis.

Solcherart sind somit Schwierigkeiten, die auftreten, wenn man beschreiben will, was im Hirngewebe vor sich geht, sobald ein bestimmter Bereich von Hirnstrukturen eine besondere Verhaltensform zu dominieren oder zu steuern scheint. Obwohl wir nicht in der Lage sind, zu erklären, auf welchem Wege das Gehirn zu einer selektiven Steuerung gelangt, können wir sie doch aufgrund des Verhaltens und einiger ihrer neuropsychologischen Zusammenhänge beschreiben.

Nach den Entdeckungen von DAX in Frankreich, 1836, BROCA, 1861, und anderer Zeitgenossen, die feststellten, daß die Aphasie die Folge einer Erkrankung der linken Großhirnhemisphäre sei, entwickelte sich die Vorstellung, daß bei den meisten Menschen die linke Hirnhemisphäre als die dominante Hemisphäre aufzufassen sei, da sie die Sprachfunktionen zu beeinflussen und zu steuern scheint. Die Neurologen waren von dem Versuch, eine „führende" oder „Haupthemisphäre" zu identifizieren, so besessen, daß sie die „Nebenhemisphäre" als in ihrer Funktion der Haupthemisphäre untergeordnet und in noch unklarer Weise unterlegen betrachteten. Tatsächlich hat sich erst in letzter Zeit die wissenschaftliche Aufmerksamkeit der „nichtdominanten" Hemisphäre zugewandt, mit dem Ergebnis, daß Hinweise auftraten, die daran denken lassen, daß sie ihre eigene Dominanz besonders für nonverbale Funktionen (BENTON, 1965) besitzt, obwohl sie nicht ausschließlich nonverbal ist (GAZZANIGA und HILLYARD, 1971; KINSBOURNE, 1975a; E. ZAIDEL, 1973). In den vergangenen 30 Jahren wurde zunehmend deutlicher, daß beide Hirnhemisphären miteinander arbeiten, wobei sie eine Vielzahl sowohl reziproker als auch interagierender Funktionen besitzen, die auf die jeweilige Hemisphäre abgestellt sind.

So wissen wir beispielsweise, daß bei einem Kind, das mit einer mangelhaften Entwicklung des linken Schläfenlappens geboren wird, besonders, wenn davon WERNICKEs Sprachzentrum betroffen ist, die Sprachfunktion höchstwahrscheinlich von der *linken* in die *rechte* Hemisphäre verlagert werden und es auf diese Weise seine Sprache mit Hilfe der normalerweise nichtdominanten, also der „Nebenhemisphäre" erlernt.

Sind in einem solchen Fall der linke Stirnlappen und der motorische Bereich der Großhirnrinde gesund und voll funktionsfähig, kann dieses Kind auch rechtshändig sein. Das bedeutet, daß sich die beiden Hemisphären die Steuerung unterschiedlicher Verhaltensfunktionen auf verschiedenen Wegen teilen, je nach der Lokalisation des am besten erhaltenen Hirngewebes.

LURIA hat diese dynamische Hirnfunktion wie folgt beschrieben: „Die Dominanz einer Hirnhemisphäre hinsichtlich der Sprachfunktionen hat sich als nicht so absolut herausgestellt, wie zunächst vermutet wurde, und die Forschungsergebnisse haben gezeigt, daß der Grad der Dominanz von Person zu Person und von Funktion zu Funktion bemerkenswert variabel ist" (LURIA, 1966).

Darüber hinaus erscheint es möglich, daß nach einer Hirnverletzung die Sprachdominanz von der einen Seite auf die andere übergehen kann. So zeigten 25 erwachsene Rechtshänder mit traumatisch bedingter Aphasie nach einer Schädigung der *linken* Hirnhemisphäre im Anschluß an ihre Genesung und Wiederherstellung des Sprechvermögens, daß die Hirndominanz allmählich immer ausgeprägter in der rechten Hirnhemisphäre etabliert wurde (PETTIT und NOLL, 1979).

CUMMINGS, BENSON, WALSH und LEVINE (1979) beschrieben den Fall eines Mannes mittleren Alters mit einer allgemeinen Aphasie im Anschluß an einen massiven Schlaganfall in der linken Hirnhemisphäre, der innerhalb eines Zeitraums von 3 Jahren eine teilweise Rückbildung der Aphasie aufwies. Diese Sprachverbesserung schrieben sie einer allmählich erfolgenden Verlagerung der Sprachdominanz zu. Sie kamen zu folgendem Schluß: „Einem großen Teil der Wiedergenesung von einer Aphasie nach Verletzung der *linken* Hemisphäre dürfte eine Sprachfunktion der *rechten* Hemisphäre zugrunde liegen" (CUMMINGS, BENSON, WALSH und LEVINE, 1979). Dieser Hinweis unterstützt die Hypothese einer „Dominanzverlagerung" und die dynamische Vorstellung von der Hirnfunktion.

Bevor wir uns die funktionellen Beziehungen zwischen den Großhirnhemisphären und der Sprache sowie der Händigkeit ansehen, wollen wir zuerst diese Begriffe definieren.

Definition der Hirndominanz

Wir haben schon kurz über Schwierigkeiten einer Erklärung der Hirndominanz gesprochen. Wenn man aber eine Sache nicht erklären kann, dann ist es auch schwer, sie exakt zu definieren. Zwar ist uns in groben Zügen bekannt, *was* geschieht, wenn ein Areal der Großhirnrinde maximal an einer kontralateralen motorischen Funktion beteiligt ist, aber wir wissen nicht genau, *in welcher Weise* dies geschieht. Wir wissen, daß die Pyramidenbahnen oder die motorischen Nervenbahnen vorwiegend im verlängerten Rückenmark (Abb. 6.2) von einer Seite auf die andere überkreuzen, aber die physiologischen Steuerungen, die die neurale Energie in angemessener Menge lenken, sind bis jetzt noch nicht völlig aufgeklärt. A. MEYER, der sich auf Arbeiten von HÉCAEN (1969), SUBIRANA (1969) sowie CLARKE und DEWHURST (1972) bezieht, schreibt: „Die der Hirndominanz zugrunde liegenden strukturellen und physiologischen Grundprinzipien sind bis jetzt unbekannt" (A. MEYER, 1974).

Obwohl wir mit unseren bisherigen Kenntnissen die Hirndominanz nicht vollständig definieren können, wollen wir zusammenstellen, was wir über die funktionellen Zusammenhänge zwischen der Rindenaktivität und der Sprache, dem Gehirn und der Händigkeit wissen.

1. Unter Hirndominanz verstand man bis vor etwa 25 Jahren im allgemeinen die Sprachverarbeitung in der linken Hirnhemisphäre neben einer stummen oder „schwächeren" rechten Hirnhemisphäre. Die neuropsychologische Forschung der vergangenen 20 Jahre hat dann zu einem Konzept einer beidseitigen Funktion geführt, in dem jede Hirnhemisphäre für unterschiedliche Arten der Informationsverarbeitung spezialisiert ist. Die *linke* Hemisphäre ist bei den meisten Menschen für die Verarbeitung von Reihenfolgewahrnehmungen, Erkenntnisprozessen, motorischen Reaktionen (GESCHWIND, 1975; KIMURA, 1976; MATEER und KIMURA, 1976) sowie für logische sequentielle Analyse leistungsfähiger. Da gesprochene

und geschriebene Sprache mit dieser Art von analytischer und zeitlicher Reihenfolgeverarbeitung Hand in Hand geht, liegt es nahe, daß sie von der linken Hemisphäre gesteuert wird.

Die *rechte* Hirnhemisphäre ist bei den meisten Menschen leistungsfähiger in der Verarbeitung von räumlichen oder holistischen Aufgaben, die mehr augenblicklich als in einer bestimmten zeitlichen Reihenfolge erkannt werden. Die Wahrnehmung räumlicher Beziehungen, ob visuell, auditiv oder taktil, beruht weitgehend auf dieser Art von Hirnverarbeitungsprozessen.

Da alle Anforderungen, die Raumwahrnehmung und Konstruktionsvorgänge betreffen, solchen Hirnverarbeitungsprozessen zugeordnet werden können, dürften sie in erster Linie von der *rechten* Hemisphäre gesteuert werden.

Da jedoch die meisten Wahrnehmungen sowohl sprachliche als auch räumliche Aspekte beinhalten, wird jeder ablaufende Denkvorgang Verarbeitungsfunktionen beider Hirnhemisphären einschließen, wobei sich die relative Inanspruchnahme von einem Moment zum anderen ändert.

Wenn wir in der folgenden Diskussion von „Hirndominanz" sprechen, meinen wir eine „hemisphärische Spezialisierung" jeder Hemisphäre. In jedem Falle werden wir darauf hinweisen, ob die Hirndominanz oder Spezialisierung sich auf die Sprache, den Raum, die Wahrnehmung oder andere Denk- oder Verhaltensfunktionen bezieht und ob es sich um einen linksseitigen, rechtsseitigen oder einen doppelseitigen Hirnprozeß handelt.

2. Die Hirndominanz für Sprache ist zentral, unbewußt und jenseits der normalen Steuerung durch die Person.

3. Zwischen Händigkeit und Sprachlateralisation scheint eine Beziehung zu bestehen, die noch nicht völlig verstanden wird. Beinahe bei allen Rechtshändern und mehr als der Hälfte der Linkshänder befindet sich die Hirndominanz für Sprache in der linken Hemisphäre.

4. Rechtshänder zeigen normalerweise nur geringe oder überhaupt keine bilaterale Sprachdominanz. Ungefähr 95% der Rechtshänder haben eine linkshemisphärische Dominanz für Sprache und etwa 5% eine rechtshemisphärische. Im Gegensatz dazu sind die Verhältnisse bei den Linkshändern unterschiedlicher. Ungefähr 61% der Linkshänder haben eine Dominanz der linken Hemisphäre für Sprache, etwa 20% werden von beiden Hirnhemisphären gesteuert, und etwa 19% haben eine Dominanz der rechten Hemisphäre für Sprache (SEGALOWITZ und BRYDEN, 1983).

Man sollte sich jedoch darüber im klaren sein, daß diese Zahlen auf Schätzungen beruhen und daß einzelne Untersuchungen in ihren Schätzungen bemerkenswerte Schwankungen aufweisen. So waren beispielsweise in einer vor wenigen Jahren durchgeführten Untersuchung an 5 Patienten, die im Wada-Natrium-Amytal-Sprachtest (STRAUSS und WADA, 1983) eine bilaterale Sprachrepräsentation aufwiesen, 4 von ihnen (oder 80%) Rechtshänder. Dieses Ergebnis erinnert erneut daran, daß alle Schätzungen, die von verschiedenen Forschern mit verschiedenen Auswahlkriterien und Personengruppen bei unterschiedlichen Hirnfunktionsstörungen gemacht werden, nicht als endgültig angesehen werden können. Sie können auch nicht als Basis für eine eindeutige Interpretation über das Verhaltensmuster des Gehirns im Einzelfall dienen.

5. Obwohl sich bei den meisten Kindern die Händigkeit für Schreiben und feinmotorische Handbewegungen unter Bevorzugung der rechten Hand entwickelt, besteht die Möglichkeit, dies zu ändern. Ein linkshändiges Kind kann dazu erzogen werden, mit der rechten Hand zu schreiben, und Rechtshänder, die durch Amputation oder Unfall ihre rechte Hand einbüßten, haben erfolgreich gelernt, mit der linken Hand zu schreiben. Dies läßt einen grundlegenden Unterschied gegenüber der Sprache vermuten, insofern als die Seitenpräferenz für Händigkeit von außen her beeinflußt werden kann, bewußt ist und unter der normalen Kontrolle der Person steht (SUBIRANA, 1958).

6. Die Verhaltensäußerungen der Hirndominanz liegen sowohl auf zerebraler als auch auf effektorischer Ebene.

Phänomene, von denen angenommen wird, daß sie die zerebrale Asymmetrie unmittelbar wiedergeben, werden traditionsgemäß als Phänomene der „zerebralen Dominanz" eingeordnet, während Phänomene, die nur indirekt mit der Asymmetrie der zerebralen Funktion in Zusammenhang zu stehen scheinen, als Phänomene der „Seitendominanz" bezeichnet werden. Genauer gesagt, hat man im allgemeinen den Begriff der zerebralen Dominanz angewandt, um auf die Asymmetrie der Funktionen hinzuweisen, die primär in den Hirnhemisphären lokalisiert sind, wie beispielsweise Sprach- und Wahrnehmungsfunktionen. Demgegenüber wird der Begriff der Seitendominanz im Zusammenhang mit peripheren Funktionsasymmetrien angewandt, die sich durch Seitenpräferenz auf der Effektorebene, beispielsweise als Händigkeit und Füßigkeit, äußern (HIGENBOTTAM, 1971).

Der Ausdruck „Hirndominanz" kann die unwillkürliche Dominanz von Hirnfunktionen umfassen, die der Mensch nicht wahrnehmen kann. Der Begriff „Seitenbevorzugung" kann die willkürliche Wahl einer Hand- oder Fußtätigkeit beinhalten, die der Mensch wahrnehmen kann.

Determinanten der Hirndominanz

Physiologische Determinanten

Strukturelle Asymmetrien. Seit BROCA 1861 die linkshemisphärische Dominanz für das Sprechen feststellte, haben zahlreiche Forscher nach Strukturunterschieden zwischen den beiden Hirnhemisphären gesucht, um die erstaunlichen Verschiedenheiten ihrer Funktion zu erklären. Einige Untersucher fanden Unterschiede im Durchmesser und in der Länge der Halsschlagadern, im Gewicht und im komplizierten Aufbau der beiden Hemisphären, ferner in der unterschiedlichen Anzahl von Betz-Zellen und in den Asymmetrien der beiden Schläfenlappen. Während zahlreiche Forscher Unterschiede fanden, die in der Regel eine Bevorzugung der linken Hirnhemisphäre zeigten, fanden einige keine, und die Unterschiede, die man feststellte, waren so gering (von BONIN, 1962), daß sie die Frage nicht beantworten konnten, wie diese geringfügigen Unterschiede mit den erstaunlich verschiedenen Funktionen zusammenhängen könnten (SUBIRANA, 1969).

Seit 1968 hat sich durch Befunde von GESCHWIND und LEVITZKY (1968) die Vorstellung von strukturellen Unterschieden verstärkt. Sie fanden bei histologischen Untersuchungen der Gehirne von 100 erwachsenen Personen, daß in 65% das Planum temporale links größer war, in 11% war das rechte größer und in 24% waren beide gleich groß. WADA untersuchte nicht nur die Gehirne von Erwachsenen, sondern auch diejenigen von Neugeborenen und Feten. Er berichtete, daß „das linke Planum temporale in der Mehrzahl der Fälle sowohl bei den Erwachsenen als auch bei den Neugeborenen größer war als das rechte" (WADA, CLARKE und HAMM, 1975). In etwa 90% der Fälle von Kindern und Erwachsenen fand sich bei den Untersuchungen von WADA links ein größeres Planum temporale als rechts. GESCHWIND und LEVITZKY fanden nur in 65% ihrer Fälle links ein größeres Planum temporale. Wenn man jedoch die 24% ihrer Fälle, bei denen die Hirnhemisphären gleich groß waren, dazunimmt, ergab sich eine Untersuchungsgruppe mit einem Planum temporale links, das entweder gleich groß oder größer war als rechts, die 89% ihrer Fälle umfaßte. In einer Untersuchung an nur zehn Gehirnen, die von VON ECONOMO und HORN durchgeführt wurde und über die WADA berichtete, fand sich ebenfalls in 90% links ein größeres oder gleichgroßes Planum wie rechts. WITELSON und PALLIE (1973) untersuchten die Gehirne von 14 Kindern und 16 Erwachsenen und berichteten, daß „beim Neugeborenen die linksseitigen Areale statistisch signifikant größer waren als bei den Erwachsenen".

Die umfassendste Untersuchung von WADA, CLARKE und HAMM, die sowohl Neugeborenen- als auch Erwachsenengehirne umfaßt, sowie die anderen oben beschriebenen Arbeiten zeigen übereinstimmend, daß von der 29. Schwangerschaftswoche an strukturelle Asymmetrien erkenn- und meßbar werden. Diese Seitendifferenz zeigt zum Zeitpunkt der Geburt in ungefähr 90% der Fälle ein gleichgroßes oder linksseitig größeres Planum temporale. Das legt die Vermutung nahe, daß diese Schläfenlappenasymmetrie der Entwicklung des Sprechens und der Sprache vorausgeht. Ein solcher Schluß konnte aufgrund der früher durchgeführten Untersuchungen an Erwachsenengehirnen nicht gezogen werden. In diesem Zusammenhang kommen WITELSON und PALLIE (1973) zu dem Ergebnis: „Es ist zu vermuten, daß die beim Neugeborenen zu findende Asymmetrie ein Hinweis dafür ist, daß das Neugeborene mit einer vorprogrammierten biologischen Kapazität zur Verarbeitung von Sprechlauten auf die Welt kommt."

Die Relation zwischen der Asymmetrie des Planum temporale und der funktionellen Seitigkeit ist jedoch nicht ganz einfach. Untersuchungen mit dem Amytal-Test zeigen, daß ungefähr 88–90% der Bevölkerung eine linkshemisphärische Sprachdominanz haben, daß jedoch im Durchschnitt bei 70% das linke Planum temporale größer ist als das rechte. In manchen Stichproben liegt dieser Wert sogar nur bei 55%. Offensichtlich besteht in dieser Hinsicht eine Diskrepanz. WITELSON (1983) lieferte eine differenzierte und brauchbare Analyse der damit zusammenhängenden Probleme, die für den klinischen Neuropsychologen von Wert sein dürfte. Obwohl möglicherweise ein Zusammenhang zwischen der linksseitigen Asymmetrie das Planum temporale und der linkshemisphärischen Sprachdominanz zu bestehen scheint, ist dieser bis jetzt noch nicht völlig aufgeklärt, und wir müssen weitere Forschungen abwarten.

Von JAKOWLEFF und RAKIC sind andere mögliche Strukturasymmetrien berichtet worden, über die BENSON und GESCHWIND (1968) geschrieben haben. Die Autoren fanden, daß bei den meisten fetalen und Neugeborenengehirnen die motorischen Nervenfasern der Pyramidenbahn der linken Hemisphäre, die von der Großhirnrinde zu den Muskeln ziehen, früher zur rechten Seite des Rückenmarks kreuzen als die motorischen Nervenfasern der rechten Hemisphäre. Diese Nervenüberkreuzung von links nach rechts erfolgt nicht nur früher, sondern die Pyramidenbahn der rechten Seite des Rückenmarks ist größer als die linke. KERTESZ und GESCHWIND stellten hinsichtlich des Kreuzungsbeginns der linken Pyramidenbahn bei erwachsenen Personen den gleichen Befund fest (BENSON und GESCHWIND, 1968). Die Autoren kamen zu dem Schluß, daß „der Nachweis einer breiteren Pyramidenbahn auf der rechten Rückenmarkseite die Vermutung nahe legt, daß die Bevorzugung einer Hand auf einer besseren Innervation beruhen kann, die auf einer Seite des Rückenmarks verfügbar ist und auf dieser Seite eine feinere Fingersteuerung ermöglicht".

In jüngerer Zeit berichtete GESCHWIND (1979a) von einer Seitendifferenz des Winkels der Seitenfurche bei Rechts- und Linshändern. Bei Rechtshändern ist in 67% die Seitenfurche spitzwinkliger, und in gleicher Weise besteht auch ein Unterschied in der Größe der Stirnlappen. Der rechte Stirnlappen war in 70% bei Rechtshändern größer. Bei Linkshändern bestand eine geringe Tendenz zu einer Seitendifferenz. RATCLIFF, DILA, TAYLOR und MILNER unterzogen 59 Patienten einem Amytaltest zur Festlegung der sprachdominanten Hemisphäre. Gleichzeitig führten sie röntgenologische Gefäßdarstellungen der Halsschlagadern durch, um eine Asymmetrie des Winkels der Blutgefäßverzweigungen im Bereich der hinter der Seitenfurche gelegenen Hirnabschnitte zu untersuchen. Ihre Befunde ähnelten im Grundsatz denen von GESCHWIND (1969a) die besagen, daß für Rechtshänder dieser Winkel auf der rechten Seite etwas höher liegt und stumpfer ist und links ein bißchen tiefer steht und spitzwinkliger ist. Sie stellten fest, daß Linkshänder sowohl hinsichtlich des Winkels der Seitenfurche als auch der sprachdominanten Hemisphäre atypischer waren als Rechtshänder. Die Autoren schlossen daraus: „Das Ausmaß der Asymmetrie der hinteren Anteile der Seitenfurche verhält sich in dem Sinne zur Hirndominanz für das Sprechen, wie diese mit linkshemisphärischer Sprache verbunden ist. Diese Asymmetrie ist jedoch signifikant geringer ausgeprägt, wenn eine atypische Sprachrepräsentation vorliegt" (RATCLIFF, DILA, TAYLOR und MILNER, 1980). Um dem Mangel einer völligen Übereinstimmung zwischen zerebraler Seitigkeit für Sprache, dem Winkel der Seitenfurche und der Händigkeit Rechnung zu tragen, griffen sie auf das Modell der Vererbung sowohl der Händigkeit als auch der Hirndominanz für Sprache zurück, das von ANNETT (1972) vorgeschlagen wurde. Nach ANNETTs Theorie wird die Bevorzugung einer Hand durch zwei Faktoren bestimmt:

1. durch eine angeborene Veranlagung für eine Überlegenheit der rechten Hand, die beim größten Teil der Bevölkerung vorhanden ist,
2. durch einen Zufallsfaktor, der den kleineren Teil der Bevölkerung betrifft und bei dem aus irgendeinem Grund die genetische Tendenz zur Schwerpunktsverlagerung nicht vererbt wurde.

„Die Mehrheit der Bevölkerung, bei der ein Faktor zur Seitenverlagerung vorhanden ist, wird sich in Richtung auf eine Rechtshändigkeit, auf eine linkshemisphärische Sprachdominanz und eine engere Krümmung der linksseitigen Seitenfurche hin entwickeln. Eine Minderheit, der dieser Faktor einer Seitigkeit fehlt, wird hinsichtlich dieser drei erwähnten variablen Größen keine bestimmte entwickeln, so daß diese unabhängig voneinander und rein zufällig zur Ausprägung kommen" (RATCLIFF, DILA, TAYLOR und MILNER, 1980). Das ist eine interessante und annehmbare Theorie, die von genetischen Faktoren und Zufallsereignissen Gebrauch macht und beobachtbare Fakten berücksichtigt.

In einer anderen Untersuchung berichteten McRAE, BRANCH und MILNER (1968) über ein längeres *linkes* Hinterhaupthorn im Ventrikularsystem bei Rechtshändern und ein längeres *rechtes* Hinterhaupthorn bei annähernd der Hälfte der Linkshänder. Zum jetzigen Zeitpunkt ist noch nicht bekannt, ob sich daraus signifikante Verhaltensunterschiede ergeben, sie können jedoch Teil der Entdeckung zahlreicher weiterer anatomischer Asymmetrien sein, die sich nach einiger Zeit mit der Händigkeit, der Hirndominanz und anderen Verhaltens- und Funktionsasymmetrien als funktionell in Zusammenhang stehend erweisen.

Genetische Determinanten. Mögliche genetische Determinanten der Hirndominanz wurden mit Hilfe der Händigkeit als Leitsymptom untersucht. Da jedoch zwischen der Hand und der kontralateralen Hemisphäre keine eindeutige Korrelation besteht, sind die Befunde solcher Untersuchungen nicht schlüssig. Die Theorien, die auf diesen Untersuchungen aufbauen, reichen von einer völligen Ablehnung angeborener Faktoren bis zu deren besonderer Hervorhebung.

Obwohl die Ursachen noch unaufgedeckt sind, gibt es Daten, welche die Beteiligung genetischer Faktoren einschließen. SUBIRANA (1969) hat darüber berichtet, daß 46% der Nachkommen von 31 homozygot linkshändigen Elternpaaren ebenfalls Linkshänder waren, während lediglich 2,1% der Kinder von rechtshändigen Eltern linkshändig waren. Dieses Verhältnis wuchs bis auf 17,3% an, wenn einer der Eltern ein Linkshänder war. Diese Befunde, die genetisch bedingt sein können, schließen Umwelteinflüsse natürlich nicht aus.

Eine interessante Theorie, die Händigkeit, zerebrale Dominanz und genetische Faktoren miteinander zu verknüpft, stammt von ANNETT (1964). Diese Autorin geht von der Annahme aus, daß die Händigkeit genetisch durch einen dominanten (D) und einen rezessiven (r) Genfaktor bestimmt wird. Dominant homozygote Kinder (DD), die von beiden Eltern dominante Händigkeitsgene erbten, sind durchweg Rechtshänder und besitzen eine Sprachdominanz in der linken Hemisphäre. Rezessiv homozygote Kinder (rr), die von beiden Eltern rezessive Händigkeitsgene geerbt haben, sind durchweg linkshändig mit einer Sprachdominanz der rechten Hemisphäre. Genetisch gesehen sind diese Kinder entweder „reine Rechtshänder" oder „reine Linkshänder", und sie haben keine ungewöhnlichen Lernprobleme, sofern keine Hirnverletzungen vorhanden sind. Die heterozygoten Kinder (Dr) haben für die Händigkeit von einem Elternpartner ein dominantes Gen und vom anderen ein rezessives Gen geerbt. Sie sind für gewöhnlich rechtshändig und für die Sprache linkshemisphärisch. Für Fähigkeiten der Geschicklichkeit können diese Kinder jedoch beide Hände benutzen, und sie können auch Sprache in beiden Großhirnhemisphären entwickeln.

ANNETT machte den sehr interessanten Vorschlag, daß im Falle einer ausschließlich genetischen Determinierung der Händigkeit die Verteilung von „reinen" Rechtshändern, „hybriden" Rechtshändern und „reinen" Linkshändern einer binominalen Verteilungskurve folgen müsse. Auf jeweils 100 Personen ($8^2 + (2 \times 8 \times 2) + 2^2$) gäbe es 64 „reine" Rechtshänder (DD), 32 (Dr) Rechts- oder Linkshänder und vier (rr) „reine" Linkshänder.

Genetische Faktoren sind jedoch nicht die einzige Ursache der Händigkeit, da Hirnfunktionsstörungen und soziales Lernen organische und funktionelle Einwirkungen darstellen, die in unübersehbarer Weise die Auswirkungen des genetischen Programmes beeinflussen können. Diese Variablen können in Fällen von frühzeitig erfolgten einseitigen Hirnschädigungen oder -funktionsstörungen und/oder bei erzwungener Erziehung des Kindes zum Schreiben mit der Hand, die nicht seiner natürlichen Bevorzugung entspricht, zu einer Verschiebung der normalen Sprachdominanz führen.

Diese Vorstellung hat den Vorteil, daß sie zu erklären vermag, warum die Mehrzahl der Linkshänder weniger einheitlich ist. Sie zeigen mehr Mischformen hinsichtlich Händigkeit, Füßigkeit und Äugigkeit. Es gibt jedoch auch einige Linkshänder, die eindeutig festgelegt sind. Nach ANNETTs Theorie sind die nicht eindeutig linkshändigen Personen rezessiv homozygot (rr). Durch unfallbedingte Schädigungen des Zentralnervensystems kann es zum Gebrauch der gegenüberliegenden Hirnhemisphäre oder Gliedmaßen kommen, doch lediglich heterozygote Personen können gemäß der Theorie von ANNETT ihre Hirndominanz verlagern, um Unfallfolgen zu kompensieren. Homozygote Personen dagegen, die eine Verletzung im Bereich der dominanten Hirnhemisphäre erleiden, werden mit beiden Händen ungeschickt sein und können einer Sprachstörung unterliegen. „Obwohl es für diese Annahmen einige indirekte Bestätigungen gibt, bleiben die Mechanismen noch unklar" (SATZ, 1972).

Obwohl es schlüssige genetische Determinanten für Händigkeit geben kann, macht diese Diskussion klar, daß ein einzelnes Kind von dieser ererbten Prädisposition abweichen kann, wenn sich eine Hirnverletzung ereignet oder ein intesives Training stattfindet. Dadurch wird die von ANNETT vorgeschlagene theoretische binominale Verteilung unterbrochen, die den Ergebnissen einer Untersuchung von 1226 Personen ziemlich nahe kommt (ANNETT, 1970b). In einer theoretischen Diskussion über pathologische Linkshänder zeigte SATZ (1972), daß die Hälfte aller eindeutigen Linkshänder Anzeichen von Hirnfunktionsstörungen aufwiesen, besonders in Form einer geistigen Entwicklungsverzögerung und/oder einer Epilepsie.

COREN und PORAC sichteten Kunstgegenstände von über fünf Jahrtausenden und hielten Beispiele von einhändig gebrauchten Werkzeugen oder Waffen in 1180 Fotografien und Reproduktionen von Zeichnungen, Malereien und Skulpturen fest. Sie erfaßten die Periode von 15 000 vor Christus bis zum Jahre 1950 in sieben unterschiedlichen geographischen Regionen, beispielsweise Zentraleuropa, dem Mittelmeer, Afrika etc. und fanden, daß diese Gegenstände zu 92,6% für rechtshändigen Gebrauch geschaffen waren, wobei sich kein Trend hinsichtlich eines Ansteigens der Rechtshändigkeit feststellen ließ. Die Forscher kamen zu dem Schluß: „Soweit uns geschichtliche Aussagen zurückführen, scheint die Menschheit immer rechtshändig gewesen zu sein" (COREN und PORAC, 1977).

Eine mehr spekulative, aber durchaus brauchbare Betrachtungsweise ist durch die traditionelle Verhaltensforschung gegeben, die mehr auf mögliche genetische Mechanismen und Umwelteinflüsse als ausschließlich auf die eine oder andere dieser Ursachen zurückgreift. Unter Zugrundelegung der Annahme, daß die Menschen, so weit unsere Geschichtsschreibung zurückreicht, Rechtshänder gewesen sind, hat CALVIN (1983) „eine phantasievolle Rekonstruktion der Umstände" vorgeschlagen, die für das Schreiben mit der rechten Hand unter dem Einfluß der linken Großhirnhemisphäre und für die allgemeine Rechtshändigkeit verantwortlich sind. Seine Annahme geht davon aus, daß die Menschen, als sie vor etwa 5000 Jahren zu schreiben begannen, zunächst bestimmte Symbole in hartes Gestein einmeißelten. Da sie jedoch Rechtshänder waren, ergab sich die Tendenz, von der für sie einfacher zu handhabenden rechten Seite der Steintafel auszugehen und sich zu der schwierigeren linken Seite vorzuarbeiten. Die von rechts nach links verlaufende Schreibrichtung alter Sprachen, wie beispielsweise des Hebräischen, wurde zeitweilig so erklärt. Als dann später zum Schreiben auf Lederhäute oder Papyrus Farblösungen oder auch Tinte verwendet wurde, änderte sich die Schreibrichtung von links nach rechts, um ein Verschmieren der Tinte zu vermeiden.

Diese Deutung basiert jedoch bereits auf der Annahme, daß die Bevölkerungsmehrheit damals rechtshändig war. Wir aber möchten wissen, wie es zu dieser Bevorzugung einer Körperseite kam.

Wie CALVIN beschrieben hat, können einige manuelle Geschicklichkeiten mit beiden Händen gleich gut ausgeführt werden, wie beispielsweise das Schlagen mit einer Keule oder einem Knüppel. Das weite Werfen eines Steines jedoch ist notwendigerweise auf eine Hand beschränkt. Gegenwärtige Schätzungen ergaben, daß etwa 90% der Bevölkerung einen Ball mit der rechten Hand werfen. Zur Erklärung zog CALVIN (1983) das Phänomen des mütterlichen Herzschlages heran. Wie bereits andere vor ihm (HUHEEY, 1977; SALK, 1973; WYETH, 1880, zitiert bei HARRIS, 1980), nimmt er an, daß die Mütter für gewöhnlich ihr Neugeborenes auf den linken Arm nehmen, weil auf der linken Seite ihr Herzschlag am deutlichsten ist und er einen beruhigenden Einfluß auf das Verhalten des Kindes hat. Dieses allgemein übliche Verhalten, das durch Überprüfen Hunderter Marienbilder mit dem Kind auf dem Arm historisch belegt ist, kann allerdings das Ergebnis einer Beeinflussung sein (SALK, 1973).

CALVIN vermutet, daß vor Millionen von Jahren vorwiegend die Frauen die Nahrung erjagten und sie dabei sehr schnell lernten, kleinere Tiere aus einer bestimmten Entfernung mit Steinen zu erlegen. Untersuchungen aus jüngerer Zeit an Menschenaffen kamen zu dem Ergebnis, daß die Weibchen die besseren Jäger und im Umgang mit Werkzeugen geschickter sind als die Männchen. In einigen primitiven Volksstämmen sind auch jetzt noch die Frauen aktive Jäger, und der durch Mutterpflichten besetzte linke Arm läßt die rechte Hand zum Werfen von Steinen oder Speeren frei. Aufgrund der natürlichen Auslese überlebten in den folgenden Jahrhunderten die besseren Jäger und verstärkten dadurch in der Bevölkerung das Verhältnis der Gene für die Rechtshändigkeit. Es gab jedoch ständig eine Minderheit von Personen, die es vorzog, die linke Hand zum Werfen zu benutzen und, soweit es sich um Mütter handelte, ihr Kind auf den rechten Arm zu nehmen.

Ebenso ist es wahrscheinlich, daß die linke Großhirnhemisphäre schon immer für eine bessere Analyse von Reihenfolgewahrnehmungen und präzisere Bewegungsreaktionen programmiert war. Sollte das der Fall sein, könnte dies das treffsichere Werfen der prähistorischen Frauen und später das bessere Schreibvermögen der von der linken Großhirnhemisphäre gesteuerten rechten Hand erklären.

Hirnschaden und/oder Hirnfunktionsstörung. Seitdem die Forschung von dem WADA-Amytal-Test und dem dichotischen Hörtest Gebrauch macht, um die Hemisphärendominanz für Sprache zu bestimmen, konnte nachgewiesen werden, daß die meisten Rechtshänder ihr Sprachzentrum in der linken Hemisphäre haben. Nur selten besteht eine doppelseitige Anlage für Sprache. Vor einigen Jahren konnten MILNER, BRANCH und RASMUSSEN (1964) unter Benutzung des WADA-Testes nachweisen, daß von 48 rechtshändigen Erwachsenen 90% eine linkshemisphärische Dominanz für Sprache hatten, bei 10% war die Sprache in der rechten Hemisphäre repräsentiert, und bei keinem lag eine doppelseitige Sprachrepräsentation vor. Bei einer Gruppe von 44 Erwachsenen, die entweder Linkshänder oder Ambidexter waren und bei denen keine Hirnverletzungen vorausgegangen waren, wurde in 64% der Fälle festgestellt, daß sie für Sprache eine Dominanz der linken Hemisphäre hatten, 16% der Fälle waren bilateral, und bei 20% fand sich eine Dominanz der rechten Hemisphäre. In einer weiteren Studie an 27 Linkshändern und Ambidextern, die eine frühe Schädigung der linken Hirnhemisphäre durchgemacht hatten, fanden die Untersucher in 22% der Fälle eine linkshemisphärische Sprachdominanz, in 11% eine gleichmäßige Verteilung auf beide Hirnhemisphären und in 67% eine Bevorzugung der rechten Hirnhemisphäre. Diese Ergebnisse enthüllen zwei wichtige Erkenntnisse:

1. Eine frühe Verletzung der linken Hirnhemisphäre führt in einer großen Zahl der Fälle zu einer Verlagerung der Sprachdominanz in die rechte Hemisphäre. In der oben angeführten Untersuchung von MILNER,

BRANCH und RASMUSSEN ging in der am stärksten abweichenden Gruppe der Normwert von 90% Linksdominanz auf nur 22% zurück oder es fand eine Verlagerung berächtlichen Ausmaßes für eine rechtshemisphärische Verarbeitung in 68% der Fälle statt.

2. Zweiundzwanzig Prozent der Fälle mit früher Verletzung der linken Hirnhemisphäre behielten dennoch ihre Sprachdominanz auf der verletzten linken Hemisphäre. Es ist noch nicht ganz klar, worauf diese Tatsache beruht. Entweder liegt es daran, daß die Areale für die Sprache von der Hirnverletzung nicht mitbetroffen waren, oder es besteht bei homozygoten und heterozygoten Personen eine unterschiedliche Reaktion auf Hirnschädigungen (ANNETT, 1964). Was auch immer die Ursache sein mag; bei einer großen Anzahl von behinderten Kindern hat offensichtlich keine Verlagerung der Sprachdominanz stattgefunden. Einige Beispiele davon sind im klinischen Anhang am Ende des Kapitels aufgeführt.

Händigkeit und Hirndurchblutung. DABBS und CHOO fanden mit Hilfe von Hauttemperaturmessungen über den Zweigen der Augenarterie der inneren Halsschlagader als einer Maßzahl für die Durchblutung der beiden Kopfseiten, daß die zerebrale Asymmetrie, wie sie von der Seite der Durchblutung her angezeigt wird, mit der Händigkeit in Zusammenhang steht. „Es konnte festgestellt werden, daß bei Rechtshändern die rechte Hirnhälfte sowohl eine größere Durchblutung als auch einen höheren Blutdruck aufweist, und einen größeren Stirnlappen und eine etwas ausgeprägtere Vorwölbung des Stirnbeins hat" (DABBS und CHOO, 1980).

Diese Untersuchungsergebnisse lassen erkennen, daß in die *nichtsprachliche Seite* des Gehirns mehr Blut einströmt, und führen zu der Vermutung, daß geistige Funktionen, die mit Raumwahrnehmungen zusammenhängen, zu einer etwas stärkeren Hirndurchblutung führen als sprachliche Funktionen. In gleicher Weise untersuchten diese Forscher zwei Gruppen von Linkshändern. Eine enthielt Personen, die beim Schreiben mit der Hand in aufrechter Haltung schrieben, während in der anderen Gruppe Personen waren, die beim Schreiben eine mehr gekrümmte oder verdrehte Haltung einnahmen. Diese letztere Gruppe zeigte in gleicher Weise wie die Rechtshänder in der rechten Hirnhemisphäre eine etwas ausgeprägtere Durchblutung, während umgekehrt bei denen, die in aufrechter Haltung schrieben, die Durchblutung der linken Hemisphäre geringgradig stärker war. Obwohl diese Unterschiede nur geringfügig waren, sind sie recht zuverlässig und scheinen ein Teil des Zusammenhangs der zerebralen Asymmetrie mit der Händigkeit zu sein.

Training

Wie wir bereits mehrfach feststellten, können Umwelteinflüsse die Händigkeit verändern. Rechtshänder, die durch einen Unfall ihre rechte Hand einbüßten, haben gelernt mit der linken Hand zu schreiben. Ein norwegischer Freund berichtete mir, daß alle Kinder seiner Schule während der 30er Jahre in Norwegen mit der rechten Hand schrieben, da es in dieser Zeit niemandem erlaubt war, mit der linken zu schreiben. BENSON und GESCHWIND berichteten, daß im Jahre 1912 DEJERINE in Frankreich erklären konnte, daß er niemals einen Menschen getroffen hätte, der mit der linken Hand geschrieben habe. Es ist möglich, daß zu dieser Zeit in Nordamerika bereits in einem größeren Ausmaß als an europäischen Schulen das Schreiben mit der linken Hand gestattet war.

Obwohl Eltern oder Lehrer durch Übung die Händigkeit verlagern können, erscheint es unwahrscheinlich, wenn nicht sogar unmöglich, die Hirndominanz für Sprache auf die gleiche Weise zu verlagern. Wie wir oben bereits feststellten, führt in einer großen Zahl von Fällen nicht einmal eine frühzeitig aufgetretene Schädigung der linken Hemisphäre zu einer Verlagerung der Sprachdominanz, selbst dann nicht, wenn das Kind daraus anscheinend einen beträchtlichen Gewinn ziehen könnte.

Einige Autoren haben der Vermutung Ausdruck gegeben, daß das Schreiben mit der rechten Hand bei einem Linkshänder dazu führen könnte, daß die Sprachdominanz auf die linke Hirnhemisphäre verlagert würde. Bis jetzt ist jedoch kein neuropsychologischer Nachweis dafür geführt worden, daß eine solche Verlagerung stattgefunden hat. Das soll jedoch nicht heißen, daß man ein Umlernen nicht versuchen sollte, wenn aufgrund des Verhaltens oder sonstiger Hinweise eindeutig zum Ausdruck kommt, daß das Kind mit der rechten Hand schreiben sollte. Die Fortschritte eines Kindes beim Lernen dürften, sofern sie erfolgen, nicht durch eine Verlagerung der Hirndominanz verursacht sein, sondern auf einer Verbesserung in der neuralen Kommunikation zwischen der rechten Hand und den Sprachzentren in der Großhirnrinde beruhen, seien sie in einer oder in beiden Hemisphären.

Verhaltensmanifestationen der Hirndominanz

Die Sprache

Da ungefähr 95% aller Menschen eine linkshemisphärische Dominanz für das Sprechen und die Sprachfunktionen aufweisen, unabhängig davon, ob sie Rechts- oder Linkshänder sind, kann ein Lehrer voraussetzen, daß die meisten seiner Schüler eine linkshemisphärische Sprachdominanz haben. Man muß sich jedoch der Tatsache bewußt sein, daß zwar eine Mehrheit der Menschen eine linkshemisphärische Sprachdominanz hat, aber nicht alle. Auch die rechte Hemisphäre kann in geringerem Ausmaß zu den Sprachfunktionen beisteuern.

Wenn ein Kind rechtshändig ist, dann ist es auch mit wenigen Ausnahmen fast immer linksdominant für die Sprache. In sehr seltenen Fällen ist ein *rechtshändiges* Kind für Sprache *rechtsdominant*. Wenn der Lehrer über diese Tatsache nicht unterrichtet ist, wird er die schlechten Lernfortschritte des Kindes, sofern sie aus dieser Situation resultieren, eher einer Faulheit, Unaufmerksamkeit oder anderen unerwünschten Verhaltensweisen zuschreiben, die nur als Folge seiner ungewöhnlichen Hirnverhältnisse aufzufassen sind. Solche Fälle sind zwar selten, im klinischen Anhang am Ende des Kapitels beschreiben wir jedoch zwei derartige Fälle aus unseren Krankengeschichten. Im ersten Fall geht es um einen Jungen, der an einem subtilen Lernproblem litt, im zweiten um ein Mädchen, das eine gute Schülerin war.

Gegenwärtig ist die zuverlässigste Technik zur Identifikation der Sprachdominanz im Gehirn eine Kombination einer neurologischen Untersuchungstechnik (WADA-Amytal-Test) mit einer neuropsychologischen (dichotischer Hörtest). Den meisten Lehrern dürfte diese klinische Kombination zwar nicht zugänglich sein, doch jeder ernsthaft interessierte klinische oder Schulpsychologe kann sich ein dichotisches Tonband beschaffen und diese Technik seinem Repertoire klinischer Untersuchunsmöglichkeiten hinzufügen.

Allerdings sollten klinische und Schulpsychologen, die mit der dichotischen Technik nicht vertraut sind, sich davor hüten, den Hinweis auf eine Sprachlateralität ohne weiteres zu akzeptieren. Der WADA-Amytal-Test zeigt als zuverlässiger Indikator der Hirndominanz für die Sprache bei ca. 90% der Erwachsenen eine linkshemisphärische Sprachdominanz und bei ca. 10% eine rechtshemisphärische (MILNER, BRANCH und RASMUSSEN, 1964). Man muß sich jedoch darüber im klaren sein, daß die Injektion von Amytal immer nur an Patienten durchgeführt wird, die in irgendeiner Form eine Hirnschädigung oder Hirnfunktionsstörung aufweisen. Da es sich um eine „invasive" Technik handelt, wird sie nur selten an gesunden Personen durchgeführt. Untersuchungen mit dem dichotischen Hörtest an Normalpersonen mit dieser Technik zeigen häufig ungefähr 70–75% bessere Hörleistungen auf dem rechten Ohr (REA = right ear advantage). Legt man diesen Test als Indikator für die Lateralität der Sprache zugrunde, kommt es zu einer offensichtlichen Diskrepanz zwischen der bekannten Sprachdominanz und der durch den dichotischen Hörtest vermuteten. SATZ kam, als er eine Analyse nach BAYSE zur Überprüfung der erwarteten Beziehung zwischen Hirndominanz für Sprache und Asymmetrie des Gehörs an 100 hypothetischen Rechtshändern durchführte, zu dem Schluß, daß diese Technik als diagnostischer Indikator „sowohl zuverlässig als auch unzuverlässig ist" (SATZ, 1977). Diese Technik kann „zu einer falschen Interpretation der Quantifizierung der zugrunde liegenden zerebralen Faktoren verleiten" (COLBOURN, 1978).

Trotzdem gibt es bei aller Unsicherheit einige versöhnliche Aspekte. Die dichotische Technik zeigt ein hohes Maß an Übereinstimmungen mit den Ergebnissen der Amytal-Untersuchungen bei Patienten, die aus medizinischen Gründen mit beiden Methoden untersucht wurden. In unserem Laboratorium haben wir 43 epileptische Patienten getestet, bei denen sowohl der Amytal-Test als auch der dichotische Hörtest durchgeführt wurden. Bei 40 von ihnen bestand eine Übereinstimmung zwischen der Vorhersage durch den dichotischen Hörtest und dem Ergebnis des Amytal-Tests in bezug auf die Sprachlateralität. GEFFEN, TRAUB und STIERMAN (1978) untersuchten 35 erwachsene Patienten, von denen 31 mit einer Elektroschockbehandlung wegen hochgradiger Depressionen und vier wegen einer Epilepsie behandelt wurden. Bei jedem wurde ein Amytal-Test durchgeführt. Der Elektroschock wurde an jeder Hemisphäre einseitig an aufeinanderfolgenden Tagen verabfolgt. Mit Hilfe eines Aphasie-Tests wurde das Ausmaß der Dysphasie, die durch den Elektroschock ausgelöst wurde, bestimmt. Die Seite mit der stärkeren Sprachstörung wurde als sprachdominante Hemisphäre zugrunde gelegt.

Zwei Patienten wurden von der Untersuchung ausgeschlossen, da sie eine bilaterale Anlage für Sprache aufwiesen. Bei den verbleibenden 33 Patienten fand sich bei 32 eine völlige Übereinstimmung zwischen den beiden erwähnten neurophysiologischen Techniken und dem dichotischen Hörtest. Das bedeutet, daß in der Untersuchung von GEFFEN, TRAUB und STIERMAN, die dichotische Methode in 96,8% der Fälle gültige Aussagen gestattete und in unserer eigenen Untersuchung die Übereinstimmung bei 93% lag. Aufgrund dieser Befunde kann man annehmen, daß die dichotische Hörtechnik ein zuverlässiger Indikator der zerebralen Sprachdominanz bei Patienten mit Hirnschädigungen ist. Bei gesunden Personen kann in der Vorhersage für den Einzelfall allerdings eine bis zu 20%ige Fehlerrate bestehen.

Wie kann sich ein Schulpsychologe davor schützen, im Einzelfall aus den Ergebnissen falsche Schlüsse zu ziehen?

1. Die Trefferzahl der Hördominanz einer Testperson, das ist die Differenz R–L[3], kann mit den Gesamtergebnissen einer Anzahl von Testpersonen, bei denen der gleiche Test durchgeführt wurde, verglichen werden. Bevor jedoch Schlußfolgerungen gezogen werden dürfen, muß eine statistische Wahrscheinlichkeitsüberprüfung erfolgen. WEXLER, HALWES und HENINGER (1981) haben das statistische Signifikanzkriterium χ^2

---

[3] Die Differenz lautet R–L, das bedeutet die Anzahl der korrekt identifizierten Hörreize des rechten Ohrs, abzüglich der Anzahl der vom linken Ohr identifizierten. Einige Untersucher ziehen es vor, nicht Rohwerte der Differenzen, also R–L, sondern einen Lateralitätsquotienten (R–L)/(R+L) zu berechnen oder zusätzlich einen Gesamtfehlerwert, der sich aus der Zahl der Paare abzüglich der korrekten Paare ergibt: n − (R+L). Diese Ergebnisse enthalten in Abhängigkeit von der Größe des Differenzwertes ein bestimmtes Maß an zerebraler Sprachlateralität. Einige Forscher behaupten, daß aufgrund anderer Faktoren, die nicht die hemisphärische Asymmetrie betreffen, wie beispielsweise asymmetrische Stimulusaufnahme und unterschiedliche Aufmerksamkeitszustände, der Grad der Lateralität durch die Ergebnisse dichotischen Hörens nicht eindeutig angezeigt werden kann. Und deshalb sei es wichtig, lediglich REA (right ear advantage = Bevorzugung des rechten Ohres, LEA (left ear advantage = Bevorzugung des linken Ohres) oder RE = LE (Rechtes Ohr = Linkes Ohr) zu beachten. Ein Vertreter dieses Standpunktes (CLARK, 1981) bewertet LEA als 1, RE = LE als 2 und REA als 3. Diese Art der Wertung ignoriert die Möglichkeit des Ausmaßes einer Ohrpräferenz und zeigt nur die Seite oder das Nichtvorhandensein einer Präferenz an. Eine riesige Literatur über die dichotische Forschung hat sich seit 1961 angesammelt, und der Leser kann darin verschiedene Bewertungsprozeduren und ihre entsprechenden Rationalen finden.

vorgeschlagen, um die diagnostische Genauigkeit des Einzelfalles zu verbessern.

2. Es sollte ein Test von ausreichender Länge benutzt werden, da REA (right ear advantage) bei Nennung mehrerer Wortpaare vor deren Wiederholung ansteigen kann oder auch, wenn man lieber Wörter als Zahlen benutzt (BRYDEN, 1964). Viele Tests benutzen 40 Gruppen zu drei Wortpaaren, also insgesamt 240 Wörter.

3. Um die Zuverlässigkeit der Ergebnisse zu überprüfen, sollte der Test zumindest zweimal durchgeführt werden. WEXLER, HALWES und HENINGER (1981) fanden an ihren 33 Testpersonen eine Test-Retest-Korrelation (Pearson r) von 0,91. Wenn der R-L-Wert bei beiden Untersuchungen übereinstimmend hoch ist, kann der Untersucher, der keine Möglichkeit der Kreuzvalidierung der Ergebnisse mit Hilfe des Amytal-Testes oder keine Zeit für eine statistische Validitätsberechnung hat, mit einem großen Maß an Wahrscheinlichkeit davon ausgehen, daß die linke Hemisphäre bei der Testperson für Sprache dominant ist. Wenn jedoch der R-L-Differenzwert nahe bei Null liegt, kann ohne eine Kreuzvaliditätsüberprüfung keine endgültige Diagnose gestellt werden. Man kann jedoch den Verdacht äußern, daß bei der betreffenden Testperson eine bilaterale Sprachdominanz oder eine gemischte Rechts-Links-Hirndominanz besteht.

4. Diejenigen Untersucher, die nur die Ergebnisse der dichotischen Hörprüfung zur Feststellung der Hirndominanz für Sprache heranziehen, sollten sich darüber im klaren sein, daß es sich dabei nur um eine *Vermutung* und nicht um einen schlüssigen Nachweis der bestehenden Hirnfunktion handelt. Man sollte auch daran denken, daß die Bevorzugung eines Ohres sich unter dem Einfluß folgender Faktoren verändern kann:
   - mit dem Alter (BRYDEN und ALLARD, 1981),
   - mit der Geschlechtszugehörigkeit (BRYDEN, 1970),
   - mit der Vertrautheit und Gegenständlichkeit der Wörter (DODWELL, 1964),
   - mit der syntaktischen Bedeutung der Wortgruppen (GRAY und WEDDERBURN, 1960)
   - mit der Bedeutung und dem emotionellen Angesprochenwerden durch verschiedene Wörter (EMMERICH, et al., 1965)
   - und mit der räumlichen Richtung des Hörreizes (PIERSON, BRADSHAW und NETTLETON, 1983).

Wenn jedoch bei wiederholtem Test die Differenzierungsweite gleichmäßig hoch liegt und diese Ergebnisse mit den medizinischen Befunden und dem Verhalten – soweit hierüber Unterlagen vorhanden sind – übereinstimmen, kann der dichotischen Hörtest eine nützliche Zusatztechnik für die apparativen Methoden des Klinikers darstellen. Der sorgfältige Kliniker muß sich jedoch vor vereinfachten Interpretationen der dichotischen Untersuchungen hüten, da „nicht alle Asymmetrien im Verhalten notwendigerweise auf unterschiedliche Funktionen der beiden Hirnhemisphären zurückzuführen sind" (BRYDEN, 1982).

Bevorzugung einer Hand (Handpräferenz)

Obwohl die oben beschriebenen klinischen Methoden für die Bestimmung der Hirndominanz verhältnismäßig zuverlässig sind, werden sie einem Lehrer in der Schule nur selten zur Verfügung stehen. Eine Methode jedoch, die verfügbar ist, kann von Fall zu Fall als ein peripherer, wenn auch nicht ganz zuverlässiger Indikator für Hirndominanz Verwendung finden: das sind die Handbewegungen während des Sprechens. KIMURA hat einige sehr einfallsreiche und interessante Forschungen durchgeführt, mit denen sie zeigen konnte, daß Rechtshänder, die linkshemisphärisch für Sprache sind, die Tendenz haben, beim Sprechen mit der rechten Hand mehr freie Bewegungen durchzuführen als mit der linken. Unter freien Handbewegungen versteht man jede Hand- und Fingerbewegung, die unabhängig vom Körper durchgeführt wird (KIMURA, 1973b). Dieselben Testpersonen führten dagegen Bewegungen, bei denen sie sich selbst berührten, häufiger mit der linken Hand durch, z. B. wenn sie sich kratzten oder mit den Fingern durch die Haare strichen. Bei Linkshändern fand KIMURA heraus, daß die freien Hand- und Fingerbewegungen mit der linken Hand ausgeprägter waren, doch waren die Unterschiede zwischen beiden Händen nicht so ausgeprägt wie bei den Rechthändern (KIMURA, 1973c). Im Zusammenhang damit stehen einige interessante neue Untersuchungsergebnisse, die von MOSCOVITCH (1980) berichtet wurden. Er stellte fest, daß KIMURAS Befunde nur dann auftreten, wenn die sprechende Person über Dinge spricht, die sie emotional nicht erregen. Sobald der Sprecher von seinem Thema emotional in der Weise bewegt wird, daß der Gesichtsausdruck seine Gefühle widerspiegelt, kann man keine kontralaterale Bewegungsbevorzugung einer Hand feststellen.

Da die rechte Hirnhemisphäre durch Emotionen normalerweise mehr in Anspruch genommen wird, scheint es so zu sein, daß die stärkere bilaterale Inanspruchnahme die Bewegungsbevorzugung einer Hand unterbricht. Wahrscheinlich wird die linkshemisphärische Aktivität für Sprache durch die rechtshemisphärische Aktivität für das Ausdrücken von Gefühlen ausgeschaltet.

KIMURA bestand auf strengen Kontrolluntersuchungen, um systematische Fehler des Testers zu vermeiden. Solche Kontrollen sind normalerweise für einen Klassenlehrer nicht möglich, und deshalb ist diese Methode, die Hirndominanz zu identifizieren, nicht sehr empfehlenswert. Abgesehen davon ist es jedoch ein interessantes Hilfsmittel, das dem Lehrer helfen kann, eine Vorstellung von den Vorgängen im Zentralnervensystem eines lerngestörten Kindes zu gewinnen.

Wenn ein Kind rechtshändig ist, die meisten freien Gesten während des Sprechens mit der rechten Hand vollführt und die meisten oder auch alle Seitenbevorzugungen auf der rechten Seite liegen, dann rührt jedes ernstere Lernproblem, sofern eines besteht, wahrscheinlich nicht von Schwierigkeiten zwischen Großhirn und Händen her, sondern hat andere Ursachen.

Im Gegensatz dazu kann man sagen, daß ein rechtshändiges Kind, das beim Sprechen auf beiden Seiten die gleichen freien Gesten durchführt und

Anzeichen einer gemischten Lateralität und ernstlicher Lernprobleme erkennen läßt, wegen der Wahrscheinlichkeit einer Konfliktsituation zwischen Gehirn und Händen einem Schulpsychologen zugewiesen werden sollte, der ausreichende Erfahrungen hat, um solche Situationen zu untersuchen. Auch bei einem lerngestörten linkshändigen Kind mit gemischter Lateralität sollte eine solche Überweisung zum Schulpsychologen stattfinden. Ob die Händigkeit des Kindes dann geändert werden soll, hängt von seinem Alter ab, vom Ausmaß seines Lernproblems sowie von der Zustimmung seiner Eltern, Lehrer und anderer Experten, nachdem eine sorgfältige neuropsychologische Verhaltensanalyse durchgeführt wurde. Über dieses Problem wird im klinischen Anhang am Ende dieses Kapitels noch mehr gesagt werden.

Linkshändigkeit

Die meisten Mütter stellen bei ihren Neugeborenen und Kleinkindern allgemeine Indifferenz der Händigkeit fest. Im Laufe des zweiten Lebensjahres benutzen die meisten Kinder ihren Schiebelöffel mit beiden Händen. Wenn ihnen die Mutter jedoch den Löffel immer wieder in die rechte Hand gibt, wird sich das Kind im Laufe der Zeit daran gewöhnen, den Löffel mit der rechten Hand zu halten.

Einige Kinder jedoch widersetzen sich von Anfang an heftig dieser Übung, die dazu führen soll, sie von ihrer Linkshändigkeit abzubringen. Es handelt sich dabei wahrscheinlich um genetisch linkshändige Kinder, die in der rechten Hemisphäre sprachdominant sind und die von Natur aus alles mit der linken Hand besser machen. Es besteht allerdings auch die Möglichkeit, daß sie aufgrund einer Hirnschädigung oder einer Hirnfunktionsstörung irgendwo im Bereich der linken Hemisphäre linkshändig sind, wobei es sich um einen Zustand handelt, der von Geburt oder früher Kindheit an existiert haben kann. Vor vielen Jahren stellte GORDON (1920) zwei Kategorien von linkshändigen Personen fest: diejenigen, die er als „natürlich" und die anderen, die er als „pathologisch" bezeichnete. HÉCAEN und de AJURIAGUERRA (1964) erwähnen SUBIRANAs Feststellung, „daß der Prozentsatz der rechts- oder linkshändigen Kinder innerhalb sozial hochstehender Klassen von Waisenkindern in Heimen verschieden ist". MAYET hat bereits 1902 bemerkt, „daß sich unter Schwachsinnigen und Epileptikern eine große Zahl von Linkshändern befindet". HORDIJK fand 1952 in einer Studie an 4 307 Schulkindern in linkshändigen Familien 15mal mehr Epileptiker als in Familien, die eindeutige Rechtshänder waren. Eine große Anzahl von Studien hat bewiesen, daß Linkshändigkeit „bei deutlich retardierten Personen wahrscheinlich doppelt so hoch ist wie bei Normalpersonen" (HORDIJK, 1952). Dieser Unterschied kann allerdings nicht vollständig einem pathologischen Geschehen im Bereich der linken Hemisphäre zugeordnet werden. In gleicher Weise, wie das retardierte Kind aufgrund einer Unterlegenheit der linken Hemisphäre mit der rechten Hand weniger leistungsfähig ist, kann es sein, daß es weniger sozialen Kontakten ausgesetzt ist und weniger Fähigkeiten besitzt, von Personen zu profitieren, die ihm Erfahrungen vermitteln.

In einer beachtenswerten Studie über pathologische Linkshändigkeit stellte SATZ (1972) die höhere Wahrscheinlichkeit für Linkshändigkeit bei hirngeschädigten Stichproben fest (Ein Anstieg von 8% bei den Normalen auf 17% bei Hirngeschädigten). Ferner die hohe Wahrscheinlichkeit (p = 0,81) von Schädigungen der linken Hirnhemisphäre, unabhängig davon, ob natürliche oder pathologische Linkshändigkeit vorlag, eine größere Chance für pathologische Linkshändigkeit im Anschluß an eine frühe Hirnverletzung und die größere Wahrscheinlichkeit für eine rechtshemisphärische Sprachdominanz bei frühzeitiger Schädigung der linken Hirnhälfte. Darüber hinaus stellte er bei Patienten fest, die keinen Hinweis auf eine frühzeitig erfolgte Hirnverletzung hatten, daß die Sprachdominanz nicht verlagert ist und daß zwischen pathologischer Linkshändigkeit auf der Basis einer Hirnverletzung und der natürlichen Linkshändigkeit, die vermutlich das Ergebnis genetischer und kultureller Determinanten ist, eine Differenz besteht. SATZ machte auch die wichtige Beobachtung, daß gelegentlich Fälle einer pathologischen Rechtshändigkeit auftreten können. Diese sind jedoch selten und werden in unserer rechtshändigen Welt wahrscheinlich übersehen. Nur sorgfältige genetische und neuropsychologische Untersuchungen könnten einen solchen Fall aufdecken. Wenn jedoch ein Lehrer den Verdacht auf das Vorhandensein einer solchen Möglichkeit hat, sollte er eine zuverlässige diagnostische Untermauerung dieser Annahme suchen.

Ob die Linkshändigkeit sich mit fortschreitendem Alter zurückbildet oder während der gesamten Kindheit konstant bleibt, ist noch ungeklärt. 1964 schrieben HÉCAEN und de AJURIAGUERRA:

> Unter 10 000 getesteten Kindern fand BALLARD (zitiert bei BLOÉDE) in einer Gruppe 4- bis 14jähriger 4,1% Linkshänder gegenüber nur 2,7% bei 8- bis 14jährigen. Ebenso fand JOHNSON bei einem dynamometrischen Test an 57 Kindern zwischen 5½–13 Jahren bei 16 von ihnen eine Überlegenheit der linken Hand. Bei einem Kontrolltest, der ein Jahr später durchgeführt wurde, zeigte sich jedoch nurmehr ein einziger Fall mit Überlegenheit der linken Hand. Auch die Untersuchungen von HEINLEIN, die in systematischerer Weise durchgeführt wurden, bestätigen die Abnahme der Linkshändigkeit mit zunehmendem Alter.

Im gleichen Jahr bemerkte ANNETT (1964), daß „der gut dokumentierte Rückgang im Auftreten von Linkshändigkeit auf die Annahme zurückgeführt werden kann, daß während des Wachstums das dominierende Gen an Einfluß gewinnt". Interessant ist jedoch die Feststellung, daß ANNETT, als sie ihre Vorstellung im Test überprüfte, feststellen mußte, daß die Verteilung der Bevorzugung einer Hand und die relative manuelle Bewegungsgeschwindigkeit bei Kindern zwischen 3½–8 Jahren und von 9–15 Jahren unverändert blieb. Dabei zeigten Knaben in der jüngeren Gruppe in 6,1% der Fälle eine eindeutige Linkshändigkeit und in der älteren Gruppe in 6,0%. Bei den Mädchen dagegen bestand in diesen Altersgruppen eine Linkshändigkeit von 1,9% bzw. 4,4%. Sie zeigten damit eine Tendenz in umgekehrter Richtung und auch einen zahlenmäßigen Unterschied gegenüber Jungen. ANNETT fand darüber hinaus, daß Mischformen und Bevorzugung der linken Hand bei den Knaben häufiger auftraten als bei Mädchen.

Was besagt dieser scheinbar widersprüchliche Befund?

1. Alle in einem Experiment gewonnenen Resultate sind eine Funktion der verwendeten Testform. Im Falle der Untersuchung von JOHNSON ist die Stärke des Händedrucks, mit einem Dynamometer gemessen, eine grobmotorische Muskelfunktion, die sich in ihrer Ausführung verbessert, sobald feinere muskuläre Fähigkeiten erworben worden sind. Es sollte jedoch daran erinnert werden, daß 5- und 6jährige Kinder die Tendenz haben, ihre kräftigere Hand zu bevorzugen. Wenn sie dann in die Schule kommen, kann es trotzdem sein, daß sie für das Schreiben auf die andere Hand hinüberwechseln, sobald sie entdecken, daß sich die Qualität ihrer Handschrift unter Benutzung der anderen Hand verbessert.

2. Die Untersuchung von BALLARD umfaßt 10 000 Kinder, die von ANNETT nur 219. Wir sind jedoch über BALLARDs Testweise nicht informiert. Es ist möglich, daß einige davon eher Tests für die Muskelkraft als für die feinere Muskelkoordinierung eingeschlossen. Die Aufgaben von ANNETT wurden beschrieben, und alle benötigten manuelle Geschicklichkeit und spezifische neuromuskuläre Steuerung. ANNETTs Befunde ergeben deutliche Anhaltspunkte für die Vermutung, daß:

   a) die Bevorzugung einer Hand im Alter von mindestens 3½ Jahren festliegt,

   b) die Proportionen von rechts-, gemischt- und linkshändigen männlichen Personen im Kindes- und Erwachsenenalter konstant bleiben,

   c) Mädchen nur geringe Variabilität aufweisen, wobei die Ursache dieser Differenzen nicht klar ist,

   d) alle linkshändigen Kinder in ihrer Stichprobe eine deutliche Überlegenheit im Wortschatz zeigten und diese Ergebnisse bei den gemischthändigen Kindern unterschiedlicher waren,

   e) sich unter den Kindern mit niedrigerem Intelligenzquotienten ein wesentlich höherer Anteil von gemischthändigen befand.

In früheren Jahren fanden viele Forscher (HÉCAEN und SAUGET, 1971; MILNER, BRANCH und RASMUSSEN, 1966; SATZ, ACHENBACH und FENNELL, 1967) konstant eine größere Tendenz zu einer doppelseitigen Sprachdominanz bei Linkshändern im Vergleich zu der linkshemisphärischen Dominanz bei den meisten Rechtshändern. Die Beziehung zwischen zerebraler Dominanz und Sprachentwicklung wird in Kapitel 8 eingehender besprochen.

Für ein besseres Verständnis der Linkshändigkeit machte LEVY (1974) eine interessante Entdeckung. Sie beobachtete einen rechtshändigen Schriftsteller, T.N., der in der Art, wie sie bei vielen Linkshändern üblich ist, beim Schreiben seine Hand invertiert hielt. Obwohl er immer mit der rechten Hand geschrieben hatte, war er für einige Handaktivitäten ambidexter und beim Werfen eines Balles linkshändig. LEVY untersuchte daraufhin drei Gruppen, und zwar eine Gruppe R für Rechtshänder, Gruppe L–N für Linkshänder, die normal schrieben, und L–I für Linkshänder, die mit einer invertierten Handstellung schrieben. Sie fand Ergebnisse, die eindeutig darauf hinweisen, daß die Angehörigen der L-I-Gruppe für die linkshemisphärischen Sprachdominanz und die Linkshändigkeit ipsilateral (gleichseitig) waren, während die Mitglieder der L-N-Gruppe dies nicht waren. Diese Ergebnisse scheinen grundsätzlich mit den Ergebnissen der Blutdurchströmung der beiden Hemisphären und der Handhaltung beim Schreiben übereinzustimmen, über die zuvor bereits berichtet wurde (DABBS und CHOO, 1980).

Schreiben in Spiegelschrift

Es herrscht allgemeine Übereinstimmung darüber, daß Spiegelschrift – also das Schreiben von ganzen Wörtern, Phrasen oder Sätzen von rechts nach links, wobei alle Buchstaben umgedreht werden und in der richtigen Reihenfolge erscheinen – in den meisten Fällen bei Linkshändern auftritt (BENSON, 1970; BENSON und GESCHWIND, 1968; HÉCAEN und de AJURIA-GUERRA, 1964). Dies scheint von dem symmetrischen Aufbau des menschlichen Körpers, allerdings nur in vertikaler Richtung herzurühren. Aus diesem Grund kann das kleine Kind Schwierigkeiten haben, links von rechts unterscheiden zu lernen. BENSON hat in diesem Zusammenhang darauf hingewiesen, daß „da es in der Horizontalebene keine Symmetrie gibt", das kleine Kind sehr wenig oder überhaupt keine Schwierigkeiten hat, an seinem Körper oben und unten unterscheiden zu lernen, denn die Unterschiede sind offensichtlich (BENSON, 1970).

Offensichtlich ist es einfacher, mit der rechten Hand eine Linie von links nach rechts und mit der linken Hand eine Linie von rechts nach links zu ziehen. Man bewegt sich dabei von der Mittellinie nach außen. Es ist einfacher, eine Feder auf dem Papier entlang zu ziehen, als zu schieben. HÉCAEN und de AJURIAGUERRA (1964) haben festgestellt, daß „ein linkshändiges Kind seinen Federhalter über das Papier schieben muß, anstelle ihn zu ziehen". Da Zentrifugalbewegungen bequemer und harmonischer durchzuführen sind als zentripetale, die in Richtung auf die Mittellinie führen, kann das linkshändige Kind leichter von rechts nach links schreiben als umgekehrt. Sobald man von ihm verlangt, von links nach rechts zu schreiben bedeutet es eine unbequeme neuromuskuläre Anstrengung.

Obwohl mit der obigen Erklärung die neuromuskulären Aspekte der Spiegelschrift begründet sein mögen, erklärt dies nicht die daran beteiligten kognitiven Prozesse. Woher kommt es, daß lediglich wenige Linkshänder in Spiegelschrift schreiben, während die meisten es nicht tun? Eine Untersuchung von HÉCAEN und de AJURIAGUERRA (1964) läßt vermuten, daß diese Fähigkeit eine Frage des Alters und der Reife des Zentralnervensystems ist und daß diejenigen Dyslektiker, die eine Funktionsstörung des Zentralnervensystems haben, weniger dazu in der Lage sind. Positiv gesehen legt dieser Hinweis die Vermutung nahe, daß Spiegelschriftschreiber frei von Hirnläsionen sind und sich die räumliche Umkehrung in einer flexiblen, reifen und zuverlässigen Weise vorstellen können. HARRIS weist in diesem Zusammenhang darauf hin, daß Leonardo da Vinci und Lewis Carroll, beide geistig hervorragend, ausgezeichnete Spiegelschriftschreiber waren, „es aber keinen Hinweis darauf gibt, daß einer von ihnen jemals über die räumliche Schreibrichtung im Zweifel war oder daß die Durchführung der Spiegelschrift irgendwann unkontrolliert gewesen wäre" (HARRIS, 1980, p. 61).

HERRON hat unsere Kenntnisse über die aufrechte oder „nicht verdrehte" linkshändige Schreibhaltung, über die invertierte Schreibhaltung und über die Spiegelschrift zusammengefaßt. Wenn die linke Hand in einer nichtinvertierten Haltung von rechts nach links schreibt, entsteht Spiegelschrift. Bei invertierter Haltung der linken Hand kommt es zu einer Spiegelschrift, in der die Buchstaben auf dem Kopf, aber in einer normalen Reihenfolge von links nach rechts stehen (HERRON, 1980, p. 244).

Über diese Schreibvariante sind in der Literatur nur sehr wenig Fälle berichtet worden. BENSON hat 1971 einen 8 ½ Jahre alten Knaben beschrieben, der eindeutig linkshändig war und unter dessen nächsten Familienangehörigen vier Linkshänder waren. Als er in die Schule kam, war er ein Spiegelschriftschreiber, doch verschwand diese Eigentümlichkeit am Ende des ersten Schuljahres vollständig. Obwohl er normal intelligent war, bestand bei ihm eine Entwicklungsdyslexie. Dieser Fall läßt erkennen, daß zwischen Spiegelschriftschreibern und Entwicklungsdyslexie in einzelnen Fällen kein Zusammenhang bestehen muß, doch besagt dies nicht notwendigerweise, daß keinerlei Hirnfunktionsstörungen vorliegen.

Obwohl im Alter von 6–7 Jahren die Umkehrung einzelner Buchstaben, und das ist Spiegelschrift auf der Ebene einzelner Buchstaben, durchaus vorkommt, ist ein regelrechtes Schreiben in Spiegelschrift etwas Ungewöhnliches. Die Ursache hierfür ist nicht bekannt. BENSON (1970) glaubt, daß die verschiedenartigen Theorien hierüber auf drei hauptsächliche Hypothesen reduziert werden können:

1. Eine frühere Theorie legt die Existenz zweier Schreibzentren zugrunde: eins in der für Sprache dominanten linken Hirnhemisphäre und das andere in der rechten. Wenn die rechte Hemisphäre sprachdominant ist, kommt es entsprechend dieser Theorie zur Spiegelschrift. Die Tatsachen widersprechen jedoch dieser Theorie. Wäre sie wahr, müßten alle eindeutigen Linkshänder in ANNETTs Untersuchung anfänglich in Spiegelschrift schreiben.

2. Eine differenzierte visuelle Vorstellung in beiden Großhirnrinden stellt eine häufiger akzeptierte Theorie dar. Nach dieser Anschauung entstehen zwei voneinander getrennte Seheindrücke, wobei das in der rechten Hemisphäre entstehende Bild eine spiegelbildliche Umkehrung des Bildes der linken Hemisphäre ist. In den meisten Fällen wird das in der rechten Hemisphäre entstehende Bild durch die dominierende linke unterdrückt. Wenn jedoch die rechte Hemisphäre dominant ist, kommt es zur Spiegelschrift. BENSONs Ablehung dieser Theorie mit dem Argument, daß die Spiegelschriftschreiber auch Zeichnungen seitenverkehrt kopieren müßten, erscheint aus zwei Gründen fraglich: Erstens handeln Spiegelschriftschreiber spontan, wenn sie die linksgerichtete Schreibweise produzieren. Fordert man sie jedoch auf, Schriftzeichen oder Gedrucktes zu kopieren, können sie dieses zwar, aber nur mit Mühe. Zweitens haben Zeich-

nungen alltäglicher Gegenstände normalerweise keine „richtige" Raumrichtung, wie das bei einzelnen Buchstaben oder Buchstabenfolgen der Fall ist. Auch die Tatsache, daß eindeutig linkshändige Kinder, die gezwungen werden, mit ihrer rechten Hand zu schreiben, ständig langsamer und weniger gut in ihrer Handschrift sind als normale Rechtshänder, läßt vermuten, daß sie durch ein gewisses Unvermögen verlangsamt sind, das dadurch zustande kommt, daß sie sich an komplizierte Hirnkreisläufe und das normalerweise unterdrückte Abbild in der Großhirnrinde adaptieren müssen. ORTON war der erste, der diese Theorie vorschlug, die auf eingehenderen Untersuchungen der Linkshänderhandschrift basiert (ORTON, 1937, pp. 99–110).

3. BENSON bevorzugt die Theorie spiegelbildlicher motorischer Muster in beiden Händen. Nach dieser Vorstellung ist für einen Linkshänder die Spiegelschrift die normale Schriftform. Sie wird aber gewöhnlich von vornherein unterdrückt, weil das Resultat gesellschaftlich wertlos ist und deshalb nicht gefördert wird.

Wahrscheinlich spielen sowohl visuelle Vorstellungen als auch motorische Bewegungsmuster eine Rolle, da mit zunehmendem Alter das Schreiben in Spiegelschrift verschwindet. Dazu paßt auch, daß „nicht erkennbare Linkshänder" oft ihre Handschrift verbessern, wenn sie ihr Schreiben auf die linke Hand umstellen, selbst wenn dieses erst mit 11 (ORTON, 1937) oder mit 15 Jahren erfolgt. Ein Bericht von ORTON über zwei Fälle von Ambidextern (ORTON, 1937, pp. 106, 108), deren Handschrift dann am besten war, wenn sie mit der rechten Hand von rechts nach links schrieben, scheint der Theorie spiegelbildlicher Bewegungsmuster zu widersprechen und wird von der Theorie der visuellen hemisphärischen Vorstellung unterstützt. Beide Personen waren mit 11 und 21 Jahren bereits relativ alt und intelligent.

Ein Lehrer, der mit den Problemen einer schlechten Handschrift und vieler orthographischer Fehler konfrontiert wird, sollte vor Einleitung eines heilpädagogischen Behandlungsprogramms die folgenden Informationen erhalten:

1. Detaillierte Angaben über die Händigkeit mittels eines gut ausgearbeiteten Fragebogens (Beispiele hierfür werden am Ende dieses Kapitels angeführt);
2. Tests über die Beweglichkeit beider Hände;
3. Handschriftproben von beiden Händen;
4. Einen Vergleich von Zeichnungen des Kindes von einfachen Formen wie Quadraten, Dreiecken, Sternen oder Kreuzen, die es einmal von einer Vorlage abgemalt und ein anderes Mal mit geschlossenen Augen gezeichnet hat, nachdem es die Figuren für wenige Augenblicke ansehen konnte. Dieser Test gibt einige Auskunft darüber, ob eine Störung der Beziehung zwischen Sehen und Motorik besteht und ob die motorischen Fertigkeiten besser sind, wenn der visuelle Einfluß weggenommen wird;
5. Bestimmung der Schreibgeschwindigkeit und der Lesbarkeit der Schrift auf der Basis standardisierter Handschrifttests;

6. Vergleich von Schreib- und Druckschrift des Kindes. Schreibschrift scheint den Spiegelschriftschreibern zu helfen, mit ihrem Problem fertigzuwerden, aber das ist nicht immer der Fall (DURBROW, 1963). Grace FERNALD ermutigte in ihrer Schreibtrainingsschule die Kinder, ein Wort ohne abzusetzen in Schreibschrift zu schreiben. Dieses Vorgehen basiert auf dem Glauben, daß im Zentralnervensystem vollständige kortikale und muskuläre Muster vorhanden sind.
7. Hinweise auf die Sprachdominanz im Gehirn.

Schreiben ist keine einfache Lernaufgabe. Genauso, wie es in erster Linie mit der Hirndominanz in Zusammenhang steht, spielen zahlreiche andere Funktionen eine Rolle, die nacheinander in das Schreiben mit der Hand integriert werden müssen. Zu ihnen gehört beispielsweise das visuelle Erfassen der Schriftsymbole, Rechts-Links-Orientierung, Reihenfolgevermögen, motorische Entwicklung, Raumvorstellung, visuell-motorische Koordination, visuelles Formerkennen und alle oder die meisten Einflüsse der Sprech- und Sprachentwicklung.

Interhemisphärische Funktionen

Im Laufe dieses Kapitels haben wir die Seitenasymmetrien des Gehirns untersucht und zwar sowohl in bezug auf den *internen* Ablauf im Nervensystem als auch auf die *externen* Manifestationen, die sich im menschlichen Verhalten äußern. Im Rahmen einer solchen Diskussion besteht eine große Versuchung, auf die „linkshemisphärischen Fähigkeiten" und die „rechtshemisphärischen Geschicklichkeiten" hinzuweisen, als ob diese Funktionen völlig unabhängig voneinander existieren würden. Selbstverständlich ist dies nicht der Fall, und in jedem normalen und gesunden Gehirn wird jedes Geschehen in einer Hemisphäre durch die andere beeinflußt. Dieser Einfluß wird weitgehend über den Balken (Corpus callosum) vermittelt. KINSBOURNE hat 1974 (Kapitel 13) die möglichen konkurrierenden, kompensierenden und kollaborierenden Effekte der entsprechenden Areale beider Hirnhemisphären beschrieben und zwar wo eine Hemisphäre maximal am Verhalten beteiligt ist, wie beim Sprechen und wo beide Hemisphären gleichstark zum Einsatz gelangen, wie bei der Lokalisation von Hörreizen.

Seit Beginn der 50er Jahre haben Neuropsychologen erkannt, daß beide Hirnhemisphären unterschiedliche Funktionen vermitteln. Dieses Konzept konnte auf Untersuchungen einseitiger Läsionen des Gehirns gut entwickelt werden (REITAN, 1955 a). In jüngerer Zeit wurde es durch Untersuchungen der Hirndurchblutung (RISBERG, HALSEY, WILLS und WILSON, 1975) und durch Untersuchungen mit Hilfe der Positronen-Emissionstomographie (PETT-Scan) bestätigt (GUR et al., 1983). Diese Untersuchungen, die sich über einen Zeitraum von über 30 Jahren erstreckten, haben ergeben, daß bei den meisten Erwachsenen die linke Großhirnhemisphäre in ausgeprägtem Maße für die Ausübung sprachlicher und linguistischer Aufgaben zuständig ist, während die rechte den größeren Einfluß auf dem Gebiet visueller, räumlicher, konstruktiver und anderer nichtsprachlicher Fähigkeiten ausübt. Dieses Konzept einer Spezialisierung der Hirnhemisphären fand bei Psychologen und Pädagogen großen Anklang. Aber wie bei allen neuen Ideen, die zu Beginn klar definiert erscheinen, kann es dazu kommen, daß sie möglicherweise von enthusiastischen Klinikern und Praktikern, die auf diesem Gebiete arbeiten, zu sehr vereinfacht und mit wenig Sachverstand interpretiert werden.

Sehen wir uns dieses Problem zunächst an erwachsenen Personen an. BRYDEN, HÉCAEN und De AGOSTINI (1983) untersuchten 270 erwachsenen Patienten mit einseitigen Schädelverletzungen. Davon waren 140 Linkshänder und 130 Rechtshänder. Nach dem Ergebnis der neuropsychologischen Testresultate wurden sie als aphasisch oder nichtaphasisch und als visuellräumlich gestört oder nicht gestört klassifiziert (Tabelle 7.1).

Wenn das oben beschriebene Spezialmuster in rechtshemisphärisch und linkshemisphärisch in allen Fällen stimmte, müßten wir erwarten, daß alle Patienten mit linksseitigen Hirnverletzungen sprachgestört und alle Patienten mit Verletzungen der rechten Hemisphäre in ihrer visuell-räumlichen Wahrnehmung gestört sind. Das entsprach jedoch nicht den Ergebnissen, die BRYDEN und seine Kollegen herausfanden. Einige ihrer Hauptbefunde seien hier aufgeführt:

1. Von den 173 Männern der Studie zeigten 21% Störungen, die sowohl die Sprache als auch die Raumvorstellung betrafen. Bei den 97 Frauen waren es 23%. Aufgrund dieser Befunde könnte man vermuten, daß in einigen Fällen die gleiche Hemisphäre sowohl hinsichtlich der sprachlichen als

Tabelle 7.1. Die Zusammenhänge zwischen Aphasie und Raumvorstellungsstörungen bei Patienten mit einseitiger Hirnverletzung. (Nach BRYDEN, HÉCAEN und de AGOSTINI 1983)

	Linkshänder				Rechtshänder			
	Linksseitige Schädigung		Rechtsseitige Schädigung		Linksseitige Schädigung		Rechtsseitige Schädigung	
	Aphasie	Raumstörung	Aphasie	Raumstörung	Aphasie	Raumstörung	Aphasie	Raumstörung
Männer	35,6%	6,8%	9,7%	31,7%	39,5%	7,0%	0	63,3%
Frauen	39,3%	3,6%	8,3%	33,3%	37,0%	14,8%	6,6%	30,0%

Anzahl der untersuchten Personen:	Männer:	Rechtshänder:	73
		Linkshänder:	100
		Insgesamt	173
	Frauen:	Rechtshänder:	57
		Linkshänder:	40
		Insgesamt	97

auch der nichtsprachlichen Verarbeitung überlegen ist (BRYDEN, 1973). Sie könnten auch vermuten lassen, daß mehr als ein Fünftel dieser untersuchten Gruppe eine doppelseitige hemisphärische Steuerung für Sprach- und Raumfähigkeiten aufwies und daß eine Schädigung jeder Hemisphäre beide Fähigkeiten beeinträchtigen könnte. Offensichtlich unterstützen diese Ergebnisse nicht die simplifizierenden Ansichten dieses in populärwissenschaftlichen und in einigen pädagogischen Veröffentlichungen weitverbreiteten Konzepts.

2. Bei den 73 rechtshändigen Männern bewirkten linksseitige Läsionen nur in 39,5% der Fälle eine Aphasie. Rechtsseitige Läsionen erzeugten in 63,3% der Fälle Raumvorstellungsprobleme. Bei 37% fanden sich überhaupt keine Probleme. Zweifellos, weil der Herd der Hirnfunktionsstörung außerhalb der Sprachzentren der linken Hemisphäre lag und/oder vor den Arealen des Schläfen- und Scheitellappens der rechten Hemisphäre. In der Gruppe mit linksseitiger Läsion sind jedoch die Befunde von 7% interessant, die lediglich an Raumproblemen litten.

3. Von den 100 linkshändigen Männern zeigten 35,6% bei linksseitiger Hirnläsion ausschließlich eine Aphasie, und Raumvorstellungsprobleme hatten lediglich 6,8%. Rechtsseitige Läsionen erzeugten nur in 31,7% der Fälle eine mangelhafte Raumvorstellung, und bei 9,7% bestand eine Aphasie.

4. Von den 57 rechtshändigen Frauen zeigten 37% der auf der linken Schädelhälfte Verletzten ausschließlich aphasische Symptome und 14,8% hatten lediglich Probleme mit der Raumvorstellung. 30% der Fälle mit rechtsseitiger Läsion hatten Raumprobleme und 6,6% ausschließlich eine Aphasie. Bei 47,7% bestand keine faßbare Funktionseinschränkung.

5. In der Gruppe der 40 linkshändigen Frauen erzeugten linksseitige Läsionen in 39,3% der Fälle ausschließlich Aphasien und 3,6% hatten ausschließlich Raumstörungen.

BRYDEN, HÉCAEN und DeAGOSTINI kamen zu dem Schluß, daß „eine Aphasie häufiger bei Läsionen der hinteren Abschnitte der linken Hemisphäre von Rechtshändern auftritt und daß Raumvorstellungsstörungen häufiger bei Schädigungen in den hinteren Abschnitten der linken Hemisphäre von Linkshändern und in der rechten Hemisphäre von Rechtshändern vorkommen" (BRYDEN, HÉCAEN und DeAGOSTINI, 1983). „Die Mehrzahl der Patienten zeigt sprachliche und visuell-räumliche Funktionen in gegenüberliegenden Hemisphären, auch wenn diese beiden Funktionen kausal voneinander unabhängig sind" (p. 254). Doppelseitige Lateralität tritt ausschließlich bei Linkshändern beiderlei Geschlechts sowohl für verbale als auch räumliche Funktionen auf.

Dieser Befund macht deutlich, daß eine simple Recht-Links-Aufteilung der zerebralen Funktion beim Erwachsenen nicht vorliegt. Während die *Mehrzahl* der Rechtshänder dieser Rechts-Links-Gliederung ziemlich nahe kommt, zeigen die Linkshänder, besonders diejenigen, bei denen die Linkshändigkeit in der Familie mehrfach vorkommt, hinsichtlich der Hirnorganisation eine große Vielfalt.

Bei den meisten Erwachsenen ist für die Übermittlung von sprachlichen Anforderungen sowie von Reihenfolgeaufgaben und für die Ausübung von motorischen Fähigkeiten, ferner für die Analyse von sprachlichen Ideen und die Speicherung und Verwendung von „gut gebahnten Engrammen" die linke Hemisphäre leistungsfähiger als die rechte (GOLDBERG und COSTA, 1981). Die rechte Hemisphäre eignet sich dagegen besser für die Handhabung visuell-räumlicher und dreidimensionaler Vorstellungen, für die Integration von holistischen oder zwischen den einzelnen Sinnessystemen ablaufenden Vorgängen sowie für die Verarbeitung neuer Eindrücke. GOLDBERG und COSTA (1981) sind der Meinung, daß die rechte Hemisphäre in den Anfangsstadien des Lernens eine Schlüsselrolle spielt, wenn das Lernmaterial noch neu und dem Schüler nicht vertraut ist. Wenn einmal das Lernen in festliegenden Nervenmustern gebahnt ist und seinen Ausdruck in vertrauten geistigen Konzepten findet, übernimmt nach und nach die linke Hemisphäre die Verarbeitung dieser Vorgänge.

Untersuchungen über die Asymmetrie der Hemisphären in der Kindheit sind verhältnismäßig neu. Die meisten Studien darüber sind nach 1960 erschienen. Die Forscher bilden zwei Gruppen:

1. Autoren, die der Ansicht sind, daß sich die Hirnhemisphären in der Kleinkindphase neutral verhalten und dadurch während der ersten zwei Lebensjahre eine doppelseitige Sprachentwicklung zulassen. Dieser Ansicht zufolge entwickelt sich die Sprachdominanz schrittweise bis zur frühen Pubertät, in der die Sprachentwicklung ihre Reife erreicht. Ein einflußreicher Vertreter dieser Ansicht war LENNEBERG (1967);

2. Autoren, die von der Hypothese ausgehen, daß die zerebrale Lateralisation bereits während der Entwicklung im Mutterleib stattfindet und daß von Geburt an strukturelle und verhaltensmäßige Asymmetrien vorhanden sind. Ein ausgesprochener Vertreter dieser Anschauung ist KINSBOURNE (1975b). Über die Entwicklung der Hirnstruktur werden wir im nächsten Kapitel und später in diesem Buch noch mehr berichten. Die Kenntnisse dieser Zusammenhänge und Funktionsmuster sollten dazu beitragen, die Lernvorgänge während der Kindheitsentwicklung besser zu verstehen und die Auswahl von Unterrichtsmethoden oder heilpädagogischen Maßnahmen zu erleichtern.

Geschlechtsunterschiede der Lateralität

Jüngste Ergebnisse einer Anzahl neuropsychologischer Studien lassen stark vermuten, daß Frauen typischerweise in der Funktion der linken Hirnhemisphäre leistungsfähiger sind. Bei Männern trifft dies mehr für die rechte Hemisphäre zu. Wenn das wirklich der Fall ist, sollte dies für die Sonderpädagogik von Bedeutung sein. McGLONE und ihre Mitarbeiter an der Universität von Western Ontario haben Untersuchungen durchgeführt, die tendenziell Geschlechtsunterschiede in der hemisphärischen Spezialisierung unterstützen (McGLONE und DAVIDSON, 1973; McGLONE und KERTESZ, 1973). Ähnliche Feststellungen haben auch andere Forscher gemacht (BUFFERY,

1976; HOBSON, 1947; KIMURA, 1969; LANSDELL, 1962; SAND-STRÖM, 1953; WECHSLER, 1958; WITKIN, 1949).

Da es offenbar eine gesicherte Überlegenheit der Frauen in sprachlicher und der Männer in räumlicher Hinsicht gibt, liegt der Gedanke nahe, daß eine „Spezialisierung der rechten Hemisphäre auf nichtsprachliche Funktionen für die Raumwahrnehmung von Vorteil sein könnte und daß diese neurale Anordnung bei Männern häufiger vorkommt als bei Frauen" (McGLONE und KERTESZ, 1973). Andere Studien (McGLONE und DAVIDSON, 1973) zeigten, daß bei Aufgaben, die sowohl von der linken als auch von der rechten Hemisphäre bewältigt werden können, Männer eher dazu neigen, die rechte Hirnhälfte zu benutzen, Frauen dagegen mehr die linke. Kurz gesagt bedeutet dies in Abhängigkeit vom Geschlecht des Individuums, daß dort, wo zur Lösung eines Problems beide Möglichkeiten gegeben sind, eine Frau wahrscheinlich eher eine verbale, der Mann dagegen eher eine nonverbale Strategie benutzt.

BUFFERY (1976) untersuchte Knaben und Mädchen im Alter von 5–9 Jahren jedes Jahr und fand bei beiden Geschlechtern eine Tendenz leicht zu verbalisierende Probleme mit der linken Großhirnhemisphäre zu verarbeiten. Bei den Mädchen war die Asymmetrie deutlicher ausgeprägt, besonders wenn sie älter wurden. Sobald man ihnen jedoch Aufgaben stellte, die nur schwer zu verbalisieren waren, benutzten beide Geschlechter für deren Verarbeitung vorwiegend dir rechte Hemisphäre. Der Autor fand zudem heraus, daß die zerebrale Asymmetrie für die Analyse von Vorgängen, die mehrere Sinnesorgane benötigen, vor allem, wenn es sich um Raumprobleme handelt, bei den Knaben etwa ein Jahr später (mit ungefähr 8 Jahren) als bei den Mädchen (mit ungefähr 7 Jahren) auftrat.

Dieser Befund gibt Anlaß zur experimentellen Untersuchung einer Reihe möglicher praktischer Anwendungen. Im allgemeinen können wir erwarten, daß Mädchen auf rein mündliche Instruktionen bis zum 8. Lebensjahr besser reagieren, als Knaben, die ihrerseits räumliches oder bildliches Material besser verstehen. Das könnte auch bedeuten, daß man Kindern, sobald eine Idee auf rein mündlichem Wege schwierig zu begreifen ist, so viele graphische Hilfsmittel wie möglich zur Verfügung stellt, die sich auf diese Idee beziehen. Der Schwierigkeitsgrad einer Aufgabe ist nämlich ein entscheidender Bestimmungsfaktor für die Denkstrategie eines Kindes und für die Bevorzugung einer Hemisphäre.

Bei einer Untersuchung gesunder Erwachsener fand BUFFERY (1976) Geschlechtsunterschiede bei denjenigen, die Anzeichen einer gemischten Lateralität aufwiesen. Seine Stichprobe umfaßte 100 weibliche und 100 männliche Studenten an den Universitäten von Oxford und Cambridge, die, wie wir als sicher annehmen können, keine ernsteren Lernstörungen hatten. Dennoch ließen seine Befunde erkennen, daß 8–19% eine „ipsilaterale", also gleichseitige Hemisphärendominanz, Äugigkeit und Händigkeit aufwiesen. BUFFERY kam zu dem Schluß, daß „seine Ergebnisse im Widerspruch stehen zu jeder vereinfachenden Hypothese einer gekreuzten Lateralität, die von sich aus zu einer Lernstörung führt", wie von DELACATO (1963) vorgeschlagen wurde.

Bei den Frauen fand er bei 13% Hirndominanz und Händigkeit auf der gleichen Seite und bei den Männern in 8%. Bei der Überprüfung von Dominanz und Äugigkeit zeigten 14% der Frauen und 19% der Männer ein ipsilaterales Verhalten. Bei 23% der Frauen und 28% der Männer wurde eine gemischte Dominanz für Händigkeit und Äugigkeit festgestellt. BUFFERY macht zu Recht darauf aufmerksam, daß „hinsichtlich der zerebralen Funktionsasymmetrie ein Geschlechtsunterschied nachgewiesen worden war, der ähnlich demjenigen ist, wie er bei Kindern gefunden wurde. Eine Deutung im Sinne einer flüchtigen männlichen Entwicklungsverzögerung ist unangemessen."

Es dürfte zutreffen, daß die Schwerpunktlegung auf das Aneignen sprachlicher Fähigkeiten in der Grundschule den Mädchen gewisse Vorteile bietet, die jedoch von den Jungen in den darauffolgenden Jahren eingeholt werden, wenn der Lehrstoff ihnen Gelegenheit bietet, ihre räumlichen Fähigkeiten zur Anwendung zu bringen.

An 230 Kindergartenkindern und 226 Kindern im zweiten Schuljahr untersuchten TOWNES, TRUPIN, MARTIN und GOLDSTEIN (1980) die Zusammenhänge zwischen zahlreichen neuropsychologischen Fertigkeiten und dem Erfolg im Schulunterricht. Während der 3jährigen Untersuchung der Lebensjahre von 5½–8½ konnte bei den meisten neuropsychologischen Variablen (Fertigkeiten hinsichtlich motorischer Beweglichkeit, Sinneswahrnehmung, Vorstellungskraft und Sprache) eine merkliche Verbesserung festgestellt werden. Diese Forscher fanden ihre Testergebnisse nützlich um die geistigen Stärken jedes einzelnen Kindes zu begreifen und ihm ein geeignetes Lehrprogramm zu erstellen. Sie stellten eine Überlegenheit der Mädchen fest hinsichtlich verbalem Denken, sprachlicher Fertigkeiten und dem Zuordnen von Reihenfolgewahrnehmungen. Andererseits waren die Jungen besser in allen Tests, die ein Raumgedächtnis und motorische Fähigkeiten verlangten. Da das Lehrprogramm der Schulen vom ersten Schuljahr an stark mit sprachlichen Anforderungen beladen ist, kann man vermuten, daß „die Jungen in den frühen Grundschuljahren hinsichtlich ihrer Lernleistung entwicklungsbedingt benachteiligt seien" (TOWNES, TRUPIN, MARTIN und GOLDSTEIN, 1980). Unter Bezug auf Arbeiten von WITELSON (1977) äußern die Autoren die Vermutung, daß gut lesende Jungen in den Frühstadien zur Verarbeitung sprachlicher Informationen linguistische Strategien benutzen, während dyslektische Jungen eine räumliche Strategie bevorzugen.

Lehrer in den Unterstufen sind immer wieder beeindruckt von der Leichtigkeit, mit der Mädchen im Vergleich zu Jungen lesen. Obwohl das im allgemeinen zutrifft, umfaßt diese verbale Überlegenheit durchaus nicht alle Sprachfertigkeiten. Um die Sprachentwicklung zu überprüfen, führten wir in unserem Laboratorium eine Studie an 353 normalen Jungen und Mädchen zwischen 6 und 13 Jahren durch, die auf 20 Untertests der Spreen-Benton-Aphasie-Testbatterie basierte (GADDES und CROCKETT, 1975). Dabei konnte festgestellt werden, daß in dieser Altersgruppe die Mädchen den Jungen in den meisten Sprachfertigkeiten, die mit dieser Testbatterie gemessen wurden, *nicht* überlegen waren. In 11 der 20 Untertests wurden keine Geschlechtsunterschiede festgestellt. Diese Tests umfaßten folgende Aufgaben:

Benennen von gesehenen Gegenständen, Beschreibung oder Verwendung eines Gegenstandes, Stereognosie mit beiden Händen, Satzwiederholung, Zahlen vorwärts und rückwärts nachsprechen, Satzkonstruktionen mit einer Anzahl gegebener Wörter, namentliche Identifikation von Gegenständen, Identifikation von Gegenständen durch Beschreibung, das Vorlesen von Gegenstandsbezeichnungen mit gleichzeitigem Daraufzeigen. Alle diese Aufgaben können sowohl eine maximal verbale als auch maximal nonverbale Strategie zur Lösung heranziehen. Im Lichte der oben angegebenen neuropsychologischen Untersuchungen erscheint es wahrscheinlich, daß Jungen und Mädchen möglicherweise unter Benutzung unterschiedlicher Taktiken zum gleichen Testergebnis kamen.

In den neun Tests, bei denen die Mädchen eine Überlegenheit zeigten, gab es nur in sieben einen vorübergehenden oder isolierten Vorteil. Diese Tests umfaßten Abschreiben, mündliches Lesen, Lesen von beschreibenden Sätzen und Zeigen auf Gegenstände, Bezeichnen visuell wahrgenommener Schriftzeichen, Schreiben nach Diktat und Artikulation. Im Alter von 9 Jahren waren die Jungen imstande, sich mit den Leistungen der Mädchen zu messen.

Lediglich in zwei Untertests wiesen die Mädchen über längere Zeit eine Überlegenheit auf: Wortflüssigkeit und Rechtschreibung. Unsere jetzigen Kenntnisse lassen vermuten, daß im ersten Schuljahr die Mädchen hinsichtlich Lesen und Schreiben bessere Fähigkeiten besitzen, daß aber die Jungen in den meisten Grundfertigkeiten das Niveau ihrer verbalen Leistung mit Hilfe einer anderen Strategie steigern, die wahrscheinlich mehr auf räumliche oder bildliche Objektanalysen zurückgreift.

Die Forschungen von BAKKER, TEUNISSEN und BOSCH (1976) zeigten, daß in den ersten drei Schuljahren die zerebrale Sprachdominanz bei den Mädchen schneller erreicht wird als bei den Jungen. Sie stellten fest, daß im dritten Schuljahr die Mädchen unter maximalem Einsatz der linken Hemisphäre gut lasen, während die Jungen bilateral und langsamer waren. Im zweiten Schuljahr benutzten die Mädchen zum Lesen beide Hirnhemisphären, und erst im fünften oder sechsten Schuljahr entwickelten die Jungen die Fähigkeit, mit einer Hemisphäre zu lesen. Eine unabhängig von ihrem Schulalter durchgeführte Untersuchung der Lesestrategien dieser Kinder ließ erkennen, daß diejenigen Schüler, die ihre Sprachdominanz auf der rechten Seite hatten, im Lesen langsam, aber exakt waren, während die linksdominanten Leser die Tendenz hatten, rascher, aber flüchtiger zu lesen. Diese Befunde lassen vermuten, daß die Mädchen die aufeinanderfolgenden Lateralitätsstadien für das Lesen schneller passieren als die Jungen und daß diese in den Frühstadien des Lesenlernens häufiger steckenbleiben als Mädchen. Diese neuropsychologischen Befunde geben uns jetzt allmählich ein besseres Verständnis für die sprachliche Überlegenheit der Mädchen in den frühen Schuljahren.

Die Forschungen lenken unsere Aufmerksamkeit auf die vermutliche Entwicklung der Hirndominanz. LENNEBERG hat 1967 in seinem einflußreichen Buch eine überzeugende Vorstellung davon gegeben, daß das Gehirn des kleinen Kindes wahrscheinlich für Sprache bilateral angelegt ist und schrittweise in eine zunehmende Lateralisation übergeht. Er nimmt an, daß bei den meisten Kindern die linke Hemisphäre eine zunehmende Bedeutung gewinnt und ein schrittweiser Abbau der Rolle der rechten Hemisphäre erfolgt. Nach dieser sog. „Lenneberg-Hypothese" soll dieser Entwicklungsprozeß im Kleinkindalter beginnen und mit der Pubertät abgeschlossen sein. Nach einer ähnlichen Vorstellung soll diese Entwicklung schneller ablaufen und im Alter von 5 Jahren abgeschlossen sein (KRASHEN, 1973). Forschungen aus jüngerer Zeit haben jedoch Zweifel an dieser populären Vorstellung aufkommen lassen und unterstützten die Ansicht, daß die menschlichen Großhirnhemisphären bereits im Säuglingsalter sowohl strukturell als auch funktionell spezialisiert sind.

Marcel KINSBOURNE, ein überzeugender Vertreter dieser Ansicht, ist sogar der Meinung, daß man das Konzept einer fortschreitenden Lateralisation verwerfen sollte (KINSBOURNE, 1975b).

HISCOCK (1979) führte den Nachweis, daß bei Untersuchungen mit dem dichotischen Hören bei Kindern im Vorschul- und Schulalter sowie bei Erwachsenen eine Überlegenheit des rechten Ohres besteht. Er schließt daraus, daß die Hirnfunktion der Lateralisation bereits im Alter von 3 Jahren festgelegt ist und sich daher nicht entwickelt, sofern dichotisches Hören eine feste Hirnfunktion mißt und diese die Lateralisation der Sprachdominanz ist. Unter Heranziehung anatomischer und neurophysiologischer Studien, der Entwicklungspsychologie, der Händigkeit und der Neuropsychologie haben KINSBOURNE und HISCOCK (1978) einen eindrucksvollen Fall gegen das Konzept der schrittweisen Lateralisation erstellt. Aufgrund von methodischen Problemen, einigen Widersprüchen und einigen ungeklärten Befunden ist dieses Beispiel jedoch weit davon entfernt, schlüssig zu sein. Schulpsychologen und Sonderschullehrer haben vielleicht den Wunsch, mit den Forschungen auf diesem Gebiet Schritt zu halten und die Ergebnisse des Entwicklungsverhaltens kennenzulernen.

Bevor wir das Thema der Spezialisierung der Hirnhemisphären beenden, wollen wir uns einige alltägliche Beispiele ihrer Einwirkung auf unser soziales Verhalten vor Augen führen. Drucker und Künstler, die Reklameposter entwerfen, placieren meistens Abbildungen in die obere linke Hälfte des Posters und den Standardtext in die rechte Hälfte. Die Erfahrung hat gezeigt, und das gilt auch für ähnliche Dinge, daß diese Anordnung die Aufmerksamkeit der Leser erfolgreicher auf sich zieht. Die Theaterspielleiter berichten, daß sich die dramatischsten Auftritte auf der rechten Bühnenhälfte – vom Zuschauer aus also auf der linken Seite – abspielen. Bei einer Erläuterung der Peking-Oper, die seit ca. 1 000 Jahren eine festgelegte Tradition aufweist, wurde darauf hingewiesen, daß alle Bühnenauftritte für das Auditorium stets von der linken Seite aus eingeleitet werden und daß die Abgänge nach rechts hin erfolgen. Möglicherweise war für diesen Brauch die geringgradige Überlegenheit der rechten Hirnhemisphäre in der Verarbeitung von räumlich-bildlichen Sinneseindrücken der zugrundeliegende neurale Mechanismus. Und dieses alltägliche Phänomen scheint experimentell bestätigt zu werden: In einigen Untersuchungen bevorzugen Rechtshänder Bilder, die einen nach rechts gerichteten Schwerpunkt aufweisen, während bei Linkshändern linksgerichtete Schwerpunkte bevorzugt werden (McLAUGHLIN, DEAN und STANLEY, 1983). Diese Autoren kommen zu dem Ergebnis, daß „die nach ästhetischen Gesichtspunkten erfolgende Bevorzugung für asymmetrisch aufgebaute Bilder durch die Richtung der zerebralen Asymmetrie bestimmt sein dürfte".

Die Dirigenten von Jazz-Bands und Sinfonie-Orchestern betreten die Bühne fast immer von der linken Seite vom Zuschauer aus gesehen, und in gleicher Weise verhalten sich die Solisten. Rednerpulte für Vortragende, die ihre Diapositive oder Filme kommentieren, werden in fast allen Fällen links von der Leinwand aufgestellt. Zweifellos sind diese Bräuche aus intuitiven künstlerischen Gesichtspunkten hervorgegangen. Sollte man diese Ermessensentscheidungen vielleicht der relativ besseren räumlichen Verarbeitung der rechten Hirnhemisphäre bei den meisten Menschen zuschreiben können?

Solche Beobachtungen könnten Anlaß sein, das Lehrerpult in die linke vordere Ecke des Klassenzimmers zu stellen und alle Schreibarbeiten auf der rechten Seite der Wandtafel an der Vorderwand des Raumes unterzubringen. BAKKER und Van RJINSOEVER (1977) haben die Einwirkungen der Asymmetrien des Hörens und der Raumvorstellung in den Klassenzimmern praktisch untersucht. Sie befestigen zwei Lautsprecher in der Mitte zwischen der linken und der rechten Wand des Klassenzimmers, von denen einige Wortpaare, die unterschiedliche Anfangs- oder Endkonsonanten und einige übereinstimmende Konsonanten hatten, einmal von der einen Seite und einmal von der anderen Seite abgestrahlt wurden. Sie stellten fest, daß diejenigen Kinder, die in der Mitte des Klassenzimmers saßen, weniger Fehler machten als die anderen, und daß die Unterscheidung verschiedener Sprachlaute für die meisten Kinder dann besser war, wenn sie von der rechten Seite aufgenommen wurden. Identische Sprachlaute wurden besser von der linken Seite aufgenommen. Das ist eine der ersten Untersuchungen, die uns Erkenntnisse über das dichotische und einseitige Hören im Klassenverband liefert.

Zusammenfassung

Den Lehrern ist schon seit Jahren bekannt, daß Zahlenbegriffe leichter erfaßt werden können, wenn man zum Zählen Holzklötze oder andere Gegenstände benutzt. Zweifellos hilft man auf diese Weise dem Kind, für seinen Lernprozeß *beide* Hemisphären einzusetzen. Bei unseren eigenen Untersuchungen an normal intelligenten linkshirngeschädigten Erwachsenen konnten wir feststellen, daß das Lernen erleichtert wird, wenn Gegenstände, auf die sich das Gelesene bezog, zufällig auf dem Tisch lagen.

Manchmal sind Erwachsene, die durch einen Unfall dyslektisch wurden, unfähig, den Satz: „Zeige mir ein großes gelbes Quadrat" zu lesen, solange der Tisch leer ist. Wenn man jedoch eine Anzahl farbiger Spielmarken von unterschiedlicher Form und Größe auf den Tisch legt, können sie ihn fließend lesen. Möglicherweise wirkt sich die räumliche Stimulation auf die gestörte verbale Ausdrucksfähigkeit günstig aus. Dieses Phänomen wurde experimentell durch das kurzfristige Einblenden von Wörtern in der Peripherie zusammen mit

Zielwörtern, die gelesen werden sollten, nachgewiesen. Es stellte sich heraus, daß die seitlich eingeblendeten Wörter die wahrgenommene Bedeutung der Zielwörter, die in der Mitte des Gesichtsfeldes auftauchten, beeinflußten. Auch wenn die seitlich eingeblendeten Wörter nicht bewußt gelesen oder ausgesprochen wurden, weil sie außerhalb des Fixationspunktes lagen, konnten sie doch die Bedeutungswahrnehmung des Lesers für das Zielwort beeinflussen, wenn dieses doppelte oder mehrfache Bedeutung hatte (BRADSHAW, 1974).

Wenn die Zielwörter von Wörtern ähnlicher Wortbedeutung begleitet wurden, konnten sie schneller gelesen werden, als wenn Wörter unterschiedlicher Bedeutung eingeblendet wurden (MEYER und SCHVANEVELDT, 1971). Diese Erscheinung ist teilweise mit der Entstehung von Paralexien bei den schweren Dyslektikern vergleichbar. Die schwere Dyslexie wird in Kapitel 8 besprochen.

Die Hirnfunktionen sind äußerst kompliziert, und viele von ihnen oder fast alle bis jetzt noch nicht aufgeklärt, aber dies könnte der Grundmechanismus für das Lernen in einer reichhaltigen Umwelt sein. Einer meiner Freunde, ein Armenier, wuchs in Ägypten auf, wo er in der Schule und auf der Straße Arabisch und Französisch lernte und zu Hause Armenisch. Mit 17 Jahren verließ er Ägypten, um sich in den USA niederzulassen. Nach 25 Jahren beschloß er, mit seiner Frau besuchsweise nach Ägypten zurückzukehren. Vor dieser Reise fragte er sich aber, wie er sich in Ägypten unterhalten würde, da er seine arabischen Sprachkenntnisse seit langer Zeit verlernt hatte. Er konnte sich tatsächlich kaum noch an ein Wort erinnern. Sobald er jedoch auf dem Kairoer Flughafen landete, stellte er fest, daß mit einer überraschenden Leichtigkeit angemessene Sprachkenntnisse wiederkamen. Ist es möglich, daß eine passende Umgebung das Gehirn gründlicher und effektiver stimulieren kann?

Zusammengefaßt bedeutet dies, daß ein Kind spezifische kognitive Fähigkeiten mit unterschiedlichen Anteilen der linken oder rechten Hirnhemisphäre lernt, daß das Lernen aber durch die Aktivierung *beider* Hemisphären für diesen Prozeß erleichtert werden kann. Eine sinnvolle Heilpädagogik braucht einen phantasievollen und experimentell untermauerten Ansatz, um diese bilateralen Aktivitäten der Hemisphären voll auszuschöpfen.

Klinischer Anhang

Bestimmung der Händigkeit

Bisher wurden in diesem Kapiteln die Händigkeit als Links- oder Rechtshändigkeit beschrieben. Zwischen diesen beiden Extremen räumt die Theorie von ANNETT eine „Mischform" ein, die wir bisher nicht weiter ausgeführt haben. Wir wollen dieses Problem jetzt sorgfältiger überprüfen, da jeder erfahrene Lehrer oder Schulpsychologe weiß, daß es nur wenige Menschen gibt, die eindeutig rechts- oder linkshändig sind, sobald eine große Anzahl manueller Tätigkeiten untersucht wird.

Die Seitenbevorzugung für Hände, Füße und Augen können durch eine persönliche Untersuchung oder, wenn eine solche nicht möglich ist, durch einen Fragebogen überprüft werden. Die meisten Untersuchungen fordern von der Testperson eine Vielzahl von Verrichtungen, um zu zeigen, wie man zahlreiche, nicht vorhandene Gegenstände handhabt, wie man im Augenblick mit jeder Hand schreibt, wie man durch ein Papprohr guckt, ein Spielzeuggewehr umfaßt und einen Kraftmesser zusammendrückt. Zusätzlich werden von jeder Hand sensorische und motorische Tests durchgeführt, um Seitendifferenzen festzustellen. Bei den Tests, die in unserem Laboratorium verwendet werden, zeigt ein mögliches Ergebnis von 140 Punkten sowohl Rechtshändigkeit als auch eine völlige rechtsseitige Überlegenheit bei allen Aufgaben an. Ein Ergebnis von 70 Punkten bedeutet Ambilateralität (Beidseitigkeit) und ein Ergebnis von null Punkten völlige Linksseitigkeit. Diese Tests sind sehr interessant und liefern eine Menge Daten, aber solche Fragebögen besitzen nur eine Scheinvalidität, da die Händigkeit ausschließlich durch die Testwerte definiert wird. Es gibt jedoch keine schlüssigen Beweise dafür, daß es sich dabei um dasselbe handelt. WHITE und ASHTON (1976) haben mit Hilfe einer Faktorenanalyse die Struktur einer modifizierten Form des Edinburgh-Handedness-Inventory-Tests (OLDFIELD, 1971), eine weitverbreitete Untersuchungsmethode, überprüft. Sie extrahierten einen Hauptfaktor, den sie Händigkeit nannten, und einen zweiten, weniger bedeutsamen Faktor, der Beziehungen zu der „geistigen Vorstellung" zu haben schien, da sie Items einbezogen, die mit der nicht bevorzugten Hand zusammenhingen und von der Testperson ein geistiges „Experimentieren" verlangten.

Es gehört zu den Aufgaben des Schulpsychologen, daß er sich Kenntnisse über Hirndominanz und Händigkeit verschafft und aufgrund dieser Kenntnisse den besten Fragebogen für Seitenpräferenzen auswählt. Auf diesem Gebiet ist eine umfangreiche Literatur erhältlich, mit der sich der Psychologe vertraut machen sollte (ANNETT, 1964, 1970a, 1972, 1974; BRADSHAW und NETTLETON, 1983; BRIGGS, NEBES und KINSBOURNE, 1976; BRYDEN, 1977, 1982; HECAEN und SAUGET, 1971; HICKS und KINSBOURNE, 1976a, b, 1977; KIMURA, 1973a; U. KIRK, 1983a; LEVY, 1969; LEVY und NAGYLAKI, 1972; MOLFESE, 1973; ROURKE, BAKKER, FISK und STRANG, 1983; SATZ, 1972, 1973; SEGALOWITZ, 1983; SPREEN et al., 1984; WADA, CLARKE und HAMM, 1975).

Drei Fälle unterschiedlicher Hemisphärenlateralisation und Händigkeit

Jim Lane

Als wir Jim wegen einer entwicklungsbedingten Sprachstörung und schlechter Rechenleistungen zum erstenmal sahen, war er fast 10 Jahre alt. Über die medizinische Vorgeschichte konnte seine Mutter nichts Bemerkenswertes berichten. Er machte immer einen intelligenten und geistig regen Eindruck, bis er zur Schule kam, in der sich plötzlich offensichtliche Schwierigkeiten beim Lesenlernen und in der Rechtschreibung einstellten. Als Folge davon wurde Jim in der Schule sehr ängstlich und im Umgang mit seinen Klassenkameraden zurückhaltend, zeigte jedoch keine ernsteren Verhaltensprobleme. Seine Familie unterstützte ihn in hohem Maße, und seine Großmutter, eine pensionierte Lehrerin, half ihm beim Lesenlernen.

In unseren Tests fanden sich ein verbaler IQ von 105 und ein Handlungs-IQ von 115 (WISC)[1], aber seine Schulalter-Durchschnittswerte des Wide-Range-Achievment-Tests (WRAT) betrugen: 3,3 für Lesen (Einzelerkennung), 2,9 für Rechtschreibung und 3,9 für Rechnen. Da er zur Zeit des Tests 9 Jahre und 11 Monate alt war, sollten seine Werte ungefähr bei 5,5 liegen, um dem Klassendurchschnitt zu entsprechen.

Seine Hausärztin, die an möglichen neuropsychologischen Ursachen im Zusammenhang mit Jims Lernproblemen sehr interessiert war, berichtete, sie habe den Eindruck, daß er eine gemischte Händigkeit und Füßigkeit aufweise. Bis zum Alter von 8 Jahren schrieb er mit beiden Händen, und sein Lesen und Schreiben war voll von Umkehrungen.

Die Überprüfung der Familienvorgeschichte ergab, daß Jims Vater ambidexter war, in der Schule jedoch gezwungen wurde, mit der rechten Hand zu schreiben. *Beide* väterlichen Großeltern und der einzige väterliche Onkel waren Linkshänder. Dieses familiäre Händigkeitsmuster dürfte einen Zusam-

---

[1] Wechsler Intelligence Scale for Children vergl. Fußnote S. 214.

menhang mit der anfänglichen Indifferenz der Händigkeit von Jim haben und veranlaßte uns, das Ergebnis des dichotischen Hörtests aus grundsätzlichem Interesse vorwegzunehmen. Es war dann auch sehr eindrucksvoll, daß das Testergebnis ziemlich deutlich eine *rechtsseitige* Sprachdominanz nahelegte. Die Werte für die Präferenz des rechten Ohrs betrugen 10 und für das linke Ohr 34. Aufgrund dieser Ergebnisse läßt sich eine Konfliktsituation zwischen Hirntätigkeit und manueller Tätigkeit vermuten und zwar in der Weise, daß er ein Rechtshänder war und wahrscheinlich in der rechten Hemisphäre sprachdominant. Wenn unsere Hypothese zutreffend sein sollte, würde das bedeuten, daß Jim alle sprachlichen Vorstellungen in seiner rechten Hemisphäre einleiten, sie zu den linken motorischen Rindenzentren verschieben und zum Schreiben zur rechten Hand befördern muß. Dieser ungewöhnliche Umweg ist häufig mit Rechtschreibproblemen korreliert.

Um die Hypothese weiter zu untermauern, untersuchten wir folgende Punkte eingehend:

1. Jims Handgriffstärke, die in beiden Händen nur schwach ausgebildet war, rechts allerdings etwas kräftiger;
2. sein Fingerklopfen, das in beiden Händen um etwa 10% zu langsam war, obwohl auch hierbei die rechte Hand etwas besser abschnitt als die linke;
3. seine Fingerlokalisation, die links einwandfrei war und rechts zwei Fehler ergab;
4. die visuell-manuellen und die auditiv-manuellen Reaktionszeiten, die für beide Hände im visuellen Bereich verlangsamt waren, jedoch sowohl für visuelle als auch für auditive Stimuli eine geringgradige linksseitige Überlegenheit erkennen ließen.

Alle diese Hinweise erlauben die Hypothese, daß Jim von seiner Genetik her ein Linkshänder sei, aufgrund einer leichten Hirnfunktionsstörung in den sensorischen und motorischen Rindenzentren beider Hemisphären seine Händigkeit aber nur schwach ausgeprägt und in der Entwicklung durcheinandergeraten war und auf diese Weise zu einem Konfliktmuster geführt hat.

Wir standen nun dem Problem gegenüber, ob wir seine Händigkeit ändern sollten oder nicht. Aufgrund seines Alters und der erlernten Benutzung seiner rechten Hand entschieden wir uns gegen eine Änderung. Da Jims taktiles und phonetisches Erkennen gut ausgebildet war, empfahlen wir ein heilpädagogisches Programm, das diese beiden Sinnessysteme besonders ansprach. In räumlichen Aufgaben war er ausgezeichnet (Raven's Matrices, besser als das 95er Percentil) und beim Bilder-Wortschatz-Test ergab sich ein IQ von 118 (das entspricht ungefähr dem 88. Percentil).

Obwohl die neurologische Untersuchung keine positiven Ergebnisse erbrachte, zeigten die neuropsychologischen Tests geringgradige, jedoch deutliche Hinweise auf eine Hirnfunktionsstörung im Bereich der sensomotorischen Rindenbezirke beiderseits. Höchstwahrscheinlich ist diese Funktionsstörung die Ursache für die nicht eindeutige Ausprägung der Händigkeit, für die Konflikte zwischen Hirnfunktion und Handaktivitäten, für seine entwicklungsbedingte Dyslexie und seine Rechtschreibschwäche.

Nachdem bei Jim besonderer Wert auf taktile und auditive Stimulation gelegt worden war, zeigte er sowohl im Lesen als auch in der Rechtschreibung
bereits nach 6 Monaten Fortschritte.

Marie Farrell, 9 Jahre alt

Nachdem wir eben einen Fall von ipsilateraler (gleichseitiger) Hirndominanz
und Händigkeit kennengelernt haben, die einen Zusammenhang mit Jims
Lernproblemen zu haben schienen, wollen wir uns nun einem Fall zuwenden,
bei dem das gleiche Verhaltensmuster zwischen Gehirn und Händen ohne
Lernprobleme vorliegt. Marie brachte es im verbalen IQ auf 124 und war eine
ausgezeichnete Schülerin im vierten Schuljahr. Sie war hervorragend gut im
Rechnen und in allen sprachlichen Fächern, hochgradig motiviert und an ihrer Schule interessiert.

Sie wurde uns zu einer neuropsychologischen Untersuchung zugewiesen,
da eine Hirnoperation erwogen wurde, um eine ausgeprägte Krampfbereitschaft auszuschalten oder wenigstens zu vermindern. Ihre Mutter berichtete,
daß weder in ihrer noch in der Familie ihres Mannes jemals Krampfanfälle
aufgetreten seien. Bei Marie zeigten sich die ersten Perioden von Bewußtlosigkeit bereits mit 18 Monaten. Im Alter von 2½ klagte sie über Magenschmer-
zen, die sich „wie Nadelstiche" in ihrem Magen äußerten. Im Alter von 6 Jahren kam es zu Grand-mal-Attacken, die glücklicherweise nur während der
Nacht auftraten.

Während der Krampfanfälle legte sie ihre linke Hand auf den Magen, und
die Finger der rechten Hand steckte sie in den Mund, und während der Bewußtlosigkeit plapperte sie zusammenhanglos. Diese Perioden dauerten etwa
30 Sekunden, wobei sie jedoch nicht in allen Fällen bewußtlos wurde. Die
Häufigkeit der Krampfanfälle wechselte zwischen einmal pro Woche und einmal pro Monat.

Marie war eine ausgesprochene Rechtshänderin. Sie bevorzugte das rechte
Auge und den rechten Fuß. Ein Elektroenzephalogramm förderte ausgeprägte
Stromkurvenveränderungen im linken Schläfenlappen zutage und sowohl der
Wada-Amytal-Test als auch das dichotische Hören ließen eine Sprachdominanz der rechten Hirnhemisphäre vermuten. Die Ergebnisse unserer dichotischen Hörprüfung ließen bei ihr eine Bevorzugung des linken Ohrs für Wörter
und des rechten Ohrs für nichtsprachliche Hörreize, wie beispielsweise Musik,
erkennen. Diese Ergebnisse deckten sich mit denen des Amytal-Tests, die eine
Sprachdominanz der rechten Hemisphäre ergaben.

Wie können wir uns dieses atypische neurologische Verhaltensmuster erklären? Höchstwahrscheinlich bestand bei Marie genetisch eine Tendenz zu linkshemisphärischer Sprachdominanz und Rechtshändigkeit. Da jedoch der linke
Schläfenlappen in seiner Funktion gestört und sie genetisch heterozygot war
(sofern ANNETTs Theorie zutrifft), verlagerte das Gehirn bereits im Kleinkindalter die Sprachfunktionen in die rechte Hemisphäre. Infolge der intakten
linksseitigen motorischen Areale und der ausschließlichen Lokalisation der

pathologischen Veränderungen in den linken Schläfenlappen, blieben jedoch ihre Rechtshändigkeit, Rechtsäugigkeit und Rechtsfüßigkeit erhalten.

Offensichtlich hatte das Gehirn dieses Kindes seine Funktionen so erfolgreich umorganisiert, daß seine geistigen Leistungen ausgezeichnet waren. Die einzigen Probleme, die Marie bei neuropsychologischen Tests aufwies, waren eine verlangsamte Auge-Hand-Reaktionszeit und einige geringfügige Ungeschicklichkeiten beim Erinnern und Zeichnen geometrischer Figuren. Diese subtilen Behinderungen scheinen jedoch empfindliche Testindikatoren für ihre Hirnpathologie zu sein, die wegen ihrer günstigen Lokalisation die ausgezeichneten Schulleistungen nicht beeinflußte. Der Fall Marie Farrell erinnert uns daran, beim Vorliegen einer gleichseitigen Händigkeit und Hirndominanz nicht unbedingt davon auszugehen, daß es notwendigerweise zu Lernstörungen kommen muß, besonders deswegen, weil beide Hemisphären kompensatorisch reagieren.

Mit diesem Fall wird unsere Aufmerksamkeit auf einen wichtigen Punkt gelenkt. Es scheint sicher zu sein, daß die Konfliktsituation zwischen Gehirn und Hand nicht von sich aus eine Lernstörung hervorrufen muß. Wäre dies der Fall, wäre Marie nicht die leistungsfähige Schülerin gewesen, die sie war. Lernprobleme rühren von diffusen oder ungleichmäßig verteilten Funktionsstörungen der Hirnrinde her, die das Verhaltensmuster einer auf der gleichen Hirnhälfte liegenden Sprachdominanz und Händigkeit hervorrufen.

Sara Fraser, ein in der Literatur erwähnter Fall von Schreiben in Spiegelschrift

Dieses kleine Mädchen wurde im März 1982 zu einer neuropsychologischen Untersuchung überwiesen, da es in Spiegelschrift schrieb und Schwierigkeiten hatte, schriftliche Arbeiten betreffende Anordnungen zu befolgen. Als uns das Kind überwiesen wurde, war es 7 Jahre alt und befand sich im ersten Schuljahr.

Im Juli 1981, als die Kindergartenzeit zu Ende ging, hatte der Schulpsychologe festgestellt, daß die Koordination der Körpermuskulatur für das Gleichgewichthalten, das Werfen und Auffangen von Bällen ganz normal war, daß Sara aber nicht in der Lage war, Figuren nachzuzeichnen. Sie hatte ein Sprachproblem (schlechte Artikulation) sowie eine gemischte Lateralität insofern, als sie Bälle mit der rechten Hand warf und fing, aber mit der linken Hand zeichnete und malte. Auch nach mehrmaligem Vormachen konnte sie nicht Seilhüpfen.

Im ersten Schuljahr hatte sie von Anfang an Lernprobleme, obwohl sie in einem Wechsler-Test (WISC-R), der im Oktober 1981 durchgeführt wurde, einen verbalen IQ von 114 aufwies. Das ist ein besseres Ergebnis, als 82% der 6jährigen haben. Ihre Sprache war bis zum 4. Lebensjahr undeutlich. Zur Verbesserung ihrer Dysarthrie befand sie sich während der Kindergartenzeit und des ersten Schuljahres fortgesetzt in logopädischer Behandlung. Bis zum 5. Lebensjahr hatte sie Probleme, ihren eigenen Namen richtig auszusprechen.

Ihr Lesevermögen war sehr schlecht und die Rechtschreibung geradezu chaotisch. Mit schriftlichen Rechenaufgaben hatte sie Schwierigkeiten, jedoch nicht mit mündlichem Zählen und Rechnen.

Beim Schreiben von Zahlen schrieb sie mehrere jeweils seitenverkehrt. Häufig konnte sie mündlichen Anordnungen nicht gut genug Folge leisten, obwohl das Niveau ihrer Wissensleistungen sich von Tag zu Tag erheblich veränderte.

Händigkeit

Sara war für Schreiben und Zeichnen schon immer ausgesprochen linkshändig. Beide Eltern und vier Geschwister waren dagegen Rechtshänder. Diese Konstellation läßt sehr stark vermuten, daß bei ihr eine pathologische Linkshändigkeit vorlag.

1. Neuropsychologische Untersuchung (März 1982)

Verbale Fähigkeiten. Ihr guter verbaler IQ von 114 wurde durch gute Ergebnisse bei der Satzwiederholung, dem fließenden Aussprechen von Wörtern, dem Nachkommen mündlicher Anweisungen (Token test) und bei der Stereognosie bekräftigt. Ihre Fähigkeiten im mündlichen Rechnen waren gut (WISC-Untertest = 13), aber das schriftliche Rechnen in der Schule war aufgrund ihrer schlecht entwickelten motorischen Fertigkeiten ungenügend. Der mündliche Wortschatz im WISC-R war ausgezeichnet (Ergebnis des Subtestes = 14).

Händigkeit. Die Überprüfung der Seitendominanz bestätigte ihre ausgeprägte Linkshändigkeit und Linksäugigkeit. Ihre Füßigkeit war nicht festgelegt. Einen Ball stieß sie normalerweise mit dem linken Fuß an, dagegen zertrat sie einen sich vorgestellten Käfer mit dem rechten Fuß. Links war ihr Handgriff etwas kräftiger, obwohl er in beiden Händen nur schwach war. Die Geschwindigkeit für das Fingerklopfen zeigte beiderseits ein gleiches Muster. Zwar war die linke Hand etwas schneller als die rechte, doch waren beide Hände langsamer, als es dem Durchschnitt für 7jährige entspricht (SPREEN und GADDES, 1969). Saras Auge-Hand-Reaktionszeiten waren für die nichtdominante rechte Hand besser als für die linke, und ihre Reaktionszeit auf Töne war für beide Hände verlangsamt. Ihre Blockschrift war groß und schlecht geschrieben und die Rechts-Links-Wahrnehmung war sowohl an ihrem eigenen Körper als auch im umgebenden Raum schlecht. Diese Befunde lassen erkennen, daß in gleicher Weise wie ein Raumwahrnehmungsproblem auch eine motorische Behinderung bestand, und daß das unsichere Lateralitätsmuster den Verdacht auf eine Beteiligung der sensomotorischen Areale der Großhirnrinde beider Seiten nahelegt.

Gedächtnis. Saras Fähigkeiten, im Benton-Visual-Retention-Test geometrische Figuren zu zeichnen, waren schlecht. Sie konnte jedoch gut mit der Multiple-Choice-Version umgehen. Ihre Resultate im Figur-Hintergrund-Test waren ebenfalls ausgezeichnet. Das läßt vermuten, daß ihr nichtsprachliches Gedächtnis *als solches* überdurchschnittlich gut war, daß aber ihre motorische Behinderung die Durchführung der Zeichenaufgaben im Benton-Visual-Retention-Test beeinträchtigten.

Kindheitsallergien. Saras Mutter berichtete, daß die Geburt normal war, aber es bestand eine leichte Gelbsucht. Bald wurde erkennbar, daß sie auf einige Reize mit Panik reagierte. Ihre Augen haben gegenüber hellem Licht eine nur geringe Toleranz und gegenüber Milchprodukten, Orangen, Äpfeln und Tomaten war und ist sie allergisch. Seit ihrem zweiten Lebensjahr hat sie ein Hautekzem sowie eine Reizung der Kopfhaut, wobei bestimmte Seifen oder Parfums diese Situation verschlechterten. Drei ihrer Geschwister zeigen gegenüber den gleichen Nahrungsmitteln allergische Reaktionen, so daß die familiäre Veranlagung für Nahrungsmittelallergien eindeutig ist.

Testverhalten. Sara ist ein niedliches kleines Mädchen, das während der Testsitzungen aufmerksam und durchweg kooperativ war, wenn auch manchmal ihre Aufmerksamkeit nachzulassen schien. Sie ist das mittlere Kind von fünf Geschwistern in einer hilfsbereiten und gefühlsbetonten Familie. Ihre Mutter ist intelligent und aufrichtig an ihren Fortschritten interessiert, und obwohl ihr klar ist, daß Sara sich hinsichtlich ihres Lernvermögens von ihren anderen Kindern „unterscheidet", vermeidet sie sorgfältig, ihr das mitzuteilen.

Zusammenfassung und Behandlungsvorschläge. Sara hat folgende Probleme: Schwierigkeiten mit der Handmotorik und der Rechtshändigkeit, eine Aufmerksamkeitsschwäche, Schwierigkeiten der Auge-Hand-Koordination, einen schlecht ausgeprägten Richtungssinn mit schlechter Körpervorstellung und möglicherweise eine Konfliktsituation zwischen Gehirn und Händen, in dem Sinne, daß eine linkshemisphärische Sprachdominanz und eine Linkshändigkeit beim Schreiben bestehen.

Obwohl Sara wegen ihrer Spiegelschrift zu uns geschickt wurde, fanden wir, daß sie tatsächlich keine ganzen Sätze oder Satzteile spiegelbildlich schrieb, dagegen etwa die Hälfte der Zeilen, besonders, wenn sie in einem Geschwindigkeitstest unter Zeitdruck stand. Sie schrieb eine Anzahl kurzer Wörter und viele einzelne Buchstaben spiegelbildlich. Sie litt an einer schweren räumlichen Desorientierung. Um diese Probleme zu überwinden, empfahlen wir folgendes Vorgehen:

1. Übungen, die die Körpervorstellung und die Grobmotorik fördern (z. B. „Simon says").[4]
2. Feinmotorische Aktivitäten, wie das Schreiben buchstabierter Wörter in feuchtem Sand bei gleichzeitiger Durchführung multisensorischer Übungen.
3. Die Verwendung farbiger Kennzeichnung, z. B. rote Klebestreifen für die linke Hand und grüne für die rechte, um rechts und links unterscheiden zu

---

[4] Anmerkung der Übersetzer: „Simon sagt" ist ein amerikanisches Kinderspiel bei dem ein Kind in einen von Kindern gebildeten Kreis tritt und mit dem Ausruf „Simon says" eine Aufgabe vormacht, welche die anderen Kinder nachmachen müssen, wobei jedes Kind einmal in den Kreis kommt.

lernen. Sara sollte außerdem die Beziehung dieser Farben zu Positionslichtern bei Flugzeugen oder Booten lernen.

4. Die Benutzung von Farbmarkierungen, um das Schreiben von Buchstaben zu erlernen. Beispielsweise das kleingeschriebene d zeigt den Bogen nach links und ist deshalb rot; das „b" blickt nach rechts und ist grün.

5. Taktile Unterstützung beim Erlernen von links und rechts.

Medizinische Hinweise. Aufgrund ihrer Veranlagung zu Allergien, ihrer Aufmerksamkeitsausfälle und der sich von Tag zu Tag ändernden geistigen und sprachlichen Fähigkeiten schickten wir Sara im August 1982 zu einem Internisten. Alle Laboratoriumergebnisse, wie Urinanalyse, Nachweis einer Phenylketonurie und ähnliches, fielen negativ aus, und Chromosomenuntersuchungen zeigten einen normalen Chromosomensatz.

Ab September 1982 wiederholte Sara das erste Schuljahr. Da die Lehrer auf dem Standpunkt standen, daß sie für das zweite Schuljahr noch nicht reif sei, ließen sie sie unter einem anderen Klassenlehrer in der ersten Klasse. Wir stellten dem entgegen, daß sie hinsichtlich ihres sprachlichen Intelligenzniveaus besser als 82% ihrer Klassenkameraden und demzufolge für das zweite Schuljahr geeignet sei. Ihr Lernvermögen sei jedoch durch ihre räumlichen und motorischen Probleme beeinträchtigt. Da diese nicht die Grundelemente ihrer geistigen Fähigkeiten seien, sondern mechanische Vorgänge, um sie zum Ausdruck zu bringen, die als solche durch entsprechende heilpädagogische Maßnahmen gebessert werden können, drängten wir auf Versetzung in die nächste Klasse und empfahlen zur Überwindung ihrer Lernstörung tägliche heilpädagogische Unterweisung. Wir verglichen diese Situation mit der Fehleinschätzung eines intelligenten Kindes, das an einer Zerebralparese leidet und deshalb eine undeutliche Sprache und eine unsaubere Schrift hat. Leider hielt man sich an die Leistungen und nicht an die potentiellen Möglichkeiten und ließ Sara das erste Schuljahr wiederholen.

Während Sara das erste Schuljahr wiederholte, baten wir im März 1983 ihre Klassenlehrerin, uns einen Bericht über ihre schulischen Fortschritte zu geben. Wir waren sehr erfreut, zu hören, daß Sara Gefallen an der Schule hatte, da wir fürchteten, sie könne beim nochmaligen Ertragen des gleichen Lernstoffes gelangweilt und frustriert sein. Sie hatte ihre Arbeit gut im Griff und unterstützte ihre Lehrerin, indem sie anderen Kindern half, die Lernprobleme hatten. Ihre Mutter berichtete, daß Sara sich bei Langstreckenläufen hervortat und daß sie die 1 000-m-Strecke mit Schülern des fünften Schuljahres laufen konnte. Die Wiederholung des Schuljahres gab Sara eine bessere Gelegenheit, sich selbst als ein wichtiges Glied ihrer Gruppe zu empfinden. Durch dieses wachsende Selbstvertrauen hatte sich auch ihr soziales Verhalten gebessert. Ihre Klassenlehrerin sagte jedoch: „Ich weiß, daß man sie nicht zu starken Herausforderungen aussetzen darf, und bin mir bewußt, daß sie vielleicht noch nicht in der Lage ist, die strengeren schulischen Anforderungen des zweiten Schuljahres zu bewältigen."

Dieser Fall beleuchtet das allgemeine Problem, ob ein potentiell intelligentes Kind in den ersten Schuljahren wegen motorischer Störungen und Wahrnehmungsbehinderungen nicht versetzt werden sollte. Niemand kann hierüber sichere Aussagen machen, da es keine Möglichkeit gibt, mit demselben Alter die andere Entscheidung auszuprobieren. Wir können jedoch spezielle Fälle, wie den von Sara, untersuchen und aus ihnen lernen. Aus diesem Grunde haben wir ihren Fall mit eingehendem Interesse verfolgt und werden das auch weiterhin tun.

2. Neuropsychologische Untersuchung Juli bis August 1983

Sara war noch fröhlich, aber während der Tests unruhig, und sie hatte Schwierigkeiten, den ihr übertragenen Aufgaben längere Aufmerksamkeit zu schenken. Sie machte häufig Flüchtigkeitsfehler, da sie den entsprechenden Stimulus nicht exakt wahrnahm. So war sie beispielsweise ungenau beim Abzählen einzelner Posten und beim Figurenabzeichnen.

Intelligenz. Ihr Gesamt-IQ des WISC-R war gegenüber dem Vorjahr nur wenig verändert (vom 70. auf das 65. Perzentil). Die größte Veränderung war ein deutlicher Abfall des Verbal-IQ (vom 82. zum 70. Perzentil) und ein Anstieg des Handlungs-IQ (vom 45. zum 60. Perzentil). Eine Überprüfung ihrer verbalen Subtestwerte zeigte nur zwei Tests im unteren Bereich: rechnerisches Denken und Wortschatztest. Im Jahr zuvor beruhte das gute Rechenergebnis vorwiegend auf Zählen und Lösen einfacher Grundrechenaufgaben. In diesem Jahr hängt das Ergebnis mehr von Zahlenbegriffen ab, wobei ihr schlechter Richtungssinn ihre Leistung beeinträchtigt haben könnte.

Gedächtnis. Im vergangenen Jahr konnte sie im „Token test" mündlichen Anweisungen sehr gut folgen. In diesem Jahr fiel sie vom 1982 erreichten 90er Perzentil auf das 10. Perzentil herab. Diese Schwankungen scheinen von Saras Unkonzentriertheit zu kommen. Andererseits verbesserte sich ihre Fähigkeit, geometrische Zeichnungen aus dem Gedächtnis zu zeichnen, vom 21. auf das 50. Perzentil.

Wahrnehmung und sensomotorische Tests. Saras auditive Wahrnehmung von Sprachlauten (phonetische Diskrimination) war schlecht. Sie fiel vom 40. auf das 20. Perzentil von 1982 bis 1983. Die visuelle Figurhintergrunderkennung (geometrische Zeichnungen auf einem verwirrenden Hintergrund) hatte merklich nachgelassen, doch schien dies die Folge einer Flüchtigkeit zu sein. Ihre Rechts-Links-Orientierung war sowohl am Körper als auch für den umgebenden Raum sehr unsicher. Eine leichte Besserung zeigte der Fingerlokalisationstest für beide Hände.

Das Reihenfolgeverhalten. Während Saras Kindergartenzeit hatte uns ihre Unfähigkeit, Hüpfbewegungen nachzuahmen, veranlaßt, an die Möglichkeit eines Reihenfolgeproblems als Ursache ihrer Lese- und Schreibbehinderung zu denken. Bei den beiden Testsitzungen, die 1982 und 1983 durchgeführt wurden, war Sara nicht in der Lage, uns zu sagen, welches in einer bestimmten Reihenfolge aufleuchtende Licht sich von dem als Standardmuster angegebenen Licht unterschied. Selbst bei der zweiten Testsitzung im Alter von 8 Jahren und 4 Monaten konnte sie unsere Anweisungen nicht begreifen, während einige 6jährige und die meisten 7jährigen Kinder diesen Test erfolgreich bestehen.

Alle Ergebnisse lassen erkennen, daß Sara noch ernste Probleme mit der räumlichen Orientierung und der Richtungsorientierung hat, ferner mit der Konzentration auf eine bestimmte Aufgabe sowie der Reihenfolgewahrnehmung und der motorischen Reaktion. Ihre Lehrer wurden gedrängt, ein Programm der sensomotorischen Aktivierung des Buchstabierenlernens fortzusetzen, Sara zu veranlassen, eine Schreibmaschine zu benutzen, um auf diese Weise ihre Reihenfolgefähigkeiten zu verbessern und ihre Aufmerksamkeit auf das Erlernen der Rechtschreibung zu richten. Außerdem wurde empfohlen, Sara ein Tonbandgerät zur Verfügung zu stellen, damit sie die Klanglaute des Buchstabierens lernen konnte, und bestimmte Brettspiele, z. B. Parcheesi zu üben, um die Reihenfolgewahrnehmung und die visuelle Aufmerksamkeit exakter zu machen. Ihre Lehrer machten selbstverständlich Gebrauch von ihrem eigenen Erfahrungsschatz, um ein abwechslungsreiches heilpädagogisches Programm für den Unterricht aufzustellen.

Der erste Bericht von Saras Mutter (1983)

„Sara hat nun zwei Jahre in der ersten Klasse zugebracht, und das Wiederholen des ersten Schuljahres war nicht sehr anregend. Gegenüber dem ersten Schuljahr ergaben sich keine nennenswerte Probleme, es bestanden aber auch keine wirklichen Herausforderungen. Wenn sie in einem Geschwindigkeitstest unter Druck steht, schreibt sie immer noch einzelne Zahlen in Spiegelschrift. Ihre Sprache wechselt; an manchen Tagen ist ihre Aussprache gut, an anderen sehr schlecht. Es wird interessant sein, zu sehen, wie sie mit den neuen Aufgaben des zweiten Schuljahres zurechtkommt."

Allergien und Lernstörungen. GESCHWIND hat 1983 darüber berichtet, daß kindliche Allergien wie Heufieber, Asthma und Ekzeme in Familien von Dyslektikern häufig auftreten. Er fand auch signifikante Zusammenhänge zwischen Nahrungsmittelallergien, Störungen des Immunsystems, Linkshändigkeit, kindlicher Migräne und entwicklungsbedingter Dyslexie. Über diese biologischen Zusammenhänge mit der Linkshändigkeit wird im Kapitel 8 eingehender berichtet.

Trotz der negativen Befunde der biochemischen Tests im Jahre 1982 wird weiterhin ein Zusammenhang zwischen Saras Allergien, ihrer Linkshändigkeit und ihren Lernproblemen als mutmaßliche Ursache ihres Verhaltens angesehen.

Der zweite Bericht von Saras Mutter (März 1984)

„Sie kommt im zweiten Schuljahr gut mit. Zu Beginn fiel sie aus der Spitzengruppe der guten Leser heraus, doch kehrte sie dahin zurück, nachdem man im November anfing, ihr mehr heilpädagogische Hilfe zuteil werden zu lassen. Sie hat ihren Klassenlehrer sehr gern. Ihre Sprache ist jetzt klar. Im Oktober 1983 hat ihr Sprachtherapeut sie aus der Behandlung entlassen. Sofern sie nicht müde oder in Eile ist, kommt es auch nicht mehr zu Buchstabenumkehrungen. Wenn sie sich Zeit nimmt, ist ihre Schrift ordentlich; sie kann gut schreiben. Für die Rechtschreibung braucht sie noch Hilfe, doch meinen die

Lehrer, daß sich das bessern wird. Die Schule macht ihr Spaß, und obwohl sie nicht zu den Besten ihrer Klasse gehört, macht sie zufriedenstellende Fortschritte."

Auf die Frage nach Saras Allergien antwortete sie: „Ich halte sie auf einer recht strengen Diät. Ich habe festgestellt, daß sie ohne Ekzeme zu bekommen Milch trinken kann, wenn ich sie zuvor abkoche."

Zusammenfassung

Sara ist jetzt in ihrem Leben an einem Punkt angelangt, an dem sie gelernt hat, mit ihren Lernproblemen fertigzuwerden. Die neuropsychologischen Untersuchungstechniken haben ihre spezifischen Mängel aufgedeckt, obwohl sie die Ursachen hierfür nicht offenbarten. Durch diesen Zugang war es jedoch möglich, ein erfolgreiches heilpädagogisches Programm zu entwickeln. Vielleicht werden in Zukunft verbesserte neurologische und neurochemische Untersuchungsmethoden die noch unbekannten Ursachen solcher Fälle wie Sara entschlüsseln.

Die klinische Klassifizierung der Händigkeit

Es gibt keine schlüssigen Hinweise für eine exakte Klassifizierung der Händigkeit. Die anschließend aufgeführten Punkte können jedoch nützlich sein und werden durch gegenwärtige Forschungsergebnisse stark untermauert.

1. Reine Rechtshänder: Diese Menschen sind in allen Seitenbevorzugungen durchweg rechtsseitig und für Sprache streng linkshemisphärisch dominant. Bei einem dichotischen Hörtest werden sie eine ausgeprägte Bevorzugung des rechten Ohrs für verbale Stimuli zeigen. Sofern sie keine neurologischen Anzeichen einer Hirnfunktionsstörung erkennen lassen und von zumindest durchschnittlicher Intelligenz sind, sollten sie frei von jeglicher spezifischer Lernstörung sein. Wenn sie im Unterricht versagen, gibt es Gründe dafür, daß ihr Problem ausschließlich Ausdruck einer mangelhaften Motivation und nicht organisch bedingt ist. Nach ANNETTs Theorie stellen sie 64% der Gesamtbevölkerung dar.

2. Pathologische Rechtshänder: Diese Kinder kommen nur selten vor und können übersehen werden, da sie sich in einer rechtshändigen Umwelt befinden. Es handelt sich um hirngeschädigte Individuen, die genetisch linkshändig und rechtshemisphärisch sprachdominant sind. Da die negativen Auswirkungen ihrer Hirnfunktionsstörung zum größten Teil die rechte Hirnhemisphäre betreffen, neigen sie zur Rechtshändigkeit, wobei ihre rechte Hand von der gesunden linken Hirnhemisphäre gesteuert wird. Unglücklicherweise bleibt jedoch die Sprachdominanz in der geschädigten rechten Hemisphäre zurück. Sie können deshalb in Abhängigkeit von der Lokalisation ihrer Hirnläsion an ganz speziellen Lernproblemen leiden. Da viele dieser Kinder nicht erkannt werden, haben wir auch keine Mög-

lichkeit, die Häufigkeit genau anzugeben, doch aller Wahrscheinlichkeit nach liegt ihre Zahl weit unter einem Prozent der Bevölkerung.

3. Gemischte Rechtshänder: Diese Kinder benutzen zum Schreiben die rechte Hand und sind in fast allen Fällen linkshemisphärisch sprachdominant. Da bei ihnen jedoch Hirnfunktionsstörungen an den unterschiedlichsten Stellen der rechten Hemisphäre oder auch beider Hemisphären bestehen, neigen sie dazu, für manuelle Geschicklichkeiten, die nicht das Schreiben betreffen, für Äugigkeit und Füßigkeit, eine gemischte Lateralität an den Tag zu legen. Als Schreibanfänger stellen sie einen großen Anteil derjenigen, die Buchstaben in umgekehrter Richtung schreiben, und es finden sich bei ihnen Beeinträchtigungen der motorischen Fähigkeiten und der Wahrnehmung. Nach ANNETTs Theorie sind diese Kinder heterozygot mit einer überlagernden Hirnschädigung. Die meisten von ihnen leiden an irgendeiner Lernstörung. Sie können von den pathologischen Rechtshändern durch eine sorgfältige neuropsychologische Untersuchung abgegrenzt werden.

4. Reine Linkshänder: Von diesen Kindern wird angenommen, daß sie von Natur aus oder aufgrund ihrer Genetik Linkshänder sind. Normalerweise haben sie eine rechtshemisphärische Sprachdominanz und sind in den Seitenpräferenzen linksseitig. Sofern bei ihnen keine Hirnfunktionsstörungen bestehen, sollten sie ebenso frei von spezifischen Lernstörungen sein wie die reinen Rechtshänder. Aufgrund ANNETTs genetischer Theorie stellen sie ca. 4% der Bevölkerung dar.

5. Pathologische Linkshänder: Die Mehrzahl dieser Kinder sind genetisch prädisponierte Rechtshänder, aber infolge Hirnfunktionsstörungen an den verschiedensten Stellen der linken Hemisphäre oder beider Hemisphären benutzen sie zum Schreiben und für einige manuelle Tätigkeiten ihre linke Hand. Sie sind jedoch fast immer durch eine gemischte Lateralität für verschiedenen Handfertigkeiten sowie Äugigkeit und Füßigkeit gekennzeichnet. In etwa der Hälfte der Fälle ist die Sprachdominanz auf der linken Seite. In einem bestimmten wesentlich größeren Ausmaß als bei Rechtshändern ist sie auch doppelseitig (HÉCAEN und De AJURIAGUERRA, 1964; LURIA, 1966; MILNER, BRANCH und RASMUSSEN, 1966; SHANKWEILER und STUDDERT-KENNEDY, 1975; SUBIRANA, 1958; ZANGWILL, 1960). Bei ihnen finden sich normalerweise Defizite der Rechts-Links-Orientierung, der Körpervorstellung, der visuellen Wahrnehmung und der visuell-motorischen Fähigkeiten.

Die meisten Kinder mit organisch bedingten Hirnstörungen gehören zu den Gruppen 3 und 5, also den gemischten Rechtshändern und pathologischen Linkshändern. Sie dürften nach MYKLEBUST und BOSHES (1969) etwa 7% der Hauptschüler ausmachen.

Das Spektrum der Hirnlateralisation

Wir haben schon die Aufmerksamkeit auf die Tatsache gelenkt, daß die Händigkeit sich nicht in gesonderten Gruppierungen manifestiert. Die oben erwähnten fünf Klassen der Händigkeit stellen zwar hauptsächlich Konstellationen der Organisation zwischen Gehirn und Händen dar, eingehende Untersuchungen der Händigkeit offenbaren jedoch, wie bereits dargestellt, ein Spektrum, das von eindeutiger Rechtshändigkeit über unterschiedliche Grade einer gemischten Lateralität bis zu ausgeprägter Linkshändigkeit reicht.

Neuere neuropsychologische Forschungen haben die Warnung von Hughlings JACKSON aus dem Jahre 1874 bestätigt, daß die Hirndominanz nichts Absolutes ist. Es ist offensichtlich, daß die Sprachdominanz in vielen Fällen beidseitig ist und daß ein Lateralisationsspektrum für Sprachwahrnehmung existiert, das von völliger linkshemisphärischer Dominanz über verschiedene Stufen der Doppelseitigkeit bis zu eindeutiger rechtshemisphärischer Dominanz reicht, wie SHANKWEILER und STUDDERT-KENNEDY (1975) nachwiesen. Die beiden Autoren bestimmten diese Beziehungen mit Hilfe einer Reihe von Händigkeitsmessungen und einem dichotischen Test, der sowohl Konsonanten- als auch Vokalsilben umfaßte.

Es wurden schon zahlreiche Forschungen erwähnt, welche die Tendenz für eine frühzeitige linkshemisphärische Leistungsfähigkeit kleiner Mädchen und eine frühzeitige rechtshemisphärische Tüchtigkeit kleiner Jungen zeigten. Diese Fähigkeiten umfassen häufig bessere Begabungen in bezug auf Sprache, analytisches Denken und Reihenfolgeverhalten, die der linken Hemisphäre zugeordnet werden, sowie bessere Begabungen in bezug auf räumliches und holistisches Denken und auf das Vorstellungsvermögen, die der rechten zugeordnet werden (BOGEN, 1975). Solche Ergebnisse legen die Vermutung nahe, daß Frauen, sobald sie mit bestimmten Arten räumlicher Probleme konfrontiert werden, ihr Gehirn mehr bilateral als die Männer einsetzen dürften und für Sprache linkshemisphärisch lateralisiert sind (BUFFERY und GRAY, 1972). Man hat die Vermutung geäußert, daß diese frühzeitigere Lateralisation der Sprache und die Möglichkeit einer bilateralen Funktion die Ursache dafür sind, daß Frauen manchmal besser von einer traumatischen Aphasie genesen können. Die ganze Angelegenheit ist jedoch noch nicht geklärt, denn BUFFERY (1976) fand bei der Untersuchung von 100 männlichen und 100 weiblichen Studenten an den Universitäten von Oxford und Cambridge in England bei den Frauen eine ausgeprägtere Lateralität für Händigkeit und die Bevorzugung eines Ohres beim dichotischen Hören als bei Männern. Höchstwahrscheinlich ist bei jedem der Geschlechter die entsprechende Reaktion eine Funktion der Aufgabe, die ihnen gestellt wird. Van DUYNE, BAKKER und De JONG (1977) stellten fest, daß unter normalen Bedingungen bei Untersuchungen des dichotischen Hörens die Mädchen in den Grundschulklassen beim Hören mit ihrem rechten Ohr – also mit der linken Hemisphäre – mehr Wörter erinnern konnten als die Jungen. Unter den Bedingungen einer proaktiven Hemmung konnten die Jungen mit ihrem rechten Ohr die gleiche Anzahl von Wörtern wie die Mädchen wiedergeben.

Obwohl das gesamte Gebiet der zerebralen Bilateralität und der Geschlechtsunterschiede noch nicht abgeklärt ist, zeigten zahlreiche Untersuchungen, daß Mädchen über eine größere sprachliche Ausdrucksfähigkeit verfügen, die seit der frühen Kindheit zu bestehen scheint, daß sie frühzeitigeren

Spracherwerb und eine bessere Artikulation als die Jungen haben, weniger grammatikalische Fehler machen und längere und komplizierter zusammengesetzte Sätze bilden können (BUFFERY und GRAY, 1972). Diese bessere Sprachfähigkeit der Mädchen kann von einigen subtilen Hirnstrukturen und Hirnfunktionen resultieren, die bis jetzt noch nicht identifiziert werden konnten. Es kann auch sein, daß dieser frühzeitige Spracherwerb einen stärkeren Schutz vor Strukturmängeln der Hirnrinde bei der Aphasie gewährt. Obwohl zahlreiche Frauen sich besser von einer traumatischen Aphasie erholen können, ist dies nicht immer der Fall (KERTESZ und McCABE, 1977).

Leser, die sich eingehender mit diesem Thema befassen wollen, können einige einschlägige Veröffentlichungen in den Büchern von BRADSHAW und NETTLETON (1983); BRYDEN (1982); HEILMANN und VALENSTEIN (1979); HERRON (1980); KIRK (1983b); KOLB und WHISHAW (1980/1984); MACCOBY und JACKLIN (1974); MILLER und LENNEBERG (1978); OUNSTED und TAYLOR (1972); PIROZZOLO (1979); ROURKE, BAKKER, FISK und STRANG (1983); SEGALOWITZ (1983); SEGALOWITZ und GRUBER (1977); SPREEN et al. (1984) und WITTROCK (1980a) finden.

Soll man die Händigkeit ändern?

Jeder Grundschullehrer wird mit dem Problem konfrontiert, ob er ein linkshändiges Kind veranlassen sollte, mit der rechten Hand zu schreiben. Wir haben darüber schon theoretisch im Hauptteil dieses Kapitels gesprochen. An dieser Stelle wollen wir eine einfache pädagogische Maßnahme beschreiben, die jeder Lehrer ausführen kann, um die Händigkeit und das Schreibvermögen eines linkshändigen Kindes zu erkennen.

Diese kurze Überprüfung kann mit jedem linkshändigen, 6 Jahre alten Schüler durchgeführt werden, sobald er die Zahlen von 1–10 schreiben kann, und sie sollte sobald wie möglich im ersten Drittel des Grundschuljahres erfolgen. Offensichtlich hängen Händigkeit und Schreibvermögen miteinander zusammen.

Man veranlaßt das Kind, so schnell es kann, die Zahlen von 1–10 zu schreiben und stellt fest, wie viele Zahlen verkehrt herum geschrieben werden (z. B. S statt 2, ε statt 3). Dann sagt man ihm: „Nun wollen wir dies mit der anderen Hand versuchen. Ich weiß zwar, daß du mit dieser Hand nicht schreibst, doch laß uns einmal sehen, wie du die Zahlen von eins bis zehn mit dieser Hand schreiben kannst." Falls das Kind auf ein Blatt Papier geschrieben hat, blättert man es um, damit es die bereits geschriebenen Zahlen nicht sehen kann. Wurde an die Wandtafel geschrieben, wischt man das Geschriebene entweder ab oder läßt das Kind an einer anderen Stelle der Tafel schreiben, so daß es nicht in der Lage ist, seine erste Schriftprobe zu sehen. Wenn das mit der linken Hand Geschriebene zahlreiche Umkehrungen aufweist und das mit der rechten Hand Geschriebene nicht, sollte man sich fragen, ob möglicherweise eine Konfliktsituation zwischen Gehirn und Händen besteht. Ein solches Kind sollte dann dem Schulpsychologen zur Durchführung einer eingehenden Untersuchung überwiesen werden, einschließlich einer Überprüfung der Seitenpräferenz (BARNSLEY und RABINOVITCH, 1970; HARRIS, 1958; WHITE und ASHTON, 1976) und eines dichotischen Hörtests (KIMURA, 1961a, b, 1967; SATZ, ACHENBACH und FENNELL, 1967; ZURIF und BRYDEN, 1969). Eine Entscheidung über die Änderung der Händigkeit sollte nur dann getroffen werden, wenn die neuropsychologischen Befunde einen ausgeprägten Verdacht ergeben, daß das Kind linkshemisphärisch sprachdominant ist und mit der rechten Hand korrekter schreiben könnte. Ferner sollte zuvor eine eingehende Diskussion mit dem Schulpsychologen, dem Klassenlehrer, den Eltern und dem Kind selbst durchgeführt werden.

Einige Hinweise über Untersuchungen der Händigkeit und Literaturverzeichnisse

Bryden, M.P. Measuring handedness with questionnaires. Neuropsychologia, 1977, *15*, 617–624.

Crovitz, H.F. & Zener, K.A. A group test for assessing hand- and eye-dominance. *American Journal of Psychology*, 1962, 75, 217–276.

Harris, A.J. Harris tests of lateral dominance: Manual of directions for administration and interpretation, 3rd Ed. New York: Psychological Corporation, 1958.

Oldfield, R.C. The assessment and analysis of handedness: The Edinburgh Inventory. *Neuropsychologia*, 1971, *9*, 97–113.

Raczkowski, D., Kalat, J.W. & Nebes, R. Reliability and validity of some handedness questionnaire items. *Neuropsychologia*, 1974, *12*, 43–47.

White, K. & Ashton, R. Handedness assessment inventory. *Neuropsychologica*, 1976, *14*, 261–264.

Lateralität der Füßigkeit

Bestimmungen der Lateralität der Füßigkeit haben ihre eigenen getesteten Meßmethoden. Vergleiche dazu Vanden-Abeele, J. Comments on the functional asymmetries of the lower extremeties. *Cortex*, 1980, *16*, 325–329

8 Sprachentwicklung, Aphasie und Dyslexie

Es ist bekannt, daß das Studium der Funktion isolierter Hirnabschnitte mit der Beobachtung von Sprachstörungen begann.

A. R. LURIA (1964)

...es gibt grundlegende Unterschiede zwischen Sprach- und Spielregeln. Während die ersteren biologisch determiniert sind, werden letztere willkürlich festgelegt.

Eric H. LENNEBERG (1967)

Das Konzept (der Aphasie) enthielt stets sowohl physiologische als auch verhaltensbedingte Aspekte. Das dürfte einer der Gründe dafür sein, warum dieses Konzept so schwierig ist.

Helmer R. MYKLEBUST (1971b)

Eines der zwingendsten Argumente zugunsten von Berufspädagogen, die neuropsychologische Kenntnisse zum Verstehen und Behandeln von Kindern mit Lernproblemen einbeziehen, ist vermutlich der enge Zusammenhang zwischen Hirnstruktur und -funktion einerseits und der Sprachentwicklung andererseits. Wie LENNEBERG (1967) nachgewiesen hat, sind die Sprachregeln biologisch festgelegt, da „alles Verhalten im allgemeinen ein integrierender Bestandteil der Beschaffenheit eines Lebewesens ist". Das Verhalten steht in Zusammenhang mit Struktur und Funktion, wobei das eine der Ausdruck des anderen ist. Jahrelang haben sich Psychologen für diese dynamische Interaktion interessiert.

„Wenn eine Verhaltenssequenz ungeachtet intervenierender Übung über reguläre Entwicklungsstufen reift, kann man sagen, daß sich das Verhalten durch Reifung und nicht durch Lernvorgänge entwickelt" (HILGARD, 1948). Um es noch einfacher auszudrücken: einige Verhaltensformen kommen einfach deshalb zustande, weil das Lebewesen älter wird. Die Reifung muß dem Lernen stets vorausgehen, denn alles Lernen und ganz besonders das in diesem Zusammenhang erwähnte sprachliche Lernen ist biologisch bedingt.

Ein einfaches Beispiel dieses Grundprinzips ist das Auftreten der Sprache beim menschlichen Neugeborenen. Es ist nicht nur so, daß die Sprache ungefähr mit 9 Monaten erstmalig in Erscheinung tritt, sondern unabhängig von ihrer geographischen oder kulturellen Umwelt treten bei den verschiedensten Kindern auch die gleichen Sprachlaute auf. Das bedeutet, solange die Sprachzentren in der Großhirnrinde und die erforderlichen sensorischen und motorischen Nervenbahnen im peripheren und zentralen Nervensystem nicht ausgereift sind, ist das Kind nicht in der Lage, Wörter zu bilden. Es ist gleichgültig, wie intelligent ein 6 Monate altes Kind ist oder wie geschickt eine Unterweisung erfolgt: dem Kind in diesem Alter das Sprechen beizubringen ist völlig unmöglich. Sechs Monate später, wenn das Gehirn älter geworden ist, kann das Kind zwei oder drei Wörter bilden. Darüber hinaus gibt es auch ein bestimmtes System im Auftreten der Sprachlaute, die das Kind äußern kann, denn „der Spracheinsatz wird durch die Entwicklung des Reifens bestimmter physiologischer und perzeptiver Kapazitäten geregelt" (LENNEBERG, 1966). Diese Entwicklung ist bei den meisten Kindern zwischen dem 5. und 7. Lebensjahr abgeschlossen, so daß in diesem Alter der Vorrat an Sprachlauten komplett ist. Natürlich wird ein Kind auch danach noch neue Wörter lernen, aber in seiner Muttersprache lernt es keine neuen Sprachlaute hinzu. Um Sprache in normaler Weise zu erwerben, muß das Kind zuhören, verschiedene Klanglaute unterscheiden und die feinen auditiven Hinweise der Sprache, die in einer zeitlichen Reihenfolge auftreten, erkennen lernen. In gleicher Weise muß das Kind die motorischen Fertigkeiten der Artikulation und des motorischen Sprachausdruckes meistern lernen, und schließlich muß es einen „Speicher linguistischer Kenntnisse, die unter Umständen die Basis sowohl für die Produktion als auch für die Aufnahme von Sprache bilden", aufbauen (FRY, 1966).

In der englischen Sprache gibt es über 40 Lauteinheiten, die das Kind beherrschen lernen muß, von denen einige aufgrund der frühzeitigen kortikalen und neuromuskulären Reifungsvorgänge relativ einfach zu erzeugen sind und einige vermutlich wegen der später einsetzenden Entwicklung des menschlichen Gehirns und des Zentralnervensystems wesentlich schwieriger. LENNEBERG (1966) führte aus, „daß der Ablauf der Hirnreifung des Menschen unter den Primaten einzigartig ist" und den Einsatz und die Entwicklung der Sprache bestimmt.

Die ersten Äußerungen eines Kindes umfassen Sprachlaute, die am einfachsten zu erzeugen sind. Sie setzen sich normalerweise aus den Konsonanten p, b, m, n, d, t und dem Vokal a zusammen, von denen zu Beginn meist nur drei benutzt werden. Beispielsweise kann ein Kind bei den ersten erkennbaren Wörtern, die nach dem Babbel-Stadium auftauchen, „Mama" oder „Dada" sagen, wobei es nur drei Sprachlaute (Phoneme) benutzt. Diese Periode dauert meistens 4 oder 5 Monate, bis das erste Wort gesprochen wird. Ein anderes Kind kann zuerst vielleicht die Konsonanten p, m und den Vokal a und sagt „Papa" und „Mama". Diese Unterschiede rühren wahrscheinlich von unterschiedlichen Umweltanforderungen her, aber alle Kinder, unabhängig von ihrer kulturellen Zugehörigkeit, haben die Tendenz, die gleichen ersten Sprachlaute zu bilden. Aus diesem Grund sind die Rufnamen der Eltern aus diesen ersten Sprachlauten gebildet. Nordamerikanische Kinder rufen ihre Eltern für gewöhnlich „Mama" und „Dada", woraus später „Mum" oder „Mom" und „Dad" wird. Deutsche Kinder sagen „Papa" und „Mama", später „Vati" und „Mutti", bevor sie die endgültige Form von „Vater" und „Mutter" artikulieren. Ihre Großeltern werden „Opa" und „Oma" genannt, woraus später „Großvater" und „Großmutter" wird. Französische Kinder sagen „Papa" und „Maman". Russische Kinder sagen „Mama" und „Papa" und für die

Großmutter „Baba". Chinesische Kinder benutzen „Pa" und „Ma", wobei die förmlicheren Ausdrücke der Mandarine hierfür „Foo" und „Mo" sind.

Etwas später lernt das Kind die Konsonanten k, g, f, w und s zu beherrschen und wesentlich später, manchmal erst nach weiteren 4 oder 5 Jahren, die komplizierteren Klanglaute, wie j, l, r, h, sch, n, und ganz zum Schluß kommt es im Englischen zu der wahrscheinlich schwierigsten Lautbildung thr, wie in thrift (die Sparsamkeit).

Ein 2- bis 3jähriges Kind, das diese komplizierten Sprachlaute noch nicht beherrscht, paßt einfachere Klanglaute seiner Sprache an. Ein 18 Monate altes Kind kann seine ältere Schwester Janet „Dan-dan" nennen oder seinen älteren Bruder Stephen „Dee-dee". Rachel nennt sich selbst zunächst „Ay-oh" und Neill nennt sich „Neeno".

Im Englischen wird ein 3jähriges Kind, wenn es nach seinem Alter gefragt wird, mit großer Wahrscheinlichkeit sagen, „I'm free".[1] Da die kortikale Entwicklung bei allen Kindern, unabhängig von Rasse oder Hautfarbe, ähnlich zu sein scheint, sind ihre Wörter wahrscheinlich phonetisch gleichartig gebildet. Das ist ein Beispiel dafür, was LENNEBERG (1967) die „verhaltensbedingte Spezifität" nennt. Während einige Verhaltensformen innerhalb der menschlichen Spezies aufgrund ihrer strukturellen Festlegung ähnlich sind, sind andere aufgrund spezifischer Einübung nur bestimmten Individuen eigen. Die spezifische Eigenschaft äußert sich in einem gemeinsamen Repertoire grundlegender Sprachlaute bei allen Menschen, während die Plastizität ihren Ausdruck in den unterschiedlichen Sprachen der verschiedenen Kulturräume findet. Beide Prozesse bestehen gleichzeitig.

LENNEBERG hat ein bemerkenswertes Ausmaß an Regelmäßigkeit im Auftreten der Sprache aufgezeigt. Einzelne Wörter beginnen ungefähr mit dem 8. oder 9. Lebensmonat und zeigen ein gleiches Entwicklungsmuster der Verbesserung, gleichgültig, ob das Kind in Österreich, Großbritannien oder den USA aufwächst. Das Auftreten von Zwei-Wort-Sätzen erfolgt bei englischen Kindern in der gleichen Weise wie bei österreichischen und amerikanischen und ca. 10 Monate, nachdem bei allen drei Kindern die ersten Einzelworte gebildet wurden.

Normale Sprachentwicklung

Wie sich Sprache entwickelt, ist noch nicht völlig bekannt. Diese Entwicklung ist jedoch von der Reifung der Zellen der Großhirnrinde (LENNEBERG, 1967), von sozialer Verstärkung, der Mithilfe der Umwelt (B. F. SKINNER, 1957) und dem sozialen Lernen abhängig (PIAGET, 1965). Die Sprachentwicklung wurde von zahlreichen Theoretikern beschrieben, und die meisten erkennen die Bedeutung der Wahrnehmungsaufnahme, der Verstehens, der

---

[1] Anmerkung der Übersetzer: Es kann den schwierigen Sprachlaut thr für three noch nicht aussprechen.

Adaptation, der Imitation und des Ausdrucks an. Um Sprache zu lernen, muß das Kind über ein normales Hörvermögen verfügen, damit es die große Vielzahl von Sprachlauten aufnehmen kann, und es muß in der Lage sein, visuell die Gesten des Sprechers zu beobachten, um den Sinn der emotionellen Färbung zu erkennen, der die sprachliche Äußerung begleitet. Alle diese Prozesse erfordern ein Entschlüsseln und Verstehen des Gehörten. Das Kind imitiert dann den Klang der Wörter, die es gehört hat, und lernt, sie zu formulieren, um seine Ideen und Gefühle, die es mitteilen möchte, auszudrücken. BANNATYNE (1971, Kapitel IV) hat eine sehr nützliche Zusammenstellung zahlreicher Theoretiker geliefert, die über den Erwerb und die Entwicklung von Sprachlauten auf der Basis auditiver Vorgänge im Säuglings- und Kleinkindalter gearbeitet haben.

Was wir bis jetzt beschrieben haben, umfaßt die drei Grundvorgänge für den Erwerb gesprochener und geschriebener Sprache:

1. Die Verarbeitung von Sprachlauten. Sie bezieht sich auf die Erkennung und die motorische Erzeugung von Sprache oder Sprachlauten.
2. Wortbedeutungslehre (Semantik). Sie umfaßt das Verständnis der Bedeutung eines einzelnen Wortes. Man kann sie durch einen Wortschatztest überprüfen.
3. Satzlehre (Syntax). Sie umfaßt die systematische Anordnung von Wörtern zu einer sinnvollen Satzstruktur. Eine Kenntnis der Satzlehre wird für das Sprechen oder Schreiben grammatikalisch richtiger Sätze benötigt.

MYKLEBUSTs Entwicklungshierarchie des menschlichen Sprachsystems (1964) legt die eben erwähnten drei linguistischen Prozesse einem praktischen und gut zu gebrauchenden Modell zugrunde. Es stellt sich die Entwicklung und Aneignung von Sprache von einer sinnvollen Lauterfahrung fortschreitend bis zum motorischen Ausdrucksverhalten vor. Im einzelnen sind die Verhaltensstadien der Sprache folgende:

1. Von der Geburt bis zum 9. Lebensmonat. Das Kind hört Sprache und beginnt, sie nach und nach zu verstehen. Es entwickelt eine „innere Sprache" oder eine Sprachverständnisvorstellung, die weitgehend nonverbaler Natur ist.
2. Bis zum 12. Lebensmonat: auditiv aufgenommene Sprache. Der Säugling lernt vieles von dem zu verstehen, was ihm gesagt wird, und vom 9. Monat an beginnt er bestimmte Wörter zu imitieren. Für gewöhnlich „Muhmuh, buhbuh, dada" und ähnlich leicht zu erzeugende Laute, die später deutlich als „Momma", „Baby" und „Daddy" ausgedrückt werden.
3. Vom 12. Monat bis etwa zum 7. Lebensjahr: auditiver Sprachausdruck. Dieses Stadium beinhaltet die auditive Wahrnehmung der Wörter und ihre Imitation durch die Sprechmuskulatur. Dies ist die Periode der mündlichen Sprachentwicklung und des Aufbaues eines passiven Wortschatzes von etwa 3000 Wörtern.
4. Sechstes Lebensjahr und älter: visuelle Sprachaufnahme (Lesen). Beim Eintritt in die Schule muß das Kind lernen, eine Verbindung zwischen Gehörtem und Geschriebenem herzustellen, nämlich zwischen dem, was es

vom Gehör her kennt und deren gedruckte oder geschriebene Sprachre-
präsentanten. Dies erfordert eine Integration unterschiedlicher Sinnessysteme.

5. Sechstes Lebensjahr und älter: visueller Sprachausdruck (Buchstabieren
und Schreiben). Während es sich beim Lesen um einen Vorgang des Auf-
nehmens handelt, bei dem das Kind Buchstaben und Wörter erkennt und
mit ihrer Lautbedeutung verbindet, stellt das Schreiben einen umgekehr-
ten Prozeß dar. Um etwas zu schreiben muß das Kind die Wortstellung in
ein mündlich gesprochenes Wort umwandeln, das es auf seine Lautzusammensetzung hin untersucht und dieses Wort mit Hilfe seiner Handmotorik
in ein linguistisches Sprachsymbolmuster verwandeln, das von allen verstanden wird.

Dieses Schema ist für Pädagogen gut zu gebrauchen, da es die Reihenfolge
wiedergibt, in der Sprache gelernt wird. Es ist jedoch wichtig, daran zu denken, daß dieser ganze, auf Wahrnehmung, motorischen Handlungen und Integration beruhende Prozeß durch die *Bedeutung*, welche die Sprache vermittelt,
verstärkt wird. LENNEBERG (1964) hat daran erinnert, daß „Verstehen für
die Sprachentwicklung wichtiger ist als der Umfang der Sprachlauterzeu-
gung".

Die Aneignung von Sprache umfaßt visuelle und auditive Wahrnehmung,
sprachliche Abstraktion, Verstehen, Imitation und die Ausdrucksmöglichkeit
mit der Sprechmuskulatur in einer exakten Reihenfolge. Alle Hirnabschnitte,
die diese verschiedenen Verhaltensprozesse fördern, müssen normal funktionieren, damit das Kind lernen kann, zuzuhören, zu sprechen, zu lesen und zu
schreiben.

Der nächste Abschnitt beschreibt die Sprachzentren im Gehirn und führt
uns vor Augen, wie ihre Funktionsstörungen zu verbalen Lernstörungen führen können.

Sprache und die funktionelle Anatomie des menschlichen Gehirns

Die für die Sprache zuständigen Areale der Großhirnrinde sind seit über einem Jahrhundert bekannt. 1861 identifizierte der französische Neurologe
BROCA das Hirnareal vor dem linken[2] motorischen Rindenstreifen als diejenige Region, welche die Muskeln des Gesichtes, des Kiefers, der Zunge und
der Sprechmuskeln steuert. Dieses Areal wird als Brocasches Sprachzentrum
bezeichnet (Abb. 8.1). Es ist dasjenige Zentrum in der Großhirnrinde, das
weitgehend an der Artikulation und dem Ausdruck gesprochener Sprache beteiligt ist.

---

[2] Da ungefähr 95% der Bevölkerung linkshemisphärisch sprachdominant sind, be-
schränken wir unsere Besprechung der Hirnprozesse lediglich auf die Funktion der linken Hemisphäre.

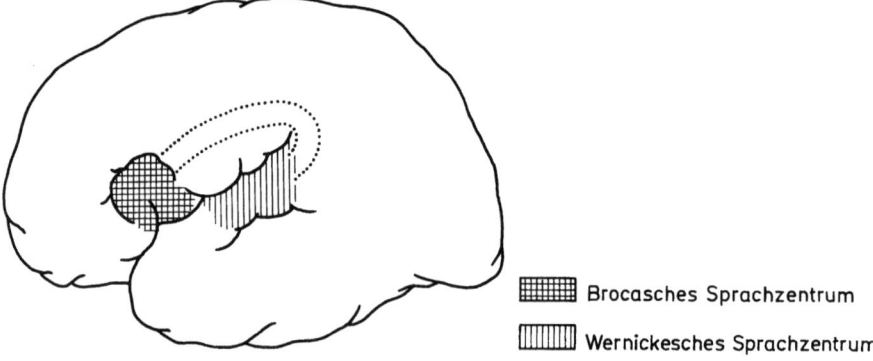

Abb. 8.1 Rindenregion für auditive Sprachaufnahme (Wernickesches Sprachzentrum) und Rindenregion für motorisches Sprachausdrucksvermögen (Brocasches Sprachzentrum oder angrenzendes Hirngewebe) mit Darstellung der subkortikal verlaufenden Verbindungen zwischen den beiden Sprachzentren (Fasciculus arcuatus). (Nach William D. WEST, 1984)

1874 veröffentlichte der junge deutsche Neurologe Carl WERNICKE seine erste Arbeit, in der er die obere seitliche Fläche des linken Schläfenlappens als das Rindenareal für die Decodierung mündlicher Sprache nachwies. WERNICKE kam zu der Annahme, daß sein Areal und das Brocasche Areal miteinander in Verbindung stehen. Wir wissen heute, daß dies zutrifft. Beide Areale sind durch ein subkortikal verlaufendes Nervenfaserbündel miteinander verbunden, das als Fasciculus arcuatus (Abb. 8.1) bezeichnet wird. GESCHWIND (1965, 1972) hatte die sehr einleuchtende Theorie vorgeschlagen, daß eine Person, die aufgefordert wird, ein Wort zu wiederholen, dieses Wort zunächst mit dem Wernickeschen Sprachzentrum aufnimmt und entschlüsselt und das gehörte Signal über den Fasciculus arcuatus dem BROCAschen Sprachzentrum zustellt, wo die Hirnrindenprozesse stattfinden, um das Wort auszusprechen. Wie GESCHWIND (1972) hervorgehoben hat, „mag dieses Modell ziemlich simpel erscheinen, aber es hat sich als bemerkenswert fruchtbar erwiesen" und ist durch zahlreiche klinische und autoptische Untersuchungen bestätigt worden.

Das klassische Modell der Sprachrepräsentation in der menschlichen Großhirnrinde innerhalb der linken Hemisphäre hat sich weiterentwickelt, seit es um 1860 seinen begrifflichen Niederschlag im Brocaschen Sprachzentrum und um 1870 im Wernickeschen Sprachzentrum fand.

Um 1890 beschrieb Wiliam JAMES eingehend die klassischen Rindenareale, die am Auftreten einer Aphasie beteiligt sind. Diese umfassen folgende Hirnabschnitte: die auditive sprachaufnehmende Rindenregion (Wernickesches Sprachzentrum) im hinteren Abschnitt der oberen Schläfenlappenwindungen normalerweise links, das motorische Sprachzentrum (Brocasches Sprachzentrum), im unteren Anteil des Stirnlappens; den Fasciculus arcuatus, der das Wernickesche und das Brocasche Sprachzentrum miteinander verbin-

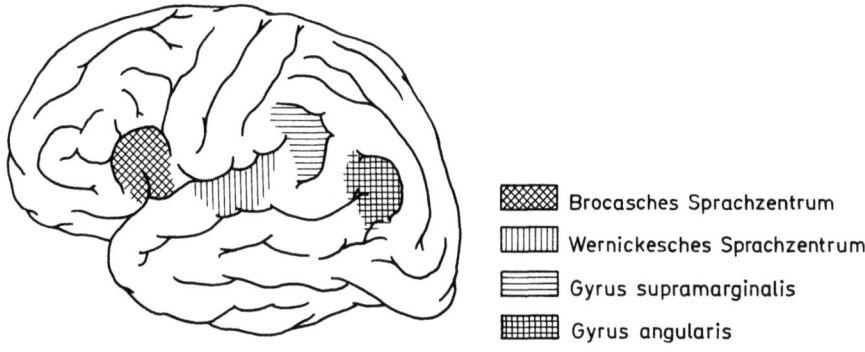

Brocasches Sprachzentrum

Wernickesches Sprachzentrum

Gyrus supramarginalis

Gyrus angularis

Abb. 8.2 Die primären Sprachzentren der linken Großhirnrinde. (Nach William D. WEST, 1984)

det; die motorischen und sensorischen Streifen vor und hinter der Zentralfurche; den Gyrus supramarginalis an der hinteren Ausmündung der Seitenfurche, und schließlich den Gyrus angularis in der Gegen des Scheitel- und Schläfenlappens. Dieses Modell (vgl. die Abb. 8.1 und 8.2) hat ein Jahrhundert überdauert, obwohl schon frühzeitig deutlich wurde, daß einige Fälle mit bekannten Hirnschädigungen sich nicht so verhielten, wie von dieser Theorie vorhergesagt wurde.

Für diese Diskrepanzen gibt es zwei mögliche Erklärungen:

1. Die meisten Hirnläsionen sind nicht eindeutig lokalisiert, so daß trotz Kenntnis des Herds der Hirnfunktionsstörung das Ausmaß seiner „Fernwirkungen", die Von MONAKOW 1911 als Diaschisis bezeichnete (A. SMITH, 1975), häufig nicht bekannt ist.
2. Die Theorie, die ursprünglich ausschließlich auf dem Studium von Hirnschädigungen basierte, ging von der Annahme aus, daß die Gehirne aller Menschen strukturell und funktionell identisch seien.

Wir wissen heute, daß es zwischen den einzelnen Menschen ausgeprägte Unterschiede gibt. Die Kenntnis davon stammt zum großen Teil von der Elektrostimulation der Großhirnrinde und von Hirnscanuntersuchungen, die eine wesentlich exaktere Bestimmung der Hirnfunktion gestatten, als dieses aufgrund atypischer Verhaltenssymptomatik im Anschluß an unfallbedingte Hirnschädigungen möglich ist.

Die erste Elektrostimulation der Großhirnrinde bei nichtnarkotisierten Patienten, die einer Hirnoperation unterzogen wurden, führte 1909 Harvey CUSHING, der hervorragende amerikanische Neurochirurg, durch (OJEMANN und WHITAKER, 1978). In den 30er und 40er Jahren wurde diese Methode von Wilder PENFIELD und seinen Mitarbeitern gut ausgebaut (PENFIELD und ROBERTS, 1959). Ihre Entdeckungen führten tatsächlich zur Identifizierung eines neuen Rindenareals für Sprache, des ergänzenden motorischen Areals, das aufgrund von Verhaltensstudien an hirnverletzten Patienten zuvor nicht entdeckt worden war. Jüngere Untersuchungen

(FEDIO und Van BUREN, 1974) haben zu dem Schluß geführt, daß „in den assoziativen Rindenbezirken für Sprache wahrscheinlich eine starke anatomische Variabilität vorzuliegen scheint" und „die detaillierte Funktionsanatomie unserer Gehirne wohl genauso individuell zu sein scheint wie die detaillierte Anatomie unserer Gesichter" (OJEMANN und WHITAKER, 1978).

So zeigten beispielsweise drei Patienten, die von OJEMANN während einer Hirnoperation untersucht wurden, eine starke Variabilität (Abb. 8.3). Der Patient A machte Benennungsfehler, sobald die normale Funktion des Brocaschen Sprachzentrums durch Elektrostimulation unterbrochen wurde (s. der ausgefüllte Kreis in Abb. 8.3 a). Sobald jedoch das Wernickesche Sprachzentrum durch Elektrostimulation unterbrochen wurde (s. offene Kreise in Abb. 8.3 a), gab es keine Benennungsfehler. Dieses Verhalten würden wir aufgrund des klassischen Modells der Sprachrepräsentation in der Großhirnrinde vorhersagen können. Der Patient B zeigt jedoch kein so eindeutiges Lokalisationsbild. Die Elektrostimulation dieses Patienten im Bereich des Brocaschen Sprachzentrums rief, wie erwartet, Benennungsfehler hervor, doch konnte der gleiche Effekt auch an einem Punkt im Bereich des Schläfenlappens ausgelöst werden. Der Patient C verhielt sich noch atypischer. Die Elektrostimulation des Brocaschen Sprachzentrums bewirkte Benennungsfehler, die jedoch in gleicher Weise auch vom Wernickeschen Sprachzentrum und von einzelnen Punkten im Bereich der Scheitel- und Stirnlappen ausgelöst werden konnten. Bei einer großen Anzahl von Patienten ruft die kortikale Elektrostimulation immer dann Sprachausdrucksstörungen hervor, wenn das Brocasche Sprachzentrum gereizt wird. Bei einigen Patienten könnten jedoch auch an Orten, die

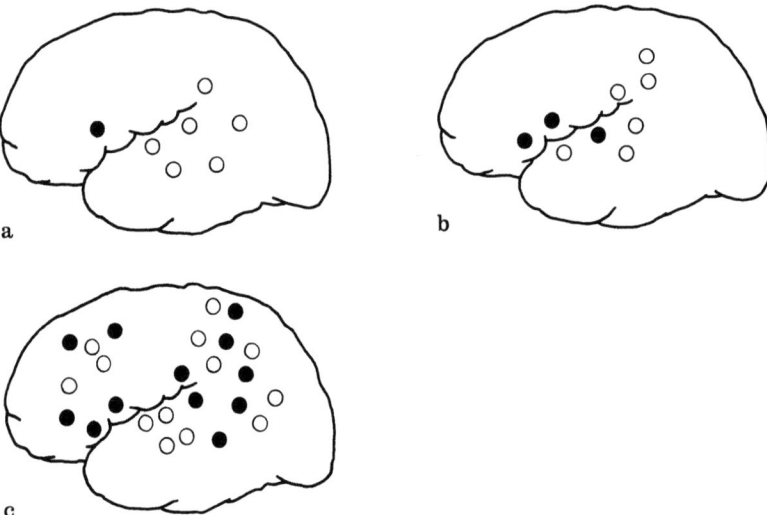

Abb. 8.3 Lokalisation der Sprachzentren mit Hilfe der Elektrostimulation an drei verschiedenen Patienten. Die schwarzen Kreise sind Punkte, in denen die Elektrostimulation Bennenungsfehler auslöste. Die weißen Kreise sind Orte ohne solche Fehler. (Nach CALVIN und OJEMANN, 1980, S. 28)

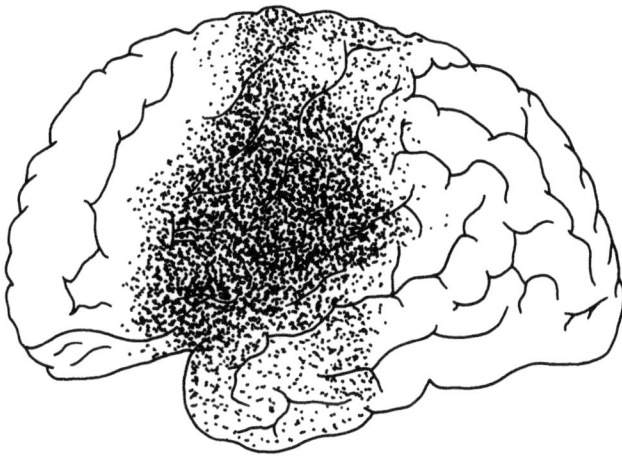

Abb. 8.4 Übereinanderprojektion der Hirnszintigramme von 14 Patienten mit einer Brocaschen Aphasie. Man beachte die Konzentration der krankhaften Veränderungen in der Region des Brocaschen Sprachzentrums, aber auch in einzelnen Fällen die erhebliche Streuung. (Nach KERTESZ, LESK und McCABE, 1977)

weit vom Brocaschen Sprachzentrum entfernt liegen, die gleichen Sprachstörungen ausgelöst werden (FEDIO und Van BUREN, 1974; OJEMANN und WHITAKER, 1978).

Die gleiche Variabilität läßt sich sehr deutlich erkennen anhand eines übereinander projizierten Bildes von Hirnscans, die von einer Anzahl von Patienten mit expressiver Aphasie (Brocasche Aphasie) stammen. Vierzehn Patienten mit einer Brocaschen Aphasie, deren Computertomogramme übereinanderkopiert wurden (KERTESZ, LESK und McCABE, 1977), zeigten einen weiten Variabilitätsbereich (Abb. 8.4). Während der eigentliche Herd der Hirnschädigung auf das Brocasche Sprachzentrum zentriert war, zeigten einige der Patienten zusätzlich pathologische Veränderungen in Arealen, die verhältnismäßig weit von diesem Zentrum entfernt lagen.

Zusammengefaßt bedeutet dies, daß das lokalisatorische Modell der Sprachrepräsentation im menschlichen Gehirn, das im letzten Viertel des vorigen Jahrhunderts begründet wurde, nicht länger aufrechterhalten werden kann. Obwohl das expressive Sprachvermögen eine starke Tendenz hat, die Hirnrinde in der Nachbarschaft des Brocaschen Sprachzentrums einzubeziehen und die rezeptive Sprache bei den meisten Menschen das Wernickesche Sprachzentrum umfaßt, können bei einigen Personen zusätzliche funktionelle Hirnrindenabschnitte mitbeteiligt sein.

Subkortikale Verbindungen

Obwohl für eine normale Sprechfunktion die Sprachzentren der Großhirnrinde von wesentlicher Bedeutung sind, kommen hierfür auch bestimmte vitale

Zentren im Hirnstamm in Betracht. In Kapitel 3 wurden die Verbindungen der Großhirnrinde mit dem Thalamus beschrieben (Abb. 8.5). Durch chirurgische Eingriffe in subkortikalen Abschnitten und mit den modernen Hirnscantechniken konnte festgestellt werden, daß aus umschriebenen Schädigungen in den linken Abschnitten das Thalamus häufig Sprachfehler und Störungen des sprachlichen Kurzzeitgedächtnis resultieren können (OJEMANN, 1975). Wenn umschriebene Läsionen in den rechten Abschnitten des Thalamus erfolgen, können Gedächtnisstörungen für visuelle und räumliche Dinge sowie bei der Durchführung von Rechenaufgaben entstehen (OJEMANN, 1974). OJEMANN nahm an, daß Elektrostimulierung des Thalamus als ein „spezifischer Weckreiz" wirkt, „der die Aufmerksamkeit auf sprachliche Dinge aus der umgebenden Umwelt lenkt, während er gleichzeitig die Wiedergabe von Dingen aus dem Kurz- und Langzeitgedächtnis blockiert" (OJEMANN, 1983).

Für Leser, die eingehendere neuropsychologische Erläuterung der Verbindungswege zwischen Thalamus und Hirnrinde haben möchten, findet sich bei NETTER (1962, Tafel 47, p. 72) eine sehr schöne graphische Darstellung. Darüber hinaus sind in jedem guten Neurophysiologiehandbuch Beschreibungen erhältlich (SCHMIDT, 1978a, p. 58 ff.; SCHMIDT, 1978b, p. 252 ff.).

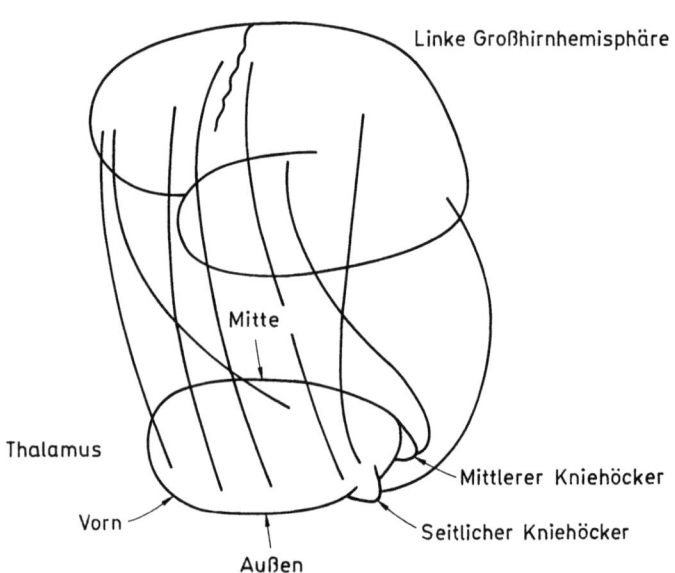

Abb. 8.5 Strichzeichnung einiger der zahlreichen Verbindungen, die von der linken Hälfte des Thalamus zur Großhirnrinde im Bereich der linken Großhirnhemisphäre ziehen. Der Thalamus ist relativ größer gezeichnet, als er in Wirklichkeit ist. Er besteht aus zwei ovalen Massen von ungefähr 4 cm Länge. In der vereinfachten Darstellung sind nur wenige Nervenbahnen vom Thalamus zur Großhirnrinde gezeichnet, und ebenso bestehen auch wesentlich mehr Verbindungen von der Großhirnrinde zum Thalamus. Dies ist ein guter Hinweis auf die wichtige Mitbeteiligung der subkortikalen Strukturen an Wissensvorgängen und am Lernen und auf die Kompliziertheit der neuralen Kreisläufe

Wenn die Hirnmechanismen, die den Sprachfunktionen dienen, gesund sind und normal arbeiten, kann ein Kind, das dazu motiviert wird, ohne große Schwierigkeiten Lesen, Schreiben und Rechtschreibung lernen. Sind diese Hirnzentren jedoch erkrankt, geschädigt oder strukturell mißgebildet, dann hat das Kind beim Erwerb seiner Sprachfertigkeiten Schwierigkeiten, deren Ausmaß unmittelbar mit der Stärke der Hirnfunktionsstörung und dem Ort der Schädigung zusammenhängt. Betrifft die Funktionsstörung die Sprachzentren und ist nur schwach ausgeprägt, so spricht man von einem Kind mit einer spezifischen Lernstörung, die Lesen und Sprachfertigkeiten einbezieht. Ist diese Funktionsstörung ausgeprägt, spricht man von einer Aphasie.

Aphasie

Warum wird die Aphasie hier miterwähnt?

Es mag unwichtig erscheinen, in ein Buch, das für Pädagogen bestimmt ist, eine eingehende Beschreibung der Aphasie aufzunehmen. Ich tue es aus drei Gründen: Erstens wendet sich dieses Buch an klinische Psychologen, Schulpsychologen und *Sonderschu*llehrer. Diese Berufsgruppen benötigen alle Informationen, die ihnen helfen können, Vermutungen über die möglichen Ursachen auch geringfügiger Lernprobleme ihrer Schüler anzustellen. Da die meisten Lernstörungen mit Sprachstörungen verbunden sind, besteht eine hohe Wahrscheinlichkeit, daß bei ihnen eine milde Form kindlicher Aphasie mitbeteiligt ist. Man kann Grenzfälle besser verstehen, wenn man die voll ausgeprägte Form eines krankhaften Zustandes kennt. Dies ist für mich der erste Grund, warum ich eine Studie über die Aphasie in dieses Kapitel aufnehme. Mein zweiter Grund ist, Sprachtherapeuten, die mit dem Unterrichten schwer hirngeschädigter Kinder und Erwachsener konfrontiert sind, etwas Hilfestellung zu geben. Durch Unfall hirngeschädigte Erwachsene werden von der Gesellschaft oft vernachlässigt, sobald sie aus dem Krankenhaus mit dem Bescheid entlassen worden sind, daß sie von den medizinisch behandelbaren Folgen ihrer Verletzung genesen sind. In jüngerer Zeit sind Zentren für Langzeitbehandlung und Beschäftigungsübungen in der Absicht gegründet worden, den Nöten der durch Unfall hirngeschädigten Erwachsenen abzuhelfen. Das Lehrpersonal dieser Zentren wird von einem besseren Verständnis der Aphasie Nutzen ziehen.

Mein dritter Grund ist wahrscheinlich der beste. Über die Aphasie haben wir eine Menge schlüssiger Kenntnisse, und wenn wir eine Theorie der Dyslexie mit einer Theorie der Aphasie verknüpfen, befinden wir uns auf gesichertem Boden. Dadurch werden diejenigen Schulpsychologen, die die Theorien und klinischen Manifestationen der Aphasie kennen, gründlicher ausgerüstet sein und bessere Diagnosen und Vorhersagen liefern als diejenigen Psychologen, die keine systematischen Kenntnisse der Sprachentwicklung oder Sprachstörungen besitzen.

Definition der Aphasie

Was ist eine Aphasie? Unter Aphasie verstehen wir den Verlust oder die Beein-trächtigung des Gebrauchs und/oder Verstehens von Sprache als Folge be-stimmter Hirnschädigungen oder Hirnfunktionsstörungen. Betrifft die Behin-derung die gesprochene Sprache, nennt man sie medizinisch eine *Aphasie*. Wenn die Störungen lediglich das Lesen beeinträchtigen, spricht man von *Ale-xie* oder *Dyslexie*. Und wenn die Störungen das Schreiben behindern, spricht man von *Agraphie*. Es kann sein, daß Pädagogen für Lese- und Schreibstörun-gen andere Begriffe bevorzugen, aber die medizinischen Begriffe beziehen die begleitenden Hirnfunktionsstörungen mit ein.

Die Aphasieklassifizierungen sind nahezu ebenso zahlreich wie die Forscher, die solche Klassifizierungen versuchen. In den meisten Klini-ken wird jedoch normalerweise zwischen einer *expressiven* oder *motorischen* Aphasie und einer *rezeptiven* oder *sensorischen* Aphasie unterschieden. Eine motorische Aphasie liegt vor, wenn der Patient bei der Formulierung von Sprache beeinträchtigt ist, eine sensorische, wenn er Schwierigkeiten hat, et-was Gesprochenes zu verstehen. Obwohl es klinisch keine eindeutigen Nach-weise für die motorische Aphasie als solche gibt (PRIBRAM, 1971), war und ist diese grobe Unterteilung an den meisten Kliniken noch üblich. Das läßt vermuten, daß bei allen Aphasien, auch bei den sog. expressiven Aphasien, ei-ne gewisse Schwierigkeit der Inhaltserfassung eine Rolle spielt. BENSON (1979) hat eine ausgezeichnete Besprechung der Aphasie und eine Übersicht der meisten Hauptklassifizierungen seit 1885 vorgelegt (BENSON, 1979, p. 28). Er fügte auch die von ihm bevorzugte Klassifizierung bei, die auf denjeni-gen Aphasien basiert, bei denen die Wiederholung ernstlich gestört ist und denjenigen, bei denen diese intakt bleibt (p. 39). Die Erläuterungen in diesem Buch haben einführenden Charakter, so daß ein Leser ohne oder mit nur ge-ringer klinischer Erfahrung mit der Aphasie der Diskussion mit Nutzen folgen kann.

Rezeptive Aphasie

Die schwerste Form der Aphasie ist die Unfähigkeit, eine innere Sprachfunk-tion auszuführen. Sie führt zu Schwierigkeiten, sich selbst mit der richtigen Klarheit wahrzunehmen. JOHNSON und MYKLEBUST (1965) haben die Entwicklung der inneren Sprache als den ersten Schritt zum Sprechen inner-halb der hierarchischen Entwicklung der Sprache beschrieben. Dieser erfolgt während der ersten Lebensmonate im vorsprachlichen Stadium der geistigen Entwicklung. Der Säugling hat bedeutsame bildhafte Erfahrungen – so rea-giert er beispielsweise mit Begeisterung beim Anblick einer Flasche, wenn die Zeit des Fütterns gekommen ist – aber er hat noch nicht gelernt, Sprachsym-bole oder Wörter mit dieser Erfahrung zu verknüpfen. Schrittweise lernt er, Erfahrungen auf allen Sinnesebenen zu integrieren und ihnen eine nicht-sprachliche Symbolbedeutung zuzuweisen. Ein Hund oder eine Katze bleiben auf diesem Stadium der Entwicklung einer inneren Sprache stehen. Ist jedoch beim menschlichen Säugling dieses Stadium des geistigen Verstehens erreicht, wird er reif für die Entwicklung rezeptiver oder expressiver Sprache in der oben beschriebenen Form. „Infolge dieser Entwicklungshierarchie kann kein Kind sprechen, bevor es die Bedeutung der Wörter erlernt hat... der Input geht dem Output voraus" (JOHNSON und MYKLEBUST, 1965).

Diese Beschreibung läßt die grundlegende Priorität der *inneren* und *rezeptiven* Sprache erkennen. Eine Unfähigkeit, die eigenen subjektiven Erlebnisse auszudrücken, wird als *zentrale Aphasie* bezeichnet. Da es sich um ein schweres Krankheitsbild handelt, ist sie nicht einfach zu diagnostizieren. Zweifellos wird sie manchmal mit Autismus oder kindlicher Psychose verwechselt.

Aus den Berichten von Annie Sullivan über ihre ersten Kämpfe mit Helen Keller gewinnt man den Eindruck, daß Helen als Kind zu explosiven Wutausbrüchen und zu einem sozial sinnlosen Verhalten neigte, ähnlich dem eines autistischen Kindes. Nachdem sie erst einmal gelernt hatte, ihre Welt und sich selbst durch taktile Sprachsymbole auszudrücken, entwickelte sich ihr von Natur aus überdurchschnittlicher Verstand, und ihr ungeordnetes Verhalten verschwand. Es erscheint möglich, daß sie aus der Situation, ähnlich einer zentralen Aphasie, in der sie mit sich selbst nicht kommunizieren konnte, mit Hilfe von Sprachsymbolen in eine andere überwechselte, in der ihr Verstand Ordnung und Klarheit bekam.

Kinder mit einer rezeptiven Aphasie können zwar in der Lage sein, ihr eigenes geistiges Leben zu verstehen, haben jedoch Schwierigkeiten zu erfassen, was ihnen gesagt wird, oder sich an bestimmte Wörter zu erinnern, die sie benutzen möchten. Bei einer bestimmten Form der rezeptiven Aphasie, der *„amnestischen Aphasie"*, kann der erwachsene Patient sich nicht an den Namen eines Gegenstandes erinnern, obwohl er ihn beschreiben kann (Anomie). Wenn man ihm beispielsweise einen Schlüssel zeigt, kann es sein, daß er sagt: „Ich weiß, was das ist, aber ich kann es dir nicht sagen. Du machst so damit (wobei er eine Drehbewegung mit seiner Hand macht) in eine Tür, um sie zu öffnen. Es ist ein Schloß, nein, aber es ist etwas Ähnliches." Wenn der Therapeut dem Patienten das Wort vorsagt, antwortet er: „Ja, ein Schlüssel." Diese Erfahrung haben wir alle schon einmal gemacht, wenn wir müde waren. Wir können dann das Wort für einen Begriff, den wir ausdrücken möchten, nicht finden.

Bei der typischen rezeptiven Erwachsenenaphasie findet sich eine Schädigung im Bereich des linken Schläfenlappens (Wernickesches Sprachzentrum) sowie eine Anzahl von Verhaltenssymptomen einschließlich Wortfindungsschwierigkeiten (Anomie), Verarmung des Wortschatzes und häufig eine Paraphasie. Von den Paraphasien gibt es zwei Arten: erstens Ersatzwörter und zweitens sinnlose Wörter (Neologismen) oder Mischungen zweier Wörter. Beispiele für Ersatzwörter sind „Stuhl" für „Tisch" oder die Zahl „6", wenn der Betreffende in Wirklichkeit „8" sagen will. Solche Versprecher passieren uns allen, wenn wir müde sind. Diese Fehler lassen vermuten, daß die kortikalen Mechanismen einen falsch vorbereiteten Hirnkreislauf ausgelöst haben. Abnorme Wortmischungen gibt es unbegrenzt, und wenn sie die Sprache einer Person beherrschen, kann man sie als „Jargon-Aphasie" bezeichnen. Wenn man einen solchen Patienten auffordert, einen Schlüssel zu beschreiben, kann er sagen: „Schlussel (Pause), das ist, was ich brauche, das ist türlich – ich bin auf dem Korridor, Tür. Nun ist alles weg." Obwohl die Sprache eines rezeptiven Aphasikers fließend und im allgemeinen grammatikalisch und in der Artikulation normal ist, klingt sie wie ein „unsinniges Geschwafel". Nur sehr wenig hat Zusammenhang, und vieles davon ist durcheinander. Die Situation scheint von der Unfähigkeit der Person herzurühren, die notwendigen Wörter in der richtigen Reihenfolge anzuwenden und ihnen die passende Begriffsbedeutung zu geben. Durch Elektrostimulierung der linken Abschnitte des Thalamus konnte OJEMANN die meisten Sprachfehler dieser Art auslösen (OJEMANN, 1975).

Gleichartige Sprechschwierigkeiten konnten bei Soldaten hervorgerufen werden, wenn der Sauerstoffanteil der Luft bei Experimenten in Unterdruckkammern stark herabgesetzt wurde. Während des Zweiten Weltkrieges wurden Flugschüler häufig auf ihre Fähigkeiten getestet, bei systematisch herabgesetztem Luftdruck einfache Rechenaufgaben durchzuführen, um die Flugbedingungen in einem nicht mit einer Druckkabine ausgerüsteten Flugzeug zu simulieren. Die ersten Konzentrationsschwierigkeiten stellten sich bei den meisten Testpersonen bereits oberhalb 3000 Meter simulierter Höhe ein. Bei weiterer Verminderung des Luftdrucks wurde es für sie zunehmend schwieriger, sich an die Bedeutung von Zahlen zu erinnern. Diese Form einer geistigen Behinderung entspricht in der Tat einer künstlich hervorgerufenen und vorübergehenden rezeptiven Aphasie. Sobald der Luftdruck sich normalisierte, kamen die Fähigkeiten der Wortfindung und Begriffsbestimmung der Testpersonen im normalen Umfang wieder.

Die motorische Aphasie

Ein Patient mit einer sog. motorischen Aphasie, den man auffordert, das Wort Schlüssel auszusprechen, antwortet vielleicht: „Schussel – nein! Rüssel – nein! Stösel – nein, Schlössel – nein!" Er kann zufällig auf das richtige Wort stoßen oder es erst dann finden, wenn der Therapeut es ihm vorsagt. In jedem Fall besteht eine motorische Aphasie darin, daß man Wörter zwar versteht, aber nicht in der Lage ist, sie fließend und genau auszusprechen. Das Problem eines Patienten mit motorischer Aphasie ist nicht die Unfähigkeit, das Wort auszusprechen, denn er kann es, wenn man ihn dazu drängt oder bei anderen Gelegenheiten. Jedenfalls besteht in den meisten Fällen keine funktionelle Beeinträchtigung der Zunge, der Zähne, der Lippen oder der Stimmbänder. Sobald ein solches Problem der peripheren Artikulation vorliegt, spricht man von einer *Dysarthrie*. Patienten, die an einer Dysarthrie leiden, können völlig frei von Aphasien sein. Ein Beispiel hierfür ist eine intelligente Person, die aufgrund einer Hasenscharte eine schlechte Aussprache hat. Eine solche Person bezeichnen wir wegen der schlechten Artikulation als dysarthrisch, jedoch nicht als aphasisch.

Der Patient mit einer motorischen Aphasie hat Schwierigkeiten, das exakte sensomotorische Bewegungsmuster zu erzeugen, das dem Aussprechen des Wortes in seiner eigenen Vorstellung vorauszugehen hat. Es gibt zahlreiche Schüler, die das Wort „Statistik" falsch aussprechen, weil sie sich nie die Mühe gemacht haben, es zu analysieren, und sie können sich deshalb das korrekte Bewegungsmuster der Sprachmuskulatur für dieses Wort nicht vorstellen. Entsprechend huschen sie über dieses Wort hinweg, indem sie „Stastistik" sagen, wobei sie sich der Tatsache bewußt sind, daß es nicht ganz korrekt ausgesprochen ist, aber sie wissen nicht, wie sie sich korrigieren sollen. Obwohl sein Sprachverständnis und seine Sprachintention völlig klar sind, kann der Patient mit einer motorischen Aphasie das gewünschte Wort aufgrund einer Schädigung oder Funktionsstörung im Bereich der linken Hirnhemisphäre nicht aussprechen. Diese Patienten verstehen Sprache ganz gut, aber ihre eigene Sprache kann lückenhaft und telegrammstilartig sein. Ihrer Sprache fehlen Bindeworte und Artikel und auch kleinere Satzbestandteile, wie bei einem Zweijährigen, der Sprechen lernt.

Leitungsaphasie

Sobald eine Läsion im Fasciculus arcuatus (s. Abb. 8.1, S. 316) vorliegt, wodurch das Brocasche Sprachzentrum vom Wernickeschen abgetrennt wird, kommt es zu einer ganz bestimmten Behinderung, nämlich der Unfähigkeit, das Gehörte zu wiederholen. Da das Brocasche Sprachzentrum in diesen Fällen intakt ist, bleibt die Sprache fließend und deutlich und aufgrund der Intaktheit des Wernickeschen Sprachzentrums ist auch das mündliche Sprachverständnis vollständig. Die Fähigkeit, auf Kommando vorgesprochene Wörter wiederzugeben, ist infolge der Trennung des Mobilisierungszentrums vom motorischen Sprechzentrum, sehr stark beeinträchtigt. Dieses Syndrom bezeichnet man als *Leitungsaphasie*.

Wenn es auch unwahrscheinlich sein dürfte, daß ein auf diese Weise behindertes Kind in einer normalen Grundschule anzutreffen ist, stellt die Unfähigkeit, Sätze exakt zu wiederholen, bei vielen Kindern nichts Ungewöhnliches dar. Wenn man die neuralen Mechanismen kennt, die einer Leitungsaphasie zugrunde liegen und sich der Tatsache bewußt ist, daß einige Schulkinder eine minimale Funktionsstörung im Bereich ihrer Fasciculi arcuati oder der entsprechenden Rindenareale der linken Hemisphäre haben, könnte das manchen Lehrer veranlassen, bei schlechten Ergebnissen in einem Satzwiederholungstest toleranter zu sein. Alle gut aufgebauten Testbatterien für Aphasien enthalten solche Tests, die vom Schulpsychologen einfach durchgeführt werden können, um die diesbezüglichen Fähigkeiten des Kindes zu messen. Wenn bei einem Kind im Vergleich zu den anderen Testergebnissen der Aphasietestbatterie oder zum Altersdurchschnitt beständig Schwachpunkte auftreten, sollte man an eine organische Ursache denken. Eine solche Vermutung würde Einschätzungen widersprechen, die von dem Kind als „faul, versucht es gar nicht erst, sollte sitzenbleiben" sprechen und die in solchen Fällen viel zu häufig geäußert werden. Für Kinder im Alter zwischen 6–13 Jahren sind Normwerte auf einem 26 Sätze umfassenden Formular der Spreen-Benton-Testbatterie (SPREEN und BENTON, 1969) und einem 22 Sätze umfassenden Formular (GADDES und CROCKETT, 1975) erhältlich.

Die Isolierung des Sprachareals (gemischte transkortikale Aphasie)

Eine vergleichsweise seltene Form der Aphasie kann zustande kommen, wenn das Sprachareal von der üblichen Großhirnrinde isoliert ist (Abb. 8.6).

Die Erfahrung, die man von dieser Aphasie gewinnen kann, ist von Bedeutung für das Verständnis der normalen Hirnfunktion. BENSON (1979) nannte diese Situation „gemischte transkortikale Aphasie". GESCHWIND, QUADFASEL und SEGARRA (1968) berichteten über den Fall einer jungen Frau, die durch eine Kohlenmonoxidvergiftung hirngeschädigt wurde und die vor ihrem Tod 9 Jahre lang untersucht wurde. Die Autopsie enthüllte eine bemerkenswerte Hirnschädigung, durch die das Sprachareal von den restlichen Anteilen der Großhirnrinde abgetrennt wurde. „Eingehende Untersuchungen des ganzen Gehirns in Serienschnitten zeigten völlig intakte Verhältnisse innerhalb der Hörnervenbahnen bis einschließlich der Heschlschen Windung, des Wernickeschen und des Brocaschen Sprachzentrums und des Fasciculus arcuatus, der diese beiden Regionen der Hirnrinde miteinander verbindet und auch regelrechte untere Abschnitte der Zentralfurche und der korrespondierenden Abschnitte der Pyramidenbahn". Auch das limbische System und die Retikularformation des Hirnstamms waren intakt. Es bestand jedoch eine ausgedehnte Zerstörung der Hirnrinde im Bereich der vorderen Stirnlappenanteile, der oberen und hinteren Scheitellappen und des unteren Schläfenlappens, welche die wesentlichen Hirnstrukturen, die für das Sprechvermögen erforderlich sind, aussparten und sie von der übrigen völlig gesunden Hirnrinde abtrennten.

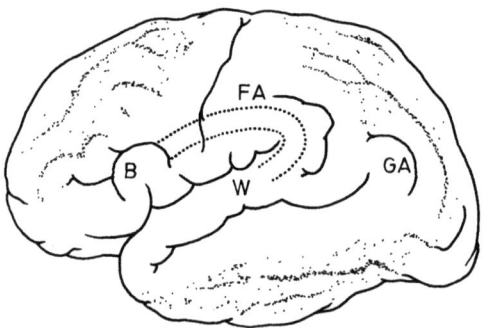

FA Fasciculus arcuatus
B Brocasches Sprachzentrum
W Wernickesches Sprachzentrum
GA Gyrus angularis
▨ Zerstörtes Hirngewebe

Abb. 8.6 Beispiel einer Zerstörung der Hirnrinde, die zu einer Isolierung der gesund gebliebenen Sprachareale der linken Hirnhemisphäre geführt hat. GESCHWIND, QUADFASEL und SEGARRA haben über einen solchen Fall berichtet. (Nach William D. WEST, 1984)

Die Patientin sprach von sich aus niemals und erweckte den Eindruck, als ob sie gesprochene Sprache nicht verstehe. Sie konnte jedoch wie ein Papagei wiederholen, was man ihr vorsagte, und bestimmte Sätze und ihr vertraute oder gereimte Verse vervollständigen, die der Untersucher ihr vorzusagen begann. Durch Nachahmung konnte sie auch lernen, ein Lied zu singen. Da die Hirnschädigung außerhalb der Areale für Sprache und Gehör lag, konnte sie Sprache mechanisch hersagen, ohne jedoch zu verstehen, was sie sprach. Denken benötigt die gesamte Großhirnrinde als Zulieferant für die Areale der Sprachbildung. Von sich aus verfügen diese Areale über nicht mehr Verständnis für die Spracherzeugung als ein Tonbandgerät, ein Plattenspieler oder ein sprechender Mynah bird (indischer Star).

Diese klinischen Befunde scheinen auf die ausgebreitete Stimulierung der Großhirnrinde im Hinblick auf die Entwicklung von Sprachfähigkeiten hinzuweisen. Zweifellos ist dies der Grund, warum bei den meisten Kindern eine multisensorische Behandlung heilpädagogisch erfolgreich ist.

Entwicklungsaphasie

Die bisherige Diskussion bezog sich ausschließlich auf die unfallbedingte Aphasie des Erwachsenen. In diesen Fällen hatten die Patienten bereits eine normale oder sogar überdurchschnittlich gute Sprache erworben, bevor es zum Hirnschaden kam. Mit anderen Worten, sie verloren etwas, das sie bereits besaßen.

Völlig anders ist die Situation bei der Aphasie im Kindesalter. Hier ist das Kind aufgrund einer Fehlentwicklung oder Erkrankung der Sprachzentren im Zentralnervensystem vor, während, nach der Geburt oder in den ersten Lebensjahren unfähig, ein normales Sprachverständnis und einen normalen Sprachgebrauch zu entwickeln, oder es hat Schwierigkeiten damit.

Aufgrund der Plastizität seines Gehirns kann sich das Kind jedoch an die ererbte pathologische Situation anpassen, entweder indem seine rechte Großhirnhemisphäre für Sprache dominant wird oder durch Ausbildung einer auf beide Hemisphären verteilten Dominanz. Aus diesem Grund können die Stellen der kortikalen Läsionen bei Kindern ein anderes Verteilungsmuster zeigen als bei Erwachsenen. In diesen Fällen sind das Brocasche und das Wernickesche Sprachzentrum, der Fasciculus arcuatus und die Heschlsche Windung im linken Schläfenlappen, die dem Hörzentrum entspricht, für gewöhnlich insgesamt oder partiell in unterschiedlichem Grad geschädigt.

Die Aphasie in der Kindheit unterscheidet sich so ausgeprägt von der Erwachsenenaphasie, und zwar sowohl hinsichtlich des Verhaltensmusters als auch im Gehirn selbst, daß BENDER (in WEST, 1962) die Vermutung geäußert hat, die Kenntnis der Erwachsenenaphasie könne uns zunächst für ein klares Verständnis der kindlichen Syndrome blind machen. Die Plastizität des kindlichen Gehirns ermöglicht es diesem, Sprachbehinderungen sowohl qualitativ als auch quantitativ zu überwinden. Das gleiche Krankheitsgeschehen würde sich beim Erwachsenen wahrscheinlich ernster auswirken. Der Leser und insbesondere der Schulpsychologe wird auf eine sehr interessante und informative Darstellung dieses Problems durch Lamar ROBERTS, Richard L. MASLAND und Lauretta BENDER (in WEST, 1962, p. 45–51) hingewiesen.

Kinder mit normalem Hörvermögen und normaler Intelligenz, die unfähig sind, Sprache zu entwickeln, wurden bereits 1825 beobachtet, als GALL eine Abhandlung über die Hirnfunktion und alle Hirnabschnitte veröffentlichte (WILSON, 1965). MYKLEBUST (1971b) berichtet in seiner wissenschaftlichen Übersicht über die kindliche Aphasie von einem ständigen Interesse an diesem Thema seit der frühen Veröffentlichung von GALL und dem Gebrauch des Ausdrucks „kongenitale Aphasie" durch BROADBENT (1872). Er richtet auch die Aufmerksamkeit auf die früheren Arbeiten von BINET (1908), in denen dieser vier Grundbedingungen der Sprachentwicklung identifiziert und zwar das Verstehen, das Sprechen, das Lesen und das Schreiben. BINET stellte fest: „...und jede dieser Bedingungen kann einzeln durch einen Hirnunfall unterdrückt werden" (zitiert von MYKLEBUST, 1971b).

Während einige Sonderschulen seit der Errichtung einer ersten speziellen Abteilung am „Zentralinstitut für Taube" in St. Louis daran interessiert waren, aphasische Kinder zu behandeln, bestand bis zum Erscheinen des wichtigen Buches MYKLEBUSTs (1974) kein weiteres Interesse an der Diagnosestellung und dem Unterricht von aphasischen Kindern (WILSON, 1965).

Im Laufe der 50er Jahre erreichten einige Forscher durch Verfeinerung der Terminologie und des Klassifizierungssystems der Aphasie Fortschritte auf diesem Gebiet. Die Beiträge führten zu der Erkenntnis, daß diese Kinder geistig normal sind, daß sie über ein normales Gehör verfügen und keine Hinweise auf eine Zerebralparese oder erkennbare Erkrankungen erkennen lassen, jedoch eine deutliche Sprachentwicklungsverzögerung aufweisen.

Da die normale Sprachentwicklung über Hörempfindung und Wahrnehmung, akustisches Vorstellungsvermögen, Symbolerkennung und Begriffsbildung geht (MYKLEBUST, 1954), ist es nicht überraschend, daß die eindrucksvollsten Fortschritte für das Verständnis und für die Behandlung aphasischer Kinder in Sonderschulen für Taube erworben wurden. Tatsächlich kann sich die Entwicklungsphase in einzelnen Fällen als Mischform einer Hirnschädigung mit einem teilweise fehlerhaften Hörvermögen entpuppen. Bei sehr kleinen Kindern ist es wegen ihrer Unfähigkeit, ihr Innenleben zu offenbaren und komplizierten Instruktionen nachzukommen, häufig schwierig oder sogar unmöglich zu erkennen, ob ein solches Kind lediglich an einer auditiven Wahrnehmungsstörung, an schlechtem Gehör oder an beidem leidet. Der Fall von Kathleen, der im klinischen Anhang dieses Kapitels besprochen wird, illustriert die Schwierigkeiten dieser differentialdiagnostischen Abklärung und zeigt, daß das bloße Älterwerden des Kindes sie erleichtern kann.

Sonderschullehrer, Psychologen und Therapeuten an Rehabilitationszentren werden wahrscheinlich einige aphasische Kinder zu unterrichten haben.

Ein Bewußtsein über die allgemeinen Symptome dieser Erkrankung kann dem Lehrer die Problemerkennung erleichtern und dem Schulpsychologen bei der Erstellung der Differentialdiagnose helfen.

Die unfallbedingte oder erworbene Aphasie im Kindesalter

In der bisherigen Diskussion der Entwicklungsaphasie schlossen wir den unfallbedingten Hirnschaden vor dem ersten Lebensjahr in die ätiologischen Klassifikationen ein. Nach diesem Alter beginnt das Kind, Sprache zu erwerben, und jede linkshemisphärische Schädigung zwischen dem zweiten Lebensjahr und der Pubertät, auf die üblicherweise die erworbenen oder traumatisch bedingten Aphasien zurückgeführt werden, hat Rückwirkungen auf die bereits gelernten Sprachgewohnheiten. Während der Wachstums- und Entwicklungsperiode erlebt das hirngeschädigte Kind einerseits das Sprechenlernen durch seine soziale Umwelt und andererseits die Sprachstörung infolge seiner Hirnverletzung. Frühere Forscher berichteten über relativ schnelle Genesung von der traumatischen Aphasie bei Vorschulkindern (LENNEBERG, 1967) und eine langsamere Wiederherstellung bei Kindern zwischen dem 4. und 10. Lebensjahr. Bei Jugendlichen und Erwachsenen hinterläßt eine Hirnschädigung in nahezu allen Fällen eindeutige Sprachdefizite. Obwohl bei jüngeren Kindern der Eindruck entsteht, als ob sie von ihrer Aphasie völlig genesen seien, da sie nach dem Unfall häufig wieder fließend sprechen lernen, lassen unlängst erschienene Langzeitstudien erkennen, daß die meisten dieser Kinder chronische und sehr subtile aphasische Symptome in das Erwachsenenalter hineintragen und das einwandfreie verbale Lernen für sie nahezu immer schwierig ist.

DENCKLA hat 1979 berichtet, daß es nach ihrer klinischen Erfahrung bei kleinen Kindern nur sehr wenige Fälle einer erworbenen Aphasie zu geben scheint; in einem 7jährigen Zeitraum als Direktorin eines großen neurologischen Instituts sah sie nur 7 Fälle dieser Art bei Kindern unter 10 Jahren. Dies trifft sicher zu, doch gibt es zahlreiche Kinder, bei denen es frühzeitig zu einer Schädigung der linken Hemisphäre gekommen ist, die als „aphasoid" bezeichnet werden können und die in den meisten Formen sprachlichen Lernens und des Sprachausdrucks unzulänglich sind. Diese Kinder stellen vermutlich einen großen Teil derjenigen dar, die als lerngestört bezeichnet werden.

Nach einer schweren Schädigung der linken Hemisphäre vor der Pubertät kommt die gesprochene Sprache häufig innerhalb von 1–2 Jahren wieder. Es dauert jedoch wesentlich länger, bis die Lese- und Schreibfähigkeiten zurückkehren. Bei Jugendlichen und Erwachsenen scheinen diese Fähigkeiten etwas schneller wieder erworben zu werden, vermutlich, weil sie bereits mehr Übung haben und intensiver lernen. Der Fall von Robbie Yates, der später in diesem Kapitel besprochen wird, ist hierfür ein gutes Beispiel. Er wurde im Alter von 3 Jahren und 9 Monaten hirngeschädigt, und seine mündliche Sprache mit 6 Jahren erschien einem zufälligen Beobachter normal. Sein Lese- und Schreibvermögen dagegen war selbst mit Hilfe einfallsreicher heilpädagogischer Unterrichtsmethoden für immer schlecht.

Bei den meisten aphasischen und auch bei einigen aphasoiden Kindern besteht eine allgemeine Abneigung gegen das Sprechen. DENCKLA (1979) hat dies auf die relative Unerfahrenheit des Kindes und auf einen Mangel an Übung im Erlernen „der Artikulationsregeln und sozialen Sprachgewohnheiten" im Vergleich zu den erwachsenen Aphasikern zurückgeführt.

Infolge dieser mangelhaften Sprachausübung, die vorwiegend den hinteren Abschnitten der linken Hemisphäre anzulasten ist, reicht diese nicht aus, um einen normalen Sprachumfang oder eine gute Sprachqualität zu liefern, obwohl die im linken Stirnlappen gelegenen motorischen Sprachmechanismen intakt sind. Der Fall Sam im Kapitel 5 (S. 213) ist ein eindrucksvolles Beispiel eines derartigen eingeschränkten Sprachausdrucksvermögens.

Leser, die eine eingehendere Besprechung der traumatischen oder erworbenen kindlichen Aphasie wünschen, seien an DENCKLA (1979, p. 537–540), LENNEBERG (1967, p. 145–150) und MYKLEBUST (1971b, p. 1181–1217) verwiesen.

Allgemeine Symptome der Entwicklungsaphasie

Sprachverzögerung. Obwohl die Sprachverzögerung das im Vordergrund stehende Symptom ist, muß man sich darüber im klaren sein, daß nicht alle Sprachbeeinträchtigungen als aphasisch bezeichnet werden können. Die meisten Ursachen einer schlechten Sprachentwicklung bei Kindern, die nicht an einer Aphasie leiden, sind peripherer Hörverlust, geistige Retardierung, emotionale Störungen, soziale Deprivation und/oder ein peripher verursachtes Artikulationsproblem. Wenn das Kind das Schulalter erreicht, ist es gewöhnlich möglich, eine Differentialdiagnostik zwischen der Entwicklungsaphasie und einigen anderen nichtaphasischen Syndromen durchzuführen. Manchmal wird jedoch das aphasische Kind fälschlich als geistig retardiert oder emotional gestört bezeichnet, obwohl es sich in Wirklichkeit um ein seiner Natur nach intelligentes oder sogar überdurchschnittlich begabtes Kind handeln kann.

Sprachaufnahmesymptome. Sie betreffen die schlechte auditive Wahrnehmung. Das Kind kann Laute hören, ihren Sinn jedoch nicht sinnvoll entschlüsseln. Ein solcher Vorgang entsteht normalerweise durch eine Schädigung der Großhirnrinde im Bereich des Wernickeschen Sprachzentrums (LURIA, 1973), wobei auch die auditiven Projektionsnervenbahnen, die vom mittleren Kniehöcker ausgehen (BENTON, 1963a) und möglicherweise auch die Areale im Bereich der Scheitel- und Hinterhauptlappen mitbetroffen sein können (LANDAU, GOLDSTEIN und KLEFFNER, 1960). BENTON (1963a) hat den Eindruck, daß „die extremste Unfähigkeit bei denjenigen Kindern zu finden ist, die eine „mangelhafte auditive Wahrnehmungsfähigkeit" aufweisen".

Zentraler Verarbeitungsdefekt. Sobald eine Schädigung oder Funktionsstörung Areale im Bereich des linken unteren Scheitellappens oder der Scheitel-Schläfen-Hinterhautlappen betreffen, kann es bei Erwachsenen zu

Schwierigkeiten kommen, einzelne Wörter oder Ideen zu einem sinnvollen Ganzen zu verbinden. Sie haben Schwierigkeiten, Sätze zu verstehen, und aus diesem Grunde wird diese Situation manchmal als „semantische Aphasie" bezeichnet (LURIA, 1973). Da diese auch ein schlechtes Gedächtnis und eine fehlerhafte Verknüpfung abstrakter Vorstellungen und symbolischer Denkvorgänge umfassen kann, hat man sie auch als „zentrale Aphasie" bezeichnet. Während bei aphasischen Erwachsenen hinsichtlich der Lokalisation der Hirnschädigung eindrucksvolle klinische Hinweise gegeben sind, gibt es nur wenig Fälle von Kindern mit Entwicklungsaphasie, die zu einer autoptischen Untersuchung gelangen. Drei Fälle werden weiter unten beschrieben. Während sich bei ihnen die Sprachareale hinsichtlich ihrer Lokalisation mit denen der Erwachsenen weitgehend decken, sind die beeinträchtigten Verhaltensreaktionen bei den Kinder weniger intensiv ausgebildet, und sie können ein höheres Maß an Wiedergenesung zeigen.

Es gibt auch Hinweise darauf, daß aphasische Kinder sowohl sprachliche (TALLAL und PIERCY, 1974) als auch nichtsprachliche auditive Reihenfolgereize langsamer verarbeiten (EFRON, 1963; LOWE und CAMPBELL, 1965; TALLAL und PIERCY, 1973a, b).

Symptome des Sprachausdrucks bei der kindlichen Aphasie

1. Geringes oder aufgehobenes Ausdrucksvermögen für Sprache bei annähernd normalem Sprachverständnis.
2. Telegrammstilsprache: Es fehlen Bindewörter, Artikel, Präpositionen, Konjunktionen, und es besteht eine von BENTON (1963a) so bezeichnete „syntaktische Verarmung". Diese Sprachmängel können auch auftreten, wenn das Kind schreibt.
3. Bei Wiederholungen kann die Artikulation normal oder annähernd normal sein, sie ist jedoch beim spontanen Sprechen sehr schlecht.

Störungen der Persönlichkeit. Da die Sprachentwicklung es uns ermöglicht, uns selbst und unsere Umgebung in der richtigen Weise zu regulieren, ist bei einem Kind von durchschnittlicher Intelligenz jede Verzögerung in der Sprachentwicklung Anlaß zu Frustrationen und eine Quelle für Angstzustände. Es ist deshalb durchaus üblich, daß man bei aphasischen Kindern Wutanfälle, Stimmungsschwankungen, ablehnende Haltung, destruktive Neigungen, Apathie und/oder das Bedürfnis, alleingelassen zu werden, antrifft. Höchstwahrscheinlich wurden einige Kinder als autistisch eingestuft, die tatsächlich aphasisch waren, denn man konnte bei ihnen eine Besserung ihres sozialen Verhaltens feststellen, sobald sich die Sprache richtig entwickelte.

Die Neurologie der Entwicklungsaphasie

Da allgemein und selbst von den überzeugtesten Behavioristen (B.F. SKINNER, 1938) anerkannt wird, daß die Aphasie unmittelbare Folge einer Hirnschädigung oder Hirnfunktionsstörung im Bereich der Sprachzentren der dominanten Hemisphäre ist (LURIA, 1966, 1973), dürfte es für Schulpsychologen und für Sonderschullehrer nützlich sein, etwas über mögliche neurologische Ausfälle bei Kindern mit Aphasie zu wissen. Über aphasische Erwachsene gibt es eine umfangreiche Literatur (BAY, 1964; BRAIN, 1961; GESCHWIND, 1965; LHERMITTE und GAUTIER, 1969; WEISENBURG und McBRIDE, 1935/1964), und die Ergebnisse dieser Arbeiten weisen eine große Zuverlässigkeit auf hinsichtlich der Schädigungsstelle und der Folgen für das Verhalten bei normalen Erwachsenen, die eine Verletzung der Sprachzentren erlitten haben (LURIA, 1966, 1973).

Im Hinblick auf Kinder ist die klinische Literatur bei weitem nicht so reichhaltig, und die Verhaltensabweichungen sind vielfältiger. Da man viel aus eingehenden Untersuchungen von Einzelfällen lernen kann, führen wir diese im Verlauf des Buches immer wieder an.

Der vermutlich eingehendste klinische Bericht über ein Kind mit entwicklungsbedingten Lernstörungen stammt von DRAKE (1968), bei dem in detaillierter Form die Krankheitsgeschichte, die körperliche und neurologische Untersuchung, die psychiatrischen Befunde, die Schulzeugnisse, die psychologischen Testergebnisse und der neuropathologische Bericht eines Knaben aufgeführt wurden, der im Alter von 12 Jahren unvermutet verstarb und dessen Gehirn autoptisch untersucht wurde. Billy war ein liebenswerter Junge von durchschnittlicher Intelligenz, der auffälligen Gefühlsschwankungen, Schwindelanfällen und „black outs" unterworfen war und in den meisten Unterrichtsfächern Schwierigkeiten hatte. Er war im Lesen zurückgeblieben und hatte Schwierigkeiten, sich an das, was er gelesen hatte, zu erinnern. Er hatte Probleme mit Rechnen, Rechtschreibung und Schreiben. Im Erlernen der Uhrzeit tat er sich schwer, er lernte sie erst mit 11 Jahren. Seine Hausaufgaben bewältigte er nur extrem langsam. Im sechsten Schuljahr las er wie ein Schüler des vierten Schuljahrs, und seine Grammatik und Rechtschreibung entsprachen dem fünften Schuljahr. Auch im Rechnen war er ungefähr ein Jahr zurück.

Die autoptische Untersuchung seines Gehirns zeigte ein abnormes Wachstum der Großhirnrinde in *beiden* Scheitellappen und eine mangelhafte Ausbildung verschiedener Abschnitte des Balkens (Corpus callosum). In gleicher Weise fand sich ein ungewöhnliches und abnormes Strukturmuster der Großhirnrinde und der Hirnwindungen. In den subkortikalen Abschnitten fanden sich abnorme Blutgefäßstrukturen und Verlagerungen einiger subkortikal gelegener Hirnnervenzellen. Angesichts dieser erheblichen Strukturveränderungen in Billys Gehirn war es bemerkenswert, daß er überhaupt Lesen lernte und im Unterricht Fortschritte machte. LENNEBERG (1968) hat einen solchen Prozeß beschrieben, indem er zu dem Schluß kam, „ein Kind, das bei der Geburt ein Hirntrauma erleidet, wächst nur allmählich in seine Symptomatik hinein, und sowohl die Schädigung als auch die Symptome haben ihre eigenen verzweigten Konsequenzen".

Einfacher ausgedrückt könnte man folgern, daß das von Geburt an hirngeschädigte Kind einen optimalen Kompromiß zwischen seiner Hirnschädigung und der Hirnfunktion zu machen lernt. Da sein Gehirn noch jung ist, hat es einen größeren Spielraum, Aufgaben in gesunde Hirnabschnitte zu verlagern, als dies einem Erwachsenen mit einer unfallbedingten Hirnschädigung möglich ist.

Die erste autoptische Studie eines Kindes mit einer Entwicklungsaphasie (BENTON, 1963a) wurde von LANDAU, GOLDSTEIN und KLEFFNER (1960) veröffentlicht. Der dort beschriebene 6 Jahre alte Junge schien geistig intelligent zu sein, konnte jedoch gesprochene Sprache kaum verstehen. Seine Sprache war das chaotische Durcheinander eines selbstgeschaffenen Jargons, und wenn er mit anderen kommunizieren wollte, nahm er Zuflucht zu Gesten. Nach einer 3jährigen logopädischen Behandlung entwickelte er einen mäßigen Wortschatz und lernte einfache Sätze zu sprechen. Er lernte auch, einfache Lernstoffe zu lesen und zu schreiben und Rechenaufgaben entsprechend dem ersten Schuljahr zu lösen. In diesen 3 Jahren stieg sein Handlungsintelligenzquotient von 78 auf 97, wodurch die Vermutung gegeben war, daß bei ihm eine durchschnittliche nichtsprachliche Intelligenz bestand. Audiometrische Tests ergaben ein normales Hörvermögen des rechten Ohrs mit einem fraglichen Verlust der hohen Frequenzen auf dem linken Ohr. Diese Befunde gestatteten den Ausschluß eines Hörverlustes als Ursache seiner Sprachverzögerung und erweckten den Verdacht auf eine umschriebene Hirnschädigung oder Hirnfunktionsstörung.

Dieser Verdacht wurde durch Sektionsbefunde nach dem plötzlichen Tod des Knaben im Alter von 10 Jahren gestützt. Die autoptischen Befunde zeigten deutliche Hinweise auf ein inadäquates Wachstum der Rindenschichten in *beiden* Schläfenlappen. Da diese Wachstumsanomalie *beidseitig* war, bestand für Billys Gehirn die Schwierigkeit, das fehlerhafte Wernickesche Sprachzentrum kompensatorisch auf der anderen Seite zu ersetzen. Die hinteren Abschnitte der Scheitel-, Schläfen- und Hinterhauptlappen waren auf beiden Seiten verkleinert, und die mittleren Kniehöcker (Corpora geniculata media), welche die Hörnerven beider Seiten mit den Heschlschen Windungen verbinden, waren erheblich degeneriert. Höchstwahrscheinlich war die Aufnahme der Sprachlautmuster in seinem Gehirn so verändert, daß er gesprochene Sprache nur in einem begrenzten Ausmaß und mit Hilfe eines ganz speziellen Sprachtrainings zu verstehen lernte.

In seinem Kommentar zu diesem sehr interessanten Fall hat BENTON (1963a) die Aufmerksamkeit auf die Tatsache gelenkt, daß bei einer vergleichbaren Schädigung eines erwachsenen Patienten eine zentrale Taubheit die Folge gewesen wäre. Höchstwahrscheinlich reagierte dieser Knabe auf das spezielle Sprachtraining, weil er das gesamte gesunde Hirngewebe, das er besaß, dafür zum Einsatz bringen konnte. Dieser Hinweis stützt die Überzeugung, daß ein wohlüberlegtes heilpädagogisches Unterrichtsprogramm so früh wie möglich durchgeführt werden sollte, um die Plastizität des kindlichen Gehirns so umfassend wie möglich zu nutzen.

ROBERTS hat 1962 über den sehr interessanten Fall eines kleinen Mädchens berichtet, das er vom 6. Lebensjahr bis zu seinem Tod im frühen Jugendalter beobachten konnte. Bis zum 15. Lebensmonat war seine Entwicklung normal gewesen. In diesem Alter zog es sich ein hohes Fieber zu, das mit

Krämpfen einherging, aus denen sich eine rechtsseitige Hemiparese (Halbseitenlähmung) entwickelte. Die Krampfanfälle setzten sich fort und konnten medikamentös nicht beherrscht werden.

Eine Untersuchung im Alter von 6 Jahren zeigte einen Minderwuchs der linken Schädelseite und rechten Körperhälfte. Das Mädchen hatte eine geringgradige rechtsseitige Hemiparese, die auf ein pathologisches Geschehen in der linken Hirnhemisphäre schließen ließ. Seine gesprochene Sprache war dermaßen verstümmelt, daß nur die Mutter es verstehen konnte, und seine Versuche, normale Sprachlaute zu erzeugen, waren in den meisten Fällen ganz unnormal. Es entwickelte eine eigene Sprache, die nur für es selbst eine logische Bedeutung hatte.

Im Elektroenzephalogramm zeigten sich Spikesentladungen über der linken Hälfte seines Gehirns, besonders im Bereich der Scheitellappen. Ein hirnchirurgischer Eingriff offenbarte eine diffuse Verkümmerung der linken Hemisphäre, besonders im Bereich des Scheitellappens, der operativ entfernt wurde.

Die Behandlung aphasischer Kinder

Es waren hauptsächlich zwei Wissenschaftler, die frühzeitig mit der Behandlung der Entwicklungsaphasie begonnen haben: erstens Helmer R. MYKLEBUST, der mit tauben und aphasischen Kindern mehrere Jahre lang sehr intensiv gearbeitet hat, und zweitens Mildred A. McGINNIS, eine begabte Pädagogin, die über 40 Jahre am Central Institute for the Deaf (Zentralinstitut für Taube) in St. Louis und in letzter Zeit an der Pathway School in Norristown, Pennsylvania, tätig war.

MYKLEBUST (1971b) hat die Bedeutung einer zuverlässigen Identifizierung und Diagnosestellung des aphasischen Kindes hervorgehoben. Wie bereits festgestellt wurde, ist es sehr wichtig, ein aphasisches Kind gegenüber einem geistig retardierten, schwerhörigen oder emotionell gestörten Kind abzugrenzen. Eine mangelhafte Sprachentwicklung aufgrund von Hörstörungen kann bereits während der Vorschuljahre festgestellt werden, während eine Aphasie erst nach Abschluß des ersten Schuljahrs vermutet werden kann oder bis zum dritten oder vierten Schuljahr nicht als ständiges Problem erkannt wird. Die Diagnose liefert Informationen über die Hörwahrnehmung sowie über das Hörverständnis, die Hörverarbeitung und das Ausdrucksvermögen, wodurch die möglichen Schwächen und relativen Stärken des Kindes sichtbar werden. Das diagnostische Vorgehen beruht auf dem Erkennen eines deutlich herabgesetzten auditiven Sprechvermögens im Vergleich zum sonstigen nichtsprachlichen Intelligenzniveau, zum Hörvermögen, zur emotionellen Angepaßtheit und zu den motorischen Fähigkeiten des Kindes. Die Untersuchung eines Kindes mit Sprachretardierung muß sowohl eine detaillierte audiometrische Untersuchung durch einen qualifizierten Sprachtherapeuten als auch eine umfassende psychologische Testbatterie einbeziehen (MYKLEBUST, 1954).

Von meiner Seite aus würde ich noch neuropsychologische Tests hinzufügen. MYKLEBUST (1971b) empfiehlt eine eingehende Bewertung der Wahrnehmungsprozesse des Kindes, die folgende Aufgaben umfaßt: die Fähigkeit, aufzupassen, die Anzahl, Intensität und die Länge von Reaktionen auf sprachliche und nichtsprachliche, sinnvolle und sinnlose, rhythmische und nichtrhythmische auditive Reize, die Lauterkennung und Lautunterscheidung, die Fähigkeit, Laute aus Untergrundgeräuschen herauszuhören, die Wahrnehmung und Wiedergabe eines Rhythmus mit den Händen sowie die Wahrnehmung innerhalb der Sinnesmodalitäten. Viele Jahre lang hat MYKLEBUST die Bedeutung der intra- und interperzeptuellen Funktion beachtet. Bei seinen eigenen Forschungen benutzte er als einen der empfindlichsten Verhaltenstests für das Vorhandensein von Hirnschädigungen oder bestimmten Funktionsstörungen der Hirnrinde Aufgaben, die mehrere Sinnesorgane in Anspruch nehmen.

In gleicher Weise wie Wahrnehmungsprozesse müssen auch sprachliche Funktionen sehr sorgfältig bewertet werden. Sie umfassen das auditive Wortgedächtnis, Sprachverständnis und Sprachintegration, Wortgedächtnis, das sowohl die Methode der Erkennung als auch der Erinnerung benutzt, und die motorischen Ausdrucksfunktionen. Wie diese Untersuchungen auszuführen sind, wird von MYKLEBUST einmal in zusammenfassender, aber detaillierter Form (1971b), und einmal in voller Ausführlichkeit (1954) besprochen. Ein Schulpsychologe, dem die klinische Beurteilung der kindlichen Aphasie nicht völlig vertraut ist, tut gut daran, sich dieser oder anderer Quellen zu bedienen.

Die heilpädagogische Behandlung muß die individuellen Bedürfnisse des Kindes in jeder Weise berücksichtigen. Sie wird durch die besonderen Stärken und Schwächen des Kindes hinsichtlich Wahrnehmung, auditivem Gedächtnis, Wortverständnis, Wortverarbeitung, Wortwiederholungsfähigkeit und Ausdrucksvermögen bestimmt. Lange Zeit hat MYKLEBUST die Wichtigkeit der Einbeziehung sowohl sprachlicher als auch nichtsprachlicher Fertigkeiten in die Bewertung der Lernprobleme jedes Kindes hervorgehoben und hat in seiner Formel für den Lernquotienten beiden Funktionen die gleiche psychometrische Bedeutung zugewiesen (MYKLEBUST, 1967a). Für die Bewertung der potentiellen Fähigkeiten eines aphasischen Kindes ist dies von besonderer Bedeutung.

Obwohl zwischen den aphasischen Kindern große Unterschiede bestehen, hebt MYKLEBUST bestimmte Grundübereinstimmungen hervor. Die erste ist, daß der Input dem Output vorausgeht. Es sollte sichergestellt sein, daß das Kind ein Wort völlig verstanden hat, bevor man den Versuch macht, es zu lehren, das Wort auszusprechen. In gleicher Weise sollte das Kind in der Lage sein, ein Wort zu lesen, bevor man ihm beibringt, es zu schreiben. Eine zweite Grundvoraussetzung ist folgende: Man sollte niemals wahllos multisensomotorische Methoden anwenden. Zuerst ist es notwendig, die Wahrnehmungsschwächen und -stärken und jedes nur mögliche Defizit des Kindes herauszufinden. Eine unsystematische Anwendung einer Stimulation auf mehreren Ebenen gleichzeitig kann in manchen Fällen das Lernvermögen behindern. „Ein Überbelasten mit Reizen kann für die Aufmerksamkeit, das Orientierungsvermögen und die Motivation schädlich sein, in seltenen Fällen kann es starke Erschöpfungszustände, wenn nicht Krampfanfälle auslösen" (MY-KLEBUST, 1971b).

MYKLEBUSTs diagnostischer Ansatz ist außergewöhnlich praktisch und beruht auf eingehenden Kenntnissen von Lernprinzipien, Neurologie, Neuropsychologie und Schulunterricht bei Kindern mit besonderen Nöten.

Der diagnostische Ansatz von Mildred McGINNIS, den sie als Assoziationsmethode bezeichnet, unterscheidet sich davon in vielerlei Hinsicht. Sie berichtete 1963, daß „die Meinungen, Vorschläge und Beurteilungen, die dieses Buch enthält, auf 40jähriger Erfahrung beruhen, welche die Autorin im täglichen Umgang mit den Problemen des Bewertens und Unterrichtens von Kindern, die Störungen in ihrer sprachlichen Kommunikationsfähigkeit haben, aus erster Hand sammeln konnte." Frau McGINNIS war eine begabte und sehr erfolgreiche Lehrerin, die sich nur mit den Verhaltensaspekten der mündlichen Kommunikation beschäftigte, und nicht mit den organischen Schäden, die der kindlichen Aphasie zugrunde liegen.

Aufgrund ihrer Erfahrungen an Hunderten von Kindern mit Kommunikationsstörungen entwickelte sie eine klare klinische Beurteilungsmethode, die es ihr ermöglichte, ein aphasisches Kind gegenüber einem tauben, geistig retardierten, autistischen, emotionell gestörten oder einem Kind mit verzögerter Sprachentwicklung abzugrenzen. Ihr Buch belegt jedes differentialdiagnostische Problem mit einer großen Zahl detaillierter klinischer Fallstudien.

Die Assoziationsmethode geht systematisch vor. „Wenn ein Schritt übergangen wird, offenbart sich eine Lernlücke, und die Schritte müssen zurückverfolgt werden" (McGINNIS, 1963). Dem aphasischen Kind wird zunächst beigebracht, Aufmerksamkeit für Anweisungen zu entwickeln und dann 50 gewöhnliche Hauptwörter aufzusagen und zu lesen. Diese Methode beginnt mit einzelnen Lauten. Die Laute werden anschließend miteinander kombiniert, um das ganze Wort zu bilden, und schließlich werden Aktivitäten benutzt, um mit dem Wort eine Bedeutung zu verbinden. Dies ist primär ein Laut- und Artikulationsangebot, das zum Lesen und dann zum Schreiben führt. Wenn diese 50 Hauptwörter erst einmal beherrscht werden, führt das nächste Stadium durch das Lernen einfacher Sätze unter Verwendung der vertraut gewordenen Wörter zur Entwicklung einer größeren Gedächtnisspanne. Davon ausgehend wird durch weiteres Training die Kenntnis konkreter Wörter vermehrt, und man geht zu abstrakten Vorstellungen und komplizierteren grammatikalischen Sprachformen über.

Während MYKLEBUST eine durchgehend neuropsychologische Analyse der kindlichen Fähigkeiten hervorhebt, die auf ein bestimmtes Lehrprogramm für dieses Kind hinweisen, betont McGINNIS im Gegensatz dazu eine Lehrmethode. McGINNIS' Buch ist ein reichhaltiges Kompendium von Meinungen, Vorschlägen und Beurteilungen, die aus ihrer eigenen Erfahrung stammen, aber es gibt keinen Hinweis auf die Forschung. MYKLEBUST ist selbst ein tatkräftiger Forscher, und seine Veröffentlichungen sind durchweg durch zahlreiche Literaturhinweise auf laufende Forschungsvorhaben auf den Gebieten der Neurologie, der Psychologie und der Sonderschulpädagogik belegt.

Die Arbeiten beider Autoren haben ihren besonderen Wert für jemanden, der sich in das Gebiet der kindlichen Aphasie einarbeiten möchte. Die eine enthält Einsichten und praktische Empfehlungen eines der bedeutendsten zeitgenössischen Gelehrten auf diesem Gebiet und die andere den detaillierten Bericht einer besonders begabten Lehrerin aus erster Hand.

Die Dyslexie

Bis jetzt haben wir nur die auditiv rezeptive und die expressive Sprache behandelt. Wir wollen uns nun dem Lesen als der rezeptiven Form geschriebener Sprache und der Leseschwäche, der Dyslexie, zuwenden. MONEY (1962) schrieb, „die Unfähigkeit zu lesen, kann den Verlust einer Fähigkeit repräsentieren, der nach einer Hirnschädigung oder nach degenerativen Prozessen auftritt. Sie kann aber auch eine fehlerhafte Entwicklung repräsentieren, aus Leseanweisung Nutzen zu ziehen."

Definition der Dyslexie

Die Weltföderation der Neurologie schlug 1968 die folgenden zwei Definitionen der Dyslexie (CRITCHLEY, 1970) vor:

1. Spezifische Entwicklungsdyslexie: „Es handelt sich um eine Störung, die sich in Schwierigkeiten beim Lesenlernen manifestiert, trotz üblichen Unterrichts, angemessener Intelligenz und gesellschaftlich-kultureller Möglichkeiten. Sie beruht auf fundamentalen kognitiven Unfähigkeiten, die häufig eine konstitutionelle Ursache haben."
2. Dyslexie: „Hierbei handelt es sich um eine Störung bei Kindern, die trotz regelrechtem Schulunterricht nicht in der Lage sind, die Sprachfähigkeiten für Lesen, Schreiben und Rechtschreibung entsprechend ihren sonstigen intellektuellen Fähigkeiten zu erreichen."

Diese Definitionen werfen mehrere Fragen auf: Erstens, die Lesestörung kann durch einen angeborenen Mangel entstanden sein, d.h. sie kann „entwicklungsbedingt" sein, zweitens durch „unfallbedingte" Hirnschädigungen entstehen, nachdem das Kind oder der Erwachsene schon lesen gelernt hat. Diese Form der Lesestörung, die von einer Schädigung oder einer Funktionsstörung im Zentralnervensystem herrührt, wurde als „primäre Leseretardierung" bezeichnet (RABINOVITCH, 1959). RABINOVITCH schlug die Einteilung in eine primäre und eine sekundäre Leseretardierung vor. Die primäre Leseverzögerung resultiert aus „einem grundsätzlich gestörten neurologischen Organisationsmuster". Die unfallbedingte Hirnschädigung hat er in die beiden Kategorien nicht aufgenommen. Für ihn waren die primären Fälle Ausdruck irgendeines biochemischen Ungleichgewichts oder eines chronischen neurologischen Defizits, das zu dem führt, was wir heute als „spezifische" oder „kongenitale" Leseverzögerung bezeichnen.

Die sekundäre Leseverzögerung beschreibt diejenigen Fälle, bei denen die potentielle Fähigkeit „zum Lesenlernen intakt ist, aber nicht ausreichend genutzt wird". Die Ursachen hierfür können umweltbedingt sein, beispielsweise durch einen unzureichenden Schulunterricht, oder im Schüler selbst liegen, durch eine negative Einstellung zu allem. In diesem Buch bezieht sich der Begriff „primär" auf alle physiologisch bedingten Fälle von Leseverzögerung, gleichgültig, ob sie durch ein Unfallgeschehen oder durch Entwicklungsstörungen verursacht sind. Unsere Kategorie „sekundärer" Leseverzögerungen ähnelt derjenigen RABINOVITCHs.

Die primären Formen können neben der Hirnfunktionsstörung geistige Retardierung, genetische Defektbildungen, Autismus und Aphasie beinhalten. Die kulturell und durch pädagogische Ursachen ausgelösten Leseprobleme erhielten die Bezeichnung „sekundäre" Leseverzögerung. Darin können ein ablehnendes familiäres Klima, elterliche Zurückweisung oder Vernachlässigung und soziale oder pädagogische Deprivation eingeschlossen sein. Wenn Leseprobleme deswegen als „primär" bezeichnet werden, weil sie von organischen Funktionsstörungen herrühren, bedeutet dies nicht, daß sie von größerer Bedeutung als die „sekundären", emotional ausgelösten, sind. Sie sind jedoch gegenüber den üblichen Unterrichtsmethoden aufgrund der zentralen Verarbeitungsstörungen wesentlich refraktärer. Die psychiatrischen oder „sekundären" Gruppen der Leseverzögerung behalten eine intakte Lesefähigkeit (QUADFASEL und GOODGLASS, 1968), die normal funktioniert, wenn die emotionalen Konflikte gelöst sind. Aus diesem Grund muß der Heilpädagoge gleich von Anfang an wissen, ob er es mit einer „organischen" oder „rein durch die Motivation bedingten" Form von Leseproblemen zu tun hat. Aufgrund dieser Kenntnisse ist ein grundsätzlich anderes heilpädagogisches Programm angezeigt, entsprechend dem ursächlichen Muster des Lesedefizits.

Vor über 20 Jahren hob MONEY (1962) hervor, daß beim Studium der Dyslexie „Medizin und Pädagogik sich sehr langsam zusammenfanden". Dieser berufliche Parallelismus gab in den letzten Jahren den Weg zu einer intensiveren Verschmelzung dieser beiden Disziplinen frei, vorwiegend aufgrund dramatischer Fortschritte auf dem Gebiet der neurologischen Forschung mittels Computertomographie, Positronenemissionstomographie, Kernspintomographie und der Erforschung möglicher organischer Korrelate der Dyslexie durch histologische Untersuchungen (z. B. GALABURDA und KEPER, 1979; GALABURDA und EIDELBERG, 1982). Weitere Gründe für diese Verknüpfung von Medizin und Pädagogik sind die Fortschritte in der Beurteilung funktioneller Hirnasymmetrien, im bemerkenswerten Anwachsen neurophysiologischer Untersuchungen der Dyslexie und anderer Lernprobleme und der stärkeren Berücksichtigung dieser Ergebnisse in psychologischen und pädagogischen Zeitschriften. Bis Mitte der 70er Jahre ordneten die meisten Pädagogen und Schulpsychologen Lesefehler ausschließlich psychogenen Ursachen zu; neurologische Faktoren wurden nur selten in Erwägung gezogen.

Mit Beginn der 80er Jahre wurde zumindest die wichtige Rolle des Gehirns beim Lernen von vielen Pädagogen und Schulpsychologen erkannt, wenn zunächst auch nur oberflächlich begriffen. Sie erkannten allmählich die überzeugende Beweiskraft einiger Fälle. Und ihnen wurde bewußt, wie wichtig ihr besseres Verständnis für die Sprachbeeinträchtigungen ganz allgemein ist.

Schauen wir uns einige dieser Hinweise an! Der erste neurologische Hinweis im Zusammenhang mit der Lernunfähigkeit kam von Erwachsenen, die unter Schlaganfällen litten. In dieser Besprechung benutzen wir folgende unterschiedlichen Kategorien der Leseretardierung:

A. Primäre Leseretardierung (Alexie oder Dyslexie)
  1. Erwachsene
     a) unfallbedingte Dyslexie
     b) Entwicklungsdyslexie
  2. Kinder
     a) unfallbedingte Dyslexie, die nach 1 ½ oder 2 Lebensjahren erfolgt
     b) Entwicklungsdyslexie, sofern der Unfall während der Schwangerschaft, während der Entbindung oder nach der Geburt während der ersten 1 ½ Lebensjahre erfolgte.
B. Sekundäre Leseretardierung
   Schwach ausgeprägte Motivation aufgrund zu geringer Umwelteinflüsse.

Begriffsbestimmung

Zahlreiche Pädagogen ziehen einen Begriff wie „Leseretardierung" dem Ausdruck „Dyslexie" vor. Tatsächlich ist an einigen pädagogischen Hochschulen der Ausdruck „Dyslexie" verbannt. Da dieser Begriff jedoch von einigen Pädagogen, medizinischen Berufsgruppen und Zeitschriften weiterhin gebraucht wird, kann das einen jungen Lehrer verwirren. Ein kurzer Kommentar über dieses Problem kann deshalb zur Klärung beitragen.

Die Begriffe „Alexie" und „Dyslexie" erfahren bei unterschiedlichen Autoren die verschiedensten Definitionen. *Webster's New Twentieth Century Dictionary* (2. Auflage, 1968) definiert das Wort „Alexie" als „Leseunfähigkeit", die durch Läsionen des Gehirns verursacht ist; „Wortblindheit", und „Dyslexie" als „den Verlust der Fähigkeit, die Bedeutung des Gelesenen zu erfassen". Obwohl nicht ausdrücklich erwähnt, folgt in diesem Falle ohne weiteres daraus, daß die Lesestörung bei der Alexie durch eine Hirnschädigung verursacht wird, während die Ursache der Dyslexie nicht bekannt ist. Die beiden Neurologen BENSON und GESCHWIND akzeptieren diese Klassifizierung mit einer eindeutigeren Spezifizierung. Für sie „bezieht sich die Alexie lediglich auf *erworbene* Defekte, im Gegensatz zur Dyslexie, die eine *angeborene* oder konstitutionelle Unfähigkeit des Lesenlernens umschreibt" (BENSON und GESCHWIND, 1969).

Zahlreiche Pädagogen benutzen den Ausdruck Alexie für eine komplette oder stark ausgeprägte Leseunfähigkeit und Dyslexie für eine leichte Funktionsstörung oder eine nur mäßige Leseverzögerung. Aber dieser Gebrauch der Begriffe, um den unterschiedlichen Schweregrad der Störung zu beschreiben, wurde von einigen Neurologen abgelehnt (QUADFASEL und GOOD-GLASS, 1968). Offensichtlich ist diese verwirrende Situation, ein Phänomen zu bannen, das sie alle untersuchen, Ausdruck eines Kommunikationsmangels zwischen Pädagogen und Neurologen. In der Vergangenheit haben die Neurologen sich allerdings häufiger bemüht, ihre Kenntnisse mit den Pädagogen zu teilen (BINET und SIMON, 1908; MONTESSORI, 1965; ORTON, 1937; CRITCHLEY, 1970) als umgekehrt. Es gibt einige bemerkenswerte Ausnahmen, wie beispielsweise MYKLEBUST, doch zahlreiche Psychologen und Pädagogen, die vom Wert der neuropsychologischen Daten beeindruckt waren, wurden von vielen Angehörigen des „pädagogischen Establishments" belehrt, daß diese Daten für pädagogische Zwecke irrelevant seien. Dieser Beitrag ist eine schlechte Erwiderung auf den Reichtum an Kenntnissen, den die Neurologie der Pädagogik zu bieten hat.

Schauen wir uns jetzt die Befunde an!

Primäre Leseretardierung bei Erwachsenen

Unfallbedingte Dyslexie

Im Kapitel 4 hatten wir den WADA-AMYTAL-Test beschrieben. Hier soll daran erinnert werden, daß im Anschluß an die Injektion, die die linke Hirnhemisphäre beeinflußt, der Patient mehrere Minuten lang unfähig ist, zu sprechen, zu lesen, zu schreiben oder zu verstehen, was man ihm sagt. Dagegen ist der Patient in der Lage, nonverbale Aufgaben normal oder annähernd normal zu verstehen, er ist jedoch vorrübergehend aphasisch, *dyslektisch* und agraphisch. In unserer Dyslexiestudie beschäftigen wir uns in erster Linie mit der vorübergehenden Leseunfähigkeit des Patienten als Folge medikamentöser Einwirkungen auf die linkshemisphärisch gelegenen Großhirnrindenareale, die für das Lesen grundsätzlich wichtig sind. Sobald frisches Blut das mit der Testsubstanz versehene ersetzt, kehrt die normale Lesefähigkeit des Patienten nach wenigen Minuten zurück. Seit 1948, als diese Technik von Dr. Juhn WADA in Japan zum erstenmal entwickelt wurde, sind Tausende von AMYTAL-Tests in fast allen Teilen der Erde durchgeführt worden. Die Reaktion dieser Maßnahme ist für die Festlegung der sprachdominanten Seite sehr zuverlässig. Es ist einzusehen, daß das Lesen vorübergehend unmöglich gemacht wird, wenn durch gezielt eingesetzte chemische Substanzen die „Lesezentren" der Hirnrinde ausgeschaltet werden, obwohl die visuelle Erkennung nichtsprachlicher Reize dabei gewöhnlich normal und intakt ist.

Dieses klinische Experiment läßt erkennen, daß es eindeutige kausale Zusammenhänge zwischen der normalen Funktion der sprachdominanten Hirnhemisphäre und der Lesefähigkeit gibt, wir erfahren jedoch nicht, *welche Teile* der Hemisphäre hierfür wesentlich sind.

Um dies festzustellen, können wir eine andere Form der klinischen Untersuchung benutzen: das Studium der lokalisierten Läsionen. Eine der besten Arbeiten auf diesem Gebiet stammt von RUSSEL und ESPIR (1961) aus England, in der sie die Krankengeschichten von nahezu 1200 Soldaten durcharbeiteten, die während des Zweiten Weltkrieges Hirnverletzungen erlitten hatten. Die meisten Soldaten wurden 1944 während der Invasion in der Normandie verwundet und erreichten wenige Tage später die Klinik in Oxford. Ihre Hirnverletzungen wurden zumeist durch kleine Metallsplitter von Schrapnellen oder hochexplosiven Granaten verursacht, so daß meistens genau lokalisierbare Schädigungen entstanden. RUSSEL und ESPIR entwickelten ein System, um die Orte der Schädigungen oder Verwundungen wiederzugeben. Es wurde eine Seitenansicht des Schädels gezeichnet, und in dieses Schema wurden die Röntgenbefunde eingetragen. Sie fertigten dann eine übereinanderprojizierte Zeichnung aller Patienten an, die an einer Aphasie litten, und eine zweite der jungen Patienten, die keine Aphasie hatten. Diese beiden Zeichnungen waren im Grundsatz komplementär, die eine war das Negativ der anderen. Die Patienten mit Aphasie hatten Verletzungen im Brocaschen Sprachzentrum, im unteren Abschnitt des linken motorischen Rindenstreifens, in den dazugehörigen Abschnitten des sensorischen Rindenstreifens, der die Sprechmuskeln und die rechte Hand steuert, im linken Gyrus angularis und im Wernickeschen Sprachzentrum.

Die Verletzungen der linken Hemisphäre ohne Aphasie lagen außerhalb der Sprachzentren, im präfrontalen Rindenbereich entlang der Längsfurche und verstreut an verschiedenen Orten. Von den aphasischen Patienten, die annähernd ein Drittel aller Patienten ausmachten, sind für uns besonders diejenigen von Interesse, bei denen die Lesefähigkeit beeinträchtigt war. Im Kapitel 13 ihres Buches über Alexie berichten RUSSEL und ESPIR mit Hilfe von Abbildungen von sieben Fällen mit Hirnschädigungen im Bereich der seitlichen Begrenzung des Gehirns. Sechs von ihnen zeigten Schädigungen im Rindenabschnitt des linken Scheitellappens unmittelbar im oder in der Nähe des Gyrus angularis und ein Fall hatte eine Schädigung in den vorderen Abschnitten des linken Scheitellappens. Es ist interessant, daß dieser zuletzt aufgeführte Fall einige Jahre nach seiner Verletzung die Fähigkeit zu sprechen wiedergewann und fehlerfrei, wenn auch langsam lesen konnte. Bei diesem Mann ließen Nachforschungen erkennen, daß der Gyrus angularis von der Verletzung ausgespart war.

Weitere Hinweise in dieser Richtung stammen von Forschungen, die Norman GESCHWIND in Boston durchführte. Er hat recht eingehend über die anatomischen Grundlagen der Sprache geschrieben und hervorgehoben, daß der Gyrus angularis und der Gyrus supramarginalis bei den Subprimaten fehlen. Beide Windungen treten in rudimentärer Form erst bei höheren Affen auf (GESCHWIND, 1965). Im Laufe der Nervenentwicklung gehören diese Areale zu denjenigen, die als letzte myelinisiert werden, und es gibt einige Beweise dafür, daß diese Region strukturell erst sehr spät zur Reife gelangt; oftmals erst in der späten Kindheit. Aufgrund seiner Kenntnisse der neurologischen Anatomie glaubt GESCHWIND, daß der Gyrus angularis in der Evolution ein neues Assoziationsareal darstellt, das andere Großhirnrindenabschnitte miteinander verbindet. Einfacher ausgedrückt, es scheint als ein „Schaltkasten" zu funktionieren, der die visuellen, auditiven, motorischen und sensorischen Areale der Großhirnrinde miteinander verbindet. Wie bereits in Kapitel 3 ausgeführt, tritt dieses transkortikale Verbindungszentrum erst beim Menschen auf und liefert eine integrierende neurologische Ausgangsbasis für Sprache. „Die ersten Spracherfahrungen hängen höchstwahrscheinlich in gleicher Weise von der Ausbildung somästhetisch-auditiver und visuell-auditiver wie auch auditiv-auditiver Assoziationen ab" (GESCHWIND, 1965). Das bedeutet, daß der Spracherwerb die Fähigkeit erfordert, zwischen den einzelnen Sinnesorganen Assoziationen herzustellen, und da nur der Mensch diese transkortikalen Verbindungen besitzt, entwickelt sich bei den Anthropoiden zwar eine innere Sprache, jedoch kein Sprechvermögen, Lesen oder Schreiben, wie beim Menschen.

Der berühmte russische Neuropsychologe A. R. LURIA hat unter Benutzung neuropsychologischer Kenntnisse einen imponierenden Beitrag zur Erforschung der Sprachentwicklung geliefert. Seine erste größere Arbeit, die ins Englische übersetzt wurde, *„Die höheren Funktionen der Großhirnrinde beim Menschen"*, wurde 1966 veröffentlicht, und seit dieser Zeit erschienen mehrere übersetzte Bücher von ihm. In Kapitel 3 haben wir seine Vorstellungen über den funktionellen Aufbau des menschlichen Gehirns vorgestellt. An dieser Stelle wollen wir uns auf sein Konzept der Dyslexie konzentrieren.

Wenn man LURIAs Werke liest, ist man sofort von der Tiefe und dem Umfang seines Denkens beeindruckt. Er legt ein Konzept des Lesens, Schreibens und der Sprache vor und setzt sich in Widerspruch zu den klassischen Neurologen, die diese Lernfunktionen als völlig isolierte Prozesse beschreiben. Für LURIA sind Lesen und Schreiben spezielle Aspekte der Sprachaktivität, obgleich ihre „psychologische Struktur und funktionelle Charakteristik sich beachtlich von denjenigen der mündlichen Sprache unterscheiden" (LURIA, 1970). Sobald es deshalb zu Störungen der Sprachfunktionen kommt, wie beispielsweise bei einer Aphasie, treten auch Störungen beim Lesen und Schreiben auf, die LURIA als typische Symptome der unfallbedingten Aphasie auffaßt.

Bei einer Analyse des Sprechens und Lesens weist LURIA darauf hin, daß ein Mensch beim mündlichen Sprechen gewöhnlich spontan und seiner selbst bewußt spricht, während er beim Lesen in der Lage sein muß, eine bewußte Höranalyse der Silben vorzunehmen, die auf dem Papier geschrieben oder gedruckt vorliegen. Beim Lesen werden die Buchstaben, die den Laut eines Wortes ergeben, dem Lesenden unmittelbar zugeleitet, der sie in ein korrektes Lautmuster bzw. Wort umformen muß. Der Lesende erkennt nun den Wortklang und stellt die Verbindung zu seiner Bedeutung her. Dieser Vorgang wird von LURIA (1970) als „akustische Analyse und Synthese" bezeichnet, und er wird durch Läsionen im Bereich des linken Schläfenlappens oder des Wernikkeschen Sprachzentrums (LURIA, 1970, 1973) gestört und beeinträchtigt.

Analyse und Synthese der Wortlaute sind jedoch nur das erste Stadium des Lesens. Ein Erstkläßler spricht das Wort Katze als K–A–T–Z–E und verbindet dann diese fünf Buchstaben zu dem zweisilbigen Wort Katze. Sobald dieser Vorgang automatisch abläuft, lernt das Kind sehr schnell, ganze Wörter als ein visuelles Schriftsymbol zu erkennen. Ein geübter Leser erkennt Wörter aufgrund ihres allgemeinen Umrisses oder von ihren wichtigsten Buchstaben her. Ebenso kann der Zusammenhang der Bedeutung im Satz die Erkennung der Wörter erleichtern. Nur wenn sich der Lesende einem neuen oder schwierigen Wort gegenübersieht, muß er auf die Lautanalyse und Lautsynthese zurückgreifen, während bekannte Wörter durch unmittelbares Erkennen gelesen werden.

LURIAs Untersuchung des dyslektischen Patienten basiert auf folgender systematischen Analyse der psychologischen Struktur und Funktion des Leseprozesses (1970, p. 349):

1. Erkennung einzelner Buchstaben. Der Patient wird aufgefordert, (a) identische Buchstaben aus einer Liste auszuwählen und (b) Buchstaben sowohl aus handgeschriebenen als auch gedruckten Seiten laut vorzulesen. Fehler bei Aufgabe (a) zeigen eine Störung der visuellen Wahrnehmung des einzelnen Buchstabens an (sog. Buchstabenalexie). Dabei kann es sein, daß eine solche Person beim Erkennen alltäglicher Gegenstände keinerlei Probleme hat, sondern lediglich beim Erfassen von Buchstaben. Diese Unfähigkeit, geschriebene oder gedruckte Symbole zu erkennen, rührt von Schädigungen im Bereich der Rindenregion des Scheitel- und Hinterhauptlappens der dominanten linken Großhirnhemisphäre her (LURIA, 1973). Fehler in Aufgabe (b) können entweder ebenfalls vom mangelhaften Erkennen der Buchstaben, wie im Falle (a) herrühren und/oder in einer auditiven Wahrnehmungsstörung bestehen, welche die Fähigkeit beeinträchtigt, die passenden Laute miteinander zu verknüpfen.
2. Das Lesen einfacher und komplizierter Silben. Der Patient wird aufgefordert, Silben zu lesen, die unterschiedliche Lautzusammensetzung aufweisen. Beispielsweise „da, wo" und „das, will" und „darf, Wort". Dieser Test läßt erkennen, ob der Lesende die Silben als Ganzes aussprechen kann oder ob er sie Buchstabe für Buchstabe zusammenfügen muß.
3. Das Lesen einfacher und komplizierter Wörter. Mit einzelnen Wörtern werden drei einfache Tests durchgeführt: (a) die Erkennung geläufiger Wörter, wie z. B. der eigene Name; (b) das stumme Lesen weniger geläufiger Wörter, von denen einige Lautanalysen benötigen, und (c) das laute Lesen von Wörtern, die Lautanalysen benötigen.
   Fehler in der Aufgabe (a) können Beeinträchtigungen der Worterkennung, unabhängig von ihrer Vertrautheit, anzeigen (verbale Alexie). Diese kann von einer gestörten visuellen Formwahrnehmung herrühren oder, sofern das Erkennen einzelner Buchstaben intakt ist, von einer Unfähigkeit die Bedeutung dieser Buchstaben im Gedächtnis zu behalten (Buchstabenamnesie).
4. Das Lesen von Sätzen. Die Sätze sind unterschiedlich aufgebaut. Einige sind wohlüberlegt zusammengesetzt, um aufgrund ihres Inhalts die Interpretation der Wörter zu erleichtern. Anderen Sätzen fehlt solch ein erleichternder Satzaufbau, und dadurch wird der Untersucher in die Lage versetzt, die verschiedenen Strategien der Testperson zu erkennen.

Schädigungen der primären und sekundären Sehareale der Großhirnrinde führen zu einer visuellen Alexie sowohl hinsichtlich der Buchstaben als auch

verbal. Solche Schädigungen können zu einer Einengung des „Lesebereichs"
(LURIA, 1970), führen. Ein solcher Zustand bedeutet, daß der Patient unfähig sein kann, mehr als zwei oder drei Buchstaben gleichzeitig wahrzunehmen.
Es scheint dies ein Mangel in der simultanen Verarbeitung des gesehenen Le-
sestoffes zu sein, und um diesen Fehler zu beheben, kann der Patient einen
Buchstaben nach dem anderen aufsagen und mit Hilfe des gehörten Klangmu-
sters das Wort identifizieren. Das bedeutet mit anderen Worten, daß er den
Vorgang der Wortsynthese nicht mit dem Sinnessystem für das Sehen, sondern für das Hören durchführt. In diesem Zusammenhang soll erwähnt werden, daß die Patientin Frau Stanley, die im nächsten Abschnitt unter der
Überschrift „Alexie ohne Agraphie" ausführlicher beschrieben wird, an einem
nahezu völligen Verlust des Buchstabenerkennens litt.

Sie konnte diese Wörter sofort erkennen, wenn man sie ihr mündlich vor-
buchstabierte. Obwohl ihre visuelle Worterkennung und -synthese fast völlig
aufgehoben waren, blieb ihre akustische Wortsynthese intakt. Dies ist ein cha-
rakteristisches Muster des „Déjerine-Syndroms", über das wir in einem späteren Abschnitt sprechen werden. Visuelle Wahrnehmungsstörungen beim Lesen, auch *optische Alexie* genannt, sind Folgen von Schädigungen im Bereich
von Rindenarealen der Hinterhaupt- und Scheitellappen, die LURIA „die vi-
suognostischen Systeme" nennt (LURIA, 1970).

Durch Störungen von Sprechvorgängen kommt es zu unterschiedlichen
Arten von Leseproblemen, besonders hinsichtlich der auditiven Wortanalyse
und -synthese. Unfallbedingte Schädigungen der Schläfenlappen bei Kindern
können verheerender sein als bei Erwachsenen, da Kinder noch nicht genügend Zeit hatten, ihre Leseprozesse zu automatisieren. Sofern eine Unterbrechung im Bereich der Hörbahnen vorliegt, ist der Patient unfähig, eine Lautanalyse durchzuführen, um ein Wort zu interpretieren. Ein Erwachsener, der
mehr Zeit zum Erlernen einer direkten visuellen Worterkennung hatte, besitzt
ein größeres Repertoire an optisch verfügbaren Wörtern und wird deshalb
von einer traumatischen Schädigung des Schläfenlappens weniger stark betroffen.

Das bedeutet, daß ein Kind mit einer Funktionsstörung im linken Schläfenlappen das Lesen mit einer visuell-motorischen Methode erlernen muß.
Dadurch umgeht es den akustischen Aufbau der Wörter. Obwohl diese Problemlösung letztlich etwas langsamer abläuft als die Methode mit Hilfe der
Lauterkennung, bietet sie dem Kind doch einen gewissen unmittelbaren Erfolg.

Die Analyse der Laute, die bei der Identifizierung von Buchstaben, Silben
und Wörtern hilft, liefert auch eine bestimmte Fähigkeit zur *inneren Artikulation* (LURIA, 1970). Wenn man jemanden auffordert, das Wort „Schwester"
mit geschlossenem Mund und ohne Lippenbewegung zu sprechen, wird ihm
trotzdem innerlich jeder Buchstabe und jeder Wortlaut hinsichtlich der erforderlichen Muskelbewegungen deutlich bewußt. Ein solcher Vorgang läuft bei
normal hörenden Menschen dann ab, wenn sie stumm lesen. Ein Mensch jedoch, der an einer sog. *afferenten motorischen Aphasie* leidet und der demzufolge keine normalen Empfindungen für seine muskulären Tätigkeiten besitzt,

verliert diese Fähigkeit zur inneren Artikulation und wird sowohl mit dem Lesen als auch mit dem Schreiben Schwierigkeiten haben. Ein solcher Mensch wird falsch lesen oder Buchstaben verwechseln, da er deren Lautbedeutung vergessen hat. Er nimmt Zuflucht zum Raten, in der Hoffnung, einige Buchstaben und Teile der Wörter durch optische Erkennung identifizieren zu können. Er hat dabei jedoch nicht den Vorteil, den die Lautanalyse bietet, um deren korrekte Identität nachzuweisen. LURIA glaubt, daß die afferente motorische Aphasie durch eine Schädigung des sensorischen Rindenstreifens des linken Schläfenlappens hervorgerufen wird, wodurch die kinästhetischen Empfindungen im Bereich des Gesichts, der Lippen und der Zunge (LURIA, 1973) betroffen sind und daß die sensorische Aphasie oder akustische Agnosie (auditive Lautwahrnehmungsstörung) durch eine Schädigung der sekundären Areale des linken Schläfenlappens, also des Wernickeschen Sprachzentrums, verursacht wird.

Die *efferente* oder *kinetisch-motorische Aphasie* hat eine andere psychologische und neurologische Struktur und Funktion als die afferent-motorische. Es gibt sie in zwei Formen, die beide durch Schädigungen im Bereich des motorischen Streifens der Großhirnrinde vor der (dominanten) linken Zentralfurche ausgelöst sind. Die erste Form umfaßt Schädigungen in den unteren Abschnitten des motorischen Rindenstreifens, also im Bereich der kortikalen motorischen Zentren für das Gesicht und die Sprachmuskeln. Patienten mit Schädigungen in den unteren motorischen Abschnitten haben im Gegensatz zu Patienten mit einer afferenten (kinästhetischen) Aphasie keine Schwierigkeiten, eine innere Artikulation einzelner Buchstaben durchzuführen, und sie können deshalb einzelne Laute ohne weiteres aussprechen, sind jedoch unfähig, diese Laute organisch zu Wörtern zu verschmelzen.

Dementsprechend ist ihr Sprechen stockend und grotesk. Obwohl diese Aphasieform vor allem den mündlichen und schriftlichen Sprachausdruck behindert, kann sie auch das Lesen beeinträchtigen.

Schädigungen im Bereich des prämotorischen Rindenstreifens können ebenfalls den gleichmäßigen und geordneten motorischen Redefluß behindern und wenn sie verhältnismäßig tief im subkortikalen Niveau liegen, können sie zu einer Unfähigkeit führen, motorische Reihenfolgereaktionen zu bremsen, wie z. B. das Tapping. Dieses eben angeführte Phänomen ist als elementare motorische Perseveration bekannt (LURIA, 1973).

Zusammenfassend kann festgestellt werden, daß LURIAs Dyslexiekonzept eine eingehende psychologische Analyse der Sprachstruktur darstellt und die Integration von visuellen, auditiven, taktilen und motorischen Empfindungen in die komplexen Vorgänge des Lesens einbezieht. Es stellt auf systematische Weise Zusammenhänge her zwischen unterschiedlichen Orten von Hirnläsionen, welche die zahlreichen Defekte auslösen, die zu der Unfähigkeit beitragen, normal zu lesen. Seine gesamte Beweisführung beruht auf sorgfältigen klinischen Untersuchungen hirnverletzter Erwachsener.

Die Aufzeichnung der Elektrostimulation der menschlichen Großhirnrinde während einer Hirnoperation in Lokalanästhesie veranlaßte OJEMANN zu der Annahme, daß der Aufbau der Hirnrinde für einige Sprachfunktionen, wie beispielsweise die Objektbenennung oder die Wortfindung, ein mosaikartig zusammengesetztes Muster aufweist. Er stellte fest, daß „bei zuverlässiger Auslösung einer Reaktion der Übergang von der Stelle, wo diese Reaktion noch erfolgt, zu einer anderen, wo sie nicht mehr auftritt, oft ganz abrupt stattfindet und nur einen Abstand von wenigen Millimetern zeigt" (OJE-MANN, 1983, p. 136).

Objektbenennung, Kurzzeitgedächtnis und Lesen haben normalerweise voneinander getrennte Reizstellen außerhalb des Brocaschen Sprachzentrums, „in welchem der gesamte Sprachoutput und alle Arten der Gesichtmuskelbewegungen umgebildet werden" (p. 139). Bei Stimulation der Hirnrinde außerhalb des motorischen Sprachzentrums in der Nähe der Seitenfurche und an bestimmten Punkten der seitlichen Oberfläche des linken Schläfenlappens fand er beim Lesen Syntaxfehler, also Fehler, die den Satzaufbau betreffen. Diese Befunde haben einerseits die Beteiligung der klassischen Sprachzentren des Gehirns an diesen Vorgängen bestätigt, und andererseits noch eindeutigere Informationen geliefert. Durch das Ausloten des Gehirns mit elektrischer Stimulierung verstärkte sich der Eindruck, daß die Sprache in der dominanten Hemisphäre sowohl von der Hirnrinde als auch vom Thalamus verarbeitet wird.

Der Bereich um die Seitenfurche scheint ein Steuerzentrum für Sprechen und Lesen, Kurzzeitwortgedächtnis, Lautdiskriminierung und motorische Reihenfolgereaktionen zu sein. Alle diese Vorgänge sind für ein fehlerloses Lesen wesentlich, und Funktionsstörungen in irgendeinem der angeführten Abschnitte dürften zu den Symptomen einer Dyslexie führen.

Nachdem wir uns mit den Befunden über die neurologischen Ursachen der Lesestörung von WADA (Kanada), RUSSEL und ESPIR (England), GE-SCHWIND (USA), LURIA (UdSSR) und OJEMANN (USA) vertraut gemacht haben, wollen wir uns einigen allgemeinen Klassifizierungen der Dyslexie bei Erwachsenen im Anschluß an eine Hirnverletzung zuwenden. BENSON und GESCHWIND (1969) haben diese Syndrome klinisch eingehender beschrieben.

Die Halbseitenalexie. Obwohl die Halbseitenalexie einen ziemlich seltenen Typ der Lesestörung darstellt, füge sich sie doch hier ein, da sie ein aussagekräftiger Hinweis auf die engen kausalen Zusammenhänge zwischen spezifischen Arten der Hirnfunktion und dem fehlerfreien Lesen ist. GESCHWIND (1965) hat dieses Syndrom sehr klar und überzeugend beschrieben. Um das zu verstehen, muß man sich der primären Sehbahnen erinnern, die Verbindungen zu den Sprachdekodierungsgebieten der linken Hemisphäre haben. Beide Augen sind mit beiden Hinterhauptlappen verbunden, und die durch gedruckte oder geschriebene Schrift ausgelösten Nervenimpulse werden dem linken Gyrus angularis und anschließend dem linken Schläfenlappen (Wernickesches Sprachzentrum) zur Wortinterpretation zugeleitet (Abb. 8.7). Der rechte Hinterhauptlappen, der die visuellen Eindrücke des linken Gesichtsfeldes aufnimmt, hat durch ein Nervenfaserbündel, das durch den hinteren Teil des Balkens (Corpus callosum) zieht, eine Verbindung zum linken Gyrus angularis. Dieser hintere Abschnitt des Corpus callosum wird als Splenium bezeichnet.

Der erste Fall einer Durchtrennung des Spleniums während einer Hirnoperation über den in der Literatur berichtet wird, stammt von TRESCHER
und FORD aus dem Jahre 1937 (BENSON und GESCHWIND, 1969). Dabei
wurde die Entdeckung gemacht, daß der Patient nach der Operation an einer
permanenten einseitigen Lesestörung litt. Er war nicht in der Lage, etwas mit
seinem linken Gesichtsfeld zu lesen, konnte jedoch gedruckte Schrift normal
lesen, wenn sie sich rechts der Mittellinie befand. Von besonderem Interesse
war die Feststellung, daß das Sehvermögen für nichtsprachliche Stimuli in *beiden* Gesichtsfeldern voll entwickelt war. Die Autoren schlossen daraus, daß
der rechte Hinterhauptlappen durch die Durchtrennung des Spleniums vom
linken Gyrus angularis isoliert war und auf diese Weise sprachliche Sehimpulse von der Sehrinde abgehalten wurden. Da jedoch die Verbindung vom linken Hinterhauptlappen zum linken Gyrus angularis intakt war, konnten alle
Reize von Gedrucktem, die aus dem rechten Gesichtsfeld stammten, in normaler Weise dekodiert werden.

Seit dieser Zeit ist über eine große Zahl ähnlich gelagerter Fälle mit Durchtrennung oder Zerstörung des Spleniums berichtet worden (MASPES, 1948;
GAZZANIGA, BOGEN und SPERRY, 1965). Sie unterstützen die Hinweise

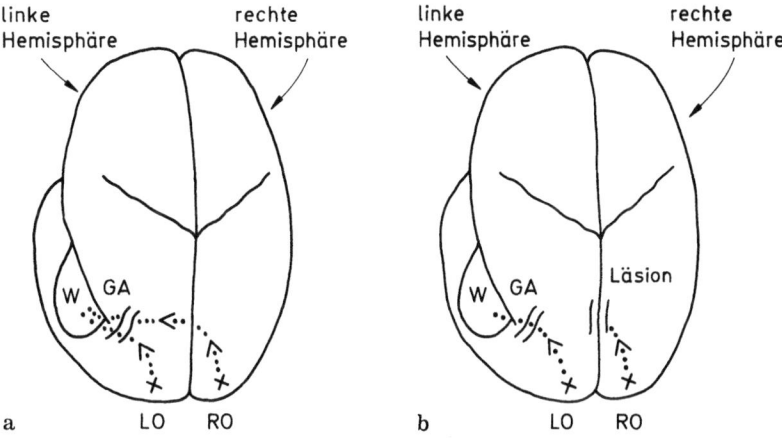

Abb. 8.7a und b Zwei Ansichten des menschlichen Gehirns, die etwas mehr von der linken Hemisphäre einschließlich des linken Schläfenlappens und des Wernickeschen
Sprachzentrums (*W*) zeigen. **a** Normale Hirnfunktion während des Lesens. Der Lichtreiz in Form eines geschriebenen oder gedruckten Buchstabens X im rechten Gesichtsfeld wird im linken Hinterhauptlappen (*LO*) aufgezeichnet und das X im linken Gesichtsfeld wird im rechten Hinterhauptlappen (*RO*) registriert. Zur Lautanalyse entsen-
den beide Hinterhauptareale Nervenfasern durch den Gyrus angularis (*GA*) zum linken
Schläfenlappen. **b** Eine Läsion im Splenium, dem hinteren Abschnitt des Balkens, die
den Durchgang von Nervenimpulsen aus dem rechten Hinterhauptlappen (*RO*) blok-
kiert. Es werden nur Nervenreize des linken Hinterhauptlappens (*LO*) und damit aus
dem rechten Gesichtsfeld verarbeitet. Dies ist das Erscheinungsbild einer Hemialexie,
bei welcher der Lesestoff nur erkannt werden kann, wenn er vom *rechten* Gesichtsfeld
gesehen wird.

auf Leseprobleme des linken Gesichtsfeldes bei einer Hemialexie. Während jedoch eine Zerstörung des Spleniums im Balken eines Erwachsenen eine Hemialexie verursacht, entsteht diese Lesestörung nicht, wenn ein angeborener Balkenmangel vorliegt.

Mehrere Patienten mit angeborenem Balkenmangel (Agenesie des Corpus callosum) wurden untersucht und dabei wurde festgestellt, daß sie völlig anders reagieren als erwachsene Patienten, bei denen eine Balkendurchtrennung (Kommissurotomie) durchgeführt worden war. Zwei Geschwister im Alter von 9 und 18 Jahren mit einem totalen Balkenmangel (SAUERWEIN und LASSONDE, 1983) konnten sowohl Buchstaben als auch geometrische Zeichnungen tachistoskopisch erkennen und miteinander vergleichen, wenn diese gleichzeitig in einer oder in beiden Gesichtsfeldhälften vorgegeben wurden. Diese Art der Reizverabfolgung verlangt von den Testpersonen sprachliches und nichtsprachliches Material sowohl innerhalb einer Hemisphäre als auch mit beiden Hemisphären zu verarbeiten. SAUERWEIN und LASSONDE fanden heraus, daß ihre „balkenlosen" Personen sich nicht wesentlich von Kontrollgruppen mit normalem IQ und Kontrollgruppen, die bezüglich des IQ zufällig ausgesucht wurden, unterschieden, obwohl sie dazu neigten, langsamer zu reagieren. Ihre Fähigkeit, auf beiderseits dargebotene Stimuli zu reagieren, bewies, daß sie in der Lage waren, visuelle Informationen über Kreuz zu integrieren. Als Grund dafür nehmen die Forscher tiefer im Hirnstamm liegende verbliebene sekundäre Kommissuren an und/oder eine Hirnreorganisation in Form einer atypischen hemisphärischen Spezialisierung. Ungeachtet der eigentlichen Ursache zeigt dieser Fall doch den deutlichen Unterschied zwischen den Folgen der Hirnschädigung eines normalen Erwachsenen und einer Schädigung während der Schwangerschaft oder einem angeborenen Balkenmangel. Wie allgemein bekannt ist, sind wegen der Plastizität und der Anpassungsfähigkeit des in der Entwicklung befindlichen menschlichen Gehirns Hirnverletzungen im frühen Alter weniger schädigend als später.

Alexie ohne Agraphie: Die Unfähigkeit, bei erhaltener Schreibfähigkeit zu lesen. Einer der interessantesten Fälle einer erworbenen Leseunfähigkeit bei einem Erwachsenen stellt das „Déjerine-Syndrom" dar, das die Neurologen seit 1892 kennen, das den meisten Lehrern und Psychologen jedoch im allgemeinen unbekannt ist. GESCHWIND (1962) hat eine ins einzelne gehende Erläuterung und Diskussion des berühmten Falles von DÉJERINE zusammen mit einer Anzahl sehr interessanter Strichzeichnungen vorgelegt, die nach dem Originalbericht angefertigt wurden. Dies ist der klassische Fall einer *reinen Wortblindheit ohne Agraphie*. Alle Schulpsychologen, die mit diesem Syndrom nicht vertraut sind, können aus der Lektüre der Arbeiten von GESCHWIND großen Nutzen ziehen. Einen solchen Patienten zu erleben, ist sehr eindrucksvoll und begräbt schnell den Irrglauben, alle Leseprobleme seien psychogen.

Kurz gesagt, DÉJERINE beschreibt einen intelligenten 68jährigen Mann, der plötzlich feststellte, daß er keinen einzigen Buchstaben mehr lesen konnte. Er wurde zu einer augenärztlichen Untersuchung geschickt, doch lag sein Sehvermögen innerhalb der Norm. Er sprach fließend und verstand gesprochene Sprache normal. Er konnte Gegenstände in perfekter Weise benennen, das bedeutet, es gab keine Wortfindungsschwierigkeit, und er konnte die Morgenzeitung zwar als solche erkennen, aber nichts in ihr lesen, nicht einmal ihren Namen.

Sein Schreibvermögen war sowohl beim Abschreiben als auch nach Diktat einwandfrei, doch sobald er etwas niedergeschrieben hatte, konnte er das soeben Geschriebene nicht lesen. Während er geschriebene oder gedruckte Schrift visuell nicht erkannte, war er in der Lage, Buchstaben sowohl durch Berührung als auch durch Hörimpulse zu identifizieren und zu benennen. Wenn seine Finger die Buchstaben eines hölzernen Alphabets fühlten oder wenn ein Wort ihm mündlich buchstabiert wurde, hatte er keine Schwierigkeiten, die dargebotenen Wörter zu entschlüsseln. Obwohl er Buchstaben visuell nicht erfaßte, hatte er mit arabischen Zahlen oder komplizierten schriftlichen Rechnungen keine Schwierigkeiten. Er konnte Musiknoten nicht lesen, war jedoch in der Lage, Noten auf Anweisung zu schreiben. Seine Fähigkeit zu singen und Instrumente zu spielen, war normal. Vom Zeitpunkt seines Schlaganfalls an, der diese plötzliche Dyslexie verursacht hatte, litt er an einem rechtsseitigen Ausfall der Hälfte des Gesichtsfelds (rechtsseitige Hemianopsie). Diese schloß naturgemäß auch eine Funktionsstörung der linken Hemisphäre ein, was bei der Beeinträchtigung der Sprachfunktion zu erwarten war.

Ungefähr 4 Jahre später erlitt er einen zweiten Hirnschlag, welcher zu einer paraphasischen Sprache und einem plötzlichen Schreibverlust führte. Er starb nach 10 Tagen, und DÉJERINE führte innerhalb von 24 Stunden nach seinem Tod eine Sektion durch.

In seinem Gehirn fanden sich zwei größere Schädigungen, eine von vor 4 Jahren und eine frische. Man konnte die letzte wegen ihrer unterschiedlichen Gewebeverfärbungen und durch die Anwesenheit verkümmerten Gewebes im älteren Herd unterscheiden. Hirnschnitte ermöglichten DÉJERINE darauf zu schließen, daß die Alexie bei erhaltener Schreibfähigkeit, durch eine lokalisierte Schädigung des linken Hinterhauptlappens und der hinteren Abschnitte des Balkens verursacht war, die den linken Gyrus angularis (Abb. 8.8) aussparte. Das bedeutet, daß sprachliche Sehimpulse den Gyrus angularis nicht erreichen konnten, da der linke Hinterhauptlappen zerstört und der rechte, obwohl normal ausgebildet und gesund, von ihm abgetrennt war (GESCHWIND, 1962, 1965; BENSON und GESCHWIND, 1969). Gleichzeitig war das für die akustische Sprachanalyse zuständige Gebiet, das Wernickesche Sprachzentrum im linken Schläfenlappen, mit den sensorischen und motorischen Arealen der Großhirnrinde noch normal verbunden, so daß der Patient keine Schwierigkeiten hatte, mit Hilfe von Tastsinn und Gehör Wörter richtig zu interpretieren oder sie mündlich und schriftlich auszudrücken. Mit anderen Worten, die für die Sprache und das Schreiben zuständigen Schaltkreise in der Großhirnrinde waren noch intakt.

Der zweite Schlaganfall, 10 Tage vor dem Tode, zerstörte den Gyrus angularis, wodurch das Wernickesche Sprachzentrum von den sensorischen und

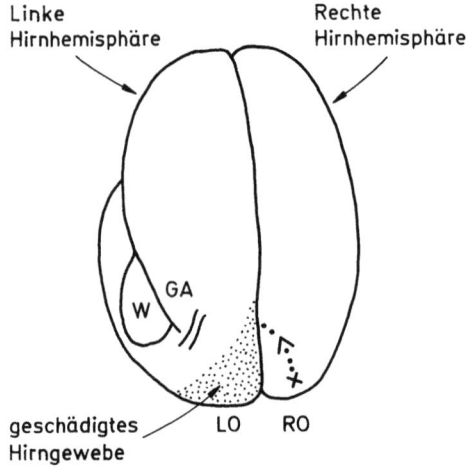

Abb. 8.8 Ansicht des Gehirns des Patienten von oben mit Darstellung des geschädigten Areals als Folge eines Verschlusses der linken hinteren Hirnarterie. Die primäre Sehrinde des linken Hinterhauptlappens und Teile des Balkens sind geschädigt, wodurch Sehimpulse vom linken Hinterhauptlappen ferngehalten und auch Sehimpulse von der rechten Seite abgeblockt werden. Dies ist das grundsätzliche neurologische Muster eines Déjerine-Syndroms, wobei die betreffende Person nicht in der Lage ist zu lesen, aber noch schreiben und Wörter interpretieren kann, (*GA* Gyrus angularis, *W* Wernikkesches Sprachzentrum, *LO* linker Hinterhauptlappen, *RO* rechter Hinterhauptlappen) deren Buchstaben ihr akustisch oder taktil vermittelt werden

motorischen Rindenarealen abgetrennt wurde. Dadurch kam es zu seiner aphasischen Sprache und der Schreibunfähigkeit.

Frau Stanley, die wir im Alter von 66 Jahren in unserem Laboratorium untersuchten, bot ebenfalls das klassische Bild eines Déjerine-Syndroms. Auf einer Reise von ihrem Heim in London aus erlitt sie plötzlich einen Hirnschlag, vermutlich in der linken hinteren Hirnarterie. Obwohl es sich um eine hochintelligente Frau handelte, entdeckte sie plötzlich, daß sie nicht mehr lesen, aber normal schreiben konnte. Tatsächlich schrieb sie an ihre Freunde in England lange Briefe mit fehlerloser Rechtschreibung, aber sie konnte sie nicht wieder durchlesen und korrigieren. Sie konnte Buchstaben mäßig gut erkennen, wenn sie mit ihrer Hand in der Luft oder auf dem Papier entsprechende Schreibbewegungen durchführte, und sie war beim Erkennen aller Wörter, die ihr mündlich buchstabiert wurden, schnell und genau.

Um die Möglichkeit zu testen, ob sie ihre Lesefähigkeit wiedergewinnen würde, bestellten wir sie 4 Monate lang zweimal wöchentlich für 2 Stunden zu einem heilpädagogischen Übungsprogramm ein. Sie war stark motiviert und übte sehr intensiv, aber sie konnte auch danach kein Wort lesen. Gegen Ende dieser 4monatigen Periode lernte sie, fünf oder sechs Buchstaben zeitweilig zu lesen, aber dies erfolgte rein zufällig und unzuverlässig.

Ich veranlaßte sie, „London" zu schreiben, was sie in einem großen, sicheren Stil niederschrieb. Sie konnte auf jeden Buchstaben zeigen und ihn identifizieren, wenn sie das Wort mündlich buchstabierte. Wenn ich sie jedoch mit dem zweiten Buchstaben anfangen ließ, ohne es ihr zu sagen, bezeichnete sie die Buchstaben völlig falsch und war überrascht, daß die Buchstaben eher zu Ende waren, als das Wort. Mit anderen Worten, ihr mündliches Buchstabiervermögen war sowohl rezeptiv als auch expressiv völlig intakt, wahrscheinlich weil der linke Gyrus angularis von dem Schlaganfall verschont worden war, aber ihre optische Dyslexie bestand permanent. Wegen der großen Zahl der Fälle, die seit 1892 autoptisch untersucht wurden, ist es uns heute möglich, über die Ursache dieser und ähnlicher Fälle Vermutungen anzustellen.

Alexie mit Agraphie: Der Patient kann weder lesen noch schreiben. Während die *Alexie ohne Agraphie* selten auftritt, ist die *Alexie mit Agraphie* bei linksseitigen Schlaganfällen häufig. Strukturell stammt der Unterschied der beiden Syndrome von der Aussparung des Gyrus angularis im ersten Fall und seiner Destruktion im zweiten Falle. DÉJERINE entdeckte dies 1892 bei der Autopsie seines berühmten Falles. Der Bluterguß, der 10 Tage vor dem Tod des Patienten entstand, zerstörte den Gyrus angularis und führte dadurch zu einer Ausschaltung des Schaltkreises für das Schreiben. Anders gesagt war das Wernickesche Sprachzentrum vom Areal des manuellen Schreibens im linken motorischen Rindenstreifen abgetrennt.

Dieser Defekt wurde seit DÉJERINEs Veröffentlichung mehrfach beobachtet, und in allen Fällen, die zur Sektion gelangten, fand sich eine Schädigung oder Zerstörung des Gyrus angularis mit begleitender Alexie und Agraphie. Häufig besteht auch eine leichte rezeptive Aphasie, da eine Schädigung des Gyrus angularis manchmal das unmittelbar danebenliegende Wernickesche Sprachzentrum mitbeeinflußt. Frau Stanley hatte leichte Wortfindungsprobleme, und sie empfand diese als sehr frustrierend. Selbst die Identifizierung von Bildern und ihre Benennung waren verlangsamt.

Aphasische Alexie. Patienten, die an einer schweren rezeptiven oder Wernickeschen Aphasie leiden, haben große Schwierigkeiten, Wortbegriffe zu verstehen, die andere Leute aussprechen. In ähnlicher Weise bestehen bei ihnen auch Schwierigkeiten, den Sinn eines gedruckten Wortes zu erfassen. Die motorische oder Brocasche Aphasie behindert die Fähigkeit, eine innere Artikulation auszubilden. Während die Aspekte des Wahrnehmens und Erkennens beim Lesen nicht beeinträchtigt sein müssen, fehlen diese Ausdrucksfunktionen beim normalen Lesen oder sind gestört.

Aphasische Patienten erzeugen beim Sprechen Paraphasien, wie beispielsweise ein falsches Wort anstelle des erwünschten. Sie sagen möglicherweise „Tisch" anstelle von „Stuhl", erfinden neue Wörter oder fabrizieren sinnlose anstelle der gewünschten. In ähnlicher Weise kann es einigen Dyslektikern beim lauten Vorlesen passieren, daß sie ein Wort falsch lesen oder es durch ein anderes ersetzen. Man bezeichnet diese als paralektischen Irrtum. Es ist dabei zu beachten, daß in beiden Fällen, sowohl bei Paraphasien als auch bei Paralexien, ein semantischer Zusammenhang mit dem gewünschten Wort besteht, wie beispielsweise „Stuhl" für „Tisch" oder „Sechs" für „Acht". Oder es besteht eine semantische Assoziation über einen Reim. Der früher erwähnte aphasische Patient, der einen Schlüssel zwar erkannte, ihn aber nicht bezeichnen konnte, sagte: „Schüssel..., es ist türlicht (möglicherweise eine Zusammenziehung von Tür und nicht). Ich bin auf dem Flur (Flur hat eine Beziehung zu Tür und ist dadurch in der Wortbedeutung verwandt mit dem erwünschten Wort „Schlüssel"). Es ist alles weg". Der Patient erkennt, daß alle seine Wörter falsch sind.

Paralexien sind seit 1928 bekannt (MARSHALL und NEWCOMBE, 1980), systematisch untersucht worden sind sie jedoch erst seit der Mitte der 60er Jahre. Eine Bezeichnung für dieses Syndrom – *tiefe Dyslexie* – wurde erst Anfang der 70er Jahre gefunden. Der Patient mit einer tiefen Dyslexie ist ein Erwachsener, der nach der Ausbildung aller Lesefertigkeiten eine Hirnschädigung im Bereich der sprachdominanten Hemisphäre erleidet und beim lauten Lesen Wortbedeutungsfehler, also semantische Fehler macht. So wird beispielsweise „Akt" für „Schauspiel" gelesen. Daneben bestehen Ableitungsfehler, wie Geburt → geboren, visuelle Fehler (Wurst → Durst), fehlerhaftes Lesen von Funktionswörtern, wie Artikel, Präpositionen und Konjunktionen.

So wird statt „sein" – „sie", statt „für" – „und" gelesen. Des weiteren besteht eine Unfähigkeit, Worte ohne Sinn zu lesen (aus Spung wird Sprung). Tiefe Dyslektiker lesen am besten konkrete und leicht vorstellbare Hauptwörter, danach Adjektive, dann Verben, und am schlechtesten Funktionswörter. Sie klagen oft darüber, daß „die kleinen Wörter die schlechtesten seien" (MARSHALL und NEWCOMBE, 1980).

Die Versuche, eine neuropsychologische Theorie der tiefen Dyslexie aufzustellen, greifen auf unsere Kenntnisse über das rechtshemisphärische Lesen zurück. COLTHEART, PATTERSON und MARSHALL (1980) haben ein Modell vorgeschlagen, das eine integrierte hemisphärische Spezialisierung enthält. Sie fassen ihr Modell folgendermaßen zusammen: „Wird ein tiefer Dyslektiker aufgefordert, ein Wort laut vorzulesen, hat er folgendes Problem: orthographische Eingangsinformation in ein rechtshemisphärisches linguistisches System zu bringen, ist für ihn möglich, doch Ausgangsinformation des Sprechens nicht. Umgekehrt ist von einem linkshemisphärischen linguistischen System eine Sprechausgangsinformation möglich, aber die orthographische Eingangsinformation nicht. Wenn dem so ist, erfordert die Aufgabe, laut zu lesen, (a) orthographische Eingangsinformation in ein rechtshemisphärisches Lesesystem gefolgt von (b) einer Informationsübertragung von der rechten Hemisphäre auf die linke, die dann benutzt werden kann, um (c) innerhalb der Lautformen der Wörter, die in der linken Hemisphäre gespeichert sind, diejenige Form herauszufinden, die zu dem Wort paßt, das gelesen wird" (p. 352).

Dieser theoretische Vorschlag enthält viel Empfehlenswertes. Einige Experimente mit durchtrenntem Balken haben gezeigt, daß die isolierte rechte Hemisphäre in bezug auf Lesen von Schönschrift (Kalligraphie) und Zahlen der linken überlegen ist (E. ZEIDEL, 1973), der Patient aber nicht sprechen kann. Bliss-Symbole, eine Form von Bilderschrift, können bei schwer zerebralparetischen Kindern mit Schädigungsmaximum im Bereich der linken Hemisphäre häufig nützlich sein, um lesen und schreiben zu lernen. Möglicherweise machen diese Vorgänge Gebrauch von der besseren rechten Hemisphäre und vermeiden die geschädigte linke.

Manche, aber nicht alle Aphasiker können während des mündlichen Lesens Paralexien produzieren. Um dieses Phänomen zu erforschen, studierten LANDIS, REGARD, GRAVES und GOODGLASS (1983) 20 aphasische Männer mit linksseitigen Läsionen als Folge einseitiger Gefäßerkrankungen. Die Größenordnung jeder Schädigung wurde mit Hilfe der Computertomographie festgestellt. Ungefähr die Hälfte dieser Patientengruppe zeigte Paralexien. Die durchschnittliche Ausdehnung der Schädigung war bei der Gruppe der Paralektiker nahezu dreimal größer als bei den Nichtparalektikern. Die meisten Patienten ohne Paralexien hatte ihre Schädigungen hauptsächlich im Bereich der Stirnabschnitte, und die Paralektiker mit den geringsten Schädigungen hatten diese im Bereich des Gyrus angularis. Die Autoren kamen zu folgendem Schluß: „Es ist zu vermuten, daß semantische Paralexien und rechtshemisphärisches Lesen nach kleineren Läsionen in spezifischen anatomischen Stellen auftreten können. Ausgedehnte Läsionen würden dabei natürlich solche anatomischen Stellen miteinbeziehen" (LANDIS, REGARD, GRAVES und GOODGLASS, 1983).

Eine eingehende Besprechung der tiefen Dyslexie und der paralektischen Lesefehler findet der Leser bei COLTHEART, PATTERSON und MARSHALL (1980).

Entwicklungsdyslexie

Ein unbekannter Anteil der erwachsenen Bevölkerung ist nicht in der Lage, zu lesen, oder diese Erwachsenen lesen so schlecht, daß sie dies als eine persönliche Schande oder als Zeichen einer Unzulänglichkeit vor anderen verstecken. Diese Menschen verfügen über eine durchschnittliche oder überdurchschnittliche Intelligenz, so daß ihre Leseunfähigkeit ihnen selbst eher verblüffend und demütigend vorkommt. Einige von ihnen haben erfolgreiche Karrieren als Geschäftsleute, Sportler oder Konstrukteure hinter sich und sind deshalb stets auf der Hut, ihr Geheimnis zu bewahren. Da Lesen in der modernen westlichen Gesellschaft ein Allgemeingut ist, sind sie sicher, daß viele Mitmenschen sie für dumm halten würden, wenn sie von ihrer Unzulänglichkeit erführen.

Die Ergebnisse, die sich auf die erworbene Dyslexie bei unfallbedingter Hirnschädigung Erwachsener beziehen und die in den frühen 90er Jahren des vorigen Jahrhunderts mit DÉJERINEs Autopsiestudien begannen, sind zwar interessant und auch sehr schlüssig, sie können jedoch nicht benutzt werden, alle angeborenen Leseunfähigkeiten zu erklären.

Als MORGAN 1896 über den ersten dieser Fälle in England berichtete, benutzte er jedoch DÉJERINEs Befunde zu der Hypothese, daß ein 14jähriger Junge von guter Intelligenz mit großen Schwierigkeiten, Lesen und Schreiben zu lernen, möglicherweise an einem unterentwickelten Gyrus angularis leiden könne. Dies war eine logische Gedankenverbindung, von der bekannten Ursache einer Lesestörung auf eine noch unbekannte zu schließen und ist immer noch für den Neurologen und Neuropsychologen, der mit irgendeiner der vorerwähnten Formen von traumatischer Dyslexie zu tun hat, eine große Versuchung. Wenn man sie einer neurologischen Routineuntersuchung unterzieht, zeigen jedoch die meisten Fälle einer Entwicklungsdyslexie keinerlei Hinweise auf neurologische Störungen und viele dieser Patienten haben auf anderen Gebieten ungewöhnliche Talente. Dies sind oftmals Kinder, die begabte Künstler, herausragende Mathematiker oder Führerpersönlichkeiten mit charismatischer Ausstrahlung werden können. Viele von ihnen sind als Erwachsene erfolgreiche Geschäftsleute, Künstler oder Wissenschaftler geworden. Die Tatsache, daß Albert Einstein als dyslektisch bezeichnet wurde, ist gut bekannt.

Laut einer Familienlegende soll der Klassenlehrer auf die Frage von Hermann Einstein, welchen Beruf sein Sohn ergreifen solle, geantwortet haben: „Das spielt keine Rolle; er wird niemals auf irgendeinem Gebiet erfolgreich sein" (CLARK, 1971).

Zu Anfang unseres Jahrhunderts wurde bald deutlich, daß es innerhalb der Gruppe der Dyslektiker zu viele mit hervorragender Intelligenz und mit Sondertalenten gab und noch viel mehr mit normaler Intelligenz, um einen Hirnschaden oder eine Minderentwicklung der Großhirnrinde für alle als Ursache annehmen zu können. Diese Erkenntnis führte zur Suche nach einer Art Hirnfunktionsstörung ohne erkennbare Hirnschädigung, welche die komplizierten neuropsychologischen Vorgänge, die das Lesen erfordert, beeinträchtigen könne.

Tabelle 8.1. Ursächliche Faktoren, die herangezogen wurden, um die Dyslexie als ein einheitliches Syndrom aufzufassen. (Nach MALATESHA und DOUGAN, 1982)

I. Die Hypothese von der Hirndominanz
   1. ORTON (1937)

II. Reifungsmangel der Hirnstruktur
   1. BENDER (1958)
   2. DELACATO (1959)
   3. SMITH und CARRIGAN (1959)

III. Motorische Wahrnehmungsschwäche
   1. DREW (1956)
   2. KEPHART (1960)
   3. CRUIKSHANK (1968)
   4. FROSTIG und MASLOW (1973)

IV. Genetische Merkmale
   1. HERMANN (1959)

V. Sprachschwäche
   1. VELLUTINO (1979)

VI. Mangelhafte Entwicklung der Scheitellappen
   1. JORM (1979a)

Tabelle 8.2. Empfohlene Dyslexieklassifizierung: mit zwei Unterformen. (Nach
MALATESHA und DOUGAN, 1982)

I. *Visuelle und auditive Formen*
  1. JOHNSON und MYKLEBUST
     (1967)
     a) Visuelle Dyslexie
     b) Auditive Dyslexie
  2. BAKKER (1979); PIROZZOLO
     (1979)
     a) Visuell-räumliche Gruppe
     b) Auditiv-linguistische Gruppe
  3. KINSBOURNE und
     WARRINGTON (1963)
     a) Gruppe der Sprachver-
        zögerungen
     b) Gruppe der Gerstmann-
        Dyslexie

II. *Andere Formen*
  1. ZANGWILL (1962)
     a) Dyslexie bei normaler
        Lateralisation
     b) Dyslexie bei unvollständiger
        Lateralisation
  2. PRECHTL (1962)
     a) Spezifische Hirnläsionen
     b) Unspezifische Hirnläsionen
  3. RABINOVITCH (1968)
     a) Primäre Leseverzögerung
     b) Sekundäre Leseverzögerung
  4. BANNATYNE (1971)
     a) Genetisch
     b) Minimale neurologische
        Funktionsstörung

Der erste einflußreiche Vorschlag stammte von ORTON (1925, 1926 und 1937), der vermutete, daß einer der Hauptgründe für die entwicklungsbedingte Leseverzögerung eine unvollständige Hirndominanz sein könne. Seit dem Vorschlag von ORTON haben zahlreiche Forscher die Dyslexie als ein Krankheitsbild beschrieben, das jeweils nur eine Ursache besitzt, allerdings variierten diese Ursachen von Hirnfunktionsstörungen über genetische zu linguistischen Ursprüngen (Tabelle 8.1). Die Theoretiker betrachteten die Dyslexie als ein einheitliches Syndrom, hervorgerufen durch eine Kategorie von Determinanten.

In den 60er Jahren tauchten dualistische Theorien auf (Tabelle 8.2), und ungefähr seit den 70er Jahren entstanden die meisten Theorien, die eine Vielzahl von Ursachen zugrunde legen (Tabellen 8.3, 8.4 und 8.5). MALATESHA und DOUGAN wiesen 1982 darauf hin, daß „eine Hauptkontroverse auf die-

Tabelle 8.3. Empfohlene Dyslexieklassifizierung: drei Unterformen. (Nach MALATESHA und DOUGAN, 1982)

I. *Klinische Beobachtung und Untersuchung*
  1. BATEMAN (1969)
     a) Gutes visuelles, aber schlechtes auditives
        Gedächtnis
     b) Gutes auditives, aber schlechtes visuelles
        Gedächtnis
     c) Mischformen
  2. SMITH (1970)
     a) Schwäche im Reihenfolgevermögen
     b) Schwäche in der Fähigkeit für simultane
        Handlungen
     c) Mischformen
  3. QUADFASEL und GOODGLASS (1968)
     a) Symptomatische Leseverzögerung
     b) Spezifische Lesestörung
     c) Sekundäre Leseverzögerung
  4. NICHOLLS (1968)
     a) Kongenitale oder Entwicklungsdyslexie
     b) Langsamer Leser
     c) Mischformen
  5. INGRAM, MASON und BLACKBURN (1970)
     a) Laute hören
     b) Visuell-räumliche Probleme
     c) Mischformen
  6. DeQUIROS und SHRAGER (1978)
     a) Behinderung der visuellen Wahrnehmung
     b) Behinderung der visuellen und auditiven
        Wahrnehmung
     c) Behinderung der vestibulären und
        propriozeptiven Integration
  7. BIRCH (1962)
     a) Behinderung der visuellen und auditiven
        Integration
     b) Behinderung der visuellen und kinästhetischen
        Integration
     c) Behinderung der visuellen, taktilen und
        kinästhetischen Integration

II. *Neuropsychologische Profile*
  1. MATTIS, RAPIN und FRENCH (1975)
     a) Sprachstörung
     b) Störung der Artikulation und der
        Schreibmotorik
     c) Störung der visuellen Wahrnehmung
  2. AARON und BAKKER (1982)
     a) Posteriore (hintere) Dyslexie
     b) Anteriore (vordere) Dyslexie
     c) Zentrale Dyslexie

Tabelle 8.3 (Fortsetzung)

III. *Faktorenanalytische Studien*
  1. DOEHRING und HOSHKO (1977);
     DOEHRING, HOSHKO und BRYANS (1979)
     a) Sprachfehler
     b) Lauterkennungsfehler
     c) Bezeichnungsfehler
  2. PETRAUSKAS und ROURKE (1979)
     a) Schwäche des auditiven Wortgedächtnisses
     b) Schwäche im Reihenfolgevermögen und
        in der Fingerlokalisation
     c) Beeinträchtigung psychomotorischer
        Fertigkeiten

IV. *Lese- und Rechtschreibmuster*
  1. BODER (1973); BODER und JARRICO (1982)
     a) Dysphonetisch
     b) Dyseidetisch
     c) Dysphonetisch-dyseidetische Mischformen
  2. MANN und SUITER (1978); JORDAN (1977)
     a) Auditive Schwächen
     b) Visuelle Schwächen
     c) Manuelle Schwächen

V. *Computertomographische Hirnuntersuchungen*
  1. HIER, LEMAY, ROSENBERGER und PERLO
     (1978)
     a) Scheitel-Hinterhauptregion links gegenüber
        rechts erweitert
     b) Scheitel-Hinterhauptlappenregion rechts
        gegenüber links erweitert
     c) Kein Unterschied zwischen rechts und links

VI. *Alexieforschung*
  1. BENSON (1977); ALBERT (1979)
  2. MARSHALL und NEWCOMBE (1973)
     a) Visuelle Dyslexie
     b) Oberflächliche Dyslexie
     c) Tiefe Dyslexie
  3. KREMIN (dieser Band)
     a) Reine Alexie ohne Agraphie
     b) Buchstabenalexie, tiefe und/oder
        Lauterkennungsalexie
     c) Oberflächendyslexie

sem Gebiet die Frage nach der Art der Dyslexie einschließt – ob sie ein einheitliches Phänomen ist oder eine Gruppe von Erkrankungen repräsentiert" (S. 70).

Während das Lesen als neuropsychologischer Prozeß nur teilweise aufgeklärt ist und deshalb die Aufstellung einer abschließenden Theorie bisher nicht möglich war, gibt es eine Menge klinischer Ergebnisse, die mehrere Untergruppen vermuten lassen, die unterschiedliche Hirnstrukturen bevorzugen und demzufolge auch unterschiedliche Muster psychologischer Prozesse haben.

Tabelle 8.4. Empfohlene Dyslexieklassifizierung: vier Unterformen. (Nach MALATESHA und DOUGAN, 1982)

I. *Klinische Beobachtung*
   MATTIS (1978)
   a) Sprachstörung
   b) Störungen der Artikulation und Schreibmotorik
   c) Störungen der visuellen Wahrnehmung
   d) Reihenfolgestörungen

II. *Genetische Studien*
   DeFRIES und DECKER (dieser Band)
   a) Seh- und Raumvorstellungsschwächen
   b) Kurzzeitgedächtnisschwäche
   c) Lesestörung ohne die eben angeführten Schwächen
   d) Mischformen

III. *EEG-Untersuchung*
   HUGHES (dieser Band)
   a) Positive Spikes
   b) Stark verlangsamte Hinterhauptlappenwellen
   c) Spitze Wellen oder Spikesentladungen
   d) Diffuse oder generalisierte Asymmetrie

Tabelle 8.5. Empfohlene Dyslexieklassifizierung: fünf
Untergruppen. (Nach MALATESHA und DOUGAN,
1982)

I. KEENEY (1968)
   a) Spezifische Entwicklungsdyslexie
   b) Sekundäre Dyslexie
   c) Langsames Lesevermögen (Bradylexie)
   d) Erworbene Dyslexie (Alexie)
   e) Mischformen

II. DENCKLA (1977)
   a) Global gemischte Sprachstörung
   b) Störung der Artikulation und der Schreibmotorik
   c) Visuelle Wahrnehmungsstörung
   d) Dysphonemische Reihenfolgestörungen
   e) Wortlernschwäche (Worteinprägungsstörungen)

Diese Ergebnisse legen nahe, daß jede Sichtweise der Dyslexie als ein einheitliches Syndrom hochgradig verdächtig ist. BENTON und andere haben davor gewarnt, „an der gegenwärtigen Strategie festzuhalten, nach der alle dyslektischen Kinder an der gleichen Grundkrankheit leiden" (BENTON, 1975, p. 39).

Ende der 70er Jahre haben Experimentalstudien über die Hirndurchblutung, Hirnszintigraphien, Elektrostimulationen der Hirnrinde, histologische Untersuchungen und vergleichbare biopsychologische Studien zu vielen neuen Erkenntnissen über die Zusammenhänge zwischen Lesevermögen und Hirnfunktion sowie Hirnfunktionsstörungen geführt.

Die drei zuerst angegebenen Methoden wurden bereits kurz erläutert. Ihre Ergebnisse lassen vermuten, daß Dysfunktionen in jedem beliebigen Teil der Großhirnrinde, besonders aber auf der linken Seite, und überall im Hirnstamm, besonders im Thalamus und Kleinhirn, zu einer Beeinträchtigung des Lesens führen können.

Hirnsektionen an Dyslektikern sind erst in jüngster Zeit veröffentlicht worden (DRAKE, 1968; GALABURDA und KEMPER, 1979; GALABURDA, 1983). Diese histologischen Untersuchungen haben ein abnormes Wachstum des Nervengewebes erkennen lassen. DRAKE spricht von einer abnorm großen Zahl von Nervenzellen in der unter der Hirnrinde gelegenen weißen Substanz. GALABURDA und KEMPER (1979) untersuchten das Gehirn eines 20jährigen linkshändigen Dyslektikers und fanden in der gesamten linken Hemisphäre eine abnorme Vermehrung der weißen Substanz und in der Gegend der linken Seitenfurche eine ungeordnete Migration (Wanderung, Aussprossung) der Nervenzellen.

Das Gehirn eines 14 Jahre alten Dyslektikers (GALABURDA, 1983) zeigte ebenfalls abnormes Wachstum. Es wurden Nervenansammlungen in der Schicht 1 der Großhirnrinde und ebenso in der subkortikalen weißen Substanz der linken Hemisphäre gefunden. Solch eine Situation trifft man in normalen Gehirnen nicht an. Im Gegensatz dazu erschien die rechte Hemisphäre in ihrer Architektur normal und ausgereift. GALABURDAs Befunde lassen vermuten, daß die Gehirne von Patienten mit Entwicklungsdyslexie zu einer abnormen Lateralisation gelangt sein könnten und daß ihre linken Hemisphären strukturelle Verformungen aufweisen.

GESCHWIND berichtete 1983 über ein interessantes Zusammentreffen von Nahrungsmittelallergien, immunologischen Störungen, Linkshändigkeit und kindlicher Migräne bei Kindern mit Entwicklungsdyslexie, das vorwiegend Jungen und deren Familien betraf. Um die biologischen Aspekte in einen Zusammenhang mit der Hirnentwicklung zu bringen, schlug er folgende Hypothese vor: Aufgrund von fetalen Studien ist bekannt, daß die rechte Hemisphäre dazu neigt, schneller zu wachsen als die linke. Bei Dyslektikern scheint jedoch die Migration (Aussprossung) der Nervenzellen zu den Sprachzentren der linken Hemisphäre verlangsamt zu sein. Diese Verzögerung auf der linken Seite könnte ein kompensatorisches Größenwachstum der rechten Hemisphäre hervorrufen, das seinerseits zu einer Linkshändigkeit sowie überdurchschnittlichen räumlichen und künstlerischen Fähigkeiten führt. Während der vorgeburtlichen Entwicklung produziert der männliche Fetus große Mengen an Testosteron, dem männlichen Geschlechtshormon, und GESCHWIND vermutet, daß dadurch das Wachstum der linken Hemisphäre bei Männern verlangsamt wird. Er weist darauf hin, daß diese Hypothese durch Tierstudien empirische Bestätigung fand, bei denen Testosteroninjektionen an Ratten und Vögeln Hirnveränderungen erkennen ließen. Übermäßige Testosteronmengen könnten auch zu einer beeinträchtigten Migration der Nervenzellen in der Großhirnrinde sowie zu Störungen des Immunsystems führen. Obwohl diese Theorie noch lange nicht abgeschlossen ist, zeigt sie doch mögliche Zusammenhänge zwischen biochemischen Vorgängen, neuralem Hirnwachstum und der Entwicklungsdyslexie auf.

Herr Darwin. Dieser Patient wurde uns im Alter von 32 Jahren überwiesen. Er war ein gutaussehender Mann mit sicherem Auftreten und sehr erfolgreich als Manager seiner eigenen Holzhandlung. Das einzige Wort, das er lesen und schreiben konnte, war sein Name, den er zum Unterschreiben der Schecks beim Abwickeln seiner Geschäfte benötigte. Darüber hinaus konnte er noch ungefähr zwölf einzelne Buchstaben erkennen und benennen.

Er hatte in den vierziger Jahren eine kleine Dorfschule besucht, und da er nicht lesen konnte, erlaubte man ihm, während die anderen Kinder ihre schulischen Arbeiten durchführten, sich Bilderbücher anzusehen. Er konnte arabische Zahlen lesen und war in der Lage, einfache Rechenaufgaben, etwa dem fünften Schuljahr entsprechend, auszuführen. Mit diesen geringgradigen Kenntnissen konnte er eine kleine Holzhandlung in Gang halten, seine eigene Buchhaltung führen, Kunden werben, fähige Mitarbeiter anstellen und das ganze Unternehmen leiten. Als wir ihn 1966 zum ersten Mal sahen, war er mit seiner Geschäftsführung so erfolgreich, daß er in diesem Jahr das Anderthalbfache eines Lehrers der weiterführenden Schule am Ort mit der höchsten Gehaltsgruppe verdiente, also eines Lehrers mit einem akademischen Grad und mindestens 10 Jahren praktischer Erfahrung. Dies war besonders beeindruckend, da er nicht einmal fähig war, ein Wort wie „Katze" zu lesen.

Als geselliger Mensch hatte er auch mancherlei gesellschaftliche Verpflichtungen, wodurch er gezwungen wurde, zahlreiche Versteckspielstrategien zu erfinden. Wenn er sich mit einigen Leuten in einem Restaurant befand, suchte er eine Speisekarte heraus und tat für einige Augenblicke so, als ob er sie lesen würde. Dann gab er sie an einen der nächsten Gäste weiter. Wenn die Kellnerin kam, um die Bestellung entgegenzunehmen, hörte er auf die Bestellungen der anderen und pickte sich die ihm am angenehmsten erscheinende Speise heraus, oder er bestellte ein Standardessen, das mit Sicherheit vorhanden war. Da er Zahlen lesen konnte, war er in der Lage, die Preise zu erkennen; das war eine gute Hilfe.

Der Neurologe, der Herrn Darwin ursprünglich zu uns überwies, berichtete, daß trotz häufiger Klagen über Kopfschmerzen seine neurologischen Untersuchungsergebnisse und EEG-Befunde normal waren. Die Röntgenaufnahmen des Schädels waren ebenso wie die neuropsychologischen Testergebnisse völlig normal. Herr Darwin hatte im Wechsler-Intelligenztest für Erwachsene einen verbalen IQ von 88 und einen Handlungs-IQ von 106. Sein allgemeines Wissen war unterdurchschnittlich und sein Wortschatz aufgrund der Dyslexie ebenfalls. Sein diagnostisches Verständnis alltäglicher Probleme (Wortverständnis) war fast überdurchschnittlich gut. Seine Punktzahlen in den visuellen, auditiven, taktilen und motorischen Tests befanden sich alle im Normbereich, so daß sein Leistungsprofil einen Menschen von überdurchschnittlicher Intelligenz vermuten ließ, bei dem eine spezifische Lesebehinderung bestand. Da die neurologischen und neuropsychologischen Untersuchungen keinerlei Mängel aufwiesen, konnte seine Leseschwäche möglicherweise genetisch oder Folge einer minimalen und sehr subtilen Funktionsstörung im Bereich der Hirnrinde sein, die zu gering war, um bei den neurologischen Routineuntersuchungen erfaßt werden zu können. Die Tatsache, daß beide Söhne im Gegensatz zu seiner Tochter ebenfalls nur schlecht lesen konnten, unterstützt die Annahme eines familiären Krankheitsbildes, das nur die männlichen Mitglieder der Familie betrifft.

Da die neurologischen und neuropsychologischen Testergebnisse normal ausfielen, fühlten wir uns berechtigt, ein multisensomotorisches heilpädagogisches Programm vorzuschlagen. Dies erwies sich als erfolgreich, denn ein Jahr später konnte Herr Darwin bei einem erneuten Test 200 Wörter korrekt lesen und hatte gute Methoden erlernt, um mit der Lautierung fertig zu werden, obwohl er gelegentlich die Aussprache von „ei" und „i" durcheinanderbrachte. Im GATES-McKILLOP-Lesetest konnte er dem Niveau des dritten Schuljahres entsprechend lesen und die Wahrnehmung visueller und auditiver Reihenfolgeaufgaben hatte sich bemerkenswert verbessert.

Als wir ihn 2½ Jahre nach seinem ersten Besuch bei uns zum drittenmal wiedersahen, konnte er etwa 500 Wörter und die Schlagzeilen der Zeitung sowie kurze Texteinblendungen in den Nachrichten des Fernsehens lesen. Bei einer tachistoskopischen Untersuchung erkannte er einzelne Buchstaben in einer halben Sekunde und die meisten gängigen Wörter der DOLCH-Liste (DOLCH, 1945) in einer Sekunde, beispielsweise Schüssel, Schwester, Bruder, Ehefrau, Feder. Innerhalb eines weiteren Jahres war er in der Lage, dem Niveau des fünften Schuljahres entsprechend zu lesen, und er konnte auch gut genug schreiben, um Bewerbungsformulare auszufüllen.

Es scheint ziemlich sicher zu sein, daß Herrn Darwins Leseprobleme von einigen unklaren konstitutionellen Faktoren herrühren, möglicherweise von einer subtilen neurologischen oder genetischen Schwäche, da er als Kind bei den üblichen Unterrichtsmethoden keine Fortschritte zeigte und deshalb in unserem Schulsystem pädagogisch vernächlässigt wurde.

Reginald Simmons. Reginald Simmons wurde uns wegen einer Leseschwäche überwiesen. Dieser Fall bietet einen interessanten Vergleich mit Herrn Darwin. Während Herr Darwin weder bei neurologischen noch bei neuropsychologischen Untersuchungen Auffälligkeiten erkennen ließ, war im Fall von Herrn Simmons die neurologische Untersuchung zwar unauffällig, bei der neuropsychologischen Untersuchung fanden sich jedoch sehr spezifische linkshemisphärische Hinweise. Beide Männer waren 32 Jahre alt, als sie zum erstenmal zu uns geschickt wurden, und waren tüchtige Sportler. Herr Simmons war sogar Berufshockeyspieler.

Die neuropsychologische Testbatterie ließ bei Herrn Simmons ein durchschnittliches Intelligenzniveau erkennen. Er war jedoch linkshändig und höchstwahrscheinlich linkshemisphärisch sprachdominant, denn es fand sich eine rechtsseitige Ohrpräferenz von 26, während die linke 5 betrug. Die Abb. 8.9 zeigt die wichtigsten Befunde kurz zusammengefaßt. Taktile Formerkennung (Sterognosie), Fingerlokalisation und Tappinggeschwindigkeit waren mit der rechten Hand sämtlich schlecht, auf der linken Seite normal. In gleicher Weise waren Rechts-Links-Orientierung und Reihenfolgefähigkeiten schlecht. Diese Hinweise lassen eine minimale Hirnfunktionsstörung in den

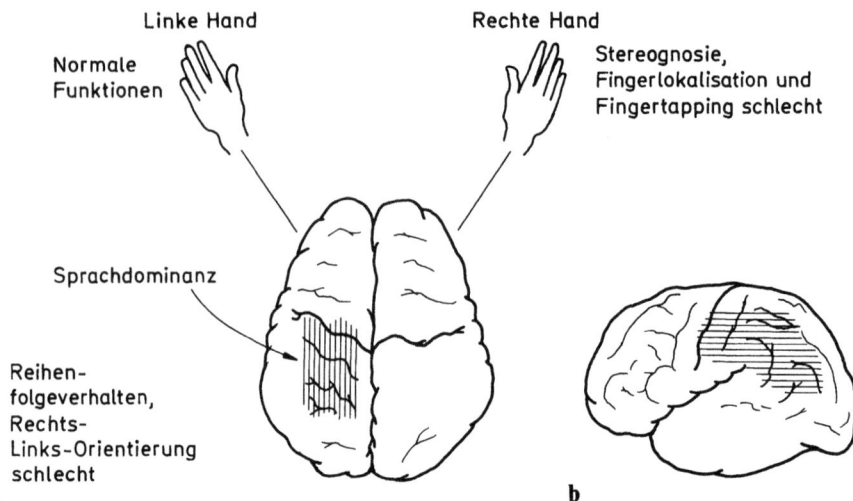

Abb. 8.9 a und b Der Fall von Herrn Simmons, der die neurologischen Merkmale einer vermutlichen minimalen linkshemisphärischen Funktionsstörung zeigt: **a** Blick auf das Gehirn mit ausgestreckten Armen; **b** Seitenansicht der linken Hemisphäre mit Schraffierung der anzunehmenden Schädigung. (Nach William D. WEST, 1984)

mittleren Abschnitten der linken Hemisphäre besonders im linken motorischen und sensorischen Rindenstreifen vermuten.

Da die neurologische Untersuchung nichts Auffälliges erkennen ließ, muß die Schädigung, wenn es eine gibt, einerseits nur sehr minimal und subtil ausgeprägt sein, andererseits jedoch stark genug, um ihn die linke Hand benutzen zu lassen. Die Befunde des dichotischen Hörens lassen vermuten, daß er von Haus aus Rechtshänder sein sollte.

Da die Hörwahrnehmung gut war, wurde eine modifizierte GILLING-HAM-Methode in Verbindung mit einem Farberkennungssystem eingesetzt. Zu Beginn des heilpädagogischen Programms (6 Stunden pro Woche) las er entsprechend einem Schulalterniveau von 4,2 im GATES-McKILLOP-Test. Er war somit von Anfang an nicht so alektisch wie Herr Darwin. Drei Monate nach einem speziellen Nachhilfeunterricht erreichte er das Niveau des 7. Schuljahres. Die vermutliche Schädigung hatte möglicherweise seine Reihenfolgefertigkeiten für visuelle und auditive Aufgaben und seine visuellmotorischen Fähigkeiten verlangsamt.

Zusammenfassung. Diese beiden Fälle einer Entwicklungsdyslexie bei Erwachsenen liefern einige interessante Hinweise: Während Erwachsene mit unfallbedingten Hirnschädigungen ganz spezielle Leseschwächen aufweisen, die eine enge Beziehung zum Ort der Schädigung zeigen und eine relativ zuverlässige Prognosestellung ermöglichen, gibt es bei Erwachsenen mit Entwicklungsdyslexie als Gruppe sowohl neurologisch als auch im Verhalten starke Unterschiede. Das dürfte im ersten Fall daher kommen, daß ein normales Nervensystem zu einem Zeitpunkt geschädigt wurde, an dem die Sprachzentren in der Großhirnrinde voll ausgebildet waren, während im zweiten Fall das Kind während seiner Entwicklungsphase die funktionellen Areale des Gehirns benutzte und eine optimale Kompromißlösung fand. Dementsprechend müssen Kinder und Erwachsene mit Entwicklungsdyslexie sowohl neurologisch als auch hinsichtlich ihres Verhaltens eingehender untersucht werden, und heilpädagogische Programme müssen die Untersuchungsergebnisse so gut wie irgend möglich nutzen. Diese Feststellung erfolgt in grundsätzlicher Übereinstimmung mit MYKLEBUSTs Empfehlungen für die Behandlung von Kindern mit Entwicklungsaphasie (1971b).

Primäre Leseverzögerung bei Kindern

Traumatisch bedingte Legasthenie

QUADFASEL und GOODGLASS (1968) haben darauf hingewiesen, daß zwischen einer Hirnschädigung, die nach der Geburt bis etwa zum Alter von 2 Jahren erfolgt, also vor dem Erwerb einer Sprachgrundlage, und einer Läsion nach dem zweiten Lebensjahr einige typische Unterschiede bestehen können. Man würde erwarten, daß erstere einer Entwicklungsdyslexie ähnlich ist, während die zweite Form zunehmend spezifischer wird, je älter das Kind bei der Hirnverletzung ist. Um diese Annahme zu überprüfen, wollen wir jetzt drei Kinder vorstellen, die im Alter von 22 Monaten, 3 Jahren und 9 Monaten, sowie 6 Jahren und 9 Monaten Hirnverletzungen erlitten.

Max Pearson. Dieser Junge wurde beim Spielen auf der Straße seines Wohnbezirks vor seinem Haus von einem Auto erfaßt. Als dieser Unfall geschah, war er 22 Monate alt. Beim Aufheben war er bewußtlos, und aus seinem linken Ohr floß Blut. Er erholte sich rasch und konnte nach 10 Tagen aus dem Krankenhaus entlassen werden.

Seine Schädelverletzung verursachte ein Schielen des linken Auges, das später operativ korrigiert wurde. Der Neurologe fand einige geringgradige Hinweise auf eine Funktionsstörung der linken Hemisphäre. Auf dem rechten Fuß hüpfte er etwas schlechter als auf dem linken. Das Elektroenzephalogramm zeigte eine generalisierte Dysrhythmie dritten Grades.

Wir sahen ihn zum erstenmal im Alter von 6 Jahren und machten in den folgenden 3 Jahren Wechsler-Tests (WISC)[1] (Tabelle 8.6).

Als solche deckten sich diese Ergebnisse mit einer herabgesetzten Funktion der linken Hemisphäre. Relativ schlechte Leistungen der rechten Hand hinsichtlich Handgriffstärke, Fingertapping und Stereognosie verstärkten diese Annahme. Darüber hinaus waren seine Fähigkeiten für Reihenfolgeaufgaben sehr schlecht, die weitgehend eine Funktion der linken Hemisphäre sind.

Im Alter von 6 Jahren war seine Händigkeit sogar beim Schreiben gemischt, doch bei unserer letzten Untersuchung im Alter von 8 Jahren und 11 Monaten schrieb er stets mit der rechten Hand, und der dichotische Hörtest ließ vermuten, daß er überwiegend, wenn auch nicht ganz eindeutig, für die

---

[1] Vergleiche Fußnote S. 214

Tabelle 8.6. Ergebnisse der Wechsler-Tests über 3 Jahre bei Max PEARSON

Alter (Jahre)	Verbaler IQ	Handlungs-IQ
6,1	86	99
8,4	80	108
8,5	82	104 (In einer anderen Klinik untersucht)
8,11	72	96
Durchschnitt	80	101,75

linke Hemisphäre sprachdominant war (Rechtsohrpräferenz 18, Linksohrpräferenz 8). Zu diesem Zeitpunkt befand er sich auf dem Niveau eines Schülers des dritten Schuljahres, obwohl er sein viertes Schuljahr anfing. Obwohl er leicht aphasisch war – so konnte er mündlichen Anweisungen nur folgen, wenn sie in kleinen Portionen gegeben wurden –, lernte er in einer Wei- se lesen, die von seinem Klassenlehrer als „durchschnittlich" bezeichnet wurde. Da seine Fähigkeiten zur Abstraktion nur sehr schwach ausgebildet waren, war sein Rechnen schlecht. Sozial war Max gut angepaßt. Er sprach in vernüftiger Weise mit Erwachsenen und machte den Eindruck einer normalen Aufgewecktheit, welche die Tendenz enthielt, seine „unsichtbaren" Störungen zu verdecken. Die Beobachtung seiner Entwicklung läßt vermuten, daß er als Erwachsener aufgrund seines freundlichen Wesens in Arbeitsbereichen, die keine hohen Anforderungen stellen, wahrscheinlich gut einzusetzen sein würde.

Angesichts der Schwere seiner Schädelverletzung hat sein Gehirn eine bemerkenswert gute Wiederherstellung erfahren. Er ist bei mündlichen Instruktionen geringgradig aphasisch, hat die Lesetechniken gelernt, besitzt aber nur eine geringe Inhaltserfassung. Der früh aufgetretene Hirnschaden hat seine Rechenfähigkeit wesentlich stärker beeinträchtigt. Obwohl er Zahlen sauber schreiben kann, behindert ihn sein sehr schwaches Vorstellungsvermögen ernstlich. Wenn ein Erwachsener mittlerer Intelligenz eine solche Hirnschädigung durchgemacht hätte, wäre er ziemlich sicher aphasisch und alektisch geworden, er würde jedoch die meisten oder alle Grundrechenfähigkeiten behalten haben. Max' Verhaltensmuster läuft in entgegengesetzter Richtung, zweifellos infolge der beiderseitigen funktionellen Reorganisation nach seiner Schädelverletzung.

Robbie Yates. Dieser Junge wurde im Alter von 3 Jahren und 9 Monaten von einem Auto erfaßt und erlitt eine doppelseitige diffuse Hirnschädigung mit stärkerer Verletzung der linken Hemisphäre. Da in diesem Alter die mündliche Sprache schon recht gut ausgebildet ist und ein Kind durchschnittlich einen aktiven Wortschatz von etwa 1400 Wörtern besitzt (M.E. SMITH, 1926, zitiert bei THOMPSON, 1962), können wir logischerweise eine Beeinträchtigung seiner Sprachentwicklung erwarten.

Die neurologischen und neuropsychologischen Befunde offenbarten eine beiderseitige Schädigung, die von dem erheblichen geschlossenen Hirntrauma herrühren. Diese Form der Verletzung verringert die Möglichkeiten einer Kompensation durch Ausnutzung nichtverletzten Hirngewebes, wie sie bei lokalisierten Hirnverletzungen bestehen. Im Alter von 4 Jahren und 10 Monaten betrug der Stanford-Binet-IQ 63, wobei das schlechte Ergebnis vorwiegend durch ausgeprägte Kommunikationsschwierigkeiten des Untersuchers mit Robbie zustande kam. Er war still und extrem verschlossen.

Als wir ihn im Alter von 7 Jahren und 11 Monaten zum ersten Mal sahen, konnte er nicht lesen. Da seine Lautdiskriminierung nicht sehr gut war, wurde er von der Schule zu einem multisensomotorischen heilpädagogischen Programm geschickt, das zwar Laute einbezog, aber absichtlich nicht hervorhob. Als er 11 Jahre und 5 Monate alt geworden war, konnte er langsam lesen und Wörter mit drei und vier Buchstaben angemessen aussprechen und miteinander verbinden. Wegen einer leichten rezeptiven Aphasie mußte der Lehrer langsam in einem Tempo sprechen, dem Robbie folgen konnte. Wechsler-Testwerte (WISC) im Alter von 11 Jahren und 4 Monaten ergaben einen verbalen IQ von 72 und einen Handlungs-IQ von 94. Zwei Monate später wurde er aus gutachtlichen Gründen erneut getestet, und diesmal lagen seine Werte bei 75 für den verbalen IQ und 90 für den Handlungs-IQ. Die Dauerschädigung der linken Hemisphäre, die zu diesem Zeitpunkt ungefähr 8 Jahre lang bestand, drückte sich in einer chronischen verbalen Schwäche und in nicht sehr gut ausgebildeten, wenn auch relativ besseren Fähigkeiten für räumlich-konstruktive Aufgaben aus. Seine an einer Sonderschule für hirngeschädigte und aphasische Kinder tätigen Lehrer verstanden dies und entwickelten ein Heilprogramm mit einem Erwartungsrahmen, den Robbie erfolgreich bewältigen konnte. Als Folge davon machte er langsame, aber gleichmäßige Fortschritte im Unterricht und zeigte eine gesunde und normale soziale Anpassung.

Vera Brown. Dieses kleine Mädchen war gesund und fröhlich, bis im Alter von 6 Jahren und 3 Monaten plötzlich eine spontane Hirnblutung erfolgte. Dies geschah einen Tag bevor das Kind in die erste Grundschulklasse aufgenommen werden sollte. Dadurch bietet dieser Fall zufällig die Gelegenheit zu zeigen, wie sich ein Kind mit einer zunächst normalen Gesundheit vor der Schulzeit während des gewöhnlichen Schulunterrichts entwickelt, wenn es von den Auswirkungen einer linkshemisphärischen Hirnschädigung beeinträchtigt ist.

An dem Tag, als es zu der Hirnblutung kam, spielte Vera mit einigen Kindern. Sie fühlte sich plötzlich krank, es trat Übelkeit auf, und sie wurde bewußtlos. Man brachte sie als Notfall in ein Krankenhaus, wo bei einer Hirnoperation ein großer Bluterguß entleert und die Blutung zum Stehen gebracht werden konnte. Die Blutung ereignete sich im unteren linken Scheitel-Hinterhauptlappenareal und verursachte, bevor sie zum Stillstand gebracht werden konnte, eine bleibende Schädigung in der linken Schläfen-Scheitel-Hinterhauptlappenregion.

Vera verbrachte 6 Wochen im Krankenhaus und 2 Wochen zu Hause, um sich von den Folgen der Hirnoperation zu erholen, so daß sie Anfang November mit der Schule beginnen konnte. Obwohl ihre Klassenkameraden zwei

Monate Vorsprung hatten, lernte sie genug, um im folgenden Juni in die zweite Klasse versetzt zu werden. Ihre Mutter, eine Grundschullehrerin, unterstützte sie beim Lernen ungewöhnlich geschickt und hilfreich. Dessen ungeachtet hatte sie große Schwierigkeiten beim Lesenlernen, und eine Analyse ihrer Schwächen zeigte einen unterdurchschnittlichen Wortschatz (eine leichte Anomie) und eine schlechte Lautdiskriminierung, obwohl ein audiometrischer Test ein normales Hörvermögen erkennen ließ. In gleicher Weise hatte sie Schwierigkeiten mit dem visuellen Reihenfolgevermögen, mit der Raumvorstellung, der visuell-motorischen Geschwindigkeit und dem rhythmischen Reihenfolgetapping.

Veras Mutter berichtete, daß sie am Ende der Kindergartenzeit im vorausgegangenen Jahr eines der vielversprechendsten Kinder gewesen sei, am Ende des ersten Schuljahres jedoch auf ein durchschnittliches Niveau absank (Tabelle 8.7).

Wir untersuchten Vera zum erstenmal 10 Monate nach ihrer Hirnverletzung und fanden im Wechsler-Test (WISC) einen verbalen IQ von 105 und einen Handlungs-IQ von 101, sowie Schwierigkeiten beim Lesen, beim Schreiben und in allen Sprachfächern. Die ständige und geschickte Hilfe ihrer Mutter hatte zweifellos einen großen Anteil an Veras ständigem Fortschritt während der nächsten Schuljahre.

Ein Jahr später, ungefähr 22 Monate nach der Hirnblutung, fanden wir im Wechsler-Test (WISC) einen verbalen IQ von 103 und einen Handlungs-IQ von 96. Die Verschlechterung des Handlungs-IQ stammte vorwiegend von einem schlechten Ergebnis im Untertest „Bilderergänzen". Eine halbseitige Gesichtsfeldeinengung (Hemianopsie) bereitete ihr Schwierigkeiten, Bilder sorgfältig zu erfassen und kleine Einzelheiten zu bemerken. Das Lesen war noch immer ein Problem für Vera, doch war sie gut genug, um fast den Klassendurchschnitt zu halten. Mit all der häuslichen heilpädagogischen Hilfe gehörte sie zum „unteren Durchschnitt" und konnte versetzt werden.

Es vergingen etwa 3 Jahre, bevor wir sie wiedersahen. Zu dieser Zeit kam sie in das sechste Schuljahr, und ihre Mutter erzählte uns, daß sie im letzten Sommer spontan zu ihrem eigenen Vergnügen zu lesen begonnen habe. Die intensive heilpädagogische Arbeit der vergangenen 5 Jahre auf sprachlichem

Tabelle 8.7. Vera Browns Leistungen im Kindergarten und im ersten Schuljahr

Name	Kindergarten (vor dem Unfall)	Name	1. Schuljahr (nach dem Unfall)
Vera	*Sehr gut*	Richard	Sehr gut
Richard	Sehr gut	Susan	Gut
Susan	Gut	*Vera*	*Befriedigend*
Louise	Ausreichend	Louise	Mangelhaft
Gordon	Ausreichend	Gordon	Mangelhaft

Gebiet fing an, sich auszuzahlen. Ihr Wortschatz war nun überdurchschnittlich, und ihr Lehrer berichtete uns, daß sie interessante Geschichten mit einer ausreichenden Wortwahl schrieb. Sie war gut im Rechnen und sehr gut im Kunstunterricht. Sie nahm sogar privaten Zeichenunterricht, da sie besonderes künstlerisches Talent an den Tag legte.

Veras musikalische Fähigkeiten blieben mangelhaft. Ihre Mutter berichtete: „Sie kann keine Melodie behalten, und ihr Gefühl für Rhythmus ist nicht wiedergekommen." Ihre Leistungen im siebten Schuljahr waren mäßig gut, in der Oberschule hatte sie jedoch zahlreiche Schwierigkeiten, da viele ihrer Oberschullehrer *nicht glaubten, daß bei ihr Lernprobleme bestünden.* Im zehnten Schuljahr konnte sie den Englischkurs mit hervorragenden Leistungen bewältigen, was eine tägliche Schularbeit von 3 Stunden bedeutete. Am Ende des zehnten Schuljahres schrieb Veras Mutter:

> Rückblickend ist mir als Lehrerin klar geworden, daß wir Vera nicht unmittelbar nach der Genesung von ihrer Hirnblutung hätten einschulen sollen. Als Grundschullehrerin kann ich sagen, daß Kinder, die vor ihrem sechsten Lebensjahr häufiger Krankenhausaufenthalte gehabt haben, für eine Aufnahme in die Schule noch nicht reif sind. Wir müssen auch daran denken, wie stark die Kinder mit plötzlichen Hirnschädigungen in ihrer Orientierung beeinträchtigt sind. Sie benötigen Zeit, sich an ihre vertraute Welt wieder anzupassen, bevor man sie neuen Belastungen aussetzt.
>
> Wie vielen Erwachsenen könnte man bereits einen Monat nach einem Schlaganfall empfehlen, einen neuen Beruf aufzunehmen, insbesondere einen solchen, der ganz neue Begriffe und eine Menge neuer sprachlicher Fähigkeiten erfordert?
>
> Vera hat es geschafft, „sich auf dem Niveau ihrer Klasse zu halten", was immer das auch bedeuten mag. Doch ich spüre, daß sie dies unter Einbuße ihrer sozialen Entwicklung tat.
>
> Sie empfindet sich als doof und hat wenig enge Freunde. Allerdings war sie auch niemals ein Herdentier, gleichgültig welcher Herde.
>
> Eltern von Kindern, die einen plötzlichen Hirnschaden erleiden, würde ich raten, mit der Wiederaufnahme des Schulunterrichtes nach Rückkehr aus dem Krankenhaus sehr zurückhaltend zu sein. Ärzte und die meisten Fachleute ermutigen die Eltern oft, anzunehmen, daß ihre Kinder wieder normal seien. Sie sind es jedoch nicht, zumindest nicht in dem Sinne, daß sie unmittelbar mit ihrem neuen Leben fertig zu werden vermögen. Sie brauchen Hilfe für den Übergang von dem in ihrem Gedächtnis verankerten früheren Leben bis zum Akzeptieren des neuen beeinträchtigten Daseins. Ich meine nicht, daß sie wie Invaliden behandelt werden sollten, aber man muß ihnen helfen, ihren Schock zu überwinden, und zwar in der gleichen Weise, wie man sie Erwachsenen zubilligt.
>
> Auch möchte ich raten, den Eltern eine bestimmte Hilfe zukommen zu lassen, vielleicht durch die „Vereinigung von Kindern mit Lernstörungen". Es wird zu leicht vergessen, was für einen Schock es auch für sie bedeutet. Ich denke, soviel Wert auf die medizinischen Aspekte des Falles gelegt werden, so leicht werden auch die psychologischen Seiten übersehen. Wenn das Kind erst einmal aus dem Krankenhaus entlassen ist, betrachtet jedermann den Fall als „erledigt". Sowohl für die Eltern als auch für das Kind ist jedoch noch viel für eine emotionelle Anpassung an die Situation zu tun, und gute Ratschläge dürften hilfreich sein.

Die Frustrationen des hirngeschädigten Kindes und seiner Eltern sind der Gesellschaft meistens verborgen und genauso „unsichtbar" wie die Behinderungen. Als Folge davon lehnen manche Lehrer das Vorhandensein einer sog. Lernstörung ab und beschuldigen häufig die Eltern, die Schule zu manipulieren. Mehr über die Rolle des Kindes, der Eltern und des Lehrers wird im Kapitel 10 gesagt.

Entwicklungsdyslexie

In der Vergangenheit wurde ein Kind, das ein angeborenes Leseproblem hatte, meistens einer augenärztlichen Untersuchung zugeführt. Da zum Lesen offensichtlich ein gutes Sehvermögen gehört, nahm man an, daß Dyslektiker irgendwelche Fehler im Aufbau oder in der Funktion ihres Sehsystems haben müßten. In nahezu allen Fällen können Dyslektiker jedoch eine Sehtafel normal oder sogar ausgezeichnet lesen. Aufgrund dieses Ergebnisses wird der Augenarzt oder Optometriker berichten, daß das Sehvermögen des Kindes völlig normal sei und dieser vermeintliche Widerspruch trägt nur zu den mysteriösen Ursachen der Dyslexie bei. Mit zunehmender Kenntnis von Hirnstruktur und -funktion setzte sich jedoch für die Leseprobleme die Annahme *zentraler* oder Hirnfunktionsstörungen durch, während *periphere* oder visuelle Störungen nur selten mit einer Leseverzögerung verbunden sind.

Eine andere Ansicht hat PAVLIDIS (1979) zum Ausdruck gebracht. Seine Forschungen ergaben, „daß die unstet hin und her wandernden Augenbewegungen der Dyslektiker nicht nur beim Lesen auftreten, sondern auch bei anderen Aufgaben, die nichts mit Lesen zu tun haben, wie bei dem Versuch, einer bewegten Lichtquelle zu folgen." Andere Autoren konnten jedoch die Befunde von PAVLIDIS nicht wiederholen (BROWN et al., 1983), so daß der Ausgang dieser Kontroverse nicht geklärt ist. Zum jetzigen Zeitpunkt scheint es unseren Erkenntnissen zufolge sicher zu sein, daß viele Dyslektiker keinerlei periphere Funktionsstörungen aufweisen und daß bei den meisten zentrale Faktoren eine ursächliche Rolle spielen dürften.

Kinder mit schweren Leseproblemen zeigen bei neurologischen Untersuchungen häufig keinerlei Mängel. Wenn sie eine normale Intelligenz besitzen, frei von jeglichen Schwächen ihrer Sinnesorgane und gut motiviert sind, scheint als einzige Ursache ein genetischer Faktor in Betracht zu kommen. DREW (1956), HALLGREN (1950), HERMANN (1959) und SLADEN (1970) haben Beiträge für eine Theorie der Dyslexie auf genetischer Grundlage geliefert. Ein jüngerer Beitrag von einer Gruppe von Verhaltensgenetikern ergibt Hinweise dafür, daß eine spezifische Lesestörung an das Chromosom 15 geknüpft sein könne (S. D. SMITH, KIMBERLING, PENNINGTON und LUBS, 1983). Sie fanden ein Lod score von 3.241, wobei ein Wert von 3.0 herkömmlich als signifikant angenommen wird. Ein Lod score ist das Maß der Verbindung zwischen einem spezifischen Verhalten und einem bestimmten Ort auf dem hierfür zuständigen Chromosom.

Wie bereits im Fall von Herrn Simmons beschrieben, bedeutet das Fehlen von schlechten Ergebnissen bei neurologischen und neuropsychologischen Tests nicht notwendigerweise, daß die Testperson völlig frei von einer leichten, aber an einer entscheidend wichtigen Stelle lokalisierten Funktionsstörung sein muß. Vor den neuropsychologischen Ergebnissen fand sich niemals ein Hinweis auf Herrn Simmons Dyslexie. Aus diesem Grund ließ man ihn in dem Glauben, er sei dumm. Eine Beratung, die auf richtiger Interpretation dieser Befunde beruhte, war für eine Verbesserung seines Selbstwertgefühls von grundlegender Bedeutung.

Kinder, die vor oder während der Geburt oder bis zum Alter von 3 Jahren eine Hirnverletzung erleiden, bilden innerhalb der Entwicklungsdyslexie eine Untergruppe. In den vergangenen 70 Jahren sind zahlreiche Untersuchungen erschienen, die perinatale Ereignisse als Vorboten von Lern- und Lesestörungen in Zusammenhang sehen. BALOW, RUBIN und ROSEN (1975–1976) haben mehr als 30 dieser Untersuchungen überprüft und kommen zu dem Schluß, daß „höchstwahrscheinlich irgendeine neurologische Funktion oder Funktionen zwischen perinatalen Faktoren und der späteren Lesefähigkeit vermitteln". Sie weisen sehr vernünftig darauf hin, daß abnorme perinatale Situationen wahrscheinlich nur in dem Ausmaß einen langanhaltenden Behinderungseffekt haben, wie sie die neurologische Funktion permanent schädigen. Das könnte erklären, warum zahlreiche Frühgeborene, die bei der Geburt unter Anoxie (Sauerstoffmangel) litten, später keine Lernprobleme aufweisen. Möglicherweise war die perinatale Beeinträchtigung zu kurzfristig, um eine neurologische Schädigung herbeizuführen.

Wenn die Hirnschädigungen schwer und doppelseitig sind, wie in den Fällen von Max und Robbie, bleibt die Leseverzögerung auf Dauer bestehen und spricht auf heilpädagogische Maßnahmen nur zum Teil an. Wahrscheinlich haben die meisten Kinder mit chronischen Leseschwierigkeiten eine frühzeitig aufgetretene Hirnverletzung gehabt oder leiden an irgendeiner obskuren genetischen Anomalie, die das normale Lesevermögen behindert. Gegenwärtig ist der beste diagnostische und heilpädagogische Ansatz für die Behandlung dieser Kinder, soviel wie möglich über ihr Wahrnehmungsvermögen, die Einwirkung der einzelnen Sinnesorgane aufeinander, das Reihenfolgevermögen sowie über die intellektuellen, motorischen und sensomotorischen Fähigkeiten herauszufinden. Im Idealfall sollte der Schulpsychologe so ausgerüstet sein, daß er dies alles feststellen und in detaillierter Form dem Klassenlehrer mitteilen kann, der mit ihm gemeinsam ein provisorisches heilpädagogisches Programm entwickelt. Ein Programm dieser Art ist immer provisorisch in Abhängigkeit von regelmäßigen und fortwährenden Überprüfungen seiner Effektivität.

Sekundäre Leseverzögerung

Diese Kategorie umfaßt Kinder von durchschnittlicher oder überdurchschnittlicher Intelligenz, mit normalen sensorischen, motorischen und kognitiven Fähigkeiten, mit einem normalen und gesunden Zentralnervensystem und mit keinerlei genetischen Mängeln, die aber dennoch in ihren Leistungen im Lesen und im Schulunterricht mangelhaft sind. Wenn die Möglichkeit jeglicher ernsthaft behindernder organischer Ursache durch Tests ausgeschlossen ist, scheinen psychologische und umweltbedingte Faktoren eine logische Erklärung hierfür zu sein. Zu fragen ist nach dem Umgang in der Familie, nach den Beziehungen der Geschwister untereinander, dem Verhalten der Eltern, ihrer kulturellen Einstellung zum Lesen (faul, lasch) und die Fernsehgewohnheiten. Die Ursachen einer solchen Leseverzögerung sind in erster Linie psychologischer und sozialer Natur, alles was man zur Beseitigung dieses Problems braucht, sind geschickte Methoden der Verhaltenslenkung in Verbindung mit einem bewährten Leseunterricht.

Techniken der Verhaltensmodifikation können natürlich auch bei Kindern mit Hirnschädigung und/oder einer spezifischen Lesestörung erfolgreich sein. Zuvor ist jedoch eine sorgfältige neuropsychologische Analyse notwendig, um einen Rat über Unterrichtsvorschriften geben zu können. Das kann dazu beitragen, für das Kind ein wirkungsvolleres Lernklima zu schaffen und die Frustration zu verringern, die dadurch hervorgerufen wird, daß man Verhaltensanforderungen zu verstärken sucht, die für das Kind schwierig oder unmöglich durchzuführen sind.

Frau Semmes wurde unserem Laboratorium zugewiesen, weil sie nicht lesen konnte. Sie war eine attraktive junge Frau von 31 Jahren, glücklich verheiratet, Mutter von 2 Kindern, litt jedoch ständig unter ihrem Leseproblem. Eine neurologische Untersuchung fiel völlig normal aus, und die neuropsychologischen Tests offenbarten bei einer durchschnittlichen Intelligenz keinerlei Mängel hinsichtlich Wahrnehmung, Motorik, sensomotorischer Integration, Reihenfolgevermögen und Sprache.

Die Geschichte ihrer Kindheit liest sich wie ein Kapitel aus einem Roman von Dickens. Sie wurde mit 5 Jahren Waise und in ein Internat gesteckt, das von Nonnen geleitet war. Da diese in ihr ein intelligentes und aktives Kind fanden, beschäftigten sie es den ganzen Tag über mit dem Säubern von Fluren oder Fensterscheiben und Dingen, die immer wieder gemacht werden müssen. Sie war ein kräftiges Mädchen und wurde offensichtlich im Hausreinigungsstab für nützlicher erachtet als in der Schule, und da sie keine Familie hatte, die ihre Rechte vertreten konnte, wurde sie niemals in ein Klassenzimmer geschickt. Das blieb so bis zu ihrem 16. Lebensjahr, als sie davonlief und heiratete, um ihrem unglücklichen Leben zu entfliehen. Diese erste Ehe hielt nicht sehr lange. Als sie 22 Jahre alt geworden war, heiratete sie Herrn Semmes, der mit ihr eine stabile und glückliche Ehe führte.

Im Alter von 31 Jahren hörte sie von dem Forschungsprogramm in unserem Laboratorium und suchte Hilfe. Sie wurde einem heilpädagogischen Programm zugeteilt, das sich mit visueller, auditiver, taktiler und motorischer Assoziation und Verstärkung beschäftigte. Innerhalb eines Monats war sie in der Lage, eine große Anzahl von Wörtern aus den Dolch-Listen zu lesen, und sie war ganz aufgeregt bei dem Gedanken, daß sie nun Straßennamen und Verkehrsschilder lesen konnte. Am Ende des dritten Monats konnte sie entsprechend dem Niveau des fünften Schuljahres lesen und ungefähr 200 Wörter mit ziemlicher Sicherheit buchstabieren.

Dieser Fall ist eine klassische Aschenputtelgeschichte, und Frau Semmes' Dyslexie war ausschließlich das Ergebnis einer pädagogischen Vernachlässigung. Unsere eigenen Studien ergeben, obwohl sie sich noch nicht über einen langen Zeitraum erstreckt haben, daß viele nicht hirngeschädigte Erwachsene, wenn sie stark motiviert sind, Lesen lernen können, wobei sie in jedem Unterrichtsmonat den Fortschritt eines ganzen Schuljahrs machen. Wie dauerhaft diese Ergebnisse sind, können wir allerdings nur durch weitere Übungen und Überprüfungen erfahren.

Einzelstudien zur Dyslexie: Was können wir aus ihnen lernen?

In diesem Kapitel haben wir bisher Einzelfälle von Kindern und Erwachsenen untersucht, die an ungewöhnlichen Leseproblemen litten. Der Leser kann einige von diesen Fällen als Krankheitsgeschichten interessant finden, er wird sich jedoch kaum einem zuverlässigen diagnostischen oder heilpädagogischen Ansatz nähergebracht finden. Um ein neuropsychologisches Modell der Dyslexie klarzustellen, wird die anschließende Zusammenfassung neuropsychologischer Symptome vorgeschlagen.

Eine entwicklungsneurologische Analyse der Dyslexie

Die Hirnkreisläufe für das Lesen sind äußerst kompliziert. Sie umfassen spezifische Zentren, die im Normalfall in Rindenabschnitten der linken Hemisphäre liegen und über den Thalamus Verbindungen zu anderen subkortikalen Arealen besitzen. Es gibt höchstwahrscheinlich ebenso viele Dyslexiearten, wie es unterschiedliche Lokalisationen von Hirnschädigungen in diesem Kreislauf und dem angrenzenden Hirnnervengewebe gibt. Die Abb. 8.10 ist eine vereinfachte Wiedergabe der Rindenareale der linken Hemisphäre, die in die Vermittlung von Lesen, Buchstabieren und Schreiben stark einbezogen sind. Im folgenden sind die verschiedenen Prozesse aufgeführt, die sich am Lesevorgang beteiligen, sowie ihre funktionellen Korrelate im Gehirn.

Die visuelle Buchstaben- und Worterkennung. Schädigungen in den Großhirnrindenabschnitten der linken Scheitel- und Hinterhauptlappen sowie im Balken können eine visuelle Agnosie hervorrufen, die zu einer Schriftdyslexie führt oder der Unfähigkeit, einzelne Buchstaben und ihre linguistische Bedeutung zu erkennen (BENSON und GESCHWIND, 1969; GESCHWIND, 1962; LURIA, 1970, 1973). Der Ausdruck für diese verbale Dyslexie heißt schon seit

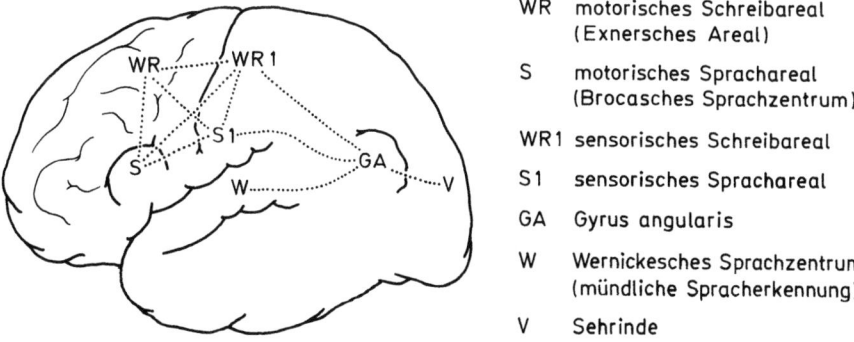

WR	motorisches Schreibareal (Exnersches Areal)
S	motorisches Sprachareal (Brocasches Sprachzentrum)
WR 1	sensorisches Schreibareal
S 1	sensorisches Sprachareal
GA	Gyrus angularis
W	Wernickesches Sprachzentrum (mündliche Spracherkennung)
V	Sehrinde

Abb. 8.10 Die Hirnrindenkreisläufe für Lesen, Buchstabieren und Schreiben in der linken Hemisphäre (vereinfacht). (Nach William D. WEST, 1984). Wiedergegeben ist die klassische Sicht der Sprachzentren in der Großhirnrinde. Sie berücksichtigt nicht die Variabilität zwischen verschiedenen Personen (vgl. die Diskussion auf S. 94 ff.). Sie kann deshalb nicht für jeden Fall als gültig angesehen werden.

der Zeit vor der Jahrhundertwende „Wortblindheit". ORTON (1937) wies jedoch korrekterweise darauf hin, daß dieser Ausdruck „in gewissem Sinne irreführend ist, da der alektische Mensch ... ein Wort zwar sehen kann, ihm aber
das Erfassen des Gesehenen hinsichtlich seiner Wortbedeutung verloren gegangen ist".

Das visuelle Suchen und Erfassen. Das für das normale Lesen so grundlegend wichtige visuelle Suchen und Erfassen kann durch Läsionen an irgendeiner Stelle der rechten Scheitel- und Hinterhauptlappenregion (KARPOW,
LURIA und YARBUSS, 1968) und in den hinteren und seitlichen Arealen der
Stirnlappen (LURIA, 1973) beeinträchtigt sein.

Figur-Grund-Wahrnehmung. Die für Buchstaben- und Worterkennung
notwendige Figur-Grund-Wahrnehmung kann durch jede Schädigung im
Großhirnrindenbereich unterbrochen werden (TEUBER und WEINSTEIN,
1956), besonders aber, wenn sie in den Stirnlappen liegt (LURIA, 1973). Obwohl die Herabsetzung der Figur-Grund-Wahrnehmung von Bildmaterial bei
hirngeschädigten Kindern und Erwachsenen schon seit langer Zeit bekannt ist
(CRUICKSHANK, BICE, WALLEN und LYNCH, 1957; STRAUSS und
LEHTINEN, 1947; WERNER und STRAUSS, 1941), hat die visuelle Agnosie von Buchstaben bei erhaltenem normalen Sehvermögen relativ wenig Aufmerksamkeit gefunden, bis ORTON (1937), GESCHWIND (1962), JOHN-
SON und MYKLEBUST (1967), MYKLEBUST (1967a, 1971a, 1975a), LU-
RIA (1970, 1973) und zahlreiche andere Autoren anfingen, über wichtige Forschungsergebnisse auf diesem Gebiet zu berichten. Da Buchstaben und Wörter gegen einen Hintergrund von Gedrucktem oder Geschriebenem erkannt
werden müssen, scheinen für beide Vorgänge die gleichen Wahrnehmungsfunktionen daran beteiligt zu sein, obwohl das Erkennen von Bildern und von
Buchstaben jeweils die gegenüberliegende Hemisphäre in Anspruch nimmt.

Visuelle Reihenfolgewahrnehmung. Durch Schädigungen des linken Stirnlappens oder des linken motorischen Rindenstreifens (LURIA, 1973) wird die
für den Leseprozeß wesentliche visuelle Reihenfolgewahrnehmung unterbrochen (GADDES, 1982; GADDES und SPELLACY, 1977; LEONG, 1975).

Die auditive Lautunterscheidung. Ein Kind mit einer auditiven Wahrnehmungsstörung leidet entweder an einer peripheren Taubheit bestimmten Grades als Folge einer Schädigung oder Funktionsstörung des Trommelfells oder
an einer anderen Stelle bis hin zu den mittleren Kniehöckern oder an einer
zentralen Taubheit als Folge einer Läsion oder Funktionsstörung der
Heschlschen Windung oder des Wernickeschen Sprachzentrums auf der dominanten Hemisphäre. Häufig hat ein Kind bei einem audiometrischen Test eine
ganz normale Wahrnehmung für reine Töne, mit anderen Worten, seine
Heschlsche Windung funktioniert normal, aber es ist nicht in der Lage, die
Worte „Bier" und „Bär" zu unterscheiden, wenn diese auf einem Tonbandgerät vorgespielt werden. Das könnte ein möglicher Hinweis auf eine Schädigung oder Funktionsstörung im Bereich des Wernickeschen Sprachzentrums
sein. LURIA hat dieses Phänomen klar beschrieben: „Bei umschriebenen Läsionen der sekundären Zonen des linken Schläfenlappens, das ist das Wernikkesche Sprachzentrum, geht die Fähigkeit verloren, eindeutig zwischen

Sprachlauten zu unterscheiden" (LURIA, 1973). Der Leser wird dies als wesentliche Ursache für die sensorische oder rezeptive Aphasie erkennen.

Nahezu jeder Lesevorgang bringt in einem bestimmten Ausmaß eine Umkodierung von der visuellen zur auditiven Sinnesmodalität mit sich. Jede durch eine rezeptive Aphasie verursachte Beeinträchtigung des Wortverständnisses führt deshalb wahrscheinlich zu einer diesbezüglichen Lesestörung. Tatsächlich zeigen Patienten mit einer Wernickeschen (rezeptiven) Aphasie normalerweise die gleichen Schwierigkeiten beim Lesen, die sie auch beim auditiven Verstehen haben.

Auditives Gedächtnis. Wie bereits erwähnt wurde, können standardisierte Satzwiederholungstests dazu verwendet werden, um mögliche Schwächen im Fähigkeitenrepertoire eines Kindes aufzudecken. Sie können durch Läsionen im linken Schläfenlappen verursacht werden (LURIA, 1973). Das Kurzzeitwortgedächtnis kann durch Elektrostimulation der verschiedensten Punkte der Hirnrinde der Stirn-, Scheitel-, Schläfenlappen auf der linken Hemisphäre beeinträchtigt werden (OJEMANN, 1983).

Auditives Wortverständnis. LURIA (1973) hat den Prozeß der auditiven Wahrnehmung eines Satzes, gefolgt von einer gleichzeitigen Musterung der Wörter, ihrer Einordnung in ein logisches Schema und Bedeutungsgewinnung klar beschrieben. Wenn Sätze von den einfachen Subjekt-Verb-Formen zu komplizierten grammatikalisch-logischen Beziehungen übergehen, gibt es eine wachsende Anforderung an diese Fähigkeit. Mündlichen Anweisungen nachzukommen, die zunehmend komplizierter werden, ist ein Beispiel einer solchen Fähigkeit, die durch generalisierte Funktionsstörungen im Bereich des linken Schläfen-, Scheitel- und Hinterhauptlappens beeinträchtigt wird. Der von DeRENZI und VIGNOLO (1962) entwickelte Tokentest ist ein brauchbarer klinischer Test, um diese Fähigkeit bei aphasischen Erwachsenen (SPELLACY und SPREEN, 1969; SPREEN und BENTON, 1969/1977), bei gesunden Kindern bis zum 10. Lebensjahr (GADDES und CROCKETT, 1975) und bei sprachgestörten Kindern jeden Alters zu bestimmen.

Das mündliche Sprachverständnis hängt von einer Anzahl vorauszusetzender Fähigkeiten ab. Einige Kinder und Erwachsene normaler und überdurchschnittlicher Intelligenz sind nicht in der Lage, schnell dargebotene nonverbale Töne zu verarbeiten (LOWE und CAMPBELL, 1965; TALLAL und PIERCY, 1973a). Sie haben auch Schwierigkeiten, bestimmte subtile Lautsignale zu dekodieren (TALLAL und STARK, 1983) und schnell angebotene linguistische Begriffe systematisch zu ordnen. Bestimmte lerngestörte Kinder können mit den Unterrichtsanforderungen fertig werden, wenn der Lehrer das Redetempo beim Unterrichten verlangsamt. (Man vergleiche in diesem Zusammenhang den Fall von Chris Jamieson, der sich im klinischen Anhang am Ende dieses Kapitels befindet.)

Auditive Reihenfolgefähigkeiten. Es erscheint zwar etwas konstruiert, aber für eine gründliche Analyse nützlich, die Reihenfolgefähigkeiten besonders anzuführen, da sie einen wesentlichen Teil des auditiven Wortverständnisses darstellen. Wenn man bei Kindern die auditiv-rezeptiven und auditiv-expressiven Vorgänge untersucht, kommt man zu dem Schluß, daß die auditiven Reihenfolgefähigkeiten, die in den ersten beiden Schuljahren den visuellen Reihenfolgefähigkeiten untergeordnet sind, an Bedeutung zunehmen, so daß im fünften Schuljahr visuell- und auditiv-expressive Fähigkeiten die Leseprozesse in beiden Sinnensystemen zu dominieren scheinen (GADDES, 1982; GADDES und SPELLACY, 1977).

Sprechwiederholungen. Da lautes Lesen die Wiederholung von Wortbegriffen erfordert, die ihren Ursprung außerhalb des Lesenden haben, dürfte die einfache Fähigkeit, Wörter zu wiederholen nur ein sehr kleiner Aspekt des komplizierten Lesevorgangs sein. Ein Kind mit einer minimalen Leitungsaphasie kann beim Lesenlernen behindert sein. Ein standardisierter Artikulationstest kann diese Fähigkeit bestimmen, dabei ist es nützlich, während des Tests auf einwandfreie Imitation gekoppelt mit schlechter Artikulation beim spontanen Sprechen zu achten. Möglicherweise ist dies das Zeichen einer milden expressiven Aphasie. Der Spreen-Benton-Artikulationstest ist für die Bewertung 6- bis 8jähriger geeignet (GADDES und CROCKETT, 1975). Artikulationsschwierigkeiten, die dazu führen, daß Lautverwechslungen entstehen, können Folge von Schädigungen der unteren Abschnitte des linksseitigen sensorischen Streifens sein (LURIA, 1973). Jeder gute Satzwiederholungstest ist hierfür brauchbar. Der Spreen-Benton-Test hat den Vorteil, daß bei ihm Normen für Kinder (GADDES und CROCKETT, 1975) und für Erwachsene vorliegen (SPREEN und BENTON, 1969/1977).

In einer Untersuchung an 82 sorgfältig ausgewählten dyslektischen Kindern fanden MATTIS, FRENCH und RAPIN (1975), daß fast die Hälfte (48%) der Entwicklungsdyslektiker der Studie an Artikulationsproblemen und schlechten visuell-motorischen Fähigkeiten litten. Dies waren ihre Hauptmängel. Sprachprobleme betrafen 28% dieser Gruppe, und Schwächen in der visuellen Raumerfassung betrafen nur 14%. Da das Durchschnittsalter dieser Kinder zwischen 11 und 12 Jahren lag, unterstützten die Befunde von MATTIS und Mitarbeitern die Hinweise auf eine zunehmende Bedeutung *expressiv*-motorischer Prozesse im fünften Schuljahr gegenüber denjenigen, welche die rezeptive Wahrnehmung beim Lesen betreffen.

Wortflüssigkeit. Die Fähigkeit, die Buchstaben des Alphabets aufzusagen (SATZ, TYLOR, FRIEL und FLETCHER, 1978) und die Fähigkeit für eine fließende Sprache korrelieren normalerweise positiv mit dem Lesevermögen. Die Tests für Wortflüssigkeit und Satzbildung können zur Beurteilung dieser Fertigkeiten von Nutzen sein (GADDES und CROCKETT, 1973).

Rechts-Links-Orientierung. Eine Anzahl von Autoren berichteten über schlüssige Zusammenhänge zwischen schlechtem Orientierungsvermögen und Leseverzögerung (BENTON, 1958, 1959). Der Benton-Rechts-Links-Diskriminationstest ist geeignet, gute und schlechte Leser auszusondern (HUNDLEBY, 1969). Auch der Lambchop-Test des Richtungssinns ist hierfür geeignet (BANNATYNE, 1971, S. 626; SILVER und HAGIN, 1975; WECHSLER und HAGIN, 1964). Läsionen beider Scheitellappen führen normalerweise zu einem mangelhaften Richtungssinn (vgl. den Fall Donald in Kapitel 6, S. 247 ff.).

Berührungsempfindlichkeit (taktile Sensibilität). Es gibt überzeugende Hinweise, daß die sensorischen und motorischen Areale der Großhirnrinde mit die ersten sind, die myelinisiert[2] werden, und in diesem Sinne sind sie neurologisch älter als die meisten übrigen Hirnabschnitte. Höchstwahrscheinlich ist diese Tatsache einer der Hauptgründe dafür, daß die ersten Erfahrungen eines Neugeborenen auf sensomotorischer Ebene stattfinden (PIAGET und INHELDER, 1956; PHILLIPS, 1975). Zahlreiche Pädagogen halten das Lernen auf taktiler Ebene für „ursprünglich" und deshalb besonders geeignet intermodale Fähigkeiten zu fördern. Aus diesem Grund ist es gut, wenn man weiß, ob die Sinnesaufnahmemechanismen für sensomotorische Aktivitäten normal funktionieren, und ein Test der taktilen Sensibilität kann dafür nützlich sein. Man kann dazu ein Ästhesiometer benutzen. Ein solches Gerät besteht aus einer Reihe von Plastikstäbchen, jedes mit einem Nylonhaar von immer kleiner werdendem Kaliber ausgerüstet. Die Nylonhaare werden auf die Finger oder Handflächen der zu untersuchenden Personen in der Reihenfolge ihrer Stärke aufgesetzt, wobei man eine zunehmende oder abnehmende Stimulation durchführt. Auf diese Weise kann die Schwelle der Berührungsempfindlichkeit jeder Hand gemessen werden. Es gibt Normen für Kinder (SPREEN und GADDES, 1969). Die Berührungsschwäche einer Hand kann Ausdruck einer möglichen Funktionsstörung im gegenüberliegenden sensorischen Rindenstreifen, im Scheitellappen oder im sensomotorischen Areal sein. Ein Berührungsmangel in der rechten Hand ist häufig mit schlechtem Lesen verknüpft, da beide Funktionen in der Hirnrinde des linken Scheitellappens verarbeitet werden (vgl. den Fall von Herrn Simmons, S. 361 ff.).

Taktile Formerkennung (Stereognosie). Man nimmt an, daß klinische Stereognosietests in starkem Ausmaß die sensorischen und motorischen Rindenstreifen in Anspruch nehmen, vorwiegend auf der Seite, die der untersuchten Hand gegenüberliegt (REITAN, 1959). Da sensorische und motorische Vorgänge umkehrbar und interagierend sind, „werden sie durch den gemeinsamen Ausdruck *sensomotorisch* bezeichnet und können bei der Analyse der Probleme des lerngestörten Kindes nicht getrennt betrachtet werden" (AYRES, 1975). Zahlreiche Pädagogen heben die Wichtigkeit der sensomotorischen Entwicklung für ihre heilpädagogischen Verordnungen hervor (AYRES, 1975; BANNATYNE, 1971; BARSCH, 1967; BEERY, 1967; CRATTY und MARTIN, 1969; FROSTIG und MASLOW, 1970; KEPHART, 1966). Experimentelle Untersuchungen haben bei solchen lerngestörten Kindern eine deutliche Verbesserung der Ergebnisse für Worterkennung und lautes Lesen gezeigt, bei denen die heilpädagogischen Maßnahmen so aufgebaut waren, daß sie bestimmte spezifische Formen der sensorischen Integration verstärkten (AYRES, 1972b). Diese Maßnahmen umfaßten propriozeptive, vestibuläre, taktile, thermische, somatosensorische Stimulationen und motorische Aktivitäten. Der Benton-Stereognosie-Test ist ein brauchbarer und preiswerter Test,

---

[2] Vgl. Glossar S. 507.

um die visuell-motorische Integration von Kindern zu untersuchen, und es gibt Normen für Kinder vom 8.–15. Lebensjahr (SPREEN und GADDES, 1969).

Fingerlokalisation. Das bewußte Erkennen, welcher Finger berührt worden ist – und zwar sowohl, wenn die untersuchte Person den berührten Finger sehen kann, als auch wenn die Sicht durch eine Abdeckung versperrt ist, – wird vom sensomotorischen Rindenstreifen und den angrenzenden Rindenabschnitten des Scheitellappens vermittelt, welcher der Hand gegenüberliegt. Vergleichsuntersuchungen der Fingerlokalisation bei geistig behinderten und bei hirnverletzten Kindern haben gegenüber gesunden Kindern deutlich schlechtere Ergebnisse gezeigt (BENTON, 1959). Die Beeinträchtigung der Wahrnehmungsfähigkeiten einer Person scheint jedoch von der Stelle der Hirnschädigung abhängig zu sein. Einige geistig Behinderte können beim Fingerlokalisationstest perfekte Ergebnisse erreichen (STRAUSS und WERNER, 1938), und wir haben Dutzende von Kindern mit umschriebenen Hirnschädigungen gesehen, die auf diesem Gebiet keinerlei Ausfälle hatten. Das würde besagen, daß in diesen Fällen die sensomotorischen und die zum Scheitellappen gehörigen Areale nicht geschädigt wurden, die für diese Fähigkeit wichtig sind.

Bei unserer eigenen klinischen Analyse lerngestörter Kinder und Erwachsener fanden wir einen regelmäßigen Zusamenhang zwischen Leseverzögerung und mangelhafter Fingerlokalisation in beiden Händen oder besonders in der rechten Hand. Der Fall von Herrn Simmons (s. S. 361) ist hierfür ein Beispiel. Da Lesevermögen und Fingerlokalisation der rechten Hand vorwiegend eine Funktion des linken Scheitellappens sind, kann eine Funktionsstörung in diesem Areal beide Qualitäten beeinträchtigen. Es ist sehr bedeutend, daß in einer Longitudinalstudie über 6 Jahre an 442 vom Kindergarten bis zum fünften Schuljahr beobachteten Kindern SATZ und seine Mitarbeiter feststellen konnten, daß der Fingerlokalisationstest hinsichtlich des Lesevermögens in jeder großen Testbatterie den besten Vorhersagewert aufweist (SATZ, TAYLOR, FRIEL und FLETCHER, 1978). Über diese sehr wichtige Arbeit wird später in diesem Kapitel ausführlicher berichtet.

Auge-Hand-Reaktionszeit. Wenn man eine Person auffordert, ein Signallicht zu beobachten und so schnell wie möglich eine Morsetaste nach Aufleuchten des Lichts zu drücken, erscheint es vom Standpunkt der klinischen Neurologie her sicher, daß im Gehirn ein ausgedehnter Regelkreis beteiligt ist. Angenommen, ein Rechtshänder sieht Licht: Die Nervenimpulse ziehen entlang der Sehnervenbahnen und -trakte durch den Thalamus im Hirnstamm zu den Hinterhauptlappen. Hier wird der Vorgang bewußt erkannt und vermutlich von einer ganzen Reihe von Hirnrindenarealen beantwortet, wobei sich die eigentliche „Entscheidung" auf das Handareal des linken motorischen Streifens der Großhirnrinde konzentriert und die rechten Hand stimuliert, die Morsetaste zu drücken. Ein Test, der so zahlreiche Hirnareale aktiviert, ist wahrscheinlich empfindlicher für die zufällige Entdeckung einer Hirnfunktionsstörung als andere. Aus diesem Grund ist die Auge-Hand-Reaktionszeit jahrelang als Test verwendet worden, um sowohl hirngeschädigte als auch geistig verzögerte Personen zu untersuchen. Die hirngeschädigten Personen erwiesen sich dabei als signifikant langsamer als die gesunden Personen, und zwar sowohl bei einfachen als auch bei zusammengesetzten Reaktionszeitaufgaben (BENTON und BLACKBURN, 1957). Wurden hirngeschädigte Personen mit einseitigen Läsionen untersucht, dann waren ihre Reaktionszeiten für *beide Hände* langsamer als bei den gesunden Kontrollpersonen, wobei jedoch die der Schädigung gegenüberliegende Hand stärker betroffen war.

Die Beteiligung der Nerven und bestimmte Aktivitäten in den hinteren Anteilen der Großhirnrinde sind sehr komplex. Deshalb ist es sehr wahrscheinlich, daß ein Kind mit herabgesetzter Auge-Hand-Reaktionszeit auch an einer Hirnschädigung leidet oder an einer Hirnfunktionsstörung in anderen Hirnabschnitten, die nicht unmittelbar zu den Regelkreisen der Auge-Hand-Koordination im Gehirn gehören. Wenn das der Fall und der linke Scheitellappen betroffen ist, kann das Kind an einer Art Gerstmann-Symptomatik leiden, die Teil eines ausgedehnteren Syndroms sein kann, das eine rezeptive Aphasie oder Dyslexie einschließt (BENTON, 1977).

Für Kinder zwischen 6 und 12 Jahren sind Normen für die Auge-Hand-Reaktionszeiten erhältlich (SPREEN und GADDES, 1969). Sie sind für den Nachweis chronischer Hirnfunktionsstörungen verwendbar, die eine ständige Beeinträchtigung des normalen Lesevermögens hervorbringen.

Ohr-Hand-Reaktionszeit. Man kann einen Apparat verwenden, der über Kopfhörer jedem Ohr einzeln ein Hörsignal vermittelt. So kann man die Testperson auffordern, eine Morsetaste mit der rechten oder der linken Hand zu drücken als Reaktion auf einen Ton in ihrem rechten oder linken Ohr. Auf diese Weise kann man die Reaktionszeiten von 6 unterschiedlichen sensomotorischen Kombinationen feststellen:

1. rechtes Ohr – rechte Hand
2. rechtes Ohr – linke Hand
3. linkes Ohr – rechte Hand
4. linkes Ohr – linke Hand
5. beide Ohren – rechte Hand
6. beide Ohren – linke Hand

Es ist interessant, daß die durchschnittliche Reaktionszeit für gesunde Erwachsene bei diesem Test etwa 75 ms kürzer ist als für den Augen-Hand-Reaktionszeittest. Zweifellos liegt das daran, daß der Hirnkreislauf für diesen Vorgang wesentlich kürzer ist. Der Hörimpuls wird vom Trommelfell aufgenommen und dem Schläfenlappen zugeführt. Im Vergleich zu den oben beschriebenen Sehnervenbahnen ist der Ohr-Hand-Kreislauf ungefähr um die Hälfte oder sogar noch kürzer.

Es gibt keine Daten über einen Zusammenhang zwischen Leseverzögerung und schlechtem Testergebnis, aber die diagnostische Kenntnis der Ohr-Hand-Reaktionszeit kann helfen, die Hirnfunktion bei Erwachsenen oder Kindern besser zu verstehen. So kann man beispielsweise erwarten, daß ein Rechtshän-

der mit einer linkshemisphärischen Sprachdominanz bei normalem Hörvermögen die kürzeste Reaktionszeit entweder bei der Kombination rechtes Ohr
– rechte Hand oder beide Ohren – rechte Hand haben müßte. Wenn dies nicht
der Fall ist, kann er an einer Schädigung oder Funktionsstörung der linken
Hemisphäre leiden, die mit der Leseverzögerung verbunden sein kann.

Handgriffstärke. Normen für die Kraft des Händedrucks für Kinder
von 6–12 Jahren liegen vor (SPREEN und GADDES, 1969) und sie sind
brauchbar, um eine nicht lokalisierte Hirnschädigung oder Hirnfunktionsstörung festzustellen. Die klinische Erfahrung hat gezeigt, daß eine große
Anzahl hirnverletzter Erwachsener, besonders wenn der Hirnstamm betroffen
ist, unabhängig von ihrer muskulären Entwicklung einen schwachen Händedruck aufweisen. Zwischen Händedruck und Lesevermögen ist kein Zusammenhang bekannt. Da jedoch Verbindungen zum Thalamus eine integrative
Funktion auf die Sprache ausüben (OJEMANN, 1983; PENFIELD und RO-
BERTS, 1959), erscheint die Annahme berechtigt, daß Schädigungen des Thalamus und des Hirnstamms das Lesevermögen beeinträchtigen können. Von
Untersuchungen des Thalamus mit Elektrostimulation wissen wir, daß die
Objektbenennung, das Erinnern von Wörtern und das Kopfrechnen beeinträchtigt werden, wenn man den linken Thalamusanteil reizt (OJEMANN,
1975).

Seitenbevorzugung (laterale Präferenz). In Kapitel 7 haben wir die Probleme der Hirndominanz und Händigkeit verhältnismäßig eingehend besprochen. Jetzt reicht uns die Feststellung, daß beim Vorliegen einer Konfliktsituation zwischen festgelegter Händigkeit und zerebraler Dominanz normalerweise, wenn auch nicht immer, ein Leseproblem besteht. Bei Linkshändern gibt es häufig Leseprobleme, wobei sie, wenn sie gute Leser sind,
„reine" Linkshänder sein dürften. Das besagt, daß sie von der Genetik her
die Tendenz haben, linkshändig und rechtshemisphärisch sprachdominant zu
sein, oder sie sind z. T. bilateral für Sprache, oder sie kompensieren ihre
Sprachmängel durch überdurchschnittliche Intelligenz. Es kommt auch vor,
daß eine Schädigung, welche die Linkshändigkeit verursacht, außerhalb
der Sprachareale liegt. Der Schulpsychologe sollte diesen Zusammenhang
zwischen Händigkeit und Sprachdominanz erkennen. In Verbindung mit
eingehenden neuropsychologischen Testergebnissen kann er diese besondere Hirnsituation beschreiben und in Zusammenarbeit mit einem Sonderschullehrer ein entsprechendes heilpädagogisches Programm verordnen. Jeder
Fall ist anders und muß auf der Basis seiner eigenen Ergebnisse erkannt werden.

Reihenfolgevermögen (Sequencing). Über die Bedeutung des visuellen und
auditiven Reihenfolgevermögens und ihre Beziehungen zum Lesen sowie ihre
Unterstützung des Lokalisierens von Hirnschädigungen habe ich bereits gesprochen. Der Zusammenhang zwischen Reihenfolgevermögen und Lesen ist
jedoch wesentlich umfassender. BAKKER (1972), ein Amsterdamer Neuropsychologe, führte eine eingehende Entwicklungsstudie an mehr als 400 hol-
ländischen Kindern im Alter von 6–8 Jahren durch. Er fand vier Formen des
Reihenfolgeverhaltens heraus:

1. Wortimitation (d. h. rezeptiv oder wahrnehmend)
2. Nonverbale Imitation
3. Verbales Ausdrucksvermögen
4. Nonverbales Ausdrucksvermögen.

In diesen vier Kategorien und in drei Sinnessystemen, nämlich dem visuellen, dem auditiven und dem haptischen, überprüfte er Zeitsequenzen. Er fand einen engen Zusammenhang des Reihenfolgevermögens mit dem Alter und eine Überlegenheit der Mädchen im Alter von 6–7 Jahren im Vergleich zu den Jungen. Im Alter von 7–8 Jahren waren die Mädchen bei Reihenfolgewiederholungsaufgaben in allen drei Sinnessystemen nahezu gleich gut. Vom 8. bis zum 11. Lebensjahr ließ das haptische Reihenfolgevermögen nach und sie bevorzugten visuelle und auditive Reihenfolgeaufgaben. Mädchen zeigten eine Überlegenheit beim Wiederholen von zeitlichen Reihenfolgevorgängen, wenn alle drei Sinnesmodalitäten zusammengefaßt wurden, doch ab dem Alter von 9–11 Jahren kamen die Jungen zu exakt den gleichen Leistungen. BAKKER kam zu dem Schluß, daß „die zeitliche Wahrnehmung verbaler und verbal kodierbarer Reize durch die Sprachhemisphäre verarbeitet wird" (das ist bei den meisten Menschen die linke Hemisphäre).

Wie bereits in diesem Kapitel erwähnt, je schneller das Darbietungstempo verbaler und nonverbaler Stimuli, desto empfindlicher sind sie für gestörtes Verarbeiten von Reihenfolgevorgängen. Ich habe dieses Problem an anderer Stelle eingehend beschrieben (GADDES, 1982).

Die Integration der Sinnessysteme (intermodale Integration). In Kapitel 3 haben wir LURIAs klassisches Modell der Hirnlappenfunktionen vorgestellt. Der Leser wird sich erinnern, daß es drei Abschnitte umfaßt:

1. die primären oder Projektionsfelder der Großhirnrinde, die hochgradig spezifische Neurone enthalten und auf visuelle, auditive und taktile Stimuli reagieren;
2. die sekundären oder Assoziationsfelder, die in der Nachbarschaft der primären Felder liegen und eine synthetisierende Funktion liefern, die zum Verstehen des aufgenommenen Stimulus in einem bestimmten Sinnesorgan führt;
3. die tertiären Zonen oder „die Zonen, in denen sich die kortikalen Endigungen der verschiedenen Analysatoren überlappen", wie sie LURIA (1973) bezeichnete.

Zur Veranschaulichung ein Beispiel: Die normalen Sprachlaute werden in der Heschlschen Windung des linken Schläfenlappens aufgenommen (primäres Areal). Diese Sprachlaute werden im auditiven Sprachanalysator, der als Wernickesches Sprachzentrum bezeichnet wird (sekundäres Areal), entschlüsselt und zu optischen Eindrücken in den Hinterhauptlappen durch den Gyrus angularis (tertiäres Areal) laufend in Beziehung gesetzt.

GESCHWIND hat die Bedeutung der Zwischenverbindungen im menschlichen Gehirn innerhalb der drei grundlegenden Areale in bezug auf Wahrnehmung und Motorik aufgeklärt und sieht in dieser kortikalen Verbindung die Ursache für unsere Fähigkeit zum Sprechen. Bei den Tieren ist jedes sensori-

sche Areal weitgehend mit dem subkortikal gelegenen limbischen System verbunden, die Rindenabschnitte für Sehen, Hören und Berührung haben nur
wenige Zwischenverbindungen. Beim Menschen ist die Hirnrinde im Bereich
des linken Scheitellappens jedoch ein wirksames und anpassungsfähiges Asso-
ziationszentrum, das die primären, die sekundären und die motorischen Areale miteinander verknüpft. „Beim Menschen wurde durch die Entstehung des
Gyrus angularis die Verknüpfung zwischen den Sinnesorganen sehr stark"
(GESCHWIND, 1965). Da Tiere keinen Fasciculus arcuatus haben, besitzen
sie keine mündliche Sprache, und da die Verknüpfungen zwischen den Sinnesorganen im Vergleich zum Menschen bei ihnen nur sehr schwach ausgebildet
sind, ist ihre Sprachvorstellung begrenzt und eine Lesefähigkeit praktisch
nicht vorhanden. „Die Fähigkeit des Spracherwerbs setzt die Fähigkeit, Verbindungen zwischen den Sinnesorganen herzustellen, voraus" (GE-
SCHWIND, 1965).

Die mögliche Bedeutung das Gyrus angularis für das Lesen wurde bereits
erklärt (GESCHWIND, 1962, 1965; ORTON, 1937). Funktionsstörungen im
neuralen Zusammenwirken beeinträchtigen immer das Lernen. Aus diesem
Grund kann ein lerngestörtes Kind in Einzeltests für Sehen, Hören und taktile
Wahrnehmung ganz normale Ergebnisse aufweisen. Wenn es jedoch nicht
schnell genug von einem Sinnesorgan auf das andere umzuschalten vermag,
kann dies der Schlüssel zu seiner Lernstörung sein und gleichzeitig eine Richtschnur für heilpädagogische Behandlungsmaßnahmen.

Die große Bedeutung der Wahrnehmungsfunktion innerhalb der Sinnessysteme für das Lernvermögen von Kindern wurde schon vor langer Zeit festgestellt (AYRES, 1972a; BIRCH, 1964; MYKLEBUST, 1971a; MYKLEBUST
und BRUTTEN, 1953). Ihr schlechtes Funktionieren dient als empfindlicher
Nachweis von Schädigungen oder Funktionsstörungen im Bereich der Großhirnrinde (MYKLEBUST, 1963).

In der bisher durchgeführten Diskussion wurde das klassische Modell der
Sprachfunktion des Gehirns mit seiner Betonung der Rindenaktivität beschrieben. Während die normale Rindenfunktion für eine zuverlässige
Sprachverarbeitung wesentlich ist, wurde mit dem Erscheinen subkortikal
durchgeführter chirurgischer Methoden und der neuen Hirnscantechniken in
jüngerer Zeit offenbar, daß isolierte Läsionen im linken Thalamusbereich die
normale Sprachaufnahme und -wiedergabe unterbrechen können. OJE-
MANN (1963) hat die Hypothese aufgestellt, daß eine Reizung der linken Abschnitte des Thalamus die Aufmerksamkeit auf verbale Reize aus der *äußeren
Umgebung* lenkt, während gleichzeitig das Abrufen von aufgenommenem
Lernstoff aus dem Kurzzeit- und dem Langzeitwortgedächtnis, also aus der
inneren Sphäre, blockiert wird. Die Elektrostimulierung der rechten Abschnitte des Thalamus liefert eine ähnliche „Sperrfunktion" für visuell-räumliche
Stimuli und das visuell-räumliche Gedächtnis. „Dieser thalamusspezifische
Bereitschaftsmechanismus kann sehr gut eine wichtige Rolle beim Lernprozeß
spielen. Wenn dieser Mechanismus wirksam ist, wird Lernstoff aus der äußeren Umwelt bereitwilliger aufgenommen, während gleichartiger und schon im
Gedächtnis gespeicherter Lernstoff weniger leicht verfügbar ist" (OJE-

MANN, 1983). Wenn über die möglichen Zusammenhänge des Thalamus mit der inneren und äußeren Sphäre mehr bekannt ist, kann dies vielleicht ein wichtiger Schritt vorwärts zum Verständnis des kindlichen Autismus sein.

Aufgrund neuer Ergebnisse innerhalb der letzten 10 Jahre erscheint es offensichtlich, daß die Aufmerksamkeit und die Verknüpfung der Sinnesorgane untereinander sowohl horizontale (transkortikale), als auch vertikale (d. h. von der Hirnrinde zum Thalamus und dem Kleinhirn ziehende) Mechanismen benutzen.

Zusammenfassung

Neuropsychologisches Wissen kann uns die verschiedenen möglichen Ursachen der Dyslexie vermitteln. Wie bereits festgestellt wurde, gibt es wahrscheinlich genauso viele Lesebeeinträchtigungen, wie es Schädigungsstellen im Gehirn gibt. Die meisten Untersuchungen lassen jedoch vermuten, daß im Hinblick auf das Verhalten die folgenden Abweichungen auftreten: gestörte Sprachentwicklung und Sprachfähigkeit, beeinträchtigte Wahrnehmungsleistungen in allen drei Sinnessystemen, schlechte motorische Ausdrucksfähigkeit, gestörte sensomotorische Integration, fehlerhafter Umgang mit Reihenfolgen sowie gemischte Hirndominanz und Seitenpräferenzen.

MATTIS, FRENCH und RAPIN (1975) studierten 113 Kinder, die ihnen zur neurologischen und neuropsychologischen Untersuchung überwiesen worden waren. Ihre Diagnosen lauteten: a) Hirngeschädigte und b) Dyslektiker ohne Anhaltspunkte für Hirnfunktionsstörungen (Entwicklungsdyslektiker). Teilte man diese 113 Kinder nach ihren Lesefähigkeiten ein, ergaben sich drei Gruppen:

- 31 hirngeschädigte Leser,
- 53 hirngeschädigte Dyslektiker,
- 29 nichthirngeschädigte oder Entwicklungsdyslektiker.

Diese zuletzt aufgeführte Gruppe entspricht der Kategorie 3 in dem Gruppierungssystem, das in den Kapiteln 1 und 3 (S. 13 und 46) beschrieben wurde. Aus der Studie von MATTIS und Mitarbeitern, ergaben sich neue neuropsychologische Unterschiede zwischen hirngeschädigten und nichthirngeschädigten leseschwachen Kinder, ein Befund, der auch von BLACK (1973) an einer jüngeren Gruppe festgestellt werden konnte. Dies läßt vermuten, daß bei einigen Kindern der Gruppe Entwicklungsdyslektiker unentdeckte Funktionsstörungen des Zentralnervensystems eine Rolle gespielt haben könnten, die u. U. mit der Entwicklung empfindlicher neurologischer Meßgeräte, wie z. B. der neuen Hirnscanner nachgewiesen werden können, obwohl es bisher nur wenig Anhaltspunkte dafür gibt (BENTON, 1975).

MATTIS und Mitarbeiter fanden unter ihren 82 dyslektischen Kindern folgende Beeinträchtigungen:

1. Sprache:
Anomie, schlechtes Verständnis mündlicher Instruktionen, unvollständige Satzwiederholungen und Wahrnehmungsstörung für Sprachlaute;

2. Artikulation und motorische Ausdrucksfähigkeiten:
   Lautmischung, Nachzeichnen geometrischer Figuren;
3. visuell-räumliche Fähigkeiten:
   Zuordnen komplizierter räumlicher Zeichnungen, geometrische Zeichnungen aus dem Gedächtnis zeichnen, ein relativ schlechter Handlungs-IQ
   im WISC.[3]

Es ist interessant, daß die Verteilung dieser Schwächen innerhalb der 82 Dyslektiker folgendermaßen war:

1. Sprache 39%,
2. Artikulation und visuell-motorische Fähigkeiten 37%,
3. visuell-räumliche Wahrnehmungsstörungen 16%.

Da die Arten der von MATTIS et al. gefundenen Sprachprobleme sich auch
mit den allgemein üblichen aphasischen Symptomen decken, wie beispielsweise Wortfindungsproblemen oder Schwierigkeiten beim Verstehen mündlicher Instruktionen und der Satzwiederholung betont dies die Notwendigkeit,
bei der Untersuchung lerngestörter Kinder Screening-Methoden zu verwenden. MATTIS (1978) fügte in Übereinstimmung mit DENCKLA (1977) später
ein weiteres klinisch beobachtetes Syndrom als sog. „Reihenfolgestörungssyndrom" hinzu, das ca. 10% der Entwicklungsdyslektiker zu betreffen scheint.

Ein neurologischer Ansatz für sich allein ist jedoch nicht genug. Der pädagogisch tätige Neuropsychologe ist lediglich eines der Mitglieder eines diagnostischen Teams. Diesem kann der Lehrer des Kindes, ein Neurologe und,
falls erforderlich, auch ein Neurochirurg, ein Kinderarzt, ein Sozialarbeiter
und ein Sprachtherapeut angehören. Es ist unwahrscheinlich, daß diese Personen es immer zweckdienlich finden werden, sich als Gruppe zu treffen, aber jeder von ihnen sollte eingehende Berichte über das Verhalten des Kindes liefern. Eine soziale Anamnese wird von den Eltern beigesteuert werden. Da die
Heilbehandlung ein psychopädagogischer Vorgang ist, sollten alle wichtigen
Informationen auf dieses Ziel ausgerichtet sein.

Entwicklungsbedingte Aspekte des Lesens

E. E. GIBSON (1965) hat ein Reihenfolgemodell zum Erlernen des Lesens aufgestellt. Ihre experimentellen Ergebnisse und klinischen Beobachtungen besagen, daß ein Kind bis zum Beherrschen des Lesens folgende Stadien durchläuft:

1. Das Sprechenlernen während der Vorschulzeit.
2. Das Lernen, Schriftsymbole visuell zu unterscheiden.
3. Das Lernen, Buchstaben aufgrund ihres Klanges zu entschlüsseln.
4. Die Entwicklung des Gebrauchs übergeordneter Einheiten der Sprachstruktur, beispielsweise mehrerer Buchstaben, um ein Wort zu bilden und
   mehrere Worte, um einen Satz zu formen.

---

[3] Vgl. Fußnote S. 150

Sie untersuchte Kinder jährlich vom 4.–8. Lebensjahr und fand, daß die visuelle Unterscheidung der Buchstabenformen sich mit dem Alter verbessert.

Obwohl dies zu erwarten war, zeigten verschiedene Formen der visuellen Diskriminierung ein schnelleres oder langsameres Entwicklungsmuster. Das Erkennen einer geschlossenen Figur oder einer Figur mit einer Unterbrechung war das am leichtesten erkennbare visuelle Detail. Von den 4jährigen machten ungefähr 16% Fehler, die mit 8 Jahren auf Null zurückgingen. Die nächstschwierigere Aufgabe war, Figuren zu unterscheiden, die sich von Geraden zu Kurven änderten. Dabei machten 38% der 4jährigen Fehler, die mit 8 Jahren auf 5% zurückgingen. Verdrehungen und Umkehrungen reduzierten sich in diesen Altersabschnitten von 45% auf ungefähr 4%.

SATZ hat diese Ergebnisse herangezogen, um eine Theorie über eine neurologische Reifungsverzögerung vorzuschlagen (SATZ und SPARROW, 1970; SATZ, TAYLOR, FRIEL und FLETCHER, 1978), die für Fälle von spezifischer Entwicklungsdyslexie verantwortlich sein soll. Im Gegensatz zu Kindern mit einem eindeutigen Hirnschaden oder einer Hirnfunktionsstörung „verpassen diese Kinder die Voraussetzungen für ein normales Lesen, obwohl bei ihnen der Unterricht in der üblichen Weise erfolgte, die sozialen und kulturellen Gelegenheiten zum Lesen gut sind, eine normale Intelligenz besteht und keine grobsensorischen, emotionellen oder neurologischen Behinderungen vorliegen" (SATZ und SPARROW, 1970). Es ist wichtig, daran zu denken, daß das Kind mit einer spezifischen Entwicklungsdyslexie bei einer neurologischen Untersuchung frei von gröberen neurologischen Schädigungen sein kann und trotzdem die Möglichkeit einer sehr geringgradigen neurologischen Hirnfunktionsstörung natürlich nicht ausgeschlossen ist. In gleicher Weise kann als weitere Möglichkeit ein genetischer Fehler bestehen, der in irgendeiner Weise das normale Lesevermögen behindert.

Stark verkürzt geht die Theorie von SATZ davon aus, daß Lesestörungen einen Mangel an zerebraler Reifung widerspiegeln, der seinerseits in unterschiedlichem Ausmaß alle Fähigkeiten verzögert, die in den verschiedenen Altersgruppen charakteristischerweise vorherrschen. Bei jüngeren Kindern im Vorschulalter bis zur beginnenden Pubertät entwickelt sich die visuelle Wahrnehmung und die sensorische Integration der verschiedenen Sinnessysteme in altersentsprechender Weise. Im mittleren Kindesalter bis zur frühen Jugendzeit treten normalerweise Sprachfähigkeit, verbale Abstraktion und formal logisches Denken auf. Entsprechend der Hypothese von SATZ werden diejenigen Vorschulkinder, die in ihrer Entwicklung hinsichtlich Wahrnehmung und Motorik retardiert sind, auch im Lesenlernen zurück sein. Obwohl zahlreiche Kinder diese früh auftretenden Fähigkeiten eventuell erlernen, wenn man ihnen genügend Zeit dazu gibt, weisen sie jedoch hinsichtlich ihrer sprachlichen Begriffsbildung Lücken auf und benötigen zusätzliche Zeit, um diese Fähigkeiten zu entwickeln, sofern ihnen dies überhaupt gelingt. „In dieser Theorie werden entwicklungsbedingte Lesestörungen als Störungen der zentralen Verarbeitung aufgefaßt, deren Art mit dem chronologischen Alter des Kindes wechselt" (SATZ, TAYLOR, FRIEL und FLETCHER, 1978).

SATZ und seine Mitarbeiter beobachteten 442 Knaben vom Kindergarten bis zum fünften Schuljahr. Aus einer großen Anzahl von Tests, die zu Beginn des Kindergartenjahres durchgeführt wurden, lieferten fünf zuverlässige Vorhersagen bezüglich Leseproblemen im Lauf der nächsten 6 Jahre. Dies sind folgende Tests:

1. Fingerlokalisation,
2. visuelle Wiedererkennungsdiskrimination,
3. Beery-Visual-Motor-Integration-Test,
4. das Aufsagen des Alphabets,
5. Peabody-Picture-Vocabulary-Test.

Zuerst wurden die Kinder in vier Gruppen nach dem Kriterium Lesevermögen eingeteilt, wobei eine diskriminierende Funktionsanalyse auf der Grundlage des Leseniveaus der betreffenden Klasse errechnet wurde. Diese Analyse lieferte die folgenden Gruppierungen:

1. stark verzögert,
2. leicht verzögert,
3. durchschnittlich,
4. überdurchschnittlich.

Wenn man die beiden ersten Gruppen zusammenfaßt, wird deutlich, daß 120 Kinder oder 26% der Kindergartenkinder in ihrer Lesefertigkeit verzögert waren. Leseleistungstests am Ende des zweiten Schuljahres zeigten 89% aus der Gruppe der stark verzögerten und 94% der Gruppe der Überdurchschnittlichen eine Übereinstimmung mit den anfänglichen Testergebnissen. Dieses Ergebnis läßt erkennen, daß in der großen Stichprobe von SATZ die meisten der überdurchschnittlich guten Leser in der Spitzengruppe blieben und die meisten der stark verzögerten sich nicht verbessert hatten. Tatsächlich fielen jetzt 144 der Kinder oder 34% in die Gruppe der Lesegestörten. Einige wenige hatten sich von beiden extremen Gruppen auf die Mitte hin bewegt, doch bei den meisten war dies nicht der Fall. Am Ende des fünften Schuljahres hatten sich von den 49 stark zurückgebliebenen Lesern im zweiten Schuljahr drei in die Gruppe der durchschnittlichen und sechs in die Gruppe der leicht verzögerten Leser aufwärtsentwickelt. Aber 30% der ursprünglich durchschnittlich guten Leser waren jetzt leseverzögert. Von den 62 leicht behinderten Lesern im zweiten Schuljahr verbesserten sich drei zu überdurchschnittlich guten Lesern am Ende des fünften Schuljahres. Von den 49 schwer retardierten Lesern im zweiten Schuljahr kamen zwei in die Gruppe der durchschnittlichen Leser und sechs verbesserten sich zur Gruppe der leicht verzögerten Leser, waren jedoch jetzt in der Gruppe der Leseverzögerten. Von den 62 leicht behinderten Lesern im zweiten Schuljahr verbesserten sich bis zum Ende des fünften Schuljahres drei in die Gruppe der überdurchschnittlich guten Leser, acht zu durchschnittlich guten Lesern, und 24 verschlechterten sich zur Gruppe der stark Leseverzögerten. Dieses Ergebnis läßt erkennen, daß Schüler mit schweren oder leichten Leseproblemen zwischen dem zweiten und fünften Schuljahr nahezu keine Verbesserung zeigen, andererseits eine 30%ige Wahrscheinlichkeit besteht, daß durchschnittlich gute Leser im zweiten bis fünften Schuljahr zu Schülern mit Leseproblemen werden. Die anfänglichen Tests sagten die überdurchschnittlich guten Leser exakt insofern voraus, als 97% von ihnen am Ende des fünften Schuljahres entweder nach wie vor ihrem Schulalter entsprechend lasen oder darüber lagen.

SATZ, TAYLOR, FRIEL und FLETCHER kamen zu folgendem Schluß: „Diese Ergebnisse, obwohl für Kinder mit Leseproblemen in den ersten Schuljahren generell entmutigend, stehen in Einklang mit vier vor kurzem durchgeführten Längsschnittuntersuchungen mit kleinen Stichproben" (MUEHL und FORELL, 1973; ROURKE und ORR, 1977; TRITES und FIEDOROWICZ, 1976; YULE und RUTTER, 1976). Die Ergebnisse zeigten eine stetige Zunahme im Auftreten sowohl schwerer als auch leichter Fälle vom Beginn der Kindergartenzeit bis zum Ende des fünften Schuljahrs. Besonders deutlich war die Zunahme während des ersten Kindergartenjahrs und im fünften Schuljahr.

Eine weitere Longitudinalstudie, welche die 6 Jahre vom Kindergartenalter bis zum fünften Schuljahr umfaßte, wurde von SPREEN durchgeführt (1978). Sie unterscheidet sich von der SATZschen Untersuchung dadurch, daß sie zwar mehr Kinder prüfte (n = 1282), aber nur wenige Vorhersagetests (n = 4) angewendet wurden. Diese vier Tests waren: der Peabody-Picture-Vocabulary-Test (DUNN, 1965), der überarbeitete Visual-Retention-Test (BENTON, 1963b), die Coloured Progressive Matrices (RAVEN, 1965) und die Fünf-Punkte-Rating-Scale für Lehrer, um die zukünftige Lesefähigkeit eines jeden Kindes vorherzusagen. Leistungstests in Lesen, Schreiben, Rechnen, Biologie und Gesellschaftskunde stellten die Beurteilungsvariablen dar. SPREEN stellte fest, daß der Peabody-Picture-Vocabulary-Test und der Benton-Visual-Retention-Test die besten Vorhersagen gestatteten. Er teilt eine Übereinstimmung der Vorhersage mit dem endgültigen Resultat in einem Bereich von 63% bis 86% mit.

Noch jüngeren Datums (1983) ist ein Bericht von SPREEN über eine Follow-up-Studie über 15 Jahre an 191 jungen Erwachsenen mit einem Durchschnittsalter von ca. 25 Jahren. Diese jungen Leute waren ursprünglich im Alter von 10 Jahren in unserem Laboratorium untersucht worden. SPREEN hat eine Fülle von Ergebnissen über den neurologischen Status, die neuropsychologischen Untersuchungen, die Leistungen im Schulunterricht sowie die persönliche und berufliche Anpassung aufgeführt. Alle Meßergebnisse wurden mit den Kategorien 1, 2, 3 und 4 (s. Tabelle 1.1 auf S. X) verglichen. SPREEN stellte fest, daß Leseverzögerte mit 10 Jahren die Tendenz hatten, auch mit 25 Jahren noch schlechte Leser zu sein. Im Untertest Leseverständnis des Peabody-Individual-Achievment-Test (PIAT) fand er, daß die Testpersonen der Kategorie 1 (hirngeschädigt; $n = 55$) entsprechend dem achten Schuljahr lasen, die der Kategorie 2 (minimale Hirnschädigung; $n = 59$) entsprechend dem Schuljahr 9,2, Kategorie 3 (Lerngestörte ohne neurologische Symptome; $n = 26$) entsprechend dem Schuljahr 9,8 und die Kontrollpersonen ($n = 51$) entsprechend dem Schuljahr 12,5.

FRAUENHEIM und HECKERL (1983) beobachteten ca. 17 Jahre lang 11 ausgeprägte Entwicklungsdyslektiker. Mit 11 Jahren lag ihr durchschnittlicher verbaler IQ bei 84 und mit etwa 27 Jahren (Bereich 25–30 Jahre) bei 85. Der durchschnittliche Handlungs-IQ war in diesen beiden Altersabschnitten 105 und 104. Ihre Leseleistungen zeigten eine ähnliche Konstanz. Ihr Lesevermögen entsprach mit 11 Jahren der Note 1,9. Mit einem Durchschnittsalter von 27 Jahren hatte sich dieser Wert lediglich auf 2,6 erhöht[4]. Diese dyslektischen Personen hatten als Erwachsene noch immer schwere Mängel in der Verknüpfung von Lauten mit Symbolen. Sie lasen quälend langsam und drehten immer noch einige kurze Wörter um. Die Autoren kamen zu dem Schluß: „Die Muster der Leistungsschwächen und geistigen Fähigkeiten, wie sie in Schultests und den psychologischen Tests ermittelt worden waren, blieben über eine Periode von annähernd 17 Jahren bemerkenswert konstant" (p. 345).

Diese Ergebnisse können durch ein neurologisches Modell erklärt werden. Die Beständigkeit sowohl der nervlichen Funktionsstörung als auch des trotz aller heilpädagogischen Maßnahmen schlechten Lesevermögens sind ursächlich miteinander verbunden. Die Zunahme der Leseverzögerung hängt möglicherweise mit einer Unfähigkeit des funktionsgestörten Gehirns zusammen, Lernstoff, der zunehmende Anforderungen hinsichtlich Kompliziertheit und Flexibilität verlangt, zu verarbeiten.

Obwohl diese Hinweise insofern entmutigend sind, als sie erkennen lassen, daß Personen mit einer Leseschwäche wahrscheinlich unterhalb des Durchschnitts der Lesefähigkeit bleiben werden, bedeutet dies in keiner Weise die Nutzlosigkeit heilpädagogischen Unterrichts. Diese kurzsichtige Einstellung führte in den Fällen von Frau Semmes und Herrn Darwin und bei zahlreichen anderen Erwachsenen zu einer Erwachsenendyslexie. Wenn ihre Lehrer rechtzeitig begriffen hätten, daß sie als Kinder den bestmöglichen heilpädagogischen Unterricht benötigten, dann wären sie zwar jetzt langsame, aber zuverlässige Leser, und allen wären die persönlichen Frustrationen und unglücklichen Erfahrungen erspart geblieben, von denen in unserer Gesellschaft Menschen betroffen sind, die nicht lesen können.

Sprachbewußtsein und Lesen

Der Leser wird bemerkt haben, daß in diesem Kapitel das Lesen als ein Vorgang beschrieben wird, der zunächst auf der Wahrnehmungsentzifferung kleiner Einheiten beruht, nämlich der Buchstaben, dann größerer Einheiten wie Wörter und schließlich auf der Erkennung der Bedeutung, die mit dem angebotenen Lernmaterial verbunden ist. Solch ein Konzept betrachtet den Prozeß des

---

[4] Anmerkung der Übersetzer: In Kanada ist 1 die schlechteste und 5 die beste Schulnote.

Lesenlernens als ein Kontinuum, das vom Erkennen einzelner Buchstaben über komplexere Fähigkeiten der Wahrnehmung und Motorik bis zu einem raschen Verstehen umfangreicher semantischer Einheiten reicht.

Es gibt zahlreiche Lesespezialisten, denen solch ein simples Modell gegen den Strich geht, da es deutliche Hinweise dafür gibt, daß das Verständnis des Kindes für die Art und den Zweck des Lesens eine wichtige Voraussetzung für ein erfolgreiches Lesen darstellt (AYERS und DOWNING, 1979), daß Lesen sowohl eine analytische Seite als auch eine Phase des Spracheindrucks sowie gesellschaftlich bedingte Kenntnisse über die grammatikalische Struktur der Sprache beinhaltet, die unbewußt (MATTINGLY, 1979) oder bewußt (CHOMSKY, 1979) sein können. Es gibt einige wenige Fachleute, die besonderen Wert auf das Verstehen des semantischen Inhalts legen und die der Meinung sind, daß das Lehren von Entschlüsselungsfähigkeiten, wie es von den meisten Lehrern vermittelt wird, den normalen und natürlichen Lesenlernprozeß behindert (DOAKE, 1979). Sicherlich hat diese Betonung des mündlichen und schriftlichen *Sprachverständnisses* ihren Wert, und die Zergliederung der Sprache zu Beginn des Lesenlernens ist wahrscheinlich für ein intelligentes Kind mit einem *normal funktionierenden* Gehirn und Zentralnervensystem unnötig. Wie wir jedoch aufgrund zahlreicher klinischer Fälle in diesem Kapitel gesehen haben, können neuropsychologische Schwächen die Fähigkeiten der Wahrnehmung und Motorik beeinträchtigen, die dann wiederum das allgemeine Verstehen behindern.

Die von Lesespezialisten für Sprachbewußtheit und Wortbedeutung vorgeschlagenen Modelle, setzen als Prämisse eine normale Struktur und Funktion des Zentralnervensystems voraus. Dementsprechend gelten sie im Normalfall nicht für die neuropsychologischen Probleme, die in diesem Kapitel besprochen wurden und die etwa 5–7% aller lesenden Personen betreffen können.

Zusammenfassung und Perspektive

Lehrer mit Erfahrung im Leseunterricht finden die Diskussion in diesem Kapitel vielleicht etwas zu wissenschaftlich-physiologisch und von den realen Bezügen des Leseunterrichts zu weit entfernt. Für sie ist möglicherweise zuviel Wert auf Vorgänge gelegt worden, bei denen es darum geht, Geschriebenes zu entschlüsseln, während die täglichen heilpädagogischen Maßnahmen, die in der Schule die Realität sind, zu wenig erwähnt wurden. Es ist wahr, daß Lesen eine funktionelle Synthese von Vorgängen umfaßt, die mit der Wahrnehmung und Motorik sowie der geistigen Gliederung semantischer und syntaktischer Faktoren zu tun hat. Die meisten Kinder brauchen vor allem eine rein auf ihr Verhalten abgestimmte Handlungsweise, die das Lesen reizvoll macht und ihr Interesse wachruft. Es gibt jedoch in jedem zweiten oder dritten Schuljahrgang häufig drei oder vier Kinder, die auf diese Lehrmethoden nicht reagieren und die eine eingehendere diagnostische Abklärung benötigen. Diese Minderheit lerngestörter Kinder leidet häufig an Schwächen der Basissysteme, wie beispielsweise einer auditiven Wahrnehmungsstörung oder einer Beeinträchtigung des auditiven Reihenfolgevermögens. Diese lassen sich auf spezifische neurologische Mängel zurückführen (MATTIS, FRENCH und RAPIN, 1975). Wenn es auch vom diagnostischen Standpunkt aus nützlich ist, diese Schwächen aufzudecken, dürfen wir den ganzheitlich-holistischen Vorgang beim Lesen nicht aus den Augen verlieren, den K. MARIA und MacGINITIE (1982) „das komplexe und interaktive Wesen des Leseprozesses" nennen. Für das Verständnis vieler leseschwacher Kinder und Erwachsener können neuropsychologische Kenntnisse grundlegend wichtig sein. Wir brauchen daneben aber auch den begabten Heilpädagogen, der diese Erkenntnisse für die Erstellung zuverlässiger Aufgabenanalysen verwendet und erfolgreiche Lernstrategien kultiviert.

Klinischer Anhang

Kathleen: Ein Fall von auditiver Wahrnehmungsschwäche

Wenn ein Kind Schwierigkeiten hat, das ihm Gesagte zu verstehen, können hierfür folgende Ursachen in Betracht kommen:

1. Periphere Taubheit, entweder partiell oder komplett.
2. Zentrale Taubheit, die von einer Schädigung oder Funktionsstörung im Bereich der auditiven Hirnzentren herrührt.
3. Eine Mischform dieser beiden Störungen unterschiedlichen Ausmaßes.

Wenn bei einem sonst intelligenten Jugendlichen das Sprachverständnis ernstlich beeinträchtigt ist, ist es zumeist eine schwierige diagnostische Aufgabe, die Art des zugrundeliegenden Krankheitsbildes exakt zu identifizieren. Bei einem jüngeren Kind kann man nur Vermutungsdiagnosen stellen, und der Kliniker muß u. U. warten, bis das Kind älter und reifer geworden ist, bevor er zusätzliche qualitative Informationen erhalten kann. So war es auch bei unserer Studie über Kathleen.

Im Alter von 2 Jahren: Ein Arzt stellte die Diagnose einer peripheren Taubheit.

Im Alter von 4 Jahren: Bei einer Hörprüfung stellte sich heraus, daß sie für die Töne eines Audiometers ein normales Hörvermögen besaß. Sie verhielt sich jedoch weiterhin wie ein taubes Kind, bei dem herauszufinden war, ob es an einer peripheren oder einer zentralen Taubheit leidet.

Im Alter von 6 Jahren: Als sie in die Schule kam, verordnete der Hausarzt ihr eine Hörhilfe. Offensichtlich stimmte er entweder mit der Diagnosestellung anläßlich der Hörprüfung 2 Jahre zuvor nicht überein, er kannte sie nicht oder er verordnete eine Art „Zufalls"-Behandlung, in der Hoffnung, damit die Wahrscheinlichkeit einer hilfreichen Behandlung steigern zu können.

Da sie auf mündliche Anordnungen keinerlei Reaktion zeigte, waren ihre Lehrer frustriert. Sie war nicht in der Lage, lesen und schreiben zu lernen, konnte jedoch gedruckte Wörter sehr gut abschreiben. Ihre Lehrer waren sicher, daß sie geistig nicht retardiert sei, da sie sich sozial aufmerksam und freundlich gab, doch konnten sie ihr Lernproblem in keiner Weise begreifen und waren im Hinblick auf ihr Unterrichten ratlos.

Ihre erste Klassenlehrerin berichtete, daß Kathleen, als sie in die Schule kam, kaum ein Wort sprach. Kathleen versuchte, die Aufmerksamkeit ihrer Lehrerin dadurch zu gewinnen, daß sie diese am Ärmel zog und auf Dinge zeigte. Die meisten Kinder in der Klasse halfen ihr zunächst, unterließen es jedoch bald, weil sie sehen wollten, ob Kathleen dadurch zu reden beginnen würde. Das schien auch erfolgreich zu sein, obwohl ihre Sprache sehr „flach" klang mit nur wenig oder überhaupt keiner Betonung und ihr Wortschatz sehr begrenzt war. Von Anfang an zeigte sie reges Interesse an allem, was in der Klasse passierte, war nie unruhig und immer aufmerksam. Ihre erste Klassenlehrerin bewies ein gutes Einfühlungsvermögen, als sie schrieb „sie scheint recht intelligent zu sein".

Sozial war Kathleen gut angepaßt und spielte vergnügt mit den anderen Kindern. Auf dem Spielplatz schien sie Selbstvertrauen zu gewinnen, ging aus sich heraus und wurde aktiv und häufig auch ausgelassen und laut.

Einer ihrer Lehrer im zweiten Schuljahr berichtete:

Es war sehr schwierig, sie zu unterrichten, da sie gelernt hatte, sich für ihre Antworten auf andere Kinder zu verlassen, die sie nicht aus den Augen ließ. In dem Bemühen, ihre schriftlichen Arbeiten zu erledigen, wurde sie ein Experte im Abschreiben der Arbeiten anderer Kinder. Ein rascher Blick konnte ihr viele Antworten liefern, und sie wurde sehr ärgerlich und frustriert, wenn ihre Nachbarn ihr Heft verdeckten. Sie war unfähig, zur Beschreibung eines Bildes von sich aus einen Satz zu schreiben.

Um ihre Aufmerksamkeit zu erlangen, mußte ich sie am Ärmel anfassen und ihr Kinn in meine Hand nehmen, damit sie meine Lippen beobachten konnte. Sie sprach mit einem sehr nasalen Ton und ließ die Endkonsonanten weg. Wenn sie laut vorlas, konnte sie einige Grundwörter des Lesevokabulars des ersten Schuljahrs anwenden, aber nicht genug, um einen Satz hintereinander zu lesen. Sie war in der Lage, Schlüsselwörter zu finden, mit denen sie einige Fragen zum Verständnis beantwortete.

Es erschien offenkundig, daß Kathleen potentiell intelligent war, aber ihr Vokabular, ihr Wortbegriffsvermögen und die normale Sprachentwicklung aufgrund ihrer Taubheit verarmt waren.

Im Alter von 8½ Jahren: Nachdem wir bei ihr eine 5 Stunden dauernde Testbatterie von psychologischen, neuropsychologischen und pädagogischen Tests anläßlich ihres ersten Besuchs in unserem Laboratorium durchgeführt hatten, kamen wir zu folgendem Ergebnis:

1. Kathleens Vorstellungsvermögen nonverbaler Gedankengänge war überdurchschnittlich gut. Im Halstead-Kategorien-Test, der die Fähigkeit eines Kindes im induktiven und deduktiven Denken räumlicher Aufgaben untersucht, erreichte sie die höchste Punktzahl, die wir jemals bei einem 8jährigen Kind im Laufe unserer 10jährigen Testtätigkeit ermittelten. Die Aufgaben wurden ihr visuell dargeboten, und sie konnte ihnen schnell folgen.
2. Bei der Interpretation von bildhaften und visuell-räumlichen Vorlagen lag sie oberhalb des Durchschnitts. Die Punktzahlen für den Handlungsteil des Wechsler-(WISC)-Tests waren folgende: Bilderergänzen 13, Mosaiktest 13, Figurenlegen 15. Der Zahlensymboltest erbrachte 11 Punkte, aber das Bilderordnen nur ein Ergebnis von 6 Punkten. Ihr beschränkter Wortschatz schien ihre Fähigkeiten in dem zuletzt genannten Test zu behindern, was bei einer Testwiederholung, 10 Monate später, bestätigt wurde.

3. Gegenüber fast allen Sprachlauten war sie nahezu taub. Sie konnte ihren Namen erfassen, wenn sie ihn von den Lippen der sprechenden Personen ablesen konnte, nicht aber, wenn der Sprecher außer Sichtweite war. Sie konnte auch durch Ablesen von den Lippen diktierte Wörter wie „Auto, Kuh, Baby, Pferd, Hund und Tasse" schreiben. Sie schrieb folgende diktierte Wörter falsch: „schoop" für „spoon", „toble" für „table" und „chir" für „chair". Bei diesem Test hatte sie ihre Hörhilfe um den Hals gebunden, die sie meistens nicht benutzte. Die Hörhilfe sah ziemlich schmutzig und vernachlässigt aus, so daß wir auch aufgrund des Berichtes des Ohrenarztes vermuteten, daß sie nutzlos war und schlugen Kathleen vor, sie nicht mehr zu benutzen. Sie war sehr glücklich darüber.

4. In Übereinstimmung mit einer Funktionsstörung im Bereich der linken Hemisphäre hatte sie Schwierigkeiten mit einigen Reihenfolgeaufgaben.

5. Mit ihrer rechten Hand zeigte sie schlechte Ergebnisse bei der Augen-Hand-Reaktionszeit und der Stereognosie. Diese Befunde stimmen ebenfalls mit einem pathologischen Geschehen in der linken Hemisphäre überein.

Die neurologischen Testergebnisse einschließlich eines Elektroenzephalogramms waren völlig normal. Daraus ergibt sich, daß Kathleens Hirnschädigung, in welchem Bereich auch immer, wahrscheinlich subkortikal lag. Falls sie im Bereich der Hirnrinde lag, mußte sie so geringgradig sein, daß sie bei einer normalen neurologischen Untersuchung nicht nachweisbar war. Aufgrund dieser ersten Testergebnisse teilten wir dem überweisenden Hausarzt mit, daß wir der Meinung seien, Kathleen leide an einer Funktionsstörung im Bereich des Wernickeschen Sprachzentrums oder in den Hörnerven, die vom Hirnstamm zur linken Heschlschen Windung führen und nicht an einer peripheren Taubheit. Ihren Lehrern wurde geraten, eine vorwiegend visuell-motorische Unterrichtsmethode anzuwenden, in der gleichen Weise, wie man es bei tauben Kindern macht. Es wurde ihnen erklärt, wie sich eine solche zentrale Taubheit auswirkt. Die heilpädagogischen Unterrichtsmethoden stimmen weitgehend überein, gleichgültig, ob es sich um eine zentrale oder um eine periphere Taubheit handelt.

Im Alter von 9½ Jahren: Bei unserer zweiten Untersuchung nach 10 Monaten sprach Kathleen immer noch sehr wenig und mit einer nasalen und monotonen Stimme. In der Zwischenzeit hatten die Lehrer ihr mit Hilfe einer visuell-taktilen Methode das Lesen und Schreiben einer großen Zahl von Wörtern beigebracht. Da sie sich, um ihren Wortschatz zu erweitern, besonders auf das Erlernen von Hauptwörtern konzentriert hatten, war ihr Lesevermögen von Zeitwörtern, Eigenschaftswörtern und Umstandswörtern für ein Mädchen ihres Alters und ihres potentiellen Intelligenzniveaus immer noch unterdurchschnittlich.

Da seit dem letzten audiometrischen Test mehr als 3 Jahre vergangen waren, veranlaßten wir eine erneute Hörprüfung, in der Hoffnung, aufgrund ihrer derzeitigen besseren Fähigkeiten im Verstehen und Kommunizieren exaktere Ergebnisse zu erhalten. Ihr Hausarzt führte einen Test durch und stellte einen starken Hörverlust in beiden Ohren und in allen Frequenzbereichen fest und empfahl aufgrund der Kompliziertheit dieses Falles eingehendere Untersuchungen durch einen Fachmann.

Im Alter von 11½ Jahren: Nun wurde eine vollständige audiometrische Überprüfung durchgeführt, die für beide Ohren einen starken Hörverlust ergab. Aufgrund dieses Testergebnisses wurde Kathleen mit einer sehr leistungsfähigen Hörhilfe für das rechte Ohr ausgerüstet. Sie nahm diese Hörhilfe sofort an und zeigte großes Vergnügen, nunmehr Klänge, wie das Klatschen in die Hände, das Ticken einer Uhr, das Schneiden einer Schere und ihre eigene Stimme zu hören. Sie erhielt für die Frequenzen zwischen 250 und 4000 Hz eine durchschnittliche Verstärkung von 40 dB. Um es einfacher auszudrücken, ihr Hörvermögen wurde vom Niveau einer ausgeprägten Taubheit an die Grenze des normalen Hörens angehoben.

Auch mit Hilfe der Hörhilfe zeigte ihr Wortunterscheidungsvermögen keine signifikante Verbesserung. Mit oder ohne Hörhilfe lag ihr Wortverständnis lediglich bei 45%. Dieses Ergebnis spricht für das Vorhandensein einer zentralen Sprachtaubheit oder einer Wahrnehmungsstörung für Sprachlaute.

Dieser Fall illustriert die Schwierigkeiten bei einem jungen Kind, den Versuch einer Differentialdiagnose zwischen peripherer oder zentraler Taubheit zu unternehmen. Bei Kathleens ersten Untersuchungen bewegten sich die Diagnosen regelmäßig von einem zum anderen Extrem. Als wir sie mit 8 ½ Jahren zum erstenmal sahen, kamen wir zu dem Ergebnis, daß sie an einer zentralen Taubheit leide und deshalb auf die Hörhilfe verzichtet werden sollte. Bei den letzten Tests, die mit 11 ½ Jahren durchgeführt wurden, ergab sich, daß wir alle einen falschen Schluß gezogen hatten und daß sie tatsächlich *sowohl von einer peripheren als auch von einer zentralen* Worttaubheit betroffen war. Das ergab sich aus der Tatsache, daß die sehr leistungsfähige Hörhilfe zwar das Hören nonverbaler Klänge verbessert hatte, jedoch nicht das Wortverständnis. In jedem derartigen Fall ist es wichtig, lediglich vorläufige Diagnosen zu stellen und seine eigenen Erkenntnisse aufgrund verbesserter Informationen ständig zu revidieren.

Im Alter von 14 Jahren: Mein jüngstes Zusammentreffen mit Kathleen fand im Klassenzimmer einer Junior-High-School statt, wo ich ihren regulären Wissensstand beobachten konnte. Als ich ankam, spielte sie in einem kleinen Sketch mit, den die Schüler geschrieben hatten. Sie hatte nur wenige Zeilen zu sprechen, und sie sprach sie ziemlich deutlich, wobei sie optische Fingerzeige benutzte, um ihr Versmaß einzuhalten.

Im Vergleich zu unserem letzten Zusammentreffen kann sie sich jetzt wesentlich besser unterhalten, doch spricht sie immer noch im Telegrammstil. Ihre Lehrer berichteten, daß sie eine ausgezeichnete Sportlerin sei, ihr Hauptproblem jedoch weiterhin auf sprachlichem Gebiet liege. In ihrem Wortschatz gab es große Lücken, die ihr das Lesen und Schreiben sehr erschweren. Im Grunde haben wir es mit einer rezeptiven Aphasie zu tun, die zu einer aphasischen Dyslexie führte. Kathleen hat zahlreiche Lücken im Verstehen von Wortbegriffen, worüber ihre Lehrer immer wieder stolpern. Unlängst stellten sie fest, daß sie das Wort „Knie" mißverstand und für identisch mit dem Begriff „Bein" hielt. Ihr Lehrer hatte ihr beigebracht, das Wort „Bein" zu schreiben, indem er auf einem Bild auf das Bein einer Person zeigte, in gleicher Weise hatte der Lehrer ihr auch das Schreiben des Wortes „Knie" beigebracht. Offensichtlich hatte er in beiden Fällen unbeabsichtigt auf das Bein gezeigt, so daß für sie Knie und Bein Synonyme wurden.

Kathleen ist ein nettes Mädchen, und ihre Schulkameraden haben sie gern. Zum jetzigen Zeitpunkt ist es schwer zu sagen, inwieweit ihre Worttaubheit ihr späteres Leben beeinflussen wird. Inzwischen arbeiten die Lehrer intensiv daran, ihre Sprachfähigkeiten zu entwickeln, damit sie als Erwachsene ein normales und glückliches Leben führen kann.

Derrick White: Der Fall einer leichten rezeptiven Aphasie

Im Alter von 9 Jahren und 7 Monaten wurde Derrick erstmals von einem jungen Psychologen in einer privaten Praxis untersucht. Er wurde einer umfassenden Testbatterie unterzogen, und der Psychologe berichtete, daß seine sensomotorischen Testergebnisse im mittleren bis oberen Bereich lägen, er aber mit den meisten verbalen Aufgaben Schwierigkeiten habe. Im Wechsler-WISC-R)-Test erreiche er einen verbalen IQ von 96, einen Handlungs-IQ von 90 und einen Gesamt-IQ von 92.

Derrick war ein gesunder, gutaussehender Junge, der guten Kontakt mit seinen Klassenkameraden hatte und ein überdurchschnittlich guter Sportler war. Er hatte jedoch vom ersten Schuljahr an Schwierigkeiten mit dem Lernen. Die Lehrer sagten seiner Mutter, er habe eine Lernstörung und sie solle ihn deshalb zum Psychologen schicken. Dieser sagte ihr jedoch kaum etwas neues über Derrick und gab ihr auch keinerlei Ratschläge für Derricks Schulprobleme.

Anschließend schickte die Mutter Derrick zu einem Kinderneurologen, der ein normales Gehör feststellte, und bei einer neurologischen Routineuntersuchung keine Auffälligkeiten fand. Er berichtete: „Die allgemeine körperliche Untersuchung ergab keinerlei Auffälligkeiten." Er überwies Derrick zur Beurteilung seiner Lernprobleme und Erstellung heilpädagogischer Behandlungsvorschläge in unser Laboratorium.

Ausbildungsverlauf

Im Kindergarten ließ Derrick zum erstenmal Anzeichen einer Verstörtheit erkennen. Das überraschte die Eltern und alarmierte sie etwas, da er bis dahin stets ein glücklicher und sonniger kleiner Junge gewesen war. Die Eltern führten diese Tatsache darauf zurück, daß sie in der Mitte des Kindergartenjahres umziehen mußten und Derrick mitten im Schuljahr in eine neue Klasse einer anderen Schule eintreten mußte.

Im ersten Schuljahr setzten sich jedoch seine Minderwertigkeitsgefühle und ein sich Unglücklichfühlen fort und sein Lehrer berichtete, daß „seine semantischen Fähigkeiten unzulänglich seien." Im zweiten Schuljahr wurde

Derrick in eine „Nachhilfeklasse" gesteckt, weil seine Sprachfähigkeiten hinsichtlich Lesen und Schreiben zu schlecht waren. Am Ende des zweiten Schuljahres lag er weit hinter seinen Klassenkameraden zurück und wurde von ihnen aufgezogen. Im dritten Schuljahr war er Torschützenkönig im Fußballteam seiner Klasse und war auf dem Spielplatz bei seinen Klassenkameraden sehr beliebt. Doch mit dem typischen Benehmen von 9jährigen zogen sie ihn gnadenlos damit auf, daß er in die Klasse „der Dummen" ging. Er flehte seine Eltern an, ihn aus der Hilfsschulklasse herauszunehmen. Sie besorgten deshalb Derrick einen Nachhilfelehrer, der zweimal in der Woche mit ihm heilpädagogisch arbeitete.

Mit Beginn des vierten Schuljahres stimmten die Lehrer zu, Derrick in seine normale Klasse zurückkehren zu lassen, doch Ende November war er wieder zurückgefallen und mußte in die Hilfsschulklasse zurückversetzt werden, die er haßte.

Zur gleichen Zeit war er Kapitän der Fußballmannschaft und der beste Kurzstreckenläufer der Klasse. Körperertüchtigung und Kunst waren die einzigen Fächer, in denen er Erfolg hatte. In diesem Jahr schickten seine Eltern ihn zum Psychologen. Anfang des fünften Schuljahres näherte sich Derrick einer Krise. Zu Hause gab es immer häufiger Ausbrüche von Minderwertigkeitsgefühlen und Weinkrämpfen, verbunden mit der Bitte, ihn aus der Förderklasse herauszunehmen. Seine Mutter verlangte ihrerseits zusätzliche Hausaufgaben, so daß neben der Zeit, die er mit seinen Nachhilfelehrern verbrachte, für ihn fast keine Zeit übrig blieb und er einen ausgeprägten Haß auf die Schule entwickelte.

Zu diesem Zeitpunkt brachten Derricks Eltern ihn zum Kinderneurologen. Dieser stellte eine Lernstörung fest und analysierte sehr klug die Situation, in der sich der Junge befand: „Eine Schulumgebung, in der sich Derrick unglücklich fühlte und die Lehrer den Ernst seiner Lernprobleme gelegentlich herunterspielten und ein Zuhause, das ihn zwar unterstützte, wobei die Eltern aber offensichtlich über seine Lernprobleme und schlechten Leistungen unglücklich waren." Zu dieser Situation kam das ambivalente Verhalten seiner Klassenkameraden, und dies führte insgesamt dazu, daß er in der Schule ein mustergültiges Benehmen an den Tag legte und zu Hause heftige Gefühlsausbrüche zeigte. Der Neurologe bemerkte in seinem Bericht: „Ich bin der Meinung, daß man diese Situation nicht länger andauern lassen kann, ohne daß es zu einem Nervenzusammenbruch kommt." In dieser Situation wurde Derrick unserem Laboratorium zugewiesen.

Analyse von Derricks Problemen

Anfang des fünften Schuljahres sahen wir Derrick im Alter von 11 Jahren zum erstenmal. Er war ein nett aussehender Junge, der sich gut ausdrücken konnte, einen angenehmen persönlichen Eindruck vermittelte, zugänglich und freundlich war. Fünf Jahre lang war er in jedem Schuljahr für einige Zeit in eine Lernförderklasse geschickt worden. Ganz offensichtlich hatte diese ihm wenig geholfen, denn er hatte weiterhin Schwierigkeiten im Rechnen, Lesen und Schreiben und mit der Rechtschreibung.

Aufgrund des neurologischen Untersuchungsergebnisses war klar, daß wir es mit einem Fall der Kategorie 3, nämlich einer Lernstörung ohne Hinweise auf neurologische Mängel, zu tun hatten. Wir unterzogen daraufhin Derrick einer neurologischen Testbatterie, schulischen Leistungstests und der gesamten Spreen-Benton-Aphasie-Testbatterie. Diese zuletzt erwähnte Testbatterie in Verbindung mit einigen Wortgedächtnistests lieferte uns den Schlüssel zum Verständnis von Derricks Lernproblemen und dem daraus resultierenden Verhalten.

Testergebnisse

In den sensomotorischen Tests, wie Fingerklopfgeschwindigkeit, Reaktionszeit, taktile Empfindlichkeit und Handgriffstärke, lagen Derricks Ergebnisse über dem Durchschnitt. Dies war aufgrund seiner guten sportlichen Fähigkeiten auch zu erwarten.

Im Wechsler-Test (WISC-R)[5] lag sein verbaler IQ bei 101 und sein Handlungs-IQ bei 96, woraus wir ersahen, daß er zumindest eine durchschnittliche Intelligenz besaß. Zwei seiner schlechten Ergebnisse – Zahlennachsprechen und Bilderordnen – sind durch Ängstlichkeit besonders leicht zu beeinträchtigen, so daß es sehr wahrscheinlich ist, daß seine wahren geistigen Möglichkeiten unter optimalen Bedingungen über dem Durchschnitt liegen.

Der Peabody-Individual-Achievement-Test (PIAT) ließ erkennen, daß Derrick im Lesen nicht unter dem Klassenniveau lag. Da er im März seines fünften Schuljahres untersucht wurde, lag jeder Punktwert um oder über 5,6 nicht unter dem Durchschnitt. Derrick erreichte 5,6 bei der Worterkennung und 6,8 beim Leseverständnis. Die anderen Ergebnisse lagen unterhalb des Durchschnitts: Rechnen 4,9, Rechtschreibung 4,1 und Allgemeinwissen 4,7.

Die Gedächtnistests und die Aphasie-Test-Batterien offenbarten die Grundlage von Derricks Problemen. Er hatte Schwierigkeiten, mündlichen Anweisungen zu folgen, doch wenn er klar verstehen konnte, was man von ihm verlangte, erreichte er in den meisten Untertests ein ausgezeichnetes Ergebnis. Er war nicht in der Lage *auditive Sprachlaute in ihrer Reihenfolge* bei schneller Geschwindigkeit zu verarbeiten. Wenn wir jedoch unser Sprachtempo verlangsamten, hatte er meistens keine Probleme.

Da Derrick den ausgesprochenen Wunsch hatte, die Tests erfolgreich zu absolvieren, basierten seine Antworten manchmal auf etwas, von dem er *annahm*, es wäre gefragt worden. Beispielsweise, als wir ihm die Aufgabe stellten, einen Satz mit den drei Wörtern „drive (fahren) – street (Straße) – car (Wagen/Auto)" zu bilden, nahm er einige Wörter falsch wahr und antwortete: „There was a drive-in at McDonald's and there was an accident in the

---

[5] Vergleiche Fußnote S. 214

street."[6] Man beachte die Paraphasie „drive-in" für „drive" und das Weglassen des Wortes „car". Als wir ihm den Rat gaben, noch einmal auf die drei Wörter zu achten, uns sie in einem langsameren Tempo vorgaben, konnte er einen korrekten Satz bilden.

Bei den Gedächtnistests hatte er ein sehr gutes Ergebnis bei der Satzwiederholung, besser als der Durchschnitt beim Zeichnen geometrischer Figuren aus dem Gedächtnis. Er zeigte ein sehr gutes Gedächtnis für gedanklich paarweise verbundene Hauptwörter. Diese Befunde sprechen gegen eine primäre Gedächtnisschwäche und legen die Vermutung nahe, daß sein Problem auf dem Gebiet des Verstehens der Wortbedeutung (semantisches Verstehen) und des Satzbaus (syntaktisches Verstehen) liegt. Als er aufgefordert wurde, sich Kurzgeschichten anzuhören und aus dem Gedächtnis wiederzugeben, unterliefen ihm grobe Verwechslungen und paraphasische Wortassoziationen, die seine Punktzahl herabminderten. Nachdem er eine Geschichte von einem Schiff gehört hatte, das auf eine Mine gelaufen war, beschrieb er „einen Mann, der reich geworden war (einen Mann, der auf eine (Gold-)Mine gestoßen war)" und gab dann eine exakte Wiedergabe von Leuten in Rettungsbooten, die gerettet wurden. Er machte keinerlei Versuch, zwischen seiner paraphasischen Phrase [auf eine (Gold-)Mine stoßen] und der korrekten Episode einen Zusammenhang herzustellen. Er berichtete einfach darüber.

Die Lehrerin, die Derrick zu Beginn des fünften Schuljahres unterrichtete, stellte bald fest, daß er von ihr verlangte, ihre mündlichen Erklärungen unmittelbar nachdem sie sie gegeben hatte, noch einmal zu wiederholen. Sie fand diese Fragerei unverständlich irritierend, und da sie sie seiner Unaufmerksamkeit zuschrieb, verweigerte sie eine Wiederholung ihrer Erklärungen. Wenn Derrick wirklich nur sorglos mit seiner Aufmerksamkeit umgegangen wäre, hätte diese Strategie der Lehrerin ihn möglicherweise veranlassen können, aufmerksamer zu sein. Da er aber an einer geringen rezeptiven Aphasie litt, hatte dieses Verhalten der Lehrerin einen katastrophalen Effekt sowohl auf sein Lernen als auch auf sein Selbstvertrauen, und er fiel in der Klasse mehr und mehr zurück.

Beim taktilen Benennungstest lieferte er ebenfalls einige Paraphasien, beispielsweise machte er aus einem „Schneebesen" einen „Dosenöffner". Als er gefragt wurde, wozu man ihn verwendet, setzte er die falsche Wortbedeutung fort und sagte: „Um Dosen zu öffnen." Im Boston-Benennungstest bezeichnete er Bilder alltäglicher Gegenstände entsprechend seinem Altersniveau. Doch als wir einige Aufgaben über seinem Altersniveau und ihm dazu Lauthinweise lieferten, erfand er Wörter ohne Sinn. (Ein Beispiel in seiner englischen Sprache: vorgegebenes Wort „muzzle", mündlicher Hinweis „mu", Derricks Antwort „mout". Dabei ist von Interesse festzustellen, daß „mout" und „mouth" klanglich verwandt sind und „muzzle" und „mouth" ebenfalls eine semanti-

---

[6] Übersetzung: „Es gab bei McDonalds ein „drive-in", und auf der Straße gab es einen Unfall."

sche Assoziation besitzen.) Wahrscheinlich produziert Derrick zahlreiche Paralexien, wenn er unkontrolliert liest. Man vergleiche dazu die Diskussion über die tiefe Dyslexie zu Beginn dieses Kapitels.

Die Analyse des Problems

Warum war nach fünf Schuljahren Derricks Leistungsstand noch so niedrig? Grundsätzlich lag es daran, daß bis zu Beginn des fünften Schuljahrs bei ihm keine eingehende diagnostische Untersuchung stattgefunden hat. Die Schule hatte ihn fünf Jahre lang in eine Förderklasse geschickt, und dieses heilpädagogische Programm beruhte eher auf einer *administrativen Entscheidung* als auf dem diagnostischen Verständnis von Derricks Wissenstruktur und seinen Lernstrategien.

Das soll nicht erwähnt werden, um behördliche Entscheidungen als ungeeignet abzutun. In den meisten Fällen sind sie als *erste* Entscheidung notwendig. *Kein Kind sollte jedoch 5 Jahre lang einem Unterrichtsprogramm unterzogen werden, das keine Fortschritte zeitigt.* Wenn ein solches Programm nicht innerhalb kürzester Frist Besserung zeigt, sollten das Kind eingehend untersucht und auf der Basis der gesammelten diagnostischen Erkenntnisse vorläufige Lehrprogramme entwickelt werden. Die Ergebnisse der Lehrmaßnahmen müssen ständig überwacht, auf ihre Wirksamkeit geprüft und je nach Erfolg oder Mißerfolg abgewandelt werden.

Schlußfolgerungen aus Derricks sozialem Verhalten

Als ich Derricks Lernproblem seinem Vater mit der mangelhaften Verarbeitung mündlicher Erläuterungen erklärte, machte dieser einen erleichterten Eindruck. Er sagte: „Das macht seine Ratlosigkeit beim Lacrossespiel (kanadisches Nationalballspiel) verständlich." Er schilderte mir dies folgendermaßen: Da Derrick ein erfolgreicher Fußballspieler war, nahm sein Vater ihn in diesem Jahr mit einem Freund zu einem Lacrosse-Trainer mit. Beim ersten Training erklärte der Trainer den beiden Jungen die Spielregeln, und Derricks Vater konnte sehen, daß Derrick immer ratloser um sich blickte, während sein Freund den Erläuterungen ohne Schwierigkeiten folgte. Beim Spiel machte Derrick mehrere Fehler, da er die Regeln nicht verstanden hatte. Beim zweiten Training, eine Woche später, hatten sich die Fehler verringert und beim dritten hatte er das Spiel völlig begriffen und war nun ein nützlicher Mitspieler seiner Mannschaft. Als wir ihn 6 Monate später sahen, erreichte er die höchsten Punktzahlen und war ein bemerkenswert guter Spieler.

Heilpädagogisches Programm

Derricks grundsätzliches Lernproblem besteht in einer Verlangsamung der Reihenfolgeverarbeitung größerer Lernstoffmengen, besonders wenn es sich um mündlich gegebene Erklärungen handelt. Instruktionen sollten ihm deshalb in einem langsamen Tempo und in kleinen Portionen oder Einzelbegriffen gegeben werden.

Mit diesem Wissen ausgerüstet erstellte sein Nachhilfelehrer ein detailliertes heilpädagogisches Programm für Rechnen, Lesen und Rechtschreibung, das auf multisensomotorischen Übungen und vielfältigen Aktivitäten zur Verbesserung seiner Sprachentwicklung beruhte.

Eine Nachuntersuchung ein Jahr später im April des sechsten Schuljahres zeigte eine stetige Verbesserung von Derricks Leistungen. Sein Lehrer im sechsten Schuljahr war verständnissvoll und interessiert und hat die Art von Derricks Lernproblemen verstanden. Die leichte aphasische Tendenz, mündliche Aussagen zu verwechseln, war für Derrick ein ständiges Handicap, doch er schaffte dadurch einen Ausgleich, daß er gute schriftliche Arbeiten ablieferte, die er entsprechend vorbereiten konnte.

Möglicherweise wird er einige Unterrichtsstunden auf Band aufnehmen müssen, wenn er auf die Junior-High-School kommt. Das wird ihm die Gelegenheit geben, einige Unterrichtsstunden, die vom Aufbau her etwas komplizierter sind, erneut abzuspielen und in seinem Gedächtnis zu wiederholen.

Er weiß jetzt, daß er nicht dumm ist, und seine Selbstsicherheit hat sich im letzten Jahr bemerkenswert verbessert.

9 Die neuropsychologische Grundlage der Probleme beim Schreiben, Rechnen und bei der Rechtschreibung

Die gehörten oder geschriebenen Sprachsysteme des Menschen entwickeln sind in einer Reihenfolge, die von einem phylo- und ontogenetischen, neurologischen und psychologischen Muster bestimmt wird.

Helmer R. MYKLEBUST (1965)

Das unverzichtbare Werkzeug eines Schriftstellers ist nicht so sehr die Feder, sondern die linke Großhirnhemisphäre.

Oliver L. ZANGWILL (1976)

In diesem Kapitel werden die Vorgänge des Schreibens und der Rechtschreibung als eine logische Folge der in Kapitel 8 gegebenen Erläuterungen des Lesens und der Leseprobleme beschrieben, denn ein Kind, das „Schwierigkeiten mit dem Verstehen und der Anwendung gesprochener Sprache hat ... wird wahrscheinlich auch Schwierigkeiten beim Erlernen der geschriebenen Sprache haben" (CHALFANT und SCHEFFELIN, 1969). Der Leser wird sich daran erinnern, daß entsprechend der von MYKLEBUST angegebenen Entwicklungsgesetzmäßigkeit der Sprachfähigkeiten die schriftlich ausgedrückte Sprache als letztes erworben wird und normalerweise nur erlernt werden kann, wenn alle Vorstadien mit Erfolg absolviert wurden.

Das Schreiben ist nicht nur die zuletzt erworbene Sprachfunktion, sondern es wird auch selbst von hochgebildeten Menschen am wenigsten ausgeübt und gebraucht. Das kann erklären, weshalb das Schreiben die erste Sprachausdrucksform ist, die im Anschluß an jede diffuse Hirnschädigung oder Verschlechterung der Hirnfunktion beeinträchtigt wird. Es ist eine allgemeine Beobachtung, daß die meisten älteren Menschen ihre Fähigkeit, Briefe zu schreiben, einbüßen, während sie sie für eine normale einfache Unterhaltung noch besitzen.

Obwohl das Rechnen in erster Linie mit quantitativen Begriffen und ihren Wechselbeziehungen zu tun hat, ist es ebenfalls vom verbalen Verständnis und Kommunikationsvermögen abhängig. Neuropsychologische Testbatterien zur Überprüfung des Verstehens zeigen allerdings signifikant unterschiedliche Muster der Fähigkeiten für erfolgreiches Rechnen und erfolgreiches Sprechen (ROURKE und FINLAYSON, 1978). Doch schauen wir uns zuerst das Schreiben und die Rechtschreibung an.

D. W. REED (1970) hat darauf hingewiesen, daß die Sprache, in welcher Form auch immer, wahrscheinlich älter als 500000 Jahre ist, das Schreiben jedoch ungefähr erst 5000. In gleicher Weise ist festzustellen, daß zwar alle gegenwärtigen menschlichen Gesellschaften gesprochene Sprache besitzen, aber viele von ihnen noch kein Schreibsystem haben. In unserer eigenen Gesellschaft können zwar alle gesunden Erwachsenen sprechen, aber nur sehr wenige können sich in der gleichen kompetenten Weise schriftlich ausdrücken.

Obwohl normalerweise gesprochene Sprache spontan und ohne bewußte Anstrengung erworben wird, stellt sich die Fähigkeit, schriftlich miteinander kommunizieren, nicht nur später ein, sondern sie ist das Ergebnis einer bewußten Anstrengung und eines intensiven Übens. „Von Anfang an ist die schriftliche Sprachform eine willkürliche, organisierte Aktivität, die eine bewußte Analyse der sie zusammensetzenden Laute erfordert" (LURIA, 1966).

Der Schreibprozeß

Das Erlernen des Sprechens und des Schreibens erfolgt unterschiedlich, da beides auf unterschiedlichen psychologischen und neurologischen Vorgängen beruht. Während es sich beim Lesen um einen wahrnehmenden und erkennenden Prozeß handelt, der mit visuellen Stimuli in der äußeren Umgebung anfängt und mit der sinnvollen Deutung dieser Sehreize innerhalb der Großhirnrinde endigt, beginnt im Gegensatz dazu das Schreiben mit einer Idee und der Absicht zu kommunizieren. Diese Idee hat ihren Ursprung innerhalb des Gehirns und endet als psychomotorischer Akt im Schreibvorgang. Dieser hinterläßt in der äußeren Umwelt ein greifbares Ergebnis: die geschriebene Botschaft. Vereinfacht ausgedrückt: Lesen und Schreiben sind entgegengesetzte neuropsychologische Prozesse.

Die traditionelle Ansicht vom Schreiben unterstellt, daß die Schriftsprache von der gesprochenen Sprache abhängig ist, d.h. daß beim Schreiben eine Entschlüsselung der Sprachlaute erfolgt. Dieses Modell, das von CHALFANT und SCHEFFELIN (1969) vorgelegt wurde, beinhaltet eine Aufgabenanalyse von hypothetischen psychologischen Vorgängen, die am Schreiben beteiligt sind (Tabelle 9.1). Wenn man den Entschluß gefaßt hat, eine Nachricht auf dem Schriftwege abzugeben, fällt man eine Entscheidung darüber, was man zu sagen wünscht, und bringt dann diese Mitteilung in eine syntaktisch annehmbare Reihenfolge. Anschließend setzt man die Feder auf das Papier und beginnt, die graphischen Sprachsymbole (Buchstaben) herauszufinden, die mit den auditiven Sprachsignalen (Wörter) übereinstimmen, die man zu schreiben beabsichtigt. Gleichgültig, ob man nach Diktat schreibt, d.h., daß man die Wörter mündlich von außen her durch eine andere Person vermittelt bekommt, oder ob man spontan schreibt, also die Wörter in der geistigen Vorstellung erzeugt, muß man zuerst jedes Wort, Buchstaben für Buchstaben, klanglich analysieren. Der Schulanfänger, der zum erstenmal lernt, Buchstaben zu schreiben, analysiert jedes Wort, bevor er es schreibt, indem er es Buchstaben für Buchstaben ausspricht. Wenn das Kind gelernt hat, den Lautklang eines Buchstabens oder Phonems zu identifizieren, muß es sich an die optische Struktur, also an den geschriebenen Buchstaben oder das Graphem erinnern und ein Reihenfolgemuster neuromuskulärer Aktivitäten einleiten, welche die richtigen Buchstaben in einem ganz bestimmten visuell-

Tabelle 9.1. Verschlüsselung graphischer Sprachsymbole: eine Aufgabenanalyse. (Nach CHALFANT und SCHEFFELIN 1969)

I. Absicht
   a) Es besteht das Bedürfnis, sich mitzuteilen
   b) Entscheidung, die Mitteilung in schriftlicher Form abzusenden

II. Formulierung der Nachricht
   a) Reihenfolge des allgemeinen Inhalts der Nachricht
   b) Herausfinden der passenden auditiven Sprachsymbole, die die Absicht der Mitteilung am besten zum Ausdruck bringen

III. Herausfinden der graphischen Sprachsymbole, die den ausgewählten auditiven Sprachsignalen entsprechen

IV. Ordnen der graphisch-motorischen Reihenfolge
   a) Herausfinden der passenden graphisch-motorischen Reihenfolge
   b) Durchführung der graphisch-motorischen Reihenfolge, um die schriftlichen Sprachsymbole zu erzeugen

---

räumlichen Anordnungsmuster wiedergeben. In dem Maße, wie das Kind lernt, die Wörter als ein übergeordnetes Ganzes zu schreiben, beginnt es schließlich, automatisierte Bewegungsmuster hervorzubringen, in denen die mündliche Lautanalyse für alle Wörter, die es beherrscht, unterlassen wird und an deren Stelle eine spontan ablaufende Muskelaktivität tritt, entsprechend dem Schreiben eines gebildeten Erwachsenen.

Diese traditionelle Ansicht des Schreibens scheint auf einer introspektiven, also nach innen gerichteten Grundeinstellung Geltung zu haben. Sie wurde aber in den letzten Jahren infolge von Experimentalergebnissen bei Untersuchungen aphasischer Patienten durch Psycho- und Neurolinguisten in Frage gestellt. Während die traditionelle Sicht des Schreibens eine Abhängigkeit von Buchstabenfunktion und Lautprozessen annimmt (Abhängigkeitshypothese), lassen die Ergebnisse der Neurolinguistiker vermuten, daß die beiden Systeme voneinander unabhängig sein können (Unabhängigkeitshypothese). FRIEDERICI, SCHOENLE und GOODGLASS (1981) untersuchten 12 männliche aphasische Patienten mit Tests, bei denen Abbildungen alltäglicher Gegenstände mündlich und anschließend auch schriftlich benannt werden mußten, danach folgte eine Vermischung und Zuordnung von Bild und Wort. Sie kontrollierten, wie oft oder selten die Phonem-Graphem-Regeln jedes Wortes auftraten, außerdem die Wortlänge, ob es aus einer, zwei oder drei Silben bestand.

Die Fälle mit einer Brocaschen Aphasie (n = 8) zeigten eine bemerkenswerte Variabilität insofern, als die Hälfte von ihnen bei der schriftlichen Benennung signifikant besser war als bei der mündlichen, während die andere

Hälfte ein umgekehrtes Muster zeigte. Die Fälle mit einer Wernickeschen Aphasie (n = 4) zeigten keine Unterschiede. Diese Befunde lassen eine mögliche Trennung der gesprochenen und geschriebenen Wortproduktion vermuten, obwohl alle Rückschlüsse aufgrund der kleinen Stichproben mit Skepsis betrachtet werden müssen. Die Autoren kamen zu dem Schluß, daß „zumindest bei der Aphasie das unabhängige Funktionieren des graphemischen Systems nur schwer zu widerlegen sei" (FRIEDERICI, SCHOENLE und GOODGLASS, 1981). Sie stimmten jedoch darin überein, daß beim normalen Schreiben „für die schriftliche Wortfindung beide Wege, nämlich der phonologisch vermittelte und der direkte Weg" verwendet werden können. Es ist höchstwahrscheinlich so, daß der phonologische Zugang zu Wörtern eine Funktion der linken Hemisphäre ist und daß der direkte Zugang zu Graphemen aus dem geistigen Wörterbuch zum größten Teil eine Funktion der rechten Hemisphäre ist. Bei nicht hirnverletzten Personen ist zu vermuten, daß beide Systeme sowohl alternierend als auch miteinander benutzt werden, während bei einigen im Bereich der linken Hemisphäre hirnverletzten Personen eine Tendenz bestehen kann, daß beide Systeme voneinander unabhängig sind.

Untersuchungen an Erwachsenen mit Hirnverletzungen und Schreibstörungen (LURIA, 1966) lassen erkennen, daß die Sprachzentren der linken Hemisphäre, die beiderseitigen Areale der Hinterhaupt-, Schläfen- und Scheitellappen und die linksseitigen sensomotorischen Streifen für die Hände sehr intensiv an der geschriebenen Sprache beteiligt sind. Ohne Zweifel ist die gesamte Großhirnrinde für die Gestaltung und Ausführung der schriftlichen Mitteilung verantwortlich. Aber die erwähnten auditiven, visuellen und motorischen Areale scheinen in erster Linie für die mechanische Durchführung zuständig zu sein.

Diese neuropsychologische Information kann für die Tatsache verantwortlich sein, daß sich alle Schreibstörungen in drei ursächliche Kategorien einordnen lassen:

1. Ursachen auf der Basis einer Aphasie,
2. Ursachen im Zusammenhang mit einer auditiven oder visuellen Wahrnehmungsschwäche,
3. Ursachen im Zusammenhang mit einer motorischen Behinderung oder Apraxie (CHALFANT und SCHEFFELIN, 1969; LURIA, 1966; MYKLEBUST, 1965).

Diese ursächlichen Kategorien schließen sich gegenseitig nicht unbedingt aus, und es gibt viele Patienten, die an einer Dysgraphie leiden und deren Erscheinungsbild entweder eine oder zwei oder eine Kombination aller Ursachen haben können.

Dysgraphie und Aphasie

Umschriebene Läsionen der „Sprachzentren" der linken Hemisphäre führen typischerweise zu aphasischen Störungen der gesprochenen und geschriebenen Sprache. Zu den üblichen Ursachen gehören offene und geschlossene Schädelverletzungen, Geschwülste, Abszesse, Blutergüsse im Gehirn sowie Durchblutungsstörungen. „Schlaganfälle" im Bereich der linken Hemisphäre können vorübergehend oder für immer zu einer Schreibunfähigkeit führen. Eine derartige Unfähigkeit ist ein sehr häufiges Symptom der unfallbedingten Aphasie. Das veranlaßte LURIA (1970) zu der Bemerkung, daß „Schreibstörungen nahezu alle Formen der Aphasie begleiten".

Wir werden zunächst einige Fälle von Erwachsenen, die durch einen Unfall hirngeschädigt wurden, untersuchen und uns dann einige dysgraphische Kinder ansehen.

Dysgraphie bei Erwachsenen

Operative Entfernung des linken vorderen Schläfenlappens und Schädigung im Brocaschen Sprachzentrum

John Hall. John Hall war ein intelligenter junger Mann, der nach Abschluß der Hochschule den Luftstreitkräften beitrat und der Militärpolizei zugeteilt wurde. Er war freundlich und höflich und kam im Sicherheitsdienst gut zurecht. Im Alter von 29 Jahren traten bei ihm starke Kopfschmerzen auf und Anzeichen einer neurologischen Erkrankung. Eine neurochirurgische Untersuchung ergab eine Zyste, die im vorderen Abschnitt des linken Schläfenlappens lag. Wegen einer arteriovenösen Mißbildung mußte ein großer Anteil des vorderen linken Schläfenlappens chirurgisch entfernt werden. Da das Wernikkesche Sprachzentrum nicht mit entfernt wurde, war Johns mündliches Sprachverständnis ganz normal. Seine Sprache war nach der Operation jedoch wegen der Entfernung der vorderen und unteren Abschnitte des Schläfenlappens durch erhebliche Wortfindungsschwierigkeiten und eine Unsicherheit des mündlichen Ausdrucks stark beeinträchtigt. Für gewöhnlich wußte er, was er sagen wollte, doch oft kam ein anderes Wort dabei heraus. Beim mündlichen Rechnen sagte er häufig eine andere Zahl als die, die er sich vorgestellt hatte, und das geschah, obwohl er sich seines Aphasieproblems bewußt war.

Der Hirndefekt war so ausgedehnt, daß sowohl sein Lese- als auch sein Schreibvermögen beeinträchtigt waren. Wir sahen ihn erstmalig 6 Jahre nach der Operation im Alter von 35 Jahren. Zu diesem Zeitpunkt schaffte er einen Schulaltersdurchschnitt (grade-point average, GPA) im Lesen hinsichtlich der Einzelworterkennung von nur 2,2 Punkten und in der Rechtschreibung von nur 4,0 Punkten. Seine Leistungen bei Aufgaben, die eine gute Raumvorstellung benötigen und die Funktionen der rechten Hemisphäre sind, lagen deutlich oberhalb des Durchschnitts, und diese Tatsache schien ihm beim schriftlichen Rechnen zu helfen. Hier erreichte er einen GPA von 6,1 Punkten.

Seine Fähigkeit, einfache Gegenstände zu bezeichnen und sie als Wörter hinzuschreiben, war beeinträchtigt (Abb. 9.1). Als ihm eine Spielzeugpistole gezeigt wurde, schrieb er einigermaßen korrekt „Gewehr", anstelle des Wortes „plate" (Platte, Teller) schrieb er als Paraphasie „pain". Anstelle des Wortes

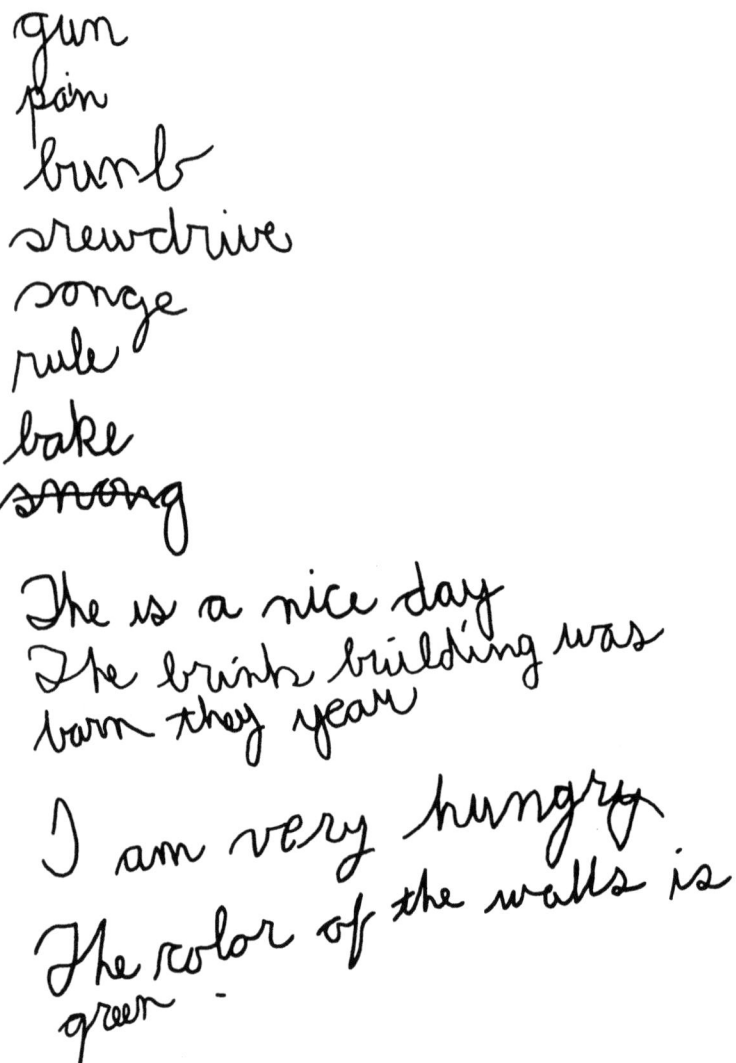

Abb. 9.1 Beispiele von John Halls Schreiben nach Diktat und Abschreiben nach Vorlage. Erläuterung dieser Beispiele im Text

„lightbulb" (Glühbirne) schrieb er „bunb". Auch hierbei handelt es sich um eine Paraphasie. Beide Paraphasien lassen erkennen, daß er Schwierigkeiten im Reihenfolgevermögen beim Schreiben der richtigen Buchstaben hatte. „Screwdriver" (Schraubenzieher) war im wesentlichen korrekt geschrieben, wenn man von dem fehlenden „c" und „r" absieht. „Sponge" (Schwamm) und „ruler" (Herrscher) sind beide falsch geschrieben, obwohl er die Wörter kannte und sie mündlich korrekt aussprach. Anstelle „eggbeater" (Schneebesen) sagte er „mixer" und schrieb „bake" (backen) hin. Dabei handelte es sich wie-

derum um einen spontanen Wortersatz. Anstelle von „spring" (Frühling/
Sprungfeder) schrieb er „snoug" als Paraphasie, die er als unzutreffend erkannte und durchstrich.

Im Anschluß an die Liste von Wörtern versuchte er zwei Sätze nach Diktat
zu schreiben. Diese waren: „This is a very nice day" (Das ist ein sehr schöner
Tag) und „This brick building was built last year" (Dieser Ziegelbau wurde
voriges Jahr gebaut). Seine Versuche enthielten Wortauslassungen, Worter-
setzungen und Rechtschreibfehler (Abb. 9.1).

„I am very hungry" (Ich bin sehr hungrig) und „The color of the walls is
green" (Die Farbe der Wände ist grün) waren beide korrekt abgeschrieben.
Da seine visuell-räumlichen Fähigkeiten gut waren, erscheint es sehr wahrscheinlich, daß er dabei von seiner rechten Hemisphäre Gebrauch machte, indem er diese Sätze eher als räumliche Schriftsymbole denn als Beispiele einer
sprachlichen Buchstabenfolge kopierte.

Nach der Operation wurde seine Handschrift breiter, jedoch gut genug geformt. Sie unterschied sich im Duktus von der Schrift, die er vor der Hirnschädigung besessen hatte.

John Halls Dysgraphie ist ein gutes Beispiel für eine Sprachschwäche als
Folge einer Aphasie, und sie enthält einige Paralexien mit semantischen Asso-
ziationen von der Art, wie wir sie im Kapitel 8 bei der Besprechung der tiefen
Dyslexie erwähnt haben.

Mary Galloway. Im Anschluß an eine Hirnverletzung durch Verkehrsunfall erfolgte bei Frau Galloway eine neuropsychologische Untersuchung. Zur
Zeit dieser Untersuchung war sie 34 Jahre alt, der Unfall lag zwei Jahre zurück. Die Hirnverletzung hatte die linken vorderen Hirnabschnitte und das
Kleinhirn betroffen, wodurch sie sehr unsicher auf den Beinen war und eine
undeutliche Sprache hatte. Ihre Artikulation war so beeinträchtigt, daß
nichtsahnende Zuhörer in Versuchung gerieten, sie als geistig retardiert einzustufen.

Da ihre verbale Intelligenz jedoch besser war als bei ca. 77% der übrigen
Erwachsenen, empfand Frau Galloway ihren Zustand als sehr frustrierend
(Abb. 9.2).

Dieser Fall steht im Kontrast zu John Hall. Während dieser an einer
Aphasie litt, war Frau Galloways Sprache vollständig intakt. Ihre mündliche
Sprachweise war zwar stark dysarthrisch (in der Artikulation beeinträchtigt),
ihre schriftliche Ausdrucksweise dagegen völlig normal, wie die Abb. 9.2 erkennen läßt. Die Hirnverletzung hat ihre Handschrift gegenüber dem Schriftbild vor der Hirnverletzung (Abb. 9.3) etwas größer werden lassen, und sie benötigte jetzt liniertes Papier zum Schreiben, aber ihre Handschrift war sauber
und gut leserlich, und die Wörter waren gut angeordnet.

Zusammenfassung. Eine Agraphie kann bei hirnverletzten Erwachsenen
auftreten, wenn es zu Schädigungen oder Funktionsstörungen in folgenden
Bereichen kommt:

1. im Wernickeschen Sprachzentrum oder den ihm benachbarten Abschnitten des linken Schläfenlappens,

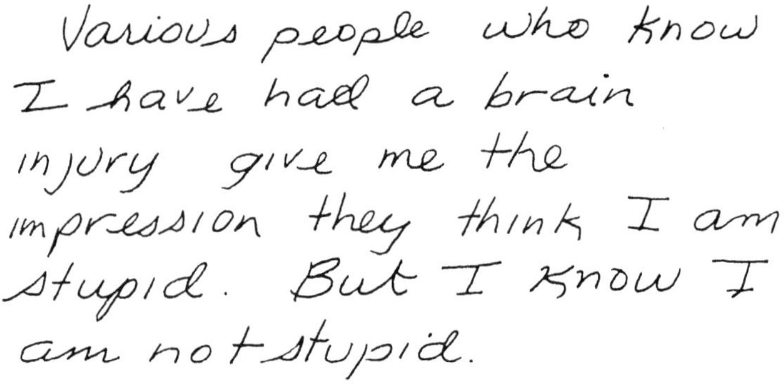

Various people who know I have had a brain injury give me the impression they think I am stupid. But I know I am not stupid.

Übersetzung:
Verschiedene Leute, denen bekannt ist, daß ich eine Hirnverletzung gehabt habe, vermitteln mir den Eindruck, daß sie mich für dumm halten. Ich weiß aber, daß ich nicht dumm bin.

Abb. 9.2 Beispiel der Handschrift von Frau Galloway nach dem Unfall

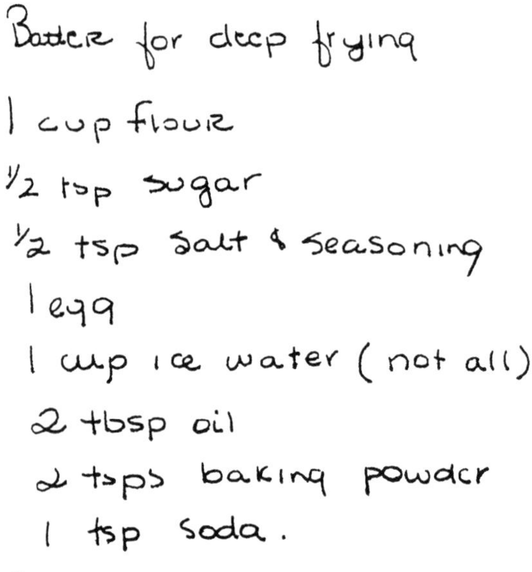

Batter for deep frying
1 cup flour
½ tsp sugar
½ tsp salt & seasoning
1 egg
1 cup ice water (not all)
2 tbsp oil
2 tsps baking powder
1 tsp soda.

Übersetzung:
Geschlagener Teig zum Tiefkühlen
1   Tasse Mehl
½   Teelöffel Zucker
½   Teelöffel Salz und Gewürze
1   Ei
1   Tasse eiskaltes Wasser (nicht alles)
2   Eßlöffel Öl
2   Teelöffel Backpulver
1   Teelöffel Soda

Abb. 9.3 Beispiel von Frau Galloways Handschrift vor der Schädelverletzung

2. in beiden Hinterhauptlappen oder im Bereich der linken Scheitel-Hinterhauptlappen,
3. im Bereich des motorischen Streifens oder der prämotorischen Abschnitte der Großhirnrinde,
4. im sensorischen Streifen links oder im linken Scheitellappen.

Niemand hat klinisch so eingehend über die Neuropsychologie der Agraphie geschrieben wie LURIA, und seine klinischen Studien brachten ihn zu folgender Ansicht:

1. Schädigungen im Bereich des linken Schläfenlappens behindern das Schreiben nach Diktat, auch wenn diese Personen noch gut eingeübte Bewegungsstereotypien, wie beispielsweise ihre eigene Unterschrift, schreiben können (LURIA, 1973).
2. Bei Schädigungen in beiden Hinterhauptlappen oder im linken Scheitel-Hinterhauptlappen kann die Person weder etwas abschreiben noch nach Diktat schreiben, da in diesem Fall eine Unfähigkeit besteht, sich an die optische Form von Buchstaben zu erinnern oder sie sich vorzustellen (LURIA, 1970, 1973).
3. Schädigungen im linken sensorischen Großhirnstreifen können Spiegelbildschreiben hervorrufen (LURIA, 1970).
4. Schädigungen im linken motorischen oder prämotorischen Rindenstreifen können zu einer motorischen Wiederholungsstereotypie (Perseveration) führen, die die Ursache für Wiederholungen oder Auslassungen einzelner Buchstaben sein können (LURIA, 1973).

Das letzterwähnte Syndrom führt zu chaotischen Rechtschreibeproblemen, wie beispielsweise „ABBR" für „ABER".

Agraphische und dysgraphische Kinder

Einer der ersten Forscher, die den Schreibvorgang auf der Basis neuropsychologischer Kenntnisse untersuchten, war MYKLEBUST. 1973 wies er darauf hin, daß die Entwicklung und Störungen der gesprochenen Sprache und des Lesens bei Kindern „von vielen Autoren der verschiedensten Fachrichtungen untersucht worden sind, dagegen der geschriebenen Sprache nur wenig Aufmerksamkeit gewidmet wurde". Um diese Vernachlässigung zu beheben, schrieb er zwei Bücher. Das erste (MYKLEBUST, 1965) untersuchte die Probleme des Schreibens bei hirngeschädigten, dyslektischen, aphasischen, tauben, geistig retardierten, emotional gestörten, kulturell deprivierten und erziehungsvernachlässigten Kindern. Das zweite Buch (MYKLEBUST, 1973a) untersuchte die geschriebene Sprache normaler und außergewöhnlich begabter Kinder und liefert diagnostische und heilpädagogische Verfahren.

Seit ORTON (1937) haben nur wenige Autoren eine so wissenschaftliche Abhandlung über die neuropsychologischen Aspekte des schriftlichen Sprachausdrucks bei Kindern verfaßt, und die beiden sehr ins einzelne gehenden Bücher liefern eine klare Analyse der psychologischen Abläufe, die am Schreibvorgang beteiligt sind. Englische Schriftsteller haben sich natürlich schon seit Beginn des schöpferischen Schreibens mit der Struktur der Sprache und den Elementen des Schreibstils befaßt. Aber erst in jüngerer Zeit haben aus vielen Fachrichtungen zusammengesetzte Gruppen englischer Wissenschaftler, Psychologen, Linguistiker, Neurolinguistiker und Pädagogen den Versuch einer gemeinschaftlichen Analyse gemacht (GREGG und STEINBERG, 1980). COLLINS und GENTNER (1980) haben die Hoffnung zum Ausdruck gebracht, daß es mit Hilfe psychologischer Experimente zur Überprüfung provisorischer Theorien des Schreibens und unter Einbeziehung von Computertechnologien möglich sein wird, eventuell eine zur Vorhersage geeignete Theorie des Schreibens zu erreichen, doch geben sie zu, daß das Ziel noch weit entfernt ist. BEREITER (1980) hat mit Blick auf die Entwicklung der Schreibfähigkeiten einen theoretischen Rahmen vorgeschlagen, den er als „den die praktische geistige Entwicklung betreffenden Rahmen" bezeichnet. Wie die meisten Autoren auf diesem Gebiet beschränkt er sich jedoch bei der Entwicklungsanalyse auf normal begabte Kinder. Obwohl dieses Vorgehen zweifellos wichtig ist, könnten durch das Studium von Schülern, die sowohl Hirnverletzungen als auch Entwicklungsprobleme haben, zahlreiche zusätzliche Informationen gewonnen werden.

Psychomotorische Störungen

Lähmung der Hand der dominanten Seite. Eine Lähmung der dominanten Hand als Folge einer Schädigung der linken Großhirnhemisphäre oder eines peripheren Nervs zwingt das Kind, mit der nichtdominanten Hand zu schreiben. Da auf diese Weise die Schriftsteuerung von der sprachdominanten Hemisphäre durch den Balken zum motorischen Rindenstreifen der nichtdominanten Hemisphäre gelenkt werden muß und anschließend über die Pyramidenbahn zur nichtdominanten Hand, ist das Schriftbild meistens weniger fließend und ungeschickter. Vor vielen Jahren zeigte ORTON (1937) Schriftproben eines 15jährigen Knaben. Er war nicht gelähmt, aber er wurde gezwungen, mit der rechten Hand zu schreiben, obwohl er genetisch ein Linkshänder war. Sein rechtshändiges Schriftbild im Alter von 15 Jahren war trotz 8jährigen Trainings verkrampfter und schlechter lesbar als seine spontane Schrift mit der linken Hand, die von Natur aus hierfür bestimmt war (Abb. 9.4). Dieses Ergebnis läßt daran denken, daß Kinder, die aus irgendeinem Grund, einschließlich einer Lähmung, gezwungen werden, mit der nichtdominanten Hand zu schreiben, wahrscheinlich dysgraphisch werden. Diejenigen, die mit der betroffenen Hand weiterschreiben, da ihre Lähmung nur schwach ausgeprägt ist, werden aufgrund der minimalen motorischen Störung ebenfalls dysgraphisch sein.

Kleinhirnataxie. Die Kleinhirnataxie stellt einen neuromuskulären Koordinationszustand dar, der jegliche motorische Aktivität einschließlich des Laufens und der Handfertigkeiten in Mitleidenschaft ziehen kann. Wenn die Hände davon betroffen sind, kann die Lesbarkeit der Schrift herabgesetzt sein, auch wenn Rechtschreibung und Satzaufbau normal oder nahezu nor-

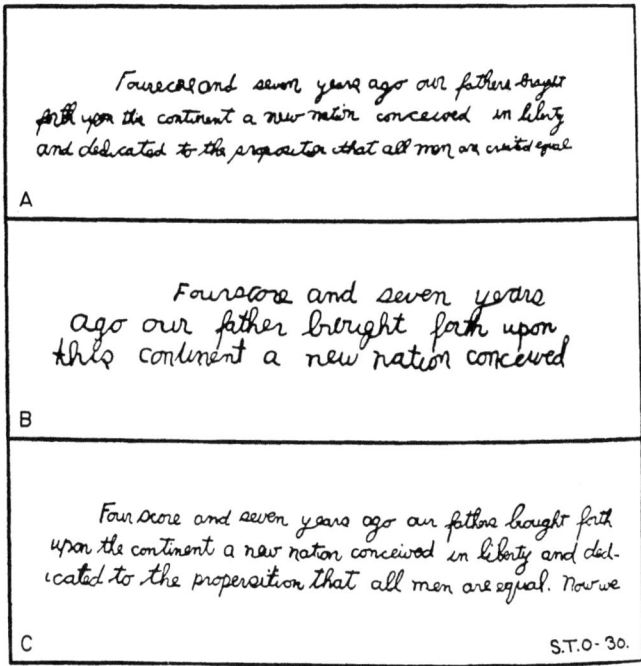

Abb. 9.4 Beispiele der Handschrift eines 15jährigen Knaben, der genetisch linkshändig war und gezwungen wurde, mit der rechten Hand zu schreiben. (**A**) Rechtshändiges Schreiben bei der ersten Untersuchung, (**B**) Schreiben mit der linken Hand zum gleichen Zeitpunkt. Es ist besser lesbar, aber nur halb so schnell geschrieben und (**C**) der Effekt eines Schreibtrainings der linken Hand über 2 Monate. In diesem Zeitraum hatte er die gleiche Schreibgeschwindigkeit wie mit der rechten Hand erreicht. (Nach ORTON, 1937)

mal sind. MYKLEBUST hat einen eindrucksvollen Fall dieser Art mit einem Schriftbeispiel vorgestellt (1965, S. 17). Von unseren eigenen Fällen ist Chuck Becker ein gutes Beispiel hierfür. Im Alter von 10 Jahren erlitt Chuck eine schwere Hirnverletzung durch einen Autounfall, wobei er unter anderem einen schweren Schlag auf den Hinterkopf bekam. Er saß auf dem hinteren Sitz des Kombiwagens seiner Eltern, und beim Zusammenprall wurde eine schwere Metallschachtel, die auf der hinteren Ablage abgelegt war, nach vorn geschleudert und traf Chuck am Hinterkopf. Seine Verletzungen waren so schwer, daß er 3 Monate lang bewußtlos war und seine Genesung nur sehr zögernd und unvollständig voranging. Durch Mitbeteiligung des Kleinhirns bei der Verletzung waren sein Gang und seine Handfertigkeiten stark beeinträchtigt. In den ersten Rehabilitationsstadien fiel er so oft hin, daß man ihm einen Sturzhelm geben mußte. Neben der Hirnverletzung am Hinterkopf erlitt er auch einen sog. „Contra-coup"-Effekt – also eine Gegenstoß-Verletzung des Gehirns an der gegenüberliegenden knöchernen Schädeldecke –, welcher in das linksseitige Stirnhirnareal zentriert war.

Diese Schädigung kam in Form von Artikulationsproblemen (Dysarthrie) und einer manuellen Ungeschicklichkeit in der rechten Hand zum Ausdruck. Letztere äußerte sich sowohl sensorisch durch herabgesetzte manuelle Empfindlichkeit als auch motorisch als Lähmung. Zwei Jahre nach seinem Unfall war er noch unfähig, mit der rechten Hand die Form von Bauklötzen zu erkennen (Astereognosie), und er konnte nicht schreiben. Bei unserer vierten Testsitzung, 2½ Jahre nach dem Unfall, war er erstmalig in der Lage, den Zahlensymboltest im Wechsler (WISC) zu versuchen, aber die Symbole waren schlecht gezeichnet, und ein Quadrat wurde ausgelassen. Im Alter von 13 Jahren konnte er Wörter mündlich überdurchschnittlich gut buchstabieren, wie sich anhand des Wide-Range-Achievment-Tests ergab, aber er konnte sie nicht schreiben. Der Untersucher schrieb die Wörter nach Chucks Diktat. Der lernte etwas später im gleichen Jahr, als er 13½ Jahre alt war, erneut zu schreiben, und er schrieb: „Ich möchte etwas bekanntgeben. Ich kann jetzt schreiben" (Abb. 9.5). Dieses erste Schreiben war grammatikalisch einwandfrei, im Inhalt kürzer und mit breiteren Buchstaben geschrieben als vor dem Unfall, 4 Jahre zuvor (Abb. 9.6).

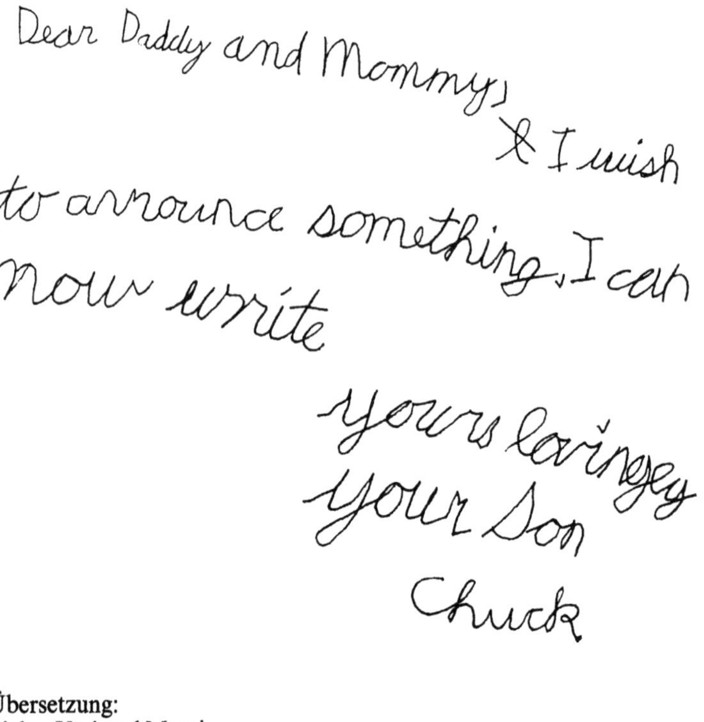
Dear Daddy and Mommy,
& I wish to announce something, I can now write
yours lovingey
your Son
Chuck

Übersetzung:
Lieber Vati und Mami,
ich möchte etwas bekanntgeben, ich kann jetzt schreiben. Euer Euch liebender Sohn Chuck.

Abb. 9.5 Beispiel des ersten Schreibens von Chuck Becker im Alter von 13½ Jahren, 3½ Jahre nach dem Unfall

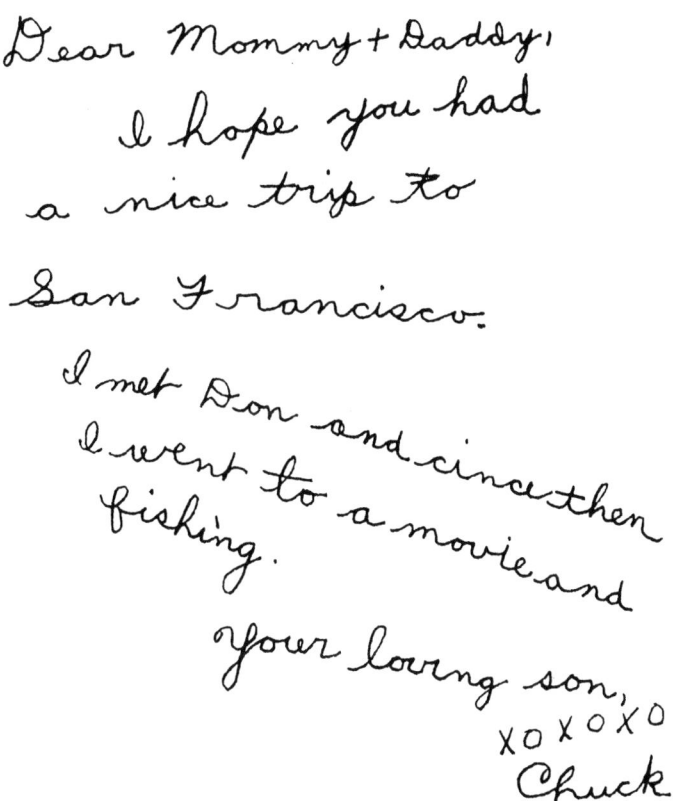

Übersetzung:
Liebe Mami und Vati,
ich hoffe, daß Ihr eine schöne Reise nach San Francisco hattet. Ich traf Don, und danach ging ich in einen Film und angeln. Euer liebender Sohn Chuck.
Anmerkung der Übersetzer: Das Wort „cince" wird am Anfang mit „s" geschrieben.

Abb. 9.6 Beispiel der Handschrift Chuck Beckers im Alter von 9 Jahren, 1½ Jahre vor
der Hirnverletzung

Ungefähr 6½ Jahre nach dem Unfall, im Alter von 16 Jahren, konnte
Chuck im Zahlensymboltest des Wechsler (WAIS) deutlicher schreiben, aber
er war dabei so langsam, daß er nur eine sehr schlechte Punktzahl erreichte
(Wertpunkte: 6). Es war sein schlechtestes Ergebnis. Das beste Ergebnis hatte
er im Rechnen (Wertpunkte: 12). Er besuchte 7 Jahre lang eine heilpädagogische Schule, wobei sich seine Handschrift langsam verbesserte (Abb. 9.7).

Ein Vergleich seiner Handschrift von den ersten Versuchen mit 13½ Jahren bis zum letzten Beispiel mit 21½ Jahren zeigt eine stetige Verbesserung seiner Fähigkeit, Wortideen zusammenzustellen, sie mannigfaltiger werden zu
lassen und das Niveau des sozialen Verständnisses zu steigern.

Als Folge seines Hirndauerschadens wird er zeitlebens apraktisch bleiben,
was sich in einem verkrampften und ruckartigen Stil seiner Federführung aus-

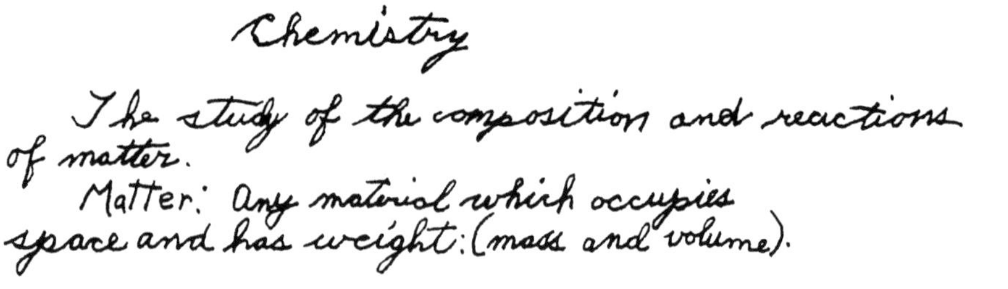

Chemistry

The study of the composition and reactions of matter.
Matter: any material which occupies space and has weight: (mass and volume).

Übersetzung:
Chemie
Das Studium der Zusammensetzung und Reaktionen der Materie.
Materie: Jedes Material, das Raum beansprucht und Gewicht hat (Masse und Volumen).

Abb. 9.7 Beispiel der Handschrift Chuck Beckers im Alter von 15 Jahren, 4½ Jahre nach der Hirnverletzung

drückt. Trotz seines verhältnismäßig ausgedehnten Hirnschadens hat Chuck eine stetige Zielstrebigkeit an den Tag gelegt, um wie jeder normale junge Erwachsene seine Unabhängigkeit zu gewinnen (Abb. 9.8 und 9.9).

Dysrhythmie im Elektroenzephalogramm im Bereich des dominanten motorischen Rindenstreifens. Der Fall von Mark, der am Ende des Kapitels 6 beschrieben wurde, gibt eine Agraphie wieder, die ausschließlich durch eine motorische Unfähigkeit (Apraxie) verursacht wurde. Die Dysrhythmie war in den oberen Abschnitten des linken motorischen Rindenstreifens und damit ziemlich hoch lokalisiert (EXNERs Areal, Abb. 8.10, S. 371). Dadurch war die Sprachmotorik normal, aber die feinmotorischen Bewegungen der rechten Hand waren abnorm langsam. Es sollte festgehalten werden, daß es für ein hochlokalisiertes motorisches Schreibareal, wie EXNER es im Jahre 1881 vorgeschlagen hatte, keine eindeutigen klinischen Hinweise gibt. Aber im Fall von Mark war zumindest der für die Hand zuständige Bereich des linken motorischen Rindenstreifens elektrisch so weit gestört, daß eine milde Form von Handapraxie verursacht wurde. Sie drückte sich in einer langsamen, wenn auch exakten Schreibweise aus.

Verlangsamte visuelle Rückkopplung. Wenn die visuelle Rückkopplung verlangsamt ist, kann es zu einer vorübergehenden Dysgraphie kommen, die sich in einer ungewöhnlichen Verzögerung zwischen dem Akt des Schreibens und dem Erscheinen der Niederschrift ausdrückt. Van BERGEIJK und DAVID (1959) haben ein geistreiches Experiment durchgeführt, um die visuell-motorischen Prozesse, die beim Schreiben ablaufen, zu untersuchen, indem sie eine Technik verwendeten, wie sie zur Untersuchung einer verzögerten auditiven Rückkopplung gebraucht wird. Es ist bekannt, daß eine Verzögerung beim Hören der eigenen Sprache zu einer Behinderung des normalen fließenden Sprechvermögens eines Redenden führt. Van BERGEIJK und DAVID forderten Personen auf, Wörter auf ein Gerät zu schreiben, das die Schrift der Personen auf einem separaten Monitor wiedergibt. Für den normalen

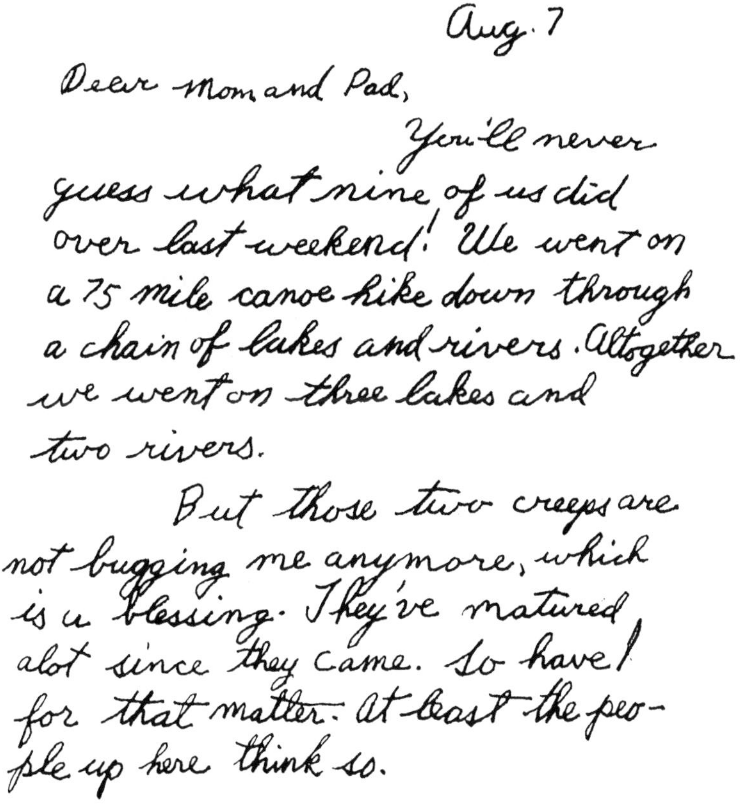

Aug. 7

Dear Mom and Pad,

You'll never guess what nine of us did over last weekend! We went on a 75 mile canoe hike down through a chain of lakes and rivers. Altogether we went on three lakes and two rivers.

But those two creeps are not bugging me anymore, which is a blessing. They've matured alot since they came. So have I for that matter. At least the people up here think so.

Übersetzung:
7. August
Liebe Mami und Papi,
Ihr werdet niemals erraten, was neun von uns am letzten Wochenende getan haben. Wir unternahmen eine 75-Meilen-Kanufahrt durch eine Kette von Seen und Flüssen abwärts. Insgesamt ruderten wir durch drei Seen und zwei Flüsse.
Aber diese beiden Kriecher machen mich nicht mehr verrückt, was ein Segen ist. Sie sind viel reifer geworden, seit sie kamen. Was das anbelangt, bin ich es auch. Zumindest denken die Leute hier oben so.

Abb. 9.8 Beispiel der Handschrift Chuck Beckers im Alter von 17½ Jahren, 7 Jahre nach der Hirnverletzung

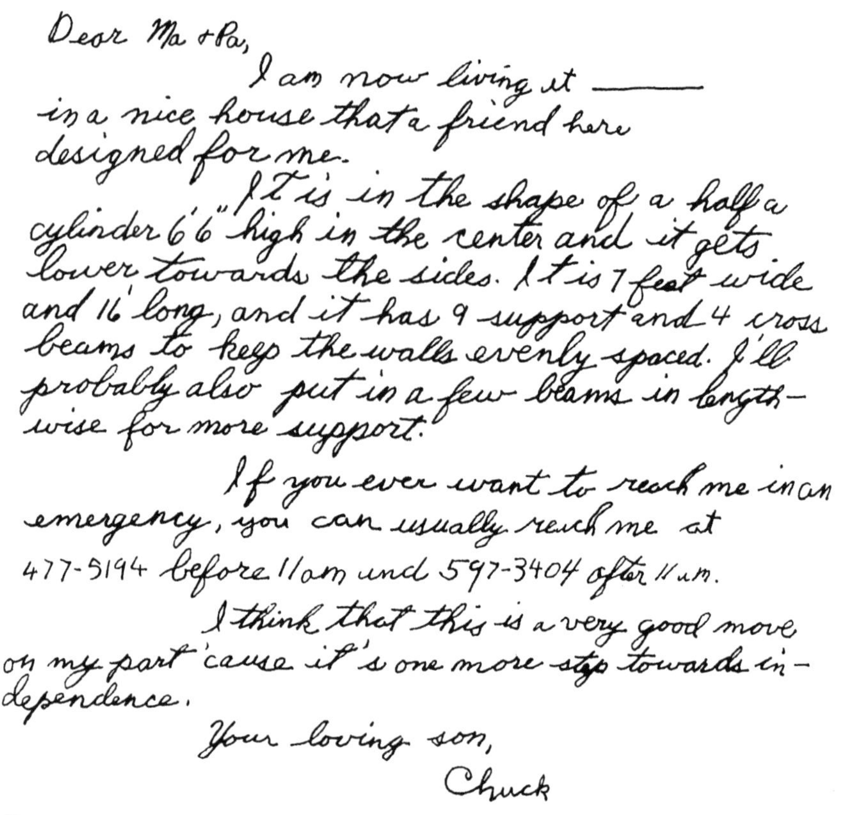

Dear Ma + Pa,
I am now living at _____
in a nice house that a friend here
designed for me.
It is in the shape of a half a
cylinder 6'6" high in the center and it gets
lower towards the sides. It is 7 feet wide
and 16' long, and it has 9 support and 4 cross
beams to keep the walls evenly spaced. I'll
probably also put in a few beams in length-
wise for more support.
If you ever want to reach me in an
emergency, you can usually reach me at
477-5194 before 11 am and 597-3404 after 11 a.m.
I think that this is a very good move
on my part 'cause it's one more step towards in-
dependence.
Your loving son,
Chuck

Übersetzung:
Liebe Ma + Pa,
ich lebe jetzt in …, in einem schönen Haus, das ein Freund hier für mich entworfen hat. Es hat die Form eines Halbzylinders, 6 Fuß und 6 Zoll in der Mitte hoch, und es wird zu den Seiten hin etwas niedriger. Es ist 7 Fuß breit und 16 Fuß lang, und es hat 9 Stützbalken und 4 Kreuzbalken, um die Wände gleichmäßig geräumig zu halten. Ich werde wahrscheinlich noch einige Balken in der Längsrichtung einfügen, zur besseren Abstützung. Wenn Ihr mich in einem dringenden Fall anrufen wollt, könnt Ihr mich gewöhnlich unter der Nummer 477-5194 vor 11 Uhr vormittags und nach 11 Uhr unter 597-3404 erreichen.
Ich denke, daß es ein sehr gutes Vorankommen für mich ist, da es einen Schritt mehr in Richtung auf die Unabhängigkeit darstellt.
Euer liebender Sohn Chuck.

Abb. 9.9 Beispiel der Handschrift Chuck Beckers im Alter von 21½ Jahren, 11 Jahre nach der Hirnverletzung

Menschen erfolgen die Handbewegungen beim Schreiben und der optische Eindruck des Geschriebenen simultan, aber die beschriebene Apparatur gestattet den Untersuchern eine Verzögerung des optischen Eindrucks von 40, 80, 150, 270 und 520 ms einzulegen. Mit zunehmender Verzögerung verschlechtert sich die Handschrift immer mehr, und es kommt zum Auftreten von Auslassungen, Wortverdoppelungen und Ersatzwortbildungen als Folge

von Rechtschreibfehlern. Sehr häufig werden Extrabuchstaben oder falsche
Buchstaben eingefügt, wenn die untersuchten Personen darüber informiert
wurden, daß ihre Schrift hinsichtlich Schnelligkeit und Genauigkeit nach
Punkten bewertet wird.

Dieses Experiment ist ein interessanter Hinweis auf die Wichtigkeit der
zerebral-motorischen Muster beim Schreibvorgang. Sie sind integriert mit
dem visuellen Reizeindruck, dem visuellen Vorstellungsvermögen, dem visuellen und auditiven Gedächtnis, dem zerebralen Reihenfolgevermögen, der
Sprachstruktur und einer großen Anzahl weiterer psychologischer und mit
dem Gehirn in Verbindung stehender Prozesse. Sobald eines dieser Systeme
gestört ist, kann die davon abhängige Verhaltensform, in diesem Fall das
Schreibvermögen, beeinträchtigt sein.

Gelegentlich kann eine Hirnschädigung die visuell-motorische Integration
eines dysgraphischen Kindes hinsichtlich seiner Fähigkeit, eine Schriftfolge
abzuschreiben, unterbrechen. Solche Kinder schreiben besser, wenn sie das,
was sie schreiben, nicht sehen können. So konnten sich auch in dem oben erwähnten Experiment von Van BERGEIJK und DAVID die untersuchten Personen den Verzögerungseffekten des angewendeten Schreibgerätes entziehen,
indem sie beim Schreiben die Augen schlossen. In unserem eigenen Laboratorium sahen wir vor einigen Jahren einen 10jährigen Knaben, der weder von
der Wandtafel noch von einer Schriftvorlage in der Nähe seiner Hand korrekt
abschreiben konnte. Wir entdeckten, daß seine Handschrift sich hinsichtlich
Reinheit und Exaktheit merklich verbesserte, wenn seine Hand so abgedeckt
wurde, daß er das Geschriebene nicht sehen konnte. Die meisten Heilpädagogen haben über ähnliche Fälle berichtet.

Sehvorgänge beim Schreiben

Die visuell-motorischen Vorgänge haben wir bereits angeführt. In diesem Abschnitt werden wir feststellen, daß das visuelle Kopieren der Buchstabenformen eine Grundfunktion für den Beginn des Schreibenlernens darstellt. Sobald sich die motorischen Engramme jedoch im Gehirn verankert haben, werden sie schrittweise lockerer mit den visuellen Wahrnehmungsaspekten des
Schreibens verknüpft und erhalten dafür einen engeren Bezug zu dem visuellen und auditiven Vorstellungsvermögen des Kindes und zur Entwicklung der
Sprachkenntnis.

Wie LURIA (1970) hervorhob, untersuchen wir das Schreibvermögen eines Menschen, indem wir uns seine Fähigkeiten zum Abschreiben einer geschriebenen oder gedruckten Schriftvorlage und seine spontane Schrift ansehen. Der erste Punkt prüft das visuell-motorische Leistungsniveau beim
Schreiben, und der zweite berührt alle damit in Verbindung stehenden psychologischen und neurologischen Prozesse, die für eine ausgereifte Erwachsenen-
handschrift notwendig sind.

Wenn ein agraphisches Kind Sätze richtig und sauber abschreiben kann,
wissen wir, daß die Voraussetzung für jedes Schreiben – die visuell-motorische
Integration – intakt ist. Das veranlaßt uns dann, einen Blick auf sein auditives

Lautunterscheidungsvermögen, sein Gedächtnis für gesprochene Wörter, sein auditives Reihenfolgevermögen, seine Fähigkeiten der Silbenbildung und/oder der Lautverschmelzung zu werfen oder an die Möglichkeit des Bestehens einer Aphasie zu denken.

Wenn die visuell-motorische Integration eines Kindes mangelhaft ist und dadurch beim Schreiben visuell-räumliche Störungen auftreten, besteht sehr wahrscheinlich eine doppelseitige Hirnschädigung in den Scheitel-Hinterhauptlappen oder einseitig im zugehörigen Areal der sprachdominanten Hemisphäre (LURIA, 1973). Donalds Schriftbild in Abb. 6.4 (Kapitel 6, S. 249) illustriert sein schlechtes visuelles Gedächtnis für Buchstabenformen und sein chaotisches visuelles Erfassen. Die Abbildung 6.7 (S. 257) läßt eine bemerkenswerte Verbesserung der Schrift 8 Monate nach einem geeigneten heilpädogogischen Unterricht sehen.

Ein schlechtes visuelles Gedächtnis kann zu schlechtem visuellen Lernvermögen, fehlerhaftem Schreiben und zu einer geradezu chaotischen Rechtschreibung führen. So zahlreiche Mängel lassen an die Möglichkeit einer ausgebreiteten oder diffusen Hirnfunktionsstörung denken, und sie sind typisch für Schüler mit sehr mangelhafter Rechtschreibung bei normaler Intelligenz. Jeder Lehrer hat schon solche Schüler gehabt. Manchmal trifft man sie sogar im Bereich der Hochschule an, obwohl die weniger intelligenten von ihnen meistens schon vorher ausgeschieden sind, um sich eine weniger frustrierende Tätigkeit zu suchen.

Im Kapitel 7 stellten wir fest, daß es einfacher ist, eine Linie von links nach rechts mit der rechten Hand und von rechts nach links mit der linken Hand zu zeichnen. Das wird noch deutlicher, wenn jemand eine Anzahl von Schleifen in geschlossener Form zu schreiben versucht, wie dies bei der Handschrift der Fall ist. Wie kommt es, daß die Israelis von rechts nach links schreiben, obwohl die meisten von ihnen Rechtshänder sind?

Die Antwort könnte sein, daß es in der hebräischen Schrift keine geschlossene Schreibschrift gibt; jeder Buchstabe oder jedes Graphem ist räumlich von anderen getrennt, so daß es verhältnismäßig einfach ist, in beiden Richtungen zu schreiben. In diesem Zusammenhang ist interessant, festzustellen, daß erwachsene Patienten mit Erkrankungen, die zu einer zunehmenden neurologischen Desintegration führen, im letzten Krankheitsstadium häufig die Handschrift zugunsten von Druckbuchstaben verlassen, da isoliert stehende Buchstaben leichter zu schreiben sind (FERGUSON und BOLLER, 1977). Diese Beobachtungen können einen besseren Einblick in das Schreiben der Kinder vermitteln, welche die Tendenz haben, Umkehrungen oder Spiegelschrift zu schreiben, oder andere Links-Rechts-Störungen in ihrer Schrift aufweisen. Bei einer pädagogischen Diagnostik muß die Händigkeit, die zerebrale Dominanz und die relative Häufigkeit von Fehlern in der Handschrift oder Druckschrift beachtet werden.

Carl Morris. Als wir Carl zum erstenmal sahen, war er 7 Jahre alt. Mit 11 Jahren schrieb er seiner Mutter den in Abb. 9.10 wiedergegebenen Brief aus einem Ferienlager. Seine Geburt war schwer gewesen, und er war 6 Wochen lang zyanotisch (ein „blaues Kind" aufgrund eines Sauerstoffmangels im

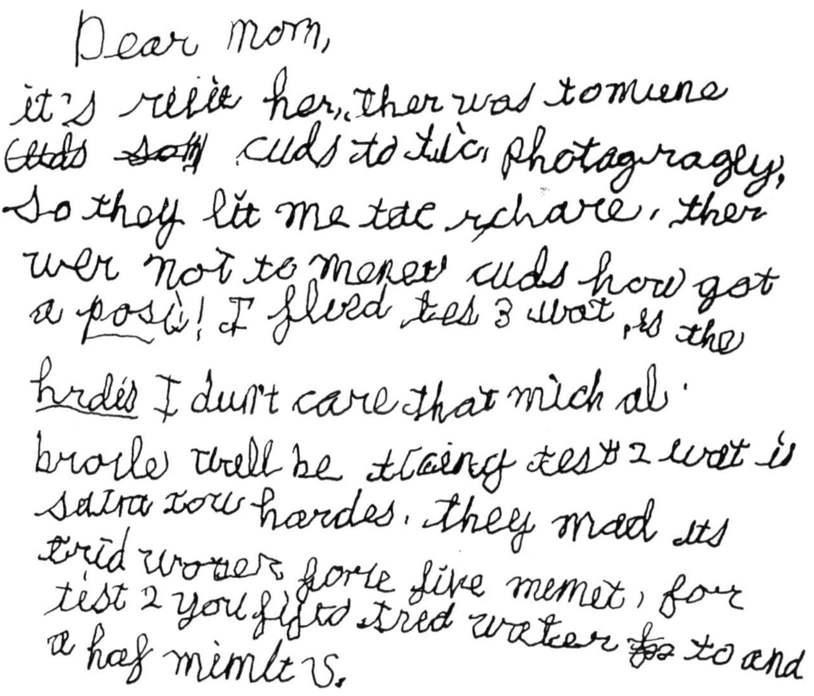

(Mothers translation – Übersetzung der Mutter)
Dear Mom,
It's raining here. There were too many clouds to take photography so they let me take archery. There were not too many clouds, have got a picture. I failed test 3, what is the hardest. I don't care that much although I will probably be taking test 2 that is second to hardest. They made us tread water for five minutes for test two. You first treat water two and a half minutes.
Übersetzung:
Liebe Mami,
es regnet hier. Es gab hier zu viele Wolken, um zu fotografieren, deshalb ließen sie mich am Bogenschießen teilnehmen. Dabei gab es nicht so viele Wolken, so daß ich ein Bild machen konnte. Ich fiel im Test 3 durch, welcher der schwerste ist. Ich nehme das nicht so ernst, auch wenn ich wahrscheinlich den Test 2, der der zweitschwerste ist, machen werde. Für Test 2 lassen sie uns 5 Minuten lang Wasser treten. Zuerst mußt du zwei und eine halbe Minute lang Wasser treten.

Abb. 9.10 Beispiel der Handschrift Carl Morris' im Alter von 11 Jahren

Blut). Im Alter von einem Jahr kam es erstmalig zu Krampfanfällen, die ein eindeutiger Hinweis auf eine Hirnschädigung oder Schädigungen in den mittleren Abschnitten des Gehirns sein dürften, durch welche die motorischen Rindenstreifen in Mitleidenschaft gezogen wurden.

Im Alter von 7 Jahren waren die Krampfanfälle durch antikonvulsive (Krämpfe vermeidende) Medikamente gut unter Kontrolle, und obwohl er im ersten Schuljahr zahlreiche Lernprobleme hatte, war Carl ein liebenswerter und kontaktfreudiger kleiner Junge. Sein Wechsler-(WISC)-Test zeigte einen verbalen IQ von 91 und einen Handlungs-IQ von 89. Im Mosaiktest, der eine Raumvorstellung für nonverbale Abbildungen erfordert, zeigte er gute Ergebnisse. Aber bei allen anderen visuellen Wahrnehmungstests schnitt er schlecht ab.

Wortgedächtnis (Satzwiederholungen) und Zahlengedächtnis (Zahlennachsprechen) waren schwach. Sein auditives Erkennen nichtsprachlicher Töne, wie das Läuten einer Kirchenglocke oder das Händeklatschen von Personen – eine für 7jährige normalerweise leicht zu lösende Aufgabe – fiel bei Carl sehr schlecht aus. Seine Rechts-Links-Orientierung war so schlecht, daß sie in den Bereich „mangelhaft" fiel. Es ergab sich somit, daß Carl zahlreiche Schwächen aufwies, nämlich ein schlechtes visuelles Gedächtnis, ein schlechtes auditives Gedächtnis, ein mangelhaftes visuelles Reihenfolgevermögen sowie einen beeinträchtigten Richtungssinn. Sein mündliches Sprechvermögen war für sein Alter normal, und seine Fähigkeit, produktive Ideen zu entwickeln, lag deutlich oberhalb des Durchschnitts.

Aufgrund seiner intellektuellen und motorischen Mängel und seiner Wahrnehmungsschwächen kann man das Vorhandensein eines diffusen minimalen Hirnschadens annehmen. Da die mündliche Sprache und die soziale Entwicklung bei ihm gut waren, machte Carl stetige Fortschritte bei einem heilpädagogischen Programm, das vor allem Puzzles und Kartenspiele enthielt, um seine Rechenleistung zu verbessern, und multisensomotorische Übungen, die Schreiben und Orthographie fördern sollten.

Pearson Morsby. Pearson wurde uns mit 11 Jahren überwiesen. Sein Lehrer wußte zwar, daß er geistig nicht retardiert war, aber konnte nicht verstehen, warum der Junge immer noch nicht besser lesen konnte als im ersten Schuljahr. Seine einzige Leistung im Schreiben bestand darin, seinen eigenen Namen zu schreiben. Sein bestes Unterrichtsfach war Rechnen, aber sein visueller Wortschatz bestand nur aus ungefähr 45 Wörtern. Sein Gedächtnis von einem Tag zum anderen war schlecht, und das führte zu der Schwierigkeit, sich an die Form einzelner Buchstaben zu erinnern (schlechtes visuelles Gedächtnis). Er hatte auch Probleme, Lautklänge mit den entsprechenden Buchstaben in Verbindung zu bringen, da er sich nicht mehr an deren Form erinnern konnte. Er hatte jedoch keine Schwierigkeiten, gehörte Begriffe zu wiederholen.

Eine eingehende neuropsychologische Testreihe offenbarte eine Entwicklungsaphasie mit einer aphasischen Dyslexie. In einer heilpädagogischen Sonderschule versuchte man, Pearson die Buchstaben des Alphabets beizubringen, doch war er nach 4 Monaten lediglich in der Lage, einige Buchstaben zu schreiben und die Wiedergabe der übrigen erfolgte rein zufällig. Da er musikalisch war, versuchte der Lehrer das Alphabet durch Singen zu lehren. Als er dies nach der Melodie von „Baa-baa black sheep" machte, lernte Pearson das Alphabet in drei Tagen perfekt.

Neuropsychologisch läßt sich dies im Hinblick auf die Lateralität erklären. Da seine Hirnfunktionsstörung ziemlich sicher in der linken Großhirnhemisphäre erfolgt war oder aber in den Arealen der Scheitel-Hinterhauptlappen beiderseits, konnte er durch die mit dem Singen bewirkte Verlagerung des Lernens in die rechte Hemisphäre das Alphabet verhältnismäßig leicht erlernen. Sein Lehrer ermutigte ihn, auch beim Schreiben die Buchstaben leise zu singen, wodurch sich sein Schreibvermögen deutlich besserte.

Obwohl für Sprache linkshemisphärisch dominant, war Pearson ein Linkshänder, und seine sensomotorischen Fähigkeiten waren in der rechten Hand sehr schlecht. Das ist das Erscheinungsbild eines „pathologischen Linkshänders" mit mutmaßlicher Funktionsstörung im linken Schläfen-Scheitellappenareal.

In Abb. 9.11 sind Pearsons Schriftproben beim Eintritt in die Sonderschule wiedergegeben. Seine bemerkenswerte Verbesserung resultierte aus einer eingehenden Kenntnis seiner Stärken und Schwächen und einer geschickten heilpädagogischen Nutzanwendung seiner Fähigkeiten. Nach 4 Jahren war Pearson fähig, am Spezialunterrichtsprogramm einer Höheren Schule teilzunehmen, wo er entsprechend dem Niveau des siebten Schuljahres langsam, jedoch exakt lesen und schreiben konnte.

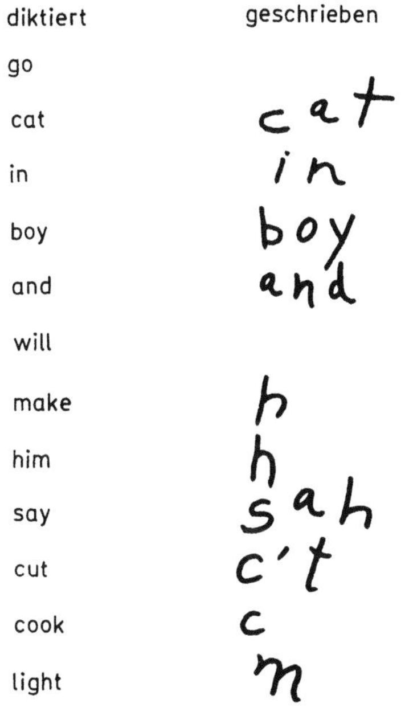

diktiert	geschrieben
go	
cat	c a t
in	i n
boy	b o y
and	a n d
will	
make	h
him	h
say	s a h
cut	c' t
cook	c
light	n

Abb. 9.11 Pearson Morsbys Schreibversuche nach Diktat im Alter von 11½ Jahren

Hörvorgänge beim Schreiben

Periphere und zentrale Taubheit. Der Fall von Kathleen, der am Ende des vorhergehenden Kapitels vorgestellt wurde, schildert eine periphere und gleichzeitig zentrale Taubheit. Solange sie nicht mit einer geeigneten Hörhilfe ausgerüstet war, konnte sie die Lautmuster von Wörtern nicht klar erkennen und besaß deshalb auch nicht die geistigen Hörvorstellungen, die notwendig sind, um die Silbenfolge vor ihrer Übertragung in ein korrektes motorisches Schreibmuster zu rekonstruieren.

Janet war ein Kind von überdurchschnittlicher Intelligenz ohne besondere Lernschwierigkeiten. Im dritten Schuljahr erkrankte sie an einer doppelseitigen Mittelohrentzündung, die zu einer leichten peripheren Taubheit führte. Im Anschluß an die Rekonvaleszenz kehrte sie in die Schule zurück, obwohl noch eine leichte Taubheit bestand. Das bedeutete für sie, daß sie vieles von dem, was in der Schule gesagt wurde, nicht verstand, und sie konnte nur wenig vom mündlichen Schulunterricht profitieren. Ihr Hörvermögen kehrte jedoch allmählich zur Norm zurück, und im siebten Schuljahr hatte sie bei einem Lautunterscheidungstest normale Werte. Ihre Orthographie litt jedoch noch immer unter den Ausfällen, die während ihrer Schwerhörigkeit aufgetreten waren, so daß sie als Erwachsene bei zahlreichen nicht allzu häufig gebrauchten Wörtern eine eigenwillige Orthographie anwendete. Einen solchen Fall könnte man sicherlich durch einen vorwiegend auf der Basis von Sprachlauten aufgebauten Nachhilfeunterricht günstig beeinflussen, da das Hörvermögen jetzt wieder völlig normal ist.

Auditives Reihenfolgevermögen. Francis Martin wurde als Student im ersten Semester in unser Laboratorium überwiesen, da er ausgeprägte Schreib- und Rechtschreibprobleme hatte. Im Wechsler Erwachsenentest (WAIS) lag sein verbaler IQ bei 121, so daß es nicht weiter verwunderlich war, wenn er gerne las und ihm die Vorlesungen Vergnügen bereiteten. Die neuropsychologischen Tests offenbarten jedoch eine durchgehende Schwäche bei allen Tests, die das Reihenfolgevermögen beanspruchten, einschließlich des auditiven Reihenfolgevermögens. Obwohl er an einer lebhaften Diskussion über ein Thema mit sprachlichen Begriffen gern teilnahm, da er über einen ausgezeichneten Verstand verfügte, war er nicht in der Lage, seine Gedanken schriftlich auszudrücken. Seine mangelhafte Orthographie beeinträchtigte das Niveau seines schriftlichen Sprachausdrucks. Bei den standardisierten Tests war sein Lesevermögen nur durchschnittlich und seine Rechtschreibung verheerend.

In Abb. 9.12 sind Beispiele seiner Handschrift aufgeführt, wobei a) das Abschreiben einer Vorlage und b) das Schreiben nach Diktat vor Einleitung des heilpädagogischen Unterrichts zeigt, und in Abb. 9.13 ist eine Liste von 20 Wörtern gezeigt, die zahlreiche Fehler (Kreuze) aufweisen. Die Abb. 9.14 zeigt 6 Monate später eine deutliche Verbesserung seiner Leistungen.

Da die Fähigkeit des Reihenfolgeerkennens bei Francis schlecht ausgeprägt war, führte der Heilpädagoge Reihenfolgeübungen auf allen drei Sinnesebenen durch. Wegen des visuell besser als auditiv entwickelten Vorstellungsvermögens legte der Lehrer beim Unterricht im Wörterschreiben besonderen Nachdruck auf eine auditiv-taktile Zuordnung, wobei er teilweise auf die Bodersche Unterrichtsmethode für „dyseidetische Buchstabierer" (BODER, 1971) zurückgriff. Der Heilpädagoge fand schnell heraus, daß trotz des leichthin zur Schau getragenen freundlichen Wesens die orthographischen

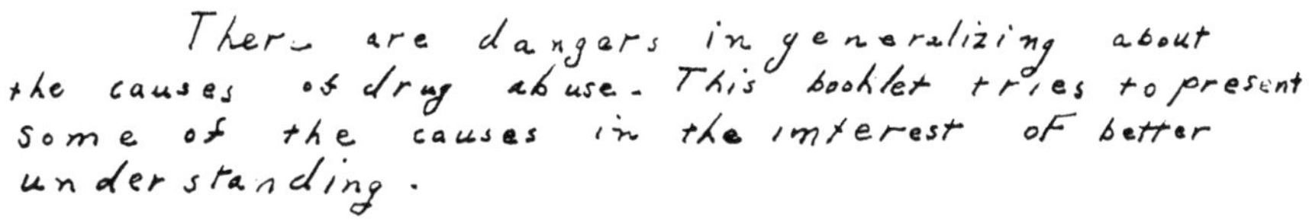

There are dangers in generalizing about the causes of drug abuse. This booklet tries to present some of the causes in the interest of better understanding.

a

Übersetzung (a):
Es besteht die Gefahr einer Verallgemeinerung der Gründe des Drogenmißbrauchs. Diese Broschüre versucht im Interesse eines besseren Verständnisses einige der Gründe anzuführen.

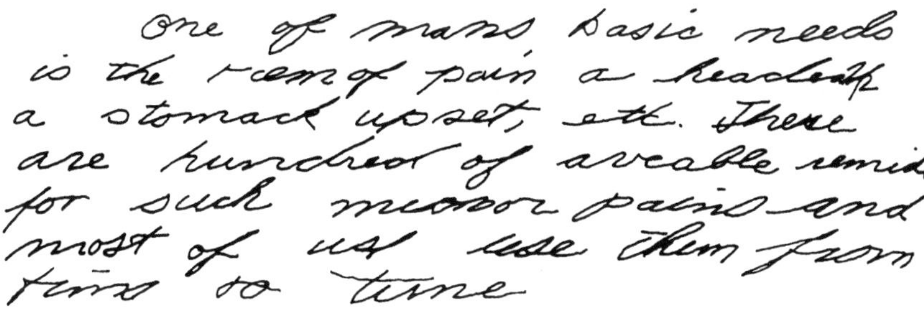

One of man's basic needs is the relief of pain a headache a stomach upset, etc. There are hundred of available remedie for such minor pains and most of us use them from time to time

b

One of man's basic needs is the relief of pain — a headache or a stomach upset. There are hundreds of available remedies for such minor pains and most of us use them from time to time.

c

Übersetzung (b und c):
Eines der Grundbedürfnisse des Menschen ist die Befreiung von Schmerzen – seien es Kopfschmerzen oder eine Magenverstimmung. Man kann Hunderte von Medikamenten für solche geringgradigen Schmerzen bekommen, und die meisten von uns benutzen sie von Zeit zu Zeit.

Abb. 9.12 Beispiele von Francis Martins Handschrift vor Einsetzen des heilpädagogischen Programms (**a**) Abschreiben, (**b**) Schreiben nach Diktat, (**c**) Text des diktierten Absatzes

Schwächen Francis ständig Ärger bereiteten und sein Selbstvertrauen bedrohten. Seit ihm dies klar geworden war, arbeitete er an Francis' Selbstverständnis und in 6 Monaten zahlte sich die ganze pädagogische Mühe aus. Francis kam gut voran und konnte sein Bakkalaureat[6] in Geschichte abschließen.

---

[6] Anmerkung der Übersetzer: Unterster akademischer Grad in englisch-sprachigen Ländern.

September 1972

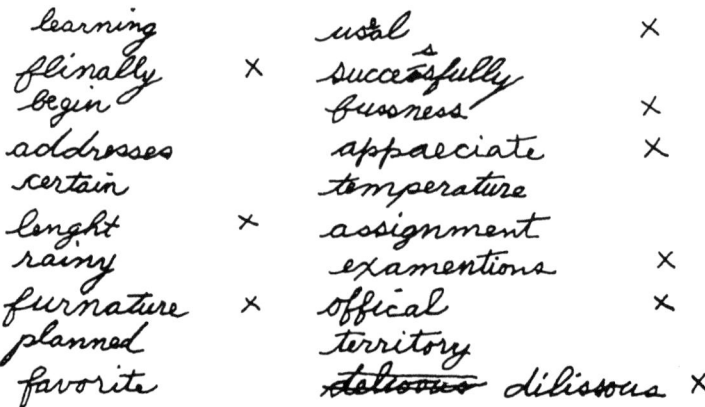

Abb. 9.13 Beispiel von Francis Martins Orthographie vor Einsetzen des heilpädagogischen Unterrichts

Diktat-23. März 1973

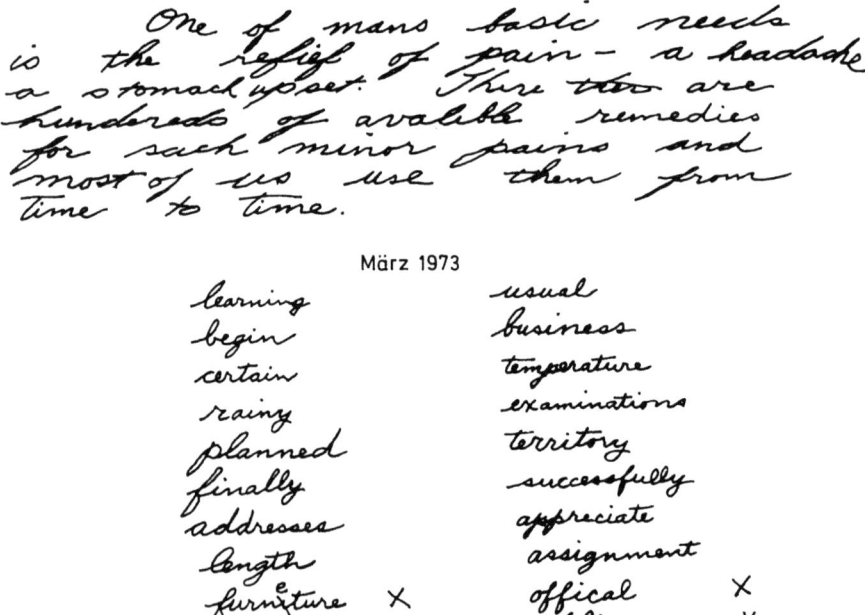

März 1973

Abb. 9.14 Beispiel des gleichen Diktats und der Wortliste 6 Monate nach Einsetzen des heilpädagogischen Unterrichts

Diagnose und Behandlung von Orthographiestörungen

Für jemanden, der ohne Schwierigkeiten die Orthographie erlernt hat, scheint es unvorstellbar zu sein, daß ein intelligenter Mensch bei einer so alltäglichen Angelegenheit nicht in der Lage sein sollte, damit fertig zu werden.

Wahrscheinlich gibt es für mangelhafte Rechtschreibung ebenso viele Ursachen wie im Gehirn Schädigungsmöglichkeiten der Sprachregelkreise vorhanden sind. Vereinfacht gesagt, könnten folgende Ursachen vorliegen:

1. Sprachschwäche (Aphasie),
2. Funktionsstörung der visuellen Wahrnehmung,
3. auditives Wahrnehmungsproblem,
4. Einschränkung des motorischen Reihenfolgevermögens hinsichtlich des Sprachausdrucks,
5. Kombination von zwei oder mehreren dieser Ursachen.

Wenn es auch aus diagnostischen Gründen oft zweckmäßig ist, sprachliche, visuelle, auditive und motorische Vorgänge getrennt zu betrachten, ist dies in Wirklichkeit eine falsche Interpretation, da sie alle integrierte Funktionen eines einzigen Vorgangs sind: des menschlichen Verhaltens.

VELLUTINO kam 1978 in einer sorgfältigen Untersuchung der Entwicklungsdyslexie zu dem Schluß, daß die Hauptursache einer Leseverzögerung in grundlegenden Sprachfehlern zu suchen sei und daß die Beeinträchtigungen der Wahrnehmung, der Sprachmotorik und des Reihenfolgevermögens sekundäre Manifestationen verbaler Mängel sind. Er weißt darauf hin, daß ein Kind, das Schwierigkeiten hat mit der Verknüpfung einer Wortbedeutung mit ihrem Klangbild, mit dem Erkennen der Lautstruktur des Sprechens und mit dem Verstehen grammatikalischer und syntaktischer Formen der Sprache nicht nur beim Lesen, sondern auch beim Schreiben Probleme haben wird. Unabhängig von ihrem relativen ätiologischen Wert ist eine sichere Fähigkeit der Sprachlauterkennung, der semantischen Verarbeitung und des syntaktischen Verstehens wesentlich für normales Lesen und Schreiben, und jedes heilpädagogische Programm sollte sie alle als elementares Ziel vor Augen haben.

Den visuellen und auditiven Wahrnehmungsvorgängen beim Lesen haben wir schon reichlich Aufmerksamkeit geschenkt, so daß wir jetzt darüber nur kurz zu sprechen brauchen. Beim Schreiben gewinnen taktil-somästhetische Funktionen an Bedeutung, da man lesen kann, ohne Schreibfertigkeiten zu haben oder schreiben ohne unmittelbare visuelle Anleitung. Trotzdem wird auch dann eine Lautanalyse benötigt, um die manuell-motorische Aktivität so zu steuern, daß sie zu einer leserlichen Schrift mit korrekter Rechtschreibung führt. Das in jüngerer Zeit aufgetretene Interesse am Zusammenhang zwischen einer Verletzung der linken Hemisphäre und ausgeprägten Leseschwierigkeiten im Sinne einer tiefen Dyslexie wurde auch auf das Schreiben und die Rechtschreibung ausgedehnt. Ein Patient von 57 Jahren, der mit 47 Jahren einen Hirnschlag erlitt und als tiefdyslektisch diagnostiziert wurde, machte die gleichen linguistischen Fehler sowohl bei der schriftlichen und mündlichen Benennung als auch beim Schreiben nach Diktat (NOLAN u. CARAMAZZA,

1983). Diese Forscher haben vorgeschlagen, daß jede linguistische Leistung, die einer lexikalischen Vermittlung bedarf, wie Lesen, spontanes Schreiben oder das Schreiben nach Diktat sowie mündliches und schriftliches Benennen, die typischen Symptome einer tiefen Dyslexie zeigen kann. Der erwähnte Patient konnte einzelne Wörter korrekt abschreiben und wiederholen, da wie NOLAN und CARAMAZZA annehmen, ein intaktes Verarbeitungssystem für Sprachlaute die lexikalische Vermittlung umgehen kann und vom auditiven Spracheingang unmittelbar erreicht wird. Man kann ein Wort wiederholen oder mechanisch wiedergeben, ohne seine Bedeutung zu verstehen.

Bevor wir nun die Besprechung des Schreibens beenden, dürfte es zweckmäßig sein, einen kurzen Blick auf die „motorische Theorie" der Sprachwahrnehmung zu werfen. Das Modell der motorischen Sprachwahrnehmung und -wiedergabe fand in den Arbeiten von Hughlings JACKSON (1958) seinen ersten Niederschlag, der sich mehr mit der kortikalen Repräsentation *der Bewegungen* als mit der Lokalisation der *Muskelverbindungen* im Gehirn befaßte. In jüngerer Zeit entwickelte LURIA (1973) diesen Gedanken weiter, indem er einen Unterschied darlegte zwischen einer einfachen *Funktion* und einem *kompletten funktionellen System*. Erstere besteht z. B. darin, daß durch Elektrostimulation einer bestimmten Stelle im linken motorischen Rindenstreifen eine unwillkürliche Muskelkontraktion in einem Finger der rechten Hand ausgelöst wird. Ein komplettes funktionelles System liegt z. B. beim Sprechen, beim Schreiben oder beim Laufen vor. Kein Bewegungsvorgang wird ausschließlich durch efferente (motorische) Nervenimpulse ausgelöst, die vom motorischen Rindenstreifen zu den Muskeln ziehen. Stets findet ein ständiger Zustrom afferenter (sensibler) Nervenimpulse statt, der eine Rückmeldung an das Gehirn über die Stellung des bewegten Körperteils im Raum und die Art seiner Bewegung liefert. Man bezeichnet dies als Kinästhesie.

HEBB beobachtete 1958, daß alles Verhalten unter sensorischer Steuerung erfolgt, die mit einer Reihe intern ablaufender Vermittlungsprozesse sowie einer konstanten Rückmeldung muskulärer Reaktionen verbunden ist. Für dieses Modell schlug er erstens den Begriff „cell assembly" (Zellverband, Zellkomplex) vor, worunter er eine wiederholt stattfindende Stimulation einer ganzen Anzahl von Neuronen versteht, die anhaltende Zellveränderungen bewirken – die neurale „Spur" – und zweitens den Begriff „phase sequence" (Phasensequenz), eine komplizierte und dynamische Kombination einer Anzahl von Zellkomplexen. Die Phasensequenz stellt die neurale Grundlage für Wahrnehmung, motorische Reaktionen und alle geistigen Aktivitäten dar. Für HEBB ist das Bewußtsein der Körperbewegung für die Wahrnehmung von großer Bedeutung, aber „die motorische Aktivität selbst kann den Ablauf der Wahrnehmung nicht ausreichend erklären, dessen ungeachtet ... spielt sie eine grundlegende Rolle hierfür" (HEBB, 1949, p. 83).

Dieses Modell wurde verwendet, um die Wahrnehmung der Sprache so zu erklären, daß sie durch die Spracherzeugung vermittelt wird (LIBERMAN, COOPER, SHANKWEILER und STUDDERT-KENNEDY, 1967). Da ja der Sprechende „all die Mechanismen erworben hat, um Sprache durch aufeinander folgende Entschlüsselungs- und Verschlüsselungsoperationen zu führen, die eventuell in dem akustischen Lautsignal stecken, unterstellen LIBERMAN und ihre Mitarbeiter, daß Sprachentschlüsselung und Sprachverschlüsselung ein einziger Vorgang sind „mit passenden Bindegliedern zwischen sensorischen und motorischen Komponenten" (p. 452). Solch ein theoretisches Modell wird durch die Erfolge heilpädagogischer Behandlungsprogramme unterstützt, welche die sensomotorische Integration besonders fördern (AYRES, 1972a, b; MONTESSORI, 1964).

Der große Neuroanatom NAUTA hat beobachtet, „daß das Gehirn sein geistiges Tätigkeitssystem entweder parallel zu oder möglicherweise sogar mit *denselben* Nerven aufbaut, die auch seine motorischen Systeme versorgen" (zitiert bei DENCKLA, 1983, S. 40).

Der Leser wird vielleicht den Eindruck gewonnen haben, daß wir uns etwas zu weit von der Besprechung des Schreibens und der Rechtschreibung entfernt haben. Für jegliche heilpädagogische Behandlung gestörter oder ungenügend entwickelter Verhaltensfähigkeiten ist jedoch die ständige Übung neuromuskulärer *Bewegungen* von großer Bedeutung, um Wahrnehmung, Verstehen und mündliche oder schriftliche Ausdrucksreaktionen zu verbessern. Alles Verhalten ist ein ganzheitlich-holistisches System aus Input, Integration und Output, und die beste Art der heilpädagogischen Behandlung wird alle Bereiche dieses Systems aktivieren. Um ein orthographisches Problem aufklären zu können, muß der Untersucher die Verhaltensfähigkeiten überblicken und die Bereiche der Funktionsstörung und die damit verbundenen Verhaltensmängel festlegen. Da der Schreibakt eine Lautanalyse des Sprachflusses erfordert, stellt die Untersuchung der Hörfähigkeiten des Kindes einen guten Ausgangspunkt hierfür dar.

Hörvorgänge und aphasische Zeichen beim Sprechen

1. Besitzt das Kind im Hörtest eine normale Hörfähigkeit? Hat es jemals Ohrenerkrankungen oder Zeiten einer partiellen Taubheit durchgemacht?
2. Sofern sein Hörvermögen normal ist, zeigt das Kind in einem Lautunterscheidungstest normale Ergebnisse?
3. Kann es alle Buchstaben des Alphabets aufsagen?
4. Kann es alle Sprachlaute allen Buchstaben des Alphabets zuordnen?
5. Ist sein auditives Gedächtnis beim Zahlennachsprechtest und bei einem Satzwiederholungstest normal?
6. Kann es ins einzelne gehenden mündlichen Anweisungen, zum Beispiel dem Token-Test folgen?
7. Kann es alltägliche Gegenstände ohne Zögern benennen?
8. Kann das Kind den Gebrauch alltäglicher Gegenstände beschreiben?
9. Sprachfluß: Wieviele Hauptwörter kann es in einer Minute aufsagen?
10. Kann es aus drei vorgegebenen Wörtern einen sinnvollen Satz bilden?
11. Kann es ihm unbekannte Wörter aufgrund einer Lautanalyse lesen?
12. Kann es einzelne Silben zu Wörtern verbinden?
13. Hat es irgendwelche offensichtlichen Ausspracheprobleme?
14. Kann es einzelne Buchstaben nach Diktat schreiben?

15. Kann es mit lauter Stimme die Laute eines Wortes analysieren? Kann es erklären, wie es dies tut?
16. Wenn man ein Wort laut buchstabiert, kann das Kind dann sagen, was es bedeutet?
17. Ist sein auditives Reihenfolgevermögen normal?

Erst wenn der Untersucher herausgefunden hat, welche Hörschwächen dem Kind Schwierigkeiten bereiten, kann er geeignete heilpädagogische Übungen auswählen, um diese Schwächen zu beseitigen.

Sehvorgänge

1. Kann das Kind nach Betrachten von Abbildungen alltäglicher Gegenstände diese mit ähnlichen Abbildungen sinnvoll in Zusammenhang bringen? (Der 1916 eingeführte Stanford-Binet-Test verwendete dafür eine Anzahl von Tierbildern.)
2. Kann es jede Abbildung benennen, beispielsweise jede Art von Wortbildtest?
3. Kann es geometrische Figuren vergleichen?
4. Kann es geometrische Figuren benennen?
5. Kann es alle Buchstaben des Alphabets lesen?
6. Kann es alle Buchstaben des Alphabets schreiben?
7. Kann es Wörter und Sätze entsprechend seinem Altersniveau lesen?
8. Kann es Sätze exakt von der Wandtafel oder aus einem Buch abschreiben?
9. Ist seine visuelle Figur-Hintergrund-Wahrnehmung normal?
10. Kann es sich an Abbildungen in einem visuellen Merkfähigkeitstest (Visual Retention Test VRT, beispielsweise Benton VRT) erinnern?
11. Ist sein visuelles Reihenfolgevermögen normal?
12. Kann es an einer Person, die ihm gegenübersteht, oder auf einer Abbildung von einem Menschen rechts und links angeben?
13. Ist seine Augen-Hand-Koordination normal? (beispielsweise Frostig-Test).

Taktile Prozesse

1. Kann das Kind mit geschlossenen Augen oder mit verdeckter Hand schreiben?
2. Kann es Buchstaben oder Zahlen „lesen", die mit einem Griffel auf seine Handfläche oder auf seinen Rücken „geschrieben" werden?
3. Kann es Buchstaben taktil erkennen und sie dann korrekt niederschreiben?
4. Kann es allein durch Berührung alltägliche Gegenstände, die ihm in die Hand gelegt werden, erkennen und benennen?
   Wenn das Kind den Gegenstand nur unter Sichtkontrolle benennen kann und nicht in der Lage ist, ihn durch Berührung zu erkennen, leidet es an ei-

ner sog. „taktilen Aphasie". Sie kann dadurch zustande kommen, daß die Areale für die Tiefensensibilität in den Scheitellappen vom Wernickeschen Sprachzentrum und den Hinterhauptlappen isoliert sind. Das kann auch über die Lateralisation erfolgen, wenn eine Schädigung des Corpus callosum (Balkens) besteht, wodurch die beiden Areale für die Tiefensensibilität voneinander getrennt werden (GESCHWIND, 1965, pp. 287–290).

5. Wenn man eine Reihe von Gegenständen auf den Tisch schüttet und dem Kind etwas in die Hand gibt, das einem dieser Dinge gleicht, ist es dann in der Lage, die beiden Gegenstände, von denen es den einen sieht und den anderen fühlt, als übereinstimmend zu erkennen?
Dies stellt eine Verknüpfung unterschiedlicher Sinnesorgane dar (Berühren und Sehen). Wenn es dies kann, aber nicht zu benennen vermag, sind die Großhirnrindenareale für die Tiefensensibilität mit den Hinterhauptlappen normal miteinander verbunden, aber die Sprachzentren sind von diesen beiden Arealen isoliert.

6. Ist die taktile Erkennung (Stereognosie) in einer Hand wesentlich besser als in der anderen? Ist sie normal? (SPREEN und GADDES, 1969).

Aphasie

Jede umfassende Testbatterie zur Aphasiebestimmung umfaßt eine große Anzahl auditiver, visueller und taktiler Tests, welche in den eben angeführten drei Testvorschlägen enthalten sind. Wenn man jedoch eine Testbatterie wie die von Spreen-Benton (SPREEN und BENTON 1969/1977) verwendet, hat man den Vorteil, daß für jeden der 20 Untertests Normwerte für Kinder vom 6. bis zum 13. Lebensjahr und ein allgemeines Leistungsprofil der Sprachentwicklung des Kindes vorliegen (GADDES und CROCKETT, 1975). Auch der Illinois-Test (KIRK, McCARTHY und KIRK, 1968) ist für einige solcher Informationen sehr gut zu verwenden.

Prozesse des motorischen Ausdrucksvermögens

Bei der Orthographie spielen zwei motorische Ausdrucksvorgänge die Hauptrolle und zwar die manuelle beim Schreiben und die artikulatorische beim mündlichen Sprechen. Der Untersucher will folgendes wissen:

1. Welche Fingerklopfgeschwindigkeit erreicht das Kind mit jeder Hand? Ist sie in beiden Händen normal? Wenn nicht, welche Hand ist davon betroffen? Was ist ihr jeweiliges Muster?
2. Wie ist der Händedruck, den das Kind mit jeder Hand ausführen kann? Bestehen zwischen den Händen Unterschiede? Wie ist das Muster?
3. Erfolgt die Reihenfolge der Bewegungen regelrecht? Kann das Kind vorgeführte Klopfbewegungen nachmachen?
4. Ist seine spontane Sprache klar und frei von Ausspracheschwierigkeiten?
5. Kann es Wörter in einem Aussprachetest nachsprechen?
6. Ist sein lautes Lesen gleichmäßig und exakt?

Die Integration der sensomotorischen Verbindungen

Es ist einleuchtend, daß die richtige Orthographie eine subtile und harmonische Folge integrativer Prozesse einer umfassenden Anzahl neurologischer und psychologischer Funktionen erfordert. Eine Information über den Ort einer Hirnschädigung oder die Lage einer Hirnfunktionsstörung kann den Untersuchern, dem Schulpsychologen und dem Sonderschullehrer helfen, ein unausgeglichenes oder auffälliges Verhalten bei einem Kind, das Probleme beim Schreiben oder mit der Rechtschreibung hat, besser zu verstehen. So ist z. B. GESCHWINDs Erklärung der taktilen Anomie, also der Unfähigkeit, getastete Gegenstände richtig zu benennen, sehr einleuchtend, in der er diese Anomie zurückführt auf eine Unterbrechung zwischen den sensorischen Rindenstreifen und den Sprachzentren. Diese Auffassung sollte den Untersucher veranlassen, sein besonderes Augenmerk auf die Verordnung visueller, auditiver und motorischer Übungen zu richten. Es ist schwierig, einem Kind mit Schwächen auf diesen Gebieten Rechtschreibung beizubringen. Wird jedoch frühzeitig ein geeignetes heilpädagogisches Programm eingeleitet, kann man dem Kind Rechtschreibung beibringen, indem man seine „Stärken" besonders fördert.

Seit vielen Jahren werden eine ganze Anzahl multisensomotorischer Methoden für den Orthographieunterricht verwendet (FERNALD, 1943). So kann man den Versuch machen, die Hirnzentren für die Tiefensensibilität und das Hörvermögen dadurch miteinander zu verbinden, daß man auf den Rücken eines Kindes Buchstaben schreibt und es veranlaßt, sie laut auszusprechen (BLAU, 1968). Auch die Aufforderung an das Kind, Wörter mit dem Zeigefinger in feuchten Sand zu schreiben, während es gleichzeitig die Wörter laut ausspricht, fördert die Verknüpfung des taktilen Fühlens der Sandkörner und der Temperaturunterschiede, des auditiven und des visuellen Sinnessystems mit der manuellen Bewegungsaktivität. Diese Übung versucht, Engramme im Gehirn aufzubauen, welche die Areale in den Hinterhauptlappen, den Schläfenlappen, den Scheitellappen und in den motorischen Rindenstreifen miteinander verknüpfen, die für das korrekte Schreiben von elementarer Bedeutung sind.

Sobald der Untersucher dem Sonderschullehrer eine eindeutige Zusammenstellung der Stärken und Schwächen des Kindes liefern kann sowie die Verordnung heilpädagogischer Maßnahmen, von denen er annimmt, daß sie von vornherein erfolgreich sein könnten, kann der Sonderschullehrer aus seinem eigenen Repertoire heilpädagogischer Techniken auswählen. Wenn erst einmal ein klar definiertes diagnostisches Verstehen der Stärken und Schwächen eines Kindes vorliegt, ist es für den Sonderschullehrer eine einfache Aufgabe, eine Reihe heilpädagogischer Maßnahmen auszuwählen, die aus logischen Gründen geeignet sein dürften. Jeder erfahrene Heilpädagoge verfügt über das geeignete Rüstzeug von Lehrmethoden, das er einsetzen kann.

Entwicklungsagraphie

Innerhalb des neuropsychologischen Modells ist eine angeborene Schreibschwäche einfach eine Form der expressiven Entwicklungsaphasie. Typischerweise besteht eine Beeinträchtigung der Fähigkeit, sich schriftlich auszudrükken, ohne irgendeine Störung der peripheren Sprechmuskulatur oder des Schreibarmes und der -hand (ORTON, 1937). Kinder, die an einer Entwicklungsagraphie leiden, sind schreibverzögert, „weil die für das Schreiben erforderlichen Areale in der Großhirnrinde sich nicht in der richtigen Weise oder im üblichen Ausmaß entwickeln" (MYKLEBUST, 1965).

Wenn ein Kind auch mit einer nur sehr geringgradigen Funktionsstörung im Bereich des rechten motorischen oder prämotorischen Hirnareals geboren wurde, hat es später wahrscheinlich eine unbeholfene und langsame Handschrift und/oder Reihenfolgeprobleme mit der Rechtschreibung. Geringfügige Funktionsstörungen in den hinteren Abschnitten des kindlichen Gehirns können zu einer schlechten Buchstaben- und Worterkennung führen. Eine Funktionsstörung im Schläfenlappen der sprachdominanten Hemisphäre kann zu schlechter Lautunterscheidung führen sowie zu einer Anzahl von aphasischen Symptomen. Diffuse und minimale Hirnfunktionsstörungen beeinträchtigen wahrscheinlich die Integration der einzelnen Sinnessysteme untereinander, die mit diesen unterschiedlichen Arealen der Großhirnrinde zusammenhängen. Das kann zu einer schlechten Handschrift führen, zu mangelhafter Orthographie und/oder herabgesetztem Sprachausdruck. Ein Kind, dessen Handschrift zwar unordentlich ist, das aber die schriftliche Sprache und die Rechtschreibung für sein Alter gut beherrscht, stellt kein ernstliches Problem dar. Kinder mit schlechter Orthographie und Kinder, die keine wörtlich formulierbaren Ideen haben, die sie zu Papier bringen können, unterliegen der eigentlichen pädagogischen Aufgabe.

NELSON und WARRINGTON (1976) haben zwei Gruppen von Schülern mit mangelhafter Rechtschreibung untersucht: diejenigen, die sowohl im Lesen als auch in der Rechtschreibung schlecht waren und die anderen, die nur in der Rechtschreibung zurückgeblieben waren. Beide Gruppen sind im Hinblick auf die entwicklungsbedingte Rechtschreibagraphie von Interesse. In einer Studie über 121 solcher Schüler fanden die Autoren im Wechsler-(WISC)-Test bei den Angehörigen der ersten Gruppe einen niedrigeren verbalen Intelligenzquotienten, während bei denen der zweiten Gruppe keine signifikante Differenz zwischen dem verbalen und dem Handlungs-IQ festzustellen war.

In diesem Zusammenhang soll daran erinnert werden, daß im oben erwähnten Fall von Francis Martin der verbale IQ bei 121 lag und der Handlungs-IQ bei 102. Mit anderen Worten: dieser überdurchschnittlich gute Leser mit der chaotischen Rechtschreibung hatte weder eine Beeinträchtigung des verbalen noch des Handlungs-IQ, ein Ergebnis, das mit Untersuchungen von NAIDOO (1972) übereinstimmt.

NELSON und WARRINGTON faßten die Rechtschreibefehler ihrer Testpersonen in drei Hauptgruppen zusammen:

1. Anordnungsfehler als Ausdruck eines mangelhaften Reihenfolgevermögens.
2. Unexakte Lautwiedergabe durch Hinzufügen oder Weglassen zusammenhangloser oder auch notwendiger Phoneme.
3. Exakte Lautwiedergabe, das sind Fälle mit erhaltener Lautstruktur, aber verbunden mit falschen Schriftzeichen (Graphemen), wenn beispielsweise „Wachslicht" als „Waxligt" geschrieben wird.

Die Gruppe mit Schülern, die sowohl im Lesen als auch in der Orthographie zurückgeblieben waren, hatte mehr Fehler hinsichtlich einer exakten Lautwiedergabe, als diejenige, die nur in der Rechtschreibung retardiert war, und das entspricht den Fällen von Erwachsenen, die als Folge von Hirnverletzungen eine Dysphasie entwickelten. Obwohl es sicher nicht zulässig ist, die Schwächen, die sich bei unfallbedingt hirngeschädigten Erwachsenen entwickelt haben, unmittelbar auf lerngestörte Kinder zu übertragen, ist es doch offensichtlich, daß die mangelhafte Orthographie des in der Rechtschreibung schlechten Dyslektikers „ein Aspekt einer allgemeineren Sprachverzögerung ist" (NELSON und WARRINGTON, 1976).

Eine etwas jüngere Studie untersuchte eine große Stichprobe von 483 Kindern der Schuljahre drei bis zwölf, die in vier Gruppen eingeteilt wurde (FINUCCI et al., 1983):

1. 69 Lesebehinderte, mit einem Durchschnittsalter von 11,5 Jahren;
2. 85 Geschwister der Lesebehinderten aus Gruppe 1;
3. 88 jugendliche Lerngestörte aus der Gow-Schule mit einem Durchschnittsalter von 16,2 Jahren und
4. 241 normale Kinder mit einem Durchschnittsalter von 13,9 Jahren.

Diese Autoren teilten die orthographischen Fehler ein in:

1. Lautwahrnehmungsfehler, einschließlich Versuchsworte, die so ähnlich ausgesprochen werden konnten, wie das Testwort, z. B. „Nachur" für „Natur".
2. Fehler durch falsche Lautwahrnehmung, die drei Untergruppen enthielten, nämlich diejenigen mit weggelassenen, hinzugefügten oder untereinander ausgetauschten Silben.

Der Leser wird bemerken, daß diese Klassifizierung sich von der von NELSON und WARRINGTON dahingehend unterscheidet, daß sie eine ausschließliche Beeinträchtigung der auditiven Verarbeitung beinhaltet, während bei der zweiten Gruppe einige Fehler des visuellen Reihenfolgevermögens und visuellen Gedächtnisses eingeschlossen zu sein scheinen. Obwohl sich die Bezeichnungen unterscheiden, stimmen die Arten der orthographischen Fehler in beiden Studien grundsätzlich überein.

Man kann die Ergebnisse von FINUCCI und seinen Mitarbeitern folgendermaßen zusammenfassen:

1. Die Art der orthographischen Fehler ist unabhängig vom Geschlecht.
2. Bei guten Lesern hat der IQ einen geringen Einfluß auf den Anteil von Fehlern gestörter Lautwahrnehmung.
3. Bei den Lesegestörten hat der IQ einen Einfluß auf den Anteil von Fehlern mit gestörter Lautwahrnehmung.
4. Die Lesegestörten als Gruppe scheinen mehr Fehler aufgrund mangelhafter Lautwahrnehmung zu machen als normale Leser.

Das ausschließlich in der Rechtschreibung zurückgebliebene Kind ist, wie berichtet, interessant, weil es weder im Verbal- noch im Handlungsteil des Wechsler-(WISC)-Tests gegenüber normalen Kontrollkindern beeinträchtigt sein muß. Es kann sein, daß ein solches Kind normal liest und keine Zeichen einer allgemeinen Sprachschwäche zeigt. KINSBOURNE und WARRINGTON (1964) hatten in einer frühen Studie an hirnverletzten Erwachsenen festgestellt, daß die Dysphasiker bei einer mündlichen Rechtschreibaufgabe Fehler aufgrund unexakter Lautwahrnehmung machen, während diejenigen mit Fingeragnosie häufiger Reihenfolgefehler zeigen. NELSON und WARRINGTON (1976) erwarteten daher ein gleiches Verhaltensmuster bei rechtschreibschwachen Kindern. Das stimmte insofern teilweise, als die Rechtschreibschwachen mit Lesestörung zwar Fehler aufgrund ungenauer Lautwahrnehmung machten, die rein rechtschreibschwachen Kinder aber nicht mehr Reihenfolgefehler aufwiesen als die Leseschwachen. Sie machten jedoch signifikant weniger Fehler infolge unexakter Lautwahrnehmung als die sowohl im Lesen als auch in der Rechtschreibung zurückgebliebenen Schüler.

Die Ergebnisse der oben angegebenen Untersuchungen und unsere eigenen klinischen Erfahrungen an agraphischen Personen mit Rechtschreibschwierigkeiten lassen die folgenden Vermutungen zu:

1. Dyslektiker mit Rechtschreibschwäche weisen eine Anzahl dysphasischer Symptome auf, gleichgültig, ob es sich um Erwachsene oder Kinder handelt. Diese können eine Dysnomie (mangelhaftes Benennungsvermögen), einen verarmten Wortschatz, eine schlechte Lautunterscheidung oder irgendeins der üblichen Aphasiesymptome umfassen.
2. Kinder oder Erwachsene, die sowohl im Lesen als auch in der Orthographie zurückgeblieben sind, haben eine Tendenz, mehr Fehler zu machen, die die exakte Lautwiedergabe betreffen, als andere Personen.
3. Erwachsene, die lediglich Rechtschreibfehler machen, können u. U. dem normalen Niveau eines Erwachsenen entsprechend oder sogar besser lesen, aber sie werden ein schlechtes Reihenfolgevermögen oder fehlerhafte Buchstabenanordnung aufweisen oder Fehler der exakten Lautwiedergabe machen. Wahrscheinlich zeigen sie auch eine leichte Fingeragnosie (Astereognosie oder mangelhaftes Formerkennen mit den Fingern) sowie andere sensomotorische Schädigungen (z. B. Berührungsempfindlichkeit, mangelhaftes Fingerklopfen und herabgesetzte Geschicklichkeit der Hände).
4. Ein Kind, das nur in der Orthographie zurückgeblieben ist, aber gut lesen kann, wird häufig Fehler machen, die die Lautwahrnehmung betreffen,

und kann Reihenfolgeprobleme bei der Anordnung von Buchstaben haben; das muß aber nicht unbedingt sein.

5. Personen mit Schädigungen im Bereich des linken Schläfenlappens können sowohl im Lesen als auch in der Orthographie Probleme haben. Darüber hinaus zeigen sie oft Fehler der exakten Lautwahrnehmung beim Schreiben.

6. Es kommt vor, daß Personen mit Schädigungen im Bereich des linken motorischen Streifens der Großhirnrinde zwar Probleme mit der Orthographie haben, aber nicht mit dem Lesen. Sie machen jedoch Fehler im Reihenfolgeverhalten und/oder orthographische Fehler aufgrund einer nicht exakten Lautwahrnehmung.

Obwohl es bereits eine Fülle von Hinweisen gibt, die den Wert dieser Hypothesen bestätigen, brauchen wir doch noch mehr klinische Forschungen, bis wir die neuropsychologischen Zusammenhänge, die der Agraphie und der schlechten Rechtschreibung zugrunde liegen, völlig begreifen.

Rechnen

„Einerseits ist uns über die Mathematik sehr viel bekannt, viel mehr, als jedes lerngestörte Kind oder jeder, der beruflich mit Kindern zu tun hat, wird jemals wissen müssen. Andererseits wissen wir nur wenig über Behinderungen mathematischer Fähigkeiten, über eine effektive Bewertung und Diagnosestellung, eine leistungsfähige Intervention und fast nichts über Kinder, die Mathematikprobleme haben" (CAWLEY, 1981). Die meisten Pädagogen sind sich einig, daß es einen relativen Mangel an adäquater Forschung gibt bezüglich des Was und Wie sowie der Entwicklung überprüfbarer heilpädagogischer Programme für Kinder und Erwachsene mit besonderen Schwierigkeiten im Rechnen. Wie es bei jedem wissenschaftlichen Studium der Fall ist, speist sich neues Wissen aus mehreren der Sache dienenden Quellen. Im vorliegenden Abschnitt wollen wir einige neuere Ergebnisse der klinischen Physiologie und Neuropsychologie kurz besprechen, welche die bereits vorhandenen Kenntnisse der Pädagogen zu bereichern versprechen. Wir werden uns einmal den neuropsychologisch-geistigen Aspekten der Schüler und ihrer Beziehung zu einigen Grundrechenfunktionen zuwenden und zum anderen der pädagogischen Umgebung und der emotional-sozialen Wahrnehmung des Schülers davon und seiner Reaktion darauf.

Die anschließende Besprechung umfaßt erstens die Untersuchung einer erworbenen Störung der Rechenfähigkeit bei Erwachsenen als Folge einer unfallbedingten Hirnschädigung, die als Akalkulie bezeichnet wird und zweitens der entwicklungsbedingten Retardierung im Rechnen bei Kindern. Obwohl Lehrer fast ausschließlich mit der zweiten Form dieser Rechenschwäche zu tun haben, kann die Erläuterung der ersten ihnen helfen, beide Formen besser zu verstehen.

Rechenfunktionen

Bei jeder klinisch-psychologischen Studie der Lernstörungen ist es erforderlich, eine Arbeitsanalyse des speziellen Lernverhaltens vorzunehmen und diese zur neuropsychologischen Untersuchung des Schülers in Beziehung zu setzen. Erst wollen wir einige grundlegende Prozesse untersuchen, die in der Mathematik eine Rolle spielen, und danach auf Behinderungshinweise eingehen, die von nachgewiesenen Hirnschädigungen oder Hirnfunktionsstörungen herrühren.

Zahlenvorstellung

Wenn man einem gesunden Erwachsenen die Zahl „7" nennt, kann er sich im Geist eine Vorstellung machen, die für ihn die Bedeutung einer Quantität hat. Die Zahl „7" kann dabei konkret durch sieben Gegenstände aus seiner Umgebung repräsentiert sein. Der normale Erwachsene aber verbindet mit dem Wort „sieben" eine abstrakte Vorstellung, mit der er realistisch umgehen kann, und das gelingt ihm wesentlich einfacher und schneller, als er dies anhand konkreter Gegenstände tun könnte. Perioden ausgeprägter Ernährungsmängel, extremer Erschöpfung, von Krankheiten oder von Folgezuständen nach Hirnschädigungen oder Hirnfunktionsstörungen können verursachen, daß ein Mensch unfähig wird, oder große Schwierigkeiten hat, die symbolische Operation durchzuführen, die erforderlich ist, um einer wahrgenommenen Zahl die richtige Bedeutung zu geben.

Soldaten, die Experimenten in Unterdruckkammern unterzogen worden waren, wurden vorübergehend aphasisch, sobald der Sauerstoffgehalt der Luft in der Kammer unter ein kritisches Niveau verringert wurde (vgl. Kapitel 8, S. 311). Wenn man diese Soldaten aufforderte, die Zahl „7" zu schreiben, konnten sie das meistens, da der stereotype motorische Vorgang hierfür durch den jahrelangen Gebrauch fest eingeschliffen war, sie konnten aber große Schwierigkeiten haben, sich daran zu erinnern, was die Quantität „7" bedeutet.

Diese Ergebnisse machen deutlich, daß zwischen der Akalkulie und der Aphasie ein Zusammenhang besteht, daß Wahrnehmung und Niederschreiben von Zahlen den schwächenden Einwirkungen einer Aphasie länger widerstehen als das abstrakte Vorstellungsvermögen und daß ein zuverlässiges Abstrahieren von einem ausgeglichenen Hirnstoffwechsel abhängt.

Bezugswerte

Wenn auch die Zahlenvorstellung die Verknüpfung mit einem sinnvollen geistigen Abbild erfordert, werden doch Zahlen nur sehr selten, wenn überhaupt für sich allein benutzt. Soziales Verhalten erfordert ständig gewisse Entscheidungen, beispielsweise, wie weit entfernt befinde ich mich davon? Ist dies größer oder kleiner als das andere? Ist seine Zunahme linear oder sprunghaft? Wie gehe ich durch diesen Raum, der mit Möbeln vollgestellt ist? Wie COHEN (1971) ausgeführt hat, müssen „miteinander reagierende Organismen sich der Inhomogenitäten ihrer Umwelt stets bewußt sein, um die notwendigen physikalischen Anpassungsvorgänge vornehmen zu können". Um es einfach auszudrücken: Um frei umherlaufen und ein normales Zusammenleben führen zu können, muß der Mensch zählen, relative Größen abschätzen und

Abstände sofort einschätzen können, da die Fortbewegung im Raum eine dreidimensionale räumliche Erfassung der Welt voraussetzt. Dementsprechend legte LURIA (1966, pp. 158–162) großen Wert auf die engen Zusammenhänge zwischen Rechenoperationen und räumlichem Vorstellungs- und Begriffsvermögen.

Vor einigen Jahren war ich daran interessiert, die Zusammenhänge zwischen der Lebendigkeit einer Zahlenvorstellung, die ja räumlicher Art ist, und der Leistungsfähigkeit im Rechnen zu erforschen. Diese Untersuchung wurde durch einen Studenten im zweiten Studienjahr angeregt, der ein ungewöhnlich lebhaftes Vorstellungsvermögen für Zahlen besaß. Er stellte sich die Zahlen auf einem Ziffernblatt vor, wobei die „1" bei 6 Uhr lag und die Zahlen von „1" bis „9" und „0" in einer korrekten numerischen Reihenfolge im Uhrzeigersinn angeordnet waren. Er stellte sich gleichzeitig jede Nummer in einer anderen Farbe vor, die „1" war immer weiß, die „2" blau, die „3" gelb und so weiter. Wenn er sich irgendeine Zahl vorstellte, tat er dies immer in der entsprechenden Farbe, und dies durchgehend selbst bei Zahlen, die aus mehreren Ziffern bestanden. Er war überrascht, als ich ihm mitteilte, daß jeder Mensch sein eigenes System besitzt, um sich Zahlen vorzustellen. Bisher hatte er angenommen, daß jeder Mensch sich so wie er die Zahlen in Farbe auf einem Kreis vorstellen würde. Die Annahme schien logisch zu sein, daß jemand, der sich Zahlen so lebhaft vergegenwärtigen konnte, Vorteile beim Rechnenlernen haben müsse, aber als es soweit war, hatte dieser Student große Schwierigkeiten, den Einführungskurs in Mathematik zu bestehen.

Um dieses Problem zu erforschen, wurden von 147 Studenten die Punktzahlen im Rechnen bei der Aufnahmeprüfung des ersten Semesters mit ihren Ergebnissen auf einem Fragebogen korreliert, der entworfen wurde, um ihr Vorstellungsvermögen für Zahlen zu untersuchen. Die Ergebnisse wurden in „lebhaft" oder „unklar" aufgeteilt. Die meisten Befragten sahen bei ihrer Zahlenvorstellung die Ziffern in einer geraden Linie von links nach rechts, einige wenige sahen sie kreisförmig angeordnet, und nur ganz wenige sahen sie in Verbindung mit Farben. Eine große Zahl von ihnen war überhaupt nicht in der Lage, irgendeine Form von visueller oder räumlicher Zahlenvorstellung zu beschreiben, oder ihre Beschreibung war so vage, daß sie in die Kategorie der „unklaren" Antworten eingeordnet wurde. Eine biseriale Korrelation zwischen den 147 Punktergebnissen im Rechnen und den zwei Kategorien von Zahlenvorstellung zeigte eine Korrelation nahe bei Null. Das bedeutet, daß die gleiche Anzahl von Studenten mit lebhaftem oder mit schwach ausgeprägtem Vorstellungsvermögen gute Ergebnisse hatte und daß diejenigen, die schlechte Ergebnisse hatten, sich in gleichem Ausmaß aus beiden Kategorien zusammensetzten. Die Studenten mit einer lebhaften Zahlenvorstellung behaupteten, diese würde ihnen beim Rechnen helfen, die anderen, die kein ausgeprägtes Vorstellungsvermögen hatten und trotzdem begabte Mathematiker waren, konnten aber in der Fragestellung keinen rechten Sinn sehen. Sir Francis GALTON, selber ein glänzender Mathematiker, besaß überhaupt keine visuelle Zahlenvorstellung. In einer anregenden Diskussion über „Zahlenformen" schrieb er: „Ich meinerseits sehe überhaupt keine „Form" (GALTON,

1907). Während somit eine lebhafte visuelle Zahlenvorstellung keine Voraussetzung für erfolgreiches Rechnen zu sein scheint, besteht ein Zusammenhang mit elementaren räumlichen Vorstellungsfähigkeiten.

LURIA (1966) stellte fest, daß Läsionen in den Großhirnarealen der Scheitel- und Hinterhauptlappen sowohl zu einer Behinderung der Raumvorstellung als auch zu einer Akalkulie führen, und HÉCAEN (1962) fügt die „Raumform" der Dyskalkulie als eine der drei Hauptkategorien dieser Störung hinzu.

Eine Elektrostimulation des rechten oder des linken Thalamusanteils zeigte eine unterschiedliche Beeinträchtigung der Rechenfähigkeiten (OJEMANN, 1974). Bei einer Stimulation der *linken* Abschnitte kam es zu der Tendenz, die Zählrate für Rückwärtszählen zu beschleunigen, und zu einer Zunahme der Rechenfehler. Eine Stimulierung der *rechten* Thalamusabschnitte verlangsamte die Zählrate, führte aber ebenfalls zu einer Zunahme von Rechenfehlern. OJEMANN glaubt, daß der rechtsseitige Thalamusanteil in Zusammenhang mit dem Körpergefühl und Raumfunktionen steht, was vielleicht beim Zahlenlesen eine Rolle spielt. Dies könnte gut möglich sein, da der rechte Thalamus und die Großhirnrinde der rechten Hemisphäre miteinander in Verbindung stehen und man feststellen konnte, daß die von ihren Verbindungen abgetrennte rechte Hemisphäre im Vergleich zur isolierten linken beim Lesen von Zahlen und Schönschrift bessere Ergebnisse aufweist (E. ZAIDEL, 1973). Das könnte auch erklären, warum die meisten Dyslektiker oft keine Wörter, aber Zahlen lesen können (vgl. den Fall von Herrn Darwin auf S. 360). BRADSHAW und NETTLETON haben eine kurze, aber detaillierte Übersicht einer Anzahl von Studien zusammengestellt, die den Zusammenhang zwischen Rechnen und rechter Hemisphäre untersuchten (BRADSHAW und NETTLETON, 1983, p. 155).

Offensichtlich stellt das schriftliche Rechnen zahlreiche Anforderungen an die Raumvorstellung: Zahlengruppen mit mehreren Ziffern müssen horizontal von links nach rechts und räumlich gleichmäßig angeordnet werden. Additionen werden normalerweise in senkrechten Reihen untereinander gesetzt, und das Ergebnis wird von der Dezimale nach links bestimmt, wobei die Einer, Zehner, Hunderter und Tausender ihren Wert durch die räumliche Stellung erhalten. Multiplikationen und Divisionen erfordern nicht nur horizontale und vertikale Gliederung, sondern auch eine schräge Gliederung nach links bei der Multiplikation und nach rechts bei der Division.

Um einem Kind bei der Entwicklung der Zahlenvorstellung zu helfen, kann ein Lehrer Gegenstände auf dem Pult verteilen oder Zählstriche auf einen Bogen Papier zeichnen. Die Raumvorstellung scheint mit der Vorstellung von „größer als" und „kleiner als", „weiter" und „enger" und allen relativen Meßgrößen in Zusammenhang zu stehen. Kochlöffel und andere konkrete Hilfsgegenstände, die das Lernen von Zahlen unterstützen, sind geeignet, dem Schüler dabei zu helfen, seine Vorstellung von räumlichen Dingen, Bezugsgrößen und Zahlenbegriffen zu verbessern.

Das exakte Lesen von Zahlen

Um Ausmaß und Art einer Akalkulie zu bestimmen, entwickelte LURIA (1970, S. 358) eine systematische Untersuchungsmethode auf der Basis eingehender klinischer Untersuchungen zahlreicher hirnverletzter Erwachsener. Diese Untersuchung kann für Pädagogen sehr nützlich sein, da sie einen Zusammenhang zwischen Rechenschwäche und Hirnfunktionsstörungen herstellt. LURIA untersuchte die Fähigkeit eines Menschen, Zahlen zu lesen, auf folgende Weise.

1. Er veranlaßte die Testperson, laut zu zählen, und unterbrach sie nach einer Weile. Er tat dies, um festzustellen, ob sie ein Zahlengedächtnis besitzt und ob sie die Zahlen in der richtigen Reihenfolge wiederholen kann.

2. Nachdem er festgestellt hat, daß die Testperson die Bezeichnung der Zahlen kennt, machte LURIA den Versuch, festzustellen, ob sie in der Lage ist, die Quantität, die mit jeder Zahl verbunden ist, zu erkennen, indem er ihr eine Anzahl von Gegenständen zeigte, die in Gruppen auf dem Tisch lagen, und sie fragte, wie viele Gegenstände es seien.

3. Nachdem er die Fähigkeiten der Testperson hinsichtlich Punkt 1 und Punkt 2 festgestellt hatte, war der nächste Schritt, festzustellen, ob sie einstellige Zahlen exakt lesen kann. Der Testperson wurde eine Karte mit einer einzelnen geschriebenen oder gedruckten Ziffer vorgelegt, und sie wurde aufgefordert, auf die Gruppe von Gegenständen auf dem Tisch zu zeigen, welche die gleiche Anzahl aufwies. Dadurch konnte er die Fähigkeit der Testperson feststellen, einzelne Nummern zu lesen und in ihrem Wert zu erkennen.

4. Um festzustellen, ob die Testperson einzelne Zahlen schreiben konnte, wies LURIA auf eine von mehreren Gruppen unterschiedlicher Größe, und forderte sie auf, die Anzahl der Gegenstände in dieser Gruppe aufzuschreiben.

5. Diese vier Teste beziehen sich auf das Lesen und Schreiben einstelliger Zahlen. Wenn der hirnverletzte Erwachsene alle Aufgaben ohne Schwierigkeiten bewältigt hat, überprüft LURIA sein Verständnis für das Dezimalsystem und für das richtige Lesen mehrstelliger Zahlen. Die hirngeschädigte Person wird aufgefordert, mehrstellige Zahlen, die Nullen enthalten, wie 201, 1010, 2006, laut vorzulesen.

6. Ein weiterer Test zur Überprüfung des Zahlenverständnisses der Testperson bestand darin, sie zu fragen, welche von zwei Zahlen die größere ist. Zahlenpaare wie 601 und 598 oder 1000 und 978 ermöglichen die Überprüfung, ob die betreffende Person das Dezimalsystem erfaßt hat oder ob sie lediglich auf die größte einzelne Ziffer achtet.

7. Durch das Vorlegen von zwei mehrstelligen Zahlen, wie beispielsweise 16 und 61 oder 573 und 375, und die Frage, ob sie gleich groß sind oder nicht, lassen sich mindestens drei kognitive Schwächen oder Wahrnehmungsmängel aufdecken. Wenn solche Zahlenpaare als gleich groß wahrgenommen werden, kann das entweder bedeuten, daß die betreffende Person für Zahlen in Form einer visuellen Agnosie dyslektisch ist. Diese Störung

kann durch eine doppelseitige Schädigung im Bereich der Scheitel- und Hinterhauptlappen oder einseitig auf der dominanten Seite verursacht sein. Es kann auch bedeuten, daß die Raumvorstellung der Testperson durch eine Schädigung beider Scheitellappen beeinträchtigt ist oder aber, daß sie nicht in der Lage ist, sich die Quantität solcher Nummern vorzustellen. Das würde für eine rezeptive Aphasie als Folge einer Schädigung des linken Schläfenlappens und/oder für eine generalisierte doppelseitige Hirnfunktionsstörung sprechen.

8. Wenn alle bisher aufgeführten Fähigkeiten überprüft worden sind, besteht der nächste Schritt darin, die Fähigkeit der Testperson für die automatisch ablaufenden Grundrechenarten zu prüfen. Es werden Additions-, Subtraktions- und Multiplikationsaufgaben geprüft. Wenn bei einem hirngeschädigten Erwachsenen diese Rechenprozesse normal ablaufen, ist es ziemlich sicher, daß seine Hirnverletzung in Bereichen außerhalb derjenigen Abschnitte der nichtdominanten Hemisphäre liegt, die den Richtungssinn und die Raumfähigkeiten verarbeiten, oder außerhalb der Sprachzentren der dominanten Hirnhälfte. Ist die Testperson nur partiell beeinträchtigt, handelt es sich sehr wahrscheinlich um eine Dysphasie in Verbindung mit einer Schädigung des linken Schläfenlappens. Wenn die Aphasie die Testperson veranlaßt, an eine Zahl zu denken und eine andere auszusprechen, wie wir es im Fall von John Hall (s. S. 403) gesehen haben, dann liegen die Funktionsstörungen wahrscheinlich im linken Schläfenlappen und ziehen den Fasciculus arcuatus und die motorischen Sprachzentren in Mitleidenschaft. Dabei ist es wichtig, die Art und Weise zu beobachten, mit der die Testperson automatisch ablaufende Zahlenvorgänge ausdrückt: Schreibt sie diese nieder (Auge-Hand-Koordination)? Sagt sie diese auf (mündliches Sprechvermögen)? Schreibt sie diese nieder und zeigt dabei minimale Sprechbewegungen (visuell-auditiv-motorisch-verbal)?

9. Der nächste Schritt besteht darin festzustellen, ob die Testperson diese Dinge auch in ungewöhnlichen Situationen anwenden kann. LURIA schlägt dazu vor, mit der Aufforderung an die hirngeschädigte Person zu beginnen, eine einstellige Zahl von einer zweistelligen abzuziehen, beispielsweise 41 minus 6. Solch eine Aufgabe setzt voraus, „daß mehrere Komponenten auf dem Gebiet des Bewußtseins gleichzeitig gegenwärtig sein müssen" (LURIA, 1970). Ein komplizierteres Problem enthält die Subtraktion zweistelliger Zahlen voneinander, wie 83 minus 19. Wenn diese Aufgaben richtig durchgeführt werden können, ist es für den Untersucher sicher, daß die Zahlenvorstellung des Patienten intakt ist und daß er sich zwei unterschiedliche Zahlengrößen vorstellen und den betreffenden Rechenvorgang mit Hilfe seines geistigen Vorstellungsvermögens durchführen kann.

10. Reihenberechnungen erfordern die Fähigkeit, sich an das Ergebnis des vorhergehenden Rechenproblems zu erinnern und es als Basis für die nachfolgende Zahlenoperation zu verwenden. Ein typisches Beispiel hierfür wäre, 7 von 100 hintereinander zu subtrahieren und mündlich gegebene lange Zahlenreihen miteinander zu addieren oder zu subtrahieren. Eine

erfolgreiche Lösung dieser Aufgaben zeigt an, daß die Grundrechenarten beherrscht werden und eine flexible Zahlenvorstellung besteht, die notwendig ist, um die unterschiedlichen Rechenoperationen durchzuführen und die numerischen Zusammenhänge zu erfassen.

11. Als letzter Schritt werden Aufgaben vorgelegt, welche die Fähigkeit für induktives und deduktives Denken erfordern. Bei diesen Aufgaben kann ein hirngeschädigter Erwachsener einige Schwierigkeiten haben, selbst wenn er das Lesen und Schreiben von Zahlen und die automatische Durchführung der Grundrechenarten erfolgreich absolviert hat. Vermutlich nimmt abstraktes Denken das gesamte Gehirn in Anspruch, zumindest die Großhirnrinde in ihrer ganzen Ausdehnung und spezifische subkortikale Mechanismen (OJEMANN, 1974), so daß Schädigungen, die irgendwo im Bereich der Großhirnrinde oder im Thalamus auftreten, wahrscheinlich zu einer erhöhten geistigen Rigidität führen und deswegen schnell die adaptive Intelligenz verschlechtern.

Die Untersuchung hirnverletzter Erwachsener führte LURIA zu der Schlußfolgerung, daß eine Schädigung im Bereich der Areale des Scheitel- und des Hinterhauptlappens der sprachdominanten Seite zu einer Leseunfähigkeit (Alexie) für Zahlen oder zu Zahlenverwechslungen führen kann. Dies geschieht verhältnismäßig selten. Gewöhnlich sind Dyslektiker in der Lage, Zahlen zu lesen. Eine Läsion des linken Schläfenlappens kann Schwierigkeiten bereiten, mit einer mündlich ausgesprochenen Zahl eine Begriffsvorstellung zu verbinden. Meistens können diese Patienten Zahlen ganz gut lesen, haben jedoch aufgrund eines Mangels ihrer inneren Sprache Schwierigkeiten, mehrstellige Zahlen aufzuschreiben.

Aufmerksame klinische Beobachtungen zeigen oftmals eine Kombination von schlechtem Zahlenlesen und -schreiben sowie schlechtem rechnerischen Schlußfolgern. Sie beruht zweifellos darauf, daß diese Prozesse alle der linken Hemisphäre zuzuordnen sind (HÉCAEN, 1962). Eine Dyskalkulie auf der Basis schlechter Raumvorstellung beruht dagegen vorwiegend auf Läsionen der rechten Hemisphäre, und einer Akalkulie, die alle diese Behinderungen enthält, liegen doppelseitige Funktionsstörungen zugrunde.

Obwohl es nicht berechtigt ist, Ergebnisse, die sich bei einer Akalkulie hirnverletzter Erwachsener finden, auf Kinder zu übertragen, die an einem entwicklungsbedingten Zurückbleiben im Zahlenverständnis leiden, kann es doch ganz nützlich sein, das von LURIA angegebene klinisch-diagnostische Vorgehen zur Untersuchung der durch ihre Behinderung ausgelösten kognitiven Mängel anzuwenden.

Entwicklungsverzögertes Zahlenverständnis

Das neuropsychologische Modell der grundlegenden Ursachen von Störungen der Rechenoperationen (Raumvorstellung, visuelles und auditives Erkennungsvermögen) ist für uns eine brauchbare Hilfe, um zu verstehen, wie sich die normalen Fähigkeiten im Umgang mit Zahlen entwickeln und wie eine entwicklungsbedingte Verzögerung des Zahlenverständnisses diagnostiziert wird. Obwohl wir uns bei dieser Besprechung in erster Linie auf neuropsychologisch erklärbare Mängel stützen, ist es offensichtlich, daß es für schlechte Rechenleistungen noch weitere psychologische und umweltbedingte Ursachen gibt, wie Ängstlichkeit des Kindes, seine kulturelle Geisteshaltung oder ein schlechter Unterricht.

Aufgrund der kompromißlosen Struktur und Funktion scheint Rechnen den Schülern mehr Angst einzujagen als Lesen, Schreiben und künstlerische Betätigungen. Beim Rechnen wird das Kind unmittelbar mit der Wirklichkeit konfrontiert, und wenn es deren Anforderungen nicht erfüllen kann, hat es versagt. Im schöpferischen Tätigsein schafft sich das Kind seine eigene Realität, so daß es in dieser Hinsicht nicht versagen kann. Wenn jedoch ein Kind, von dem man annehmen kann, daß es einigermaßen glücklich ist, sich im Klassenverband sicher fühlt, zum Lernen motiviert ist und mit viel Phantasie unterrichtet wird, trotzdem nicht so gut rechnen lernt, wie man von ihm erwarten könnte, dann kann eine entwicklungsbedingte Störung zugrunde liegen. Lehrer und Diagnostiker sollten in diesem Fall eine Aufgabenanalyse durchführen, um die Problembereiche festzulegen.

Die genaue Ursache einer entwicklungsbedingten Rechenschwäche ist nicht bekannt, da ähnlich wie bei der entwicklungsbedingten Aphasie die Störung weniger klar definiert ist als bei den erworbenen oder unfallbedingten Formen bei älteren Kindern oder Erwachsenen.

Die wenigen Fälle jedoch, die nach einem unerwarteten Tod mittels Sektion untersucht werden konnten, lassen sehr stark vermuten, daß diese Störungen mit einer abnormen oder mangelhaften Entwicklung der Großhirnrinde im Bereich der Scheitel-, Schläfen- und Hinterhauptlappen beider Seiten und den im Gehirn ablaufenden Mechanismen in Zusammenhang stehen, die das Hören und die Sprache betreffen.

In dem in Kapitel 8 (S. 311) angeführten Fall von Billy (DRAKE, 1968) wurde gesagt, daß er „einige Schwierigkeiten mit dem Rechnen habe", und eine Zusammenstellung seiner Leistungen vom ersten bis zum sechsten Schuljahr zeigte, daß er sich in jedem Fall in der Nähe oder leicht unterhalb des Klassendurchschnitts befand. Seine gesprochene Sprache und seine Raumvorstellung waren jedoch völlig normal (WISC-Mosaiktest, Wertpunkte 9 im Alter von 10 Jahren und 10 im Alter von 12 Jahren). Seine visuelle Wahrnehmung für kleine Details, die mit dem WISC-Bildergänzungstest gemessen wurde, hatte im Alter von 10 Jahren 11 Wertpunkte und mit 12 Jahren 9 Wertpunkte. Im mündlichen Rechnen, das mit dem WISC-Subtest „Rechnerisches Denken" bestimmt wurde, erreichte er im Alter von 10 Jahren nur 6 Wertpunkte, was ein schlechtes Ergebnis darstellt, und im Alter von 12 Jahren 9 Wertpunkte, etwa dem Durchschnitt entsprechend. Die Ergebnisse dieses Falles zeigen, daß Billy trotz seiner mangelhaften Hirnentwicklung im Bereich beider Scheitellappen und des Balkens aufgrund seines normalen auditiven Sprachverständnisses und seiner durchschnittlichen visuell-kognitiven und räumlichen Fähigkeiten das Rechnen in der Schule seinem Alter und jeweils nahezu dem Durchschnitt entsprechend lernte.

Anders gesagt, er war nicht aphasisch, und seine räumlichen und visuell-kognitiven Fähigkeiten waren nahezu normal.

Der ebenfalls im 8. Kapitel (S. 311) besprochene zweite Fall (LANDAU, GOLDSTEIN und KLEFFNER, 1960) betrifft einen Jungen, der von guter Intelligenz zu sein schien, aber kein gutes Sprechvermögen besaß. Im Alter von 6 Jahren zeigte er einen Handlungs-IQ von 78, und 2 Jahre später nach einem Nachhilfeunterricht in einer Klasse für aphasische Kinder, betrug sein Handlungs-IQ 97. Er konnte mit 8 Jahren bis 5 zählen, was die meisten Vorschulkinder bereits können und seine Zahlenvorstellung war sehr schlecht. Mit 9 Jahren konnte er Zahlen bis 10 addieren und subtrahieren. Das entspricht einer Leistung, die normalerweise am Ende des ersten Schuljahres erreicht wird. Mit 10 Jahren lag sein Lernquotient bei 76, wobei jedoch hinsichtlich seiner Rechenfähigkeiten keine Information gegeben wurde. Dieser Junge zeigte also im Vergleich zu Billy wesentlich schlechtere Fortschritte, wobei die Hauptursache hierfür wahrscheinlich seine Aphasie gewesen sein dürfte. Leider haben wir keine Hinweise über sein räumliches Vorstellungsvermögen und seine visuelle Wahrnehmung erhalten können, wie sie im Fall von Billy vorlagen. Die Annahme erscheint berechtigt, daß sie beide durchschnittlich waren, da sein zuletzt gemessener Handlungs-IQ 97 war. Diese Hinweise lassen vermuten, daß entwicklungsbedingte Probleme beim auditiven Sprachverständnis möglicherweise einen stärker negativen Einfluß auf das Rechenvermögen haben als Schwächen in irgendeinem anderen psychologischen Bereich, da diese die innere Sprache, die Weiterentwicklung des Vorstellungsvermögens und das damit zusammenhängende Lernen beeinträchtigen.

COHN hat 1968 einige interessante Krankengeschichten mit neurologischen Untersuchungsergebnissen vorgelegt. Er stellt darin fest, daß die entwicklungsbedingte Dyskalkulie durch folgende Faktoren gekennzeichnet ist:

1. Mißgebildete, häufig umgekehrte oder zu große Zahlenschriftzeichen.
2. Eine Dyslexie.
3. Eine Unfähigkeit, einzelne ganze Zahlen zu addieren.
4. Eine Unfähigkeit, Rechenzeichen und Dezimalstellen zu erkennen und anzuwenden.
5. Fehler beim exakten Lesen des richtigen Wertes mehrstelliger Zahlen, da ihre Reihenfolge und räumliche Anordnung nicht erkannt wird.
6. Schlechtes Gedächtnis für die Grundrechenarten.
7. Fehler, wenn Zahlen „im Sinn" zu behalten sind.
8. Falsche Anordnung und Plazierung von Zahlen beim Multiplizieren und Dividieren.

Der Leser wird leicht den engen Zusammenhang zwischen dieser Zusammenstellung von Mängeln und LURIAs Untersuchungsreihe der Akalkulie bei hirnverletzten Erwachsenen feststellen können.

Rechentauglichkeit, nonverbales Lernen und soziale Anpassung

MYKLEBUST (1975b) war einer der ersten Autoren, die die wichtigen Zusammenhänge zwischen nonverbalem Lernen und sozialer Anpassung erkannten. Er lieferte zahlreiche neue Einsichten in diese wechselseitige Verbindung. Da jedes Lernen sowohl verbale als auch nonverbale Prozesse umfaßt und in der Vergangenheit vorwiegend die verbalen Aspekte des Lernens unsere Aufmerksamkeit auf sich zogen, untersuchte MYKLEBUST die nonverbale Intelligenz und ihre Beziehung zur schulischen Leistung. Das nonverbale Lernen umfaßt neben räumlich-konstruktiven Fähigkeiten, richtiger Zeiteinschätzung, der Kenntnis der Körperteile und des Richtungssinnes auch die soziale Wahrnehmung von sich selbst und den anderen. Ein angemessenes Sozialverständnis ist sehr eng mit der persönlichen Unabhängigkeit und einem umfassenden Verständnis der Feinheiten der zwischenmenschlichen Beziehungen verknüpft. Da ein schlecht ausgebildetes Sozialempfinden die inneren Erfahrungen einengt und dieser Prozeß einen beschränkenden Effekt auf das gesamte deduktive und adaptive Lernvermögen hat, hält MYKLEBUST die Annahme für berechtigt, daß Störungen des nonverbalen Lernens „sich negativer als verbale Behinderungen auswirken" (MYKLEBUST, 1975b). Er begründet dies mit dem Hinweis, daß nonverbale Beeinträchtigungen hinsichtlich der Wahrnehmung des sozialen Geschehens ernste Störungen hervorrufen können, während sowohl verbale als auch nonverbale Fähigkeiten gleichzeitig zu einer normalen Informationsverarbeitung der sozialen Wahrnehmung beitragen und verbale Schwächen u. U. nur einen geringen Effekt auf nonverbale Erfahrungen haben.

Menschen, die in dieser Weise betroffen sind, können zwar fließend reden, aber sie können unentschlossen, emotionell unreif und sozial abhängig sein. Untersuchungen an großen Stichproben von Kindern unterstützen seine Hypothese. Bei Handlungstestreihen zeigten Schüler von normaler Intelligenz, die in der Schule jedoch nicht vorankamen, signifikant schlechtere Ergebnisse hinsichtlich ihrer nonverbalen Fähigkeiten. Ihre Fähigkeiten, die Zeit richtig einzuschätzen, sich räumlich zu orientieren, Größe, Geschwindigkeit, Höhe und Seite richtig abzuschätzen, Körperteile zu identifizieren, Bewegungsabläufe gleichmäßig durchzuführen und sich sozial reif zu verhalten, waren signifikant schlechter. Eine Diskriminanzfunktionsanalyse zeigte, daß eine große Zahl von Handlungstests geeignet ist, Unterschiede zwischen lerngestörten und normalen Kindern zu erkennen.

Wie wir bereits festgestellt haben, beanspruchen die kognitiven Funktionden, die für Rechenaufgaben erforderlich sind, wie Zahlenvorstellung, Bezugswerte und exaktes Lesen von Zahlen, sehr stark die grundlegenden Fähigkeiten, die mit einer guten Raumvorstellung zusammenhängen, Fähigkeiten also, die von elementarer Bedeutung für das erfolgreiche Bestehen von Leistungstest sind.

STRANG und ROURKE (1983) stellten bei einer Gruppe von Kindern fest, daß ihre Punktzahlen für das Rechnen im Wide-Range-Achievement-Test (JASTAK und JASTAK, 1965) um mindestens 1,8 Jahre höher lag, als die

Punktzahl für Lesen und Rechtschreibung im gleichen Test. Im Wechsler-
(WISC)-Test (WECHSLER, 1949) hatten sie einen mittleren Handlungs-IQ
von 107,2 und einen mittleren verbalen IQ von nur 92,27. Eine andere Gruppe
mit entgegengesetztem Muster, bei der die Punktzahlen für Lesen und Rechtschreibung mindestens 2 Jahre höher lagen, als die Punktzahlen für Rechnen,
hatte einen mittleren Handlungs-IQ von 87,93 und einen mittleren verbalen
IQ von 102,2. Die Unterschiede waren in beiden Fällen hochsignifikant.

Aufgrund dieser Ergebnisse kamen die Autoren zu folgendem Schluß: „Es
scheint klar zu sein, daß die mangelhafte nonverbale Begriffsformulierung
und das mangelhafte Urteilsvermögen, die beide für Kinder der Gruppe 3 –
das ist die Gruppe, bei welcher der verbale IQ über dem Handlungs-IQ liegt –
anscheinend charakteristisch sind, in irgendeiner Form auf ihren sozialen Un-
ausgeglichenheiten beruhen" (STRANG und ROURKE, 1983). Sie fanden
auch im Halstead-Kategorie-Test, einem Test, der unter Benutzung geometrischer Figuren in einem räumlichen Zusammenhang das induktive und deduktive Urteilsvermögen erkennen läßt, daß Kinder der Gruppe 2, bei denen der
Handlungs-IQ über dem verbalen IQ lag, sich mit zunehmender Erfahrung in
ihren Leistungen verbesserten. Kinder der Gruppe 3 profitierten von ihrer zunehmenden Erfahrung nicht im gleichen Maße.

MYKLEBUST (1975b) hat eine Anzahl eingehend beschriebener Ver-
laufsfälle vorgelegt, um anhand von Einzelbeispielen seine Gruppenergebnisse
zu verdeutlichen. Er war durch sie zu dem Schluß gekommen, „daß es nicht
länger zu vertreten ist, Lernschwächen lediglich vom psycholinguistischen
Standpunkt oder irgendeinem anderen Aspekt aus zu betrachten, der die nonverbale Seite der Erfahrung übersieht." Diese nonverbalen Aspekte umfassen
nicht nur Sozialverständnis und nonverbales Urteilsvermögen, sondern sollten ebenso die Aspekte des emotionellen Erlebens und der Motivation einbeziehen. Das besagt, daß eine umfassende Untersuchung der kognitiven Struktur und Entwicklung das Sozialverhalten und die Lernstrategien des Lernenden berücksichtigen sollte. DAS, ein Schüler LURIAs, hat mit seinen Mitarbeitern unter Benutzung des Modells von LURIA über den funktionellen
Aufbau des Gehirns (vgl. Kapitel 3, S. 45) eine Intelligenztheorie entwickelt,
die im *Verschlüsseln* und *Planen* die grundlegenden geistigen Funktionen sieht
(DAS, KIRBY und JARMAN, 1979).

In den Begriff „Verschlüsseln" beziehen sie LURIAs Vorstellungen von
der *gleichzeitigen* und *aufeinanderfolgenden* Verarbeitung mit ein. Unter Verschlüsselung verstehen DAS, KIRBY und JARMAN die kognitiven Funktionen von LURIAs zweiter zerebraler Funktionseinheit oder dem Funktions-
block (das ist die Informationsaufnahme, -analyse und -speicherung). Anatomisch vermutet LURIA diesen zerebralen Block in den Hirnarealen hinter der
Zentralfurche. In gleicher Weise wie LURIA sehen auch DAS, KIRBY und
JARMAN Planung und Ausführungsleitung als die Hauptfunktion der Stirnlappen an. Zusammenfassend kann man sagen, „die drei Funktionsblöcke des
Gehirns befassen sich jeweils mit der Aufmerksamkeit, dem Codieren und
dem planvollen Verhalten" (DAS, KIRBY und JARMAN, 1979). Man stellt
sich vor, daß das intelligente Verhalten ein adäquates Niveau der Aufmerk-

samkeit (Block 1), verstehende Erkenntnis (Block 2) und eine entsprechende Leistungsfähigkeit im kreativen Denken sowie Planen und Treffen von Entscheidungen (Block 3) erfordert. Wenn in einem oder mehreren dieser Blöcke eine Schwäche vorliegt, kann daraus ein schlechtes Lernvermögen resultieren.

Als Beispiel für eine simultane Verarbeitung kann das Betrachten einer Landkarte oder einer geometrischen Figur dienen, wobei alle Teile der Vorlage mit einem Male wahrgenommen werden können. Ein Beispiel für eine aufeinanderfolgende Verarbeitung ist das Hören oder Lesen menschlicher Sprache, wobei die einzelnen Teile seriell (nacheinander) aufgenommen werden und die ganze Bedeutung erst am Ende des Satzes völlig klar wird. Während die serielle Verarbeitung vorwiegend auf Funktionen der linken Hemisphäre beruht, erfolgt die simultane Verarbeitung weitgehend in der rechten.

Dieses Modell des Erkennens ist zwar unvollständig, hat sich aber für die Untersuchung von schulischen Leistungen bewährt, da für alle Unterrichtsaufgaben das Codieren und Planen eine Rolle spielt, wenn auch manche Formen des Lernens das eine mehr als das andere betonen. So erfordert beispielsweise das Auswendiglernen eines Vokabulars von zehn Wörtern keine allzugroße Planung. Es hängt in erster Linie vom Wortgedächtnis und Erinnerungsvermögen ab. Rechenaufgaben werden zunächst gespeichert und entschlüsselt, doch wenn man sie benötigt, um ein Rechenproblem zu lösen, muß man Entscheidungen treffen und Planungen vornehmen. Das ist ein Beispiel für adaptive Intelligenz.

KIRBY und ASHMAN (1984) haben die möglichen Zusammenhänge zwischen der Fähigkeit zum Planen und mathematischen Leistungen untersucht. Sie sehen einige Seiten der Planungsfähigkeit als offen für Instruktionen an, und wenn diese nur schwach ausgebildet sind, könnte darin einer der Gründe für eine schlechte schulische Leistung bei lerngestörten Kindern liegen. Durch eine Faktorenanalyse fanden sie vier Planungsformen oder -faktoren, die sich aus den von ihnen benutzten Tests ergaben: einen Faktor des Erfassens und zwar sowohl visuell, wie beispielsweise für Labyrinth-Aufgaben, als auch verbal (fließendes Sprechen, Wortflüssigkeit); einen Übungsfaktor (speziell für Aufgaben des Zahlengedächtnisses), einen Sammelfaktor (speziell für die sprachliche Einordnung alltäglicher Gegenstände) und einen metakognitiven Faktor, der für Probleme einer noch offenen Situation Verwendung findet. Sie verglichen die Rechenergebnisse von 121 Schülern des fünften Schuljahrs mit ihren Punktwerten aus einer Testreihe von Planungstesten und kamen zu dem Ergebnis, daß der Faktor des Erfassens und der die selektive Aufmerksamkeit bestimmende Faktor für das mathematische Leistungsvermögen die beste Vorhersage gestatten. Als nächster Faktor kommt vielleicht der metakognitive in Betracht.

Die wenigen Forschungen, die hier zitiert werden, weisen auf einen möglichen Zusammenhang zwischen „sozialer Intelligenz" und mathematischen Fähigkeiten hin. Es müssen jedoch wesentlich mehr Untersuchungen durchgeführt werden, um diesen Zusammenhang abzuklären. Diese Studien können jedoch dem Pädagogen die Erkenntnis bewußt machen, daß für die Leistungsfähigkeit für Mathematik in wesentlich ausgedehnterem Maße kognitive und

verhaltensrelevante Merkmale eine Rolle spielen, als bisher allgemein angenommen wurde.

Piaget und Luria

Wahrscheinlich hat niemand die Entwicklung des geistigen Wachstums des
Kindes eingehender untersucht als PIAGET und keiner die neuropsychologischen Zusammenhänge der Funktionsstörungen im Gehirn eingehender studiert als LURIA. Aus diesem Grund könnte ein Vergleich ihrer Arbeiten nützlich sein.

Obwohl sich PIAGET primär nicht mit der Erstellung von Normwerten
von Kindern beschäftigte, offenbarten alle seine Studien eine zunehmende kognitive Vielfalt, die durch das biologische Wachstum des Kindes bestimmt
wird. „PIAGETs wissenschaftliche Arbeiten begannen auf dem Gebiet der
Zoologie, und seine Theorie der geistigen Entwicklung hat dort ihre Wurzeln"
(PHILLIPS,1975). Wir fangen gerade an, die Biologie des wachsenden
menschlichen Gehirns und ihren Zusammenhang mit dem Lernen etwas zu
verstehen. Noch im Jahr 1950 gab LASHLEY unumwunden zu, daß man
nicht in der Lage sei, im Anschluß an Lernvorgänge irgendwelche Unterschiede im Gehirn nachzuweisen (LASHLEY, 1950). Danach kam es jedoch zu einigen histologischen Nachweisen (CONEL, 1939–1963), die bemerkenswerte
Veränderungen der Hirnstruktur im Zusammenhang mit Wachstum und Erfahrung feststellten. Obwohl die Gesamtzahl der Neuronen des Zentralnervensystems bei der Geburt annähernd vollständig ist und nach der Geburt nur
noch innerhalb einer sehr kurzen Zeitspanne zunimmt, zeigten die Arbeiten
von CONEL eine deutliche Zunahme der Dendritenverzweigungen im Alter
von 3, 15 und 24 Monaten nach der Geburt (vgl. Abb. 9.15).

Sicherlich führt das einen Lernvorgang begleitende Engramm (oder die
neurale Spur) im Gehirn nicht zu einer Zunahme von Nervenzellkörpern,
doch könnten folgende Veränderungen zustande kommen:

1. Ein Nervenwachstum in Form von Wachstumskegeln oder amöbenartigen
   Strukturen an den Spitzen der dendritischen Verzweigungen.
2. Eine Zunahme der Neuroglia, das ist das Gewebe, das die Nerven um-
   schließt und stützt.
3. Biochemische Veränderungen an der Synapse oder innerhalb der Nervenzellen, die einen gewissen Grad von Dauerhaftigkeit besitzen (PRIBRAM,
   1971).

Ungeachtet der physiologischen Ätiologie der neuralen Prägung führen die
Arbeiten PIAGETs buchstäblich Hunderte von Beispielen kognitiver Verän-
derungen auf, die von naiver Wahrnehmung bis zur logischen Abstraktion
und von der Einfalt bis zu höchster geistiger Vielfalt reichen und die mit der
Entwicklung des Gehirns und des Nervensystems Hand in Hand gehen. PIA-
GET stellte bei der Untersuchung des geistigen Vorstellungsvermögens des
Kindes im Alter von 5, 7 und 11 Jahren sowie beim Erwachsenen eine laufende

A   B   C

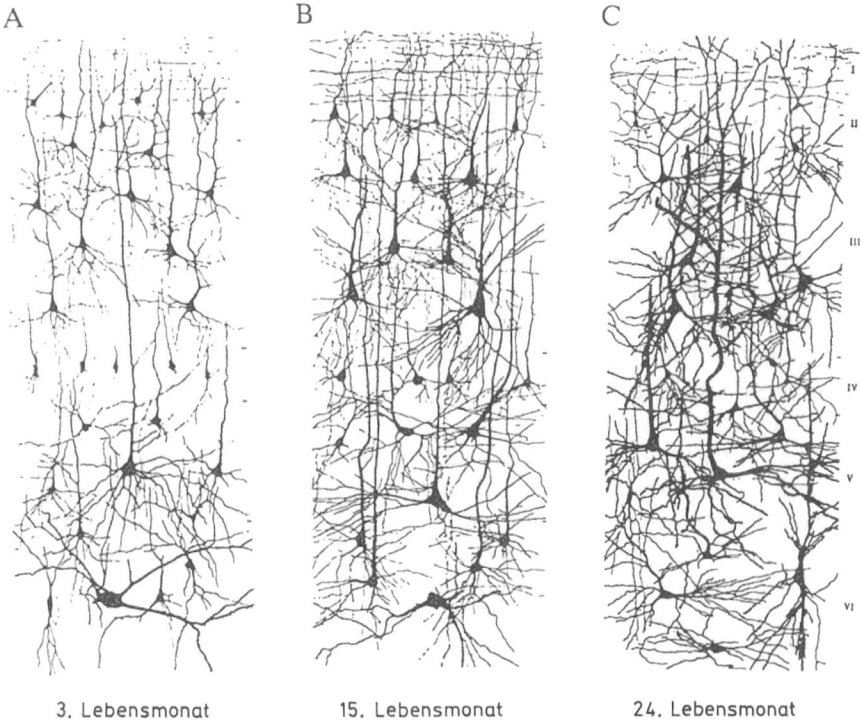

3. Lebensmonat   15. Lebensmonat   24. Lebensmonat

Abb. 9.15 Zeichnungen von Ausschnitten der Großhirnrinde bei Kindern im Alter von 3, 15 und 24 Monaten. Mit zunehmendem Alter kann eine Zunahme der Zwischenverbindungen und der Stärke der Dendriten beobachtet werden. (Nach CONEL, A. 1947; B. 1955 und C. 1959)

Abnahme von Kopierfehlern eines 20 cm langen Stabes fest, und wenn dieser im Anschluß an den ersten Bildeindruck um 180° gedreht wurde oder in irgendeiner anderen Stellung gezeigt wurde (PIAGET und INHELDER, 1971). Bei der Untersuchung der Entwicklung der kindlichen Zahlenvorstellung – ein Problem, das unsere jetztige Diskussion ganz besonders berührt – ist PIAGET an der Einführung der Dauerhaftigkeit (Konservierung) einer Zahl oder einer Quantität interessiert. In gleicher Weise, wie er feststellte, daß der Säugling in seinen ersten Lebensmonaten die Beständigkeit wahrgenommener Gegenstände entdeckt, auch wenn er sie nicht mehr sieht, so kommt es im Alter von ca. 4–7 Jahren zur Realisierung eines dauerhaften Zahlenbegriffes. Dieser kognitive Prozeß muß sich entwickelt haben, bevor ein Kind Rechenaufgaben geistig nachvollziehen kann, da „eine Zahl nur dann geistig verarbeitet werden kann, wenn sie als solche identisch mit sich selbst bleibt, gleichgültig, in welcher Art der Verteilung mit anderen Einheiten sie zusammengesetzt ist" (PIAGET, 1941). Zu Beginn nimmt ein Kind Quantitäten „in seinem aus Fühlen bestehenden Universum" über die Sinneswahrnehmung auf. Die meisten Kinder haben im Alter von 4 oder 5 Jahren keine klaren Vorstellungen von der

Beständigkeit einer Quantität unabhängig von Änderungen der Gestalt.
Wenn zwei Gefäße von identischer Größe mit der gleichen Flüssigkeitsmenge
angefüllt sind, wird das Kind sagen, die beiden Quantitäten sind gleich groß,
da es die beiden Flüssigkeitsspiegel in gleicher Höhe *sieht*. Wenn der Inhalt eines dieser beiden Gefäße in ein engeres geschüttet wird, wird ein Kind in diesem Alter sagen, daß das engere Gefäß mehr Flüssigkeit enthält, weil es *sieht*,
daß der Flüssigkeitsspiegel viel höher steht.

Mit ungefähr 6 Jahren fangen die Kinder an, sich weniger auf Wahrnehmung zu verlassen und mehr in Begriffen zu denken, und beginnen jetzt, Antworten zu geben, die die ungelösten Konflikte zwischen dem, was sie sehen
und dem, was sie denken, zum Ausdruck bringen. Im Alter von 7 Jahren
begreifen die meisten Kinder, daß Flüssigkeitsmengen gleich groß sind,
„ohne Rücksicht auf die Anzahl und die Art der vorgenommenen Änderungen" (PIAGET, 1941).

Es kann gezeigt werden, daß das gleiche Muster der geistigen Entwicklung
sowohl mit homogenen Quantitäten, wie Flüssigkeiten, als auch mit inhomo-
genen Quantitäten, wie Perlen oder Bohnen, abläuft. Ein 5jähriges Kind, dem
man zwei gleichgroße Gefäße mit einer gleichen Anzahl identischer Perlen
vorsetzt, wird sagen, daß die Quantitäten gleich sind, wiederum weil es die
Perlen in gleicher Höhe *sieht*. Wenn man nun die Perlen in einen schmaleren
und höheren Behälter schüttet, wird das Kind sagen, daß jetzt mehr Perlen
darin sind. Nach dem Grund gefragt wird es vielleicht sagen, daß ein Halsband aus den Perlen in dem höheren Gefäß länger sein wird, als eins, das aus
den Perlen des anderen Gefäßes angefertigt wird.

Wenn die Perlen aus dem hohen Behälter in das ursprüngliche Gefäß zu-
rückgeschüttet werden, wird das 5jährige Kind behaupten, daß ein Halsband
dieselbe Länge haben würde wie das andere. Mit anderen Worten: in diesem
Stadium werden Quantitäten je nach ihrer *wahrgenommenen* Größe als größer
oder kleiner eingeschätzt. Wenn die Kinder dann etwa 6 Jahre alt sind, ist den
meisten von ihnen klar, daß die Anzahl der Perlen konstant bleibt, unabhängig von der Form der Gefäße, und daß zwei Halsbänder, die mit der gleichen
Perlenzahl angefertigt werden, unabhängig von der Form der Gefäße, gleich
lang sein werden.

Da PIAGET in erster Linie daran interessiert war, das intellektuelle
Wachstum normaler Kinder zu untersuchen, entsprachen seine Versuchser-
gebnisse der normalen Hirnentwicklung. Um die Einflüsse von Hirnfunktionsstörungen auf das von ihm beschriebene Wachstumsmuster der geistigen
Entwicklung zu überprüfen, wollen wir uns einige der wenigen Experimente,
die PIAGET an geistig retardierten Kindern durchführte, ansehen.

„PIAGET betrachtet den Verstand als ein dynamisches System, das auf
seinem Wege zur Reifung qualitativ unterschiedliche Integrationsniveaus passieren muß" (ROBINSON und ROBINSON, 1976) im Gegensatz zu einer
Sichtweise, die den Verstand als eine festgelegte Struktur auffaßt, die neue
Kenntnisse und Fähigkeiten erwirbt. PIAGETs Auffassung gibt nicht nur Anlaß zu größeren Hoffnungen auf Besserung bei retardierten Kindern, sondern
auch eine umfassendere Auskunft über ihre geistige Entwicklung. In diesem

Zusammenhang soll daran erinnert werden, daß PIAGET die Entwicklung in vier Hauptperioden einteilte:

1. Die sensomotorische Periode von der Geburt bis ungefähr zum 2. Lebensjahr, die durch reflektorische, sensomotorische und motorische Aktivitäten gekennzeichnet ist.
2. Die präoperationale Periode vom 2. bis zum 7. Lebensjahr, die gekennzeichnet ist durch den Beginn des Denkens in Symbolen, obwohl dies mehr durch Wahrnehmungsprozesse als durch begriffliches Denken charakerisiert ist.
3. Die Periode des konkreten Handelns vom 7. bis zum 11. Lebensjahr, die durch eine schnelle Entwicklung der Zahlen- und Raumvorstellung charakterisiert ist und bei der es zu einem Verstehen des Mechanismus von Ursache und Wirkung kommt.
4. Die Periode des formalen Handelns vom 11. bis zum 15. Lebensjahr ist durch eine schnelle Erweiterung des Symboldenkens charakterisiert, sowie durch eine abstrakte Begriffsverarbeitung und eine erhöhte Fähigkeit, induktive und deduktive Schlußfolgerungen auszuführen.

Da alle Verstandesfunktionen im Gehirn und Zentralnervensystem ablaufen, kann man erwarten, daß bei hirngeschädigten Kindern die Funktion dieser Vorgänge auf einem niedrigeren Niveau erfolgt als bei gleichaltrigen gesunden Kindern. Forschungen in PIAGETs Laboratorium und auch in anderen Forschungszentren über geistig retardierte Personen bestätigten diese Annahme. INHELDER (1968), eine Kollegin PIAGETs, stellte fest, daß stark geistig retardierte Erwachsene in ihrer geistigen Entwicklung in der sensomotorischen Periode stehengeblieben waren. Weniger stark geistig retardierte Erwachsene erreichten das präoperationale Stadium der Intuition, konnten sich darüber hinaus jedoch nicht weiterentwickeln. Gering geistig retardierte Erwachsene, die für gewöhnlich unterrichtbar und erziehbar sind, erreichten das Niveau konkreter Handlungen, und die Grenzfälle geistig leicht eingeschränkter Personen waren sogar in der Lage, ein beschränktes Repertoire der einfacheren Arten geistiger Abstraktion zu lernen. Unabhängig davon durchgeführte Arbeiten an anderen Zentren außerhalb PIAGETs Genfer Laboratorium kamen zu weitgehend damit übereinstimmenden Ergebnissen, obwohl einige Forscher feststellten, daß nicht alle geistig beschränkten Personen eindeutig den beschriebenen Stadien des intellektuellen Wachstums zugeordnet werden konnten. Aufgrund unserer heutigen neuropsychologischen Kenntnisse ist dies auch ohne weiteres einsehbar: Punktförmige oder umschriebene Hirnschädigungen können zahlreiche geistige Funktionen beeinträchtigen und andere auf überdurchschnittlichem Niveau lassen, da die Rindenareale, die für deren Funktionieren von vitaler Bedeutung sind, nicht von der Schädigung betroffen wurden.

Mit Hilfe des PIAGETschen Entwicklungsmodells lassen sich die drei Hauptursachen der entwicklungsbedingten Retardierung des Zahlenbegriffs und der Dyskalkulie erklären, die in Schwächen der Sprache (auditiv-gnostisch), des Lesens (visuell-gnostisch) und/oder der Raumvorstellung liegen. Gehörte und gesprochene Sprache entwickelt sich vorwiegend während der beiden ersten Perioden des PIAGETschen Modells, Lesen und Schreiben sowie die automatische Handhabung von Zahlen in der dritten Periode und das abstrakte mathematische Denken während der Adoleszenz in der letzten Periode. Dieses Entwicklungsmodell deckt sich auch mit der üblichen Gliederung des Schulablaufs in der Grundschule und der Höheren Schule.

Wenn das Kind im Alter von 6 Jahren in die Schule kommt, verfügt es über einen Wortschatz von ungefähr 2500 Wörtern oder mehr. In seinem Denken ist es noch weitgehend „magisch" und ich-bezogen, und es ist noch nicht in der Lage, mit abstrakten Zeitbegriffen umzugehen. Während der folgenden 4 oder 5 Jahre lernt das Kind sehr rasch Lesen und Schreiben und Hunderte von Zahl- und Wortbegriffen zu meistern sowie die räumliche Form von Abbildungen und Landkarten zu verstehen. In der Höheren Schule lernt das Kind, Rechenprobleme zu lösen, die ein adaptives Denken erfordern, um problematische algebraische Abstraktion auszuführen und räumliche Vorstellungen erfordernde geometrische Lehrsätze zu analysieren. Für dies alles benötigt man eine normale und gesunde beiderseitige Hirnfunktion.

Jeder Hirnschaden oder jede Hirnfunktionsstörung, ob umschrieben oder diffus, kann einige oder alle dieser psychologischen Vorgänge beeinträchtigen.

Obwohl die meisten klinischen Untersuchungen LURIAs an hirnverletzten Erwachsenen erfolgten, bezog er sich in freier Form auf die Arbeiten PIAGETs und einer großen Anzahl russischer Forscher, um sie zu seiner Theorie über die ontogenetische Formation des Zahlenbegriffs und der Rechenoperationen zusammenzufassen. Er erkannte die visuellen, die räumlichen und die letztlich vorstellungsbedingten Aspekte des Zahlenbegriffs in ihrer altersabhängigen Reihenfolge an, hob aber hervor, daß „in der Schlußphase das Konzept der Zahlen und der Rechenoperationen seine räumliche Komponente erhält" (LURIA, 1966).

Wenn ein Kind an einer Fehlbildung in den Abschnitten des Gehirns leidet, die vorwiegend für Raumerkennung und Raumvorstellung verantwortlich sind – bei hirnverletzten Erwachsenen liegen diese Abschnitte immer im neuralen System der Schläfen-, Scheitel- und Hinterhauptlappen – dann kann es unfähig sein, Punkte in einem asymmetrischen Raum zu erfassen oder sich vorzustellen, „die für eine korrekte Rechenleistung wesentlich sind" (LURIA, 1966). Durch diesen Verlust der Raumkoordination werden Rechenaufgaben erschwert oder unmöglich gemacht.

In unserem Laboratorium fanden wir signifikante Korrelationen von 0,43 zwischen Rechnen und dem Reihenfolgegedächtnis von Lichtmustern im zweiten Schuljahr und von 0,32 im fünftem Schuljahr (GADDES und SPELLACY, 1977). Die Messungen erfolgten mit dem Dynamic-Visuell-Retention-Test, einer Apparatur, bei der Lichtmuster auf einem ebenen Bildschirm aufleuchten. Um diesen Test erfolgreich durchzuführen, muß sich das Kind eine Auswahl räumlicher Koordinaten auf dem leeren Bildschirm vorstellen und mit dem Ort, auf dem die Lichtmuster aufleuchten, vergleichen können. Obwohl das Reihenfolgegedächtnis mit der Rechenfähigkeit in Relation stehen kann, scheint es ziemlich sicher zu sein, daß auch die räumlichen Fähigkeiten erheblich daran beteiligt sind, die für den Test gefordert werden.

LURIAs Modell, Rechenkenntnisse zu gewinnen, entspricht dem PIA-GETschen. Dieses Modell stammt zwar weitgehend von LURIAs Untersuchungen an hirnverletzten Erwachsenen, aber es basiert auf seinen Beobachtungen über den Ausfall von Zahlenoperationen im Zusammenhang mit der Hirnschädigung. Die Annahme erscheint berechtigt, daß sie sich während des normalen Wachstums in umgekehrter Reihenfolge entwickeln, und die klinischen Beobachtungen bestätigen diese Annahme. Das Vorschulkind sammelt seine Erfahrungen an materiellen Gegenständen, die es im Raum handhaben kann, und von diesem visuellen und manuellen Kontakt mit den Gegenständen erwirbt es später den Zahlenbegriff. Wenn das Kind lernt, Zahlen zu schreiben, führt dies zur Bildung tabellarischen Rechnens, und im Anschluß an dieses automatische Erlernen der Zahlen durch mündliches Aufsagen und Schreiben in einer bestimmten räumlichen Anordnung lernt es schließlich, mit Zahlen symbolisch zu denken und in abstrakter Weise Schlüsse zu ziehen.

Dieses Modell stimmt auch mit dem Unterrichtsablauf in der Grundschule überein. Vom ersten bis zum vierten Schuljahr beschäftigt sich das Kind weitgehend damit, Zahlenbegriffe zu automatisieren und die Berechnungen in einem korrekten räumlichen Muster niederzuschreiben. Im fünften und sechsten Schuljahr beginnt es, sich mit Rechenproblemen auseinanderzusetzen, die auf einem korrekten mechanischen Funktionieren beruhen, bei denen jedoch die Wahl der Methode nicht mehr automatisiert ist, sondern auf deduktiven Schlußfolgerungen beruht. Einige Kinder, die bis zum vierten Schuljahr im Rechnen adäquate Leistungen vollbrachten, können danach in ihren Leistungen absinken, da ihre Fähigkeit für logische Abstraktion inadäquat ist.

Im Kapitel 4 (S. 113) haben wir den Fall eines 17jährigen Jungen beschrieben, der mit einer Schädigung der rechten Hemisphäre in den mittleren Abschnitten auf die Welt gekommen war. Obwohl er in allen sprachlichen Fächern überdurchschnittlich gut war, hatte er extreme Schwierigkeiten im Kunstunterricht, im Landkartenlesen, im Rechnen und mit allen Dingen, die eine Raumanalyse oder Raumsynthese erforderten. Als er die Höhere Schule erreichte, konnte er genügend Algebra, um versetzt zu werden, aber Geometrie war für ihn unmöglich zu bewältigen. Dieses Ergebnis läßt vermuten, daß seine Unfähigkeit im Rechnen nicht die Folge schlechter geistiger Fähigkeiten war, da er sonst auch in Algebra nicht gut gewesen wäre, sondern Ausdruck seines stark beeinträchtigten räumlichen Vorstellungsvermögens. Dieser Fall läßt sich durchaus in der Sicht von LURIAs Modell erklären und stellt den Sonderfall normaler Sprach- und Lesefähigkeiten, aber mangelhafter räumlicher Fähigkeiten dar.

In diesem Falle hatte also eine Schwäche des Jungen in nur einem Hauptursachenbereich für ein Zurückbleiben im Zahlenverständnis ausgereicht, um eine schwere Beeinträchtigung des Rechnens zu bewirken. Für Algebra, die eine Art quantitativen Denkens erfordert, das sich mehr in verbalen als in numerischen Symbolen ausdrückt, blieb dem jungen Mann jedoch eine dem Klassendurchschnitt entsprechende Leistungsfähigkeit erhalten.

10 Heilbehandlung, Therapiemaßnahmen und das lerngestörte Kind

So also formt das Menschengehirn die Freiheit: Mit Hilfe immer wirksamer werdender Neuerungen in den Regeln des gesellschaftlichen Zusammenlebens befreit sein Gehirn den Menschen von Furcht. Durch immer bessere Produktions- und Verteilungsmethoden befreit sein Gehirn ihn von Bedürfnissen. Mit Hilfe einer ständig wachsenden Stärke des Begreifens und Planens macht sein Gehirn den Menschen frei für Liebe und Vergnügen.

Das menschliche Gehirn macht dies und tat es schon immer. Wir teilen die Zuversicht, daß es dies immer tun wird, wenn auch manchmal langsam und in schmerzlichen Schritten. Denn das ist die Weise, wie wir lernen.

Karl H. PRIBRAM (1964)

Bei der Behandlungsplanung müssen wir die Art und Weise berücksichtigen, in der die Lernstörung die Motivation des Kindes beeinflußt und nicht nur die Art, wie motivierende Faktoren in ihren Auswirkungen die Lernstörung komplizierend beeinflussen können. Das ist der Kern des psychoneurologischen Ansatzes für das therapeutische Eingreifen.

Helmer R. MYKLEBUST (1975a)

Obwohl Behandlungsmaßnahmen im Verlauf dieses Buches bereits beschrieben wurden, ist dieses Kapitel einer systematischeren Untersuchung möglicher Behandlungsmaßnahmen für Kinder oder Erwachsene mit Lernproblemen gewidmet.

Lehrer sind in erster Linie Praktiker und deswegen meistens mehr daran interessiert zu erfahren, was man unternehmen kann, um mit der Lernstörung eines Kindes fertigzuwerden, als die Zeit für eine Ursachensuche aufzubringen. Wenn diese Einstellung eines stark beschäftigten Lehrers auch vertretbar sein mag, so sollte sich der Schulpsychologe Zeit für Experimente nehmen und dem Lehrer mit empfehlenswerten neuen Heilalternativen hilfreich zur Seite stehen. In der Vergangenheit war es besonders für einen Lehrer nichts Besonderes, wenn dieselbe heilpädagogische Methode für alle seine Schüler angewendet wurde. Eine junge Lehrerin sagte mir unlängst: „Ich halte die GILLINGHAM-Methode für meine Kinder für am besten geeignet." Unglücklicherweise war einer ihrer Schüler, der an einer sehr geringfügigen Form einer rezeptiven Aphasie und auditiven Wahrnehmungsschwäche litt, trotz ihrer energischen und wohlgemeinten Bemühungen, nicht in der Lage, lesen zu lernen. Sie übersah, daß eine Methode, die wie die von GILLINGHAM auf Lautbildung aufgebaut ist, zwar die Mehrheit der Kinder fördern kann, aber für ein Kind ohne Lautunterscheidungsvermögen ziemlich sinnlos ist. Wenn sie umfassendere Kenntnisse gehabt hätte, wären ihre Chancen besser gewesen, mit diesem Jungen voranzukommen.

Ein weiteres typisches Erscheinungsmuster ist der Lehrer, der zwei oder mehrere Methoden lernt, um Lesen oder einige andere Fächer zu unterrichten. Wenn ein solcher Lehrer mit einem lerngestörten Kind konfrontiert wird, versucht er, jede Unterrichtstechnik aus seinem Repertoire nach Art einer „Schrotflintenattacke" auszuprobieren. Bei dieser Art, an das Problem heranzugehen, braucht man keinerlei Verständnis für das Lernproblem des Kindes einzubeziehen, und zumeist wird das auch nicht getan. Diese Methode stellt sozusagen den Blindversuch einer Unterrichtstechnik nach der anderen dar, bis das Repertoire des Lehrers erschöpft ist. Mit etwas Glück kann es passieren, daß eine dieser Methoden zufälligerweise den Nöten des Kindes entgegenkommt und es Verbesserungen in seinen Leistungen zeigt. Ohne dieses Glück ist der Lehrer jedoch mit seinen Methoden am Ende, und das Kind ist dann dem „Einpauken", den sarkastischen Äußerungen oder einer Vernachlässigung durch den Lehrer preisgegeben, alles Dinge, die noch zu seinen persönlichen Problemen hinzukommen.

Eine dritte Möglichkeit, und die soll hier als einzige empfohlen werden, beinhaltet eine pädagogische, psychologische und soziale Analyse des Kindes, eine Arbeitsanalyse seiner Fähigkeiten, in denen es unterrichtet werden kann und eine regelmäßige Bewertung seiner möglichen Fortschritte. Die psychologische Analyse sollte dabei sowohl physiologische als auch verhaltensbezogene Daten einschließen.

Denkprozesse und Hirnaufbau

Die Kenntnis der normalen Hirnfunktion kann den Diagnostiker veranlassen, alle oder die meisten psychologischen Vorgänge, die am Lernen beteiligt sind, zu untersuchen. Mit anderen Worten, wir können *uns von unseren Kenntnissen über die Struktur und Funktion des Gehirns leiten lassen*. Wenn wir mit den Hinterhauptlappen beginnen, brauchen wir eine Testbatterie für die verschiedenen visuellen Wahrnehmungsfähigkeiten, wie beispielsweise Erkennung von Figur-Hintergrund, Formerkennung, Buchstaben- und Worterkennung, visuelles Gedächtnis, visuelles Reihenfolgegedächtnis, visuell-motorische Reaktionsgeschwindigkeit und Genauigkeit, um nur einige zu nennen. Wenn wir zu den Schläfenlappen übergehen, wollen wir einiges erfahren über die auditive Wahrnehmung verbaler und nonverbaler Stimuli, das auditive Reihenfolgegedächtnis, das dichotische Hören, die mündliche und schriftliche Sprache, das Wortgedächtnis, das räumliche Vorstellungsvermögen und so weiter. Die Scheitellappen sollten uns veranlassen, nach der taktilen Formerkennung, der Berührungsempfindlichkeit, der Fingerlokalisation, dem Richtungssinn, dem Körperschema, der taktilen Benennung und anderem zu fragen. Die Stirnlappen sollten uns daran erinnern, die Bewegungsgeschwindigkeit und -exaktheit, die Stärke des Handgriffs, die Sprechmotorik und eine Anzahl von Fertigkeiten, welche die Motorik, die Körperhaltung und die Körperbewegungen betreffen, zu untersuchen (AYRES, 1972a; De QUIROS und SCHRAGER, 1978). Wie wir bereits in Kapitel 9 gesehen haben, sollte uns die Stirnlappenfunktion auch daran erinnern, die visuelle Erfassung (z. B. Labyrinth-Aufgaben), die selektive Aufmerksamkeit (z. B. das begriffliche Erfassen eines Wörterverzeichnisses oder das persönlich verfügbare Vokabular in einem Wortflußtest) und das Planungsvermögen (Freisetzen und Ordnen von Ideen zu einem sinnvollen und systematischen Muster) zu prüfen.

Selbst eine nur kleine Testbatterie des „Planens" kann nützlich sein, um kognitive Funktionen nachzuweisen, die normalerweise bei den Standard-Intelligenztests ausgelassen oder nur ungenügend überprüft werden (KIRBY und ASHMAN, 1984). Eine Betrachtung der beiden Großhirnhemisphären sollte unsere Aufmerksamkeit auf das normalerweise vorhandene Gleichgewicht der Fähigkeiten für Sprache und räumlich-konstruktives Denken lenken. Die sensomotorischen Großhirnrindenabschnitte sollten eine Untersuchung der kinästhetischen Empfindungen, der Reaktionszeiten für die Augen-Hand- und die Ohr-Hand-Koordination veranlassen sowie für jede Fähigkeit, die „räumliche, kinästhetische und sprachliche Informationen mit motorischen Reaktionen und Bewegungen integriert" (CALANCHINI und TROUT, 1971). Eine neuropsychologische Kenntnis der gesunden Hirnfunktion kann die Aufmerksamkeit auf den normalen Ablauf all der verschiedenen Fähigkeiten der Motorik und der Wahrnehmung lenken, die eine schulische Leistungsfähigkeit fördern. Diese Kenntnis ist für das Verstehen abnormer Verhaltensweisen grundlegend wichtig.

Von ROURKE (1982) stammt eine der umfassendsten Vorstellungen über die normale Hirnfunktion im Zusammenhang mit zentralen Verarbeitungsschwächen bei Lernproblemen von Kindern.

Auf der Grundlage eines Modells der normalen Hirnfunktion von GOLDBERG und COSTA (1981) hat ROURKE eine vorläufige Theorie vorgelegt, um die „zentralen Verarbeitungsschwächen bei Kindern" besser zu verstehen. Obwohl einige Forscher auf dem Standpunkt stehen, daß ontogenetisch der strukturelle Aufbau der Großhirnhemisphären von der linken zur rechten Hemisphäre voranschreitet, nimmt ROURKE gemeinsam mit BAK-KER (1979), GOLDBERG und COSTA sowie anderen Autoren den entgegengesetzten Standpunkt ein. Diese Ansicht scheint durch natürliche Beobachtung von kleinen Kindern unterstützt zu werden, da diese in ihrem ersten Lebensjahr ihre Welt nonverbal und bildlich zu beobachten und zu interpretieren scheinen. Im Alter von 12 Monaten, wenn sie Zeit gehabt haben, um einige einfache Ausdrücke aus ihrer Umgebung zu erlernen, beginnen sie, diese in Lautäußerungen umzusetzen. Einige Beobachter haben diesen Vorgang interpretiert als das „erst einmal erfolgende Auffüllen der rechten Großhirnhemisphäre" mit umfassenden nonverbalen Konzepten, und wenn kleine Kinder ein bestimmtes Niveau simplen Verstehens erreicht haben, beginnen sie Sprache zu entwickeln. Der zuerst eintretende Vorgang wird vermutlich weitgehend von der rechten Hemisphäre vermittelt und der nachfolgende durch die linke.

ROURKE hat alle allgemeinen Formen der Lernstörungen vom Standpunkt der rechten Hemisphäre aus erklärt, unter Heranziehung neuartiger Erkenntnisse, die globale nonverbale Konzepte einschließen.

„Die Systeme der rechten Hemisphäre liefern den Inhalt von Begriffen, während die Systeme in der linken besonders für deren Artikulation, Ausarbeitung und gleichförmige Verwendung eingerichtet sind" (ROURKE, 1982). Da das Lesen zu Beginn eine neuartige Erfahrung darstellt, kann es sein, daß es anfänglich von der rechten Hemisphäre vermittelt wird, aber mit zunehmender Übung werden die Schriftzeichen, die ursprünglich nicht vertraut waren, zu den bereits fest verankerten Sprachmustern der Laute in Beziehung gesetzt. Sobald der Lesevorgang automatisiert abläuft, kann man sehen, daß er für den Entschlüsselungsvorgang immer weniger auf die Funktion der rechten Hemisphäre angewiesen ist und mehr zur linken übergeht. Für ROURKE ist danach die rechte Hemisphäre frei für die Aufgaben des Analysierens, des Ordnens und Zusammensetzens des begrifflichen Inhaltes des Gelesenen, also den eigentlichen Vorgang des Verstehens.

Dieses Modell kann erklären, warum einige Kinder Schriftzeichen erkennen und ihrem Alter entsprechend mit normaler Geschwindigkeit laut lesen können, aber nur ein begrenztes und inadäquates Wortverständnis haben. Diese Kinder haben vermutlich eine ausreichende linkshemisphärische Funktion, um das normal automatisierte Lesen zu verarbeiten, aber entweder zu fehlerhafte oder partiell unzugängliche rechtshemisphärische Aktivitäten, um ein richtiges Verstehen der Begriffe zu liefern.

Unter Zugrundelegung dieses Modells der normalen Hirnfunktion mit umschriebenen oder regionalen Funktionsstörungen erklärt ROURKE auch das Problem eines Kindes, das mit Hilfe der „Ganzheitsmethode" lesen lernen kann, später aber mit der Lauterkennung und dem daraus resultierenden beeinträchtigten Verständnis Schwierigkeiten hat. Solch ein Kind versteht häufig den gleichen Lesestoff sehr gut, wenn er ihm von jemand mit normaler Sprechgeschwindigkeit vorgelesen wird. Auf die gleiche Weise hat ROURKE Kinder untersucht, die phonetisch exakt oder unexakt buchstabierten, außerdem verschiedene Untergruppen erwiesenermaßen lesegestörter Kinder und den Erwerb rechnerischer Fähigkeiten sowohl für die Routinerechenarten als auch für solche, die Nachdenken erfordern. ROURKE bietet sein Modell als ein Provisorium an, das durch unsere derzeitige Unkenntnis der detaillierten Hirnfunktion und der psychologischen Prozesse begrenzt wird, die am schulischen Lernen und seinen Störungen beteiligt sind. Von dieser Einschränkung abgesehen, scheint das Modell jedoch der vielversprechendste theoretische Rahmen zu sein, der zum jetzigen Zeitpunkt vorliegt, um die klinischen Befunde lerngestörter Kinder zu erklären und eine Behandlungsbasis zu liefern.

Anhand seiner Studien an hirnverletzten Erwachsenen erkannte LURIA zweierlei:

1. die *psychologische Struktur* einer Handlung und
2. die geordnete Hirnaktivität, die das betreffende Verhalten vermittelt.

Das erste ist das beobachtete Verhalten. Wenn beispielsweise ein Kind das Wort „Matte" zu schreiben lernt, kann es sich jeden einzelnen Buchstaben vorher aufsagen, sich an seine visuelle Form erinnern und jeden Buchstaben sorgfältig niederschreiben. Die Hirnareale, die diese verschiedenartigen Tätigkeiten hervorbringen, können, seitdem die Möglichkeit für zahlreiche Hirnscan- und andere moderne Untersuchungstechniken besteht, der Beobachtung besser zugänglich gemacht werden.

Heilpädagogische Übungen ändern nicht nur die psychologische Struktur einer vorgegebenen Handlung, sondern – und das geht besonders die Heilpädagogen an – auch deren zerebrale Organisation. Durch wiederholtes Üben können gewünschte Fertigkeiten automatisiert und mit Hilfe der vermuteten neuralen Prägung im Gehirn so verankert werden, daß die betreffende Fertigkeit in Zukunft zu jedem gewünschten Zeitpunkt wiederholt werden kann. LURIA glaubte, daß gut automatisierte Formen geistiger Tätigkeiten einem völlig anderen zerebralen Steuerungssystem unterstehen als neuerworbene, so daß alles Neulernen eine Umstrukturierung des bereits zuvor Erlernten beinhaltet und parallel dazu eine Umorganisierung der verschiedenen Hirnstrukturen, die diesen unterschiedlichen Fertigkeiten zugrunde liegen.

Das neuropsychologische Modell für Diagnose und Behandlung, das von LURIA, REITAN, MYKLEBUST und zahlreichen anderen Autoren angewandt wird, ist in Tabelle 10.1 zusammengestellt. Die Spalten A und B enthalten die neuropsychologischen Informationen, die von einem bestimmten Kind oder Erwachsenen gewonnen wurden. Der Schulpsychologe kann seine ausgedehnten Fachkenntnisse heranziehen, um die neurologische Information in Spalte A mit dem Verhaltenseindruck in Spalte B in Beziehung zu setzen. Er kann damit die mögliche Konstanz der Lernstörung und ihre Reaktion auf

Tabelle 10.1. Das neuropsychologische Modell der Diagnosestellung und Behandlung

Neuropsychologische Information		
Neurologische Befunde	Psychologische Struktur des Kindes	Aufgabenanalyse
A	B	C
Information durch den Neurologen über Ort, Intensität und Art einer nachweisbaren Hirnfunktionsstörung oder das Fehlen solcher Hinweise	Information aus neuropsychologischen Testbatterien über die perzeptiven, kognitiven und motorischen Fähigkeiten, die normal oder mangelhaft ausgebildet sind	Zusammenstellung der perzeptiven, kognitiven und motorischen Fähigkeiten, die für ein erfolgreiches Erreichen der Schulfertigkeiten unter besonderer Berücksichtigung beispielsweise des Lesens, der Orthographie und des Rechnens erforderlich sind
Hirnfunktionsstörung	Lernstörung	

Behandlungsmaßnahmen beurteilen. Die Spalte C enthält eine ins einzelne gehende Aufgabenanalyse der gewünschten schulischen Fähigkeiten. Widersprüche zwischen bestimmten Punkten in den Spalten B und C liefern den Schlüssel für die Auswahl eines angemessenen therapeutischen Vorgehens durch den Lehrer und den Schulpsychologen.

Jede Unterrichtsaufgabe kann analysiert werden, indem man systematisch und im Detail beobachtet, wie ein „Experte" diese Aufgabe durchführt. Ein Experte ist in diesem Sinne jeder, der diese Aufgabe rational und erfolgreich löst.

„Arbeitsanalyse hat sehr wenig mit Lehrmethodik zu tun, um so mehr jedoch damit, herauszufinden, wie Leute an bestimmte Arbeiten herangehen" (JOHNSON und MORASKY, 1977, p. 272). Selbstverständlich kann sie die Grundlage dafür abgeben, den Lehrer zu veranlassen, daß er die Fähigkeiten, Entscheidungen und Strategien, die erforderlich sind, um zum Erfolg zu gelangen, in sein Vorgehen einbezieht.

Obwohl es ziemlich sicher ist, daß chronisch perzeptive, kognitive oder motorische Schwächen die häufigsten Gründe dafür sind, daß Kinder im Schulalter schlecht lernen, gelten die in Tabelle 10.1 beschriebenen Faktoren nicht für alle Schulversager. Bei einigen Kindern liegt es an unzulänglichen Lernstrategien (TORGESEN, 1977), Unaufmerksamkeit, einem geringen Selbstvertrauen, unzureichender Motivation und dem Fehlen einer ernsten Absicht, etwas zu lernen. Andere versagen aufgrund einer Mischung aus Wahrnehmungsmängeln und einer schwachen Motivation. Andere Schüler ohne diese Schwächen können auf einem mittelmäßigen Niveau stehenbleiben, weil ihnen schöpferische Phantasie und Originalität fehlen. Solche Schüler können durchaus fähig sein, Tests mit kompliziertem Inhalt, den sie bereits beherrschen, gut genug zu bewältigen, aber sie können sich überfordert fühlen, wenn sie einem ungelösten Problem gegenüberstehen, das ein geistiges Vorgehen im Sinne von Versuch und Irrtum, freier Wahl und Entscheidung und eine Umstrukturierung und Neuorganisation ihrer gegenwärtig vorhandenen Kenntnisse erfordert. Diese Schüler können in der Lage sein, Routinerechenaufgaben zu meistern, schrecken aber vor Rechenproblemen zurück, die ein flexibles Wechselspiel mehrerer gleichzeitig und nacheinander ablaufender Vorstellungsprozesse erfordern. Diesen Schülern kann eine entsprechende adaptive Intelligenz fehlen, entweder aus genetischen Gründen oder als Folge eines phantasielosen Unterrichts.

Dies bedeutet, daß der Schulpsychologe sich um ein vernünftiges Verständnis bei der Interpretation der Testergebnisse bemüht, die in der Spalte B der Tabelle 10.1 aufgeführt sind. Der Psychologe kann sich vor diagnostischen Fehlschlüssen schützen, indem er prüft, ob ein mangelhaftes Symptom konstant besteht oder nur vorübergehend auftritt. Zum Beispiel dadurch, daß er den Test zu einem anderen Zeitpunkt wiederholt oder auf diejenigen Verhaltensäußerungen besonders achtet, die durch Effekte wie Ängstlichkeit, schlechte Ansprechbarkeit oder Schreckhaftigkeit des untersuchten Schülers stärker beeinträchtigt sein können. Ein Fingerklopftest ist für einen schlechten Schüler meistens aufschlußreicher und in seinem Ergebnis zuverlässiger als eine Aufgabe, bei der er ein Problem lösen soll, um seine Fähigkeit für deduktives oder induktives Urteilsvermögen zu testen. Wie TORGESEN gezeigt hat, führt ein besseres Verständnis dieser motivierenden Faktoren beim Lernen zu nützlicheren Entscheidungen über heilpädagogische Maßnahmen. Ich werde auf diesen Punkt am Ende dieses Kapitels bei der Besprechung der Behandlung des überaktiven und unkonzentrierten Kindes noch einmal eingehen.

Was versteht man unter Behandlung?

Heilpädagogische Behandlung beinhaltet ein kontrolliertes Gleichgewicht zwischen den Fähigkeiten des Lerngestörten und den Anforderungen seiner Umwelt. Das gilt für jeden Lernenden, gleichgültig, ob es sich um ein Kind oder um einen Erwachsenen handelt. Wenn dieses Gleichgewicht gut abgestimmt ist, kann der Schüler in die Lage versetzt werden, neue Kenntnisse und soziale Fähigkeiten zu erwerben und sein Dasein gut stimuliert und zufrieden fortzusetzen. Wenn die Anforderungen zu leicht sind, wird das Gleichgewicht zu lasch, und der Schüler langweilt sich. Sind die Anforderungen zu hoch, ist das Gleichgewicht überspannt, und der Schüler wird überfordert, unkonzentriert und zunehmend uninteressiert. Eine starke Störquelle, die entweder im Schüler selbst oder in seiner Umgebung liegt, wird das Gleichgewicht der diagnostischen Aufmerksamkeit dahingehend verlagern, daß es erforderlich wird, mehr Verständnis für eine die Störquelle kompensierende Behandlungsmaßnahme zu finden.

Zwei Beispiele können zur Klärung beitragen. Ein 10 Jahre alter Schüler wird uns überwiesen wegen schlechter Schulleistungen und ungezügelten Temperaments in der Schule und zu Hause. Eine Analyse der Situation ergibt eine stabile und hilfreiche Familie, jedoch auch klinische Hinweise auf eine ausgeprägte Dysrhythmie des linken Schläfenlappens im Elektroenzephalogramm des Jungen. Diese elektrischen Störungen haben höchstwahrscheinlich Bezug zu seinen Wutausbrüchen und seinen schlechten Leistungen in allen sprachlichen Fächern. Diese Befunde veranlassen eine ärztliche Konsultation mit Verschreibung entsprechender Medikamente, um seine Wutausbrüche zu vermindern sowie eine psychopädagogische Behandlung der aphasieähnlichen Symptome des Jungen. Ein anderer Fall zeigt eine völlig normale körperliche und geistige Verfassung, aber in der Familie bestehende Konfliktsituationen und eheliche Zwistigkeiten. In einer solchen Situation muß man die Aufmerksamkeit mehr den umweltbedingten Faktoren der Gleichung zuwenden und ein Gleichgewicht finden, indem man versucht, die gestörten Familienverhältnisse zu bessern, und dem Kind beizubringen, wie es mit den damit zusammenhängenden Problemen fertig wird und einige Kompensationsfähigkeiten erlernt.

Heilpädagogisches Vorgehen

In den vergangenen 80 Jahren, wenn wir chronologisch bei Marie MONTES-
SORI beginnen, wurden für lerngestörte Kinder zahlreiche Unterrichtsmethoden und Übungsmaßnahmen empfohlen. Einige dieser Methoden legen besonderen Wert auf das Training von Fähigkeiten, die die Wahrnehmung und
die Motorik betreffen, andere auf multisensorische Aktivitäten, neurolingui-
stische Aktivitäten zur Sprachentwicklung, Übungen zur Lautbildung, struk-
turiertes kognitives Training, Ich-psychologische Methoden und solche zur
Verbesserung der Selbstvorstellung, sowie auf kognitive und motivationelle
Strategien. Die Befürworter jeder dieser Methoden empfahlen ihr System häufig mit einer emotionalen Inbrunst, die eine engere Beziehung zu den Vorurteilen ihrer Berufsgruppe widerspiegelt als zu den objektiven Verhaltensformen
des Kindes.

Fest steht, daß keine dieser Behandlungsmethoden als solche umfassend
und ausreichend genug ist, um bei allen lerngestörten Kindern Anwendung zu
finden. Es ist bisher auch nicht bewiesen, daß eine der Methoden besser ist als
die anderen, und wir benötigen sie alle und noch einige mehr, die bisher noch
nicht entwickelt wurden, wenn wir jedes lerngestörte Kind erfolgreich behandeln wollen.

Der Ausbau unseres neuropsychologischen Wissens in den vergangenen 30
Jahren hat einen großen Einfluß auf ein besseres Verstehen und Behandeln der
lerngestörten Kinder gehabt. In den 50er Jahren und den frühen 60er Jahren
beschäftigten sich die Neuropsychologen in erster Linie mit der Entdeckung
zuverlässiger Zusammenhänge zwischen umschriebenen Hirnschädigungen
und bestimmten psychologischen Messungen (REITAN, 1959). Auf dem Gebiet der Sonderpädagogik spiegelte sich dies in einer besonderen Betonung
von Funktionsstörungen wider, die Wahrnehmung, Motorik und Lernstörungen betrafen (CRUICKSHANK, 1966; STRAUSS und KEPHART, 1955).
Nach 1970 machte die Erkenntnispsychologie von neuen Einsichten der Neuropsychologie Gebrauch, z. B. von der Asymmetrie der Hemisphären, und be-
reicherte das Verständnis für normale und abnorme Hirnfunktion. Zu Beginn
der 80er Jahre konnte MYKLEBUST schreiben: „Wir brauchen uns nicht
länger auf solche Dinge, wie fehlerhafte Wahrnehmung oder Motorik zu be-
schränken... wir wissen jetzt, daß sich Lernstörungen von Alterationen geistiger Prozesse herleiten und daß diese von Funktionsstörungen im Gehirn stammen" (1983). Das Erkennen zweier Haupttypen von Lernstörungen – derjenigen, die von verbalen und der anderen, die von nonverbalen Funktionsstörungen herrühren – war ein großer Schritt vorwärts im Hinblick auf ein umfassenderes Verständnis und eine bessere Behandlung der Lernstörungen.

Vor 35 Jahren waren die Vorstellungen allgemein in zwei Lager aufgeteilt:
die Assoziationstheorie der Behavioristen und die *Feldtheorie* der Mentalisten
(HILGARD, 1948). Diese grundsätzliche Zweiteilung bestand auch noch in
den 80er Jahren, doch sehen zahlreiche Psychologen der Gegenwart in der
mentalistischen oder kognitiven Gruppe zwei weitere Unterteilungen: erstens
die reine kognitive Psychologie, die Wahrnehmung und Wissen betont, und

zweitens eine *kognitiv-neuropsychologische* Betrachtungsweise, die besonders die Verwendung neuropsychologischer Kenntnisse fördert, um das Verstehen des Geistigen und des gesellschaftlichen Verhaltens zu stärken (GADDES, 1983). Einige Theoretiker und Praktiker empfehlen mit einer „Verhaltensneuropsychologie" (Behavioralneuropsychology) eine Verschmelzung der beiden Anschauungen, die mit schulischen Lernproblemen zu tun haben (HORTON, 1981), und diese Praktik hat bereits gezeigt, daß sie Beachtliches zu leisten verspricht (SCULL und McNIE, 1980).

Diagnosestellung

Bevor ein heilpädagogisches Behandlungsprogramm überhaupt in Erwägung gezogen werden kann, ist eine sorgfältige diagnostische Analyse der perzeptiven, kognitiven, motorischen und schulischen Fähigkeiten eines Kindes erforderlich. Gibt es beim Verhalten deutliche Hinweise auf mögliche verbale Funktionsstörungen, muß eine umfassende neurologische und neuropsychologische Untersuchung durchgeführt werden. Aber auch, wenn es hierfür keine Anzeichen gibt, kann eine neuropsychologische Testbatterie sehr nützlich sein, da sie die psychologischen Fähigkeiten des Kindes durchgehend erfassen kann. Darüber hinaus können sich einige gering ausgebildete Symptome („soft signs") offenbaren, die zuvor nicht entdeckt worden waren oder, wenn solche nicht vorhanden sind, kann man mit Hilfe dieser Tests Hinweise auf die kognitiven Stärken des Kindes bekommen und dadurch herausfinden, ob die Ursache des Lernproblems in mangelnder Motivation begründet ist. Die neuropsychologische Bewertung kann zwei Untersuchungsebenen enthalten:

1. Das Screening: Dieses umfaßt die Bewertung von Kindergruppen mit einer kurzen Testbatterie, die einen hohen Vorhersagewert hat, um lerngestörte „Risikokinder" zu erkennen. Solch eine Testreihe stellt lediglich ein Mittel zur Erfassung dar und „Erfassung bedeutet noch nicht Diagnosestellung" (SILVER, 1978). Im besten Fall lassen sich dadurch Kinder mit solchen Mängeln abgrenzen, die mit Hilfe der entsprechenden Testserie erkannt werden können. Ist dies geschehen, können die als lernbeeinträchtigt eingestuften Kinder zu einer eingehenden diagnostischen Untersuchung überwiesen werden. Dieses Verfahren enthält einige methodische Probleme, die von jedermann berücksichtigt werden sollten, der eine derartige Screening-Testreihe aufbauen oder durchführen will (de HIRSCH, 1971; HYND, HAYES und SNOW, 1982; JANSKY und de HIRSCH, 1972; SATZ und FLETCHER, 1979; SILVER, 1978).

2. Diagnosestellung: Die meisten Überweisungen von Kindern zu einer diagnostischen Untersuchung gehen entweder von den Eltern oder den Lehrern aus, die sich mit den offensichtlichen Lernproblemen des Kindes auseinanderzusetzen haben. Die erwachsenen Lerngestörten, die zu uns kommen und bei denen es sich meistens um eine schwere Entwicklungsdyslexie handelt, kommen entweder von sich aus, oder sie werden von ihrem mitbetroffenen Ehegatten dazu gedrängt. Das bedeutet, daß die Screeningpro-

gramme nur eine Minderheit erfassen. Die klinischen Bewertungsprogramme sind sehr unterschiedlich und spiegeln die theoretischen Vorlieben und die praktische Ausbildung des betreffenden Klinikers wider. Die gebräuchlichsten Testbatterien für Kinder sind die Halstead-Reitan-Tests (REITAN und DAVISON, 1974; SELZ, 1981), die Spreen-Benton-Tests (BENTON, HAMSHER, VARNEY und SPREEN, 1983; GADDES und CROCKETT, 1975; SPREEN und BENTON, 1977) und aus bewährten Tests zusammengesetzte Testbatterien. Den zusammengesetzten Testbatterien fehlt häufig ein systematischer Bezugsrahmen, sie haben jedoch den Vorteil der Flexibilität. Ihnen können beim Gewinnen neuer Einsichten weitere Tests angehängt werden, und modifizierte Testbatterien können an unterschiedliche Verhaltensmuster bestimmter Kinder angepaßt werden. Dieses Vorgehen wird von OBRZUT (1981, p. 249) empfohlen und in unserem Laboratorium durchgeführt. 1980 begann GOLDEN (1981) seine Forschungen, um die von LURIA angegebenen Tests an die Gegebenheiten von Kindern anzupassen. Erste Ergebnisse, die auf kleinen Untersuchungsgruppen basieren, erscheinen ermutigend, aber es ist jetzt noch zu früh, um den Wert dieser Testbatterie abwägen zu können, bevor nicht weitere Validitätsuntersuchungen abgeschlossen sind und die Testbatterie sich auch in anderen Zentren bewährt hat. Sehr brauchbare Erörterungen der Beurteilung von Kindern finden sich bei HYND und OBRZUT (1981) sowie bei ROURKE, BAKKER, FISK und STRANG (1983, Kapitel 5).
Obwohl die Beurteilungen von Erwachsenen manchmal auf entwicklungsbedingte Lernstörungen hinweisen, befassen sie sich häufiger mit dem Studium und der Rehabilitation hirnverletzter Patienten oder mit der Aufzeichnung des Verlaufs progressiver Nervenerkrankungen und den Auswirkungen, die entweder durch Hirnverletzungen oder durch Hirnoperationen verursacht werden. Diese Aufzeichnungen liefern außerdem Informationen, die man von psychiatrischen Fällen mit oder ohne zugrundeliegenden neurologischen Schädigungen erhält und geben Aufschluß über neurologische Funktionsstörungen im Beginn ihrer Entwicklung. Für weitergehende Informationen verweisen wir den Leser an BENTON, HAMSHER, VARNEY und SPREEN (1983), eine Arbeit, die eine Gebrauchsanweisung für die Spreen-Benton-Tests enthält. Bei LEZAK (1983) findet sich eine moderne und umfassende Besprechung des Gesamtgebiets und bei REITAN und DAVISON (1974) sowie RUSSEL, NEURINGER und GOLDSTEIN (1970) erhält man Erläuterungen über die Halstead-Reitan-Testbatterie.

Die Motivation zum Lernen

Das heilpädagogische Vorgehen, das in diesem Abschnitt empfohlen wird, ist ein „Erfolgsmodell" des Lernens, bei dem vorausgesetzt wird, daß der Wunsch, etwas zu lernen, dem Lernprozeß vorausgehen muß. WHITE (1959) erachtet das Leistungsniveau eines Kindes im Umgang mit seiner Umgebung als eine wesentliche Voraussetzung zu seiner gesamten Motivation und sieht den Wunsch des Kindes, sich mit seiner Umwelt auseinanderzusetzen, als vom Nervensystem ausgehend an. Der erste Schritt zu einem heilpädagogischen Unterricht und für eine Verbesserung des Selbstwertgefühls des Kindes besteht darin, das Kind zu reizvollen Tätigkeiten auf einem Niveau zu motivieren, das es zu seiner Zufriedenheit bewältigen kann.

Ansporn

Eine eingehende Erklärung der Prinzipien des Zustandekommens einer Verstärkung in der Verhaltenstherapie zu geben, liegt außerhalb des Rahmens unserer gegenwärtigen Diskussion, doch ist es wichtig, zu erkennen, daß ein lerngestörtes Kind „belohnt" werden möchte, wenn man von ihm verlangt, die Beherrschung von Geschicklichkeiten zu versuchen, die ihm schwerfallen. Bei einem Erwachsenen werden Tätigkeiten, die ihm eine innere Befriedigung geben, gewöhnlich auch ohne Belohnung durchgeführt (z. B. Erholung, Unterhaltung). Wenn jedoch innerhalb einer Gruppe Erwachsener jemand eine besonders unerfreuliche oder gefährliche Aufgabe ausführen soll, ist es allgemein üblich, ihn hierfür zu belohnen.

Jede für die Mehrzahl der Schüler erfolgreiche Unterrichtsmethode kann für diejenigen Kinder, die von ihrer Konstitution her hierfür ungeeignet sind, unzweckmäßig und sogar schädlich sein. Das gilt sowohl für die Modifikationstechniken des Verhaltens als auch für andere Methoden und sollte als warnender Hinweis für diejenigen Pädagogen dienen, die irgendeine Methode einschließlich der Verhaltensmodifikation als ein Allheilmittel für alle Lernprobleme ansehen.

Die Distar-Methode zum Erlernen des Lesens beispielsweise ist hinsichtlich der Motivation unter Benutzung eines Verhaltensansatzes gut konzipiert, aber für ein Kind mit einer ernsteren oder auch nur mäßigen Hörwahrnehmungsstörung ungeeignet. Die Gillingham-Methode ist wie alle auf Sprachlauten beruhenden Methoden für die meisten durchaus erfolgreich, aber für ein Kind mit einer Störung der Hörwahrnehmung unbrauchbar. Ein Kind für etwas zu motivieren, das es von seinem Nervensystem her nicht leisten kann, führt lediglich zu Frustrationen und zu einem Mangel an Lerninteresse. Methoden, die auf der Basis der Verhaltenstherapie die Motivation anregen können, sind für die meisten Kinder wünschenswert und brauchbar.

Sie müssen jedoch selektiv und unter Berücksichtigung der diagnostischen Ergebnisse eingesetzt werden.

Aufgabenanalyse

Eine einfache Faustregel für den Unterricht lautet: Unterrichte global, und wenn das zu nichts führt, teile den Lehrstoff in kleinere Abschnitte ein, mit denen das Kind fertig wird. In Kapitel 6 (S. 223) haben wir eine Beschreibung der Methode von Frau MONTESSORI angegeben, mit der sie den Begriff eines Dreiecks lehrte, indem sie den Lernvorgang eines normalen Kindes vom konkreten über den funktionalen zum abstrakten Begriff analysierte. Als erstes vermittelte sie die Idee, indem sie einfache gegenständliche Formen benutzte und anschließend zweidimensionale Zeichnungen unterschiedlicher Kompliziertheit ausführen ließ. Zweifellos haben einfallsreiche Lehrer zu allen Zeiten das Lernvermögen analysiert und den Lehrstoff, wenn es angezeigt war, in kleinere Abschnitte gegliedert. Der moderne Lehrer hat den Vorteil, daß ihm ein wesentlich detailreicherer Katalog der Fähigkeiten eines Kindes zur Verfügung steht, um das Ergebnis der Aufgabenanalyse daran zu messen.

Vor einigen Jahren unternahmen LENNEBERG und eine Gruppe seiner Mitarbeiter eine interessante Analyse lesegestörter Kinder, indem sie neuropsychologische Befunde aphasischer Erwachsener zu Hilfe nahmen. Sie gingen von der Überlegung aus, daß die ungeheure Zahl von Veröffentlichungen über hirngeschädigte aphasische Erwachsene auch sinnvoll verwendbar für ein Verständnis der Probleme dyslektischer Kinder sein müßte (BROWN, 1976, p. 28). Zwar war ihnen bewußt, daß die unfallbedingte Aphasie der Erwachsenen und die entwicklungsbedingte Dyslexie der Kinder offensichtliche Unterschiede aufwiesen, daß aber vernünftigerweise ein gewisses Ausmaß an Übereinstimmung zu erwarten sei. LENNEBERG ging davon aus, daß zahlreiche aphasische Patienten mit linksseitigen Hirngefäßerkrankungen, wie sie Schlaganfälle darstellen, zwar durchaus noch normale Sprachleistungen aufweisen, aber aufgrund spezifischer „neurologischer Hemmechanismen" sich an bestimmte Worte nicht mehr erinnern oder sie nicht aussprechen können. Es kommt bei Patienten mit Schlaganfällen häufig vor, daß sie zwar wissen, was sie sagen möchten, es aber nicht aussprechen können.

In einer Studie an aphasischen Erwachsenen arbeiteten die Forscher (LENNEBERG, PROGASH, COHLAN und DOOLITTLE, 1976) fünf verschiedene Faktoren heraus:

1. den Grad der Fähigkeit, einen Lernstoff abstrakt zu erfassen,
2. den Grad des Vertrautseins mit dem Lernstoff,
3. die Größe des Bereichs der Reizeinwirkung,
4. die zeitliche Reihenfolge der Aufgaben,
5. die Darbietungsanordnung.

Dann beobachteten sie die Fehler, die das Verstehen aphasischer Erwachsener behinderten. Sie entdeckten, daß Patienten Fragen häufig beantworten konnten, wenn bestimmte neuropsychologische Hemmechanismen beseitigt wurden. Einige dieser Fehlermuster waren:

1. Simultan-Agnosie, das ist die Unfähigkeit, eine große Zahl von Reizen gleichzeitig zu erfassen;
2. Perseveration, das ist die zusammenhanglose Wiederholung einer vorher richtigen Antwort auf nachfolgende Fragen;
3. Katastrophenreaktion, das ist eine Reaktion mit Unruhe und Fehlschlägen, eine negative Reaktion als Folge von Fehlern, die bei vorausgegangenen Fragestellungen gemacht wurden;
4. Depressionen;
5. Erschöpfung: eine Unfähigkeit, die Aufmerksamkeit über längere Zeit aufrechtzuhalten;

6. Erregung, Wachheit: von Zeit zu Zeit auftretende Schwankungen der Aufmerksamkeit.

Diese Hemmechanismen hängen alle miteinander zusammen; um die Lernsituation analysieren zu können, ist es jedoch empfehlenswert, sie getrennt und als Ausdrucksformen der Gleichzeitigkeit und des Nacheinanders zu betrachten.

BROWN und LENNEBERG waren daran interessiert, die Gründe aufzudecken, warum eine Person zu dem einen Zeitpunkt ein bestimmtes Merkmal kennt und zu einem anderen nicht. Darüber hinaus wollten sie wissen, falls diese Bedingungen identifiziert werden können, ob man sie verändern kann. Wenn es ihnen gelänge, diese Hemmechanismen zu isolieren und zu steuern, könnte dies zu einem besseren Verständnis und zu besserer Behandlung lesegestörter Kinder mit linksseitiger Hirnfunktionsstörung führen.

Tatsächlich gelingt es zahlreichen Aphasikern mit Hilfe der fünf entsprechend manipulierten Variablen, ihren Zustand zu verbessern. Indem wir das Niveau der Abstraktion senken, den Schüler mit wichtigen Informationen versorgen, ihm diese Information langsam und in kleinen Schritten zukommen lassen und die Einzelheiten in ihrem Schwierigkeitsgrad langsam steigern, können wir sowohl dem aphasischen Erwachsenen als auch dem durch eine organische Hirnfunktionsstörung beeinträchtigten Kind das Lernen erleichtern.

Bei leseschwachen Schülern, die vielleicht erst mit 9 Jahren zufriedenstellend lesen, empfiehlt BROWN (1976) eher Geduld und emotionale Unterstützung durch den Lehrer als intensive heilpädagogische Übungen, weil diese Kinder ohnehin lesen lernen, sobald ihr Nervensystem genug Zeit gehabt hat, sich zu entwickeln. Die Folgerungen aus diesen Studien beziehen sich nicht nur auf logopädische Praktiken unter Zugrundelegung klinischer Erfahrungen der Aphasie, sondern sie beinhalten auch, daß viel von dem, was wir über den Unterricht zahlreicher lerngestörter Kinder wissen, für das kognitive Training des unfallverletzten, hirngeschädigten Erwachsenen von Nutzen sein kann.

Soll man das Hirn trainieren oder dem Kind das beibringen, was wir ihm lehren wollen?

Es stellt sich die Frage, ob man lediglich die Hirnfunktion verbessert, wenn man einem im Lesen zurückgebliebenen Kind das Lesen beibringt, oder ob man mit dem Kind gleichzeitig bestimmte kognitive und Wahrnehmungsfähigkeiten übt, die es für das Lesen benötigt. Die Verfechter der beiden unterschiedlichen Standpunkte sind in gleicher Weise enthusiastisch im Anpreisen ihrer theoretischen und heilpädagogischen Überzeugungen. Schauen wir uns die Ergebnisse an:

Hirntraining. Die Ansicht, daß sich das Training des Gehirns und des sensomotorischen Systems empfiehlt, um deren Leistung zu verbessern, hat eine höchst respektable Vorgeschichte. Sie entstammt dem Bewußtsein von der Integration neuromuskulärer Funktionen und kognitiver Ideen. Wie wir schon sahen, hat Maria MONTESSORI vor 80 Jahren eine Theorie entwickelt und praktiziert, die auf körperlichen Übungen, Selbststeuerung des Kindes während des Lernens und einer Integration seiner kognitiven Entwicklung mit der „Erziehung seiner Sinne" beruht (MONTESSORI, 1964).

In jüngerer Zeit haben KEPHART, BARSCH, CRUICKSHANK, JOHNSON, MYKLEBUST und viele andere Autoren, körperliches und Wahrnehmungstraining zum Drehpunkt ihrer Behandlungspraktik bei lerngestörten Kindern gemacht. In extremen Fällen wurden manchmal Kinder, die sehr schlecht lesen konnten, vom regulären Leseunterricht befreit, um sie stattdessen in der Turnhalle umherlaufen zu lassen und sie in einem intensiven körperlichen Trainingsprogramm zu beschäftigen. Die unglückliche Folge davon war, daß sie aufgrund der Vernachlässigung ihrer Schulausbildung am Ende der Übungsperiode im Lesen häufig noch stärker zurückgeblieben waren. Solche Übertreibungen sensomotorischer Übungsmethoden wurden von Lehrern und anderen Personen durchgeführt, die keine richtigen Kenntnisse von den Funktionen dieser Methoden und ihrem möglichen pädagogischen Wert besaßen.

Eine der verständlichsten und am besten entwickelten Methoden sensomotorischer Übungen für lerngestörte Kinder stammt von Jean AYRES (1972a). Diese war sowohl Beschäftigungstherapeutin als auch Psychologin, und sie hat eine detailliert ausgearbeitete Testbatterie für Psycholinguistik, Motorik und Wahrnehmung entwickelt. Aus den Ergebnissen dieser Tests zog sie Schlußfolgerungen auf Funktionsstörungen im Bereich des Zentralnervensystems. Sie bemühte sich, die neuromuskuläre Funktion durch Übungen zu verbessern, welche die sensomotorische Integration auf allen Ebenen des Nervensystems fördern. „Wenn das Gehirn das Leistungsvermögen für die Wahrnehmung, das Gedächtnis und die Bewegungsplanung entwickelt, kann diese Fähigkeit verwendet werden, um alle schulischen und sonstigen Aufgaben unabhängig von einem bestimmten Inhalt zu meistern" (AYRES, 1972a).

Es ist interessant, daß in dem Kapitel „Die Kunst der Behandlung" in ihrem Buch über Lernstörungen an keiner Stelle ein Hinweis auf spezielle heilpädagogische Maßnahmen im Schulunterricht gegeben wird. Die gesamte Diskussion konzentriert sich auf die Verbesserung der sensomotorischen Exaktheit und Leistungsfähigkeit. Ihr Buch hat einen beachtlichen Einfluß auf Beschäftigungstherapeuten und Krankengymnasten an Kliniken mit orthopädisch oder geistig behinderten Kindern gehabt, wo die Hauptverantwortung des Therapeuten in der Verbesserung der Hirnfunktion und der motorischen Fertigkeiten beruht. Das gilt auch für jeden anderen Therapeuten und ganz besonders für den Sonderschullehrer, der Kinder im Lesen und Schreiben unterrichtet.

Dem Kind das beibringen, was es lernen soll. Die Vertreter dieser Ansicht reichen von einigen, die den Wert eines sensomotorischen Trainings niedrig veranschlagen bis zu denjenigen, die diese Übungen sowohl zur Förderung der grundsätzlichen Verhaltensfähigkeiten als auch für schulische Fähigkeiten einsetzen. CRITCHLEY und CRITCHLEY (1978) benutzten neurologische Erkenntnisse, um ihre Zweifel an der Nützlichkeit eines sensomotorischen Integrationstrainings für eine Besserung bei der Dyslexie anzumelden. Sie vertreten die Einstellung, daß „es innerhalb des Schulsystems keinen logischen Platz für ausgefeilte Systeme des Körpertrainings gibt", da sie von der Begründung ausgehen, daß Lesen und Schreiben Funktionen des gesamten Gehirns sind, während die körperlichen Fähigkeiten grundsätzlich nur umschriebene Hirnrindenareale der sensorischen und motorischen Rindenstreifen beanspruchen. Anatomisch und funktionell sind ihre Feststellungen sicherlich wahr, aber das mindert nicht notwendigerweise den Wert eines sensorischen und körperlichen Trainings als Vorbereitung für schulisches Lernen.

Obwohl die meisten heilpädagogischen Programme ein Drillen der erforderlichen Fähigkeiten als Voraussetzung für erfolgreiche Schulleistungen enthalten (BANNATYNE, 1971; CRUICKSHANK, 1961, 1975, 1977; DOWNING, 1964; FERNALD, 1943; FREIDUS, 1966; FROSTIG, 1975; GILLINGHAM, 1965; GILLINGHAM und STILLMAN, 1936; McGINNIS, 1963; MYKLEBUST, 1965; SCULL, 1978; STOTT, 1970; STRAUSS und LEHTINEN, 1947; VALETT, 1973), glauben zahlreiche, vielleicht sogar die meisten Sonderschullehrer an den Wert von körperlichen und Wahrnehmungsübungen beim Unterrichten kognitiver und verbaler Fähigkeiten.

Wegen methodischer Probleme bei allen pädagogischen Forschungen ist es schwierig, die Leistungsfähigkeit dieser beiden heilpädagogischen Ansätze einzuschätzen. AYRES legt besonderes Gewicht auf subkortikale Strukturen und Funktionen: den Hirnstamm, den Thalamus und das Gleichgewichtssystem, obwohl sie auch Funktionen der Großhirnrinde erwähnt. Funktionell sind alle diese Dinge für die Integration sensorischer und motorischer Prozesse sehr wichtig, die der Sprache und höheren kognitiven Funktionen dienen. Aber erst die Integration auf dem *Niveau der Großhirnrinde* liefert das Zustandekommen von Erkenntnis, Abstraktionsfähigkeit und Nachdenken (ECCLES, 1973; LURIA, 1973). AYRES ist sich dieser Tatsache voll bewußt und im Text ihres Buches weist sie warnend darauf hin, daß ihre Besprechung der Sprachstörung – die häufigste Form der Lernstörung – lediglich „die mehr elementaren und fundamentalen Aspekte der auditiven Sprachfunktion" umfaßt (AYRES, 1972a). Als Beschäftigungstherapeutin ist sie verständlicherweise besonders an manueller Geschicklichkeit, Körperhaltung und anderen Verhaltenshinweisen des sensomotorischen Integrationszustands interessiert, aber sie macht deutlich, daß diese Funktionsstörung lediglich für „einige Aspekte der Lernstörungen" verantwortlich ist. Ihr Behandlungsziel ist „die sensorische Stimulation in der Absicht, die nervale Integration zu unterstützen, und zwar insbesondere in der Integration, die dem Lernvermögen und dem Verhalten zugrunde liegt." Ihr Ziel liegt nicht darin, heilpädagogisches Drillen von Wissen oder bestimmte Aktivitäten zu unterstützen, wie sie von den meisten Sonderschullehrern empfohlen werden.

Einige Studien lassen vermuten, daß eine Förderung der sensorischen Integration die Unterrichtsergebnisse verbessert (AYRES, 1972b) und daß die Unterstützung der sensorischen Integration im Kindergartenalter und im ersten Schuljahr wichtiger ist, als eine rein auf Sonderschulunterricht ausgerichtete Heilpädagogik (SERWER, SHAPIRO und SHAPIRO, 1973). Einer meiner

Doktoranten, der einen Vergleich der relativen Leistungsfähigkeit des Distar-II-Programms mit farbigem Schriftzeichensystem (SCULL, 1978) und einer traditionellen, auf Sprachlauten aufgebauten Methode durchführte, stellte fest, daß die Kombination von Distar mit farbigen Zeichen sowohl dem Distar-Programm ohne Farbzeichen als auch dem farblosen Sprachlautprogramm bei Kindern im zweiten Schuljahr überlegen war (WRIGHT, 1978). Wenn Farbverschlüsselung die visuelle Sprachintegration verbessert, und das scheint der Fall zu sein, lassen alle diese Studien einen echten Wert des sensomotorischen und Wahrnehmungstrainings vermuten. Unglücklicherweise haben alle drei Studien (AYRES, SERWER und WRIGHT) es unterlassen, die Erfolge der unterschiedlichen Heilpädagogen und Therapeuten innerhalb ihrer Untersuchungsgruppen zu überprüfen.

Meine eigene klinische Erfahrung läßt mich vermuten, daß subkortikale Hirnschädigungen bei Erwachsenen mit Hirnverletzungen nicht unbedingt zu einer Beeinträchtigung geistiger Fähigkeiten führen müssen. Eine Frau mit einem gutartigen, jedoch wachsenden Hirntumor, die wir in unserem Laboratorium untersuchten, entwickelte allmählich Doppelbilder und zunehmende Schwierigkeiten beim Lesen, Rechnen und im geistigen Konzentrationsvermögen. Der Tumor konnte ziemlich zentral unmittelbar oberhalb des Thalamus lokalisiert werden, und er übte bei seinem Wachstum Druck auf die Sehbahnen aus. Obwohl diese Frau depressiv war und darüber klagte, daß sie eine Art „schwarze Nebelwolke" über ihrem Geist empfand, stellten wir fest, daß sie exakt, wenn auch nur langsam, lesen und Rechenaufgaben im Wechsler (WAIS)-Test lösen konnte, wenn wir sie dazu ermutigten. Das ließ den Schluß zu, daß ihre integrativen Funktionen nicht beeinträchtigt waren und daß sie nicht im eigentlichen Sinn lerngestört war.

Innerhalb von 24 Stunden nach der operativen Entfernung der etwa $5 \times 1,5$ cm großen Geschwulst konnte die Frau wieder lesen, schreiben und normal zeichnen, und ihr Denkvermögen war völlig klar.

Ein 30jähriger Mann, den wir in unserem Laboratorium sahen, erlitt durch einen Verkehrsunfall eine ernste Kopfverletzung. Sein Wagen wurde an der Fahrerseite eingedrückt, und er wurde durch die Windschutzscheibe nach außen geschleudert. Dabei erlitt er eine Schädelverletzung und schwere Hirnprellungen. Er war 6 Tage lang bewußtlos und gewann dann innerhalb der nächsten 5 Tage allmählich das Bewußtsein wieder.

Es fanden sich neurologische und neuropsychologische Symptome, die auf eine Schädigung des Hirnstammes unter Schonung der Großhirnrinde schließen ließen. Es bestanden keine langandauernden Störungen der gesprochenen Sprache oder des Lesens und Schreibens. All diese Dinge waren ganz normal, aber er entwickelte bemerkenswerte emotionale und auf seine Persönlichkeit bezogene Veränderungen in Form von Depressionen und Apathie. Er verlor seine früher bestehende Begeisterung für Sport, Rudern, Skilaufen und sogar für Frauen, was darauf schließen ließ, daß eine Schädigung des Thalamus vorlag. Seine Leistungen hinsichtlich Wahrnehmung, sensorischer Integration und im abstrakten Denken lagen sämtlich oberhalb des Durchschnitts.

Diese beiden Fälle wurden neurologisch und psychologisch eingehend untersucht. Beide wiesen eine ausgeprägte Schädigung oder Funktionsstörung des Hirnstammes ohne Verletzung der Großhirnrinde auf, und beide Fälle zeigten keine primäre Beeinträchtigung ihrer geistigen Leistungen. Diese Hinweise lassen darauf schließen, daß für das wissenschaftliche Lernen das Integrationsniveau der Großhirnrinde von wesentlicher Bedeutung ist und daß die subkortikalen Bereiche, in diesen beiden Fällen der Thalamus und der Hirnstamm, ziemlich schwere Verletzungen oder Funktionsstörungen ohne Beeinträchtigung der geistigen Fähigkeiten überstehen können, solange die Integration der Großhirnrinde noch funktioniert.

Für Lehrer dürfte vermutlich der Hinweis sehr nützlich sein, daß sensomotorisches und Wahrnehmungstraining die Möglichkeiten für erfolgreiche Leistungen der Schule besonders *bei kleinen Kindern* zu verbessern scheint, daß jedoch heilpädagogische Übungsmaßnahmen auch Sprache und schulische Inhalte umfassen müssen. Es ist noch sehr viel mehr Forschung auf diesem Gebiet nötig, um die neuropsychologischen Vorgänge abzuklären, die durch *indirekte* heilpädagogische Maßnahmen wie das sensorische Training und durch *direkte*, wie das Üben schulischer Fähigkeiten, hervorgerufen werden. Diese Frage beschränkt sich von selbst auf das, *was von Bedeutung* ist. Die bisherigen Hinweise scheinen anzuzeigen, daß sowohl die direkte als auch die indirekte heilpädagogische Behandlung benötigt wird, wobei ihr jeweiliger Anteil vom Alter des Kindes und der Schwere seines Lernproblems bestimmt wird.

Experimentalunterricht

Nachdem ein heilpädagogisches Programm auf der Basis einer neuropsychologischen und persönlichen Analyse des Kindes auch unter Berücksichtigung einer Aufgabenanalyse seiner Fähigkeiten, nach denen es unterrichtet werden sollte, ausgewählt wurde, muß die Effektivität dieser Behandlung in regelmäßigen Abständen überprüft werden. Zeigt das Kind nach 2 oder 3 Wochen dieser Unterrichtsweise nur sehr geringe oder überhaupt keine Fortschritte, sollte eine kritische Überprüfung seiner gemessenen Potenzen und der Unterrichtsmethoden durchgeführt werden. Wenn der Lehrer seinen Vorrat an diagnostischen Vorstellungen erschöpft hat und ihm keine weiteren nützlichen Ideen einfallen, sollte er Hilfe bei einem Schulpsychologen, Logopäden, Sprachspezialisten oder anderen Berufsgruppen suchen, die möglicherweise bessere diagnostische Erfahrungen besitzen. Wenn auch diese Personengruppen keine weiteren Verbesserungen gegenüber dem anbieten können, was bereits durchgeführt wurde, und das Kind noch immer keine Fortschritte erkennen läßt, dürfte die Überweisung an ein entsprechendes Forschungszentrum oder ein Lernlaboratorium einer Universität angezeigt sein. Tatsächlich basieren die besten heilpädagogischen Lehrprogramme auf Forschungen und werden experimentell überwacht. Ein solches Vorgehen erfordert einen erfahrenen und phantasievollen Psychologen, eine Gruppe von Fachleuten im Hintergrund sowie einen Lehrer, der bereit ist, neue Methoden auszuprobieren und zu übernehmen. Dabei müssen alle diese Personen bereit sein, sich an Experimenten zu orientieren. LEONG (1982) empfahl unter Bezug auf CRITCHLEY einige Hilfen, um Lesegestörte erfolgreich zu unterrichten. Diese lassen sich auch für alle anderen Lern- und Unterrichtsprobleme anwenden:

1. Eine frühzeitige und leistungsfähige Diagnosestellung.
2. Untersuchung des Sprechvermögens und der Sprachentwicklung.
3. Eingehende Fallstudien und Verlaufsbeobachtungen.
4. Untersuchungen von theoretisch fundierten Programmen und heilpädagogischen Maßnahmen.
5. Forschungen über Mechanismen, die der Hirnfunktion und dem Verhalten Lesegestörter zugrundeliegen.
6. Forschungen über die Informationsverarbeitung beim Lesegestörten.

Die beste Bewertung eines heilpädagogischen Programms kommt durch das gemeinsame Vorgehen eines interdisziplinären Teams zustande. Ein Lehrer ist wesentlich besser in der Lage, ein leistungsfähiges heilpädagogisches Programm zusammenzustellen, wenn ihm ausreichende Informationen über das Kind von den Eltern, vom Neurologen oder von anderen Ärzten, vom Sozialarbeiter oder vom Sozialfürsorger, soweit er mitbeteiligt ist, vom Schulpsychologen und von den anderen Lehrern des Kindes zur Verfügung stehen. Dazu gehören auch heilpädagogische Übungen, welche die Stärken des Kindes hinsichtlich Wahrnehmung, Motorik und kognitiver Leistungen auswerten, die eine Integration seiner motorischen und Wahrnehmungsfunktionen fördern und die das Kind unter Anwendung geeigneter Verhaltensmodifikationstechniken zum Lernen motivieren.

Soziale Entwicklung

Das Studium der sozialen Kompetenz von Kindern stellt innerhalb der Experimentalliteratur eine noch junge Entwicklung dar (GRESHAM, 1983). Diese Forschungen umfassen Definitionsvorschläge der Grundkonzepte, Klassifizierungen der sozialen Fähigkeiten und ihre Bestimmungen, Entwicklung von Tests und die Versuche, ihre soziale Validität zu untersuchen. Experimentalforschungen dieser Art sind wichtig. Da sie aber noch neu und im Stadium der Erprobung sind, unternehmen wir hier keinen Versuch, sie eingehender zu besprechen. Stattdessen wollen wir das soziale Umfeld des lerngestörten Kindes untersuchen, das seine Familie, die Schule, die Ärzte, den Schulpsychologen, den Heilpädagogen, den Logopäden einschließt sowie die persönliche Wahrnehmung des Kindes von seiner Störung.

Die Rolle der Eltern

Die Eltern eines chronisch lerngestörten Kindes befinden sich in einer schmerzhaften Konfliktsituation. Da sie täglich mit ihrem Kind zusammenleben, sind sie meistens die ersten, denen die geringfügigen und häufig kaum sichtbaren Störungen bewußt werden. Da das Kind meistens normal oder sogar überdurchschnittlich intelligent ist, zögern die mitfühlenden Eltern, ihr

Problem jemand anderem anzuvertrauen. Wenn dann die Eltern – gewöhnlich die Mutter – mit dem Hausarzt darüber sprechen, wird ihnen in der Regel mitgeteilt, daß ihr Kind völlig gesund sei, was ja auch der Fall ist, und daß es aus den von ihnen mitgeteilten Symptomen „herauswachsen wird". Das führt entweder zur Verwirrung oder Frustration der Eltern, und der Arzt gewinnt die Überzeugung, es mit überängstlichen Eltern zu tun zu haben.

Die Eltern lerngestörter Kinder geben bei Gesprächen Informationen von einer geradezu verblüffenden Übereinstimmung ab. Sie berichten alle von einem sie beunruhigenden Verdacht, daß ihr Kind sich von anderen Kindern in irgendeiner Weise unterscheidet, und von einer ständigen Beruhigung von seiten der Fachleute, daß es keinen Grund zur Sorge gäbe.

Viele Hausärzte haben eine schlagfertige Anwort zur Hand: „Das wächst sich aus!" und viele Lehrer leugnen, daß überhaupt etwas nicht in Ordnung sei, ausgenommen vielleicht von einer Unaufmerksamkeit und Faulheit des Kindes, bis schließlich das Problem so verwickelt geworden ist, daß man es nicht mehr länger ignorieren kann. In der Zwischenzeit haben sich jedoch so viele Mischprobleme der Wahrnehmung, der Motorik, der kognitiven Fähigkeiten, des Gefühlslebens und der sozialen Beziehungen ergeben, daß die Lehrer sich nicht mehr für zuständig halten, um mit ihnen fertig werden zu können. Hören wir uns einige dieser Eltern an:

Frau Wallace ist eine intelligente Frau, die vor ihrer Ehe erfolgreich als Krankenschwester tätig war. Ihr Mann hat ein Fachstudium in Biologie und Chemie absolviert. Die Familie Wallace hat drei Kinder: Donald, 20 Jahre alt, ein Doktorand der Naturwissenschaften an einer Universität, Peter, 17 Jahre alt, der immer eine gewisse Sprachstörung hatte, und Mary, 10 Jahre alt, ohne Lernprobleme. Aufgrund ihrer Ausbildung als Krankenschwester wurde Frau Wallace die Möglichkeit von Problemen mit ihrem Sohn Peter bereits in seinem 3. Lebensjahr bewußt. Da er spät Laufen und Sprechen lernte, ungeschickt war und auffällige Eßgewohnheiten hatte, suchte sie ihren Hausarzt auf, der ihr empfahl, sich nicht darum zu kümmern, denn es gäbe sehr viele solcher langsam sich entwickelnder Kinder. „Das war meine erste Niederlage", sagte sie. Der Lehrer im ersten Schuljahr war sarkastisch und intolerant, und innerhalb eines Monats haßte Peter den Schulunterricht.

Als Peter sich im dritten Schuljahr befand, konsultierten die Eltern den Schuldirektor, der sich weigerte, an ein echtes Lernproblem zu glauben. Peter war ein stiller und leicht zu leitender Schüler, und der Besuch beim Direktor gab den Eltern das Gefühl, neurotische Dummköpfe zu sein, ein Problem dort aufzubauen, wo gar keins bestand. Was weder der Schulleiter noch der Klassenlehrer von Peter wußten, war, daß dieser häufig nach einem besonders hoffnungslosen Schultag in das Haus stürmte und Spielsachen, Schüsseln und andere Dinge zertrümmerte. An einem Tag, als er seine Mutter über eine besonders unangenehme und ungerechte Behandlung in der Schule berichtete, nahm er zugeschnittene Stoffe, an denen seine Mutter nähte, in die Hand, und während er mit ihr sprach, riß er diese Stoffe unwillkürlich in Fetzen.

Eine andere Mutter, die ebenfalls als Krankenschwester ausgebildet war, hatte das Gefühl, daß ihr Sohn Carl noch zu unreif war, um mit 5 Jahren und 9 Monaten in die Schule zu kommen. Ihr Hausarzt sagte ihr, daß er nichts Auffälliges finden könne, aber der Klassenlehrer informierte die Eltern, nachdem Carl einen Monat in der Schule war: „Er sieht nicht ‚richtig‘ ". Er wurde zu einem Augenarzt geschickt, der in seinem Bericht schrieb, es sei alles okay. Es war jedoch durchaus nicht alles okay mit Carl. Deswegen wurde er zu einem Kinderpsychiater geschickt, der ebenfalls nichts Auffälliges feststellen konnte. Da Carl ein gesunder und fröhlicher kleiner Junge war, gab der Psychiater der Mutter den Rat, nicht überängstlich zu sein. Carl hatte seine Schulzeit mit einer wahren Begeisterung begonnen, aber nach einem Monat in der Schule kam er niedergeschlagen nach Hause und sagte seiner Mutter: „Ich weiß, daß ich nicht dumm bin, aber ich kann einfach nicht begreifen, was der Lehrer von uns verlangt. Die anderen Kinder scheinen überhaupt keine Schwierigkeiten zu haben, aber für mich ergibt das alles keinen Sinn".

Einige Monate später wurde er in eine Universitätsklinik geschickt. Dort erkannte ein Neuropsychologe die Wahrnehmungsprobleme von Carl und teilte sie seinen Eltern mit. Seine auditiven Sprachfähigkeiten waren gut, doch hatte er ernsthafte Schwierigkeiten mit der visuellen und taktilen Wahrnehmung. Tests des visuellen Gedächtnisses, der Figur-Hintergrund-Wahrnehmung, der taktilen Formerkennung (Stereognosie), der Fingerlokalisation, der Auge-Hand-Koordination und der Rechts-Links-Orientierung lagen unterhalb des Durchschnitts. Diese Wahrnehmungsprobleme behinderten seine Versuche, Lesen, Rechtschreibung und Rechnen zu lernen in ernster Weise, da er nicht in der Lage war, sich an die von ihm gehörte Sprache zu erinnern und sie in die richtigen Schriftzeichen umzusetzen.

Zu Beginn des zweiten Schuljahres erklärte Carls Mutter dem neuen Klassenlehrer seine Probleme. Dieser war jedoch von dem so wichtigen Hinweis nicht sonderlich beeindruckt oder verstand ihn nicht. Deshalb, oder aus welchen Gründen auch immer, wurde diese Tatsache nirgendwo festgehalten und auch nicht den anderen Lehrern in der Schule mitgeteilt. Als Folge davon sah sich Carls Mutter in jedem nachfolgenden September mit Beginn des neuen Schuljahres derselben entmutigenden und sich ständig wiederholenden Aufgabe gegenüber, die Einzelheiten der Wahrnehmungsprobleme und kognitiven Schwierigkeiten ihres Sohnes zu erläutern.

Nicht alle lerngestörten Kinder haben so viel Glück wie Carl, eine verständige, liebevolle, verantwortungsbewußte und hartnäckige Mutter zu besitzen, und solche Kinder werden dann häufig vernachlässigt. Alle lerngestörten Kinder benötigen einen überzeugenden Fürsprecher, der sie vor den Attacken der Lehrer, der Eltern, der Ärzte und anderen Personen schützt, die nur wenig oder überhaupt keine Kenntnis über die Feinheiten der sensomotorischen und neurolinguistischen Funktionen des Lernens haben. Unglücklicherweise besitzen viele Kinder keinen Fürsprecher dieser Art.

In gleicher Weise, wie Lehrer eine Schulung brauchen, um das lerngestörte Kind verstehen zu können, benötigen auch die Eltern eine entsprechende Aufklärung. MITTLER (1970) steht auf dem Standpunkt, daß „die Einbeziehung der Eltern in die Behandlung des Kindes wahrscheinlich eine der wichtigsten Aufgaben für die Zukunft ist". Diese Elternschulung umfaßt das Wissen um die Stärken und Schwächen ihres Kindes beim Lernen. Sie sollten diese Informationen vom Schulpsychologen oder den Lehrern bekommen, vom Hausarzt oder irgendeiner Person, die sich mit der Beurteilung des Kindes oder seinem Unterrichten befaßt. Viele intelligente Eltern, die aktiv in der örtlichen ACLD (Association for Children with Learning Disabilities), einer Vereinigung für Kinder mit Lernstörungen, tätig sind, wissen besser über die Feinheiten der Lernstörungen Bescheid, als der Klassenlehrer oder der Schulleiter ihres Kindes. Eine mit diesen Dingen vertraute Mutter versuchte, die Lernstörungen ihres Sohnes dem Schulleiter zu erklären, als sie ihn an einer Höheren Schule anmeldete und fragte ihn, ob ihm der Begriff „Lernstörungen" geläufig sei. Der Schulleiter antwortete ja, er glaube schon, und er glaube auch, daß es noch einen solchen Schüler an der Schule gebe. Die Mutter antwortete scharfsinnig: „Wenn Sie das annehmen, dann liegt es wohl daran, daß die anderen Lerngestörten die Schule bereits verlassen haben." Durch die tägliche Auseinandersetzung mit ihrem lerngestörten Kind, durch Lektüre und Studium dieser Probleme und durch die aktive Teilnahme an der Vereinigung für Kinder mit Lernstörungen wußte diese Mutter offensichtlich besser Bescheid über die Häufigkeit von Lernschwächen innerhalb der Gesamtschülerschaft als der Schulleiter.

Bis jetzt haben wir nur Fälle von Eltern beschrieben, die intelligent, verantwortungsbewußt und hartnäckige Fürsprecher ihrer lerngestörten Kinder waren. Wenn ihnen gesagt wurde, sie sollten sich keine Sorgen machen, fuhren sie fort, bessere Antworten und leistungsfähigere heilpädagogische Programme für ihre lerngestörten Kinder zu suchen. Die Hoffnungslosigkeiten und Ungerechtigkeiten, die sie und ihre Kinder ständig erlebten, machten sie wütend. Aber sie lernten ihren Zorn zu zügeln, da sie wußten, jemanden vor den Kopf zu stoßen, der helfen könnte, bedeutet u. U. den Verlust einer hilfreichen Aktion. Ein solches Verhalten erfordert ungewöhnlichen Mut, Einsichtsvermögen und Geduld, und zahlreiche Eltern haben diese bewundernswerten Qualitäten gezeigt.

Einige Eltern sind leider nicht so einsichtig. Sie sind ärgerlich und aufgebracht, daß ihr Kind nicht die gleichen Ausbildungschancen hat wie andere Kinder, und sie übertragen ihren Ärger auf die Schule, den Arzt oder den Psychologen. Das ist nicht nur ein Unglück für sie selbst, sondern auch für ihr Kind, weil ihre negative Einstellung den Erfolg eines gutwilligen Lehrers oder Psychologen bei dem Versuch, ihrem Kind zu helfen, unterminieren kann.

Nur die Eltern kennen die familiären Spannungen, die durch die Gegenwart eines lerngestörten Kindes verursacht werden. Eine Mutter beschrieb dies als „das Zusammenleben mit einem Vulkan". Eheberater berichten häufig über den Zusammenbruch der ehelichen Gemeinschaft, wenn ein Kind auf die Welt kommt. Schon Kinder ohne besondere Probleme schränken meistens die Aktionsmöglichkeiten ihrer Eltern ein. Sie beengen deren Ambitionen und steigern ihre Ängste. Wenn beide Ehepartner all dies begreifen und bereit sind, im Hinblick auf die Annehmlichkeiten eines Kindes diesen Druck zu ertragen, dann wird die Ehe wahrscheinlich Bestand haben oder gefestigt werden. Wenn sich jedoch eins oder mehrere ihrer Kinder als lerngestört erweisen, verstärkt sich der Druck auf die Eltern erheblich. Der eine Elternteil vertieft vielleicht seine Kenntnisse über die Ursachen der Lernstörung des Kindes, während der andere es ablehnt, „all diesen modernen Unsinn" zu lesen, und es bestreitet, daß sein Kind unkorrigierbar sei. Im Laufe der Zeit können heftige Auseinandersetzungen über das Kind auftreten, die es enger an einen Elternteil binden und vom anderen entfernen, während beide Eltern sich mit bitteren Streitigkeiten immer mehr auseinanderleben.

In gleicher Weise können beide Partner sich über die Probleme des Kindes informiert haben, aber unterschiedlicher Ansicht sein, wie man es behandeln soll. Der eine Partner wünscht, daß das Kind von einem Kinderpsychiater untersucht wird, und der andere lehnt dies ab, weil aufgrund eines solchen Besuches eine mögliche Geisteskrankheit und bestimmte Schwächen eingestanden werden. Der eine Elternteil bevorzugt eine Sonderschule für das Kind und der andere widerspricht ihm, weil er der Meinung ist, sein Kind sollte in einer normalen Umgebung aufgezogen werden. Selbst wenn sich die Eltern einigermaßen über die Behandlung des Kindes einig sind, werden sie doch ständig mit dessen Gefühlsausbrüchen konfrontiert, die von den täglichen Frustrationen in der Schule und den gehässigen Bemerkungen anderer Schüler herrühren. Ihr Kind ist die hilflose Zielscheibe aller anderen Schüler und des Lehrers, die ihre Ablehnung dadurch zum Ausdruck bringen wollen, daß sie die Aufmerksamkeit auf seine schlechten Leistungen im Schulunterricht lenken.

Zusammenfassend läßt sich sagen: Die Eltern müssen unbedingt über die Natur der Lernstörung ihres Kindes aufgeklärt werden. Die Information hierüber kann durch Beratung mit den entsprechenden Berufsgruppen, durch Lektüre, Studium und aktive Teilnahme an einer Elternvereinigung lerngestörter Kinder oder anderen Elterngruppen erfolgen.

Die Rolle der Schule

Es ist noch gar nicht lange her, daß es an den Schulen üblich war, ein Kind, das keine befriedigenden Leistungsergebnisse brachte, von der Schule zu weisen. In den meisten psychopädagogischen Kliniken kann man Kinder antreffen, die einer solchen beruflichen Mißhandlung unterworfen waren. CRUICKSHANK beschrieb den Fall von Jeff, der im Alter von 8 Jahren ständig von den Einrichtungen des Jugendclubs in seiner Stadt ausgeschlossen und von der Grundschule gewiesen wurde. Zu seinem Glück wurde Jeff von der Sonderschule einer Universitätsklinik aufgenommen, wo er gute Fortschritte machte, und zwar „durch eine sorgfältige Pflege, ein gut durchstrukturiertes Unterrichtsprogramm, durch gut ausgebildete Lehrer und Einbeziehung seiner Eltern" (CRUICKSHANK, 1977). Gut ausgebildete Lehrer für neurologisch gestörte Kinder gibt es nur wenige, und bis unsere Schulen für dieses Sondergebiet eingerichtet sind, werden wahrscheinlich noch zahlreiche lerngestörte Kinder in falscher Weise behandelt werden und ihre Familien sich in Hoffnungslosigkeit und Ärger befinden.

Elterngespräche decken immer wieder den Mangel an Vertrauen auf, den sie gegenüber den Fähigkeiten der öffentlichen Schulen haben, in angemessener Weise mit der Schulausbildung von Kindern mit leichten Lernproblemen umzugehen. Unlängst sagte mir eine Mutter, nachdem ihr lerngestörter Sohn 2 Monate auf der Höheren Schule verbracht hatte, „es sei für sie offensichtlich, daß seine Lehrer nicht die geringste Ahnung von seinen Problemen besaßen", obwohl sie diese bei der Anmeldung dem Schulleiter ausführlich erläutert hatte. Der Kunsterzieher hatte im Zeugnis des Jungen sarkastische Bemerkungen eingefügt, und als die Mutter ihm die Probleme ihres Kindes auseinandersetzte, die er mit der optischen Wahrnehmung und der Augen-Hand-Koordination hat, erwiderte der Lehrer ganz naiv: „Oh, ich habe gar nicht gewußt, daß er nicht normal ist." Eltern werden ständig durch solch takt- und gefühllose Bemerkungen verletzt.

Die Lehrerin einer Höheren Schule, die einen „modifizierten Englischkurs" leitete, der für schwächere Schüler eingerichtet worden war, bestand darauf, daß ein 16jähriger Junge mit einer Dyslexie fünf Romane lesen und von jedem eine ausführliche Inhaltsangabe niederschreiben sollte. Mit Unterstützung seiner Eltern arbeitete er die Inhaltswiedergabe des ersten Romanes aus und schrieb sie nieder, bekam sie jedoch wegen vieler orthographischer Fehler zur Korrektur von der Lehrerin wieder zurück. Als der Junge bei der vierten Wiederholung der Abschrift war, versuchte seine Mutter, die einmal Vorsitzende der örtlichen Vereinigung lerngestörter Kinder gewesen war, der Lehrerin klarzumachen, daß es für ihren Sohn unmöglich sei, fünf Romane zu lesen, und daß aufgrund seiner Wahrnehmungsschwäche die Rechtschreibfehler höchstwahrscheinlich immer wieder auftreten würden, unabhängig davon, wieviele Male sie von ihm verlangen würde, die Inhaltswiedergabe abzuschreiben. Die Lehrerin lehnte es jedoch ab, bei dem Schüler ein Lernproblem annehmen zu sollen. Für sie war er nichts weiter als faul und flüchtig.

In den Kapiteln 3 (S. 45) und 8 (S. 311) beschrieben wir den Fall eines Mädchens, das mit 6 Jahren eine spontane Hirnblutung in den linken hinteren Abschnitten des Gehirns erlitt. Um die Blutungen zum Stillstand zu bringen, wurde ein hirnchirurgischer Eingriff nötig. Im Anschluß an diesen Eingriff, der das Gehirn des Mädchens in Mitleidenschaft zog, entwickelten sich bei ihm chronische visuelle Wahrnehmungsschwierigkeiten, die jedoch von zahlreichen Lehrern einer Höheren Schule, die es besuchte, nicht als Lernstörung anerkannt wurden. Sie vertraten den Standpunkt, daß seine überängstliche Mutter diese nur als Ausrede für eine mittelmäßig begabte Schülerin benutze.

Diese Berichte sollen nicht dazu dienen, Lehrer schlecht zu machen. Sie sollen lediglich die Aufmerksamkeit auf die Unkenntnis einiger von ihnen vom Wesen der Lernstörung zu richten helfen. Wenn der Leiter der Höheren Schule in dem oben erwähnten ersten Fall wirklich begriffen hätte, was die Mutter ihm bei der Einschulung ihres Sohnes erzählte, würde er die Lehrer gewarnt und ein angemessenes heilpädagogisches Programm vorgeschlagen haben. Und wären die Lehrer über die Zusammenhänge zwischen Wahrnehmungsschwächen und Lernstörungen besser informiert gewesen, dann hätten sie eher eine passende heilpädagogische Unterrichtsmethode angewendet, als ihre Zuflucht zu sarkastischen Äußerungen zu nehmen und einem schablonenhaften Abstempeln des Jungen als „unnormal".

Hätte im zweiten Fall die Lehrerin der Höheren Schule das Wesen der Dyslexie begriffen, dann würde sie diesem Jungen eine angemessene heilpädagogische Übungsmethode zukommen lassen und von ihm nur Aufgaben verlangt haben, die er tatsächlich durchführen konnte, statt eigene Vorurteile auf ihn zu übertragen, indem sie ihn als faul und flüchtig bezeichnete.

Die Unkenntnis des Wesens der Lernstörungen führt gewöhnlich zu einem Verneinen und Nichtakzeptieren des Problems. Verständnis führt dagegen zum Akzeptieren und Erkennen der Schwierigkeiten und stellt den ersten Schritt auf dem Weg zu einer erfolgversprechenden heilpädagogischen Behandlung dar.

Fragt man Eltern, wie ihrer Meinung nach die Chancen ihrer lerngestörten Kinder verbessert werden könnten, ist die häufigste Antwort: „Die Lehrer müßten mehr Erfahrung in Sonderpädagogik haben." Viele Schul- und Hochschulbehörden, denen diese Nöte bekannt sind, planen verbesserte Übungsprogramme nicht nur für Lehrer, sondern auch besonders zusammengestellte Kurse über Lernstörungen für Schulleiter, Direktoren Höherer Schulen und andere Verantwortliche. Viele Pädagogen stehen auf dem Standpunkt, daß solche Kurse effektiver sind, wenn sie nach Abschluß der pädagogischen Ausbildung durchgeführt werden, nachdem der Lehrer schon ein oder zwei Jahre praktischer Erfahrung im Schulunterricht hat, als wenn sie während der Ausbildung und vor der Ausübung der eigentlichen Berufstätigkeit stattfinden. Erst danach sollten die fähigsten Lehrer für eine weitere Ausbildung ausgewählt werden.

Diese kann formal sein (ein höherer akademischer Grad oder ein Diplom) oder formlos (ein Sonderkurs oder Kurse, die ein Thema behandeln, das der Lehrer nötig hat oder wünscht, ferner Workshops, Konferenzen, Hospitationen in anderen Klassen oder Experimentalkliniken).

Wie Lehrer eine bessere Ausbildung erhalten können, stellt ein Problem der beruflichen Ausbildung dar und liegt außerhalb des Rahmens unserer Diskussion. Es soll jedoch die Aufmerksamkeit auf die Wichtigkeit dieser Dinge gelenkt werden. Es gibt auf diesem Gebiet eine sehr umfangreiche Literatur, die ein interessierter Leser zu Rate ziehen kann. Den Versuch, subtile Lernprobleme bei Kindern zu verstehen, gleichgültig, ob sie ihre Ursache im Nervensystem des Kindes haben oder ob ihre Herkunft unbekannt ist, stellt für einen Lehrer eine reizvolle und herausfordernde Aufgabe dar. Wegen unserer Wissenslücken auf diesem Gebiet und der schnellen Zunahme wissenschaftlicher Erkenntnisse, braucht ein Lehrer eine ständige Weiterbildung und die Bereitschaft, eine gewisse Experimentierfreudigkeit im Umgang mit dem Kind aufrechtzuerhalten. Er kann viel mehr dabei lernen, wenn er die Formen der Wahrnehmungsfehler des Kindes und dessen ungewöhnliche Lernstrategien studiert, als wenn er es wegen seines überaktiven und unruhigen Verhaltens ausschimpft. Ein solches Verhalten kann sehr gut die sekundäre Folge des primären Wesens der Lernstörung sein. Das Kind hat die Schlüssel für seine eigene, ihm angemessene Behandlung in der Hand, sofern der Lehrer die nötigen Kenntnisse und die Sensitivität besitzt, diese zu erkennen.

Das rein akademische Verstehen als solches ist nicht ausreichend. Der Lehrer muß darüber hinaus noch eine Anzahl sozialer und pädagogischer Fähigkeiten besitzen, die ihm eine einfache Kommunikation mit dem Schüler ermöglichen. „Es gibt nur wenig Gründe, daran zu zweifeln, daß der beherrschende Faktor für einen erfolgreichen Unterricht darin besteht und immer bestehen wird, daß ein Lehrer die Fähigkeit hat, die Neugier und das Interesse des Kindes wachzuhalten und manchmal erst zu wecken und eine reichhaltige und herausfordernde geistige Umwelt zu schaffen, in der das Kind seinen eigenen einzigartigen Weg zum Begreifen, zum Wissen und zu seinen Fähigkeiten findet" (N. CHOMSKY, 1970).

Die Rolle des Arztes

Aus den Diskussionen in diesem Buch wird der Leser erkannt haben, daß die Beiträge des Arztes für die Diagnosestellung und die Entscheidung hinsichtlich der Heilbehandlung des lerngestörten Kindes von wesentlicher Bedeutung sind. Um ein solches Kind neuropsychologisch zu untersuchen, ist die Überweisung zu einem Neurologen der erste Schritt. Häufig werden auch vom Neurologen oder Neurochirurgen Überweisungen direkt zu einer neuropsychologischen Beurteilung vor einem hirnchirurgischen Eingriff vorgenommen. Wenn man nach einer Hirnoperation Tests durchführt, kann man eine umfassende Information über folgende Dinge erhalten:

1. Die Unterschiede zwischen geistigen Fähigkeiten vor und nach dem chirurgischen Eingriff.
2. Das neue Muster geistiger Fähigkeiten, dem der Patient sich anpassen muß, wobei ein Jahr später eine weitere Testung stattfinden sollte, bevor zuverlässige Vorhersagen über die Dauer irgendwelcher geistiger Schwächen gemacht werden können.

Obwohl die diagnostischen Informationen gewöhnlich vom Kinderneurologen stammen, können in besonderen Fällen auch der Neurochirurg, der Röntgenologe, der Orthopäde, der Internist, der Augenarzt, der Ohrenarzt, der Psychiater, der Allgemeinpraktiker oder jede andere medizinisch ausgebildete Person, die mit dem Fall zu tun hat, einbezogen sein.

In den Fällen neurologisch bedingter Lernprobleme ist eine frühe Diagnosestellung wünschenswert, denn „die Forschung hat ergeben, daß die Prognose desto besser ist, je früher die Diagnose gestellt wird" (TARNOPOL, 1971). Ein unerfahrener Arzt kann manchmal ein solches Vorgehen behindern, indem er der Mutter versichert, daß sie sich über nichts zu ängstigen brauche.

Wenn der Mutter von einem Psychologen vorgeschlagen wurde, eine solche Untersuchung durchführen zu lassen, kann es vorkommen, daß Allgemeinpraktiker einen solchen Vorschlag schon deshalb ablehnen, weil er von einem Nichtmediziner stammt. Zum Glück für die Kinder, die dieser medizinisch-diagnostischen Hilfe bedürfen, befinden sich ablehnend verhaltende Ärzte jedoch in der Minderzahl, und die meisten Ärzte begrüßen es, wenn sie mit einem diagnostischen Team zusammenarbeiten können, das sowohl Ärzte als auch Psychologen umfaßt.

MASLAND (1969) richtete seine Aufmerksamkeit auf die entgegengesetzte Reaktion mancher Ärzte. Sie erzählen den Eltern, ohne eine neurologische Untersuchung durchzuführen und entsprechende Kenntnisse auf dem Gebiet der Lernstörung zu besitzen, ihr Kind sei hirngeschädigt, nur weil es übererregbar ist, oder nur weil es auf die Fragen des Arztes bei der Untersuchung nicht richtig reagiert hat, sei ihr Kind geistig schwer von Begriff oder zurückgeblieben. Diese oberflächliche Diagnose enthält dann auch gleich den Hinweis, daß der Fall hoffnungslos ist.

Vor einigen Jahren überwies uns ein Arzt einen Jungen, weil er, wie der Arzt in seinem Begleitbrief berichtete, infolge einer Hirnschädigung in der Schule unkorrigierbar sei. Er stützte seine Diagnose ausschließlich auf die Beobachtung, daß der Junge sich sehr unruhig verhielt. Darüber hinaus sei er geistig zurückgeblieben, weil er seine Fragen nur widerwillig beantwortet habe. Als der Bursche in unser Laboratorium kam, fanden wir einen intelligent aussehenden und hellwachen Jungen, der zu Beginn etwas zurückhaltend war, aber sehr bald an der Vielzahl der Tests Freude fand. Im Wechsler (WISC)-Test lieferte er einen verbalen IQ von 128, was einem ausgezeichneten Ergebnis entspricht, und sowohl bei der neurologischen Routineuntersuchung als auch bei unserer 5 Stunden dauernden neuropsychologischen Testbatterie zeigte er keinerlei Hinweise auf eine Hirnschädigung oder eine Funktionsstörung im Zentralnervensystem.

Sein „unkorrigierbares" Verhalten in der Schule war die Reaktion auf Äußerungen des Hausarztes, er sei hirngeschädigt und auf einen Schulverweis durch den Schulleiter. Außerdem fühlte er, daß seine Eltern in Panik gerieten angesichts der ganzen Situation. Nicht sorgfältig durchgeführte ärztliche Untersuchungen und oberflächliche Diagnosestellungen sollte man ignorieren. Den Eltern gibt man am besten den Rat, einen fachlich kompetenten Arzt zu konsultieren.

Viele Lehrer und auch einige Psychologen bestehen darauf, daß „Lernstörungen ein *rein pädagogisches* und *kein medizinisches* Problem seien". Sicherlich stimmt es, daß die Begriffsbestimmung und die Behandlung der Lernschwächen auf psychopädagogischem Gebiet liegen, daß aber die Diagnose, wenn sie gründlich und umfassend sein soll, die Ergebnisse einer ärztlichen Untersuchung einschließen muß. Wie müssen wissen, ob ein Kind an einer Hirnschädigung oder einer Hirnfunktionsstörung leidet, ob eine Gleichgewichtsstörung im biochemischen Körperhaushalt vorliegt, ob ein Ernährungsproblem besteht oder ein genetisch bedingter Defekt. Wir müssen auch wissen, ob das Kind *frei* von all diesen Beeinträchtigungen ist.

Diejenigen Pädagogen, die darauf bestehen, daß ihre Aufgaben ausschließlich auf pädagogischem Gebiet liegen, seien daran erinnert, daß einige der wertvollsten Erkenntnisse und Praktiken der Sonderschulpädagogik von medizinisch geschulten Forschern stammen, die sich damit befaßten, wie Kinder lernen. BROCA, Hughlings JACKSON, Maria MONTESSORI und Alfred BINET lieferten bedeutende Beiträge zu unserem heutigen Wissen. In der Gegenwart sind Elena BODER, Macdonald CRITCHLEY, Marcel KINSBOURNE, Orlando SCHRAGER, Sylvia RICHARDSON und der verstorbene Julio de QUIROS (alle ärztlich ausgebildet) – um nur einige Namen zu nennen – immer wieder aufgefordert worden, an Konferenzen teilzunehmen und haben sich durch schriftliche Stellungnahmen an die „Vereinigung der Eltern lerngestörter Kinder" und andere Institutionen bemüht, um deren Kenntnisse über das Wesen der Lernstörungen zu vertiefen.

Wenn man Lehrer oder Schulpsychologen erst einmal vom Wert des ärztlichen Beitrags überzeugt hat, der besonders für mehrfach behinderte Kinder von Bedeutung ist, wird es nötig, ihnen den Weg für einige zuverlässige Kommunikationskanäle zu ebnen. Wie man hierfür vorgehen kann, ist von der Größe der Schule und/oder der Stadt abhängig und von den Fähigkeiten der daran beteiligten Personen. Zumeist ist der Psychologe in der günstigsten Situation, gemeinsame Treffen zwischen den Eltern, den Lehrern des Kindes und dem Hausarzt zu organisieren. Um Zeit zu sparen, kann der Arzt diese Treffen in seinen Räumen stattfinden lassen, wobei der besondere Wert eines solchen Treffens darin liegt, die Achtung eines jeden Teilnehmers für den anderen zu fördern. Es kann natürlich sein, daß der Arzt nur Zeit für ein einmaliges Treffen hat. Deshalb sollten Dinge besprochen werden, welche die unterschiedlichen Fachrichtungen hinsichtlich medizinischer Befunde und der einzuschlagenden Behandlungsformen betreffen. Manchmal kann es zweckmäßig sein, eine kurze Zusammenfassung der medizinischen Probleme des Kindes zu formulieren, die vom Arzt unmittelbar nach dem Meeting diktiert werden kann. Wenn beispielsweise die Ernährungsform des Kindes grundlegend geändert oder größere Dosen von Vitaminen oder Medikamenten gegeben werden sollen, die bestimmte Einwirkungen auf sein Verhalten haben können, dann ist es wichtig, dies im Bericht an die Schule zu erwähnen, damit die Lehrer des Kindes durch Beobachtungen seines Verhaltens in der Schule Rückmeldungen machen können.

Eine der wichtigsten Einwirkungen des in den vergangenen 20 Jahren entwickelten neuropsychologischen Ansatzes für Lernstörungen liegt in der Verringerung der beruflichen Isolation von Ärzten und Lehrpersonal. Darüber hinaus hat dieser Ansatz bedeutende medizinische Erkenntnisse zu Entscheidungen hinsichtlich einer Heilbehandlung beigesteuert.

Die Rolle des Psychologen

Die Haupttätigkeit des Psychologen besteht darin, verbesserte diagnostische und therapeutische Möglichkeiten für das lerngestörte Kind zu übernehmen und zu entwickeln. Er tut dies mit Hilfe der Forschung und sorgfältiger therapeutischer Maßnahmen. Das Berufsbild des klinischen Neuropsychologen hat sich erst innerhalb der vergangenen 20 Jahre herausgebildet, und wegen dieser

kurzen Zeitspanne entwickelt es immer noch seine Formen. Nach meinen
Kenntnissen ist der klinische Neuropsychologe in den meisten diesbezüglichen
Einrichtungen der „Verbindungsmann" in dem Team, das sich aus dem Neurologen oder anderen ärztlichen Fachleuten, dem Lehrer und/oder den Eltern
zusammensetzt. Dies scheint sich von selbst aus der Ausbildung der Psychologen in Forschungsmethoden und klinischen Verfahren zu ergeben und führt
zur Kommunikation mit Ärzten, Lehrern und Eltern. Hinzu kommt, daß in
dieser Berufsgruppe die starre Zeiteinteilung nicht so stark wie bei Lehrern
oder Ärzten ist. Der Psychologe kann sich Zeit nehmen, um ein Kind eingehend zu beobachten, in regelmäßigen Abständen mit den Eltern Gespräche zu
führen und für die Lehrer des Kindes zur Verfügung zu stehen. Ein geschickter Psychologe kann klinische Versuchsanordnungen aufstellen, die ganz spezifisch auf die Erforschung der Lernstrategie des von ihm beobachteten Kindes ausgerichtet sind. Vielbeschäftigte Lehrer und Ärzte können oder wollen
wahrscheinlich für einen Einzelfall nicht soviel Zeit zur Verfügung stellen. Neben der Ausarbeitung spezieller Testabläufe zur Untersuchung eines ganz bestimmten Kindes sollte der Schulpsychologe ständig Gruppen untersuchen,
um die Validität bestimmter Vorstellungen oder Testtechniken in dem sich
rasch ausweitenden Gebiet der Neuropsychologie zu überprüfen.

Die Beziehungen des Psychologen zum lerngestörten Kind sollten innig
und nicht angsterzeugend sein und können daran gemessen werden, welchen
Erfolg er im Umgang mit dem Kind hat. Häufig werden Lehrer von den Berichten der Psychologen überrascht, weil sie ihrer Meinung nach nichts anderes enthalten, als das, was sie bereits über das Kind wußten und das Ganze lediglich in die etwas nebulösen Worte ihrer Fachsprache gefaßt wurde. Auch
Eltern können von der abstrusen Sprache konsterniert sein und davon, daß etwas, daß ihnen wie ein Eingesponnensein in enges fachliches Denken erscheint, ziemlich weit von den tatsächlichen Nöten ihres Kindes entfernt ist.
Viele hervorragende klinische Forscher haben nur deswegen den beabsichtig-
ten Einfluß bei Elterngesprächen verfehlt, weil sie nicht die Fähigkeit hatten,
sich „allgemeinverständlich" auszudrücken.

Wenn der Psychologe hofft, daß seine Untersuchungsergebnisse in ein
heilpädagogisches Behandlungskonzept für das Kind einfließen, muß er sehr
sorgfältig vermeiden, als „Experte" aufzutreten, der den Lehrer belehren will.
Er muß sich vielmehr als Kollege innerhalb eines Teams von Fachleuten empfinden, in dem der Lehrer die gleiche Bedeutung hat wie er. Sehr oft kommt es
vor, daß junge Psychologen mit einem Doktorgrad es kaum erwarten können,
ihre erworbenen Forschungskenntnisse anzubringen, um den Lehrern zu sagen, was geschehen muß. Nach meinen Erfahrungen landen heilpädagogische
Verordnungen, die einseitig von einem klinischen oder Schulpsychologen gegeben wurden, für gewöhnlich unberücksichtigt in einem Aktenschrank. Besser ist es dagegen, wenn der Psychologe seine Untersuchungsergebnisse mit
dem Lehrer austauscht und sich die von ihm aufgrund dieser Ergebnisse vor-
gesehenen heilpädagogischen Maßnahmen sagen läßt. Dann können sie eine
gemeinsame Behandlungsanordnung treffen, die höchstwahrscheinlich auch
durchgeführt wird, weil der Lehrer bei ihrer Ausarbeitung beteiligt war.

Weil in der Neuropsychologie in rascher Folge Fortschritte und Entdek-
kungen gemacht werden, die einen starken Einfluß auf die Neurolinguistik
und das Lernen im allgemeinen haben, muß ein klinischer Psychologe, der erfolgreich tätig sein will, für eine ständige berufliche Weiterbildung sorgen. Der
persönliche Kontakt zu einer aktiven Gruppe von Neurologen und Neurochirurgen, die ihm Kinder überweisen, sowie zu Sonderpädagogen, kann für ihn
eine ständige Quelle der Anregung, Verfeinerung und Korrektur sein und die
Entwicklung seiner Kenntnisse über Neuropsychologie und ihren Zusammenhang mit dem Lernen fördern. Die Kompliziertheit dieser Zusammenhänge
erfordert ein fortgesetztes Studium, sofern der klinische Psychologe mit den
auftauchenden neuen Erkenntnissen Schritt halten und für ihren sinnvollen
Einsatz kompetent bleiben will.

Die Rolle des Logopäden[1]

Da die meisten Lernprobleme in irgendeiner Form mit Sprachbeeinträchtigungen einhergehen, ist es wichtig, daß zu dem aus verschiedenen Berufsgruppen zusammengesetzten Team auch ein Fachmann mit Spezialkenntnissen
und Erfahrungen in der Diagnosestellung und Behandlung linguistischer Probleme gehört. Die Qualifikation einer solchen Person können in Schulsyste-
men, in denen kein Zertifikat benötigt wird, sehr variabel sein. Die Bandbreite
der Teammitglieder kann vom Sprachpathologen, der in der Forschung tätig
ist, über den Audiologen oder Linguistiker bis zum Klassenlehrer reichen, der
über keine spezielle Ausbildung in der Sprachentwicklung oder über besondere diagnostische Fähigkeiten verfügt. In zahlreichen Bundesstaaten der USA
wird von Sprach- und Hörspezialisten ein Diplom und eine supervisionierte
Ausbildung verlangt, die von der American Speech-Hearing-Language Association bescheinigt wird. In Kanada werden ähnliche Ausbildungsstandards
durch Mitgliedschaft bei der Canadian Speech-Hearing-Language Association verlangt und einige Provinzregierungen verlangen ebenfalls eine berufliche Lizenz.

Die Fachausbildung umfaßt folgende Hauptgebiete: Durchführung von
Hörprüfungen, Diagnosestellung und Beurteilung der Art eines Hörverlustes
oder einer auditiven Wahrnehmungsstörung, Analyse und Erklärung einer
Aphasie oder einer Verständigungsstörung, Kenntnisse der normalen Sprachentwicklung und des hierarchischen Aufbaus der Sprache, Kenntnisse in der
Psycholinguistik, Diagnosestellung und Behandlung von Sprachproblemen,
und die Fähigkeit, alle diese Dinge so zu formulieren, daß ein Lehrer das Bedürfnis hat, von ihnen Gebrauch zu machen. Nur in seltenen Fällen dürfte jemand beruflich so qualifiziert sein, daß er alle diese Aufgaben beherrscht.

---

[1] Für die Unterstützung bei der Vorbereitung dieses Abschnitts bin ich Brenda CO-
STA, M.A., Speech Pathologist, und Sherri McINTYRE, M.A., Director of Speech
Pathology Programs at the Queen Alexandra Hospital-G.R. Pearkes Center, zu Dank
verpflichtet.

Deshalb verfügen die Sprech- oder Sprachspezialisten der verschiedenen Schulsysteme auf einigen dieser Gebiete über mehr Erfahrungen oder berufliche Qualifikationen und dafür auf anderen weniger.

In den meisten Schulen werden gruppenweise Screeningtests für das Hörvermögen im Kindergarten oder im ersten Schuljahr durchgeführt. Diese erfolgen gewöhnlich durch eine Fürsorgerin der Schule oder der Gesundheitsbehörde. Jeder schwierige oder ungewöhnliche Fall einer Hörbeeinträchtigung, der sich bei dieser ersten Untersuchungsreihe herausstellt, kann dann von einm Hörspezialisten am örtlichen Krankenhaus, an einer Klinik oder an einem Forschungszentrum weiter abgeklärt werden. Wenn das Kind in einem ländlichen Gebiet wohnt, wo diese Einrichtungen nicht vorhanden sind, muß man mit ihm in den nächsten größeren Ort fahren, um eine fachliche Untersuchung durchführen zu lassen.

Das Arbeitsteam, das mit Sprachproblemen zu tun hat, weist je nach Schulverhältnissen eine unterschiedliche Größe und ein unterschiedliches fachliches Niveau auf. In großen städtischen Zentren können dazu außer dem Lehrer des Kindes, Beschäftigungstherapeuten, Krankengymnasten, Schulpsychologen und Sprach- und Hörspezialisten gehören. In abgelegenen ländlichen Bereichen kann es jedoch sein, daß ein Lehrer keine regelmäßige Unterstützung durch eine dieser Fachrichtungen hat. Er ist dann auf die Lektüre von Fachliteratur, auf Ferienkurse und gelegentliche fachliche Beratungen angewiesen.

In solchen Extremen dürfte nur ein Psychologe oder ein Lesespezialist zur Verfügung stehen, um dem Lehrer zu helfen. In einer solchen Situation ist zu hoffen, daß der Lehrer viele diagnostische Erfahrungen und heilpädagogische Kenntnisse des Logopäden übernimmt. Keine Berufsgruppe besitzt „Grundrechte" an der Sprache, denn sie ist eine zentrale Größe für jedes schulische Lernen. Deshalb besteht der sinnvollste Gebrauch beruflicher Fachkenntnisse darin, alle Mitglieder des Teams zu Experimentierfreude zu ermutigen und ihre Kenntnisse und Fähigkeiten auszuweiten, um Störungen des Spracherwerbs zu behandeln.

Wo Schulen das Glück haben, fachlich qualifizierte Sprach- und Hörspezialisten in ihrem Kollegium zu haben, können sich Lehrer ständig Rat holen, um mehr über Wahrnehmungsmängel, kognitive Retardierung und die diagnostischen Grundlagen eines bestimmten Falles zu erfahren. Zwischen Lehrer und Logopäden kann ein ständiger Meinungsaustausch erfolgen, so daß die Ergebnisse der Sprachtherapiesitzungen in die Unterrichtsmethoden des Lehrers im Klassenzimmer eingebaut werden können.

Wie jeder erfolgreich tätige Wissenschaftler macht auch der Sprach- und Hörspezialist experimentelle Untersuchungen mit dem sprachbehinderten Kind, indem er dessen Schwächen im Licht der normalen Sprachentwicklung bewertet und die am besten geeigneten heilpädagogischen Maßnahmen herausschält. Diese Erkenntnisse sollen dann nicht nur dem Klassenlehrer des Kindes, sondern auch den anderen Teilnehmern des Teams mitgeteilt werden, damit sie eine ständige Überprüfung der Wirksamkeit ihrer heilpädagogischen Aktivitäten durchführen können.

Die Rolle des Kindes

Bei einer kurzen Besprechung der Persönlichkeitsentwicklung können wir nur auf ihre Bedeutung für das Wachstum aller Kinder verweisen und auf die zusätzlichen Hindernisse, die einem lerngestörten Kind entgegenstehen. Die Entwicklung des „Ego" oder der Selbstvorstellung ist ein lang andauernder Prozeß, der mit der Geburt beginnt und seine Reifung im späten Adoleszenten- oder jungen Erwachsenenalter erreicht, obwohl zweifellos während des ganzen Lebens geringgradige Veränderungen stattfinden.

Zahlreiche Persönlichkeitstheoretiker haben das körperliche Empfinden der Körpervorstellung in die Grundlage einer gesunden Persönlichkeitsstruktur einbezogen (ALLPORT, 1955; MASLOW, 1955). Andere haben es als Grundvoraussetzung der geistigen Entwicklung angesehen (PIAGET, 1952), und eine große Zahl von Sonderpädagogen hat die sensomotorische Leistungsfähigkeit als Grundlage des Lernvermögens akzeptiert (BARSCH, 1966; KEPHART, 1966; MONTESSORI, 1964). Auch ein Kind, das keine bestimmten Lernstörungen hat, kann Probleme mit der Ausbildung eines ausgeglichenen und sicheren Selbstgefühls haben, wenn sein Aussehen mangelhaft ist, wenn einem Mädchen weibliche Schönheit und einem Jungen die richtige Größe und eine gut entwickelte Muskulatur fehlen. Wenn wir zu diesen häufig vorkommenden entwicklungsbedingten Mängeln noch eine schlechte sensomotorische Koordination und Tolpatschigkeit hinzufügen sowie Wahrnehmungsschwächen, einen mangelhaft entwickelten Richtungssinn und ein beeinträchtigtes Sprechvermögen, dann können wir uns eine Vorstellung von den zunehmenden entwicklungsbedingten Problemen machen, die bei einem lerngestörten Kind bestehen können. Im besonderen ist es für solch ein Kind schwierig, sich in bezug auf seine Füßigkeit, seine manuelle Geschicklichkeit, seine Körpervorstellung und seiner selbst sicher zu sein. Es bestehen bei ihm auch Schwierigkeiten, sich im Hinblick auf seine Umgebung leistungsfähig genug zu empfinden.

Da seine Persönlichkeitsstruktur zerbrechlich ist, ist dieses Kind auch schlecht dafür ausgerüstet, sich eindeutig mit den Dingen und Personen in seinem Umfeld zu identifizieren. Seine geistige Entwicklung wird durch Lernstörungen verzögert, und alle diese Hoffnungslosigkeiten in seinem Leben können durch eine ablehnende und wenig feinfühlige Haltung der anderen verstärkt werden.

Damit wir verstehen können, was ein solches Kind empfindet, wollen wir uns die Schilderung eines Kindes anhören, das mit 6 Jahren vor der Einschulung einem hirnchirurgischen Eingriff im linken hinteren Teil des Gehirns unterzogen werden mußte. Der folgende Bericht ist eine mit 21 Jahren niedergeschriebene Rückerinnerung.

Ich erinnere mich an die erste Woche in der Schule, besser noch an den ersten Tag. Ich entsinne mich, daß ich ängstlich war und nicht in das große fremde Klassenzimmer mit den fremden Menschen gehen wollte. Alles war dunkel und bedrückend, zumindest erschien es mir so. Ich lief wie ein Trottel umher, völlig in meiner eigenen Welt und immer mit einem blöden Ausdruck in meinem Gesicht. Kein Wunder, daß die meisten meiner Klassenkameraden ihr Interesse an mir verloren.

Ich erinnere mich an die sarkastische Art meiner Lehrerin. In der ersten Woche wollte sie nicht zulassen, daß ich die Pudelmütze trug, die meine Mutter für mich gestrickt hatte, um meinen geschorenen Kopf zu bedecken. Vor der ganzen Klasse machte sie mich zum Narren. Das ganze Jahr über hatte ich Furcht vor dieser Lehrerin, und selbst heutzutage noch zittere ich bei lautem Geschrei oder wenn ich angebrüllt werde.

Im zweiten Schuljahr hatte ich eine junge und attraktive Lehrerin, doch sie war genauso ein Griesgram wie die erste. Ich schwebte immer noch in der Luft vor innerer Spannung und Ängstlichkeit. Ich wünschte wirklich, ich wäre alt genug gewesen, um meinen Standpunkt ausdrücken zu können, anstatt von jedem herumgeschubst zu werden. Kein Wunder, daß ich so verkrampft war, ich bekam Beruhigungsmittel. Das Schlimmste war, daß ich mein Schreien und Heulen zu Hause bei meiner Familie auslebte, die es weder verdient hatte noch haben wollte. Das Üble war, daß in meinem Kopf soviel umhertickte und ich mich nicht logisch ausdrücken konnte, so daß die anderen nicht verstehen konnten, was bei mir nicht in Ordnung war. Ich wünschte, ich hätte Hilfe gehabt.

Dieser Auszug offenbart viele wichtige Punkte, die für Lehrer eines hirnverletzten Kindes von Bedeutung sind. Im Anfangsstadium beeinflußt eine Hirnverletzung das ganze Denken des Patienten. Das führt zu Furchtsamkeit und Niedergeschlagenheit und scheint die Wahrnehmungen des Kindes zu verändern. Das Klassenzimmer war modern, hell und voller Farben, aber dem Jungen erschien es „dunkel und düster". Nach seiner Beschreibung müssen seine beiden ersten Lehrerinnen wahre Scheusale gewesen sein, doch ist es durchaus möglich, daß er sie in einer wesentlich furchterregenderen Weise wahrnahm, als sie den anderen Kindern erschienen. Interessant ist auch, daß er sich jetzt noch daran erinnert, daß er ein „blödes Gesicht" gemacht habe. Bei hirngeschädigten Patienten ist eine geringe Toleranz gegenüber lauten Geräuschen häufig. Auf kleine Kinder wirken solche Geräusche furchterregend. Er erinnert sich auch daran, daß er seine Wut in der Schule auf sein zu Hause übertrug, und an die unglücklichen Verwirrungen in seinem Gehirn, die durch eine leichte rezeptive Aphasie ausgelöst wurden.

Wenn auch die meisten lerngestörten Kinder keine so ausgeprägten intellektuellen Fehlleistungen ertragen müssen, wie dieser durch Hirnoperation geschädigte Junge, sind ihre Minderwertigkeitskomplexe aufgrund ihrer Unfähigkeit sich durchzusetzen, mindestens genauso schlimm.

Ihre Behinderungen, auch wenn sie noch so „minimal" sind, reichen aus, um ihnen irgendeinen häßlichen Spitznamen einzuhandeln oder um von einer Gruppe ausgeschlossen zu werden. Viele lerngestörte Kinder leiden unter diesen persönlichen Attacken ihrer Mitschüler, und als Erwachsene berichten sie oft, daß ihre Grundschullehrer diesen Anfeindungen gegenüber entweder blind waren oder nichts unternahmen, um sie zu unterbinden. Wenn es auch wichtig ist, alle Kinder in ihrer Unabhängigkeit zu ermutigen, braucht ein neurologisch beeinträchtigtes Kind darüber hinaus Unterstützung, indem man seinen Fehlern gegenüber Verständnis hat und ihm hilft, in positiver Weise mit ihnen fertig zu werden. Da einige Eltern zu einer solchen Hilfe nicht fähig sind, ist es wünschenswert, daß Sonderschullehrer die typischen Anzeichen rechtzeitig erkennen, die sich in einem Zurückbleiben in der Sprachentwicklung, einem Nichtertragenkönnen von Geschrei, einer gesteigerten Ängstlichkeit und Schwierigkeiten bei der gesellschaftlichen Eingliederung ausdrücken können.

SPREEN (1983) untersuchte 203 lerngestörte Kinder im Alter zwischen 8 und 12 Jahren, die in der Grundschule neuropsychologisch und pädagogisch getestet worden waren. Die gleiche Untersuchung erfolgte mit 18 und nochmals mit 25 Jahren. Er stellte fest, daß die lerngestörten Kinder durchweg Schwierigkeiten hatten, sich in der Schule zu behaupten und als junge Erwachsene Probleme, eine Ausbildungsstelle oder berufliche Möglichkeiten zu finden. Die Berufe dieser lerngestörten Jugendlichen waren durchweg einfacher als die der anderen und ihre Einkommen niedriger. SPREEN kam zu dem Ergebnis, daß „ihre Einstellung zu sich selbst von Kindheit an gespannt ist".

Die Einteilung der Behandlungsformen

Ein junger oder unerfahrener Lehrer, der zum ersten Mal einem Kind mit dem komplizierten Verhaltensmuster geistiger und emotioneller Störungen gegenübersteht, wird sich verwirrt oder überfordert fühlen. Ein Einteilungsschema kann hilfreich sein, unsere Vorstellungen zu klären und unsere Erkenntnisse systematisch zu leiten.

Jedes Einteilungsschema eines lerngestörten Kindes ist willkürlich, doch bezieht die nachfolgende Einteilung das neurologisch lerngestörte Kind in den gesamten Themenkreis mit ein.

1. Primäre Lernstörungen
   a) Hirnschädigungen als Folge einer Hirnverletzung,
   b) angeborene Hirnfunktionsstörung,
   c) Konstitutionelle Übererregbarkeit (Hyperaktivität),
   d) angeborene Lernstörung ohne eindeutige neurologische oder physiologische Zeichen (z. B. Entwicklungsdyslexie).
2. Sekundäre Lernstörungen
   a) Übererregbarkeit als Folge gesellschaftlicher Einflüsse,
   b) emotionale Störung.

Primäre Lernstörungen

Hirnschädigung als Folge einer Hirnverletzung

In diesem Buch wurden Fälle von Hirnschädigungen als Folge von Schädelverletzungen bei Erwachsenen und Kindern in allen Einzelheiten beschrieben. Der Leser sollte klar erkennen, daß eine Heilbehandlung sowohl ein Gehirntraining (AYRES, 1972a; de QUIROS und SCHRAGER, 1978) als auch das Training bestimmter Wissensleistungen (ENGELMANN und BRUNNER, 1975; GILLINGHAM, 1965; SCULL, 1978) umfassen kann.

Die Auswahl der Übungen kann dabei nach dem Gesichtspunkt erfolgen, die bei dem Kind besonders gut ausgebildeten Wahrnehmungsleistungen – seine „Stärken" – zu fördern. Mit einem Kind, das visuell beeinträchtigt ist, sollten Übungen gemacht werden, die besonders viele auditive und taktile Elemente enthalten (beispielsweise die Methoden nach GILLINGHAM oder DISTAR). Umgekehrt wird ein Kind mit einer Wahrnehmungsschwäche für Sprachlaute (auditive Perzeptionsstörung) besser mit einem Lernsystem vorwärtskommen, das seine Betonung auf visuelle und taktil-kinästhetische Aktivitäten legt. Das kann mittels eines farbkodierten (= visuell) hölzernen Alphabets geschehen, welches das Kind in die Hand nimmt und mit Haut und Muskeln taktil-kinästhetisch empfinden kann. Ein sprachgestörter Schüler wird wahrscheinlich die besten Fortschritte mit heilpädagogischen Maßnahmen machen, die unsere Kenntnisse über die Aphasie und die Neurolinguistik einbeziehen.

Angeborene Hirnfunktionsstörungen

Beim heutigen Stand unserer Kenntnisse ist zu vermuten, daß heilpädagogische Maßnahmen ähnlich den oben geschilderten, bei Kindern oder erwachsenen Schülern mit gering ausgeprägten neurologischen Symptomen erfolgreich sein werden, da sich die neurologischen Schädigungen oder Hirnfunktionsstörungen weitgehend ähneln. Auf jeden Fall sollte ein experimentelles Vorgehen verbunden mit sorgfältiger Aufzeichnung Hinweise auf die am besten geeignete Methode geben.

Das konstitutionell übererregbare Kind

Ein Kind, das an einer „subklinischen" Epilepsie leidet, – einer Epilepsie, die zwar nicht ausgeprägt genug ist, um Krampfanfälle auszulösen, aber Hirnstörungen verursacht, die zu einer chronischen Übererregbarkeit führen können –, sollte einer eingehenden Untersuchung zugeführt werden.

Der Neurologe kann ein Behandlungsprogramm verordnen, das entweder antikonvulsive (Krämpfe vermeidende) und/oder stimulierende Medikamente enthält. Wie in Kapitel 4 (S. 113) bereits aufgeführt wurde, besteht ärztlicherseits keine einhellige Übereinstimmung über eine wissenschaftlich begründete Wirksamkeit einer medikamentösen Behandlung bei Kindern, doch haben Untersuchungen einer Anzahl von Kindern sorgfältig arbeitender Forscher in der vergangenen Dekade dazu beigetragen, unsere Kenntnisse auf diesem Gebiet zu vertiefen und eine ungezielte Medikamentenverordnung für übererregbare Kinder abzulehnen.

De QUIROS und SCHRAGER (1978) haben auf der Basis unterschiedlicher neurologischer Funktionen drei Formen abgegrenzt:

1. Übererregbarkeit
2. Untererregbarkeit
3. Ruhelosigkeit.

Übererregbarkeit resultiert aus einer nichtadäquaten motorischen Enthemmung, die durch äußere Reize hervorgerufen wird und die sehr eng mit minimalen Hirnfunktionsstörungen verbunden ist; Ruhelosigkeit dagegen wird durch einen schlecht ausgebildeten Haltungstonus als Folge schwacher innerer oder propriozeptiver Stimuli verursacht. Sie ist vorwiegend auf eine Trennung des vestibulären vom propriozeptiven System zurückzuführen. Aufgrund dieser Vorstellungen kann eine Behandlung der Hyperaktivität, wenn sie organisch bedingt ist, sowohl von Medikamenten als auch von psychotherapeutischen Maßnahmen Nutzen ziehen. Trotz der in Ärztekreisen weitverbreiteten Anwendung des Medikaments *Ritalin* (Methylphenidat) als Alternative zur Behandlung der Hyperaktivität, raten de QUIROS und SCHRAGER davon ab. Sie schlagen stattdessen die interessante und logische Hypothese vor, daß das Gehirn bereits versucht hat, die Behinderung zu kompensieren und die Anwendung von Medikamenten in solchen Fällen als Folge einer Erregung der Großhirnrinde „einen stärkeren Erregungszustand des Patienten" auszulösen scheint (p. 202).

Da die ärztlichen Ansichten über die möglichen Risiken einer medikamentösen Behandlung auseinandergehen, wächst das Interesse an einer medikamentenfreien Methode (PROUT, 1977). Zu einer solchen Methode gehören:

1. Elternschulung (B. WEISS, 1971; G. WEISS et al., 1971)
2. operante Konditionierung, um neue Verhaltensweisen zu formieren und unerwünschte zu eliminieren (Verhaltensmodifikation) (ROSS, 1974; TYMCHUK, 1974),
3. Veränderung der Umgebung,
4. Selbstregulation,
5. kognitives Training (DOUGLAS, 1972, 1976, 1978; MEICHENBAUM, 1975, 1976) und
6. möglicherweise Biofeedback (PROUT, 1977).

DOUGLAS hat die Methode von MEICHENBAUM für den Unterricht übererregbarer Kinder dahingehend modifiziert, daß diese ihre Handlungen im Verlauf einer Lernsituation wörtlich erklären (verbalisieren). Die Autorin berichtet über signifikante Verbesserungen der Aufmerksamkeit und des Lernens. Einzelheiten zur Vorbeugung und Behandlung der Übererregbarkeit finden sich bei ROSS und ROSS (1982) besonders in den Kapiteln 9 und 10.

Das Kind mit angeborener Lernstörung ohne auffällige physiologische Zeichen

Ein Kind mit einer Entwicklungsdyslexie ist meistens völlig gesund und zeigt bei einer neurologischen Untersuchung keine Auffälligkeiten. Trotzdem bleibt es im Lesen und Schreiben in ungewöhnlicher Weise zurück und zeigt im normalen Schulunterricht keine Fortschritte.

Eine vollständige neuropsychologische Untersuchung ist nützlich, weil sie eine komplette Aufstellung der „Stärken" des Kindes auf den Gebieten Wahrnehmung, Intellekt und Motorik erbringt. Häufig weist ein Kind, wenn man alle Leistungen hinsichtlich Wahrnehmung und Motorik einzeln betrachtet, normale Ergebnisse auf, kann diese jedoch nicht miteinander integrieren. In einem solchen Fall muß die heilpädagogische Behandlung Übungen einschließen, die zunächst zwei und später drei Wahrnehmungsfähigkeiten miteinander integrieren und diese drei müssen dann mit der motorischen Reaktion in Übereinstimmung gebracht werden. Sobald irgendwelche fehlerhaften Verhaltensformen auf dem Gebiet der Wahrnehmung oder im kognitiven Bereich festgestellt werden, muß die heilpädagogische Behandlung in der Weise gesteuert werden, daß diese Schwächen gemeinsam mit den Stärken, über die das Kind verfügt, trainiert werden.

Sekundäre Lernstörungen

Übererregbarkeit als Folge gesellschaftlicher Einflüsse

Wenn sich für die Übererregbarkeit eines Kindes keine organischen Ursachen nachweisen lassen, ist die Annahme berechtigt, daß das vorhandene Problem rein psychologischer oder gesellschaftlicher Natur ist. Nach unserem derzeitigen Kenntnisstand scheint in solchen Fällen ein Vorgehen, das auf Verhaltensansätzen und/oder einem Training der kognitiven Leistungen beruht, wie wir es oben beschrieben haben, die besten Behandlungsergebnisse zu versprechen (DOUGLAS, 1978; MEICHENBAUM, 1976; ROSS, 1974; ROSS und ROSS, 1982).

Emotional gestörte Persönlichkeitsstruktur

Kinder mit abweichenden Verhaltensformen, die auffällige Stimmungsschwankungen, schlechte gesellschaftliche Anpassungsfähigkeit oder unangemessene soziale Reaktionen betreffen, können primär ein psychiatrisches Problem darstellen. Eine Überweisung zu einem erfahrenen Facharzt kann pathologische Ergebnisse bei der Untersuchung der Zusammensetzung des Blutes ergeben, eine Fehlernährung oder auch eine krankmachende familiäre Umgebung. In solchen Fällen können die Kinder, selbst wenn Intelligenztests eine ausgezeichnete Intelligenz erkennen lassen, dennoch aufgrund ihres emotionalen Kummers erhebliche Lernprobleme aufweisen. Solange die medizinischen Probleme eines Kindes nicht in vernünftiger Weise gelöst sind, ist seine schulische Leistungsfähigkeit meistens nicht zu verbessern.

Zusammenfassung

Die Auswahl eines bestimmten heilpädagogischen Behandlungsprogramms sollte nicht aufgrund einer vorgefaßten Meinung persönlicher Bevorzugung seitens des Lehrers getroffen werden. Sie sollte nach einer eingehenden neurologischen, psychologischen, pädagogischen und soziologischen Untersuchung des Kindes erfolgen und entsprechend den Ergebnissen einer fortlaufenden Untersuchung und Auswertung modifiziert werden.

11 Nachwort

Wir sehen es als klinischen und wissenschaftlichen Vorteil an, wenn wir anerkennen, daß es sowohl eine Neurologie als auch eine Psychologie des Lernens gibt ... wenn wir die psychologischen und neurologischen Begriffe miteinander verbinden, gewinnen wir neue Einsichten in die unterschiedlichen Formen der Lernstörungen.

Helmer R. MYKLEBUST (1975a)

Die folgende Diskussion versucht, die Thematik dieses Buches zu klären und zusammenzufassen, indem sie die Grundvoraussetzungen des neuropsychologischen Vorgehens an das Verstehen und Behandeln von Lernstörungen vor Augen führt.

Grundvoraussetzungen

1. Alles Verhalten, einschließlich der kognitiven Prozesse, die im wesentlichen psychologischer Natur sind, wird durch Gehirn und Zentralnervensystem und die integrierten und unterstützenden physiologischen Systeme vermittelt. Alles Verhalten hat zwei Seiten, eine psychologische und eine physiologische.
2. Wenn alle organischen Hilfs- und Vermittlungssysteme normal arbeiten, braucht man sie normalerweise nicht zu beachten. Wahrnehmung, Intelligenz und Verhaltensbenutzung können sich in diesem Fall erfolgreich mit dem Verhalten allein auf psychologischem oder verhaltensgemäßem Niveau befassen.
3. Wenn eines oder mehrere der physiologischen Untersysteme eine Funktionsstörung aufweisen, welche die normale Wahrnehmung, die Geistestätigkeit oder motorischen Reaktionen beeinträchtigen, ist eine Betrachtung des Verhaltens ausschließlich vom psychologischen Standpunkt aus unangemessen. In solchen Fällen müssen für eine richtige Diagnose und erfolgreiche Behandlung sowohl die psychologischen als auch die physiologischen Prozesse und ihre Wechselwirkung berücksichtigt werden.
4. Das neuropsychologische Konzept des Verhaltens erkennt alle physiologischen Untersysteme (z. B. Atmung, Kreislauf, Verdauung) als grundlegend wichtig für die Aufrechterhaltung der vegetativen Lebensvorgänge an, doch werden die subtilsten, wichtigsten und bemerkenswertesten Seiten des menschlichen Verhaltens vom Gehirn und vom Zentralnervensystem geliefert. Diese sind die Funktion der Großhirnrinde und die geistige Kreativität.
5. Verhalten und Nervenfunktion hängen in perfekter Weise voneinander ab. Das eine wird durch das andere bedingt. „Jede Art geistiger Tätigkeit hat

eine ganz bestimmte psychologische Struktur und wird durch die gemeinsame Tätigkeit umschriebener Großhirnrindenabschnitte ausgelöst" (LU-
RIA, SIMERNITSKAYA und TUBYLEVICH, 1970). Die klinisch-
neuropsychologische Forschung, besonders der vergangenen 40 Jahre,
hat zahlreiche Beziehungen zwischen Gehirn und Verhalten zutage gefördert und setzt die Zunahme unseres Wissens über viele Gebiete, die wir
noch nicht verstanden haben, fort.

6. Physiologen, Neurologen, Neurochirurgen und Neuropsychologen haben
   dem Sonderpädagogen häufig den Zugang zu Ergebnissen von grundsätzlicher Bedeutung ermöglicht, der sich dieser eindrucksvollen Information
   niemals so bewußt geworden wäre, wären sie ihm nicht in der Form wichtiger Zusammenhänge mit pädagogischen Theorien und Praktiken zugänglich gemacht worden.

7. Es gibt eine systematische Entwicklung und Funktion des menschlichen
   Gehirns, die gesetzmäßige Zusammenhänge zwischen seiner Normalfunktion und spezifischen Verhaltensmustern zeigt. In gleicher Weise existieren auch systematische Zusammenhänge zwischen einer Fehlfunktion des
   Gehirns nach Schädigungen und bei spezifischen Verhaltensmängeln.
   Klinisch-neurologische Untersuchungen der Hirnfunktion und ihrer Störungen haben einen großen empirisch fundierten Wissensschatz geliefert
   und liefern ihn weiterhin, der für Neurochirurgen, Neurologen und Neuropsychologen einen brauchbaren Verläßlichkeitsgrad für Voraussagen
   darstellt. Diese Erkenntnisse können für Sonderpädagogen, die sich genügend Zeit nehmen, um sie zu verstehen und anzuwenden, von unschätzbarem Wert sein.

8. Infolge der Einheitlichkeit der Natur und ihrer systematischen und gesetz-
   mäßigen Funktionen ist die Schlußfolgerung logisch, daß die Hirnfunktion innerhalb großer Stichproben oder Bevölkerungsgruppen von perfekter struktureller Integrität und normaler gesunder Funktion bis zu
   schweren Strukturschädigungen und herabgesetzter geistiger Leistung reichen kann. In extremen Fällen lokalisierter Schädigungen können Ausfälle sowohl im Gehirn als auch im Verhalten eindeutig nachgewiesen werden, die mit „harten" neurologischen Symptomen (hard signs) einhergehen. In Grenzfällen kann zwar das fehlerhafte Verhalten offensichtlich
   sein, die zugrundeliegende neurologische Funktionsstörung, sofern eine
   vorhanden ist, aber nur auf der Basis wissenschaftlicher Spekulationen
   vermutet werden, solange keine empfindlicheren neurologischen Testmethoden entwickelt wurden oder unsere neuropsychologischen Kenntnisse
   nicht umfassender geworden sind.

9. Obwohl es hinsichtlich einer Definition keine völlige Übereinstimmung
   gibt, sind wir bereit, aus praktischen Erwägungen folgende Gesichtpunkte
   zu akzeptieren:

   Der Begriff Lernstörung ist ein Gattungsname, der sich auf eine sehr unterschiedlich
   zusammengesetzte Gruppe von Störungen bezieht, die mit nachweisbaren oder vermuteten Funktionsstörungen des Zentralnervensystems im Zusammenhang stehen. Diese Störungen können sich entweder in einem Zurückbleiben der frühkind-

lichen Entwicklungsschritte und/oder Schwierigkeiten auf irgendeinem der folgenden Gebiete manifestieren: Aufmerksamkeit, Gedächtnis, Denken, Koordination, Kommunikation, Lesen, Schreiben, Rechtschreibung, Rechnen, gesellschaftliches Zusammenleben und Reifung. Lernstörungen sind anlagebedingt und können das Lernvermögen und Verhalten eines jeden Menschen – unabhängig von einer potentiell durchschnittlichen, einer durchschnittlichen oder überdurchschnittlichen Intelligenz – in Mitleidenschaft ziehen. Lernstörungen sind primär nicht auf Beeinträchtigungen des Sehens, des Hörens oder der Motorik, auf ein geistiges Zurückbleiben, eine emotionale Störung oder ungünstige Umweltbedingungen zurückzuführen, obwohl sie gemeinsam mit jeder dieser Beeinträchtigung auftreten können. Lernstörungen können von Genveränderungen, biochemischen Faktoren, Ereignissen während der Schwangerschaft und der Geburt oder jedem anderen Ereignis stammen, das zu einer Beeinträchtigung des Nervensystems führt (Canadian Association for Children and Adults with Learning Disabilities, 1981).

10. Hirngeschädigte Patienten stellen keine homogene Gruppe dar und müssen im Hinblick auf die Art ihrer Schädigung unterschiedlich aufgefaßt werden, je nachdem, ob sich diese noch weiter entwickelt, sich zurückbildet oder statisch ist und wie ihre Lokalisation, ihre Intensität, ihre Ausdehnung und ihre Herkunft sind.
    In gleicher Weise sind auch die lerngestörten Kinder oder Erwachsenen keine homogene Gruppe und müssen hinsichtlich der *Art* ihres Lernproblems diagnostisch erfaßt werden. Eine umfassende neuropsychologische Testbatterie kann über folgendes Auskunft geben:
    Wahrnehmung (visuell, auditiv und taktil-kinästhetisch) sowohl intra- als auch intermodal; Sprachentwicklung (Verstehen und Ausdruck); geistiges Vorstellungsvermögen (verbal und nonverbal); Denken (induktiv und deduktiv); Gedächtnis (Kurzzeit und Langzeit); Reihenfolgevermögen (verbal und nonverbal); motorische Geschwindigkeit und Genauigkeit; zerebrale Dominanz und Händigkeit; sensomotorische Integration und schulische Leistung.

11. Chronische umschriebene Hirnverletzungen bleiben bestehen und haben einen nachweislichen negativen Effekt auf Wahrnehmung und Denkvermögen. Dies ist der Fall, wenn sie an kritischen Stellen der Regelkreise für Sprache – normalerweise in der linken Hemisphäre – liegen oder in Rindenbezirken für die Vermittlung der Raumwahrnehmung – in der Regel in der rechten Hemisphäre. Unsere Untersuchungsergebnisse, wie die Fälle von Sam und Willi im Kapitel 5 (S. 213 und S. 217) sowie die Forschungen anderer Autoren (CALANCHINI und TROUT, 1971, besonders pp. 215–219) haben einen chronischen Zustand des mangelhaften Lernvermögens gezeigt. Die Lernleistungen dieser Kinder weisen im Laufe der Zeit keine signifikanten Veränderungen auf. „Die intakten und die unzulänglichen Areale bleiben die gleichen" (CALANCHINI und TROUT, 1971). Bei der Beschreibung eines dieser Fälle äußerten sich die gleichen Autoren folgendermaßen:
    „Seine Lernmethode ist ohnegleichen und nur auf sein Gehirn zugeschnitten." Die neuropsychologische Bewertung liefert in solchen Fällen eine verbesserte Ausgangslage für das Verständnis und eine Prognose des voraussichtlichen Lernverhaltens des Kindes in der Zukunft.

12. Obwohl solche chronischen Hirnschädigungen einen Dauerschaden des
    Gehirns darstellen, bedeutet dies nicht, daß das Kind seine Lernleistung
    nicht verbessern kann. Durch geschickte heilpädagogische Unterrichts-
    methoden kann einem Kind beigebracht werden, einen besseren Ge-
    brauch von seinen „Stärken" zu machen, auch wenn sein Lernprofil im
    Laufe längerer Zeitperioden die gleichen „Höhen" und „Tiefen" zeigen
    kann. Kurz gesagt, die intellektuelle „Kapazität" des Kindes bleibt gleich,
    aber seine Lernstrategien können sich verbessern.

13. Kinder mit mehreren schwach ausgeprägten neurologischen Symptomen
    („soft signs") werden wahrscheinlich die meisten davon behalten, und
    „viele von ihnen zeigen später zusätzliche andere Symptome, die während
    ihrer Kindheit noch nicht feststellbar waren" (HERN, 1984). Die meisten
    dieser Kinder sind in der Schule im Lernen beeinträchtigt und tendieren
    dazu, ihre Behinderungen auch als Erwachsene beizubehalten, obwohl sie
    zwischenzeitlich kompensatorische Lernstrategien erworben haben.

14. Minimale „soft signs" bei Kindern führen häufig im Erwachsenenalter zu
    den unterschiedlichsten kognitiven Mängeln und Verhaltensmängeln, die
    ihre Ausbildung und beruflichen Möglichkeiten einschränken (SPREEN,
    1983). Doch auch in diesem Falle können sie kompensatorische Strategien
    erlernen, die zu beruflichen Erfolgen und persönlicher Zufriedenheit füh-
    ren. Vor vielen Jahren schrieb Somerset Maugham die reizende und amü-
    sante Kurzgeschichte „Der Kirchendiener" (MAUGHAM, 1953), in der
    ein erwachsener Dyslektiker beschrieben wird, der mit seinen Geschäften
    ein Vermögen anhäufte, obwohl er weder lesen noch schreiben konnte.
    Diese Fälle sind gar nicht so ungewöhnlich, sie finden jedoch selten allge-
    meine Beachtung infolge des verständlichen Bedürfnisses erfolgreicher
    Dyslektiker, ihre Behinderung vor anderen zu verbergen.

Neuropsychologische Prinzipien

Die klinische Verantwortung einer neuropsychologischen Beurteilung muß
sehr ernstgenommen werden. Um das Niveau einer klinischen Kompetenz zu
erreichen, braucht man mehrere Jahre der Ausbildung, vorzugsweise in praktischer Tätigkeit unter erfahrener Aufsicht. Da es außerhalb des Rahmens des
Buches liegt, diese sehr komplexe Materie eingehend zu erläutern, führen wir
hier nur einige der zuverlässigsten und überprüften Prinzipien an. Jedes davon
kann eine Anzahl klinischer Untersuchungstechniken anregen, von denen einige Beispiele zur Veranschaulichung angegeben werden.

1. Wenn eine Schädigung oder Funktionsstörung der linken Großhirnhemisphäre die Sprachzentren betrifft, kann das Verstehen und Ausdrücken
   gesprochener und/oder geschriebener Sprache erschwert sein und/oder eine Unfähigkeit resultieren, mündlichen Lehrstoff auf Verlangen zu wiederholen. Wenn eine solche Funktionsstörung stark ausgeprägt ist, führt
   sie zu bestimmten Formen der Aphasie. Ist sie leicht, kommt es zu einer

bestimmten Sprachverzögerung. Solche Schüler zeigen im typischen Fall schlechte Leistungen und Schwierigkeiten beim Erlernen verbaler Wissensstoffe. Sie können jedoch hervorragend im Zeichnen oder in der Erfindung mechanischer Entwürfe sein und in allen visuell-räumlichen Aufgaben wie Geometrie, Kartographie, Graphik und Kunstunterricht.

Einige Ausdrucksformen des Verhaltens bei einer Funktionsstörung im Bereich der linken Großhirnhemisphäre sind folgende:

a) ein deutlich schlechterer verbaler Intelligenzquotient im Vergleich zum Handlungs-IQ;

b) das Vorliegen einer Sprachverzögerung oder von Aphasiesymptomen bei gleichzeitig überdurchschnittlichen oder hervorragenden räumlich-konstruktiven Fähigkeiten;

c) schlechte taktile Formerkennung (Astereognosie) der rechten Hand bei normaler Stereognosie der linken Hand;

d) schlechte Fingerlokalisation in der rechten Hand bei normalem Berührungsbewußtsein in der linken;

e) Gesichtsfeldausfall des rechten Auges bei normalem Gesichtsfeld des linken;

f) verlangsamtes rechtshändiges Fingerklopfen (Tapping) bei normalem oder schnellem links;

g) schwache Berührungsempfindung der rechten Hand, wenn beide Hände gleichzeitig berührt werden bei normaler Rückmeldung der taktilen Berührung der linken Hand;

h) Berührungsunempfindlichkeit der rechten Hand bei Untersuchungen mit einem Ästhesiometer bei normaler Empfindlichkeit der linken Hand;

i) schlechte Reihenfolgewahrnehmung und schlechtes Reihenfolgegedächtnis.

Diese Symptome werden niemals einzeln zu einer Diagnosestellung herangezogen; sie sind immer nur im Zusammenhang zu bewerten (REITAN nahm in seinen „Beeinträchtigungsindex" eine Zusammenfassung von zehn Symptomen auf). Sie müssen mit den Ergebnissen der ärztlichen Untersuchungen verglichen werden, beispielsweise mit Hinweisen auf abnorme Funktionszustände in der linken Hemisphäre mit bestimmten Hirnscantechniken, die im Bereich der rechten nicht nachzuweisen sind.

2. Wenn eine Schädigung oder Funktionsstörung der rechten Großhirnhemisphäre die mittleren und hinteren Rindenareale betrifft, erschwert sie typischerweise die Raumwahrnehmung und -vorstellung und führt zu mangelhaften Leistungen im Rechnen, in der Geometrie, im Kartenzeichnen, im Kunstunterricht und in allen Fächern, die mechanische und konstruktive Fertigkeiten verlangen. Solche Schüler können jedoch in allen Sprachfächern gut und erfolgreich sein.

Die neuropsychologischen Ausdrucksformen von Funktionsstörungen der rechten Hemisphäre treten an der gegenüberliegenden Seite derjenigen in Erscheinung, die in der obigen Zusammenstellung unter Punkt 1 angegeben wurden. Wenngleich ein Pädagoge diese Symptome sicherlich nicht zu einer neuropsychologischen Diagnosestellung heranziehen wird, können sie für ihn doch von unschätzbarem Wert sein, um die Art der Lernprobleme des Kindes zu verstehen hinsichtlich Wahrnehmung, Denkvermögen, motorischer Reaktionen und Sprachverständnis.

3. In diesem Buch haben wir immer wieder versucht, die verschiedenen, von der linken oder rechten Hemisphäre bestimmten Verhaltensformen darzustellen. Das Wissen von der funktionellen Asymmetrie der Hemisphären ist zwar ein erster Schritt, die Hirnfunktion zu verstehen, die wesentliche Voraussetzung hierfür ist jedoch, die Art und Weise zu begreifen, in der diese beiden unterschiedlich arbeitenden Hemisphären *miteinander interagieren*. ROURKE (1982) hat es folgendermaßen beschrieben: „Im Verlauf der vergangenen 30 Jahre sind wir durch die ‚statische' Phase gegangen, in der Verhaltensmängel und lokalisierte Hirnläsionen auf Leistungsprüfungen mit Hilfe festgelegter psychologischer Testbatterien bezogen wurden. Danach folgte die Phase einer Erkenntnisneuropsychologie, in der Versuche unternommen wurden, die Aufgaben, die diese Tests vorgeben, zu messen, zu validieren. Die gegenwärtige dritte Phase stellt den Versuch dar, die starren Denkvorstellungen der beiden ersten zu vermeiden, indem sie die Entwicklung des menschlichen Gehirns und seine dynamischen Interaktionen beim Bestimmen des menschlichen Verhaltens untersucht."

Ein erfolgreicher Schulneuropsychologe muß sich sowohl der Erkenntnisse bewußt sein, die wir den beiden ersten Phasen verdanken, als auch den gegenwärtigen lebendigen Diskussionen über die dynamische Organisation des Gehirns folgen können. Wenn die neuropsychologischen Kenntnisse erfolgreich für die Auswahl heilpädagogischer Programme eingesetzt werden sollen, stellt ein umfassendes und exaktes Modell von der Hirnfunktion und dem Verhalten eine Grundvoraussetzung dar. Zum jetzigen Zeitpunkt ist weder ein solches Modell vorhanden, noch besteht eine allgemeine Übereinstimmung darüber, wie die beiden Großhirnhemisphären miteinander funktionieren. Wenn wir auch schon über zahlreiche empirisch erarbeitete Teilansichten verfügen, die es uns ermöglichen, unsere Kenntnisse über die Zusammenhänge zwischen Gehirn und Verhalten zu nutzen, sind wir im Hinblick auf die Frage, wie sich diese Teilansichten zu einem funktionierenden Modell zusammenschließen lassen, noch stark auf Vermutungen angewiesen.

Einige Theoretiker sind der Ansicht, daß das Gehirn sich zunächst von der linken zur rechten Seite entwickelt und daß dieser von links nach rechts verlaufende Reifungsgradient dazu führt, daß die vorangehende Seite – meistens die linke – einen hemmenden Einfluß auf die hinterherhinkende rechte Seite ausübt (CORBALLIS u. MORGAN, 1978). Es gibt andere Autoren, die der Meinung sind, daß beim Erlernen eines neuen Lernstoffes eine Verlagerung von rechts nach links stattfindet, wobei sie sich auf die histologischen Nachweise einer stärkeren sensorischen und motorischen Repräsentation in der linken Hemisphäre berufen, sowie auf ausgedehntere Assoziationsareale der Großhirnrinde in der rechten Hemisphäre (GOLDBERG und COSTA, 1981; ROURKE, 1982).

Zum jetzigen Zeitpunkt bieten alle diese Theorien, obwohl sie sich großer empirischer Unterstützung erfreuen, noch beachtlich viel Spekulation und sind deshalb nur als vorläufig richtig zu bezeichnen.

4. Die Analyse der einzelnen Sinnessysteme (intramodale Analyse) ist für die Aufklärung von Lernproblemen von großem Nutzen, besonders wenn sie eine bestimmte Sinnesmodalität betreffen. Wenn beispielsweise die schlechte Leistung eines Kindes mit visuellen Wahrnehmungsschwächen zusammenzuhängen scheint, möchte der Untersucher genaueres über den Funktionszustand folgender Faktoren erfahren: visuelle Formerkennung, Erkennen von Buchstaben und Wörtern, Gedächtnis für Bilderfolgen, visuelles Gedächtnis für nonverbale Reihenfolgen, visuelles Gedächtnis für verbale Reihenfolgen, Figur-Grund-Wahrnehmung, Augen-Hand-Reaktionszeit, visuell-motorische Exaktheit und Geschwindigkeit und den Zusammenhang zwischen visueller Wahrnehmung und Hirndominanz. Eine gleichermaßen gründliche Analyse kann für die auditiven und taktil-kinästhetischen Sinnesorgane notwendig werden, wenn in einem davon fehlerhafte Leistungen festgestellt werden.

5. Die Integration der Sinnesorgane miteinander (intermodale Integration) muß abgeschätzt werden. AYRES (1976) hat eine detaillierte Testbatterie entwickelt, die für die Bestimmung der sensomotorischen Integration geeignet ist, und GESCHWIND, LURIA, MYKLEBUST, REITAN, SATZ, SPREEN und BENTON, Aaron SMITH und zahlreiche andere Autoren haben über die intermodale sensorische, motorische und sprachliche Integration auf dem Niveau der Großhirnrinde und der subkortikalen Areale berichtet.

Manchmal kann man feststellen, daß bei getrennter Überprüfung der einzelnen Sinnesorgane ein Kind hinsichtlich der wahrnehmungsmotorischen Funktionen leistungsfähig ist. Die Unfähigkeit des Kindes jedoch, die visuellen, auditiven, taktilen und motorischen Ausdrucksmöglichkeiten miteinander zu integrieren, kann dazu führen, daß das Erlernen von Lesen, Schreiben und Rechtschreibung behindert ist.

KEOGH (1982) erinnert uns daran, daß „Lernen, sich zu bewegen und sich bewegen, um zu lernen, zwei völlig verschiedene Wege sind, um über die Rolle nachzudenken, die die Bewegung bei wahrnehmungsmotorischen Übungsprogrammen spielt". Da zum jetzigen Zeitpunkt eine Theorie über die Bewegungsentwicklung noch aussteht, warnt er vor einer unkritischen Begeisterung für die Unterstützung von Bewegungsübungen, um zu lernen. Stattdessen glaubt KEOGH an die Notwendigkeit, Störungen im Erlernen von Bewegungen eingehend zu untersuchen, d. h. in welchem Ausmaß die sensorischen, perzeptiven und kognitiven Systeme die Bewegung bestimmen und inwieweit die individuelle Art, das soziale Umfeld wahrzunehmen, indirekt die Bewegung beeinflußt.

6. Hirndominanz und Händigkeit eines lerngestörten Kindes müssen bekannt sein. In der Vergangenheit hat man darüber oft nichts gewußt oder die Zusammenhänge ignoriert. Ohne diese Information sollte man niemals die Entscheidung treffen, die Händigkeit des Kindes zu ändern.

7. Wie wir bereits sahen, können Lernstörungen verbal (weitgehend linkshemisphärisch) und/oder nonverbal (vorwiegend rechtshemisphärisch) sein.
MYKLEBUST (1975a, b) hat unter Benutzung eines kognitiven Modells
nachgewiesen, daß das Vorstellungsvermögen deswegen schwach sein
kann, weil der ursprüngliche Wahrnehmungsinput verzerrt ist oder nur
teilweise erfolgt. Um die geistige Vorstellung eines Stuhles zu entwickeln –
und diese muß der Entwicklung des Begriffs von einem Stuhl vorangehen –
muß das Kind in seiner geistigen Vorstellung die visuelle Form eines Stuhles und die Berührungsempfindung, die vom Sitzen auf einem Stuhl ausgeht, nachvollziehen. Ein Kind, dessen nonverbale oder räumliche Wahrnehmungen exakt, lebhaft und leicht sind, ist besser in der Lage, sich eine
geistige Vorstellung, ein Symbol und schließlich eine Vorstellung über die
Kategorie von Gegenständen zu bilden, die als „Stuhl" bekannt ist. MYK-
LEBUST (1975b, p. 90) ist der Meinung, daß Störungen des nonverbalen
Lernens einen stärker negativen Effekt haben, als Störungen des verbalen
Lernens. Sie können nämlich „Schwächen enthalten in der Fähigkeit, Zeit,
Größe, Entfernung und Gewicht richtig einzuschätzen, Raumorientierung
zu entwickeln sowie Rechts von Links und Richtungen zu unterscheiden
lernen".

Unser Wissen über Hirnstruktur und Hirnfunktion

Das Studium des Aufbaus und der Funktion des Gehirns hat die meisten Neuropsychologen veranlaßt, „zu akzeptieren, daß zumindest die Grundfähigkei-
ten wie Wahrnehmung, Bewegung und Sprache innerhalb der Großhirnrinde
getrennt angeordnet sind" (WARRINGTON, 1970). LURIA (1973) hat die
Aufmerksamkeit zusätzlich auf folgende Dinge gerichtet:

- den Hirnstamm;
- die Wahrnehmung einschließlich der Rauminterpretation;
- den Großhirnrindenabschnitt hinter der Zentralfurche;
- die in die Stirnlappen lokalisierten Verhaltensformen für Motorik, Reihenfolgen, Bewegungsplanung und zeitliche Abläufe.

Ob dies alles so einfach zusammenhängt, ist noch nicht bewiesen. Es steht jedoch fest, daß eine umfassende Kenntnis der Hirnfunktionen einen Schulpsychologen zur systematischen und eingehenden Suche nach möglichen Mängeln veranlaßt, welche die Bereiche Aufmerksamkeit, Wahrnehmung, linguistische, motorische oder sequentielle Fähigkeiten betreffen, die ein Kind haben kann, das im Unterricht oder seinem sozialen Verhalten Schwierigkeiten
hat. Wenn ein Lehrer auch nur eine grobschematische, jedoch für praktische
Belange ausreichende Vorstellung von den regionalen Funktionen des Gehirns hat, kann er dadurch von den Erkenntnissen des Schulpsychologen wesentlich mehr Nutzen ziehen und dürfte durch diese systematische Kenntnis
der Hirnfunktion in der Lage sein, besser überprüfbare Hypothesen für die
Auswahl eines erfolgreichen heilpädagogischen Programms aufzustellen. Das

Kind selbst ist der Schlüssel für die Ursachen seiner Lernprobleme, wenn der Untersucher nur genügend Verständnis und Kenntnisse besitzt, um diese zu erkennen. Das Wissen über den Aufbau und die Funktion des kindlichen oder erwachsenen Gehirns kann dazu beitragen, die Suche nach den Ursachen von Lernproblemen in die richtigen Bahnen zu lenken.

Eine Warnung

Die Beschränkung auf neuropsychologische Faktoren des Verhaltens kann zu einer Vernachlässigung anderer ebenso wichtiger ursächlicher Faktoren führen. Da alles menschliche Verhalten von einer fein abgestimmten und komplizierten Wechselwirkung zwischen organischen und psychosozialen Kräften herrührt, muß jede Fehlleistung des Verhaltens oder Lernens unter dem Gesichtspunkt vielfältiger ursächlicher Faktoren betrachtet werden. Während wir in diesem Buch ausschließlich neuropsychologische Ursachen untersucht haben, bestehen neben psychosozialen Größen zahlreiche andere physiologische Faktoren wie genetische Fehler, Funktionsstörungen bestimmter Drüsen, Fehlernährung, Bleivergiftung und andere (GADDES, 1978a).

Um Fehldiagnosen zu vermeiden, sollte man sich an folgende Fakten erinnern:

1. Bei der Untersuchung eines leistungsschwachen Schülers müssen sich Schulpsychologe und Lehrer davor hüten, nach einem krankhaften Geschehen zu suchen, und von vornherein anzunehmen, daß bei dem Kind oder dem Erwachsenen organisch irgend etwas nicht in Ordnung sein müßte. Es ist wichtig, seine Sinne offenzuhalten, vorurteilsfrei zu bleiben und empirische Hinweise auszuwerten, um entscheiden zu können, welcher Anteil der Schwächen des Schülers organisch bedingt ist – sofern sie es tatsächlich sind – und welcher Anteil durch soziale Umweltbedingungen hervorgerufen wurde.

2. Eine diagnostische Entscheidung über die Qualität der Leistungsschwäche kann sorgfältig oder oberflächlich getroffen werden. Im zweiten Fall ist sie ungenau und führt zu Fehlschlüssen. YSSELDYKE und seine Mitarbeiter (1983) führten darüber eine Anzahl eingehender Studien durch. Einige ihrer Ergebnisse lauteten folgendermaßen:

   a) Teambesprechungen von Fachleuten zur Bewertung leistungsschwacher Kinder erfolgen häufig ohne oder mit nur sehr geringer Anteilnahme der Lehrer.

   b) Manchmal werden Entscheidungen getroffen, welche die zusammengetragenen Daten unberücksichtigt lassen.

   c) Bei pädagogischen Teamteilnehmern besteht die Tendenz, Leistungsfähigkeit und Intelligenz besonders zu betonen, wobei die meisten ihre Annahmen auf einem Intelligenzquotienten des Kindes aufbauen, der nur von *einem* einzigen Test herrührt. Mehr als ein Drittel dieser Teammitglieder beschränkt sich bei der Einschätzung der

Leistungsfähigkeit auf nur *einen* Test, und häufig werden inadäquate Tests angewandt.

d) In einer Untersuchung (ALGOZZINE und YSSELDYKE, 1981) konnte festgestellt werden, daß ca. 50% einer Gruppe von Pädagogen, die eine Auswahl zu treffen hatten, *normale* Schüler unter diejenigen einordneten, die sonderpädagogische Nachhilfe benötigten.

e) In Abhängigkeit davon, welche gängigen Kriterien zur Aussonderung schlecht lernender Schüler herangezogen werden, können die meisten *Normalschüler* als lerngestört eingestuft werden.

Solche Untersuchungen zeigen eindeutig, daß Entscheidungsprozesse zu oft widersprüchlich und unzuverlässig sind.

Um diese Situation zu verbessern, braucht man innerhalb des Teams besser ausgebildete Fachleute. Die Umsetzung diagnostischer Testergebnisse in eine erfolgversprechende Heilbehandlung ist wahrscheinlich die schwierigste Anforderung an einen Heilpädagogen. Es ist Zeitverschwendung, eine Unmenge Testdaten zu sammeln, sofern die sich daraus ergebenden heilpädagogischen Maßnahmen nicht regelmäßig kontrolliert, bearbeitet und neu angepaßt werden, um erfolgreiche Ergebnisse zu erzielen.

3. Auch wenn es offensichtlich oder sehr wahrscheinlich ist, daß eine von uns untersuchte Person an einer chronischen Hirnfunktionsstörung leidet, ist diese Störung nicht *der* einzige Grund für ihre Lernprobleme. Die Einwirkung der Lernprobleme selbst auf das Verhalten des Lernenden, die ihn entmutigen, uninteressiert oder ablehnend machen können, sowie das Verhältnis zu seiner Familie und den Klassenkameraden sind Dinge, die weiterhin beachtet werden müssen.

4. Selbst wenn eine neurologische Funktionsstörung offensichtlich oder sehr wahrscheinlich ist, müssen wir uns doch daran erinnern, das es trotz der gesicherten neuropsychologischen Erkenntnisse noch viele „graue Zonen" gibt, die vom bruchstückhaften oder unklaren Verstehen bis zum völligen Nichtwissen reichen. Aaron SMITH erzählte bei der Begrüßungsansprache als Präsident der Internationalen Neuropsychologischen Gesellschaft (A. SMITH, 1979) eine reizende Geschichte, die als Quintessenz erkennen ließ, daß sich zumindest die Hälfte des Lehrstoffes an den medizinischen Hochschulen eventuell in Zukunft als falsch herausstellen kann. Die Ironie ist jedoch, *daß wir nicht wissen, welche Hälfte falsch ist!* Das gilt wahrscheinlich in gleicher Weise für die klinische Neuropsychologie wie für die Heilpädagogik. Beide Fachrichtungen gehören zu angewandten Disziplinen, und in diesen Fällen entwickeln sich Theorie und Praxis nicht gleichmäßig und häufig erst, wenn praktischer Bedarf besteht.

5. Um uns selbst vor schweren Fehlern zu schützen, die auf Schüler schädliche Auswirkungen haben können, sollte jeder Untersucher den Standpunkt eines Experimentalwissenschaftlers einnehmen. Der darf sich nicht auf eine bevorzugte Diagnosestellung verlassen oder ein schematisches oder einfach anzuwendendes heilpädagogisches Programm empfehlen, sondern muß das Kind und den Erwachsenen systematisch und eingehend untersuchen und bei ihnen nach Anhaltspunkten Ausschau halten. Ein

Profil der Standardwerte ist dabei nicht ausreichend. Ebenso müssen wir die Stärken des Kindes, seine Schwächen, seine Lernstrategien und die Beziehungen zu seinem sozialen Umfeld kennen.

6. Lieblingstheorien, Lieblingsdiagnosen und heilpädagogische Lieblingsprogramme sollten vermieden werden. Sie sind wahrscheinlich Zeichen einer nur oberflächlichen Kenntnis des ganzen Bereichs der Lernstörungen und Ausdruck simplifizierender Überzeugungen, die mehr auf Emotionen und Wünschen beruhen als auf diagnostischen Einsichten.

7. Auf dem Gebiet der Sonderpädagogik gibt es viele Vertreter eines „Entweder-Oder"-Grundsatzes. Einige halten sich ausschließlich an die Verhaltensmodifikation oder an umweltbedingte Ursachen und bestreiten, daß organische Faktoren überhaupt wichtig oder in Betracht zu ziehen sind. Andere lehnen in ihren Schulen Praktiken der Verhaltensmodifikation ab, da sie ihnen zu mechanisch und unpersönlich erscheinen. Wenn wir ein lerngestörtes Kind oder einen lerngestörten Erwachsenen objektiv und von einem wissenschaftlichen Standpunkt aus sehen wollen, können wir es uns nicht leisten, irgendein Gebiet gesicherter Erkenntnisse auszuschließen oder irgendeine Form der Behandlung, die eine mögliche Hilfe für den Schüler bedeutet. Es besteht kein Zweifel, daß die „Entweder-Oder"-Sicht bald überwunden werden könnte, wenn für alle Schulpsychologen und Fachleute für Lernstörungen gefordert würde, während ihres Studiums ein intensiv überwachtes Praktikum zu absolvieren, das besonderen Wert auf die angewandte Verhaltensanalyse legt und ein ebenso gut kontrolliertes Praktikum über hirnverletzte Patienten mit Lernstörungen, in dem neuropsychologische Untersuchungsmethoden angewandt werden. Gegenwärtig weisen leider nur wenige der mit einem Diplom abschließenden Ausbildungsprogramme für Schulpsychologen neuropsychologische Bewertungsmethoden in ihrem Lehrplan auf (HYND, QUACKENBUSH und OBRZUT, 1979; HYND und OBRZUT, 1980).

Wie wir in diesem Buch gesehen haben, hat der Einfluß der Neuropsychologie in geradezu atemberaubender Geschwindigkeit zu Veränderungen geführt, und zwar durch Einwirkungen auf die experimentelle Psychologie in den 40er und 50er Jahren, dann auf die klinische Psychologie in den 60er Jahren und schließlich auf die Schulpsychologie der 70er Jahre. Solch rapides Wachstum war der Anlaß, daß die praktische Anwendung oft der Theorie vorausgeeilt ist, und dadurch wurden Einheitshypothesen bereits zur Anwendung gebracht, bevor sie mit der erforderlichen wissenschaftlichen Akribie gesichert werden konnten. „Die neurophysiologischen Methoden gestatten es nicht, daß wir die Funktion sofort verstehen" (BARLOW, 1980). Dies ist ein langsamer Prozeß ständiger experimenteller Mikrountersuchungen des exakten oder annähernd exakten Verstehens kleiner Bausteine der Erkenntnis.

Kenntnisse in dieser zersplitterten Form sind für einen Kliniker jedoch ohne Nutzen, solange sie nicht miteinander verwoben werden und ihre Bezüge zu praktischen Problemen hergestellt sind, denen sich ein Praktiker, in diesem

Falle der klinische Psychologe, der Schulpsychologe oder der Sonderschullehrer gegenübergestellt sieht. Wenn die Fachleute das alles wissen, wird ihnen
klar werden, daß sie Behandlungsmethoden auf der Grundlage begrenzter
Kenntnisse praktizieren und mit Hilfe von Heilmitteln, die mit der Theorie
noch nicht völlig übereinstimmen. Auf dem Gebiet der Verhaltensneurologie
haben uns die 80er Jahre schon bedeutende Fortschritte gebracht. Hoffen wir,
daß sich dieser Trend fortsetzt, damit in den 90er Jahren unser Wissen über
die Zusammenhänge zwischen Gehirn und Verhalten gegenüber heute entscheidend besser wird und die Sonderpädagogik sich rühmen kann, über Heilmaßnahmen zu verfügen, deren Grundlage stärker als bisher eine fundierte
Theorie ist.

Anhang

Neuropsychologische Tests

Im Kapitel 4 wurde die Anwendung neuropsychologischer Tests als eine geeignete Methode besprochen, die es gestattet, zum einen die Differentialdiagnose zwischen hirngeschädigten und nichthirngeschädigten Patienten bei der
Aufdeckung geistiger Schwächen Hirngeschädigter und Personen mit minimaler Hirnfunktionsstörung zu stellen, und zum anderen, das Verhaltensmuster und geistige Stärken und Schwächen bei neurologisch gestörten und normalen Personen zu beurteilen. Ein gut ausgebildeter klinischer Neuropsychologe wird wahrscheinlich in der Lage sein, diese Diagnosen in allen Fällen zu
stellen. Wenn jedoch ein pädagogisch ausgebildeter Diagnostiker keine Ausbildung in klinischer Neuropsychologie hat, ist es wichtig, alle neuropsychologischen Aussagen zu vermeiden und stattdessen die Testergebnisse zu benutzen, um die geistigen Stärken und Schwächen des betreffenden Kindes zu verstehen. Diese Erkenntnisse sind von wesentlicher Bedeutung für die Vorbereitung eines wirksamen heilpädagogischen Programms.

Im folgenden wird eine Zusammenstellung einiger Tests aufgeführt, wie sie
in dem Neuropsychologischen Laboratorium in Victoria benutzt werden. Je
nach Ausbildung, Erfahrung und persönlicher Vorliebe des betreffenden Psychologen wird die Auswahl der Tests von Klinik zu Klinik variieren.

1. Die Testbatterie des Victoria-Laboratoriums:
    a) Intelligenz-Test: Wechsler Test (WIPPSI, WISC-R, WAIS-R): Kauf-
       man Assessment Battery for Children (K-ABC); Peabody Picture Vo-
       cabulary Test; Mattis Dementia Scale; Raven's Colored Progressive
       Matrices; Raven's Standard Progressive Matrices; Wisconsin Card
       Sorting Test; Halstead-Reitan Category Test (Booklet Form);
       French's Pictorial Test of Intelligence; Nonverbal Intelligence Test for
       Deaf and Hard of Hearing (Snijders and Snijders-Oomen. This test
       was developed by Professor J. Th. Snijders, Department of Psychology,
       University of Groningen, The Netherlands).
    b) Visuell-räumliche Konstruktion: Wechsler performance tests; Raven's
       Progressive Matrices; Halstead-Reitan Category Test; Benton Visual
       Retention Test; Embedded Figures Test; Dynamic Visual Retention

Test; Three Dimensional Praxis Test; Rey-Osterrieth Complex Figure Test; Porteus Maze Test.

c) Hören: Dichotic Listening Test; Spreen-Benton Sound Recognition Test; Seashore Tonal Memory; Meikle Auditory Speech Perception; Spreen Sentence Repetition Test; Spreen-Benton Articulation Test.

d) Taktilität: Benton Stereognosis Test; Halstead Tactual Performance Test; Esthesiometer; Benton Finger Localization Test; Spreen-Benton Tactile Naming Test.

e) Sensomotorische Integration: Reitan Trail-making Test; Finger Praxis; Purdue Pegboard; Visual-Manual Reaction Time; Auditory-Manual Reaction Time; Beery Test of Visual Motor Integration.

f) Körperschema: Benton Right-Left Orientation Test; Lateral Dominance Test.

g) Motorische Funktion: Reitan Finger Tapping; Hand-grip strength (Smedley Dynamomenter).

h) Hirndominanz: Dichotic Listening Test; Lateral Preferences; and all tests of comparative lateral function.

i) Gedächtnis: Benton VRT: Rey Visual Design Learning Test; Wechsler Memory Scale; Memory for English Children's Stories; Sentence Repetition; Digit Span; Rey Auditory-Verbal Learning Test; Buschke's Restricted Reminding Procedure.

j) Sprache: Spreen-Benton Aphasia Battery (this includes 20 subtests of language function): Illinois Test of Psycholinguistic Abilities; Token Test; Boston Naming Test; Boston Diagnostic Aphasia Examination.

k) Ausbildungsstand: Wide Range Achievement Test; Peabody Individual Achievement; Gates-MacGinitie Reading Test (Grades 1–10); Gates-McKillop Diagnostic Reading Test; Stanford Diagnostic Reading Test (Blue, Grades 9–12 and community college level); Boder Test of Reading-Spelling Patterns.

l) Persönlichkeitstests.

2. BANNATYNE hat eine große Anzahl von Tests eingehend beschrieben, die zur Bewertung lerngestörter Kinder geeignet sind (BANNATYNE, 1971, Kapitel XIV, S. 573ff).

3. MATTIS hat eine Anzahl von Tests beschrieben, die am Montefiore Hospital in Bronx verwendet werden (MATTIS, FRENCH und RAPIN, 1975).

4. Die HALSTEAD-REITAN-Neuropsychological-Testbatterie für Erwachsene (15 Jahre und älter), für ältere Kinder von 9–14 Jahren und für jüngere Kinder zwischen 5 und 8 Jahren können bei Dr. R. M. REITAN, Neuropsychologisches Laboratorium, 1338 E. Edison Street, Tucson, Arizona, 85719 bezogen werden. Diese Testbatterien, die ebenso gut für eine Diagnosestellung von Lernstörungen verwendet werden können, werden auch von klinischen Neuropsychologen zur Bewertung der Hirnfunktion und von Hirnfunktionsstörungen und damit zusammenhängender Fähigkeiten herangezogen.

5. Einer der produktivsten Forscher und Autoren auf dem Gebiet der Neuropsychologie und der Lernstörungen ist Dr. Byron P. ROURKE an der

Universität von Windsor. Wir führen fünf seiner wichtigsten Publikationen an (ROURKE, 1975, 1976a, b, 1978a, b; ROURKE und ORR, 1977).

6. Früherkennung: Einige Hinweise können nützlich sein (EAVES, KENDALL und CRICHTON, 1972; JANSKY und HIRSCH, 1972; SATZ, TAYLOR, FRIEL und FLETCHER, 1978; SILVER et al., SPREEN, 1978; FLEHMIG, 1987).

7. Aphasietests:
   a) GOODGLASS, H. und KAPLAN, E. The assessment of aphasia an related disorders. Philadelphia: LEA und FEBIGER, 1972.
   b) SPREEN, O. und BENTON, A. L. Neurosensory center comprehensive examination for aphasia (auch als SPREEN-BENTON Aphasiebatterie bekannt). Herstellung und Vertrieb vom Neuropsychologischen Laboratorium, University of Victoria, Victoria B.C., Canada, 1968 und 1977 (revidiert).

Eine Beschreibung der fünf nonverbalen Reihenfolgetests, die in der Untersuchung über das Reihenfolgeverhalten verwendet wurden, findet sich in Kapitel 5 (S. 183).

1. Test für die visuelle Aufnahme von Reihenfolgevorgängen.
   Dies ist der Dynamic Visual Retention Test (DVRI; GADDES, 1966a), der Reihenfolgemuster von Lichtern auf einem Bildschirm zeigt. Die Testperson wird aufgefordert, ein Standardmuster von Lichtpunkten zu beobachten und im Vergleich dazu ein Testmuster, bei dem sich ein Lichtpunkt an einer anderen Stelle befindet. Die Testperson wird aufgefordert, festzustellen, welcher Lichtpunkt sich in der Sequenz unterscheidet. Dies ist eine visuelle Version des Seashore Tonal Memory Tests. Die Lichtpunktmuster wurden in jüngerer Zeit auf einer Diskette gespeichert, um sie in einem Mikrocomputer mit zwei Geschwindigkeiten verwenden zu können.
   a) Langsame Geschwindigkeit: Lichteinwirkung 1 Sekunde, Intervall zwischen zwei Lichtblitzen 1 Sekunde.
   b) Schnelle Geschwindigkeit: Lichteinwirkung 0,1 Sekunde, Intervall zwischen zwei Lichtblitzen 0,4 Sekunden.
   Dieser Test ist auf einer Diskette für Mikrocomputer erhältlich beim Neuropsychology Laboratory, University of Victoria, P.O. Box 1700, Victoria, B.C., Canada, V8W 2Y2.

2. Test für den visuellen Ausdruck von Reihenfolgevorgängen. Der Apparat für diesen Test kann in jeder Mechanikerwerkstatt angefertigt werden. Das Gerät enthält eine Morsetaste, die mit einer Batterie verbunden ist, an die eine Niedervolt-Lampe angeschlossen ist. Der Untersucher gibt ein bestimmtes Reihenfolgemuster von Lichtblitzen mit der Morsetaste vor, und fordert die Testperson auf, das Reihenfolgemuster wiederzugeben und es unmittelbar danach mit der Morsetaste zu wiederholen.

3. Test für das auditive Aufnehmen von Reihenfolgevorgängen. Die Testperson hört zwei in einer bestimmten Reihenfolge gegebene Klopflaute von einem Tonbandgerät und soll aussagen, ob sich das Klopfmuster der zweiten Wiedergabe von der ersten unterscheidet oder nicht.

4. Test für die auditive Ausdrucksform von Reihenfolgevorgängen. Im Anschluß an die Übermittlung eines bestimmten Klopfmusters von einem Tonbandgerät wird die Testperson aufgefordert, mit einem Trommelschlegel an der Tischkante das gleiche Klopfen zu wiederholen.

Um den deutschen Lesern die Auswahl ihrer Tests, die sie möglicherweise anwenden wollen, zu erleichtern, führen wir die deutschen Versionen der von Gaddes angegebenen Victoria Battery in einer Auswahl an, die natürlich keinen Anspruch auf Vollständigkeit erhebt. Zum einen sind nicht alle Tests für den deutschen Sprachraum verfügbar, zum anderen sind amerikanische Normen, wenn man denn in eigener Regie einen Test übersetzt, in der Regel nicht auf den deutschen Sprachraum übertragbar, und letztendlich sind apparative Methoden für die Routinediagnostik zu aufwendig und im Alltag der meisten Diagnostiker auch nicht notwendig.

a) *Intelligenz*
   - HAWIVA: Hannover-Wechsler-Intelligenztest im Vorschulalter – WPPSI: Wechsler Preschool and Primary Scale of Intelligence
   - HAWIK-R: Hamburg-Wechsler-Intelligenztest für Kinder, revidierte Fassung von 1983 – WISC: Wechsler Intelligence Scale for children
   - HAWIE: Hamburg-Wechsler-Intelligenztest für Erwachsene – WAIS: Wechsler-Adult-Intelligence-Scale.

Da gerade der HAWIK-R, die 1983 revidierte Fassung also, sich nach anfänglichen Schwierigkeiten und Verunsicherungen der Diagnostiker allgemeiner Beliebtheit erfreut, führen wir hier die Untertests mit den amerikanischen Bezeichnungen auf:

Verbalteil (Verbal-IQ)
   - Allgemeines Wissen – General information
   - Allgemeines Verständnis – Comprehension
   - Zahlennachsprechen – Digit span
   - Rechnerisches Denken – Arithmetic
   - Gemeinsamkeitenfinden – Similarities
   - Wortschatztest – Vocabulary

Handlungsteil (Perfomance-IQ)
   - Zahlensymboltest – Digit Symbol
   - Bilderordnen – Picture arrangement
   - Bilderergänzen – Picture completition
   - Mosaiktest – Block design
   - Figurenlegen – Object assembly

b) *Visuell-räumlich*
   - Der Handlungsteil des Wechsler-Intelligenztests (Wechsler Performance Test)
   - Ravens Farbige Progressive Matrizen (RCPM Ravens Coloured Progressive Matrices)

Es gibt von den Matrizentests verschiedene Formen, die folgendermaßen eingeteilt werden können:

- RPM – Raven's Progressive Matrices
- CPM – Raven's coloured Progressive Matrices
- SPM – Standard Progressive Matrices
- APM – Advanced Form

Der von Gaddes aufgeführte „Embedded Figure Test", sowie auch andere spezielle Fähigkeiten überprüfende Tests, finden sich im SCSIT (Southern California Sensory Integration Test) wieder, der von A. Jean AYRES PH. D. erarbeitet wurde, z. B. unter d) *Tactual*: Benton Stereognosis Test, Finger Localization, unter f) *Body Image*: Right-Left Orientation:

Um diesen Test nicht in seine Bestandteile aufzulösen, sollen hier seine Untertests aufgeführt werden. Zuvor aber dies: Von dem SCSIT gibt es weder eine deutsche Übersetzung, noch, als logische Folge, deutsche Normen. Nichtsdestoweniger wird auch dieser Test mit einiger Beliebtheit benutzt. Die schärfste Kritik erfährt der SCSIT aber nicht aus der Tatsache, daß keine deutschen Normen existieren, sondern daraus, daß zum einen wichtige Testgütekriterien, hier die Reliabilitäten der Untertests, außerordentlich gering sind, so daß eine quantitative Aussage auf der Basis der Vertrauensbereiche überhaupt nicht mehr gemacht werden kann. Andererseits wird von dem „Tester" vorausgesetzt, daß er über genügend Kenntnisse der sensorischen Integrationsbehandlung verfügt. Die Schlußfolgerung ist, daß die Durchführungsobjektivität gewährleistet werden kann, wenn es eine genügend hohe Übereinstimmung zwischen dem „Tester" und dem Kriterium gibt, die zu erreichen geübt werden müßte. Wenn wir also den SCSIT mehr einem Rating-Verfahren als einem Test zuordnen, dann muß das Rating, die Einschätzung der Leistung des Kindes im Untertest durch den Tester, möglichst gut mit dem Konzept der Sensorischen Integration übereinstimmen.

Da aber dieser „Test" in der qualitativen Beurteilung verschiedener Bereiche des Kindes gute Dienste leistet, möchten wir hier die Untertests aufführen:

- Visuelle Wahrnehmung – Visual Perception
  - Raumvorstellung – Space Visualization
  - Figur-Grund-Wahrnehmung – Figure-Ground-Perception
  - Stellung im Raum – Position in Space
  - Muster nachzeichnen – Design Copying
- Somatosensorische Wahrnehmung – Somatosensory Perception
  - Kinästhesie – Kinesthesia
  - Manuelle Formerfassung – Manual Form Perception
  - Fingeridentifikation – Finger Indentification
  - Schreibwahrnehmung – Graphesthesia
  - Lokalisation taktiler Stimuli – Localization of Tactile Stimuli
  - Wahrnehmung doppelter taktiler Stimuli – Double Tactile Stimuli Perception

- Motorische Leistung – Motor Performance
  - Imitation von Gesten – Imitation of Postures
  - Beidseitige motorische Koordination – Bilateral Motor Coordination
  - Stehbalance mit geöffneten Augen – Standing Balance: Eyes Open
  - Stehbalance mit geschlossenen Augen – Standing Balance: Eyes Closed
  - Motorische Genauigkeit rechts – Motor Accuracy Right
  - Motorische Genauigkeit links – Motor Accuracy Left
- Andere – Other
  - Überkreuzen der Mittellinie des Körpers – Crossing Midline of Body
  - Rechts-Links-Unterscheidung – Right-Left-Discrimination
  - Nystagmus nach Drehung – Postrotary Nystagmus

Weil sich der eine oder andere fragen wird, wo denn der von GADDES angeführte Benton Stereognosis Test unter d) Tactual im SCSIT zu finden ist, soll das hier näher erklärt werden. Dazu muß man wissen, daß Stereognosie die Fähigkeit ist, Gegenstände allein durch Betasten – also mit geschlossenen Augen – zu erkennen. Diese wird untersucht im Untertest Manuelle Formwahrnehmung. In diesem Untertest müssen nämlich dreidimensionale Figuren aus Holz bei geschlossenen Augen mit den Händen erkannt werden.
Ein neuerer Test für sensorische Funktionen ist der
- Test of Sensory Functions in Infants
Die Autoren sind De GANGI, Georgia A. und GREENSPAN, Stanley I., Herausgeber Western Psychology Services. Diesen Test kann man bestellen bei:
NCSI,
Jan Nieuwenhuizenstraat 1
2013 ZA Haarlem
Niederlande
c) *Hören*
  - Dichotischer Diskriminationstest (Feldmann–Test) – Dichotic Listening Test
In der vollständigen Version heißt dieser Test „Dichotischer Diskriminationstest, eine neue Methode zur Diagnostik zentraler Hörstörungen". Dieser Test taucht noch einmal unter h) Hirndominanz auf. Beidohriges Hören wird also auch benutzt, um die Bevorzugung eines Ohres zu überprüfen.
d) *Taktilität*
  - Stereognosie-Test, Finger-Lokalisation (s. SCSIT)
e) *Körperschema*
  - Rechts-Links-Orientierung – Right-left Orientation (s. SCSIT)
f) *Motorische Funktion*
  - Hier nicht aufgeführt, aber erwähnenswert sind
    - KTK
      Körperkoordinationstest für Kinder

- MOT 4–6
  Motoriktest für 4- bis 6jährige Kinder
- TKT
  Ein Trampolintest, der weitestgehend auf qualitativer Basis einge-
  schätzt wird und bei dem ein Ratertraining zur Erlangung einer be-
  friedigenden Interrator-reliability erforderlich ist.

g) *Hirndominanz*
   - Dichotic Listening s. unter c) Hören
   - All tests of comparative lateral function – alle Tests der vergleichenden
     Seitenfunktion, als da wären
     - HDT Hand-Dominanz-Test
     - LDT Leistungs-Dominanztest

Im übrigen gibt es im KTK (s. oben) einen Index für Beinigkeit. Im Untertest *Monopedales Überhüpfen* werden für beide Beine getrennt Rohwerte
ermittelt, die zur Verrechnung des Bein-Dominanz-Index benutzt werden.

h) *Gedächtnis*
   - Zahlen nachsprechen (ist ein Untertest des HAWIK-R im Verbalteil –
     Digit Span)
i) *Sprache*
   - Psycholinguistischer Entwicklungstest – Illinois Test of Psycholinguis-
     tic Abilities.

Für die Untersuchung kleinerer Kinder sollen hier noch drei Testverfahren
aufgeführt werden:
- Griffith-Entwicklungsskalen
  Dieser Test ist 1954 für die beiden ersten Lebensjahre entwickelt worden.
  1970 ist er auf den Altersbereich von 0–8 Jahren erweitert worden. Die
  deutsche Bearbeitung ist von Brandt 1983 vorgenommen worden.
- Denver-Entwicklungsskalen
  Dieses Screeningverfahren ist 1967 von FRANKENBURG und DODDS
  entwickelt worden und erfuhr einige Revisionen, die letzte 1981 von
  FRANKENBURG, FANDAL, SCIARILLO und BURGESS. Die deut-
  sche Fassung ist von FLEHMIG, SCHLOON, UHDE und BERNUTH
  (1973).
- Sensomotorisches Entwicklungsgitter von KIPHARD
  Dieser Test ist auch bekannt als Kiphard-Test.

Quellenverzeichnis

HAWIVA, Hannover Wechsler Intelligenztest für das Vorschulalter, Eggert, E., Verlag
    Hans Huber, Bern, 1975
HAWIK-R, Hamburg-Wechsler Intelligenztest für Kinder, Revision 1983, Tewes, U.,
    Verlag Hans Huber, Bern
HAWIE, Hamburg-Wechsler-Intelligenztest für Erwachsene, Wechsler, D., Verlag
    Hans Huber, Bern

CPM, Raven-Matrizen-Test, Schmidtke, A., Schaller, S., Becker, P., Beltz Testgesellschaft Weinheim, 1978

SCSIT, Southern California Sensory Integration Tests, Ayres, A. J., Western Psychological Services, 1980

Dichotischer Diskriminationstest, eine neue Methode zur Diagnostik zentraler Hörstörungen, Feldmann, H., Archiv Ohren-, Nasen- und Kehlkopfheilkunde, 184, 204–329, 1965

KTK, Körperkoordinationstest für Kinder, Schilling, F., Kiphard, R. J., Weinheim, 1974

MOT 4–6, Motoriktest für vier- bis sechsjährige Kinder, Zimmer, R., Volkamer, M., Praxis der Leibesübungen, 20, 1979

HDT, Hand-Dominanz-Test, Steingrüber, H.-J. Hogrefe, Göttingen, 1976

PET, Psycholinguistischer Entwicklungstest, Angermaier, M., Beltz Testgesellschaft Weinheim, 1974

Entwicklungstest für das Säuglings-, Kleinkind- und Vorschulalter, Rennen-Allhoff, B., Allhoff, P., Springer-Verlag, Berlin – Heidelberg – New York – Tokyo, 1987

Denver Entwicklungsskalen (DES) für Kinder bis zum Schulalter (0 bis 6 Jahre) sind mit Handbuch, Testbögen und Testmaterial im J. K. E.-Institut für Kinderentwicklung (Leiterin Frau Dr. Inge Flehmig), Rothenbaumchaussee 209, 2000 Hamburg 13, erhältlich.

Michael BACH, Diplom-Psychologe

Glossar

A

Å:Angström-Einheit. Die Einheit der elektromagnetischen Wellenlänge, entsprechend 10^{-7} mm.

Agenesie: A) angeborenes Fehlen eines Organs, von Organabschnitten oder von ganzen Körperteilen. B) das Fehlen einer normalen und kompletten Entwicklung.

Agnosie: Ein Wahrnehmungsfehler. Die Unfähigkeit, die Bedeutung von Sinnesreizen zu erkennen.

Akalkulie: Die Unfähigkeit, einfache Rechenaufgaben durchzuführen.

Allergie: Eine spezifische Überempfindlichkeitsreaktion auf bestimmte Stoffe, die bei den meisten übrigen Menschen keine besonderen Reaktionen erzeugen.

Alexie: Wortblindheit. Die Unfähigkeit, geschriebene oder gedruckte Wörter zu erkennen oder zu verstehen.

Amnesie: Gedächtnisstörung. Zeitlich begrenzte vollständige Erinnerungslücke infolge einer Bewußtseinsstörung.

Amnesie, retrograde: Gedächtnislücke für Ereignisse während eines bestimmten Zeitraums unmittelbar vor einer Gehirnquetschung, einem epileptischen Anfall, einem Schlaganfall u. ä.

Amnesie, taktile: siehe Astereognosie.

Anamnese: Medizinische Vorgeschichte. Eine Informationserhebung, die man mit dem Patienten oder anderen Personen über die Krankheitsgeschichte durchführt.

Anarthrie: Unfähigkeit, Sprache zu artikulieren.

Aneurysma: Die umschriebene Aufweitung einer Arterie infolge einer Gefäßwandschwäche.

Angiogramm, Angiographie: Röntgenologische Blutgefäßdarstellung im Anschluß an die Injektion eines Röntgenkontrastmittels in das Arteriensystem.

Anomie: Die Unfähigkeit, einen Gegenstand zu bezeichnen, den man erkennt und versteht. Ein Symptom der rezeptiven Aphasie.

Anoxie: Extremer Sauerstoffmangel im Körpergewebe.

Anterior: Synonym für ventral (bauchseits) = vorn.

Aphasie: Die Unfähigkeit, geschriebene oder gesprochene Sprache zu verstehen (rezeptive oder sensorische oder Wernickesche Aphasie) oder auszudrükken (expressive oder motorische oder Brocasche Aphasie). Die Ursache ist eine Verletzung oder Erkrankung des Brocaschen oder Wernickeschen Sprachzentrums im Gehirn.

Aphasoid: Abgeschwächte Form der Aphasie. Gering ausgeprägte Verzögerung der Sprachentwicklung oder Sprachfähigkeit.

Aplasie: Synonym für Agenesie. Das Ausbleiben von Wachstum und normaler körperlicher Entwicklung.

Apraxie: Mangelhafte Fähigkeit, neuromuskuläre Aufgaben der Bewegungssteuerung normal durchzuführen, selbst dann, wenn die betreffende Person versteht, was von ihr verlangt wird, und trotz des Fehlens ausgeprägter sensorischer und motorischer Ausfälle.

Arachnoidea: Die mittlere – spinnennetzförmige – Schicht der Meningen = Hirnhäute, die Gehirn und Rückenmark überziehen.

Arteriovenöse Mißbildung: Ein raumforderndes Knäuel von Arterien und Venen, die unter Umgehung des Kapillarnetzes miteinander einfach oder mehrfach in Verbindung stehen.

Astereognosie: Die Unfähigkeit, Form, Größe und Art eines Gegenstands, auch bei intakten Sinnesorganen für Berührung, Schmerz, Wärmeempfindung und Vibration, allein durch Berührung zu erkennen. Synonym: taktile Amnesie.

Ataxie: Neuromuskuläre Koordinationsstörung bei willkürlichen Muskelbewegungen.

Athetoid: Eine abgeschwächte Form der Athetose.

Athetose: Unwillkürliche Bewegungen der Körpergliedmaßen und Grimassenschneiden des Gesichts, insbesondere bei Zerebralparesen, verursacht durch Hirnschädigungen im Bereich der Basalganglien.

Atrophie: Die Abnahme von lebenden Geweben infolge Mangelernährung oder Durchblutungsstörung.

Auditiv: Das Hören oder das Sinnessystem des Gehörs betreffend.

B

Babinski-Reflex: Streckung der Großzehe und fächerförmige Abspreizung der übrigen Zehen beim Entlangstreichen an der seitlichen Fußsohlenkante mit einem spitzen Gegenstand.

Basalganglien: Eine Ansammlung von Nervenzellkörpern, die als Nervenkerne bezeichnet werden, im Bereich des Hirnstamms in Nachbarschaft des Thalamus. Der größte Kernkomplex ist das Corpus striatum. Die Basalganglien beteiligen sich an zahlreichen motorischen Aktivitäten.

Behaviorismus: Eine Forschungsrichtung der amerikanischen Psychologie, welche die Forderung erhebt, daß sich die Psychologie als Wissenschaft nur dem objektiv beobachtbaren und meßbaren Verhalten (Behavior) von Lebewesen (Tier und Mensch) unter wechselnden Umweltbedingungen zuzuwenden habe, d. h. den Reaktionen des Organismus auf Reize, wobei als Mittel der Beschreibung nur beobachtbare naturwissenschaftliche Kategorien zu verwenden sind, während Bewußtseinsinhalte und emotionale Faktoren auszuschließen sind.

Behavioristisches Modell: Ein Verhaltenskonzept, das besondere Betonung auf Umwelteinflüsse legt.

Betz-Zellen: Große Nervenzellen, die in den tiefen Schichten der motorischen Hirnrinde liegen.

Biofeedback: Eine Entspannungs- bzw. Therapietechnik, bei der dem Patienten einzelne biophysiologische Meßdaten (z. B. spezifische Hirnwellen, Pulsrate, elektrischer Hautwiderstand) über eine Feedback-Apparatur bewußt gemacht werden, um auf komplexere Reaktionsweisen (z. B. generalisierte Angst) Einfluß nehmen zu können.

BRODMANNs Hirnareale: Hirnareale, die von dem deutschen Neurologen Brodmann durch Nummern gekennzeichnet wurden.

C

Chiasma opticum: Sehnervenkreuzung. Eine vor der Hirnanhangsdrüse (Hypophyse) liegende Kreuzung beider Sehnerven, wobei ein Teil der Nervenfasern auf die gegenüberliegende Seite kreuzt und der andere Teil auf der gleichen Seite weiterläuft.

Colliculi inferiores (caudales): Die beiden unteren Warzen oder Hügel der sog. Vierhügelplatte. Sie stellen Verbindungszentren im Bereich der Hörbahnen dar.

Colliculi superiores (craniales): Die beiden oberen Warzen oder Hügel der sog. Vierhügelplatte (Corpora quadrigemina). Es handelt sich um Verbindungszentren im Bereich der Sehbahnen.

Contra-Coup-Effekt: Ein plötzlicher Schlag auf eine Seite des Schädels kann eine Hirnschädigung auf der gegenüberliegenden Seite zur Folge haben.

Corpora quadrigemina: Vier rundliche Warzen an der hinteren Oberfläche des Mittelhirns. Die beiden oberen, Colliculi superiores oder craniales genannt, haben Einfluß auf den Sehvorgang, die beiden unteren, Colliculi inferiores oder caudales haben Einfluß auf den Hörvorgang.

Corpus callosum: Der Balken. Ein breites Band von Nervenbahnen (Kommisuren), welches die beiden Großhirnhemisphären miteinander verbindet.

Corpus geniculatum laterale: Es handelt sich um zwei Nervenzellkomplexe, die sich im Thalamus befinden und wichtige Verbindungszentren für die Sehbahn sind.

D

Definition, operationale: Die Definition durch Angabe der Operationen, die bei der entsprechenden Messung durchgeführt werden müssen.

Dexter: Rechts. Dextral betrifft die rechte Seite des Körpers.

Diaschisis: Eine umschriebene Hirnschädigung kann in einiger Entfernung von der Schädigungsstelle die Funktionen gesunden Gewebes beeinträchtigen. Diese „Ferneffekte" oder „Fernwirkungen" können zu Fehldeutungen führen, wenn zur Diagnosestellung nur Verhaltenssymptome herangezogen werden.

Dichotisches Hören: Eine Technik, bei der beide Ohren gleichzeitig mit unterschiedlichen Wörtern angesprochen werden. Normalerweise sind der Anfangslaut und die Länge der Wörter ähnlich. Auf diese Weise kann man die Hirndominanz (Seitendominanz, Lateralität) für Sprache feststellen.

Diplopie: Doppeltsehen. Auch Diplopsie genannt.

Dorsal: Abgeleitet von dorsum = der Rücken, hinten. An der Rückseite des Körpers oder einer Oberfläche befindlich. Synonym: posterior.

Dynamometer: Ein Apparat, um die Stärke des Handgriffs (Handdrucks) zu messen.

Dysarthrie: Fehlerhafte sprachliche Artikulation.

Dyseidetik: Theorie über die mangelhafte Fähigkeit oder auch Unfähigkeit, früher Geschehenes oder Vorgestelltes anschaulich mit Einzelheiten wiederzugeben.

Dyseidetisch: Die Dyseidetik betreffend; unanschaulich oder wenig anschaulich.

Dysgraphie: Mangelhafte Fähigkeit, Ideen schriftlich auszudrücken.

Dyskalkulie: Fehlerhaftes Rechenvermögen. Eine leichte Form der Akalkulie.

Dysphasie: Störung oder Erschwerung des Sprechens. Wird manchmal als Synonym für Aphasie verwandt. Aphasie ist die stärker ausgeprägte Form der Dysphasie.

Dysrhythmie: Abnormer Rhythmus der elektrischen Potentiale im Gehirn. Sie wird im Elektroenzephalogramm (EEG) nachgewiesen.

Denken, deduktiv: Die Schlußfolgerung einer Aussage aus anderen Aussagen zu ziehen.

Denken, induktiv: Eine Denkmethode, bei der von Aussagen über einen oder mehrere Gegenstände oder Vorgänge auf die übrigen Gegenstände oder Vorgänge geschlossen wird. Induktive Schlußfolgerungen gelten jeweils nur mit einer gewissen Wahrscheinlichkeit und sind als Hypothesen anzusprechen.

E

Echoenzephalogramm, Echoenzephalograph: Eine Apparatur, bei der hochfrequente Ultraschallwellen durch den Schädel und die Hirngewebe geschickt werden, um abnorme Hirngewebszusammensetzungen aufzudecken, wobei die von den Grenzflächen unterschiedlicher Gewebe zurückkommenden Ultraschallechos aufgezeichnet werden. Die Echoenzephalographie wird im besonderen dazu verwandt, um eine Verlagerung der Mittellinie zu den beiden Großhirnhemisphären aufzudecken, die von einem raumfordernden Prozeß in einer Hirnhälfte herrühren können.[1]

EEG: Abkürzung für Elektroenzephalogramm, -graph, -graphie.

Eidetik: Eine Theorie über die Fähigkeit, früher Geschehenes oder Vorgestelltes anschaulich mit allen Einzelheiten wiederzugeben.

Eidetisch: Die Eidetik betreffend, anschaulich, bildhaft.

Elektroenzephalograph: Eine Apparatur, die elektrische Potentialdifferenzen in den einzelnen Abschnitten des Gehirns aufzeichnet.

Empirie: Erfahrungstatsache, Erfahrung im Gegensatz zur Theorie. Erfahrungswissenschaft.

Empiriker: Jemand, der aufgrund von Erfahrung denkt und handelt.

Empirisch: Erfahrungsgemäß, aus der Erfahrung stammend, dem Experiment und der Beobachtung entnommen.

---

[1] Anmerkung des Übersetzers: Moderne Ultraschallgeräte liefern darüber hinaus im Säuglingsalter sehr detailreiche Informationen über die Hirnstrukturen.

Empirische Validität: Überprüfung eines Testes oder einer Funktion auf Gültigkeit unter Bezug auf realistische, beobachtbare Faktoren.

Enzephalitis: Eine Infektion oder Entzündung des Hirngewebes.

Endokrine Drüsen: Drüsen, die Hormone produzieren und diese unmittelbar in das Blut absondern (z. B. Schilddrüse, Nebenniere u. a).

Engramm: Eine hypothetische neurale Spur; Einprägung im Gehirn; die Vorstellung, daß Nervengewebe im Anschluß an einen Lernvorgang eine bestimmte dauerhafte Veränderung erfährt.

Epilepsie: Eine Krampfbereitschaft, die von einer intensiven und abnormen elektrischen Aktivität im Gehirn herrührt.

Epileptogener Herd (Fokus): Ein herdförmiger Bereich pathologisch veränderten Hirngewebes, der mit dem Auftreten epileptischer Krampfanfälle im Zusammenhang stehen kann.

Epithel: Die oberflächliche Zellschicht eines Organs oder der Haut.

Euklidisch: Zweidimensional

Evozierte Potentiale: Die Messung elektrischer Veränderung im Gehirn oder im Zentralnervensystem nach Darbietung aus der Umgebung stammender Reize. Beispiel: Lichtblitze, die in die Augen einer Testperson fallen, rufen eindeutig elektrische Veränderungen in den hinteren Abschnitten des Gehirns hervor. Kurze stakkatoartige Klangmuster erregen nachfolgend ähnliche elektrische Veränderungen in den Schläfenlappen.

Extremitäten: Gliedmaßen wie Arme, Beine, Hände oder Füße. Es handelt sich um Körperteile, die vom Gehirn relativ weit entfernt sind.

F

Falx cerebri: Eine hautförmige Membran in der Mittellinie des Gehirns, welche die beiden Großhirnhemisphären voreinander trennt.

Fissura calcarina: Furche in den Hirnwindungen des Hinterhauptlappens, Bereich der primären Sehrinde.

Fontanelle: Bei der Geburt noch nicht verknöcherte Stellen der Schädelknochen an den Kreuzungsstellen der Hauptschädelnähte. Die kleine Fontanelle liegt oberhalb der Stirnbeine, die große Fontanelle zwischen Scheitel- und Hinterhauptbein. Im Bereich der Fontanelle ist das Gehirn lediglich von häutigen Membranen abgedeckt.

Foramen: Eine Öffnung, ein Loch oder ein Durchgang.

G

Galvanische Hautreaktion: Elektrische Veränderungen der Haut im Anschluß an bestimmte Stimuli. Manchmal wird sie als Indikator von Gefühlsreaktionen verwendet.

Ganglion: Eine Anhäufung von Nervenzellen, die eine Art Nervenzentrum formieren. Meistens befinden sich die Ganglien außerhalb des Gehirns und des Rückenmarks.

Genetische Fehler: Abnorme oder schwach ausgeprägte körperliche oder psychologische Symptome, die durch fehlerhafte Gen- oder Chromosommuster entstehen.

GERSTMANN-Syndrom: Ein von GERSTMANN, einem deutschen Neurologen, beschriebenes Verhaltensmuster als Folge einer Läsion des Scheitellappens der dominanten Hemisphäre. Das Syndrom umfaßt Astereognosie der Finger, fehlerhafte Rechts-Links-Orientierung, Agraphie und Akalkulie.

Gestaltpsychologie: Eine psychologische Schule, die sich 1912 in Berlin unter Leitung W. KÖHLERS etablierte und die besonders Wert auf naturwissenschaftlich orientierte Erforschung objektiver, gestalthafter Gegebenheiten und eine holistische ganzheitliche Sicht des Verhaltens legt.

Granulazellen: Körnerzellen. Die vierte Schicht der Großhirnrinde enthält zahlreiche Granula- oder Körnerzellen mit kurzen Axonen.

Graphem: Kleinste bedeutungsunterscheidende Einheit in einem Schriftsystem. Entspricht u. U. einem Buchstaben als Ausdruck eines Sprachlauts (Phonem).

Graue Substanz: Jene Zonen des Zentralnervensystems, in denen Nervenzellkörper relativ dicht beisammenliegen.

Gyrus: Eine Hirnwindung bzw. eine konvexe Falte von Hirngewebe.

Gyrus angularis und Gyrus supramarginalis: Zwei Hirnwindungen, die sich im Bereich der Hirnrinde der Scheitellappen befinden. In ihnen dürfte überwiegend die Koordination von taktilen und visuellen Formationen zum „Körper"- und „Raumschema" stattfinden, jenen Vorstellungen, die wir uns im Laufe unserer Erfahrungen von unserem Körper und von unserer Umwelt machen, um sinnvoll agieren zu können. Größere Läsionen können zu einer *Ataxie* oder zu einer *Astereognosie* führen. Bei Läsionen der nichtdominanten Hemisphäre findet man Orientierungsstörungen. Beide Hirnwindungen gehören zu den Assoziationsregionen und sind wahrscheinlich an der über Kreuz erfolgenden Integration der Sinnessysteme beteiligt.

H

Hämangiom: Eine gutartige Geschwulst, die aus einem Knäuel von Blutgefäßen besteht.

Hämatom: Eine Masse in das umgebende Gewebe ausgetretenen Bluts im Anschluß an eine Gefäßzerreißung oder -durchtrennung, Bluterguß.

Hämatom, subdurales: Blutung unter die Dura mater, das bedeutet eine Blutansammlung zwischen der harten Hirnhaut (Dura mater) und der Arachnoidea.

Hämorrhagie, subarachnoidale: Die Arachnoidea ist die mittlere Schicht der Meningen (Hirnhäute), die auch das Rückenmark überziehen. Der Raum zwischen ihr und der darunterliegenden Schicht ist mit der sog. Zerebrospinalflüssigkeit (Liquor cerebrospinalis) ausgefüllt. Eine Blutung in diesem Raum bei einer Hirn- oder Gefäßverletzung wird als subarachnoidale Hämorrhagie bezeichnet.

Haptisch: Den Berührungs- oder Tastsinn betreffend.

Hard signs: Eindeutige Symptome. Diese beziehen sich auf eindeutig medizinisch nachgewiesene Symptome von Hirnschädigungen, wie sie im Zusammenhang mit chirurgischen Eingriffen, Hirnblutungen, Halbseitenlähmungen, Hirntumoren oder penetrierenden Schädelverletzungen auftreten (siehe auch soft signs).

Hemianopie: Der Ausfall einer Hälfte des Gesichtsfeldes. Blindheit oder beeinträchtigtes Sehvermögen im linken oder rechten Gesichtsfeld.

Hemianopsie: Synonym für Hemianopie.

Hemiasomatognosie: Sich nur einer Hälfte oder einer Seite des Körpers bewußt sein. Die der Hirnschädigung gegenüberliegende Seite wird ignoriert oder vernachlässigt.

Hemiparese: (Leichte) Lähmung einer Körperseite oder Körperhälfte.

Hemiplegie: Lähmung einer Körperseite.

Heschlscher Gyrus: Eine Hirnwindung am Boden der Seitenfurche (Sulcus lateralis Sylvii).

Hirnszintigramm: Nuklearmedizinische Aufzeichnung des Hirngewebes nach vorheriger Verabfolgung spezieller radioaktiver Substanzen. Durch Ausfälle im radioaktiven Verteilungsmuster oder umschriebene Mehranreicherung der radioaktiven Substanz können Rückschlüsse auf ein pathologisches Geschehen im Bereich des Gehirns gezogen werden.

Histologie: Mikroskopische Untersuchung der Struktur von Körpergeweben und Zellen.

Homöostase: Ein physiologischer Grundbegriff, der die Tendenz eines dynamischen Energiesystems beschreibt, den Zustand des Gleichgewichts oder der Normalität herzustellen. Gleichgewicht der physiologischen Körperfunktionen (Blutdruck, Körpertemperatur, pH-Wert des Blutes u. a.).

Hyperthyreoidismus: Schilddrüsenüberfunktion. Ein Zustand, in dem die Schilddrüse zuviel Schilddrüsenhormon produziert und die betreffende Person ein Verhalten zeigt, das durch Hyperaktivität, erhöhte Pulsfrequenz und Gewichtsverlust gekennzeichnet ist.

Hypophyse: Hirnanhangsdrüse, am Boden des Zwischenhirns. Hormonelles Steuerorgan für fast alle endokrinen Drüsen. Erhält Steuerimpulse vom Hypothalamus.

Hypothalamus: Ein Teil des Thalamus in unmittelbarer Nachbarschaft des Chiasma opticum. Er hat Beziehungen zur Steuerung der Hypophyse und zahlreicher endokriner Drüsen und die inneren Organe betreffenden Prozesse sowie zum gefühlsbetonten oder emotionalen Verhalten.

Hypothyreoidismus: Schilddrüsenunterfunktion; oft gekennzeichnet durch Übergewicht, langsamen Herzschlag, kalte und trockene Extremitäten, Apathie, geistige Trägheit.

I

Idiopathisch: Krank aus unbekannter Ursache.

Inhibition: Hemmung, ein Hemmvorgang.

Inhibition, proaktive: Beeinträchtigung des Gedächtnisses für einen Lernstoff durch kurz zuvor erfolgtes Lernen eines unterschiedlichen Lernstoffes.

Inhibition, retroaktive: Beeinträchtigung des Gedächtnisses für Lernstoff aufgrund von Störeffekten durch eingeschaltete Aktivitäten zwischen dem ursprünglichen Lernvorgang und der Wiederholung des Erlernten.

Input: Zu- oder eingeführte Menge, zugeführte Leistung, Eingangsenergie, Eingangsinformation, Eingangsvariable, zugeführter Stimulus zur Nervenreizauslösung, Eingangsreiz.

Insult: Auf neurologischem Gebiet bezeichnet er eine Schädigung von Nervengewebe.

Intermodal: Vorgänge, die sich zwischen oder zusammen mit verschiedenen Sinnessystemen abspielen.

Internunciale Neurone: Verbindungsneurone zwischen sensorischen und motorischen Neuronen.

Intrazerebral: Innerhalb des Gehirns gelegen.

Intramodal: Vorgänge, die sich innerhalb eines Sinnessystems abspielen.

Invaginiert: Eine Gewebseinstülpung oder auch Einscheidung von Gewebe.

Ipsilateral: Auf derselben Körperseite gelegen. Gegensatz zu kontralateral.

K

Karotis: Karotis-Arterie, A.carotis = Halsschlagader. Sie befindet sich an beiden Seiten des Halses und leitet das Blut vom Herzen zum Gehirn.

Kathodenstrahloszillograph: Eine Vakuumröhre, in der von einem Heizfaden ausgehende Elektronen (Kathodenstrahlen) durch Magnetfelder gebündelt und in einem bestimmten Rhythmus abgelenkt werden, wodurch elektrische Potentialänderungen optisch in Kurvenform dargestellt werden können. Typisches Beispiel: Fernseh- oder Monitorröhre.

Kinästhesie: Das Bewußtsein des Körpers oder von Teilen des Körpers im Raum. Sie umfaßt auch das Bewußtsein für Gleichgewicht und Bewegung.

Kinästhetisch: Das Körperbewußtsein betreffend.

Klonus: Schnell wechselnde krampfartige Kontraktionen und Erschlaffungen der Muskeln, z. B. bei epileptischen Krampfanfällen.

Kommissurotomie: Eine chirurgische Maßnahme, bei der die Kommissuren oder Nervenfasern des Balkens (Corpus callosum), der die beiden Großhirnhemisphären miteinander verbindet, durchtrennt werden. In manchen Fällen wird das Corpus callosum vollständig durchtrennt, in anderen nur teilweise, häufig als „Split-Brain-Technik" bezeichnet, kann zur Besserung einer nicht beeinflußbaren Epilepsie vorgenommen werden. Die Split-Brain-Forschung liefert darüber hinaus Ergebnisse, mit deren Hilfe die verschiedenen Arten menschlichen Verhaltens und der Verhaltensänderung untersucht werden können.

Kontralateral: Bezieht sich auf die gegenüberliegende Seite des Körpers oder des Gehirns. Gegensatz zu ipsilateral = gleichseitig.

Kognition: Erkenntnis, Wahrnehmung, Erkennungsvermögen.

Kognitiv: Die Erkenntnis oder das Erkennungsvermögen betreffend.

Konditionierung: In der Verhaltensphysiologie: die Verbindung eines spezifischen Reizes mit einem unspezifischen Reiz zur experimentellen Auslösung eines bedingten Reflexes (klassische Konditionierung nach PAWLOW).

Konditionierung, operante: In der Lernpsychologie (insbesondere Behaviorismus) Erhöhung der Motivation durch Erfolgserlebnis oder Belohnung (positive Verstärkung) oder Demotivation durch Mißerfolg oder Bestrafung (negative Verstärkung, Löschung).

Konstruktvalidität: Wenn eine hohe und positive Korrelation zwischen Testergebnissen und einem theoretischen Verhalten auftritt, besitzt der entsprechende Test eine hohe Konstuktvalidität.

Kontralateral: Gegenüberliegend, in der gegenüberliegenden Körperhälfte befindlich.

Körperschema: Das Bewußtsein vom eigenen Körper, seiner Haltung und Bewegung im Raum relativ zur Unterlage und Schwerkraft.

Kortex: Großhirnrinde. Die aus Windungen (Gyri) bestehende äußere Schicht des grauen Nervengewebes, welches das Gehirn bedeckt. Durch die Zentralfurche (Fissura centralis Rolando) und die Seitenfurche (Fissura lateralis Sylvii) teilt man die Hirnoberfläche zur bequemeren Kennzeichnung in Lappen ein und spricht von einem Stirnlappen, Schläfenlappen, Scheitellappen und Hinterhauptlappen (Frontallappen, Temporallappen, Parietallappen und Okzipitallappen) auf beiden Seiten. Die Einteilung der Hirnlappen stimmt auf beiden Großhirnhemisphären weitgehend überein.

Kortikale Elektrostimulation: Im Anschluß an eine elektrische Reizung bestimmter Areale der Großhirnrinde kann der Patient während eines hirnchirurgischen Eingriffs bei vollem Bewußtsein (Lokalanästhesie) bestimmte Erlebnisse und Erfahrungen berichten. Die Reizung des motorischen Rindenstreifens vor der Zentralfurche beiderseits kann vorübergehend die willkürmotorische Aktivität beeinflussen oder unwillkürliche Bewegungen verursachen.

Kraniotomie: Jede Operation am Schädel. Auf neurologischem Gebiet handelt es sich meistens um chirurgische Eingriffe am Gehirn.

L

Läsion: Jede Schädigung oder Veränderung von Gewebe, z. B. durch Infektion, Verletzung oder durch Druck infolge einer Schwellung im Sinne eines gutartigen oder bösartigen Tumors.

Lernstörung, spezifische: Vorhandensein einer Lernschwierigkeit trotz normaler Intelligenz und ungestörter Unterrichtsformen. Die Lernstörung kann von genetischen Fehlern oder nur gering ausgeprägten oder umschriebenen Hirnfunktionsstörungen herrühren.

Limbisches System: Eine Reihe von Nervenstrukturen, die innerhalb des Gehirns und oberhalb des Hirnstamms liegen und von denen man annimmt, daß sie mit dem Gefühlsverhalten und dem Kurzzeitgedächtnis des Menschen in Zusammenhang stehen. Anatomisch umfassen sie den Gyrus cingulus, den Isthmus, den Gyrus hippocampi und den Uncus.

Lexikologie: Die wissenschaftliche Beschreibung und Ordnung des Wortschatzes einer Sprache.

Linguistik: Sprachwissenschaft.

Lustzentren des Gehirns: Ein Bereich im Gehirn in der Nähe des Hypothalamus. Bei elektrischer Reizung dieses Bereiches entstehen angenehme Empfindungen für das betreffende Tier oder den Menschen.

M

MCD: Abkürzung für minimale zerebrale Dysfunktion. Minimale Hirnfunktionsstörung.

Medulla oblongata: Verlängertes Rückenmark. Der Teil des Hirnstamms, der oberhalb des Rückenmarks und unterhalb der Brücke liegt. Er ist ein Nervenzentrum für zahlreiche vitale Funktionen.

Meningeom: Ein langsam wachsender Tumor in den Hirnhäuten oder in den Membranen, die das Hirn einhüllen.

Mesial: In der Mitte oder in der Nähe der Mittellinie des Körpers gelegen.

Migration: Das Aussprossen oder die gezielte Wanderung der Nervenzellfortsätze zu ihrem Bestimmungsort.

Modal: Die Sinnessysteme Hören, Sehen, Schmecken, Riechen, Tasten u.a. betreffend.

Monaurales Hören: Ein Hörreiz, der nur ein Ohr oder ein Ohr stärker als das andere betrifft.

Monoton: Wörtlich bedeutet es: in eine Richtung ziehen. In der Statistik wird der Begriff verwandt, um kurvilineare Korrelationen mit deutlicher Schräge zu beschreiben.

Morphemik: Snynonym für Morphologie. Untersucht den Aufbau der Wörter und stellt als kleinste Worteinheiten Morpheme fest.

Muskeln, quergestreifte: Die Skelettmuskeln. Sie werden so bezeichnet wegen ihrer streifenförmigen Muskelfasern.

Myelinisation, Myelinisierung: Abgeleitet von Myelin, einer weißen Fettsubstanz, welche die Hülle einiger Nerven bildet. Myelinisation bedeutet das Überziehen der Nervenzellfortsätze mit einer dünnen Hülle von Myelin. Markbildung, -reifung.

N

Neoplasma: Neubildung. Neues oder abnormes Gewebewachstum. Synonym: Malignom oder maligner Tumor. Ausdrücke, die vorwiegend für bösartige Geschwülste benutzt werden.

Nerven, afferente: Aus der Körperperipherie zum Gehirn ziehende Nerven = sensible oder sensorische Nerven, die Nervenimpulse dem Gehirn zuleiten.

Nerven, efferente: Vom Gehirn zur Körperperipherie ziehende Nerven = motorische Nerven, die Nervenimpulse vom Gehirn zum Erfolgsorgan leiten.

Neurolinguistik: Sprachwissenschaft unter Berücksichtigung neuropsychologischer Vorgänge und Erkenntnisse.

Nonverbal: Nichtsprachlich, Gegenstände oder Vorstellungen betreffend, die keine sprachliche Grundlage haben.

Nucleus centralis lateralis: Ein Nervenzentrum, das die seitliche (laterale) Fläche des Thalamus mit den Scheitellappen verbindet.

Nystagmus: Unwillkürliche, schnelle seitliche Bewegungen der Augäpfel, die in Zusammenhang mit besonderen neurologischen Zustandsformen stehen.

O

Okzipital: Dem Hinterhaupt zugehörig.

Okziput: Das Hinterhaupt.

Ontogenese: Entstehung, Ursprung, Wachstum und Entwicklung eines lebenden Organismus. Individualentwicklung.

Operant: Arbeitend, funktionierend.

Operante Konditionierung: siehe Konditionierung, operante.

Operationale Definition: siehe Definition, operationale.

Opthalmologie: Augenheilkunde.

Output: Ausstoß, Ausbeute, Leistungsabgabe, Informationsausgangsvariable, körperliche Reaktionsform als Folge eines Inputreizes.

P

Paralexie: Bei lautem Lesen auftretende Verwechslung von Wörtern an Stelle der gelesenen. Bei dyslektischen Personen zu beobachten.

Paraphasie: Bei Personen, die an einer Aphasie leiden, zu beobachtende Verwechslung von Wörtern an Stelle des gewünschten Wortes. Hierzu gehören auch neue Wortbildungen und das Aussprechen sinnloser Wörter.

Parietal: Dem Scheitelbein zugehörig.

Patellarreflex: Ruckartige Streckung des Unterschenkels bei gebeugtem Knie durch einen kurzen Schlag auf die Kniescheibensehne.

Phonologie: Synonym für Phonetik. Beschreibt die Eigenschaften der kleinsten beim Sprechen geäußerten Laute (Phoneme) und ihre Kombinationen.

Phylogenese: Die Stammesentwicklung, die Organismen seit ihrer Entstehung aus Einzellern oder Einzelverbänden absolviert haben.

Planum temporale: Ein Bereich differenzierten Nervengewebes am Boden der Seitenfurche (Sulcus lateralis Sylvii). Das Planum temporale des linken Schläfenlappens ist bei den meisten Menschen größer als das rechte.

Plethysmograph: Ein Gerät zur Messung von Volumenänderungen in Körperteilen. Meistens zur Bestimmung von Änderung des Blutvolumens.

Pneumenzephalogramm: Röntgenuntersuchung des Gehirns im Anschluß an eine Luftinjektion in den Subarachnoidalraum im Bereich der Lendenwirbelsäule. Die Luft tritt bei Umlagerungen des Patienten in die Ventrikel- bzw. ein Hohlraumsystem im Gehirn und im Rückenmark ein und erscheint auf der Röntgenaufnahme schwarz. Mit dieser Methode kann man abnorme Veränderungen im Bereich des Ventrikelsystems des Gehirns nachweisen. Heutzutage durch Computertomographie und Kernspintographie ersetzt.

Pons: Die Brücke. Ein Verbindungszentrum im Hirnstamm für sensorische und motorische Nerven.

Positivistische Sicht des Verhaltens: Ein Verhaltensmodell, das auf empirischen Nachweisen basiert und bei dem ungeprüfte Spekulationen vermieden werden.

Posterior: Hinten. Synonym für dorsal (dem Rücken zugehörig).

Postzentraler Bereich: Das Areal, das unmittelbar hinter der Zentralfurche beginnt. Es umfaßt den sensorischen Rindenstreifen sowie Schläfen-, Scheitel- und Hinterhauptlappen.

Primäre Sehrinde: Der hintere Bereich der Hinterhauptlappen, wo die Seheindrücke verarbeitet und registriert werden; Brodmanns Area 17.

Propriozeption: Eigenwahrnehmung. Die Empfindung des eigenen Körpers, seiner Haltung und Stellung der Gliedmaßen (Extremitäten) und des Körpers.

Propriozeptor: Ein Sinnesorgan in den Körpergeweben, das Informationen über Körperfunktion, Körperstellung, Körperhaltung und Tiefensensibilität vermittelt.

Protein: Eiweißkörper.

Purkinjesche Zellen: Große Nervenzellen mit zahlreichen Dendriten; sie sind besonders im Kleinhirn anzutreffen.

Proaktive Inhibition: siehe Inhibition, proaktive.

R

Retikularsystem: Ein Netzwerk von Nervenbahnen im Hirnstamm, das eine besondere Weckfunktion der Großhirnrinde für eingehende Reize hat und im Bedarfsfall Alarm auslöst.

Retroaktive Inhibition: siehe Inhibition, retroaktive.

Retrograde Amnesie: siehe Amnesie, retrograde.

Rezeptive Aphasie: siehe Aphasie, rezeptive.

S

Sakral: Das untere Ende des Kreuzbeins (Os sacrum) betreffend.

Sehrinde, sekundäre: Das sind die Rindenabschnitte in der Nachbarschaft von Brodmanns Area 17. Vermutlich handelt es sich hierbei um die visuellen Assoziationsareale, welche die Bedeutung eines visuellen Eindrucks liefern.

Semantik: Zeichen-, Wortbedeutungslehre.

Sequencing: Abgeleitet von Sequenz: Reihenfolge, Reihe, Folge.

Sequenziell: Schrittweise oder in einer bestimmten Reihenfolge stattfindend.

Sinistral: Betrifft die linke Körperhälfte.

Skotom: Ein blinder Fleck bzw. ein Bereich herabgesetzten Sehvermögens innerhalb der Gesichtsfelder. Umschriebener Netzhautdefekt.

Soft signs: Leicht ausgeprägte Symptome. Der Ausdruck wird im Englischen oft verwandt und bezieht sich auf geringgradige Verhaltensabweichungen, z. B. eines Kindes, die von einem Neurologen angeführt werden, wenn die routinemäßige neurologische Untersuchung keine klaren Hinweise auf einen Hirnschaden oder eine Hirnfunktionsstörung ergibt. Diese Hinweise, wie z. B. Tolpatschigkeit, unwillkürliche Zuckungen der Hände, schlecht ausgeprägter Richtungssinn u. a. sind verhältnismäßig deutliche Hinweise für das Bestehen von Funktionsstörungen im Bereich des Zentralnervensystems. Eine solche Diagnose kann jedoch durch eine neurologische Routineuntersuchung nicht gestützt werden. Aus diesem Grund handelt es sich nur um neurologische Verdachtssymptome.

Somästhesie: Körperbewußtsein.

Somatische Zellen: siehe Zellen, somatische.

Spezifische Lernstörung: siehe Lernstörung, spezifische.

Stereognosie: Die Erkennung einer Form lediglich durch Abtasten oder Berühren.

Strabismus: Schielen. Fehler in der normalen Konvergenzstellung der Augen aufgrund einer Koordinationsstörung der Augenmuskulatur.

Striatum: Ein Basalganglion (siehe dort).

Subarachnoidale Hämorrhagie: siehe Hämorrhagie, subarachnoidale.

Subdurales Hämatom: siehe Hämatom, subdurales.

Subliminal: Unterhalb der Schwelle einer Aktivierung (Limes = Grenze, auch als Schwelle bezeichnet).

Substanz, graue: siehe graue Substanz.

Substanz, weiße: siehe weiße Substanz.

Subthalamus: Synonym für Hypothalamus. Ein Mittelhirnabschnitt unterhalb des Thalamus.

Sulcus: Eine Spalte oder eine Einziehung.

Syntax: Beschäftigt sich mit der Kombination von Wörtern zu Sätzen und mit der Satzstruktur.

T

Tachystoskop: Ein Gerät, bei dem sehr schnelle Lichtreize unter exakt kontrollierten Bedingungen dargeboten werden.

Taktil: Den Berührungssinn betreffend.

Tapping: Eigentlich Schlagen oder Klopfen. In der Krankengymnastik werden Tappingtechniken bei der neurologischen Entwicklungsbehandlung (Bobath) verwendet, um den Muskeltonus des Körpers durch propriozeptive und taktile Stimulation zu beeinflussen.

Temporal: Dem Schläfenbein zugehörig.

Tiefensensibilität: Das durch Sinnesrezeptoren in Muskeln, Sehnen und Gelenken vermittelte Bewußtsein über Lage, Bewegungsrichtung und Tonus (Spannungszustand) des Bewegungsapparates. Synonyme: Propriozeption = Eigenwahrnehmung, Muskelsinn.

Topologie: Bezieht sich auf eine Art der Geometrie, die mit Räumen und flexiblen Begrenzungen zu tun hat. Kurt Levin schlug in den 30er Jahren vor, die Topologie in die Psychologie einzuführen, um Zeit und Raum einbeziehen zu können.

Toxisch: Giftig.

Tumor: Eine Neubildung von Gewebe = Neoplasma. Der Tumor kann sowohl gutartig als auch bösartig sein. Es handelt sich um eine Gewebsmasse, die unabhängig von ihrer Umgebung an Größe zunimmt. Sie hat keine physiologische, jedoch eine ausgesprochen medizinische Bedeutung.

U

Unilaterale Hirnschädigung: Schädigung in einer Seite (rechts- oder linksseitig) der Großhirnhemisphäre.

V

Validieren: Gültigkeit feststellen. Berechnen, ob ein Test das mißt, was er zu messen vorgibt.

Validität: Gültigkeit (z. B. eines Tests).

Validität, empirische: siehe empirische Validität.

Ventral: lateinisch venter = der Bauch; ventral = bauchseits oder vorn. Synonym: anterior.

Ventrikel: Mit Flüssigkeit gefüllte Hohlräume im Gehirn.

Verbal: Sprachlich, die Sprache oder Sprachäußerungen betreffend.

Vierhügelplatte: siehe Corpora quadrigemina.

Visuell: Das Sehen bzw. den Gesichtssinn betreffend.

Visuell-gnostisch: Wahrnehmung und Deutung von Sehreizen.

W

Wada-Amytal-Test: Ein Test, um die Seitendominanz des Sprachzentrums festzulegen. Er wurde 1949 von Dr. Juhn Wada entwickelt. Wenn Natriumamytal in die *linke* Halsschlagader injiziert wird, erfolgt innerhalb von Sekunden ein Transport dieser chemischen Substanz in die linke Großhirnhemisphäre, wo sie einen anästhesierenden Effekt auslöst. Bei den meisten Patienten wird dadurch eine vorübergehende Beeinträchtigung des Sprechvermögens verursacht. Wird das Natriumamytal in die *rechte* Halsschlagader injiziert, beeinträchtigt die Anästhesierung der rechten Großhirnhemisphäre bei den meisten Patienten vorübergehend die Fähigkeit, Bilder richtig zu interpretieren, und stört die richtige Raumwahrnehmung.

Weiße Substanz: Unter der grauen Substanz liegende Schicht des Gehirns, in der sich die Masse der Nervenfasern befindet, die zugehörigen Nervenzellen liegen in der grauen Substanz.

Wernickesche Aphasie: Synonym für rezeptive oder sensorische Aphasie.

Wernickesche Area: Das Hirnrindenareal, das meistens im Bereich des linken Schläfenlappens liegt. Man nimmt an, daß dieses Areal mit dem Sprachverständnis zu tun hat. Es umfaßt vermutlich ein Drittel des linken Gyrus temporalis superior und einen Teil des Gyrus temporalis medius.

Within-Child-Model: Ein Konzept des kindlichen Verhaltens, das psychologische und physiologische Faktoren, die im Kind selbst begründet sind, einbezieht und dadurch im Gegensatz zu einem reinen Verhaltensmodell steht.

Z

Zellen, somatische: Körperzellen, z. B. Knochenzellen, Blutzellen, Muskelzellen, Nervenzellen u. a.

Zerebellum: Kleinhirn – ein Abschnitt des Zentralnervensystems an der hinteren Oberfläche des Hirnstamms. Es ist wesentlich an der Koordination neuromuskulärer Vorgänge beteiligt.

Zerebral: Das Großhirn betreffend.

Zerebralparese: Motilitätsstörung, die auf eine Schädigung des unreifen Gehirns in der Zeit von der embryonalen Hirnanlage bis zum Ende der Markreifung im 4. Lebensjahr zurückgeht. Als Ursache kommen durch Sauerstoffmangel während der Geburt ausgelöste Läsionen des Zentralnervensystems in Betracht. Das Leiden ist nicht progredient.

Zerebrum: Großhirn.

ZNS: Zentralnervensystem.

Zyste: Ein flüssigkeitsgefüllter Hohlraum im Gewebe oder in Organen, der von einer dünnen Haut oder Membran umschlossen ist. Tritt als Schwellung, Geschwulst oder Tumor in Erscheinung.

Zytologie: Die Untersuchung lebender Zellen.

Literaturverzeichnis

Ackerman, P.T., Dykman, R., & Peters, J. Teenage status of hyperactive and nonhyperactive learning disabled boys. *American Journal of Orthopsychiatry, 1977, 47,* 577–596.

Adams, J. Clinical neuropsychology and the study of learning disorders. *Pediatric Clinics of North America,* 1973, 20, 587–598.

Adams, J. Visual and tactile integration and cerebral dysfunction in children with learning disabilities. *Journal of Learning Disabilities,* 1978, *11,* 197–204.

Alavi, A., Reivich, M., Greenberg, J., Hand, P., Rosenquist, A., Rintelmann, W., Christman, D., Fowler, J., Goldman, A., MacGregor, R., & Wolf, A. Mapping of functional activitiy in brain with ^{18}F-Fluoro-Deoxyglucose. *Seminars in Nuclear Medicine,* 1981, XI, 1, 24–31.

Algozzine, B., & Ysseldyke, J.E. Special educational services for normal students, better safe than sorry? *Exceptional Children,* 1981, *48,* 238–243.

Allport, G.W. *Becoming, basic considerations for a psychology of personality.* New Haven: Yale University Press, 1955.

Aman, N.G., & Sprague, R.L. The state dependent effect of methylphenidate and dextroamphetamine. *Journal of Nervous and Mental Diseases,* 1974, *158,* 268–279.

Annett, M. A model of the inheritance of handedness and cerebral dominance. *Nature* (London), 1964, *204,* 59–60.

Annett, M. The growth of manual preference and speed. *British Journal of Psychology,* 1970a, *61,* 545–558.

Annett, M. Handedness, cerebral dominance and the growth of intelligence. *In* Bakker, D.J. & Satz, P. (Eds.), *Specific reading disability, advances in theory and method.* Rotterdam: Rotterdam University Press, 1970b, 61–79.

Annett, M. The distribution of manual asymmetry. *British Journal of Psychology,* 1972, *63,* 343–358.

Annett, M. Handedness in the children of two left-handed parents. *British Journal of Psychology,* 1974, *65,* 129–131.

Ayers, D., & Downing, J. The development of linguistic concepts and reading achievement. Invited paper presented at the International Reading Research Seminar on Linguistic Awareness and Learning to Read, University of Victoria, Victoria, B.C., Canada, June 26–30, 1979.

Ayres, A.J. Sensory integrative processes and neuropsychological learning disabilities. *In* Hellmuth, J. (Ed.), *Learning disorders,* Vol. 3. Seattle: Special Child Publications, 1968, 41–58.

Ayres, A.J. *Sensory integration and learning disorders.* Los Angeles: Western Psychological Services, 1972a.

Ayres, A.J. Improving academic scores through sensory integration. *Journal of Learning Disabilities,* 1972b, *6,* 328–343.

Ayres, A.J. Sensorimotor foundations of academic ability. *In* Cruickshank, W.M., & Hallahan, D.P. (Eds.), *Perceptual and learning disabilities in children*, Vol. 2. Syracuse: Syracuse University Press, 1975, 300–358.

Ayres, A.J. *Interpreting the Southern California Sensory Integration Tests.* Los Angeles: Western Psychological Services, 1976.

Bakker, D.J. *Temporal order in disturbed reading.* Rotterdam: Rotterdam University Press, 1972.

Bakker, D.J. Perceptual asymmetries and reading proficiency. *In* Bortner, M. (Ed.), *Cognitive growth and development: Essays in memory of Herbert G. Birch.* New York: Brunner/Mazel, 1979, 134–152.

Bakker, D.J., & Satz, P. *Specific reading disability, advances in theory and method.* Rotterdam: Rotterdam University Press, 1970.

Bakker, D.J., Teunissen, J., & Bosch, J. Development of laterality-reading patterns. *In* Knights, R.M., & Bakker, D.J. (Eds.), *The neuropsychology of learning disorders.* Baltimore: University Press, 1976, 207–220.

Bakker, D.J., & Van Rijnsoever, R. Language proficiency and lateral position in the classroom. *Bulletin of the Orton Society*, 1977, XXVII, 37–53.

Balow, B., Rubin, R., & Rosen, J.J. Perinatal events as precursors of reading disability. *Reading Research Quarterly*, 1975–1976, 11(1), 36–71.

Bannatyne, A. *Language, reading, and learning disabilities, psychology, neuropsychology, diagnosis and remediation.* Springfield, IL: Charles C Thomas, 1971.

Barlow, H.B. Cortical function: A tentative theory and preliminary tests. *In* McFadden, D. (Ed.), *Neural mechanisms in behavior.* New York: Springer-Verlag, 1980, 143–171.

Barnsley, R.H., & Rabinovitch, M.S. Handedness: proficiency versus stated preference. *Perceptual and Motor Skills*, 1970, 30, 343–362.

Barsch, R.H. Six factors in learning. *In* Hellmuth, J. (Ed.), *Learning disorders*, Vol. 1, Seattle: Special Child Publications, 1965, 328–343.

Barsch, R.H. Teacher needs – motor training. *In* Cruickshank, W.M. (Ed.), *The teacher of brain-injured children.* Syracuse: Syracuse University Press, 1966, 183–195.

Barsch, R.H. *Achieving perceptual-motor efficiency: A space-oriented approach to learning.* Seattle: Special Child Publications, 1967.

Bartel, N.R. Problems in mathematics achievement. *In* Hammill, D.D., & Bartel, N.R., *Teaching children with learning and behavior problems*, 2nd Ed. Boston: Allyn & Bacon, 1978, 99–146.

Bateman, B. Learning disabilities – yesterday, today, and tomorrow. *Exceptional Children*, 1964, 31(4), 167–177.

Bay, E. Principles of classification and their influence on our concepts of aphasia. *In* de Reuck A.V.S. & O'Connor, M. (Eds.), *CIBA Foundation symposium: Disorders of language: Proceedings.* Boston: Little, Brown, 1964.

Beery, K.E. *Developmental test of visual-motor integration.* Chicago: Follett Educational Corporation, 1967.

Benson, D.F. Graphic orientation disorders of left handed children. *Journal of Learning Disabilities*, 1970, 3, 126–131.

Benson, D.F. Aphasia. *In* Heilman, K.M., & Valenstein, E. (Eds.), *Clinical neuropsychology.* New York: Oxford University Press, 1979, 22–58.

Benson, D.F., & Geschwind, N. Cerebral dominance and its disturbances. *Pediatric Clinics of North America*, 1968, 15(3), 759–769.

Benson, D.F., & Geschwind, N. The alexias. *In* Vinken, P.J., & Bruyn, B.W. (Eds.), *Handbook of clinical neurology*, Vol. 4. Amsterdam: North-Holland Publishing Co., 1969, 112–140.

Benson, D.F., & Greenberg, J.P. Visual form agnosia. *American Medical Association Archives of Neurology*, 1969, 2, 82–89.

Benton, A.L. Significance of systematic reversal in right-left discrimination. *Acta Psychiatrica et Neurologica Scandinavica*, 1958, 33(2), 129–137.

Benton, A.L. *Right-left discrimination and finger localization.* New York: Hoeber-Harper, 1959.

Benton, A.L. The fiction of the Gerstmann syndrome. *Journal of Neurology, Neurosurgery, and Psychiatry*, 1961, *24*, 176–181.

Benton, A.L. The visual retention test as a constructional praxis task. *Confinia Neurologica*, 1962a, *22*, 141–155.

Benton, A.L. Behavioral indices of brain injury in school children. *Child Development*, 1962b, *33*, 199–208.

Benton, A.L. Developmental aphasia and brain damage. *In* Kirk, S.A., & Becker, W. (Eds.), *Conference on children with minimal brain inpairment*. Urbana, IL: University of Illinois, 1963a, 71–91.

Benton, A.L. *The revised visual retention test*, 3rd Ed. New York: The Psychological Corporation, 1963b.

Benton, A.L. Developmental aphasia and brain damage. *Cortex*, 1964a, *1*, 40–52.

Benton, A.L. The problem of cerebral dominance. *The Canadian Psychologist*, 1965, *6a*(4), 332–346.

Benton, A.L. Problems of test construction in the field of aphasia. *Cortex*, 1967, *3*, 42–46.

Benton, A.L. Differential behavioral effects in frontal lobe disease. *Neuropsychologia*, 1968, *6*, 53–60.

Benton, A.L. Disorders of spatial orientation. *In* Vinken, P.J., & Bruyn, G.W. (Eds.), *Handbook of clinical neurology*, Vol. 3. Amsterdam: North-Holland Publishing Co., 1969a.

Benton, A.L. *The three dimensional praxis test: Manual of instructions*. Victoria: Neuropsychology Laboratory, University of Victoria, Victoria, B.C., Canada, 1969b.

Benton, A.L. *Stereognosis test*. Victoria: Department of Psychology, University of Victoria, Victoria, B.C., Canada, 1969c.

Benton, A.L. Der Benton-Test, Handbuch (Multiple Choice Form). Bern: Hans Huber, 1972.

Benton, A.L. Developmental dyslexia: Neurological aspects. *In* Friedlander, W.J. (Ed.), *Advances in Neurology*. New York: Raven Press, 1975, 1–47.

Benton, A.L. Reflections on the Gerstmann Syndrome. *Brain and Language*, 1977, *4*, 45–62.

Benton, A.L., & Blackburn, H.L. Practice effects in reaction time tasks in brain-injured patients. *Journal of Abnormal and Social Psychology*, 1957, *54*(1), 109–113.

Benton, A.L., Hamsher, K. deS., Varney, N.R., & Spreen, O. *Contributions to neuropsychological assessment, a clinical manual*. New York: Oxford University Press, 1983.

Benton, A.L., Levin, H.S., & Varney, N.R. Tactile perception of direction in normal subjects. *Neurology*, 1973, *23*, 1248–1250.

Bereiter, C. Development in writing. *In* Gregg, L.W., & Steinberg, E.R. (Eds.), *Cognitive processes in writing*. Hillsdale, NJ.L. Erlbaum, 1980, 73–93.

Berlin, C.I., Lowe-Bell, S.S., Cullen, J.K., Thompson, C.L., & Stafford, M.R. Is speech "special"? Perhaps the temporal lobectomy patient can tell us. *Journal of the Acoustical Society of America*, 1972a, *52*(2), 702–705.

Berlin, C.I., Lowe-Bell, S.S., Janetta, P.J., & Kline, D.G. Central auditory deficits after temporal lobectomy. *Archives of Otolaryngology*, 1972, *96*, 4–10.

Berlucchi, G., & Buchtel, H.A. Some trends in the neurological study of learning. *In* Gazzaniga, M.S., & Blakemore, C. (Eds.), *Handbook of psychobiology*. New York: Academic Press, 1975, 481–498.

The Bible. King James version, 1605.

Binet, A., & Simon, T. Langage et Pensée. Année Psychologie, 1908, *14*, 284–339. [Quoted in Myklebust, H.R. Childhood aphasia: an evolving concept. *In* Travis, L.E. (Ed.), *Handbook of speech pathology and audiology*. New York: Appleton-Century-Crofts, 1971, 1181–1202.]

Birch, H.G. (Ed.). *Brain damage in children, the biological and social aspects*. Baltimore: Williams & Wilkins, 1964.

Birch, H.G. Nurtritional factors in mental retardation. Paper presented at Fifth Annual Neuropsychology Workshop, University of Victoria, Victoria, B.C. Canada, 1970.

Black, F.W. Neurological dysfunction and reading disorders. *Journal of Learning Disabilities*, 1973, *6*, 313–316.

Blackburn, H.L. Effects of motivating instructions on reaction time in cerebral disease. *Journal of Abnormal and Social Psychology*, 1958, *56*(3), 359–366.

Blackburn, H.L., & Benton, A.L. Simple and choice reaction time in cerebral disease. *Confinia Neurologica*, 1955, *15*(6), 327–338.

Blakemore, C., & Cooper, G.F. Development of the brain depends on the visual environment. *Nature*, 1970, *228*, 477–478.

Blakemore, C., & Mitchell, D.E. Environmental modification of the visual cortex and the neural basis of learning and memory. *Nature*, 1973, *241*, 467–468.

Blau, T.H. Unusual measures für the spelling invalid. *In* Arena, J.I. (Ed.), *Building spelling skills in dyslexic children*. San Rafael: Academic Therapy Publications, 1968, 1–3.

Boder, E. Developmental dyslexia: prevailing diagnostic concepts and a new diagnostic approach. *In* Myklebust, H.R. (Ed.), *Progress in learning disabilities*, Vol. II. New York: Grune & Stratton, 1971, 293–321.

Bogen, J.E. Some educational aspects of hemispheric specialization. *U.C.L.A. Educator*, 1975, *17*, 24–32.

Boll, T.J. Behavioral correlates of cerebral damage in children aged 9 through 14. *In* Reitan, R.M., & Davison, L.A. (Eds.), *Clinical neuropsychology: Current status and applications*. Washington, DC: Winston & Sons, 1974, 91–120.

Boring, E.G. *A history of experimental psychology*. 2nd Ed., New York: Appleton-Century-Crofts, 1957.

Bradshaw, J.L. Peripherally presented and unreported words may bias the perceived meaning of a centrally-fixated homograph. *Journal of Experimental Psychology*, 1974, *103*, 1200–1202.

Bradshaw, J.L. & Nettleton, N.C. *Human cerebral asymmetry*. Englewood Cliffs, NJ: Prentice-Hall, 1983.

Brady, J.V. Ulcers in "executive" monkeys. *Scientific American*, October 1958, 3–6.

Brain, Sir Russell. *Clinical neurology*. London: Oxford University Press, 1960.

Brain, W.R. *Speech disorders: Aphasia, apraxia and Agnosia*. London: Butterworths, 1961.

Brenner, M.W., Gillman, S., Zangwill, O.L., & Farrell, M. Visuo-motor diasability in school children. *British Medical Journal*, 1967, *4*, 259–262.

Briggs, G.G., Nebes, R.D., & Kinsbourne, M. Intellectual differences in relation to personal and family handedness. *Quarterly Journal of Experimental Psychology*, 1976, *28*, 591–601.

Broadbent, D.E. The role of auditory localization in attention and memory span. *Journal of Experimental Psychology*, 1954, *47*, 191–196.

Brodmann, K. Vergleichende Lokalisationslehre der Großhirnrinde in ihren Prinzipien dargestellt auf Grund des Zellenbanes. Leipzig: Barth, 1909.

Brown, B., Haegerstrom-Portnoy, G., Adams, A.J., Yingling, C.D., Galin, D., Herron, J., & Marcus, M. Predictive eye movements do not discriminate between dyslexic and control children. *Neuropsychologia*, 1983, *21*(2), 121–123.

Brown, E.R. Neuropsychological interference mechanisms in aphasia and dyslexia. *In* Rieber, R.W. (Ed.), *The neuropsychology of language*. New York: Plenum Press, 1976, 25–43.

Bryden, M.P. "Tachistoscopic perception and serial order." Unpublished Ph.D. thesis, McGill University, 1960a.

Bryden, M.P. Tachistoscopic recognition of non-alphabetical material. *Canadian Journal of Psychology*, 1960b, *14*, 78–86.

Bryden, M.P. Order of report in dichotic listening. *Canadian Journal of Psychology*, 1962, *16*, 291–299.

Bryden, M.P. Left-right differences in tachistoscopic recognition. *Journal of Experimental Psychology*, 1963, *66*(6), 568–571.

Bryden, M.P. The manipulation of strategies of report in dichotic listening. *Canadian Journal of Psychology*, 1964, *18*, 126–138.

Bryden, M.P. Accuracy and order of report in tachistoscopic recognition. *Canadian Journal of Psychology*, 1966, *20*, 262–272.

Bryden, M.P. A model for the sequential organization of behavior. *Canadian Journal of Psychology, Revue Canadienne de Psychologie*, 1967, *21*(1), 37–56.

Bryden, M.P. Laterality effects in dichotic listening; relations with handedness and reading ability in children. *Neuropsychologia*, 1970, *8*, 443–450.

Bryden, M.P. *Laterality, functional asymmetry in the intact brain*. New York: Academic Press, 1982.

Bryden, M.P. Perceptual asymmetry in vision: Relation to handedness, eyedness, and speech lateralization. *Cortex*, 1973, *9*, 418–435.

Bryden, M.P. Measuring handedness with questionnaires. *Neuropsychologia*, 1977, *15*, 617–624.

Bryden, M.P., & Allard, F.A. Do auditory perceptual asymmetries develop? *Cortex*, 1981, *17*, 313–318.

Bryden, M.P., Hécaen, H., & DeAgostini, M. Patterns of cerebral organization. *Brain and Language*, 1983, *20*, 249–262.

Buffery, A.W.H. Sex differences in the neuropsychological development of verbal and spatial skills. *In* Knights, R.M., & Bakker, D.J. (Eds.), *The neuropsychology of learning disorders, theoretical approaches*. Baltimore: University Park Press, 1976, 187–205.

Buffery, A.W.H., & Gray, J.A. Sex differences in the development of spatial and linguistic skills. *In* Ounsted, C., & Taylor, D.C. (Eds.), *Gender differences: Their ontogeny and significance*. Edinburgh: Churchill Livingstone, 1972, 123–157.

Butters, N., Barton, M., & Brody, B.A. Role of the right parietal lobe in the mediation of crossmodal associations and reversible operations in space. *Cortex*, 1970, *6*, 174–190.

Butters, N., & Brody, B.A. The role of the left parietal lobe in the mediation of the intra- and cross-modal associations. *Cortex*, 1968, *4*, 328–343.

Calanchini, P.R., & Trout, S.S. The neurology of learning disabilities. *In* Tarnopol, L. (Ed.), *Learning disorders in children, diagnosis, medication, education*. Boston: Little, Brown & Co., 1971, 207–251.

Calvin, W.H. *The throwing madonna, essays on the brain*. New York: McGraw-Hill, 1983.

Calvin, W.H., & Ojemann, G.A. *Inside the brain*. New York: Mentor Books, 1980.

Canadian Association for Children and Adults with Learning Disabilities, Kildare House, 323 Chapel Street, Ottawa, Ontario, Canada K1N 7Z2.

Cawley, J.F. Commentary on whole issue devoted to mathematics. *Topics in Learning and Learning Disabilities*, 1981, *1*(3), 89–93.

Carmon, A., & Benton, A.L. Tactile perception of direction and number in patients with unilateral cerebral disease. *Neurology* (Minneapolis), 1969, *19*, 525–532.

CELDIC Report, „One Million Children", A national study of Canadian children with emotional and learning disorders. Toronto: Leonard Crainford, 1970.

Chalfant, J.C., & Scheffelin, M.A. *Central processing dysfunctions in children: A review of research*. NINDS Monograph No. 9. Bethesda, Md.: U.S. Department of Health, Education, and Welfare, 1969.

Chall, J.S., & Mirsky, A.F. *Education and the brain* (The Seventy-seventh Yearbook of the National Society for the Study of Education, Part II). Chicago: The University of Chicago Press, 1978.

Chapman, R.M., & Bragdon, H.R. Evoked responses to numerical and nonnumerical visual stimuli while problem solving. *Nature*, September 12, 1964, 1155–1157.

Chomsky, C. „Consciousness is relevant to linguistic awareness." Invited paper presented at the International Reading Research Seminar on Linguistic Awareness and Learning to Read, University of Victoria, Victoria, B.C., Canada, June 26–30, 1979.

Chomsky, N. Phonology and reading. *In* Levin, H., & Williams, J.P. (Eds.), *Basic studies on reading*. New York: Basic Books, 1970, 3–18.

Clark, C. „The reliability of ear advantage and attentional capacity in dichotic listening." Unpublished Ph.D. dissertation, University of Victoria, B.C., Canada, 1981.

Clarke, E., & Dewhurst, K. *An illustrated history of brain function.* Oxford: Sandford, 1972.

Clark, R.W. *Einstein: The life and times.* New York: The World Publishing Co., 1971.

Clements, S.D. *Minimal brain dysfunction in children,* NINDB Monograph No. 3. Washington, D.C.: U.S. Dept. of Health, Education, and Welfare, 1966.

Cohn, R. Developmental dyscalculia. *Pediatric Clinics of North America,* 1968, *15*(3), 651–668.

Cohn, R. Arithmetic and learning disabilities. *In* Myklebust, H.R. (Ed.), *Progress in learning disabilities,* Vol. II. New York: Grune & Stratton, 1971, 322–389.

Colbourn, C.J. Can laterality be measured? *Neuropsychologia,* 1978, *16,* 283–289.

Coleman, J.C. *Abnormal psychology and modern life,* 2nd Ed. Chicago: Scott, Foresman, 1956.

Coles, G.S. The learning-disabilities test battery: empirical and social issues. *Harvard Educational Review,* 1978, *48*(3), 313–340.

Collins, A., & Gentner, D. A framework for a cognitive theory of writing. *In* Gregg, L.W., & Steinberg, E.R. (Eds.), *Cognitive processes in writing.* Hillsdale, NJ: L. Erlbaum, 1980, 51–72.

Coltheart, M., Patterson, K., & Marshall, J.C. (Eds.). *Deep dyslexia.* London: Routledge & Kegan Paul, 1980.

Conel, J.L. *Postnatal development of the human cerebral cortex.* Vols. I–VI. Cambridge: Harvard University Press, 1939–1963, [Quoted in Pribram, K.H., *Languages of the brain.* Englewood Cliffs, NJ: Prentice-Hall, 1971, p. 27].

Conners, C.K. The syndrome of minimal brain dysfunction: Psychological aspects. *Pediatric Clinics of North America,* 1967, *14,* 749–766.

Conners, C.K. A teacher rating scale for use in drug studies with children. *American Journal of Psychiatry,* 1969, *126,* 884–888.

Conners, C.K. Learning disabilities and stimulant drugs in children: theoretical implications. *In* Knights, R.M., & Bakker, D.J. (Eds.), *The neuropsychology of learning disorders.* Baltimore: University Park Press, 1976, 389–401.

Conners, C.K., Eisenberg, L., & Sharpe, L. Effects of methylphenidate (ritalin) on paired-associate learning and porteus maze performance in emotionally disturbed children. *Journal of Consulting Psychology,* 1964, *28,* 14–22.

Corballis, M.C., & Morgan, M.J. On the biological basis of human laterality: I. Evidence for a maturational left-right gradient. *The Behavioral and Brain Sciences,* 1978, *2,* 261–336.

Coren, S., & Porac, C. Fifty centuries of right-handedness: The historical record. *Science,* November 1977, *198,* 631–632.

Coulter, D.L. *Hypoconnection syndromes in learning-disabled children.* Paper presented at Child Neurology Society Meeting, Minneapolis, 1981.

Cratty, B.J. *Developmental sequences of perceptual-motor tasks.* Baldwin, NY: Educational Activities, 1967.

Cratty, B.J. Movement and the intellect. *In* Hellmuth, J. (Ed.), *Learning disorders,* Vol. 3. Seattle: Special Child Publications, 1968, 524–536.

Cratty, B.J., & Martin, M.M. *Perceptual-motor efficiency in children.* Philadelphia: Lea & Febiger, 1969.

Cravioto, J., De Licardie, E.R., & Birch, H.G. Nutrition, growth and neurointegrative development: An experimental end ecologic study. *Pediatrics,* 1966, *38*(Suppl. 2), 319–372.

Critchley, M. *The dyslexic child.* London: William Heinemann, 1970.

Critchley, M., & Critchley, E.A. *Dyslexia defined.* London: William Heinemann Medical Books Ltd., 1978.

Cruickshank, W.M. *A teaching method for brain-injured and hyperactive children.* Syracuse: Syracuse University Press, 1961.

Cruickshank, W.M. (Ed.) *The teacher of brain-injured children*. Syracuse: Syracuse University Press, 1966.

Cruickshank, W.M. The psychoeducational match. *In* Cruickshank, W.M., & Hallahan, D.P. (Eds.), *Perceptual and learning disabilities in children*, Vol. 1. Syracuse: Syracuse University Press, 1975, 71–112.

Cruickshank, W.M. *Learning disabilities in home, school, and community*. Syracuse: Syracuse University Press, 1977.

Cruickshank, W.M. Learning disabilities: a definitional statement. *In* Polak, E. (Ed.), *Issues and initiatives in learning disabilities: Selected papers from the First National Conference on Learning Disabilities*. Ottawa: Canadian Association for Children with Learning Disabilities, 1979.

Cruickshank, W.M. Straight is the bamboo tree. *Journal of Learning Disabilities*, 1983, *16*(4), 191–197.

Cruickshank, W.M., Bice, H.V., Wallen, N.E., & Lynch, K.S. *Perception and cerebral palsy: Studies in figure-background relationship*. Syracuse: Syracuse University Press, 1957.

Cummings, J.L., Benson, D.F., Walsh, M.J., & Levine, H.L. Left-to-right transfer of language dominance: A case study. *Neurology*, 1979, *29*, 1547–1550.

Dabbs, J.M., & Choo, G. Left-right carotid blood flow predicts specialized mental ability. *Neuropsychologia*, 1980, *18*, 711–713.

Das, J.P., Kirby, J.R., & Jarman, R.F. *Simultaneous and successive cognitive processes*. New York: Academic Press, 1979.

Davis, H. Enhancement of evoked cortical potentials in humans related to a task requiring a decision. *Science*, 1964, *145*, 182–183.

Davis, J., & Reitan, R.M. A methodological note on the relationship between ability to copy a simple configuration and Wechsler verbal and performance I. Q.'s. *Perceptual and Motor Skills*, 1966, *22*, 381–382.

Davis, A.E., & Wada, J.A. Hemispheric asymmetries of visual and auditory information processing. *Neuropsychologia*, 1977, *15*, 799–806.

De Ajuriaguerra, J., & Tissot, R. The apraxias. *In* Vinken, P.J., & Bruyn, G.W. (Eds.), *Handbook of clinical neurology*, Vol. 4. Amsterdam: North-Holland Publishing Co., 1969, 48–66.

de Hirsch, K. Prediction in reading disability: A review of the literature. *In* Hayes, A., & Silver, A. (Eds.), *Report of the interdisciplinary committee on reading disability*. Washington, DC: Center for Applied Linguistics, 1971.

de Hirsch, K., Jansky, J.J., & Langford, W.S. *Predicting reading failure*. New York: Harper & Row, 1966.

Déjerine, J. 1892. His famous case is described and discussed by Norman Geschwind, in „The anatomy of acquired disorders of reading." *In* Money, J. (Ed.), *reading disability*. Baltimore: The Johns Hopkins Press, 1962, 115–129.

Delacato, C. *The diagnosis and treatment of speech and reading problems*, 6th Ed. Springfield IL: Charles C Thomas, 1963.

De La Cruz, F.F., Fox, B.H., & Roberts, R.H. (Eds.) „Minimal Brain Dysfunction." *Annals of the New York Academy of Sciences*, 1973, *205* (whole volume).

Delgado, J.M.R. *Physical control of the mind*. New York: Harper-Colophon Books, 1971.

Delgado, J.M.R., Roberts, W.W., & Miller, N.E. Learning motivated by electrical stimulation of the brain. *American Journal of Physiology*, 1954, *179*, 587–593.

Denckla, M.B. Minimal brain dysfunction and dyslexia: Beyond diagnosis by exclusion. *In* Blaw, M.E., Rapin, I., & Kinsbourne, M. (Eds.), *Child neurology*. New York: Spectrum Publications, 1977.

Denckla, M.B. Minimal brain dysfunction. *In* Chall, J.S., & Mirsky, A.F. (Eds.), *Education and the brain* (The seventy-Seventh Yearbook of the National Society for the Study of Education). Chicago: The University of Chicago Press, 1978, 223–268.

Denckla, M.B. Childhood learning disabilities. *In* Heilman, K.M., & Valenstein, E. (Eds.), *Clinical neuropsychology*. New York: Oxford University Press, 1979, 535–573.

Denckla, M.B. Learning for language and language for learning. *In* Kirk, U. (Ed.) *Neuropsychology of language, reading, and spelling*. New York: Academic Press, 1983, 33–43.

de Quiros, J.B., & Schrager, O.L. *Neuropsychological fundamentals in learning disabilities*. San Rafael: Academic Therapy Publications, 1978.

DeRenzi, E., Pieczuro, A., & Vignolo, L.A. Ideational apraxia: A quantitative study. *Neuropsychologia*, 1968, *6*, 41–52.

DeRenzi, E., & Vignolo, L.A. The Token Test: a sensitive test to detect receptive disturbances in aphasics. *Brain*, 1962, *85*, 665–678.

Dimond, S.J., & Beaumont, J.G. (Eds.). *Hemisphere functions of the human brain*. London: Elek Science, 1974.

Doake, D.B. "Reading: a language learning activity." Invited paper presented at the International Reading Research Seminar of Linguistic Awareness and Learning to Read, University of Victoria, Victoria, B.C., Canada, June 26–30, 1979.

Dodwell, P. Some factors affecting the hearing of words presented dichotically. *Canadian Journal of Psychology*, 1964, *18*, 72–79.

Doehring, D.G. *Patterns of impairment in specific reading disability*. Bloomington: Indiana University Press, 1968.

Doehring, D.G., Backman, J., & Waters, G. Theoretical models of reading disabilities, past, present, and future. *Topics in Learning & Learning Disabilities*, 1983, *3*(1), 84–95.

Dolch, E. W. *A manual for remedial reading*. New Canaan: Garrard Publishing Co., 1945.

Douglas, V.I. Stop, look and listen: The problem of sustained attention and impulse control in hyperactive and normal children. *Canadian Journal of Behavioral Science*, 1972, *4*, 259–282.

Douglas, V.I. Perceptual and cognitive factors as determinants of learning disabilities: A review chapter with special emphasis on attentional factors. *In* Knights, R.M., & Bakker, D.J. (Eds.), *The neuropsychology of learning disorders*. Baltimore: University Park Press, 1976, 413–421.

Douglas, V.I. "Hyperactivity, theory and treatment." Paper presented at Thirteenth Annual Neuropsychology Workshop, University of Victoria, Victoria, B.C., Canada, 1978.

Dowling, J.E. Elements of retinal function. *In* Schmitt, F.O., & Worden, F.G. (Eds.), *The neurosciences, fourth study program*. Cambridge: The M.I.T. Press, 1979, 161–181.

Downing, J.A. *The initial teaching alphabet reading experiment*. Chicago: Scott, Foresman, 1964.

Drake, W.E. Clinical and pathological findings in a child with a development learning disability. *Journal of Learning Disabilities*, 1968, *1*(9), 486–502.

Drew, A.L. A neurological appraisal of familial congenital word blindness. Brain, 1956, *79*, 440.

Drewe, E.A. An experimental investigation of Luria's theory on the effects of frontal lobe lesions in man. *Neuropsychologia*, 1975, *13*, 421–429.

Duffy, F.H. Topographic display of evoked potentials: clinical applications of brain electrical activity mapping (BEAM). *Annals of the New York Academy of Sciences*, 1982, *388*, 183–196.

Duffy, F.H., Burchfiel, J.L., & Lombroso, C.T. Brain electrical activity mapping (BEAM): a method for extending the clinical utility of EEG and evoked potential data. *Annals of Neurology*, April 1979, *5*(4), 309–321.

Drubrow, H.C. Children who cannot write. *Bulletin of the Orton Society*, 1963, XIII, 115–118.

Dunn, L.M. *Expanded manual for the Peabody Picture Vocabulary Test*. Circle Pines, MN: American Guidance Service, 1965.

Dykman, R.A., & Gantt, H. A case of experimental neurosis and recovery in relation to the orienting response. *Journal of Psychology*, 1960, *50*, 105–110.

Eaves, L.C., Kendall, D.C., & Crichton, J.U. The early detection of minimal brain dysfunction. *Journal of Learning Disabilities*, 1972, *5*(8), 454–462.

Eccles, J.C. *The Understanding of the Brain.* New York: McGraw-Hill, 1973.

Efron, R. Temporal perception, aphasia and déjà vu. *Brain*, 1963, *86*, 403–424.

Eisenberg, L. Reading retardation. I. Psychiatric and sociologic aspects. *Pediatrics*, 1966, *37*(2), 352–365.

Emmerich, D., Goldenbaum, D., Hayden, D., Hoffman, L., & Treffets, J. Meaningfulness as a variable in dichotic hearing. *Journal of Experimental Psychology*, 1965, *69*, 433–436.

Engelmann S. Relationship between psychological theories and the act of teaching. *Journal of School Psychology*, 1967, *5*, 93–100.

Engelmann, S., & Bruner, E.C. *Distar reading II, Teacher's guide.* Chicago: Science Research Associates, 1975.

Epstein, W. Temporal schemata in syntactically structured material. *Journal of Genetic Psychology*, 1963, *68*, 157–164.

Fantz, R.L. The origin of form perception. *Scientific American*, 1961, *204*, 66–72.

Fedio, P., & Mirsky, A.F. Selective intellectual deficits in children with temporal lobe or centrencephalic epilepsy. *Neuropsychologia*, 1969, *7*, 287–300.

Fedio, P., & Van Buren, J.M. Memory deficits during electrical stimulation of the speech cortex in conscious man. *Brain and Language*, 1974, *1*, 29–42.

Ferguson, J.H., & Boller, F. A different form of agraphia: Syntactic writing errors in patients with motor speech and movement disorders. *Brain and Language*, 1977, *4*, 382–389.

Fernald, G.M. *Remedial techniques in basic school subjects.* New York: McGraw-Hill, 1943.

Finucci, J.M., Isaacs, S.D., Whitehouse, C.C., & Childs, B. Classification of spelling errors and their relationship to reading ability, sex, grade placement, and intelligence. *Brain and Language*, 1983, *20*, 340–355.

Flechsig, P. Meine myelogenetische Hirnlehre mit biographischer Einleitung, 1927. Described in Nash, *Journal of Developmental Psychology.* Englewood Cliffs, NJ: Prentice-Hall, 1970, p. 98.

Flehmig, I. Die normale Entwicklung des Säuglings und ihre Abweichungen, 3. Auflage 1987, Thieme-Verlag Stuttgart – New York

Folsom, A.T. The epilepsies. *In* Haywood, H.C. (Ed.). *Brain damage in school age children.* Washington, D.C.: The Council for Exceptional Children, 1968, 62–86.

Fontenot, D.J., & Benton, A.L. Tactile perception of direction in relation to hemispheric locus of lesion. *Neuropsychologia*, 1971, *9*, 83–88.

Frauenheim, J.G., & Heckerl, J.R. A longitudinal study of psychological and achievement test performance in severe dyslexic adults. *Journal of Learning Disabilities*, 1983, *16*(5), 339–347.

Frederiks, J.A.M. The agnosias. *In* Vinken, P.J., & Bruyn, G.W. (Eds.), *Handbook of clinical neurology*, Vol. 4. Amsterdam: North Holland Publishing Co., 1969a, 13–47.

Frederiks, J.A.M. Disorders of the body schema. *In* Vinken P., & Bruyn, G.W. (Eds.), *Handbook of clinical neurology*, Vol. 4. Amsterdam: North-Holland Publishing Co., 1969b, 207–240.

Freidus, E. Methodology for the Classroom teacher. *In* Hellmuth, J. (Ed.), *The special child in Century 21.* Seattle: Special Child Publications, 1964, 303–321.

Freidus, E. The needs of teachers for specialized information on number concepts. *In* Cruickshank, W.M. (Ed.), *The teacher of brain-injured children.* Syracuse: Syracuse University Press, 1966, 111–128.

Friederici, A.D., Schoenle, P.W., & Goodglass, H. Mechanisms underlying writing and speech in aphasia. *Brain and Language*, 1981, *13*, 212–222.

Frostig, M. The role of perception in the integration of psychological functions. *In* Cruickshank, W.M., & Hallahan, D.P. (Eds.), *Perceptual and learning disabilities in children*, Vol. 1. Syracuse: Syracuse University Press, 1975, 115–146.

Frostig, M., & Maslow, P. *Movement education: Theory and practice*. Chicago: Follett, 1970.

Fry, D.B. The development of the phonological system in the normal and the deaf child. *In* Smith, F. & Miller, G.A. (Eds.), *The Genesis of language*. Cambridge: The M.I.T. Press, 1966, 187–206.

Gaddes, W.H. The mental effects of pellagra. Unpublished Master's Thesis, University of British Columbia, 1946.

Gaddes, W.H. The performance of normal and brain-damaged subjects on a new dynamic visual retention test. *The Canadian Psychologist*, 1966a, *7a*, Inst. Suppl., 313–323.

Gaddes, W.H. The needs of teachers for specialized information on handedness, finger localization, and cerebral dominance. *In* Cruickshank, W.M. (Ed.), *The teacher of brain-injured children*. Syracuse: Syracuse University Press, 1966b, 207–221.

Gaddes, W.H. Neuropsychological approach to learning disorders. *Journal of Learning Disabilities*, 1968, *1*(9), 523–534.

Gaddes, W.H. Can educational psychology be neurologized? *Canadian Journal of Behavioral Science*, 1969a, *1*(1), 38–49.

Gaddes, W.H. *Dynamic visual retention test, manual of instructions and norms*. Victoria: Neuropsychology Laboratory, University of Victoria, Victoria, B.C., Canada, 1969b.

Gaddes, W.H. Learning disorders in the neurologically handicapped. *British Columbia Medical Journal*, 1972, Vol. *14*(1), 13–16.

Gaddes, W.H. Neurological implications for learning. *In* Cruickshank, W.H. & Hallahan, D.P. (Eds.), *Perceptual and learning disabilities in children*, Vol. 1. Syracuse: Syracuse University Press, 1975, 148–194.

Gaddes, W.H. Prevalence estimates and the need for definition of learning disabilities. *In* Knights, R.M., & Bakker, D.J. (Eds.), *The neuropsychology of learning disorders*. Baltimore: University Park Press, 1976, 3–24.

Gaddes, W.H. Learning disabilities: The search for causes. *In Bell Canada Monograph on Learning Disabilities*, Canadian Association for Children with Learning Disabilities, 4820 Van Horne Avenue, Montreal, Quebec, Canada, 1978.

Gaddes, W.H. An examination of the validity of neuropsychological knowledge in educational diagnosis and remediation. *In* Hynd, G.W., & Obrzut, J.E. (Eds.), *Neuropsychological assessment and the school-age child; issues and procedures*. New York: Grune & Stratton, 1981a, 27–85.

Gaddes, W.H. Neuropsychology, fact or mythology, educational help or hindrance? *School Psychology Review*, 1981b, X(3), 322–330.

Gaddes, W.H. Serial order behavior: to understand it, a scientific challenge, an educational necessity. *In* Cruickshank, W.M., & Lerner, J.W. (Eds.), *Coming of Age, Vol. 3, The best of ACLD*. Syracuse: Syracuse University Press, 1982, 87–107.

Gaddes, W.H. Applied educational neuropsychology: Theories and problems. *Journal of Learning Disabilities*, 1983, *16*(9), 511–514.

Gaddes, W.H., & Crockett, D.J. *The Spreen-Benton Aphasia tests, normative data as a measure of normal language development*, Research Monograph No. 25. Department of Psychology, University of Victoria, Victoria, B.C., Canada, 1973.

Gaddes, W.H., & Crockett, D.J. The Spreen-Benton Aphasia tests, normative data as a measure of normal language development. *Brain and Language*, 1975, *2*, 257–280. [This is a shorter version of the departmental monograph of the same name, 1973. The Monograph contains a complete set of all the graphs and tables. The test is essentially similar.]

Gaddes, W.H., & Spellacy, F.J. *Serial order perceptual and motor performances in children and their relation to academic achievement*. Research Monograph No. 35. Victoria, B.C., Canada: Department of Psychology, University of Victoria, 1977.

Gaddes, W.H., and Tymchuk, A.J. *A validation study of the dynamic visual retention test in functional localization of cerebral damage and dysfunction*. Research Monograph No. 38. Victoria, B.C., Canada: Department of Psychology, University of Victoria, 1967.

Galaburda, A. Developmental dyslexia: current anatomical research. *Annals of Dyslexia*, 1983, XXXIII, 41–53.

Galaburda, A.M., & Eidelberg, D. Symmetry and asymmetry in the human posterior thalamus. II. Thalamic lesions in a case of developmental dyslexia. *Archives of Neurology*, 1982, *39*, 333–336.

Galaburda, A.M., & Kemper, T.L. Cytoarchitectonic abnormalities in developmental dyslexia: A case study. *Annals of Neurology*, 1979, *6*(2), 94–100.

Gallagher, J.J. A comparison of brain-injured and non-brain-injured mentally retarded children on several psychological variables. *Monographs of the Society for Research in Child Development*, 1957, *22*(2, Serial 65).

Gallagher, J.J. Children with developmental imbalances: A psychoeducational definition. *In* Cruickshank, W.M. (Ed.), *The teacher of brain-injured children*. Syracuse: Syracuse University Press, 1966, 23–33.

Galton, F. *Inquiries into human faculty and its development*. London: J.M. Dent & Sons, 1907.

Gardner, E. *Fundamentals of neurology*. Philadelphia: W.B. Saunders, 1968 (5th Ed.)/1975 (6th. Ed.).

Gazzaniga, M.S., Bogen, J.E., & Sperry, R.W. Observations on visual perception after disconnection of the cerebral hemispheres in man. *Brain*, 1965, *88*, 221–236.

Gazzaniga, M.S., & Hillyard, S.A. Language and speech capacity of the right hemisphere. *Neuropsychologia*, 1971, *9*, 273–280.

Geffen, G., Traub, E., & Stierman, I. Language laterality assessed by unilateral ECT and dichotic monitoring. *Journal of Neurology, Neurosurgery & Psychiatry*, 1978, *41*, 354–359.

Geldard, F.A. *The human senses*, 2nd Ed. New York: John Wiley, 1972.

Gellner, L. *A neurophysiological concept of mental retardation and its educational implications*. Chicago: The Dr. Julian D. Levinson Research Foundation, 519 South Wolcott Street, 1959.

Geschwind, N. The anatomy of acquired disorders of reading. *In* Money, J. (Ed.), *Reading disability*. Baltimore: The Johns Hopkins Press, 1962, 115–129.

Geschwind, N. Disconnexion syndromes in animals and man. *Brain*, 1965, *88*, Part II, 237–294, and Part III, 585–644.

Geschwind, N. Language and the brain. *Scientific American*, 1972, *226*(4), 76–83.

Geschwind, N. The apraxias: Neural mechanisms of disorders of learned movement. *American Scientist*, 1975, *63*, 188–195.

Geschwind, N. Asymmetries of the brain – New developments. *Bulletin of the Orton Society*, 1979a, *29*, 67–73.

Geschwind, N. Anatomical foundations of language and dominance. *In The neurological bases of language disorders in children: Methods and directions for research*. NINCDS Monograph # 22, 1979b, 145–157.

Geschwind, N. Why Orton was right. *Annals of Dyslexia*. Baltimore: The Orton Dyslexia Society, 1982, XXXII, 13–30.

Geschwind, N. Biological associations of left-handedness. *Annals of Dyslexia*, 1983, XXXIII, 29–40.

Geschwind, N., & Levitzky, W. Human brain: Left-right asymmetries in temporal speech region. *Science*, 1968, *161*, 186–187.

Geschwind, N., Quadfasel, F.A., & Segarra, J.M. Isolation of the speech area. *Neuropsychologia*, 1968, *6*, 327–340.

Getman, G.N. The needs of teachers for specialized information on the development of visuomotor skills in relation to academic performance. *In* Cruickshank, W.M. (Ed.), *The teacher of brain-injured children*. Syracuse: Syracuse University Press, 1966, 153–168.

Gibson, E.E. Learning to read. *Science*, 1965, *148*, 1066–1072.

Gillingham, A. *Remedial training for children with specific disability in reading, spelling, and penmanship*, 7th Ed. Cambridge, Mass.: Educators Publishing Service, 1965.

Gillingham, A., & Stillman, B. *Remedial work for reading, spelling, and penmanship.* New York: Hackett & Wilhelms, 1936.

Glasser, W. *Schools without failure.* New York: Harper & Row, 1969.

Goldberg, E., & Costa, L.D. Hemisphere differences in the acquisition and use of descriptive systems. *Brain and Language,* 1981, *14,* 144–173.

Golden, C.J. The Luria-Nebraska children's battery: Theory and formulation. *In* Hynd, G.W., Obrzut, J.E. (Eds.), *Neuropsychological assessment and the school-age child: Issues and procedures.* New York: Grune & Stratton, 1981, 277–302.

Goldscheider, A. Untersuchungen über den Muskelsinn. II. Ueber die Empfindung der Schwere und des Widerstandes. *In Gesammelte Abhandlungen von A. Goldscheider, Vol. II.* Leipzig: Barth, 1898. Cited by Geldard, F.A. *The Human Senses, 2nd Ed.* New York: John Wiley, 1972.

Goldstein, K. *The organism.* New York: American Book Co., 1939.

Goldstein, K. *Human nature in the light of psychopathology.* New York: Schocken Books, 1940.

Goldstein, K. *Aftereffects of brain-injuries in war.* New York: Grune & Stratton, 1942.

Goodglass, H. & Kaplan, E. *The assessment of aphasia and related disorders.* Philadelphia: Lea and Febiger, 1972.

Gordon, H. Left-handedness and mirror writing especially among defective children. *Brain,* 1920, *43,* 313–368.

Gottlieb, G. Ontogenesis of sensory function in birds and mammals. *In* Tobach, E., Aronson, L.R., & Shaw, E. (Eds.), *The biopsychology of development.* New York: Academic Press, 1971, 67–128.

Gottschalk, J.A. Temporal order in the organization of children's behavior. Unpublished M.A., Thesis, McGill University, 1962.

Gottschalk, J.A. Spatiotemporal organization in children. Unpublished Ph.D. Thesis, McGill University, 1965.

Gray, J., & Wedderburn, A. Grouping strategies with simultaneous stimuli. *Quarterly Journal of Experimental Psychology,* 1960, *12,* 180–184.

Gregg, L.W., and Steinberg, E.R. (Eds.). *Cognitive processes in writing.* Hillsdale, NJ: L. Erlbaum, 1980.

Gregory, R.L. *Eye and brain: The psychology of seeing.* New York: McGraw-Hill (World University Library), 1966.

Gresham, F.M. Social validity in the assessment of children's social skills: Establishing standards for social competency. *Journal of Psychoeducational Assessment,* 1983, *1,* 299–307.

Grossman, S.P. The biology of motivation. *In* Chall, J.S., & Mirsky, A.F. (Eds.), *Education and the brain* (The Seventy-seventh Yearbook of the National Society for the Study of Education, Part II). Chicago: The University of Chicago Press, 1978, 103–142.

Guetzkow, H.S., & Bowman, P.H. *Men and hunger.* Elgin, Ill.: Brethren Publishing House, 1946.

Gur, R.C., Gur, R.E., Rosen, A.D., Warach, S., Alavi, A., Greenberg, J., & Reivich, M. A cognitive-motor network demonstrated by positron emission tomography. *Neuropsychologia,* 1983, *21*(6), 601–606.

Guthrie, E.R. *The psychology of learning.* New York: Harper, 1935.

Guthrie, E.R. The status of systematic psychology. *The American Psychologist,* 1950, *5*(4), 97–101.

Hallahan, D.P., & Cruickshank, W.M. *Psychoeducational foundations of learning disabilities.* Englewood Cliffs, NJ: Prentice-Hall, 1973.

Hallgren, B. Specific dyslexia: A clinical and genetic study. *Acta Psychiatrica et Neurologica,* Suppl., 1950, *65,* 1.

Halstead, W.C. *Brain and intelligence.* Chicago: University of Chicago Press, 1947.

Harris, A.J. *Harris tests of lateral dominance: Manual of directions for administration and interpretation,* 3rd Ed. New York: Psychological Corporation, 1958.

Harris, L.J. Left-handedness: Early theories, facts, and fancies. *In* Herron, J. (Ed.), *Neuropsychology of left-handedness.* New York: Academic Press, 1980, 3–78.

Hartlage, L.C., & Hartlage, P.L. Application of neuropsychological principles in the diagnosis of learning disabilities. *In* Tarnopol, L., & Tarnopol, M. (Eds.), *Brain function and reading disabilities.* Baltimore: University Park Press, 1977, 111–146.

Hartlage, L.C., & Reynolds, C.R. Neuropsychological assessment and the individualization of instruction. *In* Hynd, G.W., Obrzut, J.E. (Eds.), *Neuropsychological assessment and the school-age child: Issues and procedures.* New York: Grune & Stratton, 1981, 355–378.

Harvey, J.E. The effects of permanent and temporary occlusion of the middle cerebral artery in the monkey. Unpublished Ph.D. Dissertation, Department of Surgery, The University of Chicago, 1950.

Harvey, J.E., & Rasmussen, T. Occlusion of the middle cerebral artery. *American Medical Association Archives of Neurology and Psychiatry*, 1951, *66,* 20–29.

Haslam, R.H.A. Teacher awareness of some common pediatric neurologic disorders. *In* Haslam, R.H.A., & Valletutti, P.J. (Eds.), *Medical problems in the classroom.* Baltimore: University Park Press, 1975, 51–74.

Haywood, H.C. (Ed.). *Brain damage in school age children.* Washington, DC: The Council for Exceptional Children, 1968.

Head, H., & Holmes, G. Sensory disturbances from cerebral lesions. *Brain,* 1911, *34,* 102–254. [Described by J.A.M. Frederiks *In* Vinken, P.J., & Bruyn, G.W. (Eds.), *Handbook of clinical neurology,* Vol. 4. Amsterdam: North-Holland Publishing Co., 1969, 208.]

Hebb, D.O. The effect of early and late brain injury upon test scores, and the nature of normal adult intelligence. *Proceedings of the American Philosophical Society,* 1942a, *85,* 275–292.

Hebb, D.O. Verbal test material independent of special vocabulary difficulty. *Journal of Educational Psychology,* 1942b, *33,* 691–696.

Hebb, D.O. *Organization of behavior.* New York: Wiley, 1949.

Hebb, D.O. *A textbook of psychology.* Philadelphia: Saunders 1958 (1st Ed)/1966 (2nd Ed)/1972 (3rd Ed.).

Hebb, D.O., & Morton, N.W. The McGill Adult Comprehension Examination: "Verbal situation" and "picture anomaly" series. *Journal of Educational Psychology,* 1943, *34,* 16–25.

Hebb, D.O., & Penfield, W. Human behavior after extensive bilateral removal from the frontal lobes. *Archives of Neurology and Psychiatry,* 1940, *44,* 421–438.

Hebb, D.O., & Thompson, W.R. The social significance of animal studies. *In* Lindzey, G. (Ed.), *Handbook of social psychology.* Cambridge, MA: Addison-Wesley, 1954, 532–561.

Hécaen, H. Acalculia. *In* Mountcastle, V.B. (Ed.), *Interhemispheric relations and cerebral dominance.* Baltimore: The Johns Hopkins University Press, 1962, 235–237.

Hécaen, H. Aphasic, apraxic and agnosic syndromes in right and left hemisphere lesions. *In* Vinken, P.J., & Bruyn, G.W. (Eds.), *Handbook of clinical neurology,* Vol. 4. Amsterdam: North-Holland Publishing Co., 1969, 291–311.

Hécaen, H., & de Ajuriaguerra, J. *Left-handedness, manual superiority and cerebral dominance.* New York: Grune and Stratton, 1964.

Hécaen, H., & Sauget, J. Cerebral dominance in left-handed subjects. *Cortex,* 1971, *7,* 19–48.

Heilman, K.M., & Valenstein, E. (Eds.), *Clinical neuropsychology.* New York: Oxford University Press, 1979.

Hermann, K. *Reading disability.* Springfield, IL: Charles C Thomas, 1959.

Hern, A. Neurological signs in learning disabled children: persistence over time, and incidence in adulthood compared to normal learners. Unpublished Ph.D. Dissertation, University of Victoria, 1984.

Hernández-Peón, R., Scherrer, H., & Jouvet, M. Modification of electric activity in cochlear nucleus during "attention" in unanesthetized cats. *Science*, 1956, *123*, 331–332.

Hernández-Peón, R.,& Sterman, M.B. Brain functions. *Annual Review of Psychology*, 1966, *17*, 363–395.

Heron, W. Perception as a function of retinal locus and attention. *American Journal of Psychology*, 1957, *70*, 38–48.

Herrick, C.J. *Brains of rats and men*. Chicago: University of Chicago Press, 1926.

Herrick, C.J. Apparatus of optic and visceral correlation in the brain of amblystoma. *The Journal of Comparative Psychology*, 1944, *37*(2), 97–105.

Herron, J. Two hands, two brains, two sexes. *In* Herron, J. (Ed.), *Neuropsychology of left-handedness*. New York: Academic Press, 1980, 233–260.

Hertzig, M. Stability and change in nonfocal neurologic signs. *Journal of the American Academy of Child Psychiatry*, 1982, *21*, 231–236.

Hess, R. *EEG handbook, Sandoz monographs*. Zurich: Sandoz, 1966.

Hicks, R.E., & Kinsbourne, M. Human handedness: A partial cross-fostering study. *Science*, 1976a, *192*, 908–910.

Hicks, R.E., & Kinsbourne, M. On the genesis of human handedness: A review. *Journal of Motor Behavior*, 1976b, *8*, 257–266.

Hicks, R.E., & Kinsbourne, M. Human handedness. *In* M. Kinsbourne (Ed.), *Asymmetriecal function of the brain*. New York: Cambridge University Press, 1977.

Higenbottam, J.A. An investigation of lateral and perceptual preference relationships. Unpublished Ph.D. Dissertation, University of Victoria, 1971.

Hilgard, E.R. *Theories of learning*. New York: Appleton-Century-Crofts, 1948.

Hirsch, H.V.B., & Jacobson, M. The perfectible brain: Principles of neuronal development. *In* Gazzaniga, M.S., & Blakemore, C. (Eds.), *Handbook of psychobiology*. New York: Academic Press, 1975, 107–137.

Hiscock, M. Language lateralization in children: Dichotic listening studies. Paper presented at the Symposium on Hemispheric Specialization in the Developing Brain, International Neuropsychological Society, New York, January 31–February 3, 1979.

Hobson, J. Sex-differences in primary mental abilities. *Journal of Educational Psychology*, 1947, *41*, 126–132.

Hordijk, W. Epilepsie en links-handigheid. *Nederlands Tijdschrift voor Geneeskunde*, 1952, *96*(5), 263–269. Cited in Hécaen, H. & de Ajuriaguerra, J. *Left-handedness*. New York: Grune & Stratton, 1964.

Horton, A.M. Behavioral neuropsychology in the schools. *School Psychology Review*, 1981, *10*(3), 367–372.

Hounsfield, G.N. Computerized axial scanning (tomography): Part 1: Description of system. *British Journal of Radiology*, 1973, *46*, 1016–1022.

Hubel, D.H. The visual cortex of the brain. *Scientific American*, 1963, *209*(5), 54–62.

Hubel, D.H., & Wiesel, T.N. Receptive fields of single neurones in the cat's striate cortex. *Journal of Physiology*, 1959, *148*, 574–591.

Huheey, J.E. Concerning the origin of handedness in humans. *Behavior Generics*, 1977, *7*(1), 29–32.

Hundelby, G.D. Effectiveness of the Benton Right-Left discrimination test in identifying children with reading disabilities. Unpublished Master's Thesis, Faculty of Education, University of Victoria, 1969.

Hunter, J., & Jasper, H.H. Effects of thalamic stimulation in unanesthetised animals. *Electroencephalography and Clinical Neurophysiology*, 1949, *1*, 305–324.

Hynd, G.W. Training the school psychologist in neuropsychology; Perspectives, issues, and models. *In* Hynd, G.W., & Obrzut, J.E. (Eds.), *Neuropsychological assessment and the school-age child: Issues and procedures*. New York: Grune & Stratton, 1981, 379–404.

Hynd, G.W., Hayes, F., & Snow, J. Neuropsychological screening with schoolage children: Rationale and conceptualization. *Psychology in the Schools*, 1982, *19*, 446–451.

Hynd, G.W., & Obrzut, J.E. Neuropsychological assessment and consultation in the public schools. Paper presented at the annual convention of the National Association of School Psychologists, Washington, DC, April, 1980.

Hynd, G.W., & Obrzut, J.E. *Neuropsychological assessment and the school-age child: Issues and procedures.* New York: Grune & Stratton. 1981.

Hynd, G.W., Quackenbush, R., & Obrzut, J.E. Training school psychologists in neuropsychological assessment: Current practices and trends. Paper presented at the Annual Convention of the National Association of School Psychologists, San Diego, CA, March 1979.

Ingvar, D.H., & Risberg, J. Increase of regional cerebral blood flow during mental effort in normals and in patients with focal brain disorders. *Experimental Brain Research*, 1976, *3*, 195–211.

Ingvar, D.H., & Schwartz, M.S. Blood flow patterns induced in the dominant hemisphere by speech and reading. *Brain*, 1974, *97*(II), 273–288.

Inhelder, B. *The diagnosis of reasoning in the mentally retarded*, 2nd Ed. New York: Chandler Publishing, 1968.

Jackson, J.H. *Selected writings of John Hughlings Jackson*, Vol. II. London: Staples Press, 1958.

Jacobsen, C.F. Functions of frontal association are in primates. *American Medical Association Archieves of Neurology and Psychiatry*, 1935, *33*, 558–569.

Jacobson, M. Development, specification and diversification of neuronal circuits. *In* Schmidt, F.O. (Ed.), *The neurosciences: Second study program*. New York: Rockefeller University Press, 1970, 116–129.

James, W. *The principles of psychology*. New York: Henry Holt & Co., 1890.

Jansky, J., & de Hirsch, K. *Preventing reading failure*. New York: Harper & Row, 1972.

Jastak, J.F., & Jastak, S.R. *The Wide Range Achievement Test*. Wilmington, DE: Guidance Associates, 1965.

John, E.R. Switchboard versus statistical theories of learning and memory. *Science*, 1972, *177*, 850–864.

Johnson, D.J., & Myklebust, H.R. Dyslexia in childhood. *In* Hellmuth, J. (Ed.), *Learning disorders*, Vol. 1. Seattle: Special Child Publications, 1965, 259–292.

Johnson, D.J., & Myklebust, H.R. *Learning disabilities: Educational principles and practices*. New York: Grune & Stratton, 1967.

Johnson, S.W., & Morasky, R.L. *Learning disabilities*. Boston: Allyn & Bacon, 1977.

Kabat, H., & Dennis, C. Decerebration in the dog by complete temporary anemia. *Proceedings of the Society for Experimental Biology and Medicine*, 1938, *38*, 864.

Kabat, H., & Dennis, C., & Baker, A.B. Recovery of function following arrest of the brain circulation. *American Journal of Physiology*, 1941, *132*, 737.

Kalverboer, A.F. Neurobehavioral relationships in young children: Some remarks on concepts and methods. *In* Knights, R.M., & Bakker, D.J. (Eds.), *The neuropsychology of learning disorders*. Baltimore: University Park Press, 1976, 173–183.

Karpov, B.A., Luria, A.R., & Yarbuss, A.L. Disturbances of the structure of active perception in lesions of the posterior and anterior regions of the brain. *Neuropsychologia*, 1968, *6*, 157–166.

Kaufman, A.S., & Kaufman, N.L. *K-ABC interpretive manual*. Circle Pines, MN: American Guidance Service, 1983.

Kee, D.W., Bathurst, K., & Hellige, J.B. Lateralized interference of repetitive finger tapping: Influence of familial handedness, cognitive load and verbal production. *Neuropsychologia*, 1983, *21*(6), 617–624.

Keogh, J. The study of movement learning disabilities. *In* Das, J.P., Mulcahy, R.F., & Wall, A.E. (Eds.), *Theory and research in learning disabilities*. New York: Plenum Press, 1982, 237–251.

Kephart, N.C. *The slow learner in the classroom*. Columbus, Ohio: Merrill, 1960 (1st Ed)/1971 (2nd Ed).

Kephart, N.C. Perceptual-motor aspects of learning disabilities. *Exceptional Children*, 1964, *31*, 201–216.

Kephart, N.C. The needs for teachers for specialized information on perception. *In* Cruickshank, W.M. (Ed.), *The teacher of brain-injured children.* Syracuse: Syracuse University Press, 1966, 169–180.

Kephart, N.C. The perceptual-motor match. *In* Cruickshank, W.M., & Hallahan, D.P. (Eds.), *Perceptual and learning disabilities in children,* Vol. 1, Syracuse: Syracuse University Press, 1975, 63–69.

Kertesz, A., Lesk, D., & McCabe, P., Isotope localization of infarcts in aphasia. *Archives of Neurology,* 1977, *34,* 590–601.

Kertesz, A., & McCabe, P. Recovery patterns and prognosis in aphasia. *Brain,* 1977, *100,* 1–18.

Kimble, D.P., & Pribram, K.H. Hippocampectomy and behavior sequences. *Science,* 1963, *139,* 824–825.

Kimura, D. The effect of letter position on recognition. *Canadian Journal of Psychology,* 1959, *13*(1), 1–10.

Kimura, D. Some effects of temporal-lobe damage on auditory perception. *Canadian Journal of Psychology,* 1961a, *15*(3), 156–165.

Kimura, D. Cerebral dominance and the perception of verbal stimuli. *Canadian Journal of Psychology,* 1961b, *15*(3), 166–171.

Kimura, D. Left-right differences in the perception of melodies. *Quarterly Journal of Experimental Psychology,* 1964, *16,* 355–358.

Kimura, D. Dual functional asymmetry of the brain in visual perception. *Neuropsychologia,* 1966, *4,* 275–285.

Kimura, D. Functional asymmetry of the brain in dichotic listening. *Cortex,* 1967, *3,* 163–178.

Kimura, D. Spatial localization in left and right visual fields. *Canadian Journal of Psychology,* 1969, *28*(6), 445–458.

Kimura, D. The asymmetry of the human brain. *Scientific American,* 1973a, *228*(3), 70–78.

Kimura, D. Manual activity during speaking – I. Right-handers. *Neuropsychologia,* 1973b, *11,* 45–50.

Kimura, D. Manual activity during speaking – II. Left-handers. *Neuropsychologia,* 1973c, *11,* 51–55.

Kimura, D. The neural basis of language qua gesture. *In* Avakian-Whitaker, H., & Whitaker, H.A. (Eds.), *Studies in neurolinguistics,* Vol. 2. New York: Academic Press, 1976.

Kimura, D., & Durnford, M. Normal studies on the function of the right hemisphere in vision. *In* Dimond, S.J., & Beaumont, J.G. (Eds.), *Hemisphere function in the human brain.* London: Elek Science, 1974, 25–47.

Kinsbourne, M. The neuropsychology of learning disabilities. Paper presented at *Seventh Annual Neuropsychology Workshop,* University of Victoria, Victoria, B.C., Canada, 1972.

Kinsbourne, M. Mechanismus of hemispheric interaction in man. *In* Kinsbourne, M., & Smith, W.L. (Eds.), *Hemispheric disconnection and cerebral function.* Springfield, IL: Charles C Thomas, 1974.

Kinsbourne, M. Minor hemisphere language and cerebral maturation. *In* Lenneberg, E.H., & Lenneberg, E. (Eds.), *Foundations of Language Development,* Vol. 2. New York: Academic Press, 1975a, 107–116.

Kinsbourne, M. The ontogeny of cerebral dominance. *Annals of the New York Academy of Sciences,* 1975b, *263,* 244–250.

Kinsbourne, M. The mechanism of hemispheric control of the lateral gradient of attention. *In* Rabbitt, P.M.A., & Dornic, S. (Eds.), *Attention and performance V.* London: Academic Press, 1975c.

Kinsbourne, M., & Cook, J. Generalized and lateralized effects of concurrent verbalization on a unimanual skill. *Quarterly Journal of Experimental Psychology,* 1971, *23,* 341–345.

Kinsbourne, M., & Hiscock, M. Cerebral lateralization and cognitive development. *In* Chall, J., & Mirsky, A.F. (Eds.), *Education and the brain* (Seventy-seventh Yearbook of the National Society for the Study of Education). Chicago: The University of Chicago Press, 1978, 169–222.

Kinsbourne, M., & McMurray, J. The effect of cerebral dominance on time sharing between speaking and tapping by preschool children. *Child Development*, 1975, *46*, 240–242.

Kinsbourne, M., & Smith, W.L. (Eds.) *Hemispheric disconnection and cerebral function*. Springfield, IL: Charles C. Thomas, 1974.

Kinsbourne, M., & Warrington, E.K. Disorders of spelling. *Journal of Neurology, Neurosurgery and Psychiatry*, 1964, *27*, 224–228.

Kirby, J.R., & Ashman, A.F. Planning skills and mathematics achievement: Implications regarding learning disability. *Journal of Psychoeducational Assessment*, 1984, *2*, 9–22.

Kirk, S.A. *The diagnosis and remediation of psycholinguistic disabilities*. Urbana: University of Illinois Press, 1966.

Kirk, S.A.,& Bateman, B. Diagnosis and remediation of learning disabilities. *Exceptional Children*, 1962, *29*, 73–78.

Kirk, S.A.,& Becker, W., (Eds.), *Conference on Children with Minimal Brain Impairment*. Urbana: University of Illinois, 1963. (mimeo.)

Kirk, S.A., McCarthy, J., & Kirk, W. *The Illinois test of psycholinguistic abilities (revised edition)*. Urbana: Illinois University Press, 1968.

Kirk, U. Introduction: Toward the understanding of the neuropsychology of language, reading and spelling. *In* Kirk, U. (Ed.), *Neuropsychology of language, reading, and spelling*. New York: Academic Press, 1983a, 3–31.

Kirk, U. (Ed.). *Neuropsychology of language, reading, and spelling*. New York: Academic Press, 1983b.

Klonoff, H. Factor analysis of an neuropsychological battery for children aged 9 to 15. *Perceptual and Motor Skills*, 1971, *32*, 603–616.

Kløve, H. The relationship of differential electroencephalographic patterns to the distribution of Wechsler-Bellevue scores. *Neurology*, 1959, *9*, 871–876.

Kløve, H. Clinical neuropsychology. *Medical Clinics of North America*, 1963, *11*, 1647–1658.

Kløve, H., & Matthews, C.G. Psychometric and adaptive abilities in epilepsy with differential etiology. *Epilepsia*, 1966, *7*, 330–338.

Kløve, H., & Reitan, R.M. The effect of dysphasia and spatial distortion on Wechsler-Bellevue results. *American Medical Association Archives of Neurology and Psychiatry*, 1958, *80*, 708–713.

Knights, R.M. *Normative data on tests for evaluating brain damage in children from 5 to 14 years of age*. London, Ontario: Department of Psychology, The University of Western Ontario, Research Bulletin # 20, June, 1966.

Knights, R.M. A review of the neuropsychological research program. *Special Education*, 1970 (Nov.), 9–27.

Knights, R.M. Battery of neuropsychological tests. Department of Psychology, Carleton University, Ottawa, Ontario, Canada, 1971. (mimeo.)

Knights, R.M. The effects of cerebral lesions on the psychological test performance of children. Final Report, March, 1973, Carleton University, Ottawa, Ontario, Canada.

Knights, R.M.,& Bakker, D.J. (Eds.) *The neuropsychology of learning disorders, theoretical approaches*. Baltimore: University Park Press, 1976.

Knights, R.M., & Ogilvie, R.M. Comparison of Test Results from Normal and Brain Damaged Children. *Research Bulletin* No. 53, Department of Psychology, University of Western Ontario, London, Ontario, Canada, July, 1967.

Knopman, D.S., Rubens, A.B., Klassen, A.C., Meyer, M.W., & Niccum, N. Regional cerebral blood flow patterns during verbal and nonverbal auditory activation. *Brain and Language*, 1980, *9*, 93–112.

Kolb, B., & Whishaw, I.Q. *Fundamentals of human neuropsychology.* San Francisco: W.H. Freeman & Co., 1980, 2nd Ed., 1984.

Krashen, S.D. Lateralization, language learning, and the critical period: Some new evidence. *Language and Learning,* 1973, *23,* 63–74.

Krech, D. The chemistry of learning. *Saturday Review,* January 20, 1968, 48ff.

Landau, W.M., Goldstein, R.,& Kleffner, F.R. Congenital aphasia, a clinicopathologic study. *Neurology,* 1960, 915–921.

Landis, D. A scan for mental illness. *Discover,* October 1980, 26–28.

Landis, T., Regard, M., Graves, R., & Goddglass, H. Semantic paralexia: A release of right hemispheric function from left hemispheric control? *Neuropsychologia,* 1983, *21*(4), 359–364.

Lansdell, H. A sex difference in effect of temporal-lobe neurosurgery on design preference. *Nature,* 1962, *194,* 852–854.

Larroche, J.C. in Falkner F. (ed) *Human development philadelphia;* W.B. Saunders, 1966

Lashley, K.S. Studies in cerebral function in learning. *Psychobiology,* 1920, *2,* 55–136.

Lashley, K.S. *Brain mechanisms and intelligence: A quantitative study of injuries to the brain.* Chicago: University of Chicago Press, 1929.

Lashley, K.S. In search of the engram. In *Society of Experimental Biology Symposium No. 4: Physiological Mechanisms in Animal Behavior.* Cambridge Eng.: Cambridge University Press, 1950, 478–505.

Lashley, K.S. The problem of serial order in behavior. *In* Jeffress, L. A. (Ed.) *Cerebral mechanisms in behavior, the Hixon symposium.* New York, Wiley & Sons, 1951.

Lemire, R.J., Loeser, J.D., Leech, R.W. & Alvard, E.C. *Normal and abnormal development of the human nervous System* – Harper & Row, 1975

Lenneberg, E.H. Speech as a motor skill with special reference to nonaphasic disorders. *In* Beelugi, U., & Brown, R. (Eds,), *Aquisition of Language.* Monograph of the Society for Research in Child Development, Ser. No. 92, Vol. 29, No. 1, 1964.

Lenneberg, E.H. The natural history of language. *In* Smith, F., & Miller, G.A. (EDS.), *The Genesis of language, a psycholinguistic approach.* Cambridge, MA: The M.I.T. Press, 1966, 219–252.

Lenneberg, E.H. *Biological foundations of language.* New York: Wiley, 1967.

Lenneberg, E.H. The effect of age on the outcome of central nervous system disease in children. *In* Isaacson, R.L. (Ed.), *The neuropsychology of development, a symposium.* New York: Wiley, 1968, 147–170.

Lenneberg, E., Pogash, K., Cohlan, A. & Doolittle, J. Comprehension deficits in acquired aphasia. *Proceedings of the Academy of Aphasia,* 1976. Discussed by E. R. Brown in Rieber, R.W. (Ed.) *The neuropsychology of language.* New York: Plenum Press, 1976, 25–43.

Leong, C.K. Dichotic listening with related tasks for dyslexics – Differential use of strategies. *Bulletin of Orton Society,* 1975, XXV, 111–126.

Leong C.K. Lateralization in severely disabled readers in relation to functional cerebral development and synthesis of information. *In* Knights, R.M., & Bakker, D.J. (Eds.), *The neuropsychology of learning disorders.* Baltimore: University Park Press, 1976, 221–231.

Leong, C.K. Laterality and reading proficiency in children. *Reading Research Quarterly,* 1980, *15*(2), 185–202.

Leong, C.K. Promising areas of research into learning disabilities with emphasis on reading disabilities. *In* Das, J.P., Mulcahy, R.F., & Wall, A.E. (Eds.), *Theory and research in learning disabilities.* New York: Plenum Press, 1982, 3–26.

Levin, H.S. Evaluation of the tactile component in a proprioceptive feedback task. *Cortex,* 1973, *9,* 197–203.

Levine, D. Prosopagnosia and visual object agnosia: A behavioral study. *Brain and Language,* 1978, *5,* 341–365.

Levy, J. Possible basis for the evolution of lateral specialization of the human brain. *Nature,* 1969, *224,* 614–615.

Levy, J. Psychobiological implications of bilateral asymmetry. *In* Dimond, S.J., Beaumont, J.G. (Eds.), *Hemisphere function in the human brain.* London: Elek Science, 1974, 121–183.

Levy, J., & Nagylaki, T. A model for the genetic of handedness. *Genetics,* 1972, *72,* 117–128.

Lezak, M.D. *Neuropsychological assessment.* New York: Oxford University Press, 1976/1983.

Lhermitte, F., & Gautier, J.-C. Aphasia. *In* Vinken, P.J., & Bruyn, B.W. (Eds.), *Handbook of clinical neurology,* Vol. 4. Amsterdam: North-Holland Publishing Co., 1969, 84–104.

Liberman, A.M., Cooper, F.S., Shankweiler, D.P., & Studdert-Kennedy, M. Perception of the speech code. *Psychological Review,* 1967, *74*(6), 431–461.

Lowe, A.D., & Campbell, R.A. Temporal discrimination in aphasoid and normal children. *Journal of Speech and Hearing Research,* 1965, *8,* 313–314.

Luria, A.R. Neuropsychology in the local diagnosis of brain damage. *Cortex,* 1964, *1,* 3–18.

Luria, A.R. *Higher cortical functions in man.* New York: Basic Books, 1966.

Luria, A.R. *Traumatic aphasia, its syndromes, psychology and treatment.* The Hague: Mouton, 1970.

Luria, A.R. *The working brain.* Harmondsworth: Penguin Books, 1973.

Luria, A.R., Simernitskaya, E.G., & Tubylevich, B. The structure of psychological processes in relation to cerebral organization. *Neuropsychologia,* 1970, *8,* 13–19.

Maccoby, E.E., & Jacklin, C.N. *The psychology of sex differences.* Stanford: Stanford University Press, 1974.

MacLean, P.D. The limbic system with respect to two basic life prociples. *In* Brazier, M.A.B. (Ed.), *The central nervous system and behavior.* Washington, DC: National Science Foundation, 1959.

Mahl, G.F., Rothenberg, A., Delgado, J.M.R., & Hamlin, H. Psychological responses in the human to intracerebral electrical stimulation. *Psychosomatic Medicine,* 1964, *26*(4), 337–368.

Malatesha, R.N., & Aaron, P.G. (Eds.), *Reading disorders; Varieties and treatments.* New York: Academic Press, 1982.

Malatesha, R.N., & Dougan, D.R. Clinical subtypes of developmental dyslexia: Resolution of an irresolute problem. *In* Malatesha, R.N., & Aaron, P.G. *Reading disorders: Varieties and treatments.* New York: Academic Press, 1982, 69–92.

Manter, J.T. & Gatz, A.J. *Essentials of clinical neuroanatomy and neurophysiology,* 2nd Ed. Philadelphia: F.A. Davis Co., 1961.

Maria, K., & MacGinitie, W.H. Reading comprehension disabilities: Knowledge structures and nonaccommodating text processing strategies. *Annals of Dyslexia,* 1982, XXXII, 33–59.

Mark, V.H., & Ervin, F.R. *Violence and the brain.* New York: Harper & Row, 1970.

Marshall, J.C., & Newcombe, F. The conceptual status of deep dyslexia: An historical perspective. *In* Coltheart, M., Patterson, K., & Marshall, J.C. (Eds.), *Deep dyslexia.* London: Routledge & Kegan Paul, 1980, 1–21.

Masland, R.L. Children with minimal brain dysfunction; a national problem. *In* Tarnopol, L. (Ed.), *Learning disabilities: Introduction to educational and medical management.* Springfield, IL: Charles C. Thomas, 1969.

Maslow, A.H. Deficiency motivation and growth motivation. *In* Jones, M.R. (Ed.), *Nebraska symposium on motivation.* Lincoln, Neb.: University of Nebraska Press, 1955.

Maspes, P.E. Le syndrome expérimental chez l'homme de la section du splénium du corps calleux alexie visuelle pure hemianopsique. *Revue Neurologique* (Paris), 1948, *80*(2), 100–112.

Masserman, J.H. Is the hypothalamus a center of emotion? *Psychosomatic Medicine,* 1941, *3,* 3–25.

Masserman, J.H. Experimental neuroses. *Scientific American,* 1950, *182*(3), 38–43.

Mateer, C., & Kimura, D. Impairment of nonverbal oral movements in aphasia. *Brain and Language*, 1976, *4*, 262–276.

Mateer, F. *Child behavior: A critical and experimental study of young children by the method of conditioned reflexes*. Boston: R. G. Badger, 1918.

Mateer, F. *Glands and efficient behavior*. New York: Appleton-Century-Crofts, 1935.

Matthews, C.G., & Folk, E.D. Finger localization, intelligence, and arithmetic in mentally retarded subjects. *American Journal of Mental Deficiency*, 1964, *69*(1), 107–113.

Matthews, C.G., & Klove, H. Differential psychological performances in major motor, psychomotor, and mixed seizure classifications of known and unknown etilogy. *Epilepsia*, 1967, *8*, 117–128.

Mattingly, I.G. Reading, linguistic awareness and language acquisition. Invited position paper presented at the International Reading Research Seminar on Linguistic Awareness and Learning to Read, University of Victoria, Victoria, B.C., Canada, June 26–30, 1979.

Mattis, S. Dyslexia syndrome: A working hypothesis that works. *In* Benton, A.L., & Pearl, D. (Eds.). *Dyslexia, an appraisal of current knowledge*. New York: Oxford University Press, 1978, 45–58.

Mattis, S., French, J.H., & Rapin, I. Dyslexia in children and young adults: three independent neuropsychological syndromes. *Developmental Medicine and Child Neurology*, 1975, *17*, 150–163.

Maugham, W.S. The verger. *In The complete short stories of W. Somerset Maugham, Vol. II.* New York: Doubleday & Co., 1953, 572–578.

McCulloch, W.S., & Brodey, W.M. The biological sciences. *In* Hutchins, R.M., & Adler, M.J. (Eds.), *The Great Ideas Today 1966*. Chicago: Encyclopaedia Britannica, Inc., 1966, 288–334.

McGeer, P.L., McGeer, E.G., & Innanen, V.T. Dendro axonic transmission. I. Evidence from receptor binding of dopaminergic and cholinergic agents. *Brain Research*, 1979, *169*, 433–441.

McGinnis, M.A. *Aphasic children: Identification and education by the association method*. Washington, DC: Volta, 1963.

McGlone, J., & Davidson, W. The relation between cerebral speech laterality and spational ability with special reference to sex and hand preference. *Neuropsychologia*, 1973, *11*, 105–113.

McGlone, J., & Kertesz, A. Sex differences in cerebral processing of visuospatial tasks. *Cortex*, 1973, *9*, 313–320.

McGuire, W.J. Attitudes and opinions. *Annual Review of Psychology*, 1966, *17*, 474–514.

McLaughlin, J.P., Dean, P., & Stanley, P. Aesthetic preference in dextrals and sinistrals. *Neuropsychologia*, 1983, *21*(2), 147–153.

McLeod, J. *Psychometric identification of children with learning disabilities*. Saskatoon: University of Saskatchewan, 1978.

McMahon, S.A., & Greenberg, L.M. Serial neurologic examination of hyperactive children. *Pediatrics*, 1977, *59*, 585–587.

McRae, D.L., Branch, C.L., & Milner, B. The occipital horns and cerebral dominance. *Neurology*, 1968, *18*, 95–98.

Meichenbaum, D. Self-instructional methods. *In* Kanfer, F.H., & Goldstein, A.P. (Eds.), *Helping people change: A textbook of methods*. New York: Pergamon Press, 1975, 357–391.

Meichenbaum, D. Toward a cognitive theory of self-control. *In* Schwartz, G.E., & Shapiro, D. (Eds.), *Consciousness and self-regulation*, Vol. 1. New York: Plenum Press, 1976, 223–260.

Meyer, A. The frontal lobe syndrome, the aphasias and related conditions, a contribution to the history of cortical localization. *Brain*, 1974, *97*, 565–600.

Meyer, D.E., & Schvaneveldt, R.W. Facilitation in recognizing pairs of words: Evidence of a dependence between retrieval operations. *Journal of Experimental Psychology*, 1971, *90*, 227–234.

Meyer, V., & Yates, H.J. Intellectual changes following temporal lobectomy for psychomotor epilepsy. *Journal of Neurosurgery and Psychiatry*, 1955, *18*, 44–52.

Miller, E. Handedness and the pattern of human ability. *British Journal of Psychology*, 1971, *62*, 111–112.

Miller, G.A., & Lenneberg, E. *Psychology and biology of language and thought*. New York: Academic Press, 1978.

Milner, B. Intellectual function of the temporal lobes. *Psychological Bulletin*, 1954, *51*, 42–62.

Milner, B. Psychological defects produced by temporal lobe excision. *In The brain and human behavior*, Vol. 36, Proceedings of the Association for Research in Nervous and Mental Disease. Baltimore: Williams & Wilkins, 1958, *36*, 244–257.

Milner, B. Laterality effects in audition. *In* Mountcastle, V.B. (Ed.), *Interhemispheric relations and cerebral dominance*. Baltimore: The Johns Hopkins University Press, 1962, 177–195.

Milner, B. Effects of different brain lesions on card sorting. *Archives of Neurology*, 1963, *9*, 90–100.

Milner, B. Some effects of frontal lobectomy in man. *In* Warren, J.M. & Akert, K.A. (Eds.), *The frontal granular cortex and behavior*. New York: McGraw-Hill, 1964, 313–334.

Milner, B. Amnesia following operation on the temporal lobes. *In* Whitty, C.W.M., & Zangwill, O.L. (Eds.), *Amnesia*. London: Butterworth & Co., 1966, 109–133.

Milner, B. Brain mechanisms suggested by studies of temporal lobes. *In* Darley, F.L. (Ed.), *Brain mechanisms underlying speech and language*. New York: Grune & Stratton, 1967, 122–145.

Milner, B. Visual recognition and recall after right temporal-lobe excision in man. *Neuropsychologia*, 1968, *6*, 191–209.

Milner, B. Evidence of bilateral speech. Paper presented at Tenth Annual Neuropsychology Workshop, University of Victoria, Victoria, B.C., 1975.

Milner, B., Branch, C., & Rasmussen, T. Observations on cerebral dominance. *In* de Reuck, A.V.S. & O'Connor, M. (Eds.), *Ciba Foundation symposium on disorders of language*. London: J. & A. Churchill, 1964, 200–214.

Milner, B., Branch, C., & Rasmussen, T. Evidence for bilateral speech representation in some non-right handers. *Transactions of the American Neurological Association*, 1966, *91*, 306–308.

Milner, P.M. A neural mechanism for the immediate recall of sequences. *Kybernetick*, 1961, *1*, 76–81.

Milner, P.M. *Physiological psychology*. New York: Holt, Rinehart and Winston, 1970.

Minskoff, J.G. Differential approaches to prevalence estimates of learning disabilities. *Annals of the New York Academy of Sciences*, 1973, *205*, 139–145.

Mishkin, M., & Forgays, D.G. Word recognition as a function of retinal locus. *Journal of Experimental Psychology*, 1952, *43*, 43–48.

Mittler, P. (Ed.) *The psychological assessment of mental and physical handicaps*. London: Methuen, 1970.

Molfese, D.L. Cerebral asymmetry in infants, children and adults: auditory evoked responses to speech and musical stimuli. *Journal of the Acoustical Society of America*, 1973, *53*, 363–373.

Money, J. Dyslexia: A postconference review. *In* Money, J. (Ed.), *Reading disability, progress, and research needs in dyslexia*. Baltimore: The Johns Hopkins University Press, 1962, 9–33.

Montessori, M. *The Montessori method: Scientific pedagogy as applied to child education in the "children's houses."* (Translated by Anne E. George.) New York: F.A. Stokes, 1912.

Montessori, M. *The Montessori method*. New York: Schocken Books, 1964.

Montessori, M. *Spontaneous activity in education*. New York: Schocken Books, 1965.

Montgomery, P., & Richter, E. *Sensorimotor integration for developmentally disabled children: A handbook*. Los Angeles: Western Psychological Services, 1977.

Morrell, F. Electrophysiological contributions to the neural basis of learning. *Physiological Reviews*, 1961, *41*(3), 443–494.

Morrell, F. Colloquium presentation, Massachusetts Institute of Technology, Cambridge, MA, 1967.

Moruzzi, G., & Magoun, H.W. Brain stem reticular formation and activation of the EEG. *Electroencephalography and clinical neurophysiology*, 1949, *1*, 455–473.

Moscovitch, M. Information processing and the cerebral hemispheres. *In* Gazzaniga, M.S. (Ed.), *Handbook of behavioral neurobiology, Vol. 2, Neuropsychology*. New York: Plenum Press, 1979.

Moscovitch, M. A model of hemispheric organization based on studies of hemispheric specialization in normal and brain-damaged people. Invited paper presented at Fifteenth Annual Neuropsychology Workshop, University of Victoria, Victoria, B.C., Canada, 1980.

Moss, J.W. Neuropsychology: One way to go. *The Journal of Special Education*, 1979, *13*(1), 45–49.

Mountcastle, V.B. (Ed.) *Interhemispheric relations and cerebral dominance*. Baltimore: The Johns Hopkins University Press, 1962.

Muehl, S., & Forell, E.R. A follow-up study of disabled readers: variables related to high school reading performance. *Reading Research Quarterly*, 1973, *9*, 110–123.

Myers, P.I., & Hammill, D.D. *Methods for learning disorders*. New York: Wiley, 1969.

Myklebust, H.R. *Auditory disorders in children: A manual for differential diagnosis*. New York: Grune & Stratton, 1954.

Myklebust, H.R. Psychoneurological learning disorders in children. *In* Kirk, S.A., & Becker, W. (Eds.), *Conference on children with minimal brain inpairment*. Urbana: University of Illinois, 1963.

Myklebust, H.R. *The psychology of deafness*. New York: Grune & Stratton, 1964.

Myklebust, H.R. *Development and disorders of written language*, Vol. I, New York: Grune & Stratton, 1965.

Myklebust, H.R. Learning disabilities: Definition and overview. *In* Myklebust, H.R. (Ed.), *Progress in learning disabilities*, Vol. I, New York: Grune & Stratton, 1967a, 1–15.

Myklebust, H.R. (Ed.) *Progress in learning disabilities*, Vol. I. New York: Grune & Stratton, 1967b.

Myklebust, H.R. (Ed.) *Progress in learning disabilities*, Vol. II. New York: Grune & Stratton,1971a.

Myklebust, H.R. Childhood aphasia: An evolving concept: and Childhood aphasia: Identification, diagnosis, remediation. Chapters 46 and 47 in Travis, L.E. (Ed.), *Handbook of speech pathology and audiology*. New York: Appleton-Century-Crofts, 1971b, 1181–1217.

Myklebust, H.R. *Development and disorders of written language*, Vol. II. New York: Grune & Stratton, 1973a.

Myklebust, H.R. Identification and diagnosis of children with learning disabilities: An intersiciplinary study of criteria. *In* Walzer, S., & Wolff, P.H. (Eds.), *Minimal cerebral dysfunction in children*. New York: Grune & Stratton, 1973b.

Myklebust, H.R. (Ed.) *Progress in learning disabilities*, Vol. III, New York: Grune & Stratton, 1975a.

Myklebust, H.R. Nonverbal learning disabilities: assessment and intervention. *In* Myklebust, H.R. (Ed.), *Progress in learning disabilities*, Vol. III, New York: Grune & Stratton, 1975b, 85–121.

Myklebust, H.R. Preface in Myklebust, H.R. (Ed.), *Progress in learning disabilities, Vol. V*. New York: Grune & Stratton, 1983.

Myklebust, H.R., & Boshes, B. *Final report, minimal brain damage in children*. Washington, DC: U.S. Department of Health, Education, and Welfare, 1969.

Myklebust, H.R., & Brutten, M. A study of the visual perception of deaf children. *Acta-Oto-laryngolica*, 1953, Supplementum 105. Whole Monograph, 126 pp.

Näätänen, R. Evoked potential, EEG, ans slow potential correlates of selective attention. *Acta Psychologica*, 1970, *33*, 178–192.

Naidoo, S. *Specific dyslexia*. London: Pitman, 1972.

National Advisory Committee on Handicapped Children, *Special Education for Handicapped Children*, First Annual Report. Washington, DC: U.S. Dept. of Health, Education, and Welfare, Office of Education, 1968.

Nelson, H.E., & Warrington, E.K. Developmental spelling retardation. *In* Knights, R.M., & Bakker, D.J. (Eds.) *The neuropsychology of learning disorders*. Baltimore: Universitiy Park Press, 1976, 325–332.

Netter, F.H. *The CIBA Collection of Medical Illustrations*, Vol. I, *Nervous System*. New York: CIBA, 1962.

Nolan, K.A., & Caramazza, A. An analysis of writing in a case of deep dyslexia. *Brain and Language*, 1983, *20*, 305–328.

Obrzut, J.E. Neuropsychological procedures with school-age children. *In* Hynd, G.W., & Obrzut, J.E. (Eds.), *Neuropsychological assessment and the school-age child: Issues and procedures*. New York: Grune & Stratton, 1981, 237–275.

Ojemann, G.A. Mental arithmetic during human thalamic stiumlation. *Neuropsychologia*, 1974, *12*, 1–10.

Ojemann, G.A. Language and the thalamus: Object naming and recall during and after thalamic stimulation. *Brain and Language*, 1975, *2*, 101–120.

Ojemann, G.A. Individual variability in cortical localization of language. *Journal of Neurosurgery*, 1979, *50*, 164–169.

Ojemann, G.A. Interrelationships in the brain organization of language-related behaviors: Evidence from electrical stimulation mapping. *In* Kirk, U. (Ed.), *Neuropsychology of language, reading, and spelling*. New York: Academic Press, 1983, 129–152.

Ojemann, G.A., & Mateer, C. Human language cortex: Localization of memory, syntax, and sequential motor-phoneme identification systems. *Science*, 1979, *205*, 1401–1403.

Ojemann, G.A., & Whitaker, H.A. Language localization and variability. *Brain and Language*, 1978, *6*, 239–260.

Oldfield, R.C. The assessment and analysis of handedness: The Edinburgh inventory. *Neuropsychologia*, 1971, *9*, 97–113.

Olds, J. Pleasure centres in the brain. *Scientific American*, 1956, *195*(4), 105–116.

Orton, S.T. "Word-blindness" in school children. *Archives of Neurology and Psychiatry*, 1925, *14*, 581–615.

Orton, S.T. Reading disability. *Genetic Psychology Monographs*, 1926, *14*, 335–453.

Orton, S.T. Specific reading disability – Strephosymbolia. *Journal of the American Medical Association*, 1928, *90*, 1095–1099.

Orton, S.T. *Reading, writing and speech problems in children*. New York: W.W. Norton, 1937.

Ott, J.N. *Health and light*. New York: Pocket Books, 1976.

Ounsted, C., & Taylor, D.C. (Eds.) *Gender differences: Their ontogeny and significance*. Edinburgh: Churchill Livingstone, 1972.

Owen, W.A. Effects of motivating instructions on reaction time in grade school children. *Child Development*, 1959, *30*, 261–267.

Paine, R.S. Minimal chronic brain syndromes in children. *Developmental Medicine and Child Neurology*, 1962, *4*, 21–27.

Paine, R.S. Organic neurological factors related to learning disorders. *In* Hellmuth, J. (Ed.), *Learning disorders*, Vol. 1, Seattle: Special Child Publications, 1965, 1–29.

Paivo, A., & te Linde, J. Imagery, memory, and the brain. *Canadian Journal of Psychology*, 1982, *36*(2), 243–272.

Partain, C.L., James, A.E., Rollo, F.D. & Price, R.R. (Eds.) *Nuclear magnetic resonance (NMR) imaging*. Philadelphia: W.B. Saunders, 1983.

Pavlidis, G.Th. How can dyslexia be objectively diagnosed? *Reading*, 1979, *13*(3), 3–15.

Pavlidis, G.Th. Erratic sequential eye movements in dyslexics: Comments and reply to Stanley *et al. British Journal of Psychology*, 1983, *74*, 189–193.

Pavlov, I.P. *Lectures on conditioned reflexes.* New York: International Publishers, 1928.

Penfield, W. *No man alone, a neurosurgeon's life.* Boston: Little, Brown, 1977.

Penfield, W., & Roberts, L. *Speech and brain mechnisms.* Princeton: Princeton University Press, 1959.

Pennington, H., Galliani, C.A., & Voegele, G.E. Unilateral electroencephalographic dysrhythmia and children's intelligence. *Child Development,* 1965, *36,* 539–546.

Pettit, J.M., & Noll, J.D. Cerebral dominance in aphasia recovery. *Brain and Language,* 1979, *7,* 191–200.

Philips, J.L. *The Origins of Intellect: Piaget's Theory.* San Francisco: W.H. Freeman, 1969 (1st Ed.)/1975 (2nd Ed.).

Piaget, J. *The child's conception of number.* London: Routledge & Kegan Paul, 1941.

Piaget, J. *The origins of intelligence in children.* New York: International Universities Press, 1952.

Piaget, J. *The language and thought of the child.* New York: Humanities Press, 1965.

Piaget, J., & Inhelder, B. *The child's conception of space.* London: Routledge & Kegan Paul, 1956.

Piaget, J., & Inhelder, B. *Mental imagery in the child.* London: Routledge & Kegan Paul, 1971.

Pierson, J.M., Bradshaw, J.L., & Nettleton, N.C. Head and body space to left and right, front and rear – 1. Unidirectional competitive auditory stimulation. *Neuropsychologia,* 1983, *21*(5), 463–473.

Pihl, R.O. Learning disabilities: programs in the schools. *In* Myklebust, H.R. (Ed.), *Progress in learning disabilities,* Vol. III. New York: Grune & Stratton, 1975, 19–48.

Pirozzolo, F.J. *The neuropsychology of developmental reading disorders.* New York: Praeger Publishers, 1979.

Plato, *The Republic.* Great Books of the Western World, Vol. 7. Toronto: Encyclopaedia Britannica, 1952, 295–441.

Poeck, K., & Orgass, B. The concept of the body schema: A critical review and some experimental results. *Cortex,* 1971, *7*(3), 254–277.

Pollack, C. Neuropsychological aspects of reading and writing. *Bulletin of the Orton Society,* 1976, XXVI, 19–33.

Population 1921–1971, Revised Annual Estimates. Statistics Canada, Ottawa, Canada. Catologue 91–512, 55.

Pribram, K.H. Neurological notes on the art of educating. *In* Hilgard, E.R. (Ed.), *Sixty-third Yearbook, National Society for the Study of Education.* Chicago: University of Chicago Press, Part I, 1964, 78–110.

Pribram, K.H. *Languages of the brain.* Englewood Cliffs: Prentice-Hall, 1971.

Prout, H.T. Behavioral intervention with hyperactive children: A review. *Journal of Learning Disabilities,* 1977, *10*(3), 141–146.

Provins, K.A. Motor skills, handedness, and behavior. *Australien Journal of Psychology,* 1967, *19,* 137–150.

Quadfasel, F.A., & Goodglass, H. Specific reading disability and other specific disabilities. *Journal of Learning Disabilities,* 1968, *1*(10), 590–600.

Rabinovitch, R.D. Reading and learning disabilities. *In* Arieti, S. (Ed.), *American handbook of psychiatry.* New York: Basic Books, 1959, 857–859.

Ratcliff, G., Dila, C., Taylor, L., & Milner, B. The morphological asymmetry of the hemispheres and cerebral dominance for speech: A possible relationship. *Brain and Language,* 1980, *11,* 87–98.

Raven, J.C. *The Coloured Progressive Matrices Test.* London: Lewis, 1965.

Reed, D.W. A theory of language, speech, and writing. *In* Singer, H., & Ruddell, R.B. (Eds.), *Theoretical models and processes of reading.* Newark, DE: International Reading Association, 1970, 219–238.

Reed, H.B.C. Some relationships between neurological dysfunction and behavioral deficits in children. *In* Kirk, S.A., & Becker, W. (Eds.), *Conference on children with Minimal Brain Impairment.* Urbana: University of Illinois, 1963, 54–70.

Reed, J.C., & Reitan, R.M. Verbal and performance differences among braininjured children with lateralized motor deficits. *Perceptual and Motor Skills*, 1969, *29*, 747–752.

Reitan, R.M. Certain differential effects of left and right cerebral lesions in human adults. *Journal of Comparative and Physiological Psychology*, 1955a, *48*, 474–477.

Reitan, R.M. Investigation of the validity of Halstead's measures of biological intelligence. *American Medical Association Archives of Neurology and Psychiatry*, 1955b, *73*, 28–35.

Reitan, R.M. Investigation of relationships between "psychometric" and "biological" intelligence. *Journal of Nervous and Mental Disease*, 1956, *123*, 536–541.

Reitan, R.M. The validity of the Trail Making Test as an indicator of organic brain damage. *Perceptual and Motor Skills*, 1958, *8*, 271–276.

Reitan, R.M. *The effects of brain lesions on adaptive abilities in human beings*. Indianapolis: Indiana University Medical Center, 1959. (mimeo.)

Reitan, R.M. *Manual for administering and scoring the Reitan-Indiana Neuropsychological Battery for Children (aged 5 through 8)*. Indianapolis: University of Indiana Medical Center, 1964a.

Reitan, R.M. Psychological deficits resulting from cerebral lesions in man. *In* Warren, J.M., & Akert, K.A. (Eds.), *The frontal granular cortex and behavior*. New York: McGraw-Hill, 1964, 301.

Reitan, R.M. The needs of teachers for specialized information in the area of neuropsychology. *In* Cruickshank, W.M. (Ed.), *The teacher of brain-injured children*. Syracuse: Syracuse University Press, 1966a, 225–243.

Reitan, R.M. Diagnostic inferences of brain lesions based on psychological test results. *The Canadian Psychologist*, 1966b, *7a*(4), Inst. Suppl., 368–388.

Reitan, R.M. Psychological effects of cerebral lesions in children of early school age. *In* Reitan, R.M., & Davison, L.A. (Eds.), *Clinical neuropsychology: Current status and applications*. Washington, DC: Winston, 1974, 53–89.

Reitan, R.M., & Boll, T.J. Neuropsychological correlates of minimal brain dysfunction. *Annals of the New York Academy of Sciences*, 1973, *205*, 65–88.

Reitan, R.M., & Davison, L.A. *Clinical neuropsycholgy: Current status and applications*. Washington, D.C.: Winston, 1974.

Reitan, R.M., & Heineman, C.E. Interactions of neurological deficits and emotional disturbances in children with learning disorders: methodsfor differential assessment. *In* Hellmuth, J. (Ed.), *Learning disorders*, Vol. 3, Seattle: Special Child Publications, 1968, 93–135.

Riese, W. Kurt Goldstein – The Man and His Work. *In* Simmel, M.L. (Ed.), *The reach of mind, essays in memory of Kurt Goldstein*. New York: Springer Publishing Co., 1968.

Risberg, J., Halsey, J.H., Wills, E.L., & Wilson, E.M. Hemispheric specialization in normal man studied by bilateral measurements of the regional cerebral blood flow – a study with the 133-Xe inhalation technique. *Brain*, 1975, *98*, Pt. III, 511–524.

Risberg, J., & Ingvar, D.H. Patterns of activation in the grey matter of the dominant hemisphere during memorizing and reasoning – A study of regional cerebral blood flow changes during psychological testing in a group of neurologically normal patients. *Brain*, 1973, *96*(4), 737–756.

Robb, P. *Epilepsy, a manual for health workers*. Bethesda, MD: NIH Publication, No. 82-2350, September 1981.

Roberts, L. Childhood aphasia and handedness. *In* West, R. (Ed.), *Childhood aphasia*. San Francisco: California Society for Crippled Children and Adults, 1962, 45–46.

Robinson, N.M., & Robinson, H.B. *The mentally retarded child, a psychological approach*, 2nd Ed. New York: McGraw-Hill, 1976, 255.

Rockel, A.J., Hiorns, R.W., & Powell, T.P.S. Numbers of neurons through full depth of neocortex. *Proceedings of the Anatomy Society of Britain and Ireland*, 1974, *118*, 371.

Rosen, B.R., & Brady, T.J. Principles of nuclear magnetic resonance for medical application, *Seminars in Nuclear Medicine,* 1983, XIII(4), 308–318.

Rosenzweig, M.R. Auditory localization. *Scientific American,* 1961, *205,* 132–142.

Rosenzweig, M.R. Environmental complexity, cerebral change, and behavior. *American Psychologist,* 1966, *21*(4), 321–332.

Rosenzweig, M.R., Krech, D., Bennett, E.L., & Diamond, M.C. Modifying brain chemistry and anatomy by enrichment or impoverishment of experience. *In* Newton, G., & Levine, S. (Eds.), *Early experience and behaviour.* Springfield, IL: Charles C. Thomas, 1968.

Rosner, J. *Helping children overcome learning difficulties,* 2nd Ed. New York: Walker & Co., 1979.

Ross, A.D. *Psychological disorders of children, a behavioral approach to theory, research and therapy.* New York: McGraw-Hill, 1974.

Ross, D.M., & Ross, S.A. *Hyperactivity, research, theory, action.* New York: Wiley, 1976.

Ross, D.M., & Ross, S.A. *Hyperactivity: Current issues, research, and theory. 2nd Edition.* New York: Wiley, 1982.

Rourke, B.P. Brain-behavior relationships in children with learning disabilities: A research program. *American Psychologist,* 1975, *30,* 911–920.

Rourke, B.P. Issues in the neuropsychological assessment of children with learning disabilities. *Canadian Psychological Review,* 1976a, *17,* 89–102.

Rourke, B.P. Reading retardation in children: Developmental lag or deficit? *In* Knights, R.M., & Bakker, D.J. (Eds.), *The neuropsychology of learning disorders.* Baltimore: University Park Press, 1976b, 125–137.

Rourke, B.P. Neuropsychological research in reading retardation: A review. *In* Benton, A.L., & Pearl, D. (Eds.), *Dyslexia: An appraisal of current knowledge.* London: Oxford University Press, 1978a, 141–171.

Rourke, B.P. Reading, spelling and arithmetic disabilities: A neuropsychological perspective. *In* Myklebust, H.R. (Ed.), *Progress in learning disabilities,* Vol. 4 New York: Grune & Stratton, 1978b, 97–120.

Rourke, B.P. Neuropsychological assessment of children with learning disabilities. *In* Filskov, S.B., & Boll, T.J. (Eds.), *Handbook of clinical neuropsychology.* New York: Wiley-Interscience, 1981.

Rourke, B.P. Central processing deficiencies in children: Toward a developmental neuropsychological model. *Journal of Clinical Neuropsychology,* 1982, *4*(1), 1–18.

Rourke, B.P., Bakker, D.J., Fisk, J.L., & Strang, J.D. *Child neuropsychology, an introduction to theory, research, and clinical practice.* New York: Guilford, 1983.

Rourke, B.P., & Finlayson, M.A.J. Neuropsychological significance of variations in patterns of academic performance: verbal and visual-spatial abilities. *Journal of Abnormal Child Psychology,* 1978, *6,* 121–133.

Rourke, B.P., & Gates, R.D. Neuropsychological research and school psychology. *In* Hynd, G.W., & Obrzut, J.E. (Eds.), *Neuropsychological assessment and the school-age child.* New York: Grune & Stratton, 1981, 3–25.

Rourke, B.P., & Orr, R.R. Prediction of the reading and spelling performances of normal and retarded readers: a four year follow-up. *Journal of Abnormal Child Psychology,* 1977, *5*(1), 9–20.

Russell, E.W., Neuringer, C., & Goldstein, G. *Assessment of brain damage.* New York: Wiley-Interscience, 1970.

Russell, W.R., & Espir, M.L.E. *Traumatic aphasia, a study of aphasia in war wounds of the brain.* London: Oxford University Press, 1961.

Rutter, M., Graham, P., & Yule, W. *A Neuropsychiatric Study in Childhood.* Philadelphia: Lippincott, 1970.

Rutter, M., Tizard, J., & Whitmore, K. (Eds.) *Education, health and behavior.* London: Longmans, 1970.

Salk, L. The role of the heart beat in the relations between mother and infant. *Scientific American,* 1973, *228*(5), 24–29.

Sandström, C. Sex differences in localization and orientation. *Acta Psychologica*, 1953, *9*, 82–96.

Sanides, F. Comparative neurology of the temporal lobe in primates including man with reference to speech. *Brain and Language*, 1975, *2*, 396–419.

Satz, P. Pathological left handedness: An explanatory model. *Cortex*, 1972, *8*, 121–135.

Satz, P. Left-handedness and early brain insult: An explanation. *Neuropsychologia*, 1973, *11*, 115–117.

Satz, P. Laterality tests: An inferential problem. *Cortex*, 1977, *13*, 208–212.

Satz, P., Achenbach, K., & Fenell, E. Correlations between assessed manual laterality and redicted speech laterality in an normal population. *Neuropsychologia*, 1967, *5*, 295–310.

Satz, P., & Fletcher, J.M. Early screening tests: Some uses and abuses. *Journal of Learning Disabilities*, 1979, *12*, 43–50.

Satz, P., & Sparrow, S.S. Specific developmental dyslexia: a theoretical formulation. *In* Bakker, D.J., & Satz, P. (Eds.), *Specific reading disability: Advances in theory and method.* Rotterdam: Rotterdam University Press, 1970, 17–40.

Satz, P., Taylor, H.G., Friel, J., & Fletcher, J.M. Some developmental and predictive precursors of reading disabilities: A six year follow-up. *In* Benton, A.L., & Pearl, D. (Eds.), *Dyslexia: An appraisal of current knowledge.* New York: Oxford University Press, 1978.

Sauerwein, H., & Lassonde, M.C. Intra- and interhemispheric processing of visual information in callosal agenesis. *Neuropsychologia*, 1983, *21*(2), 167–171.

Sawrey, W.L., & Sawrey, J.M. Conditioned fear and restraint in ulceration. *Journal of Comparative and Physiological Psychology*, 1964, *57*(1), 150–151.

Sawrey, W.L., & Sawrey, J.M. UCS effects on ulceration following fear conditioning. *Psychonomic Science*, 1968, *10*(3), 85–86.

Sawrey, W.L., & Wiesz, J.D. An experimental method of producing gastric ulcers. *Journal of Comparative and Physiological Psychology*, 1956, *49*, 269–270.

Schain, R.J. *Neurology of childhood learning disorders.* Baltimore: Williams & Wilkins, 1972.

Schmidt, R.F. (Ed.) *Fundamentals of sensory physiology.* New York: Springer-Verlag, 1978a.

Schmidt, R.F. (Ed.) *Fundamentals of neurophysiology*, 2nd Ed. New York: Springer-Verlag, 1978b.

Schmitt, B.D. The minimal brain dysfunction myth. *American Journal of Diseases of Children*, 1975, *129*, 1313–1318.

Schmitt, F.O., & Worden, F.G. (Eds.) *The neurosciences, fourth study program.* Cambridge, MA: The M.I.T. Press, 1979.

Schulman, J.L., Kaspar, J.C., & Throne, G.M. *Brain damage and behavior.* Springfield, IL: Charles C. Thomas, 1965.

Scoville, W.B., & Milner, B. Loss of recent memory after bilateral hippocampal lesions. *Journal of Neurology, Neurosurgery, and Psychiatry*, 1957, *20*(11), 11–19.

Scrimshaw, N.S., & Gordon, J.E. (Eds.) *Malnutrition, learning and behavior.* Cambridge, MA: The M.I.T. Press, 1968.

Scull, J.W. *The Cedar Lodge colour reading project.* Cobble Hill, B.C. Canada; Cedar Lodge Centre, 1978.

Scull, J., & McNie, G. Residential treatment for children with severe learning disabilities. *Special Education in Canada*, 1980, *55*(1), 25–29.

Seashore, C.E., Lewis, D., & Saetveit, J.G. *Seashore measures of musical talents, manual, revised 1960.* New York: The Psychological Corporation, 1960.

Segalowitz, S.J. (Ed.). *Language functions and brain organization.* New York: Academic Press, 1983.

Segalowitz, S.J., & Bryden, M.P. Individual differences in hemispheric representation of language. *In* Segalowitz, S.J. (Ed.), *Language functions and brain organization.* New York: Academic Press, 1983, 341–372.

Segalowitz, S.J., & Gruber, F.A. (Eds.). *Language development and neurological theory*. New York: Academic Press, 1977.

Seino, M., & Wada, J.A. Chronic focal cortical epileptogenic lesion and behavior. *Epilepsia*, 1964, *5*, 321–333.

Selz, M. Halstead-Reitan neuropsychological test batteries for children. *In* Hynd, G.W., & Obrzut, J.E. (Eds.), *Neuropsychological assessment and the school-age child: Issues and procedures*. New York: Grune & Stratton, 1981, 195–235.

Semmes, J. A non-tactual factor in astereognosis. *Neuropsychologia*, 1965, *3*, 295–315.

Senden, M. v. Raum- und Gestaltauffassung bei operierten Blindgeborenen vor und nach der Operation. Leipzig: Barth, 1932. Described in D.O. Hebb, *Organization of Behavior*, 1949.

Senf, G.M. Development of immediate memory for bisensory stimuli in normal children and children with learning disorders. *Developmental Psychology Monograph*, 1969, *6*, 1–29.

Senf, G.M. Can neuropsychology really change the face of special education? *The Journal of Special Education*, 1979, *13*(1), 51–56.

Serwer, B.L., Shapiro, B.J., & Shapiro, P.P. The comparative effectiveness of four methods of instruction on the achievement of children with specific learning disabilities. *Journal of Special Education*, 1973, *7*(3), 241–249.

Shankweiler, D.P. Effects of success and failure instructions on reaction time in patients with brain damage. *Journal of Comparative and Physiological Psychology*, 1959, *52*(2), 546–549.

Shankweiler, D., & Studdert-Kennedy, M. A continuum of lateralization for speech perception. *Brain and Language*, 1975, *2*(2), 212–225.

Sherrington, C.S. *The integrative action of the nervous system*. New Haven: Yale University Press, 1906.

Sherrington, C.S. *Man on his nature*, 2nd Ed. Cambridge: Cambridge University Press, 1951.

Shure, G.H., & Halstead, W.C. Cerebral localization of intellectual processes. *Psychological Monographs: General and Applied*, 1958, *72*(12), Whole No. 465.

Sidtis, J.J. On the nature of the cortical function underlying right hemisphere auditory perception. *Neuropsychologia*, 1980, *18*, 321–330.

Sidtis, J.J., & Bryden, M.P. Asymmetrical perception of language and music: Evidence for independent processing strategies. *Neuropsychologia*, 1978, *16*, 627–632.

Silver, A.A. Prevention. *In* Benton, A.L., & Pearl, D. (Eds.), *Dyslexia, an appraisal of current knowledge*. New York: Oxford University Press, 1978, 351–376.

Silver, A.A., & Hagin, R.A. *Search*. New York: Bellevue Medical Center, 1975.

Silver, A.A., Hagin, R.A., Devito, E., Kresser, H., & Scully, E. A search battery for scanning kindergarten children for potential learning disability. *Journal of the American Academy of Child Psychiatry*, 1976, *15*, 224–239.

Silverman, L.J., & Metz, A.S. Number of pupils with specific learning disabilities in local public schools in the United States: Spring 1970. *Annals of the New York Academy of Sciences*, 1973, *205*, 146–157.

Skinner, B.F. *The behavior of organisms*. New York: Appleton-Century, 1938.

Skinner, B.F. *Verbal behavior*. New York: Appleton-Century-Crofts, 1957.

Skinner, H.A. *The origin of medical terms*, 2nd Ed. Baltimore: Williams & Wilkins, 1961.

Sladen, B.K. Inheritance of dyslexia. *Bulletin of the Orton Society*, 1970, XX, 30–40.

Smart, R.G. Conflict and conditioned averise stimuli in the development of experimental neuroses. *Canadian Journal of Psychology*, 1965, *19*(3), 208–223.

Smith, A. Neuropsychological testing in neurological disorders. *In* Friedlander, W.J. (Ed.), *Advances in neurolgy*. Vol. 7. New York: Raven Press, 1875, 49–110.

Smith, A. Focusing on the hole rather than the doughnut. Presidential Address, International Neuropsychological Society, 1979. *The INS Bulletin, March 1979*.

Smith, M.E. *In* Thompson, G.G., *Child Psychology*, 2nd Ed. Boston: Houghton Mifflin Co., 1962, 368.

Smith, S.D., Kimberling, W.J., Pennington, B.F., & Lubs, H.A. Specific reading disability: Identification of an inherited form through linkage analysis. *Science*, 1983, *219*, 1345–1347.

Spellacy, F.J. Ear preference in the dichotic presentation of patterned nonverbal stimuli. Unpublished Ph.D. Dissertation, University of Victoria, Victoria, B.C., Canada, 1969.

Spellacy, F.J. Lateral preferences in the identification of petterned stimuli. *Journal of the Acoustical Society of America*, 1970, *47*[2(2)], 574–578.

Spellacy, F.J. Neuropsychological differences between violent and nonviolent adolescents. *Journal of Clinical Psychology*, 1977, *33*(4), 966–969.

Spellacy, F.J. Neuropsychological discrimination between violent and nonviolent men. *Journal of Clinical Psychology*, 1978, *34*(1), 49–52.

Spellacy, F.J., & Blumstein, S. Ear preference for language and non-language sounds: A unilateral brain function. *Journal of Auditory Research*, 1970, *10*, 349–355.

Spellacy, F.J., & Spreen, O. A short form of the Token Test. *Cortex*, 1969, *5*, 390–397.

Sperry, R.W. The great cerebral commissure. *Scientific American*, 1964, *210*, 240–250.

Sperry, R.W. Lateral specialization of cerebral function in the surgically separated hemispheres. *In* McGuigan, F.J. (Ed.), *The psychophysiology of thinking*. New York: Academic Press, 1973.

Sperry, R.W. Lateral specialization in the surgically separated hemispheres. *In* Schmitt, F.O., & Worden, F.G. (Eds.), *The neurosciences, third study program*. Cambridge, MA: The M.I.T. Press, 1974, 5–19.

Sprague, R.L., & Sleator, E.K. Drugs and dosages: Implications for learning disabilities. *In* Knights, R.M., & Bakker, D.J. (Eds.), *The neuropsychology of learning disorders*. Baltimore: University Park Press, 1976, 351–366.

Spreen, O. *Sound recognition test*. Victoria, B.C., Canada: Department of Psychology, University of Victoria, 1969.

Spreen, O. Neuropsychology of learning disorders: Post-Conference review. *In* Knights, R.M., & Bakker, D.J. (Eds.), *The neuropsychology of learning disorders, theoretical approaches*. Baltimore: University Park Press, 1976, 445–467.

Spreen, O. Prediction of school achievement from kindergarten to grade five: Review and report of follow-up study. *Research Monograph Nr. 33*, Victoria, B.C., Canada: Department of Psychology, University of Victoria, 1978.

Spreen, O. Learning disabled children growing up: A follow-up into adulthood. Victoria, B.C.: Department of Psychology, University of Victoria, 1983.

Spreen, O., & Benton, A.L. *Neurosensory Center Comprehensive Examination for Aphasia*. Victoria, B.C., Canada: Department of Psychology, University of Victoria, 1969 and 1977 (Revised Edition).

Spreen, O., Benton, A.L., & Fincham, R.W. Auditory agnosia without aphasia. *Archives of Neurology*, 1965, *13*, 84–92.

Spreen, O., & Gaddes, W.H. Developmental norms for 15 neuropsychological tests age 6 to 15. *Cortex*, 1969, *5*, 171–191.

Spreen, O., Tupper, D., Risser, A., Tuokko, H., & Edgell, D. *Human developmental neuropsychology*. New York: Oxford University Press, 1984.

Staller, J., Buchanan, D., Singer, M., Lappin, J., & Webb, W. Alexia without agraphia: An experimental case study. *Brain and Language*, 1978, *5*, 378–387.

Standing, E.M. *Maria Montessori, her life and work*. New York: Mentor Books, 1962.

Statistics of Special Education for Exceptional Children. Dominiom Bureau of Statistics (Canada), Catalogue 81–537, Table 5, pp. 60–61, 1966.

Stevenson, J., & Richman, N. The prevalence of language delay in a population of three-year-old children and its association with general retardation. *Developmental Medicine and Child Neurology*, 1976, *18*, 431–441.

Stewart, R.J.C., & Platt, B.S. Nervous system damage in experimental protein-calorie deficiency. *In* Scrimshaw, N.S., & Gordon, J.E. (Eds.), *Malnutrition, learning and behavior*. Cambridge, MA: The M.I.T. Press, 1968, 168–180.

Stoch, M.B., & Smythe, P.M. Undernutrition during infancy, and subsequent brain growth and intellectual development. *In* Scrimshaw, N.S., & Gordon, J.E. (Eds.), *Malnutrition, learning and behavior*. Cambridge, MA: The M.I.T. Press, 1968, 278–289.

Stominger, A.Z., & Bashir, A.S. A nine-year follow-up of 50 language delayed children. Paper presented at the annual meeting of the American Speech and Hearing Association, 1977, Chicago. (Quoted by D. B. Tower in NINCDS Monograph No. 22, p. vii.)

Stott, D.H. *Programmed reading kits 1 and 2, manual*. Toronto: Gage, 1970.

Strang, J.D., & Rourke, B.P. Concept formation/non-verbal reasoning abilities of children who exhibit specific academic problems with arithmetic. *Journal of Clinical Child Psychology*, 1983, *12*(1), 33–39.

Stratton, G.M. Vision without inversion of the retinal image. *Psychological Review*, 1897, *4*, 341–360; 463–481.

Strauss, A.A., & Kephart, N.C. *Psychopathology and education of the braininjured child*, Vol. II. New York: Grune & Stratton, 1955.

Strauss, A.A., & Lehtinen, L.E. *Psychopathology and education of the brain-injured child*. New York: Grune & Stratton, 1947.

Strauss, A.A., & Werner, H. Deficiency in the finger schema in relation to arithmetic disability (finger agnosia and acalculia). *American Journal of Orthopsychiatry*, 1938, *8*, 719–725.

Strauss, E., & Wada, J. Lateral preferences and cerebral speech dominance. *Cortex*, 1983, *19*, 165–177.

Strother, F.C. Minimal cerebral dysfunction: A historical overview. *Annals of the New York Academy of Sciences*, 1973, *205*, 6–17.

Subirana, A. The prognosis in aphasia in relation to cerebral dominance and handedness. *Brain*, 1958, *81*, 415–425.

Subirana, A. The relationship between handedness and cerebral dominance. *International Journal of Neurology*, 1964, *4*, 215–235.

Subirana, A. Handedness and cerebral dominance. *In* Vinken, P.J. & Bruyn, G.W. (Eds.), *Handbook of clinical neurology*, Vol. 4. Amsterdam: North-Holland Publishing Co., 1969, 248–272.

Tallal, P. Auditory perceptual factors in language and learning disabilities. *In* Knights, R.M., & Bakker, D.J. (Eds.), *The neuropsychology of learning disorders*. Baltimore: University Park Press, 1976, 315–323.

Tallal, P., & Piercy, M. Developmental aphasia: Impaired rate of non-verbal processing as a function of sensory modality. *Neuropsychologia*, 1973, *11*, 389–398.

Tallal, P., & Piercy, M. Defects of non-verbal auditory perception in children with developmental aphasia. *Nature* 1973b, *241*, (5390), 468–469.

Tallal, P., & Piercy, M. Developmental aphasia: Rate of auditory processing and selective impairment of consonant perception. *Neuropsychologia*, 1974, *12*(1), 83–94.

Tallal, P., & Piercy, M. Developmental aphasia: Rate of auditory processing and selective impairment of consonant perception. *Neuropsychologia*, 1974, *12*(1), 83–94.

Tallal, P., & Stark, R. Perceptual prerequisites for language development. *In* Kirk, U. (Ed.), *Neuropsychology of language, reading, and spelling*. New York: Academic Press, 1983, 97–106.

Tarnopol, L. Introduction to neurogenic learning disorders. *In* Tarnopol, L. (Ed.), *Learning disorders in children, diagnosis, medication, education*. Boston: Little, Brown, 1971.

Teuber, H.-L. Some alterations in behavior after cerebral lesions in man. *In Ecolution of Nervous Control*. Washington DC: American Association for the Advancement of Science, 1959, 157–194.

Teuber, H.-L. The riddle of frontal lobe function in man. *In* Warren, J.M., & Akert, K.A. (Eds.), *The frontal granular cortex and behavior*. New York: McGraw-Hill, 1964, 410–444.

Teuber, H.-L. Somatosensory disorders due to cortical lesions. Preface: Disorders of higher tactile and visual functions. *Neuropsychologia*, 1965, *3*, 287–294.

Teuber, H.-L. Evidence of neural plasticity. Major invited speaker, Tenth Annual Neuropsychology Workshop, University of Victoria, Victoria, B.C., Canada, March 1975.

Teuber, H.-L., Battersby, W., & Bender, M. *Visual field defects after penetrating missile wounds of the brain*. Cambridge, MA: Harvard University Press, 1960.

Teuber, H.-L., & Mishkin, M. Judgment of visual and postural vertical after brain injury. *Journal of Psychology*, 1954, *38*, 161–175.

Teuber, H.-L., & Weinstein, S. Ability to discover hidden figures after cerebral lesions. *American Medical Association Archives of Neurology and Psychiatry*, 1956, *76*, 369–379.

Teyler, T.J. The brain sciences: An introduction. *In* Chall, J.S. & Mirsky, A.F. (Eds.), *Education and the brain* (Seventy-seventh Yearbook of the National Society for the Study of Education, Part II). Chicago: The University of Chicago Press, 1978, 1–32.

Thompson, G.G. *Child Psychology*, 2nd Ed. Boston: Houghton Mifflin, 1962.

Thompson, R.F., Berger, T.W., & Berry, S.D. An introduction to the anatomy, physiology, and chemistry of the brain. *In* Wittrock, M.C. (Ed.), *The brain and psychology*. New York: Academic Press, 1980, 3–32.

Thorndike, E.L. *The original nature of man*, Vol. 1. New York: Teachers College, Columbia University, 1913.

Tizard, B. Theories of brain localization from Flourens to Lashley. *Medical History*, 1959, *3*, 132–145.

Torgesen, J.K. The role of nonspecific factors in the task performance of learning disabled children: A theoretical assignment. *Journal of Learning Disabilities*, 1977, *10*(1), 33–40.

Townes, B.D., Trupin, E.W., Martin, D.C., & Goldstein, D. Neuropsychological correlates of academic success among elementary school children. *Journal of Consulting and Clinical Psychology*, 1980, *48*(6), 675–684.

Trites, R.L. *Neuropsychological test manual*. Montreal: Ronalds Federated, 1977.

Trites, R.L., & Fiederowicz, C. Follow-up study of children with specific (or primary) reading disability. *In* Knights, R.M., & Bakker, D.J. (Eds.), *The neuropsychology of learning disorders*. Baltimore: University Park Press, 1976, 41–50.

Tymchuk, A.J. *Behavior modification with children, a clinical training manual*. Springfield, IL: Charles C. Thomas, 1974.

Umilta, C., Bagnara, S., & Simion, F. Laterality effects for simple and complex geometrical figures, and nonsense patterns. *Neuropsychologia*, 1978, *16*, 43–49.

Valett, R.E. *Learning disabilities, diagnostic-prescriptive instruments*. Belmont, CA: Lear Siegler-Fearon, 1973.

Valk, J. Neuroradiology and learning disabilities. *Tÿdschrift voor Orthopedagogiek*, 1974 (Nov.), *NR 11*, 303–323.

Van Bergeijk, W.A., & David, E.E. Delayed handwriting. *Perceptual and Motor Skills*, 1959, *9*, 347–357.

Van Duyne, H.J., Bakker, D., & de Jong, W. Development of ear-asymmetry related to coding processes in memory in children. *Brain and Language*, 1977, *4*(2), 322–334.

Vellutino, F.R. Toward an understanding of dyslexia: Psychological factors in specific reading disability. *In* Benton, A.L., & Pearl, D. (Eds.). *Dyslexia, an appraisal of current knowledge*. New York: Oxford University Press, 1978, 63–111.

Von Bonin, G. Anatomical asymmetries of the cerebral hemispheres. *In* Mountcastle, V.B. (Ed.), *Interhemispheric relations and cerebral dominance*. Baltimore: The Johns Hopkins University Press, 1962, 1–6.

Wada, J.A., Clarke, R., & Hamm, A. Cerebral hemispheric asymmetry in humans. *Archives of Neurology*, 1975, *32*, 239–246.

Wada, J.A., & Rasmussen, T. Intracarotid injection of sidium amytal for the lateralization of cerebral speech dominance. *Journal of Neurosurgery*, 1960, *17*, 266–282.

Walker, D.R., Biofeedback: A potentially useful adjunct to conventional medical treatment. Unpublished paper, Department of Psychology, University of Victoria, Victoria, B.C., Canada, 1976.

Walsh, K.W. *Neuropsychology, a clinical approach*. Edinburgh: Churchill Livingstone, 1978.

Walzer, S., & Richmond, J.B. The epidemiology of learning disorders. *Pediatric Clinics of North America*, 1973, *20*(3), 549–565.

Warrington, E.K. Neurological deficits. *In* Mittler, P. (Ed.), *The psychological assessment of mental and physical handicaps*. London, Methuen & Co., 1970, 261–288.

Warrington, E.K., James, M., & Kinsbourne, M. Drawing disability in relation to laterality of cerebral lesion. *Brain*, 1966, *89*, 53–82.

Warrington, E.K., & Taylor, A.M. The contribution of the right parietal lobe to object recognition. *Cortex*, 1973, *60*, 152–164.

Watson, J.B. *Psychology from the standpoint of a behaviorist*. Philadelphia: J.B. Lippincott, 1919 (1st Ed)/1924 (2nd Ed).

Watson, J.B. *Behaviorism*. New York: W. W. Norton, 1924.

Webb, T.E., & Berman, P.H. Stereoscopic form disappearance in temporal lobe dysfunction. *Cortex*, 1973, *9*, 239–245.

Webster's New Twentieth Century Dictionary, 2nd Ed. New York: The World Publishing Company, 1968.

Wechsler, D. *Wechsler Intelligence Scale for Children*. New York: Psychological Corporation, 1949.

Wechsler, D. *Measurement and appraisal of adult intelligence*. 4th Ed. Baltimore: Williams & Wilkins, 1958.

Wechsler, D., & Hagin, R.A. The problem of axial rotation in reading disability. *Perceptual and Motor Skills*, 1964, *19*, 319–326.

Weinberg, W., Walter, W.G., & Crow, H.J. Intracerebral events in humans related to real and imaginary stimuli. *Electroencephalography and Clinical Neurophysiology*, 1970, *29*(1), 1–9.

Weinberger, L.M., Gibbon, M.H., & Gibbon, J.H. Jr. Temporary arrest of the circulation to the central nervous system. *Archives of Neurology and Psychiatry*, 1940, *43*, 961.

Weinstein, S., & Teuber, H.-L. Effects of penetrating brain injury on intelligence test scores. *Science*, 1957, *125*, 1036–1037.

Weisenburg, T., & McBride, K.E. *Aphasia, a clinical and psychological study*. New York: The Commonwealth Fund, 1935; reprinted by Hafner, New York, 1964.

Weiss, B. Treatment of hyperactivity in children. *Current Psychiatric Therapy*, 1971, *10*, 26–29.

Weiss, G., Minde, K., Werry, J.S., Douglas, V., & Nemeth, E. Studies on the hyperactive child, VIII: Five-year follow up. *Archives of General Psychiatry*, 1971, *24*, 409–414.

Weiss, P. Autonomous versus reflexogenous activity of the central nervous system. Proceedings of the American Philosophical Society, 1941, 84, 53–64.

Wender, P.H. *Minimal brain dysfunction in children*. New York: Wiley, 1971.

Wender, P.H. Minimal brain dysfunction in children: Diagnosis and management. *Pediatric Clinics of North America*, 1973, *20*(1), 187–202.

Wender, P.H. Hypothesis for a possible biochemical basis of minimal brain dysfunction. *In* Knights, R.M., & Bakker, D.J. (Eds.), *The neuropsychology of learning disorders, theoretical approaches*. Baltimore: University Park Press, 1976, 111–122.

Wepman, J.M. Auditory perception and imperception. *In* Cruickshank, W.M., & Hallahan, D.P. (Eds.), *Perceptual and learning disabilities in children*, Vol. 2. Syracuse: Syracuse University Press, 1975, 259–298.

Werner, H., & Strauss, A.A. Pathology of figure-background relation in the child. *Journal of Abnormal and Social Psychology*, 1941, *36*, 236–248.

Werry, J.S. Development hyperactivity. *The Pediatric Clinics of North America*, 1968, *15*(3), 581–599.

Wertheim, N. The amusias. *In* Vinken, P.J., & Bruyn, G.W. (Eds.), *Handbook of Clinical Neurology*, Vol. 4. Amsterdam: North-Holland Publishing Co.,1969, 195–206.

West, R. (Ed.) *Childhood Aphasia*. San Francisco: California Society for Crippled Children and Adults, 1962.

Wexler, B.E., Halwes, T., & Heninger, G.R. Use of a statistical significance criterion in drawing inferences about hemispheric dominance for language function from dichotic listening data. *Brain and Language*, 1981, *13*, 13–18.

White, R.W. Motivation reconsidered: The concept of competence. *Psychological Review*, 1959, *66*(5), 297–333.

White, K., & Ashton, R. Handedness assessment inventory. *Neuropsychologia*, 1976, *14*, 261–264.

Wiener, J., Barnsley, R.H., & Rabinovitch, M.S. Serial order ability in good and poor readers. *Canadian Journal of Behavioral Science*, 1970, *2*(2), 116–123.

Wikler, A.W., Dixon, J.F., & Parker, J.B. Brain function in problem children and controls: Psychometric, neurological and electroencephalographic comparison. *American Journal of Psychiatry*, 1970, *127*, 634–645.

Wilson, L.F. Assessment of congenital aphasia. *In* Rappaport, S.R. (Ed.), *Childhood aphasia and brain damage:* Vol. II. Narberth, PA: Livingston Publishing Co., 1965, 7–52.

Witelson, S.F. Early hemisphere specialization and interhemisphere plasticity: An empirical and theoretical review. *In* Segalowitz, S.J., & Gruber, F.A. (Eds.), *Language development and neurological theory*. New York: Academic Press, 1977, 213–287.

Witelson, S.F. Bumps on the brain: Right-left anatomic asymmetry as a key to functional lateralization. *In* Segalowitz, S.J. (Ed.), *Language functions and brain organization*. New York: Academic Press, 1983, 117–144.

Witelson, S.F., & Pallie, W. Left hemisphere specialization for language in the newborn. *Brain*, 1973, *96*, 641–646.

Witkin, H. Sex differences in perception. *Transactions of the New York Academy of Science*, 1949, *12*, 22–26.

Wittrock, M.C. (Ed.). *The brain and psychology*. New York: Academic Press, 1980a.

Wittrock, M.C. Learning and the brain. *In* Wittrock, M.C. (Ed.), *The brain and psychology*. New York: Academic Press, 1980b, 371–403.

Wolf, S., & Wolff, H.G. Evidence on the genesis of peptic ulcer in man. *Journal of the American Medical Association*, 1942, *120*, 670–675.

Wolpe, J. *Psychotherapy by reciprocal inhibition*. Stanford, CA: Stanford University Press, 1958.

Wooldridge, D.E. *The machinery of the brain*. New York: McGraw-Hill, 1963.

Wright, K.L. The relative values of three reading programs in facilitation of reading acquisition amongst Grade Two students. Undergraduate Honors Thesis, Departmental Monograph, Department of Psychology, University of Victoria, Victoria, B.C., Canada, 1978.

Ysseldyke, J.E., & Algozzine, B. On making psychoeducational decisions. *Journal of Psychoeducational Assessment*, 1983, *1*(2), 187–195.

Yule, W., & Rutter, M. Epidemiology and social implications of specific reading retardation. *In* Knights, R.M., & Bakker, D.J. (Eds.), *The neuropsychology of learning disorders*. Baltimore: University Park Press, 1976, 25–39.

Yule, W., Rutter, M., Berger, M., & Thompson, J. Over- and underachievement in reading: Distribution in the general population. *British Journal of Educational Psychology*, 1974, *44*, 1–12.

Zaidel, D., & Sperry, R.W. Lateralized tests for temporal sequential order in the left and right hemispheres of man. *Biology Annual Report (California Institute of Technology)*, 1973, p. 54.

Zaidel, E. Linguistic competence and related functions in the right cerebral hemisphere of man following commissurotomy and hemispherectomy. Unpublished Ph.D. Dissertation, California Institute of Technology, 1973.

Zaidel, E. The split and half brains as models of congenital language disability. *In The neurological bases of language disorders in children: Methods and directions for research. NINCDS Monograph No. 22*. Bethesda, MD: U.S. Department of Health, Education, and Welfare, August 1979, 55–89.

Zangwill, O.L. *Cerebral dominance and its relation to psychological functions*. London: Oliver & Boyd, 1960.

Zangwill, O.L. Thought and the brain. *British Journal of Psychology*, 1976, *67*, 301–314.

Zurif, E.B., & Bryden, M.P. Familial handedness and left-right differences in auditory and visual perception. *Neuropsychologia*, 1969, *7*, 179–188.

Namenverzeichnis

Sachverzeichnis

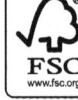

MIX
Papier aus verantwortungsvollen Quellen
Paper from responsible sources
FSC® C105338

FSC
www.fsc.org

If you have any concerns about our products,
you can contact us on
ProductSafety@springernature.com

In case Publisher is established outside the EU,
the EU authorized representative is:
**Springer Nature Customer Service Center GmbH
Europaplatz 3, 69115 Heidelberg, Germany**

Printed by Libri Plureos GmbH
in Hamburg, Germany